Spezielle pathologische Anatomie

Ein Lehr- und Nachschlagewerk

Begründet von Erwin Uehlinger und Wilhelm Doerr

Band 14/II

Herausgegeben von

Professor Dr. Dres. h.c. Wilhelm Doerr, Heidelberg

Professor Dr. Gerhard Seifert, Hamburg

Pathologie der endokrinen Organe

Von

E. Altenähr · W. Böcker · G. Dhom · W. Gusek
Ph. U. Heitz · G. Klöppel · H. Lietz · H. Mitschke
W. Saeger · H. J. Schäfer · J.-J. Staub
H. Steiner

Mit 287 Abbildungen
in 389 Einzeldarstellungen

Springer-Verlag Berlin Heidelberg New York 1981

Professor Dr. Dres. h.c. W. Doerr
Pathologisches Institut der Universität
D-6900 Heidelberg 1, Im Neuenheimer Feld 220/221

Professor Dr. G. Seifert
Institut für Pathologie der Universität
D-2000 Hamburg 20, Martinistraße 52

ISBN-13: 978-3-642-67692-5 e-ISBN-13: 978-3-642-67691-8
DOI: 10.1007/978-3-642-67691-8

CIP-Kurztitelaufnahme der Deutschen Bibliothek. Spezielle pathologische Anatomie: e. Lehr- u. Nachschlagewerk / begr. von Erwin Uehlinger u. Wilhelm Doerr. Hrsg. von Wilhelm Doerr; Gerhard Seifert. – Berlin ; Heidelberg ; New York : Springer. NE: Uehlinger, Erwin [Begr.]; Doerr, Wilhelm [Hrsg.] Bd. 14 → Pathologie der endokrinen Organe

Pathologie der endokrinen Organe / von E. Altenähr ... Red. von G. Seifert. – Berlin ; Heidelberg ; New York : Springer. ISBN 3-540-10132-2 (Berlin, Heidelberg, New York); ISBN 0-387-10132-2 (New York, Heidelberg, Berlin). NE: Altenähr, Eberhard [Hrsg.]; Seifert, Gerhard [Red.] Teil 2 (1981). (Spezielle pathologische Anatomie ; Bd. 14)

Softcover reprint of the hardcover 1st edition 1981

Reproduktion der Abbildungen: Gustav Dreher GmbH, Stuttgart

2122/3130-543210

Mitarbeiterverzeichnis Teil 2

DOHM, G., Prof. Dr.	Pathologisches Institut der Universität 6650 Homburg/Saar
HEITZ, PH.U., Privatdozent, Dr.	Institut für Pathologie der Universität Schönbeinstraße 40 CH-4056 Basel
KLÖPPEL, G., Privatdozent, Dr.	Universitäts-Krankenhaus Eppendorf Institut für Pathologie Martinistraße 52 2000 Hamburg 20
MITSCHKE, H., Prof. Dr.	Städtische Kliniken Institut für Pathologie Winterberg 6600 Saarbrücken
SCHÄFER, H.J., Prof. Dr.	Universitäts-Krankenhaus Eppendorf Institut für Pathologie Martinistraße 52 2000 Hamburg 20
STAUB, J.-J., Privatdozent, Dr.	Medizinische Universitäts-Poliklinik CH-4000 Basel
STEINER, H. Privatdozent, Dr.	Institut für Pathologie der Universität Schönbeinstraße 40 CH-4056 Basel

Inhaltsverzeichnis Teil 2

Sechstes Kapitel

Die Nebennierenrinde

G. DHOM, Homburg/Saar

Siebentes Kapitel

Nebennierenmark

H. MITSCHKE, Saarbrücken und H.J. SCHÄFER, Hamburg

Achtes Kapitel

Paraganglien

G. Klöppel, Hamburg

Neuntes Kapitel

Die disseminierten (diffusen) endokrinen Zellen

G. Klöppel, Hamburg und Ph.U. Heitz, Basel

Zehntes Kapitel

Pluriglanduläre endokrine Regulationsstörungen

PH.U. HEITZ und H. STEINER, Basel

Elftes Kapitel

Paraneoplastische endokrine Syndrome

Ph.U. Heitz und J.-J. Staub, Basel

Inhaltsübersicht Teil 1

Sechstes Kapitel

Die Nebennierenrinde

G. Dhom, Homburg/Saar

A. Anatomie und normale Histologie

Die Nebennieren liegen den oberen Nierenpolen medial und ventral wie „phrygische Mützen" (Bachmann 1954) auf. Die rechte Nebenniere gleicht einer abgeplatteten Pyramide, liegt unmittelbar lateral und dorsal der Vena cava inferior und mit der Vorderfläche der Leber an. Die linke Nebenniere ist sichel- oder halbmondförmig. Das umhüllende Fettgewebe ist – in Abhängigkeit von der Gesamtmenge des Fettgewebes – sehr variabel entwickelt. Ein peritonealer Überzug ist an der rechten Nebenniere höchstens in ihrem kaudalen Teil vorhanden und wird erst nach Ablösung der Leber sichtbar, während nach Eröffnung des Netzbeutels die seröse Überkleidung der linken Nebenniere fast in ganzer Ausdehnung erkennbar wird (Pernkopf 1943).

Am Austritt der Vena suprarenalis ist das Organ eingefaltet. Nach Abpräparieren des Fettgewebes sind die Flächen verhältnismäßig glatt. Durch die Einfaltung entsteht ein über die Länge des Organs hinwegziehender Kamm. Dobbie u. Symington (1966) unterteilen das Organ nach dem Bau der venösen Gefäße und der Verteilung des Markes in einen Kopf-, Körper- und Schwanzteil. Der Kopf entspricht dem medialen, der Schwanz dem lateralen Teil des Organs. Das Nebennierenmark liegt überwiegend im medialen Kopfteil des Organs, es macht ca. 10% des Volumens aus.

Die Schnittfläche des Organs zeigt unter der Kapsel die eingefaltete Rinde als gelbes Band von ca. 1 mm Breite. Daran grenzt eine braune pigmenthaltige Zone, die der Zona reticularis entspricht. Das Mark zeigt sich im medialen Teil als hellgrauer Kern. Die linke Vena suprarenalis ist 2–4 cm lang und etwa 5 mm dick. Sie verbindet sich mit der Vena phrenica inferior, bevor sie in die linke Nierenvene mündet. Die rechte Vena suprarenalis ist nur 1–5 mm lang und mündet direkt in die Vena cava inferior.

I. Gewicht der Nebennieren

Für eine Beurteilung des Rindenorgans ist eine sorgfältige Bestimmung des Frischgewichtes der Nebennieren unerläßlich. Nach Formalin-Fixierung verlieren die Nebennieren etwa 15% ihres Gewichtes. Seit Quinan u. Berger (1933) sowie Materna (1923) und Liebegott (1947) ist bekannt, daß das Nebennierengesamtgewicht bei plötzlich verstorbenen Erwachsenen um 10 g oder weniger beträgt. Studzinski et al. (1963) haben autoptisch gewonnene und operativ entfernte Nebennieren miteinander verglichen und gefunden, daß die operativ entfernte Nebenniere bei 30 Frauen zwischen 30 und 70 Jahren mit Mammakarzinom im Mittel 4,01 g wog, während in einem unausgewählten autoptischen Material

Tabelle 1. Durchschnittsgewichte von Nebennieren Erwachsener (Kreiner u. Dhom 1979)

	Männlich		Weiblich	
I. Plötzliche Todesfälle, Herzgewicht < 400 g				
unter 50 Jahre	19 Fälle	11,2 g	17 Fälle	10,0 g
über 50 Jahre	13 Fälle	11,4 g	12 Fälle	11,3 g
II. Plötzliche Todesfälle, Herzgewicht > 400 g				
unter 50 Jahre	7 Fälle	14,4 g	–	
über 50 Jahre	13 Fälle	14,3 g	2 Fälle	13,5 g
III. Unausgewählte Obduktionsfälle				
unter 50 Jahre	173 Fälle	14,4 g	85 Fälle	12,9 g
über 50 Jahre	409 Fälle	14,6 g	190 Fälle	13,1 g

das mittlere Gewicht 6,02 betrug. Der Unterschied ist statistisch signifikant. In jedem unausgelesenen autoptischen Material streuen jedoch die Werte erheblich, da hier alle zur Hyperplasie führenden Grundleiden (z.B. Hypertonie, chronische Nierenleiden, Bronchialkarzinom) eingehen, aber auch therapeutische Einflüsse (Steroide, ACTH) ins Spiel treten.

Im großen Zahlenmaterial von Rössle u. Roulet (1932) schwanken die Mittelwerte Erwachsener für jedes Lebensjahrzehnt zwischen 11,0 und 14,5 g. Bei plötzlich verstorbenen Männern liegen die Werte jedoch auch in diesem Material unter 10 g. Ein statistisch signifikanter Normbereich kann für das Nebennierengewicht des Erwachsenen zur Abgrenzung von Atrophie und Hyperplasie bisher jedoch nicht angegeben werden. Ein Gesamtgewicht von über 15 g ist sicher als hyperplastisch anzusehen. Relative Nebennierengewichte wurden in Bezug auf das Körpergewicht (Christian 1953), besonders aber in Relation zum Herzgewicht ermittelt (Schilf 1922; Bundschu 1956; Eder u. Schwarz 1960). Bei genuiner Hypertonie ohne Dilatation steigt das Nebennierengewicht mit dem Herzgewicht synchron an. Eine gesicherte Geschlechtsdifferenz können Studzinski et al. (1963) im Gegensatz zu älteren Angaben (s. bei Bachmann 1954) nicht finden, ebensowenig eine Gewichtsdifferenz rechts:links. Auch mit dem Alter verändert sich das Nebennierengewicht nicht (Tabelle 1 von Kreiner u. Dhom 1979).

II. Gefäßversorgung

Die Nebennieren werden im wesentlichen von 3 arteriellen Zuflüssen versorgt:

1. Von der Arteria suprarenalis superior aus der Arteria phrenica inferior (abdominalis).
2. Von der Arteria suprarenalis media, unmittelbar aus der Aorta.
3. Von der Arteria suprarenalis inferior aus der Arteria renalis (Gagnon 1956, 1957) (Abb. 1).

Zwischen 60 und 70 dünne Ästchen ziehen zur vorderen und hinteren Oberfläche (Symington 1969). Subkapsulär bilden sie einen Plexus. Einzelne Arterienstämme ziehen direkt zum Mark und versorgen die Medulla, die zentralen Rindenportionen und die Venenmuskulatur. Die übrigen versorgen das Kapillarnetz der Rinde. Kapillarschlingen umgreifen die Zellgruppen der Zona glomerulosa. In der Fasciculata sind nur wenige Querverbindungen ausgebildet. In der Zona reticularis ist ein weites sinusoidales Netzwerk ausgebildet. Der

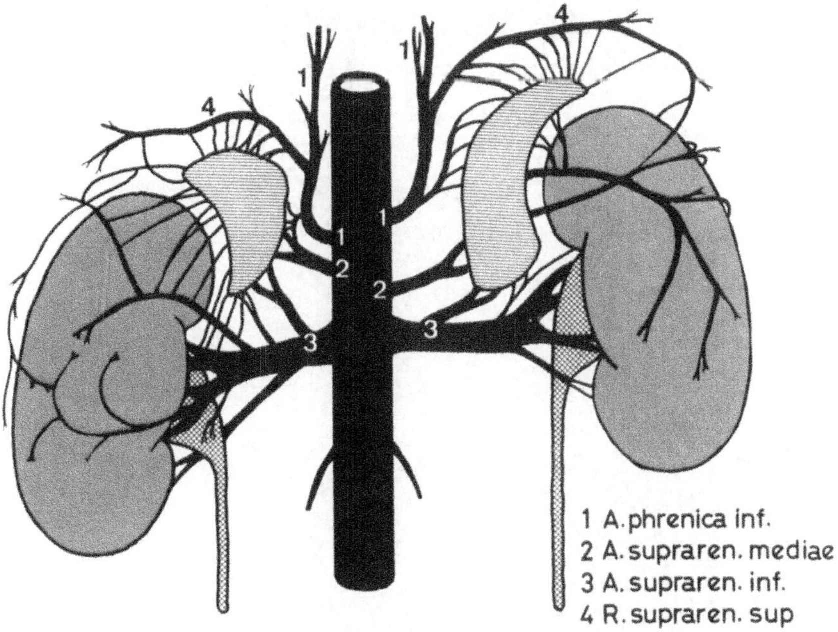

Abb. 1. Die arterielle Versorgung der Nebennieren. (Nach GAGNON 1957)

venöse Abfluß aus der Nebenniere ist nach DOBBIE u. SYMINGTON (1966) in Abhängigkeit von der lokalen Ausdehnung des Nebennierenmarkes verschieden gestaltet. In den lateralen Teilen, in denen zentral kein Mark entwickelt ist, fließt das Blut aus dem retikulären Plexus unmittelbar in dünne, muskelarme Venenstämme. Einzelne Venae emissariae können das Rindenblut unter Umgehung der Hauptvene ableiten. Bei Nebennierenvenenthrombose kann das Organ so vor der hämorrhagischen Infarzierung geschützt werden (s.S. 839). Im medialen Kopfteil des Organs, in dem Rinde und Mark aneinander grenzen, bildet der Plexus reticularis eine Art Damm, aus dem wenige Venolen nach Art eines Portalsystems das Blut in das Kapillarnetz des Markes überführen. Es wird wiederum in kleinen Venolen gesammelt, die die kräftige Längsmuskulatur der Vena zentralis durchbohren. Die Längsmuskelwülste der Vene sind nur an der markwärts gerichteten Seite konzentriert. Sie dienen als Sperrvorrichtungen für das aus dem Mark abfließende Blut und haben somit vorzugsweise für die Marksekretion eine funktionelle Bedeutung (DOBBIE u. SYMINGTON 1966).

III. Architektur der Nebennierenrinde

Die Einteilung der Nebennierenrinde in 3 Zonen hat ARNOLD (1866) nach der Architektur des Gefäß-Bindegewebes vorgenommen. Heute wird damit mehr die Anordnung des Parenchyms identifiziert. Für die menschliche Nebennierenrinde müssen hier jedoch Einschränkungen gemacht werden. Bei jeder Beschreibung der Nebennierenrindenstruktur des Erwachsenen muß man sich darüber klar sein, daß man schematisiert und idealisiert, da eher die Variabilität die Norm ist, auch innerhalb eines Organs. Ein musterhaftes Bild findet man am ehesten bei jugendlichen Erwachsenen verwirklicht, die plötzlich verstorben sind, oder an zufällig gewonnenen operativ entfernten Nebennieren, sofern keine endokrine Störung vorliegt (Abb. 2).

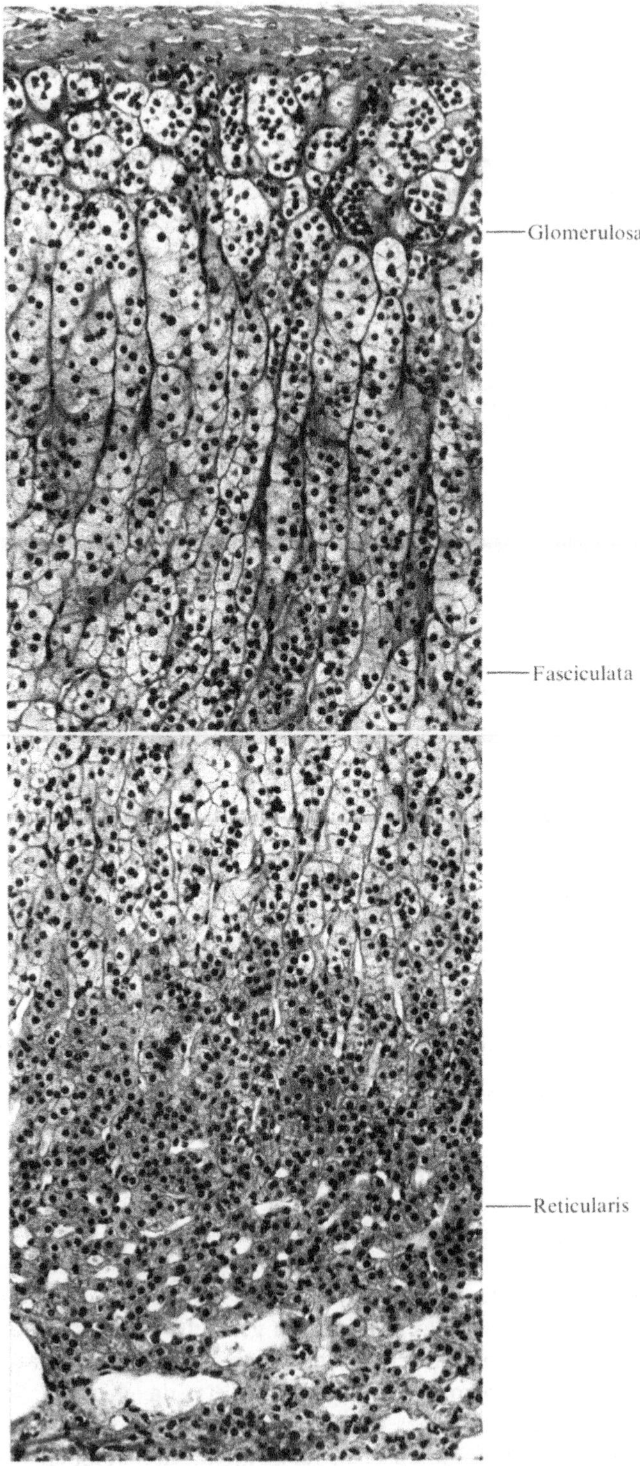

Abb. 2. Normale Nebennierenrinde. Operationspräparat. 21jähriger Mann. 200 × (auf 75% verkleinert)

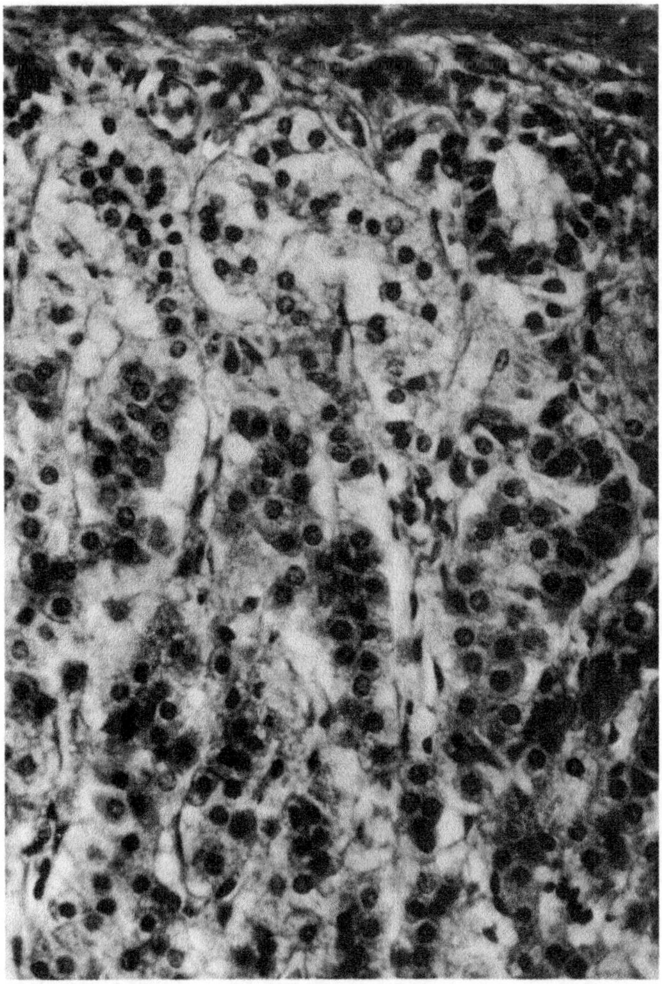

Abb. 3. Kerngrößen-Differenz Glomerulosa/Fasciculata. $1^{8}/_{12}$ Jahre alter Junge. 400×

1. Die Zona glomerulosa

Beim Erwachsenen ist eine durchlaufende subkapsuläre Zona glomerulosa in der Regel nicht abgrenzbar, der Begriff Zone also eher irreführend. In der Nebennierenrinde des frühen Kindesalters ist sie dagegen gut abgrenzbar. Mit Recht betont Symington (1969) den fokalen Charakter der Glomerulosa. Auch in einer „normalen" Nebennierenrinde schieben sich Fasciculata-Elemente bis unter die Kapsel vor. Die Glomerulosazellen bilden sehr variable Nester und Stränge. Elias u. Pauly (1956) unterscheiden nicht weniger als 8 verschiedene Typen. Die kleinzelligen intrakapsulären Zellstränge werden der Glomerulosa zugeschlagen, sie zeigen Übergänge zu den subkapsulären Verbänden. Die Glomerulosazellen sind kleiner als die Fasciculata-Elemente. Die Kerne sind dunkel färbbar, rundlich bis oval. Sie sind kleiner als die Fasciculatakerne (Silvestrino 1938; Holley 1965), wie insbesondere bei Nebennieren im Streß mit Lipoidentspeicherung der Fasciculata auch ohne Kernmessungen zu sehen ist (Abb. 3). Das Zytoplasma ist in der Regel schmal und spärlicher lipoidhaltig als das der Spongiozyten der Fasciculata. Elias u. Pauly (1956) beschreiben aber auch einen lipoidreichen Typ.

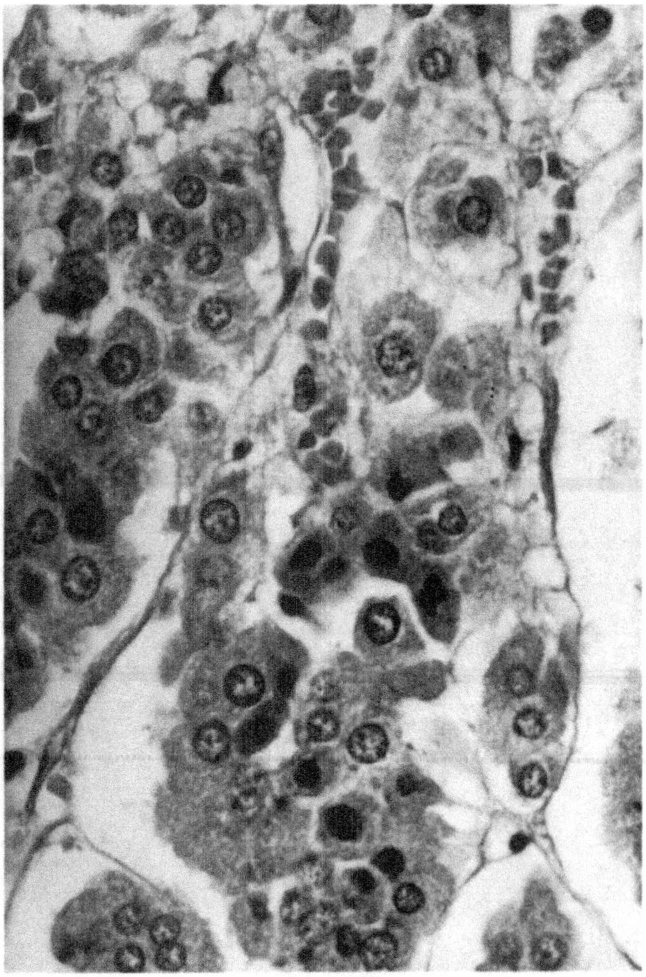

Abb. 4. Kernpyknosen in der Fasciculata. 70jähriger Mann. Myokardinfarkt. 400 ×

2. Die Zona fasciculata

Die Zona fasciculata macht den größten Teil der Rindenstubstanz aus und stellt das primäre Ordnungsprinzip der Rindenarchitektur dar (BACHMANN 1954). Nach LAESCHKE (1951) erfährt die Zona fasciculata erst im höheren Lebensalter ein deutliches Übergewicht in der Relation zu den beiden anderen Zonen. Jede Zellsäule besteht aus etwa 2–3 Zellreihen, die von einem Gitterfasergrüst umsponnen sind. Markwärts nimmt die Zahl von Querfasern zu, so daß die Säulen in kürzere Segmente zerlegt werden. Der Standardzelltyp der Fasciculata ist der Spongiozyt (GUIEYESSE 1901). Damit wird die lipoidreiche Zelle nach Extraktion der Lipoide beschrieben, die ein helles, wabiges Zytoplasma kennzeichnet. Der rundliche Zellkern liegt mittelständig. Die Spongiozyten bilden ein breites Band in der äußeren Fasciculata. Markwärts nimmt der Lipoidgehalt ab. Zwischen diesen Spongiozyten sieht man oft auch in „normalen Kontrollen" plötzlich Verstorbener kleine, kompakte, lipoidarme Zellen mit dunkel färbbaren Kernen (Abb. 4).

Die Größe der Spongiozyten wie auch der Lipoidtropfen kann sehr variieren. Großtropfige Speicherung spricht eher für eine verminderte Sekretion. Die Kerngrößen liegen durchschnittlich über denen der Glomerulosa. Polyploide Kerne sind ein häufiger Befund, manchmal sieht man sie auch schon bei plötzlich verstorbenen Jugendlichen. Im höheren Alter ist – ähnlich wie in der Leber – das Kernmuster in der Fasciculata, aber auch in der Reticularis variabel. Der von den meisten Spezies her bekannte Befund nur einer Kernklasse (DEANE 1962) gilt für die menschliche Nebennierenrinde des Erwachsenen nicht (zur Kernpolyploidie s. auch S. 857).

3. Die Zona reticularis

Die Zona reticularis wird auf verschiedene Weise definiert:

1. Strukturell, entsprechend der ursprünglichen Beschreibung von ARNOLD (1866). Das kleine Zellgruppen oder Einzelzellen umspinnende Gitterfasernetz zusammen mit dem sinusoidalen Netzwerk der Kapillaren ist für die Benennung verantwortlich.
2. Seit ZALESKY (1936), insbesondere aber von SYMINGTON (1969), wird die Zona reticularis durch ihren Zelltyp definiert.

Der Wechsel von den Spongiozyten (clear cells) der zona fasciculata zu den kompakten Zellen der Zona reticularis ist abrupt. Bei schwacher Vergrößerung imponiert eine wellenförmige Linie, welche die beiden Zonen scharf trennt (SYMINGTON 1969).

Die Problematik der rein zytologischen Definition liegt darin, daß bei Lipoidentspeicherung mehr oder minder große Teile der Fasciculata in kompakte Zellen umgewandelt werden, ja bei schweren Streß-Situationen Fasciculata und Reticularis zytologisch eine einheitliche Rindenmasse darstellen. Konsequent wird daher auch von einer Fasciculo-Reticularis als einheitlicher Zone gesprochen, wobei die Grenze zwischen Spongiozyten und kompakten Reticulariszellen ständigen Schwankungen unterworfen ist. Zweifellos entspricht diese Beschreibung am besten den Gegebenheiten. Man sollte jedoch vermeiden, die lipoidentspeicherte Rinde in solchen Fällen dann als Ganzes als „Reticularis" zu bezeichnen. Der Begriff wird sinnlos und trägt zu Mißverständnissen bei. Vielmehr sollte man sich darüber klar sein, daß eine eigene Zona reticularis nicht mehr abgrenzbar ist, wenn die Fasciculata lipoidentspeichert wird. Die Zona reticularis kann aber auch erheblich reduziert oder aufgehoben werden, wenn die Rinde eine progressive Transformation erfährt und lipoidreiche Spongiozyten die ganze Rindenbreite einnehmen (s. Kap. Histophysiologie, S. 750).

Ist so die morphologische Eigenständigkeit der Zona reticularis starken Schwankungen unterworfen, so bleibt doch zu sagen, daß ihre Entfaltung erst im Laufe der präpuberalen und puberalen Entwicklung einsetzt (Adrenarche, s. Entwicklung und Wachstum der Nebennierenrinde, S. 774).

Die kompakte Zelle vom Retikularistyp ist lipoidarm und kräftig mit Plasmafarbstoffen tingierbar, üblicherweise also eosinophil. Die nach ACTH in der Fasciculata vermehrt auftretenden kompakten Zellen entsprechen in ihrem Erscheinungsbild dem der Retikulariszelle in der unbeeinflußten Rinde.

Die Kerne der Retikulariszellen werden als gering kleiner als die der Fasciculata beschrieben (HOLLEY 1965). Die Zona reticularis wurde seit langem als eine Zone des Zellunterganges angesehen (BACHMANN 1954). Da gleichzeitig bei vielen Spezies die Zellneubildung bevorzugt in der Glomerulosa gesehen wurde, entstand die zuerst von GOTTSCHAU (1883) formulierte Hypothese einer Zellwanderung aus subkapsulären Regionen (subkapsuläres Blastem BACHMANN) zu den zentralen Schichten, in der folglich die ältesten Zellen liegen sollen. Autoradiographische Studien an der wachsenden Nebennierenrinde der Ratte (FORD u. YOUNG 1963) sowie ultrastrukturelle Studien an der Zellkultur (KAHRI 1968) haben dieser alten Hypothese wieder neue Aspekte verliehen und sprechen für eine von ACTH induzierte Umwandlung der kapselnahen Zellen in Fasciculata- und Retikularis-Elemente. Auf die menschliche Nebennierenrinde jedoch können solche tierexperimentellen Befunde nicht ohne weiteres übertragen werden. Zweifellos findet man in der Zona reticularis des Erwachsenen vielfach Bilder von Karyorhexis und Karyolyse. Die Anhäufung von Pigment, bzw. sekundären Lysosomen, kann ebenfalls Ausdruck einer Zellalterung sein. Andererseits werden Mitosen bevorzugt in den kompakten Zellen der Zona reticularis gefunden – bei Lipoidentspeicherung im Streß auch in kompakten Zellen der Fasciculata (CARR 1959).

a

b

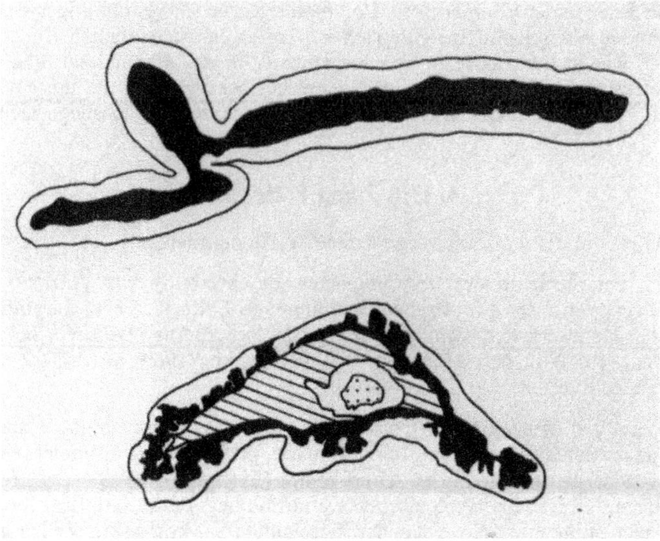

Abb. 5a, b. Die Zona reticularis und ihre Beziehung zur restlichen Rinde. (Retikularis schwarz). **a** 19jähriger Mann, **b** 69jähriger Mann

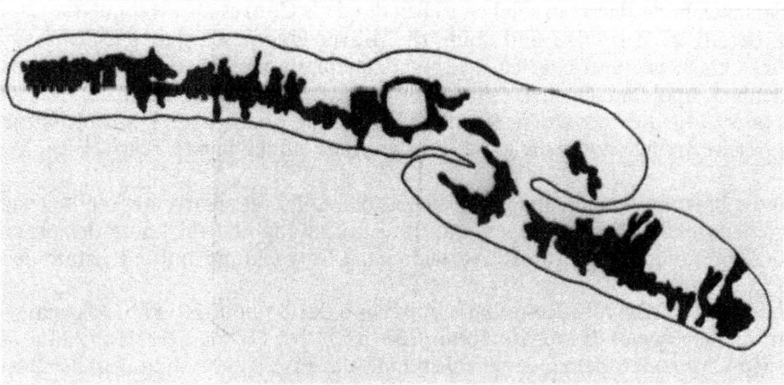

Abb. 6. Zona reticularis (schwarz). 84jährige Frau. Umrißzeichnungen von E. KREINER

In der präpuberalen und puberalen Nebennierenrinde entfaltet sich die Zona reticularis, hier fehlen Bilder des Zelluntergangs. In dieser jugendlichen Retikularis sind die plasmareichen Zellen und ihre Kerne größer als die der benachbarten Spongiozyten. Mitosen deuten hier auf einen aktiven Wachstumsvorgang hin. Im Alter nimmt die Zona reticularis zu Gunsten der Zona fasciculata ab, die Grenze zwischen den Zonen wird vielgestaltig verzahnt. Einen völligen Schwund (LAESCHKE 1951) beobachtet man aber nicht (KREINER u. DHOM 1979) (Abb. 5 u. 6).

4. Die sog. zentrale Rinde

Im Laufe des Einfaltungsprozesses der menschlichen Nebenniere, der in seinen Grundzügen schon in der frühen Fetalzeit einsetzt (BACHMANN 1954), wird Nebennierenrindengewebe in die zentralen Regionen des Organs verlagert. Es kommt mit dem später sich hier entwik-

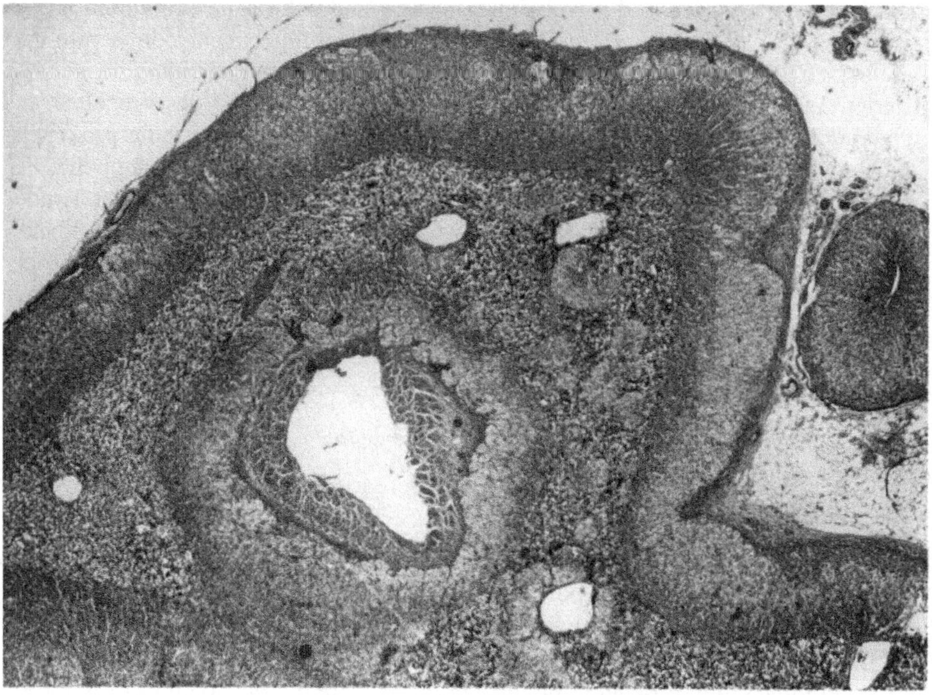

Abb. 7. Zentrale Nebennierenrinde. Um die muskelkräftige Nebennierenvene liegt ein Ring von Rindengewebe, der in das Nebennierenmark eingebettet ist. 16×

kelnden Mark in Kontakt und begleitet insbesondere die zentralen Venenstämme (Abb. 7). Beim Erwachsenen ist die sog. zentrale Rinde aus allen 3 Zonen aufgebaut. In der präpuberalen Rinde entwickelt sich hier die erste Retikularisformation. Die zentrale Rinde nimmt besonders intensiv an der Hyperplasie teil. Die Mehrzahl der hyperplasiogenen Adenome geht von der zentralen Rinde aus, die demnach offenbar besonders leicht auf Wachstumsstimuli anspricht.

IV. Histochemische Befunde an der menschlichen Nebennierenrinde

Unter den histochemisch faßbaren Konstituenten kommt den Fettsubstanzen sicher die Hauptbedeutung zu, enthalten sie doch die Präkursoren der Steroidhormone. Die Gesamtlipoide machen beim Menschen etwa 20% des Feuchtgewichtes des Organs aus (Deane 1962). Eine chemische Analyse menschlichen Nebennierenrindenmaterials (Riley 1963) zeigt, daß Cholesterinester und Triglyzeride stets ein Mehrfaches gegenüber dem freien Cholesterin und den Phosphorlipoiden ausmachen. Bei Streß- bzw. ACTH-bedingter Lipoidentspeicherung verschieben sich die Relationen. Die Cholesterinester nehmen ab, während die Phosphorlipoide zunehmen, freies Cholesterin und Triglyzeride bleiben weitgehend unverändert. Offenbar kommen für die Steroidbiosynthese die Cholesterinester als wesentliches Präkursormaterial in Frage. Für den histochemischen

Nachweis der Lipoide in der Nebennierenrinde sind zahlreiche Methoden angegeben worden (BACHMANN 1954), praktische Bedeutung haben jedoch nur die einfache Fettfärbung, evtl. mit Sudanschwarz B und die Untersuchung im polarisierten Licht. Es kommt dabei allein auf eine Abschätzung des Gehaltes an sudanophilen bzw. doppelt brechenden Substanzen an, nicht auf eine praktisch nicht durchführbare qualitative Aufschlüsselung der einzelnen Stoffgruppen. Die Menge der Lipoide ist mit der Ausdehnung spongiozytärer Zellen in der Rinde korreliert, so daß auch vom Paraffinschnitt her eine Aussage über das Lipoidverteilungsmuster möglich ist. Die Darstellung sog. Plasmalogene oder von „Karbonyllipoiden“ und deren Zuordnung zu Ketosteroiden hat sich als unbrauchbar erwiesen, da es sich hierbei um Aldehyde ungesättigter Fettsäuren handelt (DEANE 1962).

Enzymhistochemische Befunde

Nach DEANE (1962) sind in der Nebennierenrinde 3 Klassen von Enzymen zu unterscheiden:

1. Enzyme, die aktiv an der Steroidbiosynthese beteiligt sind,
2. Enzyme, wie sie in allen Stoffwechsel-aktiven Zellen vorkommen, speziell die des Krebszyklus und glykolytische Enzyme,
3. Enzyme, die unterschiedlich in Nebennierenrinden- und anderen Zelltypen vorkommen, deren Bedeutung aber unklar ist, wie die Phosphatasen, Sulfatasen und unspezifischen Esterasen.

Für die Frage der funktionellen Kapazität der Nebennierenrinde ist die Darstellung der an der Steroidbiosynthese teilnehmenden Dehydrogenasen am bedeutungsvollsten. Die zonale Verteilung solcher histochemisch faßbarer Dehydrogenasen kann Aufschluß über die Frage einer funktionellen Spezialisierung der Rindenzone geben. Ein für die Synthese aller Rindenhormone unentbehrliches Enzym ist die Steroid-3β-ol-Dehydrogenase. An der menschlichen Nebennierenrinde ist sie in den Spongiozyten der Fasciculata am stärksten aktiv (CAVALLERO u. CHIAPPINO 1962). ACTH-Zufuhr dehnt die Reaktionsbreite über die ganze Fasciculata aus. Die Glomerulosa zeigt nur eine schwache Aktivität, während die Retikularis schwach positiv bis negativ ist (EDER u. BERNHARD 1963/1964, eigene Befunde). Die Verteilung von 7 verschiedenen Steroiddehydrogenasen in der menschlichen Nebennierenrinde haben CALMAN et al. (1966) studiert und dabei in den einzelnen Zonen verschiedene Verteilungsmuster erhalten. Die Zona glomerulosa ist durch eine hohe 16β-Hydroxy-Dehydrogenase ausgezeichnet. Das größte Spektrum aktiver Steroiddehydrogenasen wird in der Fasciculata gefunden, während die Enzymaktivitäten der Retikularis geringer sind. Die Befunde sprechen für die funktionelle Spezialisierung der Glomerulosa zur Aldosteronproduktion, während Fasciculata und Retikularis enzymhistochemisch als funktionelle Einheit betrachtet werden. Die sehr geringe bis negative 3β-ol-Dehydrogenase in der Retikularis ist dabei bemerkenswert.

Alle übrigen Fermentgruppen, die in der menschlichen Nebennierenrinde histochemisch nachgewiesen wurden, wie DPNH- und TPNH-Diaphorasen, Laktat-Dehydrogenase, Sukzino-Dehydrogenase, Glukose-6-Phosphat-Dehydrogenase, alkalische und saure Phosphatase, unspezifische Esterasen, sind für die praktische Funktionsbeurteilung der Nebennierenrinde nur von geringerer Bedeutung (DAWSON 1961; DEANE 1962; EDER u. BERNHARD 1963/1964; SYMINGTON 1969). Da die Nebennierenrindenzelle nicht in der Lage ist, aktiv Rindenhormone zu speichern, ist der chemisch nachweisbare Gehalt an Rindenhormonen außerordentlich gering (DEANE 1962).

Die zytoplasmatischen, färberisch nachweisbaren Ribonukleoproteine sind bevorzugt in der Glomerulosa und in den kompakten Zellen der Zona reticularis nachzuweisen.

Nach Stimulation steigt mit der Zunahme der kompakten Zellen auch der RNS-Gehalt an (SYMINGTON et al. 1956). Gleichzeitig ist in den kompakten Zellen die RNS-Proteinkonzentration größer als in den Spongiozyten (GRIFFITHS et al. 1963)

V. Elektronenmikroskopische Befunde an der menschlichen Nebennierenrinde[1]

Elektronenmikroskopisch lassen sich in der Erwachsenen-Nebennierenrinde des Menschen die drei Zonen aufgrund der feinstrukturellen Unterschiede der Rindenzellen abgrenzen. Übergangszonen bestehen nicht. Gemeinsam sind allen Zonen die Art der Gefäßversorgung sowie die Grundausstattung der Rindenzellen mit Lipoidtröpfchen, glattem endoplasmatischen Retikulum und charakteristischen Mitochondrien, die sie als Steroid-produzierende Elemente kennzeichnen.

Glomerulosa

Die Kerne der Glomerulosazellen sind kleiner als in der Fasciculata. Sie sind meistens oval und besitzen Einbuchtungen (Abb. 8). Fetttröpfchen kommen in sehr wechselndem Umfange vor. Neben lipoidfreien Zellen sind auch Zellen mit zahlreichen Liposomen zu finden. Die Größe der Liposomen ist im allgemeinen kleiner als in der Fasciculata. Das glatte endoplasmatische Retikulum ist mäßig entwickelt. Rauhes endoplasmatisches Retikulum kommt in langen Zügen vor (Abb. 9). Daneben finden sich reichlich Ribosomen, die häufig zu Polysomen zusammengelagert sind. Die Golgi-Felder sind sehr kräftig entfaltet, die länglichen Mitochondrien weisen eine mäßig dichte Matrix auf sowie verhältnismäßig breite cristaeartige Innenstrukturen. Als wesentlicher Unterschied zu der Fasciculata finden sich locker verstreut Glykogengranula im Zytoplasma. Vereinzelte dense bodies kommen vor. An der Zelloberfläche sind in wechselndem Umfang Mikrovilli ausgebildet. Zilien sind sehr selten.

Fasciculata

Die großen Zellen besitzen große runde Kerne mit deutlichem Nukleolus. Der Lipoidgehalt ist hoch. Es handelt sich um mittelgroße, häufig in Gruppen angeordnete Liposomen (Abb. 10). Sie besitzen eine zarte Membran. Netzartig werden sie von dem gut entfalteten glatten endoplasmatischen Retikulum umgeben. Rauhes endoplasmatisches Retikulum kommt in Form kurzer parallel zueinander angeordneter Schläuche vor. Daneben reichlich Ribosomen und Polysomen. Die Golgi-Felder sind in Kernnähe oder in der Nachbarschaft der Zellmembran zu finden. Unter den Golgi-Vesikeln sind häufig zahnradartig geformte „coated vesicles“ mit feinen granulären Auflagerungen an ihrer Membran. Die runden bis ovalen Mitochondrien sind mittelgroß und besitzen tubuläre bis vesikuläre Innenstrukturen (Abb. 11). Glykogengranula kommen nicht vor. Zi-

[1] Von E. MÄUSLE, Trier

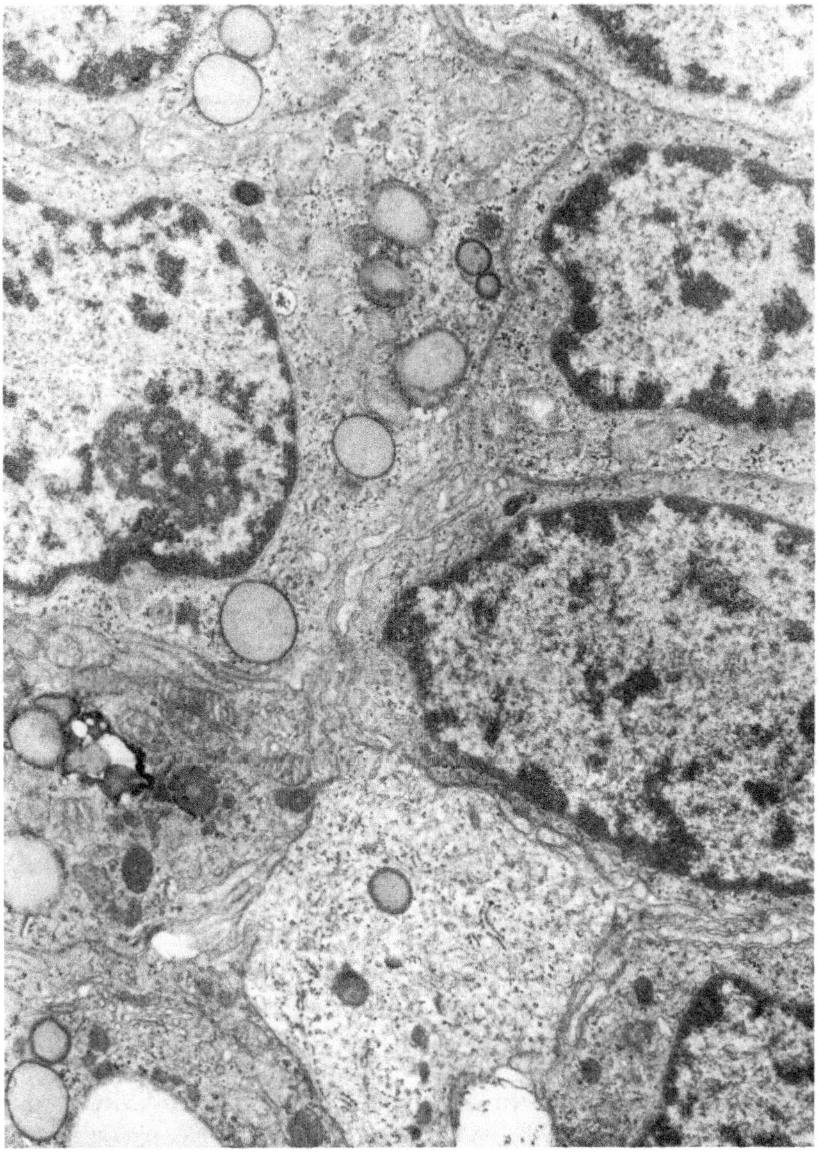

Abb. 8. Zona glomerulosa: Ballenförmige Lagerung der Zellen, ovale, mäßig eingebuchtete Kerne, kleine Liposomen. 15000 ×

lien werden nur sehr selten beobachtet und gehen von den im Bereich der Golgi-Felder liegenden Zentriolen aus. Dense bodies liegen bevorzugt in Nähe des Golgi-Feldes. Herdförmige Zytoplasmauntergänge kommen in den tieferen Fasciculata-Schichten gelegentlich vor. Die Zellgrenzen verlaufen dicht nebeneinander. Auf der Kapillarseite sowie an den Ecken mehrerer zusammentreffender Zellen sind reichlich Mikrovilli entfaltet.

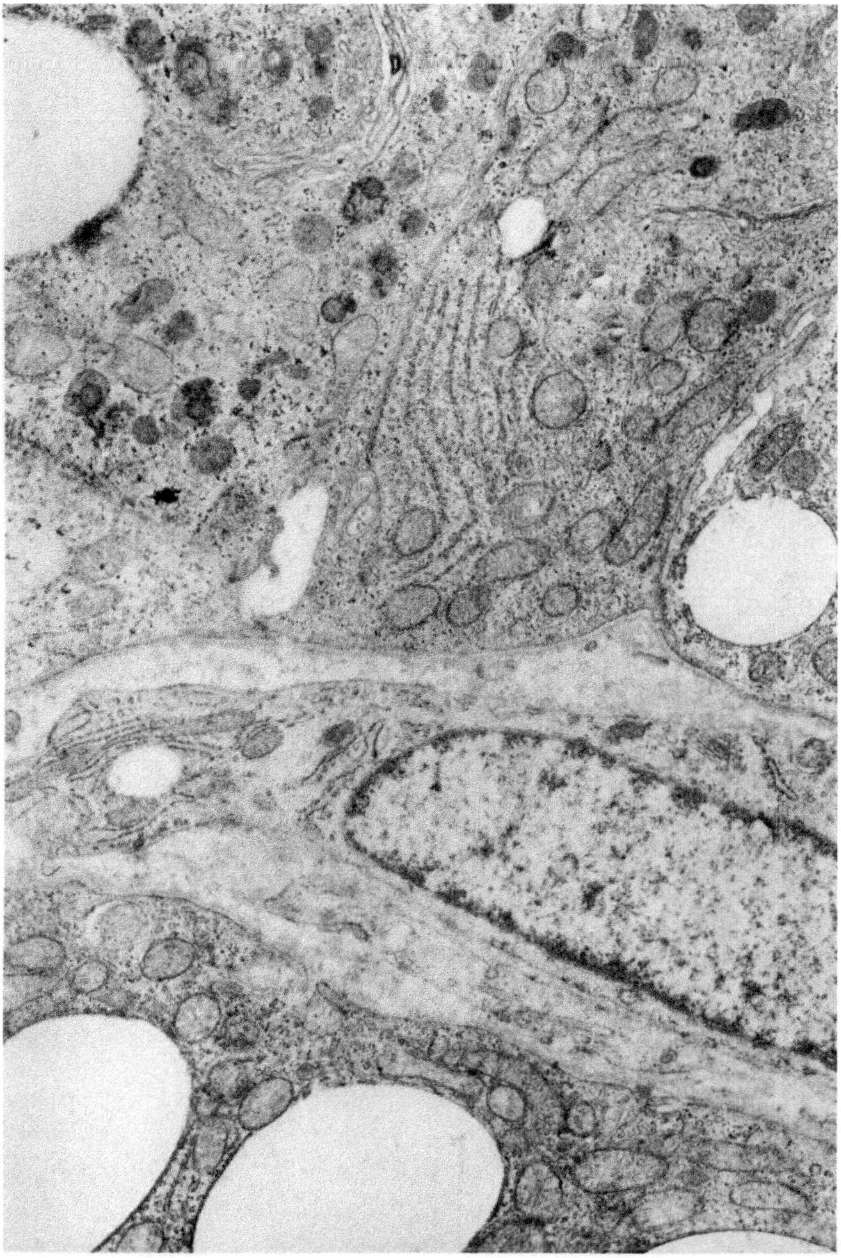

Abb. 9. Übergangszone Fasciculata (unten) Glomerulosa (oben) getrennt durch Fibrozyt. Rauhes endoplasmatisches Retikulum in parallelen Zügen, vereinzelte Lysosomen, entfalteter Golgi-Apparat der Glomerulosazelle. 15000 ×

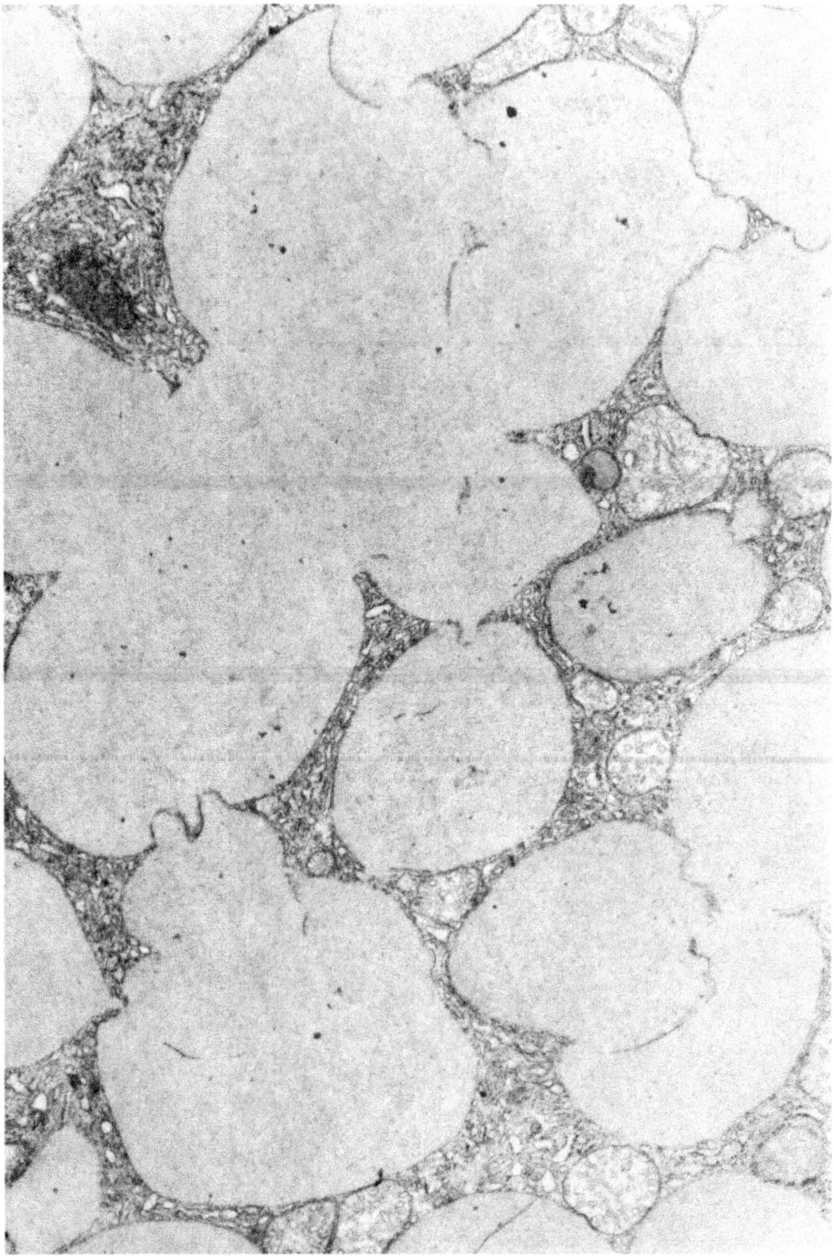

Abb. 10. Ausschnitt Fasciculatazelle: Große, z.T. konfluierende Liposomen. 15000 ×

Retikularis

Die Zellen besitzen runde Kerne mit deutlichem Nukleolus. Das Zytoplasma enthält nur sehr wenig kleine Liposomen. Auffallend sind zahlreiche osmiophile lipofuszinartige Strukturen wechselnder Größe und Gestalt (Abb. 12). Sie wer-

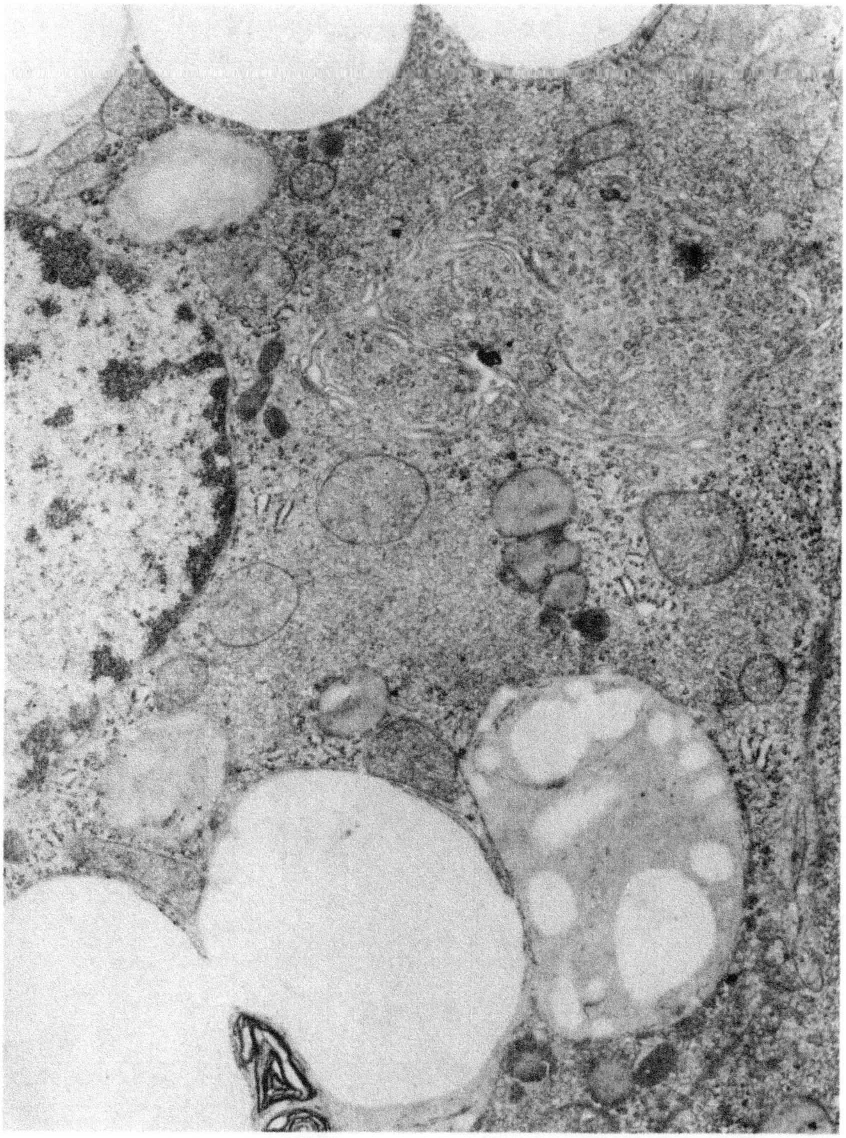

Abb. 11. Zona fasciculata: Rundliche Kerne, kernnahes entfaltetes Golgi-Feld, dicht gelagerte Schläuche des glatten endoplasmatischen Retikulums, große Liposomen. 15000 ×

den von einer schmalen Membran umgeben und enthalten ein stark osmiophiles granuläres Material. Dazwischen lipoidhaltige Substanzen mit schwachem Kontrast. Diese Einschlüsse liegen bevorzugt in der Nähe der Golgi-Felder, welche kernnah situiert sind. Das glatte endoplasmatische Retikulum ist etwas stärker entfaltet als in der Fasciculata. Es liegt auch hier in langen netzartig verzweigten Schläuchen vor. Das rauhe endoplasmatische Retikulum liegt in parallel angeordneten kurzen Schläuchen an der Zellperipherie. Die länglichen Mitochon-

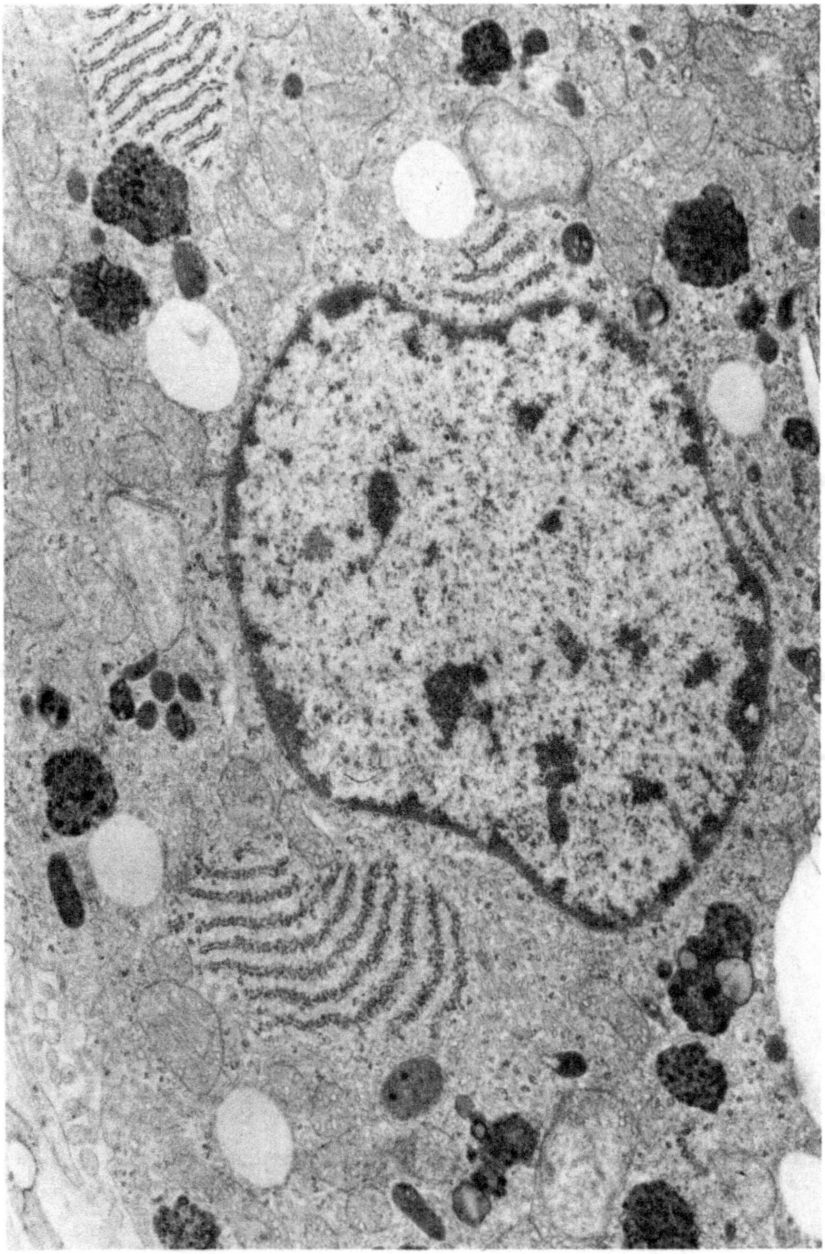

Abb. 12. Zona reticularis: Reichlich polymorphe Lipofuszingranula, einzelne kleine, oft kernnah gelagerte Liposomen, parallel angeordnete Bündel von rauhem endoplasmatischen Retikulum. 15000 ×

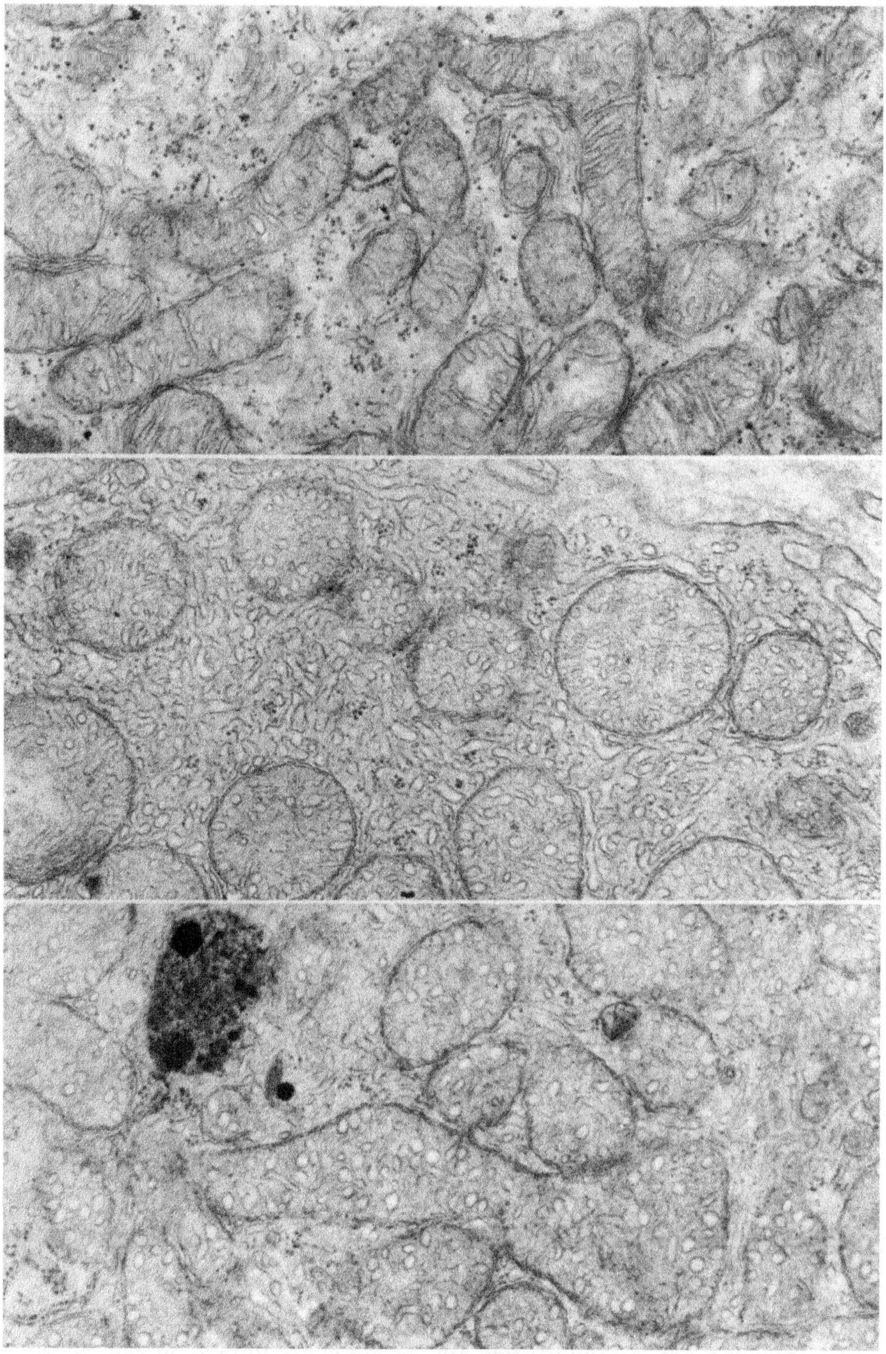

a

b

c

Abb. 13a–c. Mitochondrien der menschlichen Nebennierenrinde. **a** Zona glomerulosa. **b** Zona fasciculata. **c** Zona reticularis drien mit tubulären Innenstrukturen (Abb. 13) liegen ebenfalls in der Zellperipherie und sind zahlreicher als in den übrigen Rindenabschnitten. Ribosomen und Polysomen sind reichlich vorhanden. Glykogengranula wurden bisher nur von LONG u. JONES (1967) in Retikulariszellen gefunden. Fokale zytoplasmatische Degradationen werden nicht vermehrt beobachtet. Die Retikulariszellen besitzen nur wenige Mikrovilli.

Mesenchym

Die Kapillaren der Nebennierenrinde sind vom sinusoiden Typ (Abb. 14). Die Endothelzellen sind schmal ausgezogen und weisen zahlreiche mit einer feinen Membran verschlossene Fenestrationen auf (Abb. 16). Sie sind durch Junktionen miteinander verknüpft. Ihr Golgi-Feld ist kräftig entfaltet. Die länglichen Mitochondrien enthalten schmale Cristae. Weiterhin finden sich reichlich Polysomen sowie ein gut entfaltetes, rauhes endoplasmatisches Retikulum. Lysosomen sind sehr selten. Unter den Kapillaren verläuft eine Basalmembran, die sich teilweise aufspaltet, so daß eine Basalmembran sowohl entlang der Rindenzelle als auch der Endothelzelle verläuft. Im periendothelialen Spalt lassen sich zwei verschiedene Mesenchymzellen feststellen: Fibroblasten und lipoidhaltige Makrophagen. Die Fibroblasten zeigen bevorzugt lange parallel zum Endothel ausgerichtete Zellausläufer. Ihr rauhes endoplasmatisches Retikulum ist sehr kräftig entfaltet und weitlumiger als bei den Makrophagen. Weiterhin zeigen sie ein deutliches Golgi-Feld und reichlich freie Ribosomen sowie feinste Faserstrukturen in den peripheren Zellfortsätzen. Die Makrophagen sitzen mit ihren kurzen Ausläufern in kleinen Nischen zwischen den Rindenzellen (Abb. 15). Häufig liegen sie auch lang ausgestreckt in der Nachbarschaft von Fibroblasten. Sie besitzen kürzere und schmälere Schläuche des rauhen endoplasmatischen Retikulums. Sie enthalten häufig Lipoidsubstanzen. Sie weisen auch vermehrt dense bodies sowie phagozytierte Partikel auf. In den tieferen Rindenanteilen treten vermehrt schmale Kollagenfaserbündel auf. Daneben ziehen einzelne Nervenstränge sowie kleine Arterien in Richtung Mark.

B. Histophysiologie der Nebennierenrinde

I. Stimulation der Nebennierenrinde

Die wichtigste morphologisch faßbare Wirkung einer akuten Stimulierung der Nebennierenrindenzelle durch ACTH ist der Lipoidverlust. Lichtmikroskopisch nimmt die Zahl der „Kompakt-Zellen", insbesondere in der Grenzregion zwischen Retikularis und Fasciculata zu (SYMINGTON 1969). An der Zellmembran wird eine positive alkalische Phosphatase-Aktivität erkennbar (AIBA 1977).

Akute Veränderungen an den Zellorganellen unter ACTH sind nur unter experimentellen Bedingungen zu studieren. 15 min nach 3 IE ACTH/100 g Körpergewicht subkutan lassen sich an der Nebennierenrinde der Ratte noch keine Unterschiede gegenüber Kontrollen erfassen. Nach 30 min sind die Mikrovilli vermehrt. Sie erscheinen breiter und länger. Die Liposomen werden aufgeteilt und bilden eine Art Verbundsystem aus, das in enger Beziehung zum endoplasmatischen Retikulum steht. Nach 6 h liegen nur noch wenige und kleine Liposomen locker im Zytoplasma verteilt. Die Golgi-Felder sind deutlich vergrößert. Das endoplasmatische Retikulum ist nur mäßig erweitert. Eine Vergrößerung

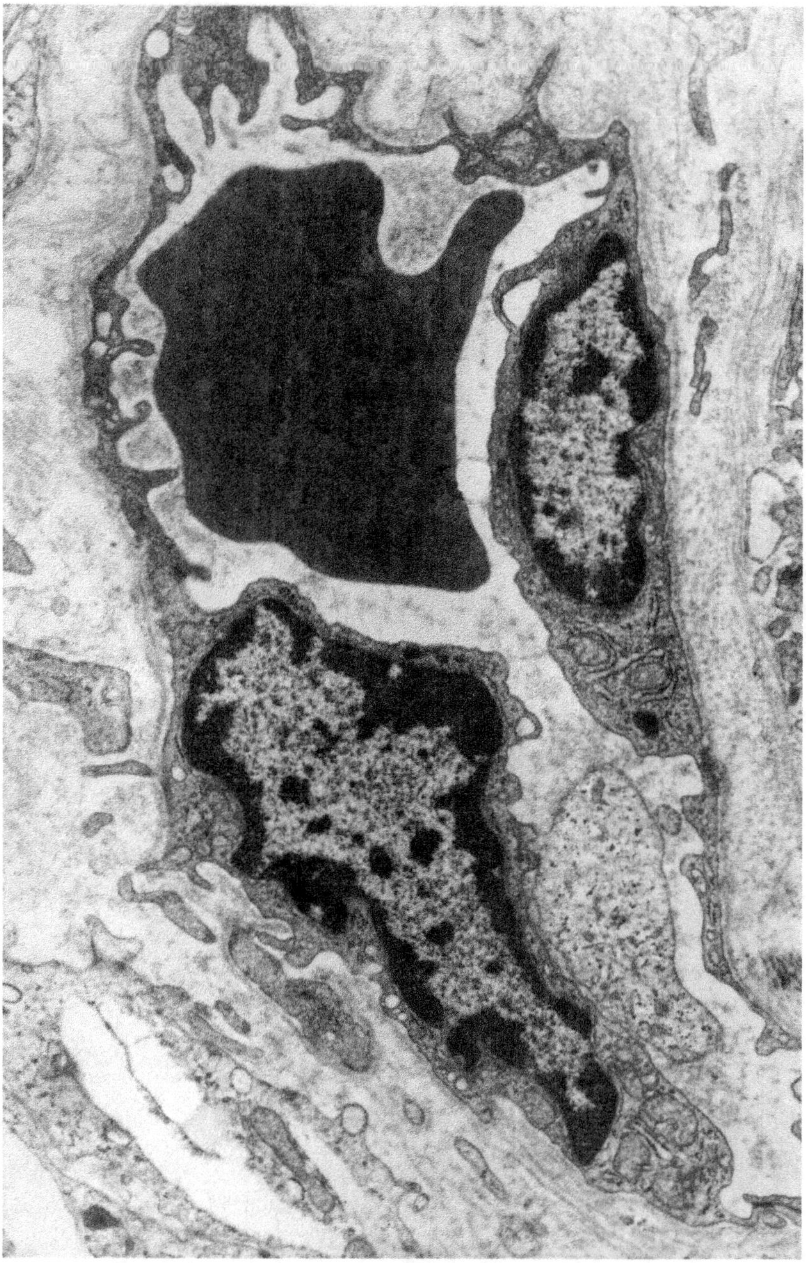

Abb. 14. Kapillare der Zona fasciculata. 15000 ×

oder Vermehrung von Mitochondrien läßt sich nicht erkennen. Nach 24 h ist der Bestand an Liposomen wieder normalisiert (MÄUSLE 1971).

In der Zona glomerulosa bewirkt ACTH keinen ultrastrukturell faßbaren morphokinetischen Effekt, weder im akuten Versuch noch im Langzeit-Experiment zwischen 2 und 21 Tagen (IDELMAN 1970). In der Fasciculata beobachtet

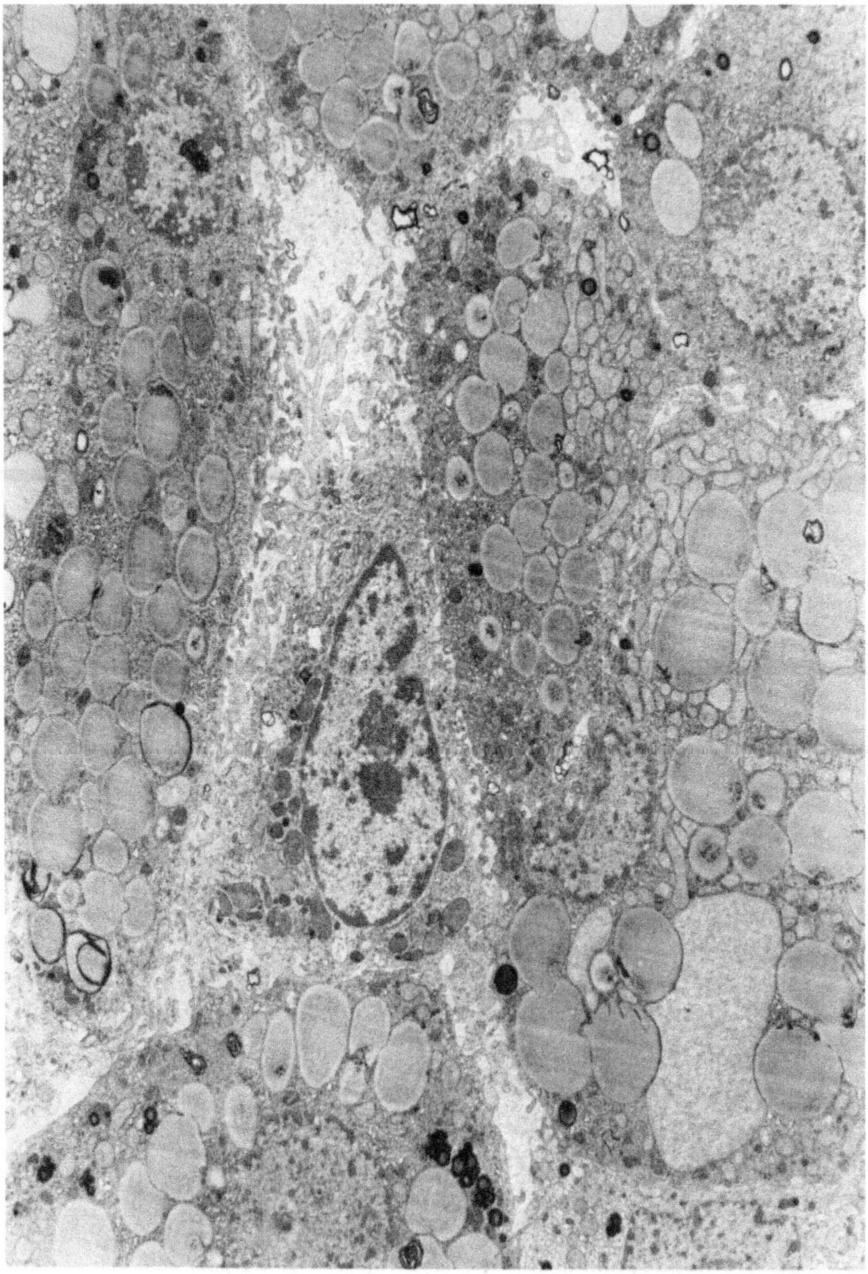

Abb. 15. Innere Zona fasciculata mit keilförmig zwischen Rindenzellen liegenden Makrophagen: Längsovaler eingekerbter Kern, reichlich Lysosomen, pseudopodienartige Ausläufer der Zelloberfläche. 6000 ×

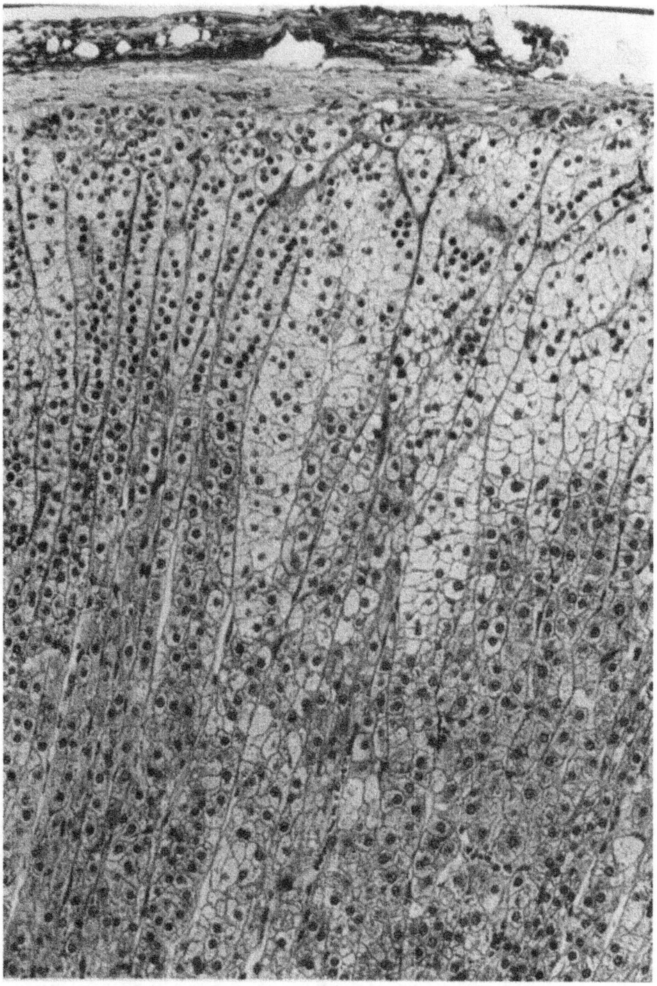

Abb. 16. Progressive Transformation der Nebennierenrinde, Cushing-Syndrom. HE, 150×

IDELMAN eine Modifizierung der Liposomen, einen Anstieg der Oberfläche des glatten endoplasmatischen Retikulums sowie Verbindungen zwischen Mitochondrien und Liposomen. Langzeit-Effekte bestehen in einer Vermehrung der Mitochondrien sowie der Vesikel. Histometrisch wird das Kernvolumen der Fasciculatazellen innerhalb von 6 h auf ein Maximum gesteigert, das innerhalb von 48 h wieder auf die Norm zurückgeht (HERRMANN 1965).

Die DNS-Syntheserate und die Mitoserate steigen an (MACHEMER u. OEHLERT 1964). An der menschlichen Nebennierenrinde besteht eine gleichbleibende Korrelation zwischen Nebennierengewicht und DNS-Gehalt im Zustand der Hyperplasie gegenüber Kontrollen, so daß der ACTH-bedingte Gewichtsanstieg auch in der menschlichen Nebennierenrinde durch Zellvermehrung zustandekommt (BRANSOME u. REDDY 1963). Der DNS-Gehalt betrug in dieser Untersuchung

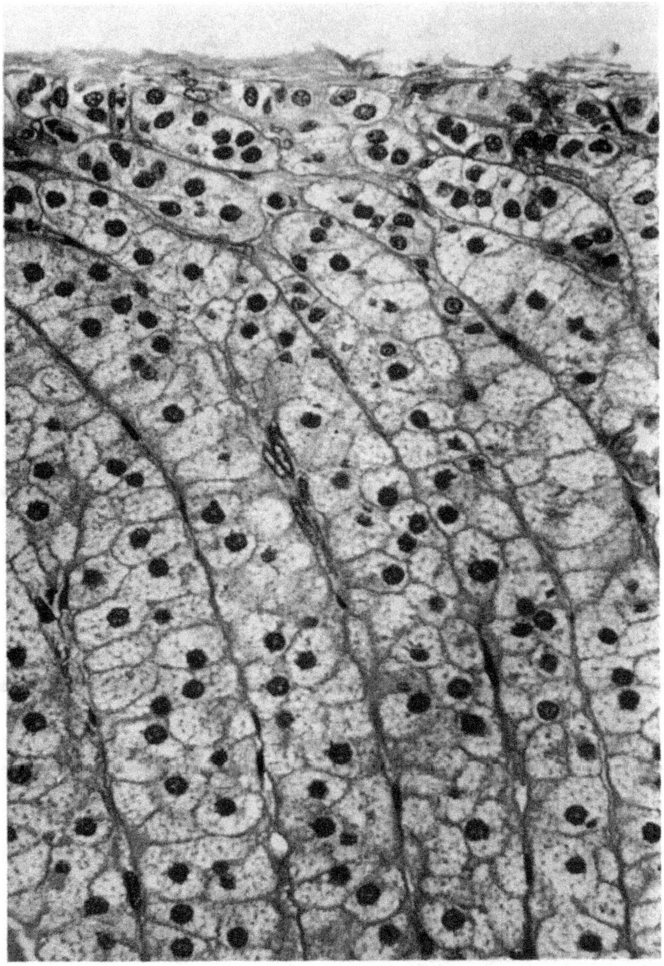

Abb. 17. Progressive Transformation der Nebennierenrinde, Cushing-Syndrom. 400 ×

für die Einzeldrüse in Kontrollnebennieren plötzlich verstorbener Erwachsener 8,2–12,3 mg. In hyperplastischen Nebennieren betrug der DNS-Gehalt – in Abhängigkeit vom Nebennierengewicht – 11,6–28,9 mg. Atropische Drüsen nach hohen Dosen Prednison zeigen einen nur gering herabgesetzten DNS-Gehalt, der statistisch nicht signifikant ist.

Jede länger dauernde adrenokortikotrope Stimulation führt zur Hyperplasie der Nebennierenrinde mit Anstieg des Nebennierengewichtes bis zur diffusen oder diffus-knotigen Verbreiterung der Rinde (s.S. 862). Mikroskopisch findet sich in erster Linie eine Verbreiterung der Zona fasciculata im Sinne der progressiven Transformation TONUTTIS (1942, 1956, Abb. 16 u. 17). Die mikroskopischen Zeichen einer progressiven Transformation können schon ausgeprägt sein, bevor eine auffällige Gewichtssteigerung – besonders am autoptischen Material – eingetreten oder eine Rindenverbreiterung makroskopisch erkennbar ist.

An der menschlichen Nebennierenrinde ist die Feststellung einer solchen progressiven Transformation deutlich subjektiven Einschätzungen unterworfen. Im höheren Lebensalter verbreitert sich nach STIEVE (1947) die Fasciculata auf Kosten der beiden anderen Zonen. Die Verhältnisse sind jedoch außerordentlich variabel und von einem gesetzmäßigen Alterswandel im Sinne einer Lebenskurve (ROTTER 1949) kann kaum gesprochen werden (KREINER u. DHOM 1979).

II. Hemmung der Nebennierenrinde

ACTH ist für die Aufrechterhaltung des Nebennierengewichtes und des Zellbestandes notwendig. Die Ausschaltung der Hypophyse durch Hypophysektomie, die Sekretionshemmung über den Feedback-Mechanismus bei endokrin aktiven Rindentumoren oder durch Steroidtherapie mit ACTH-blockierenden Glukokortikoiden, seltener auch hypothalamische Prozesse mit Störung der CRF-Produktion oder der portalen Transportstrecke (Stiel-Läsionen) führen zur sekundären Nebennierenatrophie, zur regressiven Transformation (TONUTTI 1942).

Im Vordergrund steht dabei histologisch die Verschmälerung der Zona fasciculata (Abb. 18). Die Zona glomerulosa und die Zona reticularis scheinen bei insgesamt verschmälerter Rinde ungewöhnlich (aber nur relativ) breit, die Drei-

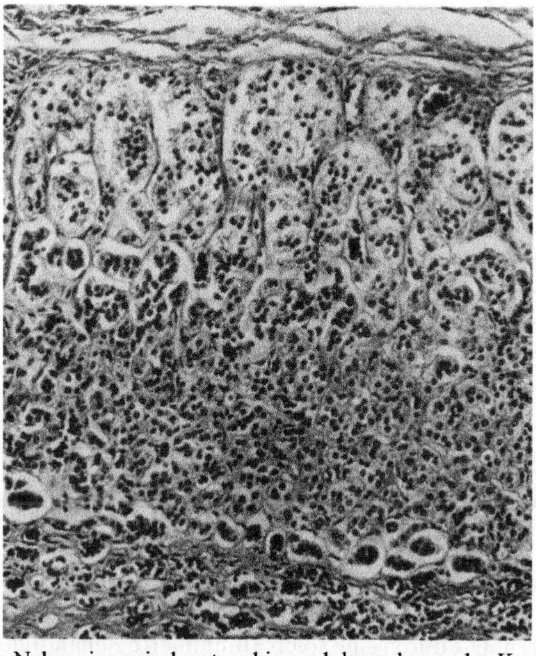

Abb. 18. Sekundäre Nebennierenrindenatrophie nach lang dauernder Kortisontherapie. Die Rinde besteht aus einer hellzelligen Glomerulosa und Resten einer kleinzelligen, ungegliederten Fasciculata. $2^{8}/_{12}$jähriger Junge mit unreifzelliger Leukose. 160 ×

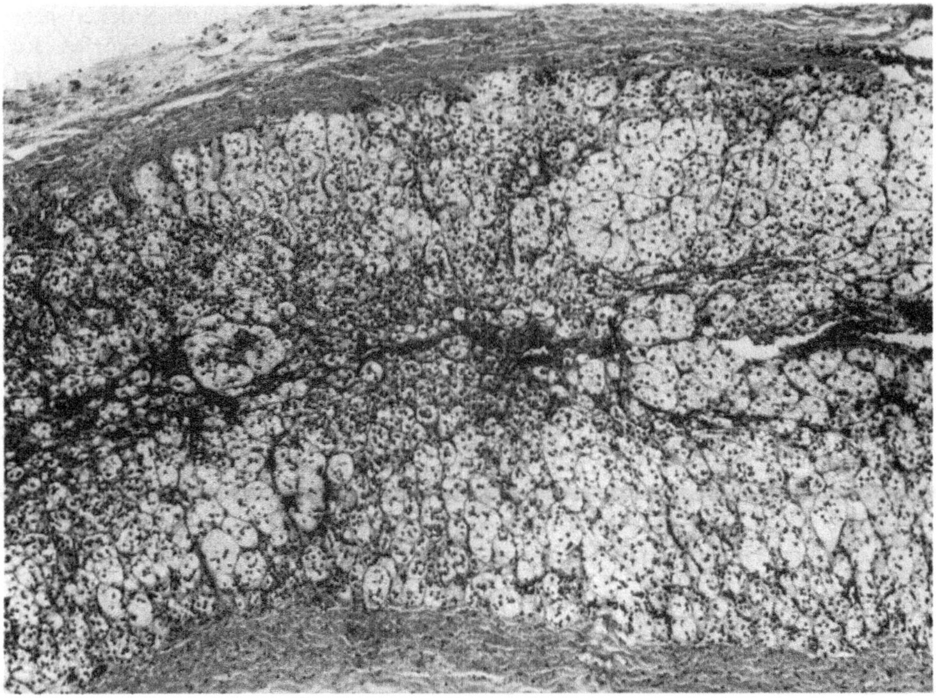

Abb. 19. Kontralaterale Nebennierenrindenatrophie bei einem autonomen Adenom mit Cushing-Syndrom. 36jährige Frau, Atrophie und Strukturverlust der Zona fasciculata, zugleich Lipoidüberspeicherung. GOLDNER, 80 ×

schichtung der Rinde tritt markant hervor, auch die Kapsel ist auffällig dick. Zellkern und Zytoplasma sind verkleinert, die lipoidreiche Rindenschicht ist verschmälert. Die Einzelzelle kann offenbar wegen des herabgesetzten Verbrauchs reichlich Lipoide enthalten (Abb. 19). LAMONT (1964) untersuchte menschliche Nebennieren, die bei Mammakarzinom-Patientinnen nach einer Steroidtherapie zwischen 7 und 16 Wochen entfernt worden waren. Die Nebennierengewichte betrugen 1,8–4,8 g, im Mittel 3,34 g. Bei Autopsie-Nebennieren betrug das Nebennierengewicht in dieser Serie nach einer Steroidtherapie zwischen 3 Wochen und 3 Jahren vor dem Tod 1,96–7,7 g, im Mittel 4,1 g. Die einzelnen synthetischen Glukokortikoide hemmen die ACTH-Sekretion unterschiedlich stark (KRACHT 1959). Am stärksten wirksam ist Dexamethason (UEBERBERG 1968). Ein besonderes Problem ergibt sich bei der Frage nach der Restitutionsfähigkeit der Nebennierenrinde nach Absetzen einer Steroidtherapie. O'DONNEL et al. (1951) sehen eine strukturelle Regeneration der menschlichen Nebennierenrinde nach 17 bzw. 51 Tagen. Ähnliche Beobachtungen machten SOKOLOFF et al. (1951) sowie SALASSA et al. (1953). Zusätzliche ACTH-Gaben können den atrophierenden Effekt der Steroidtherapie aufheben, ja gleichzeitig auch zur Hyperplasie führen. Die durch eine solch kombinierte Behandlung hoch aufgetriebene Rinde fällt jedoch nach Absetzen der Medikation in ihrem Aktivitätsgrad allmählich ab, um sogar subnormale Werte zu erreichen. ACTH-Zufuhr blokkiert die endogene ACTH-Sekretion, so daß eine temporäre Rindeninsuffizienz droht.

Nach Kortisontherapie von länger als 1 Woche Dauer in einer Dosierung von über 75 mg oder Prednison von über 50 mg in 3 bis 4tägigen Dosen besteht eine Nebenniereninsuffizienz für mehrere Tage. Die Nebennieren sezernieren minimale Mengen Kortisol und sind auf ACTH vermindert ansprechbar. Eine maximale Nebennierenrindenatrophie wird bei einer Dosis von 60 mg Kortisol in 15–20 Wochen erreicht. Dieser Zustand kann bis zu 6 Monate anhalten (LABHART u. MÜLLER 1971), es besteht eine latente Nebennierenrindeninsuffizienz und Todesfälle sind vorgekommen (SALASSA et al. 1953). Individuelle Faktoren scheinen eine Rolle zu spielen. Teils folgt der Wiederanstieg der Steroidsekretion dem Anstieg des Plasma-ACTH erst stark verzögert, teils steht die Störung der ACTH-Sekretion im Vordergrund. Die therapeutischen Konsequenzen aus diesen Beobachtungen liegen vor allem in einem stufenweisen Abbau der Steroidmedikation.

III. Funktionelle Spezialisierung der Nebennierenrindenzonen

Nach der Lehre von den Transformationsfeldern der Nebennierenrinde (TONUTTI 1942, 1953) ist die Zona fasciculata die funktionstragende Schicht, während die beiden Randzonen Reserveschichten darstellen sollen, die bei Bedarf – im Sinne der progressiven Transformation – herangezogen werden. Die bevorzugte Reagibilität der Zona fasciculata bei akuter und chronischer Stimulation, ihre ultrastrukturelle und enzymhistochemische Ausstattung belegen in der Tat, daß die Zona fasciculata als Hauptfunktionsschicht angesehen werden muß.

Tierexperimentell ist es daneben jedoch als gesichert anzusehen, daß in der Zona glomerulosa die Mineralkortikoide gebildet und sezerniert werden, während die inneren Rindenschichten für die übrigen Steroide verantwortlich sind. Hier besteht also ein funktioneller Dualismus (DEANE u. GREEP 1946; DEANE 1962; RACE et al. 1957; KOHLHARDT u. VOTH 1962; STACHENKO u. GIROUD 1959, 1964; VOTH et al. 1964). Für die menschliche Nebennierenrinde ist der direkte Nachweis der Aldosteron-Produktion in der Zona glomerulosa schwierig. In einer Beobachtung von SIEBENMANN (1959) war postoperativ bei chirurgischer Nebennierenexploration wegen Chushing-Syndroms eine Nebenniere subtotal nekrotisch. Die einzig intakte subkapsuläre Schicht enthielt biochemisch 95% Aldosteron gegenüber nur 3,6% Gesamtaldosteronanteil der intakten Nebenniere der Gegenseite. Einige Beobachtungen sprechen für die Stimulierung auch der menschlichen Zona glomerulosa durch das Renin-Angiotensin-System: Der Granulationsindex der juxtaglomerulären Zellen ist direkt korreliert mit der Breite der Zona glomerulosa (PITCOCK u. HARTROFT 1958). Bei Fällen von Hyponatriämie kann daher die Zona glomerulosa verbreitert sein. Dies gilt auch für eine Reihe von Beobachtungen mit sekundärem Aldosteronismus mit und ohne Hypertonie, so bei Leberzirrhose mit Aszites (DEMURA 1962), bei exogenem Kaliummangel durch Saluretika (eigene Beobachtung), beim Bartter-

Syndrom und bei renovaskulärer Hypertonie (WOLFF 1968; WOLFF u. ABDELHAMID 1971; STEFAN et al. 1968; eigene Beobachtung).

Bei Fällen von primärem Aldosteronismus mit nodulärer Hyperplasie (DHOM u. STÄDTLER 1968) ist gleichfalls die Zona glomerulosa Ort der primären Störung (s.S. 913). Beim 11β-Hydroxylase-Mangel mit Hypertension ist die Glomerulosa hyperplastisch (JUHASZ 1962; LOEWENTHAL et al. 1958) (s. S. 905).

Enzymhistochemisch spricht die hohe 16β-Hydroxy-Dehydrogenase-Aktivität der Zona glomerulosa gleichfalls für ihre funktionelle Spezialisierung (CALMAN et al. 1966). Bei ACTH-Mangel kommt es zur Fasciculata-Atrophie. Die glomeruläre Zone bleibt erhalten, ja erscheint verbreitert, ebenso bleibt die Aldosteron-Produktion intakt oder niedrig normal. Die Verbreiterung ist vorgetäuscht!

Lassen sich somit eine Reihe von Befunden zusammentragen, die für die Aldosteron-Produktion in der subkapsulären Schicht der menschlichen Nebennierenrinde sprechen, so sind die Hinweise auf eine eigenständige Funktion der Zona reticularis im Sinne einer hier lokalisierten Androgen-Produktion noch schwach. Die zahlreichen Angaben der älteren Literatur über Zusammenhänge zwischen Gonaden und Nebennierenrinde sind in diesem Zusammenhang nicht schlüssig (Literatur s. bei BACHMANN 1954).

Beim kongenitalen AGS ist die Gesamtnebennierenrinde vom Enzymdefekt betroffen, eine funktionell spezialisierte Hyperplasie der Zona reticularis gibt es dabei nicht (TONUTTI et al 1961; DHOM 1965). Die Umwandlung der Spongiozyten in Kompaktzellen vom Retikularistyp unter Streßbelastungen spricht eher für eine einheitlich reagible Zone (SYMINGTON 1969).

Andererseits konnte mikrochemisch nachgewiesen werden, daß die Sulfatierung von DHEA, dem wichtigsten Nebennierenandrogen, hauptsächlich in der Retikularis erfolgt (JONES et al. 1968). Die Produktion von Nebennierenandrogenen setzt beim Menschen erst mit der Pubertät ein (Adrenarche) (TELLER 1967; BERGER et al. 1970; TANNER 1970). Zur gleichen Zeit entfaltet sich die Zona reticularis (LANDAU 1915; DHOM 1971). In einer Beobachtung von OFSTAD et al. (1961) schließlich war bei Amyloidablagerung ausschließlich in der Zona reticularis die Produktion von C_{19}-Steroiden stark reduziert, während die übrigen Steroide in normalem oder erhöhtem Umfang produziert wurden. Pigmentierte Adenome vom Retikularistyp können jedoch im Einzelfall mit einem Cushing-Syndrom oder sogar mit einem primären Aldosteronismus verknüpft sein (s.S. 930). Zweifellos sprechen alle diese Befunde gegen die ursprüngliche Ansicht von GOTTSCHAU (1883), daß die Zona glomerulosa nur eine „Zona germinativa“, die Retikularis eine „Zona konsumptiva“ sei. Für die Zona reticularis haben wir gesehen, daß hier in der kindlichen Nebenniere und in der des Erwachsenen bevorzugt Kernteilungsfiguren zu sehen sind, und daß degenerative Veränderungen im gut erhaltenen Organ des Jugendlichen nicht häufiger sind als in anderen Zonen. Ungeklärt ist die Bedeutung der schwachen bis negativen 3β-ol-Dehydrogenase-Aktivität, während Phosphatasen und Esterasen stark positiv sind und auch die Ultrastruktur auf eine aktive Rolle der Retikularis hinweist. Für die menschliche Nebennierenrinde scheint insgesamt eine funktionelle Spezialisierung der 3 Zonen in einem beschränkten Umfang gesichert. Zum Teil sind auch getrennte Steuerungsprinzipien im Spiele: ACTH für die Zona fasciculata, das Renin-Angiotensinsystem für die Zona glomerulosa.

Ein eigenes Steuerungsprinzip für die Zona reticularis („Adrenarche-Hormon") ist unbekannt. Das führende Prinzip bleibt dabei ACTH, wobei auch quantitativ die davon beeinflußte Biosynthese der Glukokortikoide mit über 80% der Gesamtrindenproduktion die Hauptleistung der Nebennierenrinde darstellt.

IV. Die Lehre vom Streß

Daß die Nebennierenrinde unter verschiedensten Bedingungen und bei zahlreichen Krankheiten Lipoidverluste erleiden und hypertrophieren kann, und daß es sich hierbei um eine unspezifische Reaktion handeln müsse, ist schon lange bekannt (NAPP 1905; ALBRECHT u. WELTMANN 1911; ASCHOFF 1923). SELYE (1936) erkannte, daß es stets wiederkehrende, gesetzmäßige Reaktionen des Organismus auf die verschiedensten Stimuli gibt, wie z.B. die Lymphozytendepletion des Thymus und daß nach Adrenal- oder Hypophysektomie solche Reaktionen ausbleiben. Damit wurde die Nebenniere in den Mittelpunkt der Abwehr gerückt und als einheitliches Konzept das Adaptations-Syndrom geschaffen (SELYE 1946).

Die Antwort des Organismus auf die verschiedensten Stimuli sieht SELYE in verschiedenen Phasen ablaufen. Die erste Phase – ein „Ruf zu den Waffen" – stellt die Alarmreaktion dar, die in eine Schock- und eine Gegenschockphase unterteilt werden kann. Die Schockphase ist die Phase der akut einwirkenden Schädigung, sie überlappt mit der akuten Gegenschockphase, in der die Nebennierenzellen die Zeichen der akuten Funktionssteigerung zeigen, insbesondere Lipoidverluste, und zugleich eine akute Involution der lymphatischen Organe einsetzt. Bleibt der auslösende Stimulus wirksam, folgt eine Phase der Resistenz, in der die ACTH-Nebennierenrindenaktivität gesteigert bleibt und die Nebennierenrinden sich wieder mit Lipoiden auffüllen. Für die Vielzahl der Stimuli, physiologische wie pathologische, schlug SELYE den Oberbegriff „Streß" vor, ein Terminus, der in der englischsprachigen Physik für die Summe von Kräften gebraucht wird, die gegen einen Widerstand wirken (SELYE 1953). Obwohl sich dieser Begriff weltweit durchgesetzt hat, ist es doch notwendig zu definieren, was darunter verstanden werden soll. Das ursprüngliche Konzept vom Streß umfaßt nur den unspezifischen Stimulus selbst, nicht die Streß-Reaktion. Da dies oft nicht deutlich auseinandergehalten wurde, schlug SELYE für den Auslösermechanismus den Begriff „Stressor" vor und für den ganzen Zustand des Adaptationssyndroms den Begriff „Streß". Dabei werden aber spezifische Wirkungen eines Stimulus und die mit der Alarmreaktion einhergehenden unspezifischen Reaktionen nicht mehr begrifflich trennbar (COPE 1965).

Das von SELYE am Versuchstier entwickelte Konzept vom Streß hat sich auch für die humane Physiologie und Pathologie als fruchtbar erwiesen. In einer Fülle von Arbeiten sind Streß-Situationen des Menschen und die Reaktion des Hypophysen-Nebennierenrinden-Systems untersucht worden (Übersicht bei COPE 1965). Sie umfassen emotionale, physikalische, toxische, traumatische und operative Stimuli ebenso, wie eine große Zahl von akuten oder chronischen Krankheiten. Die gefundenen Reaktionen sind weitgehend uniform: Anstieg der Plasmasteroide und Abfall der Eosinophilen im Blut als ein besonders charakteristisches Zeichen gesteigerter Nebennierenrindenfunktion in der Alarmphase. Ein Stadium der Erschöpfung, das letzte Stadium von SELYES Adapta-

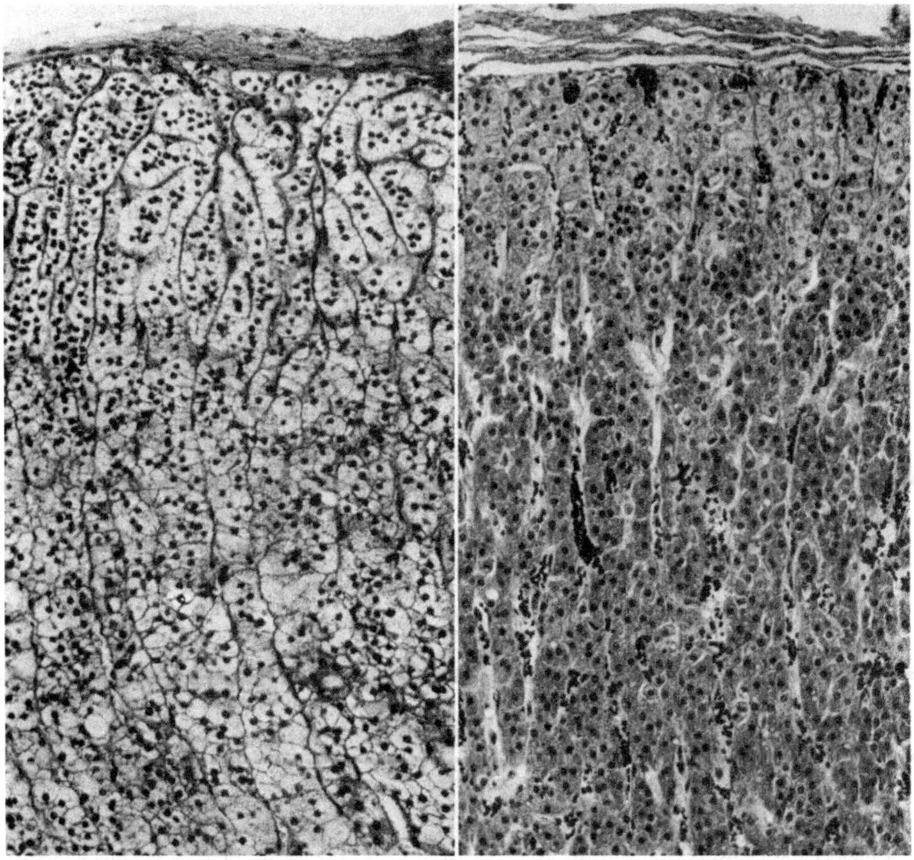

Abb. 20. Vollständige Lipoidentspeicherung als Streßreaktion (rechte Bildhälfte). Die Fasciculata-Zellen sind in kompakte, „dunkle“ Elemente umgewandelt. Das linke Bild stammt von einer lipoidreichen Nebennierenrinde mit Cushing-Syndrom: Progressive Transformation. HE, 160 × (auf 90% verkleinert)

tionssyndrom, läßt sich dagegen beim Menschen in aller Regel nicht nachweisen, soweit darunter eine Erschöpfung der Nebennierenrindenfunktion verstanden wird. Bei Moribunden fallen die Eosinophilen gegen null ab (JENNINGS 1951, 1952), während die Plasmasteroide bei der Mehrzahl der Sterbenden ansteigen (SANDBERG et al. 1956). Dem entsprechen die bekannten Befunde des teils herdförmigen, teils diffusen Lipoidverlustes in der Mehrzahl autoptisch gewonnener Nebennieren. Eine fokale Lipoidentspeicherung findet SYMINGTON (1969) in 90–95% der postmortalen Nebennieren, eine komplette Entspeicherung bei Erwachsenen in weniger als 5%. Bei Kindern ist die massive Lipoidentspeicherung bei schweren Infektionskrankheiten oder nach Verbrennungen bekannt (Abb. 20 u. 21). Bei Säuglingen und Kleinkindern bleibt dabei die Zona glomerulosa distinkt von der Lipoidentspeicherung ausgenommen. Degenerative Zellveränderungen bis zur Einzelzellnekrose und zur Bildung von Pseudo-Tubuli kommen

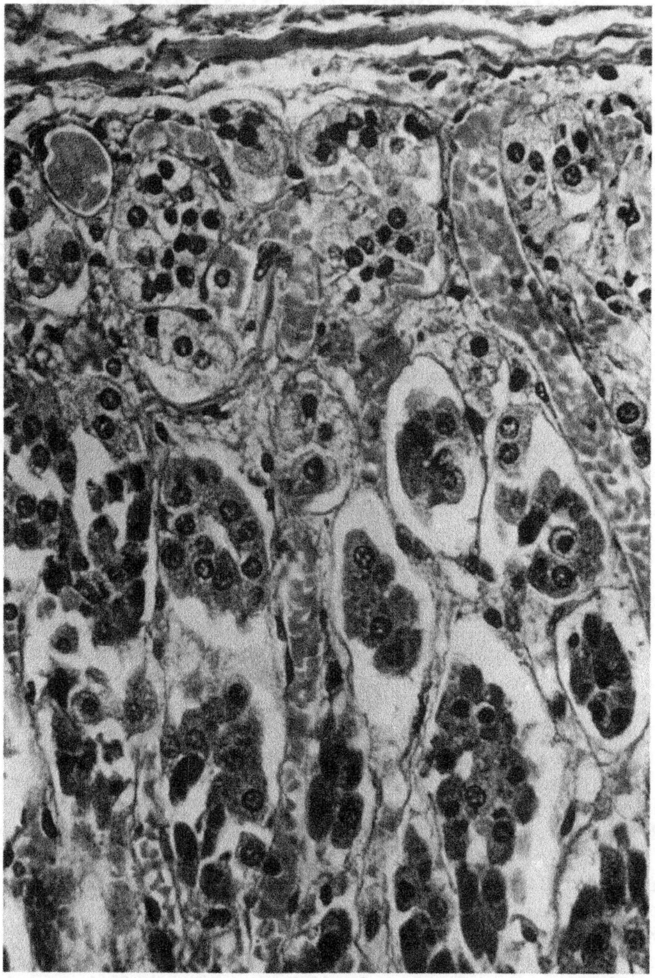

Abb. 21. Streßreaktion in der Zona fasciculata: Lipoidentspeichertes, kompaktes Zytoplasma und große Kerne. Darüber die nicht entspeicherte Zona glomerulosa. 16jähriges Mädchen mit eitriger Meningitis. 400 ×

vor (s.S. 808). Die Wiederauffüllung der Nebennierenrinde nach einer Alarmphase scheint in der Zona fasciculata von innen nach außen voranzuschreiten. Nicht nur die äußere Fasciculata kann dann z.T. aus kompakten Zellen bestehen, sondern auch die Zona glomerulosa, die dann besonders prominent erscheint. Dieser Befund darf nicht mit einer Glomerulosahyperplasie verwechselt werden (SYMINGTON 1969).

C. Die Hormone der Nebennierenrinde

I. Struktur, Plasmaspiegel

Die Nebennierenrindenhormone werden nach ihrer Wirkung als Mineralkortikoide, Glukokortikoide und Androgene bezeichnet, nach ihrer Zusammensetzung tragen sie systematische Namen oder sog. Trivialnamen. Sie werden in der Nebennierenrinde aus Cholesterinestern aufgebaut. Dabei wird zunächst die Seitenkette des Cholesterins zwischen den C-Atomen 20 und 22 oxydativ unter Mitwirkung von TPNH (oder DPNH) abgespalten und damit als wichtigstes Ausgangsprodukt Pregnenolon gewonnen. Mit Hilfe weniger enzymatischer Reaktionen, die in allen Steroidhormon-bildenden Drüsen prinzipiell gleich ablaufen, werden aus Pregnenolon eine Vielzahl von Hormonen produziert. Die Sekretionsrate der Nebennierenrinde an biologisch aktiven Hormonen (Kortikosteroide und Androgene) wird am besten aus dem Nebennierenvenenblut bestimmt. Demnach sind etwa 70% der gesamten Hormonmenge Kortisol, 15% Kortikosteron, 14% Nebennierenandrogene und nicht identifizierte Steroide, 1% Aldosteron.

Das Nebennierenvenenblut enthält wesentlich höhere Kortikosteroidkonzentrationen als das periphere Blut. Da sie unter Streßbedingungen gewonnen werden, liegen sie jedoch wahrscheinlich zu hoch. Die Rindenhormone werden überwiegend als freie Steroide abgegeben. Im Blut sind sie jedoch zum größten Teil an Eiweißkörper gebunden. 90% von Plasmakortisol sind an ein α-Globulin – „Transkortin" – gebunden, das eine hohe Affinität für Kortisol und Kortikosteron besitzt. Die Bindungskapazität ist jedoch beschränkt. Bei einer Plasmakortisolkonzentration von 20 μg/100 ml ist Transkortin voll gesättigt. Der Anteil freien Kortisols steigt dann von 10 auf 20–30% an, der dann noch überstehende Rest wird an Albumin gebunden (MÜLLER 1971). Aldosteron wird überwiegend an Albumin gebunden. Die Bedeutung des Transkortins liegt in einer Art Pufferwirkung, welche rasche Schwankungen des Kortisolspiegels im Plasma ausgleichen soll. Aktives Kortisol wird vom Erfolgsorgan zurückgehalten, gleichzeitig wird es vor rascher Inaktivierung in der Leber und der Ausscheidung durch die Nieren geschützt. Nur das freie Hormon ist biologisch aktiv. Die Konzentration der Steroidhormone im Plasma und in den Geweben wird nicht nur von ihrer Synthese und Sekretion, sondern auch durch die Geschwindigkeit ihres Abbaus bestimmt. Kortisol hat beim Menschen eine Halbwertszeit von 80–110 min, die von exogen zugeführtem Kortison nur von 30 min. Für Aldosteron liegt die Halbwertszeit bei 20 min.

Die Nebennierenrindenhormone werden in einem diurnalen Rhythmus sezerniert, der sich in ihrer Plasmakonzentration und in der Harnausscheidung dokumentiert. Gegen 8 Uhr morgens wird bei normalem Schlaf-Wach-Rhythmus ein Gipfel erreicht, der in einer Studie von LIDDLE (1966) bei 15 μg Kortisol/100 ml Plasma lag. Dem folgt ein allmählicher Abfall mit einem Tiefpunkt um Mitternacht unter 5 μg/100 ml. Nach MÜLLER (1971) liegt die Schwankungsbreite des Plasmakortisols zwischen 6 und 25 μg/100 ml Plasma. Der steile Anstieg der Kortisolsekretion erfolgt also während des Schlafes, er ist abhängig von einer übergeordneten ACTH-Sekretion. Veränderungen des Schlaf-Wach-Rhythmus verschieben auch den diurnalen Rhythmus der ACTH-Kortisol-Sekretion (LIDDLE 1966). Die diurnale Aldosteronsekretion zeigt einen ähnlichen Kurvenverlauf, sie ist aber bevorzugt von der aufrechten Körperhaltung beeinflußt. Bettruhe hebt den diurnalen Aldosteron-Rhythmus auf. Die Plasmaaldosteronkonzentration liegt bei uneingeschränkter Salzzufuhr zwischen 2 und 15 ng/100 ml Plasma.

II. Abbau und Ausscheidung der Nebennierenrindenhormone

Nur 1% des Kortisols wird unverändert im Urin ausgeschieden. Die weitaus größte Menge der Steroide wird im Organismus rasch enzymatisch umgebaut und damit inaktiviert. Die Hauptbedeutung kommt hierbei der Leber zu. Hier werden schrittweise Reduktionen an der Doppelbindung zwischen C_4 und C_5, an der 3-Keto-Gruppe und der 20-Keto-Gruppe durchgeführt und schließlich die Seitenkette an C_{17} abgespalten. Die wichtigsten Reduktasen sind die 5α-Reduktase und die 5β-Reduktase. Die Metaboliten werden durch die Glukuronyltransferase mit Uridindiphosphatglukuronsäure gekoppelt, z.T. werden sie mit Schwefelsäure konjugiert. Die konjugierten Steroide sind wasserlöslich und werden über die Niere ausgeschieden. Zwei Drittel der Plasma-Gesamt-Kortikoide sind solche konjugierten Metabolite. Der extrahepatische Abbau und Konjugationsprozeß von Steroiden spielt keine Rolle. Im Urin werden 30–40% des Kortisols als Tetrahydrokortisol- und Tetrahydrokortisonglukuronid ausgeschieden, weitere 20–30% erscheinen als Kortol- und Kortolonglukuronid. Mit der Galle werden nur wenige Prozent intravenös applizierten markierten Kortisols und Kortikosterons ausgeschieden. Leberkrankheiten und Hypothyreose verzögern die Inaktivierung der Steroide, die Halbwertszeit ist dementsprechend verlängert. Ebenso wird sie im Schock, bei Moribunden, bei Urämie und im hohen Alter verlängert gefunden. Östrogenbehandlung und Schwangerschaft haben den gleichen Effekt. Bei Hyperthyreose ist die Halbwertszeit verkürzt. Im Harn ausgeschiedene Steroidmetaboliten werden durch die im klinischen Labor üblichen Routineverfahren gruppenweise erfaßt.

III. Wirkungen der Nebennierenrindenhormone

Die Nebennierenrindenhormone sind nach ihrer Wirkung in 3 Gruppen einzuteilen (Tabelle 2), die Wirkungsbereiche überschneiden sich jedoch teilweise. Grundsätzlich stehen alle Zellsysteme des Organismus unter dem Einfluß der Nebennierenrindenhormone. Es ist jedoch streng zwischen dem physiologischen Wirkungsbereich und den pharmakologischen Effekten zu unterscheiden. Diese können hier ebenso wenig wie die zahlreichen Nebenwirkungen der therapeutisch verabfolgten Nebennierenrindensteroide erörtert werden.

1. Mineralkortikoide

Aldosteron, das wesentliche Mineralkortikoid, greift bevorzugt am distalen Nierentubulus an, fördert hier die Natrium-Rückresorption und führt zu einer erhöhten Kalium- und Wasserstoffionenausscheidung. Die Natrium-Ausscheidung wird in den Speicheldrüsen, in den Schweißdrüsen und im Darm gehemmt.

Tabelle 2. Wirkung der Nebennierenrinden-Hormone. (Aus LABHART u. MÜLLER 1971)

Mineralkortikoide:	Na-Retention:
	K'-, H'-, Mg''-, NH_4'-Exkretion
	Ausdehnung des extrazellulären Raumes
Glukokortikoide:	Steigerung des Glukoseumsatzes
	Erhöhung des Blutzuckers
	Förderung der Glukoneogenese
	Senkung der Glukosetoleranz
	Katabole Wirkung
	Förderung der glomerulären Filtration
	Eosinopenische Wirkung
	Lympholytische Wirkung
	Antiphlogistische Wirkung
	Immunosuppressive Wirkung
Androgene:	Sexualbehaarung bei der Frau:
	Übermäßig gebildet:
	Akne:
	Anabole und virilisierende Wirkung

Mit der Regelung der Kationen-Konzentration ist die Regelung des Volumens der extrazellulären Flüssigkeit und des Plasmavolumens verbunden. Ausfall des Aldosterons führt zu Hyperkaliämie, Hyponatriämie, Hypovolämie, Hypotonie sowie zur metabolischen Azidose (LABHART u. MÜLLER 1971). Die Überproduktion beim primären Aldosteronismus zeigt gegensätzliche Effekte. Ein direkter Rückkoppelungseffekt auf die Nebennierenrinde wird durch Aldosteron nicht ausgeübt. Dieser wird vielmehr über die Natrium-Retention und die Hypovolämie erreicht. Die Renin-Sekretion wird dadurch gehemmt, der die Aldosteron-Sekretion stimulierende Renin-Angiotensin-Mechanismus damit inhibiert. Ein morphologisches Substrat dieser Rückkoppelungsphänomene ist das Verhalten des juxtaglomerulären Apparates der Niere (BOHLE 1968). Die Aldosteronsekretion wird vom Renin-Angiotensin-System kontrolliert, Angiotensin-Rezeptoren konnten in der Zona glomerulosa nachgewiesen werden (VECSEI et al. 1978). Die Beziehungen zu anderen Reglermechanismen, besonders zu den direkten Wirkungen von Natrium und Kalium sind noch unklar. Beim nierenlosen Patienten liegt die Aldosteronsekretion im Normbereich (MITRA et al. 1972) und steigt bei Hämodialyse an (MCCAA et al. 1972).

Der entscheidende Stimulus der Aldosteronsekretion ist dabei der Serum-Kaliumspiegel, während die Körperhaltung und damit die Volumenregulation ohne Bedeutung sind (COOKE 1973).

2. Glukokortikoide

Kortisol sowie dessen synthetisches Äquivalent Kortison und die weiteren zahlreichen synthetischen Glukokortikoide haben ein breites Wirkungsspektrum.

Die in Tabelle 2 aufgeführten Effekte sind z.T. aber nur unter pharmakologischen Dosen erzielbar.

Die Wirkung der Glukokortikoide ist ergotrop, dem Organismus wird aus Eiweiß rasch Glukose als Betriebsstoff zur Verfügung gestellt. Der Blutzucker wird dadurch auch im Hunger stabil gehalten und der Glykogenbestand der Leber gewahrt. An der Leberzelle stimuliert Kortisol im akuten Versuch die Nukleinsäure- und Enzymsynthese. Die vermehrte Syntheserate der Phosphorylase-Phosphatase ist die Voraussetzung für die gesteigerte Glykogen-Synthese (HERS et al. 1971). Am Fettgewebe wird gleichzeitig die Glukoseaufnahme gehemmt. Bei Hyperkortisolismus ist der Blutzuckerspiegel erhöht (Steroid-Diabetes), Glukosetoleranz und Insulinempfindlichkeit nehmen ab. Die neu gebildete Glukose wird unter Vermittlung von Insulin z.T. in Fett umgewandelt.

Obwohl Kortisol im akuten Versuch in der Leber die RNS- und Proteinsynthese steigert, wird therapeutisch über längere Zeit schließlich eine katabole Stoffwechselsituation entwickelt. Dies zeigt sich bevorzugt an der Muskulatur und am Skelett, speziell beim Cushing-Syndrom. Die depressive Wirkung der Glukokortikoide am Bindegewebe, am Muskelgewebe und am Knorpel- und Knochengewebe ist vielfältig experimentell nachgewiesen worden (HOUCK 1962; DE PASQUALE et al. 1961; HULTH u. OLERUD 1963; BERNICK u. ERSHOFF 1963; SILBERBERG et al. 1966; MANKIN u. CONGER 1966; PALMER 1966). Die Glukokortikoide üben damit auch auf Wachstum und Entwicklung einen wesentlichen hemmenden Einfluß aus (THORN 1970).

An der Leberzelle bestehen *morphokinetische Wirkungen* der Glukokortikoide in erster Linie in einer Glykogenvermehrung im Plasma und im Zellkern (SIMON et al. 1964; SPARROW u. ASHWORTH 1965). Das glatte endoplasmatische Retikulum wird unter Prednison in der Rattenleber nicht vermehrt (HORVATH et al. 1971), wohl aber beim Kaninchen (MAHLEY et al. 1968). Zur Fetteinlagerung bedarf es im Tierexperiment meist hoher Dosen (HILL u. RUDI 1966; KIEF u. SCHÜRMEYER 1956; SCHMID-BIRCHER 1954; SIMON et al. 1964; MAHLEY et al. 1968). Glukokortikoidtherapie kann beim Menschen zur Fettinfiltration der Leber führen (SCHOPPER u. KREUZER 1963/1964; DHOM 1969). Die Zusammenhänge zwischen der Steroidstruktur und der Lebertoxizität, speziell der C_{18}- und der C_{19}-Steroide (KRÜSKEMPER u. NOELL 1967) können hier nicht näher diskutiert werden.

Eine wesentliche, auch dem Morphologen faßbare Wirkung der Glukokortikoide betrifft das lymphatische System. Länger fortgesetzte Steroidtherapie führt zu einem weitgehenden Schwund der Lymphozyten und zur Atrophie des gesamten lymphatischen Systems (LUNDIN u. SCHELIN 1966, 1969). Offenbar ist für diesen Effekt die Inhibierung der Glukoseaufnahme durch die lymphatische Zelle verantwortlich (YOUNG 1969). Während Kortisol an der Leberzelle die RNS- und Protein-Synthese stimuliert, wird in der Thymuszelle die Inkorporation radioaktiver Vorläufer zur RNS- und Protein-Synthese durch Kortisol gehemmt (WHITE et al. 1967). Mit der Unterdrückung des thymo-lymphatischen Apparates hängt die Hemmung der Antikörperbildung eng zusammen. Die vielfältigen Mechanismen der entzündungshemmenden Wirkung der Glukokortikoide im pharmakologischen Bereich betreffen sowohl exsudative wie proliferative Vorgänge, die Kapillarpermeabilität, die Grundsubstanz, den Wasser- und Elektrolytstoffwechsel, sowie die Zellproliferation.

3. Androgene

Die Nebennierenandrogene haben nur eine schwach virilisierende und Stickstoff-retinierende Wirkung. In der fetalen Nebenniere dient speziell Dehydroepiandrosteron bzw. dessen Sulfat als Präkursor für die plazentaren Östrogene (fetoplazentare Einheit). Nach der Geburt werden vom Säugling und Kleinkind keine Nebennierenandrogene gebildet. Erst mit der Pubertät nimmt bei Knaben und Mädchen die Nebennierenrinde die Androgensekretion wieder auf (Adrenarche). Der auslösende Mechanismus ist noch unbekannt (TELLER 1967; ROSENFIELD u. EBERLEIN 1969; BERGER et al. 1970; TANNER 1970), möglicherweise ist jedoch die in Gang kommende Gonadotropinsekretion, speziell die LH-Ausschüttung, verantwortlich (BIERICH 1971). Die physiologische Bedeutung der Nebennierenandrogene liegt beim Mädchen in der Stimulation der Pubes- und Achselbehaarung, möglicherweise auch in einer Beeinflussung des puberalen Wachstumsschubes und dessen Abschluß. Ob die Nebennierenandrogene beim männlichen Geschlecht von Bedeutung sind, ist unbekannt. Im hohen Alter nimmt die Androgensekretion der Nebennierenrinde ab.

IV. Die Nebennierenrindenfunktion bei verschiedenen physiologischen und pathologischen Zuständen

Beim Kind und beim Jugendlichen ist die Kortisol-Produktionsrate korreliert mit der Körperoberfläche, also mit Körpergröße und -gewicht (KNORR 1965; KENNY 1966; GUPTA u. MARSHALL 1971). Nur Neugeborene haben in der ersten Lebenswoche eine vergleichsweise höhere Sekretionsleistung, wenn diese auf die Körperoberfläche bezogen wird (KENNY 1966). Im hohen Alter fällt die Kortisol-Produktionsrate ab, wahrscheinlich in Korrelation zu einer erniedrigten Kreatinin-Ausscheidung (MIGEON et al. 1963). Bei Belastung der Hypophysen-Nebennierenrinden-Achse, z.B. im Metopyron-Test, läßt sich jedoch im Alter kein reduziertes Ansprechen des Systems feststellen (JENSEN 1970). Weder im Kindesalter noch beim Erwachsenen läßt sich eine Geschlechtsdifferenz der Plasmakortisolwerte bzw. der 17-OHCS-Ausscheidung nachweisen. Zwar scheiden Männer absolut mehr 17-Hydroxy-Kortikosteroide aus als Frauen, doch gleicht sich diese Differenz aus, wenn die Sekretionsleistung auf die Körperoberfläche bezogen wird (MIGEON et al. 1963). Bei Fettsüchtigen ist jedoch die Ausscheidung erhöht, auch wenn sie auf den Quadratmeter Oberfläche bezogen wird (KARL u. RAITH 1965; MIGEON et al. 1963), dies gilt auch für fettsüchtige Kinder (KNORR 1967).

Der Verlust des Augenlichtes hemmt die Reaktionsfähigkeit des Hypophysen-Nebennierenrinden-Systems (HOLLWICH u. DIECKHUES 1967). Da der Licht-Dunkel-Rhythmus von wesentlicher Bedeutung für den diurnalen Rhythmus der Kortisol-Sekretion ist (ORTH u. ISLAND 1969), ist bei Blinden der diurnale Rhythmus des Gesunden verändert und nicht mit dem Schlaf-Wach-Rhythmus korreliert.

Einen wesentlichen Einfluß auf die Nebennierenrindenfunktion hat die Schwangerschaft (ELERT 1952). Abhängig vom Östrogenspiegel nimmt die Konzentration von Transkortin, des Transporteiweißes für Kortisol, im Blut der schwangeren Frau stetig zu. Damit steigt die Halbwertszeit und die Konzentration von Kortisol an (DÄSSLER 1970; DÄSSLER u. JENSSEN 1971). Bei intrauterinem Kindstod sinkt auch das mütterliche Plasmakortisol ab, in Korrelation zum Östrogen-Sturz (GOLDBERG et al. 1966). Bei Einnahme von Ovulationshemmern wird das gebundene Plasmakortisol in ähnlicher Weise erhöht, nicht signifikant jedoch die Konzentration des freien Kortisols (BURKE 1969).

Nahrungskarenz reduziert nicht nur beim Fettsüchtigen, sondern auch beim Normgewichtigen die 17-OHCS-Ausscheidung im 24-Stunden-Harn (BAUMANN et al. 1966). Möglicherweise spielt dabei ein verzögerter Metabolismus eine Rolle.

Zahlreiche Studien beschäftigen sich mit Veränderungen der Nebennierenrindensekretion unter verschiedenen krankhaften Bedingungen, z.B. bei körperlicher Belastung (PORTHAN 1967), bei chirurgischen Eingriffen (ASFELDT 1968), bei Psychosen (RUBIN u. MANDELL 1966), bei organischen zentralnervösen Erkrankungen (KRIEGER u. KRIEGER 1966), beim hämorrhagischen Schock (MACK 1970), bei Herzinsuffizienz (SCHRÖDER 1963; CONNOLLY u. WILLS 1967), nach Myokardinfarkt (RAO 1970), und im diabetischen Koma (NAHMER et al. 1971).

Neben streßbedingten Erhöhungen der Nebennierenrindensekretionsleistung sind es insbesondere Veränderungen des Metabolismus, die bei den verschiedenen pathologischen Zuständen die Plasmawerte und die Harnsteroidausscheidung beeinflussen.

V. Steuerung der Nebennierenrindenfunktion

Der Hypothalamus reguliert die Synthese und Sekretion von ACTH. Ein Kortikotropin-Releasing-Faktor (CRF) wird über die Portalgefäße dem Hypophysenvorderlappen übermittelt. Im Hypothalamus sind auch die auf Kortikoide sensitiven Feedback-Rezeptoren lokalisiert, ebenso Rezeptoren für ACTH. Synthese und Abgabe von CRF werden durch die Menge von Kortikoiden und ACTH reguliert, die diese Rezeptoren erreichen, ebenso durch aktivierende und inhibierende Impulse, die von anderen Arealen des Gehirns zum Hypothalamus gelangen. Das Mittelhirn und das limbische System sind in dieser Beziehung als bedeutungsvoll erkannt worden (SCHADE 1970). Die Steuerung des Systems durch Feedback-Mechanismen ist offenbar mehrgleisig. Ein kurzes Feedback-System besteht offenbar zwischen Hypophyse und Hypothalamus im Sinne einer Selbststeuerung des ACTH (MOTTA et al. 1970). Ein langes Feedback-System wirkt über den Kortikoidspiegel regulierend auf die nervalen Zentren, möglicherweise auch direkt auf Hypophyse und Nebennierenrinde ein (MANGILI et al. 1966).

ACTH ist ein Polypeptid von 39 Aminosäuren mit bekannter Strukturformel und einem Molekulargewicht von 4540. In der menschlichen Hypophyse wird es von PAS-positiven R-Zellen gebildet (KRACHT et al. 1965, 1966). Die Synthese des vollständigen β1-39-Kortikotropin-Moleküls ist geglückt (SCHWYZER u. SIEBER 1966).

ACTH stimuliert die Steroidbiosynthese und die Hormonausschüttung aus der Nebennierenrinde. Da die Rindenzelle nicht in der Lage ist, Hormone zu speichern, fallen Bildung und Ausschüttung zusammen. Die Cholesterinester werden dabei verbraucht. ACTH greift schon auf einer frühen Stufe der Steroidbiosynthese ein, und zwar stimuliert es die Umwandlung von Cholesterin zu Pregnenolon. Dieser Schritt ist allen Steroidhormonen gemeinsam (LABHART u. MÜLLER 1971). ACTH reguliert auch das Wachstum und den Zellersatz der Nebennierenrinde, es fördert die Protein- und Ribonukleinsäuresynthese. Nur bei Anwesenheit von ACTH ist die Nebennierenrinde in der Lage, normale Mengen von Glukokortikoiden und Androgenen zu produzieren. Die Aldosteronsynthese wird gefördert, jedoch unterliegt die Mineralkortikoidproduktion in erster Linie der Kontrolle des Renin-Angiotensin-Systems. Die ACTH-Konzentration im Blut unterliegt einem Tagesrhythmus. Sie liegt morgens um 6 Uhr bei durchschnittlich 0,25 mE/100 ml, abends 18 Uhr nur mehr bei 0,1 mE/100 ml. Bei einer ACTH-Konzentration von 0,3 mE/100 ml ist die Nebennierenrinde maximal stimuliert. Der geschlossene Regelkreis funktioniert äußerst rasch. Nach geeigneter Stimulation wird Kortisol innerhalb von Sekunden ausgeschüttet und innerhalb von 15 sec ist die negative Rückkoppelung wirksam (LABHART u. MÜLLER 1971).

D. Entwicklung der Nebennierenrinde

I. Embryologie

Die Nebennierenrinde entsteht als Verdickung des Zölomepithels medial der Urnierenanlage, dicht seitlich der Mesenterialwurzel und hängt direkt mit der Gonadenanlage zusammen (STARCK 1965). Die Möglichkeit der Entwicklung aus dem Mesenchym unter dem Zölomepithel wird diskutiert (BACHMANN 1954). Beim Embryo von 11,8 m ist die Zellmasse 1,4 mm lang und 0,3 mm dick (HETT 1925), sie ist zunächst noch nicht umkapselt, zeigt aber schon eine erhöhte Aktivität alkalischer Phosphatase (ROSSI et al. 1951). Die Zonierung der Rindenanlage tritt zwischen 17 und 20 mm SSL auf. Eine dünne, zelldichte Außenzone ist jetzt von einer breiten, netzförmig strukturierten Innenzone abzugrenzen (Abb. 22). Die ersten Lipoidtropfen sind zwischen 18 und 23 mm SSL gefunden worden (MACKAY 1969; HETT 1925). Bei Embryonen von 30–31 mm SSL sind die größten Durchmesser der ovoiden Rindenmasse etwa 2,3 : 1,2 mm. Damit erreichen die Nebennieren die Größe der Nierenanlage oder übertreffen sie (DHOM 1965). Die Ultrastruktur der embryonalen Nebennierenrinde zeigt, daß beim Embryo von 15 mm SSL die Zellmasse noch aus weitgehend unstrukturierten, organellenarmen Elementen besteht (JOHANNISSON 1968). Bei 25 mm SSL entwickelt sich eine Übergangszone, in der die Zellen eine Vermehrung des rauhen und glatten endoplasmatischen Retikulums erfahren, zwischen 3 und 5,5 cm SSL auch eine Vermehrung der Mitochondrien. Die Zellen der Innenzone zeigen eine weitere Differenzierung der Zytoplasmastrukturen. Das glatte endoplasmatische Retikulum bildet hier ein Netzwerk von Tubuli, das z.T. dichtgepackt ist. Die Golgi-Zone ist kräftig entwickelt, sie steht in einem engen Kontakt mit osmiophilen Körperchen. Am Ende der Embryonalentwicklung findet sich also eine licht- und elektronenmikroskopisch unterschiedliche Differenzierung der Elemente der Außen- und der Innenzone. Die Außenzone besteht weiter aus wenig strukturierten, in der Hauptsache proliferierenden Zellen, während die Zellen der Innenzone bereits die Ausstattung aufweisen, die steroidproduzierenden Zellen zukommt. Lichtmikroskopisch sind im ersten Schwangerschaftsdrittel Lipoide in der Innenzone nachweisbar, die im weiteren Verlauf der Schwangerschaft verschwinden (DHOM 1958).

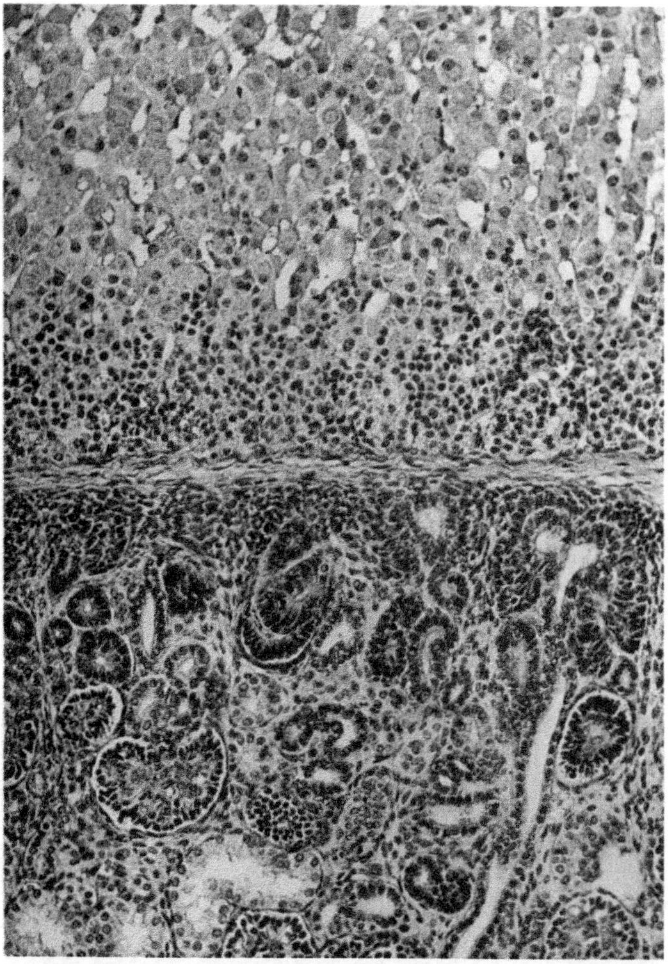

Abb. 22. Fetale Nebenniere und Niere. Die Nebenniere zeigt eine kleinzellige, ungeordnete Außenzone und eine großzellige, kompakte Innenzone. HE, 160×

II. Fetalentwicklung

Das Gewicht der Nebennieren nimmt bis zum Ende der Schwangerschaft stetig zu, dabei besteht eine Korrelation zum Körpergewicht. Die Relation Nebennierengewicht/Körpergewicht wird dabei zu Gunsten des Körpergewichtes verschoben und beträgt bei Reifgeburten im Durchschnitt des eigenen Materials 1:453 (Tabelle 3). Am Ende der Schwangerschaft wiegen bei Reifgeborenen die Nebennieren 6–8 g. Ein Neugeborenes von 4500 g Gewicht hat jedoch ein Nebennierengewicht von 10–12 g. Das Verhältnis Außenzone/Innenzone beträgt 1:4.

Die Außenzone besteht aus Zellballen, die in eine bogenförmige Gitterfaserstruktur eingebettet sind. Kurze Zellsäulen schließen sich an, sie gehen ohne

Tabelle 3. Das relative Nebennierengewicht von der Embryonalzeit bis zur Geburt. Die Relation wird zunehmend zugunsten des Körpergewichtes verschoben. (Aus: DHOM 1965)

	Embryonen	Feten bis 1000 g	Frühgeburten bis 2500 g	Reifgeburten
N	20	25	100	71
$\bar{x}$	1:171	1:277	1:415	1:453
s	32	90	114	134
$\bar{x} \pm 2s$	107–236	97–457	187–643	186–722

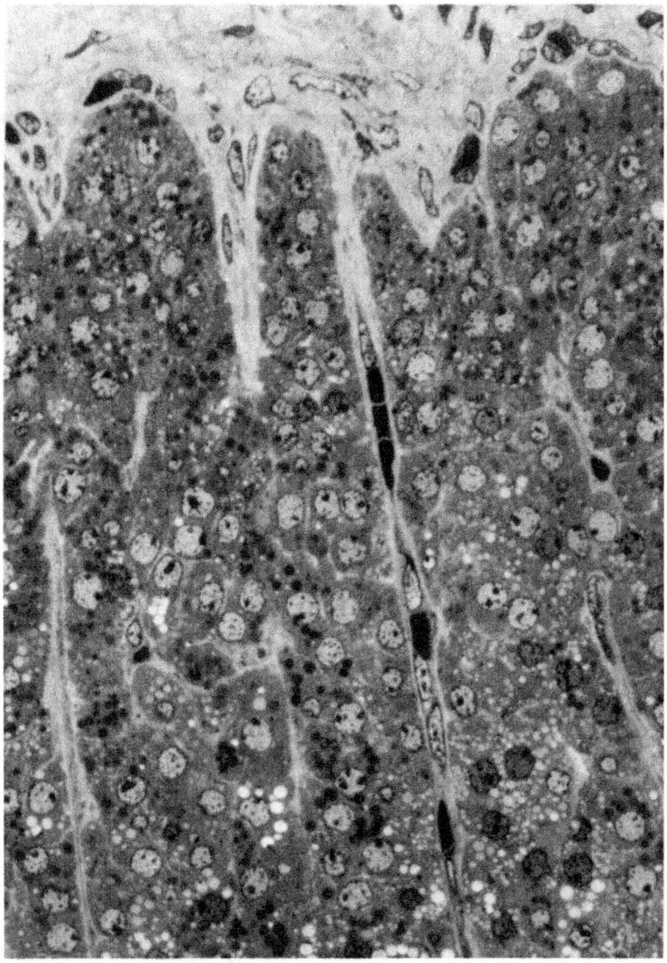

Abb. 23. Kleinkernige Außenzone der Nebennierenrinde des Neugeborenen: „Zona arcuata". Feintropfige Lipoidspeicherung. Semidünnschnitt, Giemsa. Präparat MÄUSLE, Trier. 640×

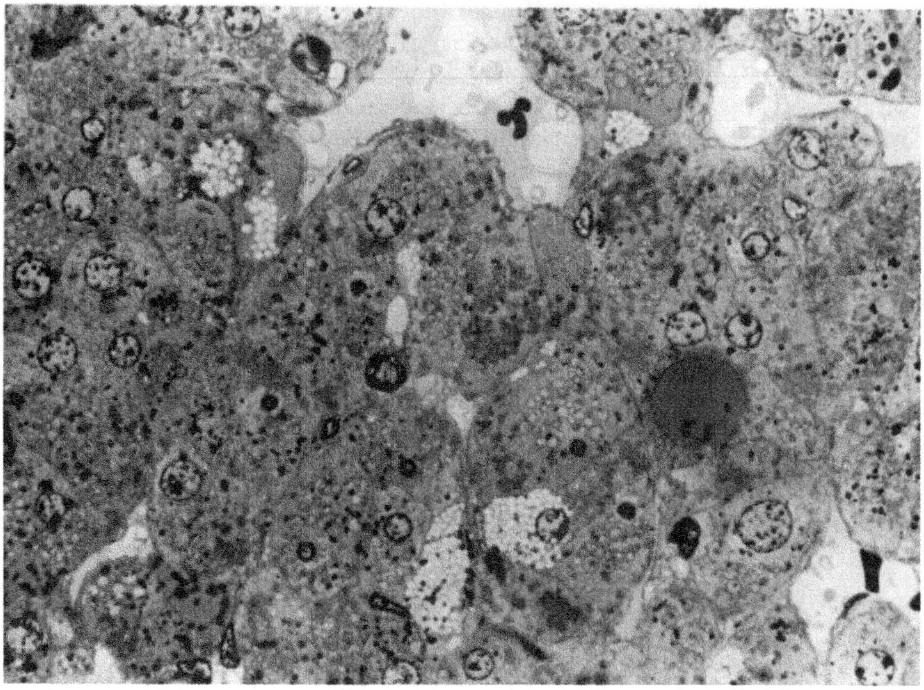

Abb. 24. Fetale Innenzone des Neugeborenen. Beachte die Kerngrößen im Vergleich zur Außenzone. Einzelne Zellen zeigen bereits Fettspeicherung. Semidünnschnitt, Giemsa. Präparat MÄUSLE, Trier. 640 ×

scharfe Grenze in die breite Zellmasse der Innenzone über (Zona fasciculoarciformis: ROTTER 1949). Die Zellen der Außenzone haben einen kleinen rundlichen Kern (Abb. 23), ein helles, wenig deutlich abgrenzbares Zytoplasma, das im Laufe der Fetalzeit zunehmend mehr Lipoide enthält. Ultrastrukturell nimmt das glatte endoplasmatische Retikulum an Masse zu, die Mitochondrien entwickeln eine tubuläre Innenstruktur (JOHANNISSON 1968; MÄUSLE 1972). Im letzten Schwangerschaftsdrittel wird eine prominente Golgi-Zone sichtbar.

Die Innenzone hat in ihren äußeren Schichten eine säulenförmige Struktur, die zentralwärts in eine netzförmige, von zunehmend weiter gestellten Kapillaren durchzogene Zellmasse übergeht. Eine eigene Zona reticularis gibt es nicht. Die Kerne sind wesentlich größer als in der Außenzone, rundlich und meist mit prominenten Nukleoli ausgestattet. Das breit entfaltete Zytoplasma ist kompakt-granulär und lipoidfrei. Nur in den zentralen Schichten findet man auch schon pränatal verfettete Zellen (Abb. 24). Hier handelt es sich um untergehende Zellen, evtl. auch um fettspeichernde Makrophagen. Die Zellen zeigen eine deutliche Zytoplasma-Basophilie. An Enzymen wurden nachgewiesen: alkalische und saure Phosphatasen, unspezifische Esterasen, Sukzinodehydrogenase, sowie die Steroidsulfokinase (DAWSON et al. 1961; ROSSI et al. 1951; SHIRLEY u. COOKE 1969). Die Steroid-3β-ol-Dehydrogenase ist dagegen nur in der Außenzone positiv (GOLDMAN et al. 1966).

Ultrastrukturell zeigen die Zellen der Innenzone ein mächtig entfaltetes glattes und ein spärlicheres rauhes endoplasmatisches Retikulum. Die Mitochondrien sind groß, rundlich und mit einer dichten Matrix ausgestattet, die tubuläre Strukturen enthält. Osmiophile Tropfen sind meist in der Zellperipherie nachweisbar. In die perikapillären Spalträume schieben sich zahlreiche Mikrovilli vor (JOHANNISSON 1968; MÄUSLE 1972). In der lichtmikroskopisch unscharfen Grenzregion von Innen- und Außenzone erfahren die Außenzonenelemente eine zunehmend reichere Ausstattung mit Liposomen, Mitochondrien, glattem endoplasmatischem Retikulum und Mikrovilli. Sie nehmen insgesamt an Größe zu. In einer Übergangszone sind die Zellen wieder lipoidärmer, die ultrastrukturelle Ausstattung gleicht sich der der Innenzonenelemente an. Man hat den Eindruck eines „gleitenden Übergangs" von typischen Außen- zu charakteristischen Innenzonenzellen über mehrere Zellagen hinweg (MÄUSLE 1972). Die Befunde machen es wahrscheinlich, daß die Zellen der Innenzone aus den Zellen der Außenzone hervorgehen (DHOM 1958; JOHANNISSON 1968).

III. Funktion der fetalen Nebennierenrinde

Ausgedehnte in vitro- und in vivo-Untersuchungen haben die Funktion der fetalen Nebennierenrinde weitestgehend aufgeklärt. Die Hauptleistung der fetalen Innenzone besteht in der Produktion großer Mengen von Dehydroepiandrosteron und dessen Sulfat. Diese sind die Vorläufer der plazentaren Östrogene, wobei die einzelnen Schritte der Biosynthese dieser Steroide zwischen der fetalen Nebenniere und der Plazenta aufgeteilt sind: „fetoplazentare Einheit".

In der Nebenniere, mehr aber noch in der fetalen Leber, wird aus Acetat Cholesterol aufgebaut, wozu die Plazenta nicht in der Lage ist. Das in die Plazenta transportierte Cholesterol wird dort zu Progesteron metabolisiert und über die Nabelvene wieder in den fetalen Organismus zurückgeschleust. Hier wird über Pregnenolon das Dehydroepiandrosteron und dessen Sulfat synthetisiert. Dehydroepiandrosteron wird schließlich von der Plazenta in Östradiol umgewandelt, das ebenfalls in der fetalen Nebenniere produzierte 16α-Hydroxydehydroepiandrosteron ist die Hauptvorstufe der plazentaren Östriolbiosynthese. Die Östrogene im Schwangerenharn sind daher nicht nur ein Gradmesser für die Funktion der Plazenta, sondern ebenso auch für die Funktion der fetalen Nebenniere. Gegen Ende der Schwangerschaft stammen 95% der Östriolproduktion von fetalen Steroidvorstufen der Nebennierenrinde. Bei Nebennieren-Hypoplasie – speziell bei Anenzephalie – ist die Östriolausscheidung niedrig und mit dem Grad der Hypoplasie korreliert (Übersichten bei SCHINDLER 1972; VILLEE 1972).

Während die fetale Innenzone für die Produktion der Prekursoren der plazentaren Steroide verantwortlich ist, werden in der ausreifenden Außenzone Kortikosteron und Kortisol gebildet. Gegenüber der Nebenniere des Erwachsenen produziert die Neugeborenen-Nebenniere mehr Kortikosteron als Kortisol. Nach der Geburt verschiebt sich die Relation zunehmend zu Gunsten des Kortisols.

IV. Steuerung der fetalen Nebennierenrinde

Wachstum und Funktion der fetalen Nebennierenrinde werden durch die fetale Hypophyse stimuliert, wie die Hypoplasie der Nebennieren bei Anenzephalie oder Aplasie der Hypophyse zeigt. ACTH-Injektionen in das Fruchtwasser im zweiten Schwangerschaftsdrittel führen in der fetalen Innenzone zu einem Verlust an osmiophilem Material, zur Vermehrung und Vergrößerung der Mitochondrien und zu einer Zunahme freier Ribosomen (JOHANNISSON 1968). Aber auch HCG vermag die fetale Nebennierenrinde zu stimulieren und bedingt ähnliche Veränderungen der Ultrastruktur wie ACTH. Bei Neugeborenen führen

HCG-Gaben zu einem Anstieg der Dehydroepiandrosteron-Exkretion bei beiden Geschlechtern, während ACTH im wesentlichen die Kortisolsekretion stimuliert (LAURITZEN u. LEHMANN 1965; LAURITZEN et al. 1969). Es gilt daher heute als wahrscheinlich, daß ACTH und HCG als trope Hormone der fetalen Nebenniere zwei verschiedene Enzymsysteme beeinflussen, von denen das eine für die Dehydroepiandrosteronsekretion, das andere für die Kortikosteron- und Kortisolsekretion verantwortlich sind. Eine völlige Klärung des Regelkreises Mutter–Plazenta–fetale Hypophyse–fetale Nebennierenrinde steht bis heute aber noch aus. Ungeklärt ist insbesondee der Mechanismus, der zur Involution der fetalen Innenzone nach der Geburt führt (Ausfall des plazentaren HCG? Ausfall der Pregnenolonzufuhr?). Auch die evtl. Bedeutung der fetalen Nebenniere für die Länge der Schwangerschaft ist noch unklar (ANDERSON et al. 1969).

V. Involution der fetalen Nebennierenrinde

Am Ende der Schwangerschaft haben die Nebennieren ein Gewicht von ca. 6–8 g beim Reifgeborenen, Werte, die denen eines gesunden Erwachsenen entsprechen. Durch die Involution der fetalen Innenzone, die ca. 80% dieses hohen Nebennierengewichtes repräsentiert, verlieren die Nebennieren des Säuglings in den ersten 3 Lebensmonaten etwa 50% ihres Gewichts (TÄHKÄ 1951). Bei gleichzeitigem Wachstum der „bleibenden Rinde" verschieben sich die Relationen zwischen Außen- und Innenzonen im ersten Lebensmonat von 1:4 auf 1:1 (DHOM 1965). Der Auflösung der Zellen der Innenzone geht eine in den

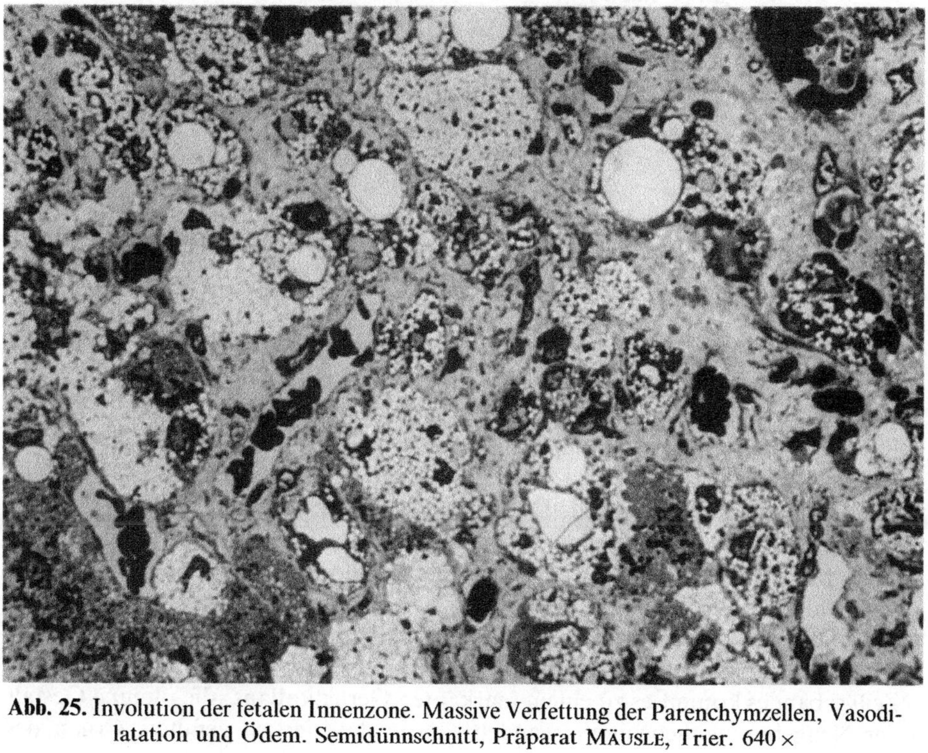

Abb. 25. Involution der fetalen Innenzone. Massive Verfettung der Parenchymzellen, Vasodilatation und Ödem. Semidünnschnitt, Präparat MÄUSLE, Trier. 640 ×

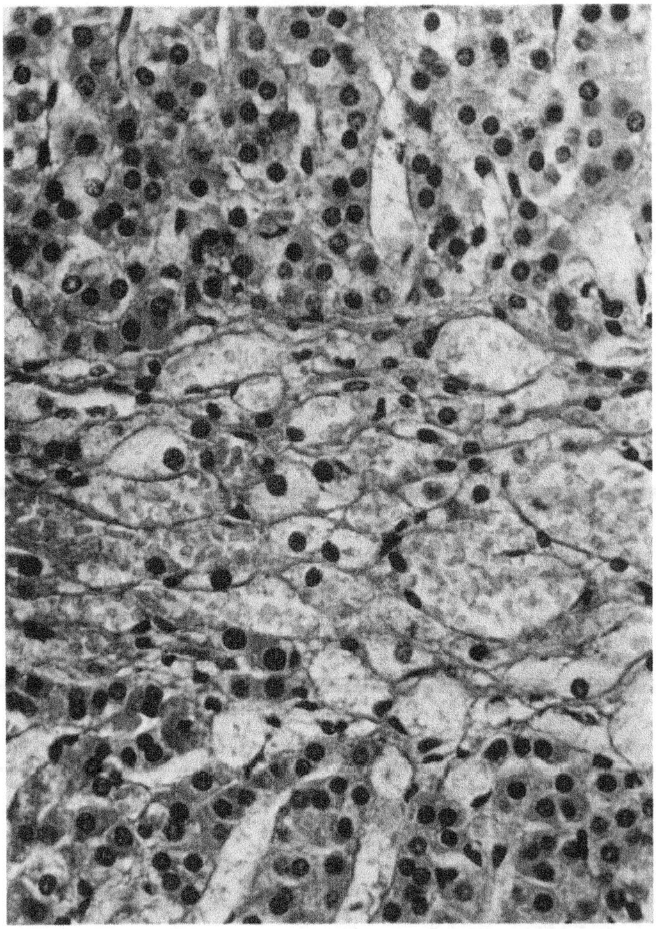

Abb. 26. Säuglingsnebennierenrinde. Zustand nach Involution der fetalen Innenzone. Kapillarreiches Mesenchym. Die „bleibende" Rinde (Cortex permanens) oben und am unteren Bildrand. GOLDNER, 400 ×

ersten Lebenstagen rasch voranschreitende Verfettung voraus (Abb. 25). Bei der Geburt sind regelhaft nur um die zentralen Venenstämme gelagerte, verfettete und offenbar degenerierende Zellen zu sehen, während die Hauptmasse der Innenzone lipoidfrei ist. Die Zone verfetteter Zellen breitet sich postnatal nach peripher aus. Ultrastrukturell sieht man über die Anhäufung von Liposomen hinaus fokale zytoplasmatische Degradationen, einen Schwund des glatten endoplasmatischen Retikulums und der Mitochondrien, zuweilen auch Riesenmitochondrien (MÄUSLE 1972). Die Auflösung der Innenzone beginnt mit einem interzellulären Ödem. Die Zellmembran der Rindenepithelien geht stellenweise zugrunde. Erythrozyten treten aus und schließlich beladen sich die Sinushistiozyten mit Zelltrümmern und Lipoiden (MÄUSLE 1972). Mit der Auflösung des Zellverbandes kommt es zu einem markanten Gerüstkollaps; die plumpe Gestalt der Neugeborenennebenniere wandelt sich in das zierlich gefaltete Organ des

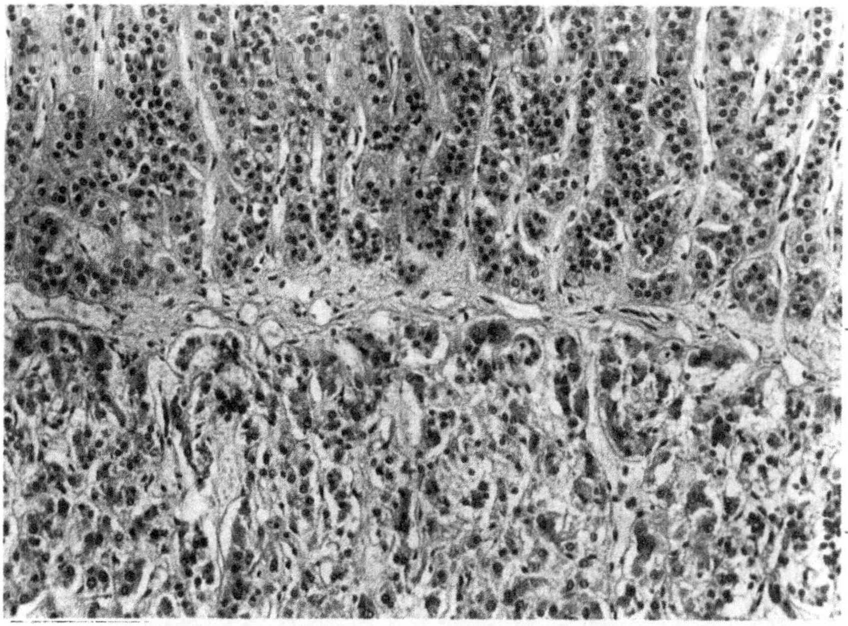

Abb. 27. Markkapsel: Bindegewebige Abgrenzung von Rinde und Mark. 12 Monate altes Kind. HE, 160× (auf 40% verkleinert)

Säuglings um. Es kommt zu einer scharfen Demarkierung der involvierenden Innenzone von der zunehmend breiter werdenden Außenzone. Zugleich entwikkelt sich in größeren Zellballen das Nebennierenmark um die Zentralvene. Das zusammensinkende Gerüst der Innenzone, das nur noch die reichlich erhaltengebliebenen Kapillaren umschließt (Abb. 26), grenzt die Außenzone vom Mark ab und bildet am Ende des ersten Lebensjahres eine dünne Faserkapsel, die sog. Markkapsel aus (Abb. 27). Diese bindegewebige Grenzscheide zwischen Rinde und Mark wird erst mit Entfaltung der Zona reticularis im Rahmen der Adrenarche wieder aufgelöst (DHOM 1973).

Aus der Außenzone der fetalen Nebennierenrinde entwickelt sich die „bleibende Rinde" (adult cortex). Sie besteht beim Säugling aus schlanken Säulen, die von bogenförmig angeordneten Gitterfasern umhüllt sind (ROTTER 1949) (Abb. 28). Die Abgrenzung einer Zona glomerulosa durch Abgliederung kleiner Zellballen setzt erst im zweiten Lebenshalbjahr ein. Die Säulen der Außenzone enden abrupt an der Markkapsel. Eine Zona reticularis ist in der frühkindlichen Nebennierenrinde nicht entwickelt. Sie beginnt sich herdförmig etwa ab dem 5. Lebensjahr zu entfalten, gleichzeitig wird die Markkapsel schrittweise abgebaut (DHOM 1973).

VI. Vorzeitige und verzögerte Involution der fetalen Innenzone

Die Involution der fetalen Innenzone kann sowohl vorzeitig wie verzögert auftreten. Bei vorzeitiger Involution ist eine z.T. massive Verfettung und ein

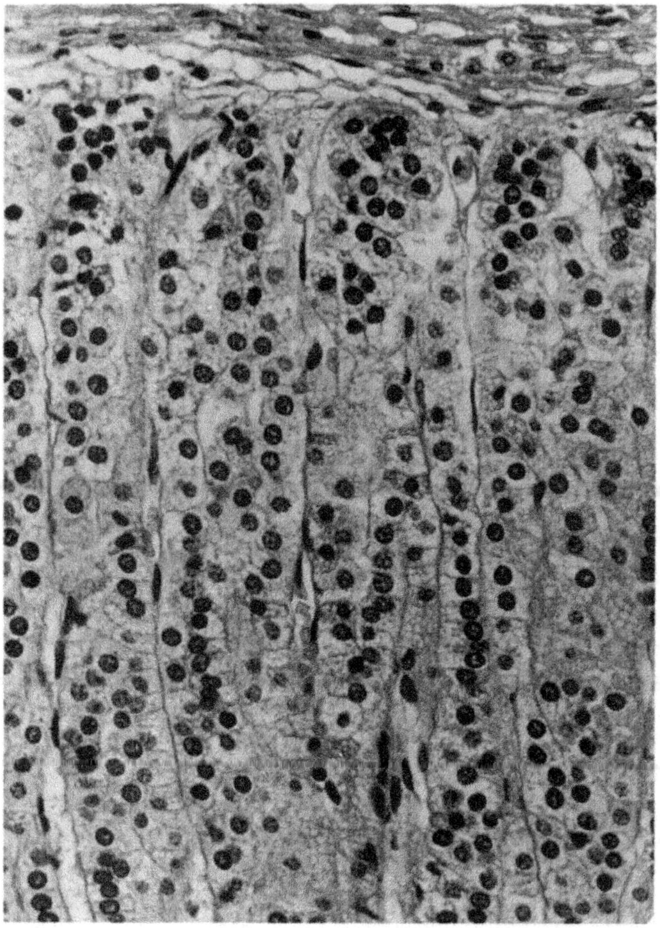

Abb. 28. Säuglings-Nebennierenrinde. Zona fasciculo-arciformis. HE 400 ×

Gerüstkollaps der Innenzone schon bei der Geburt zu sehen (Abb. 29). Der Befund entspricht dann dem Bild, das man regelhaft erst am Ende der 1. oder in der 2. Lebenswoche findet. Eine besondere Form der vorzeitigen Involution findet man beim Hydrops congenitus infolge RH-Inkompatibilität (LIEBEGOTT 1938; KLOOS u. STAEMMLER 1953; BOURNE u. LANGLEY 1956; DHOM 1960, 1965). Die großen, schweren Organe zeigen ein massives Ödem mit Verfettung, Nekrosen und Verkalkungen. Im Interstitium findet man fetale Blutbildungsherde.

Die zeitlich verzögerte Involution der Innenzone ist ein häufiger Befund bei Unreifgeborenen. Bei Persistenz der Innenzone bleiben Verfettung und Gerüstkollaps aus oder betreffen nur die zentralen Regionen, während ein mehr oder weniger breiter Mantel von intakt erscheinenden Innenzonenzellen erhalten bleibt (Abb. 30 u. 31). Die Außenzone ist gegenüber dieser intakt bleibenden Innenzone nur unscharf abgegrenzt, sie zeigt dabei keine Wachstumsverzögerung. Eine gut erhaltene, breite Schicht von Innenzonenelementen kann man

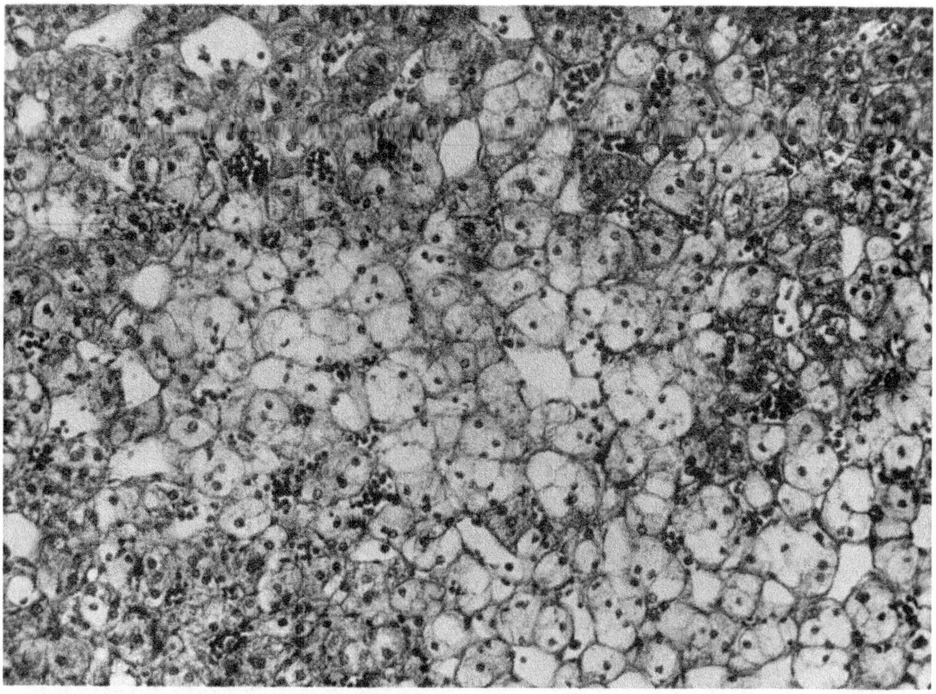

Abb. 29. Fetale Innenzone mit Verfettung. Vorzeitige Involution. Totgeburt mit Hydrops congenitus. 400 ×

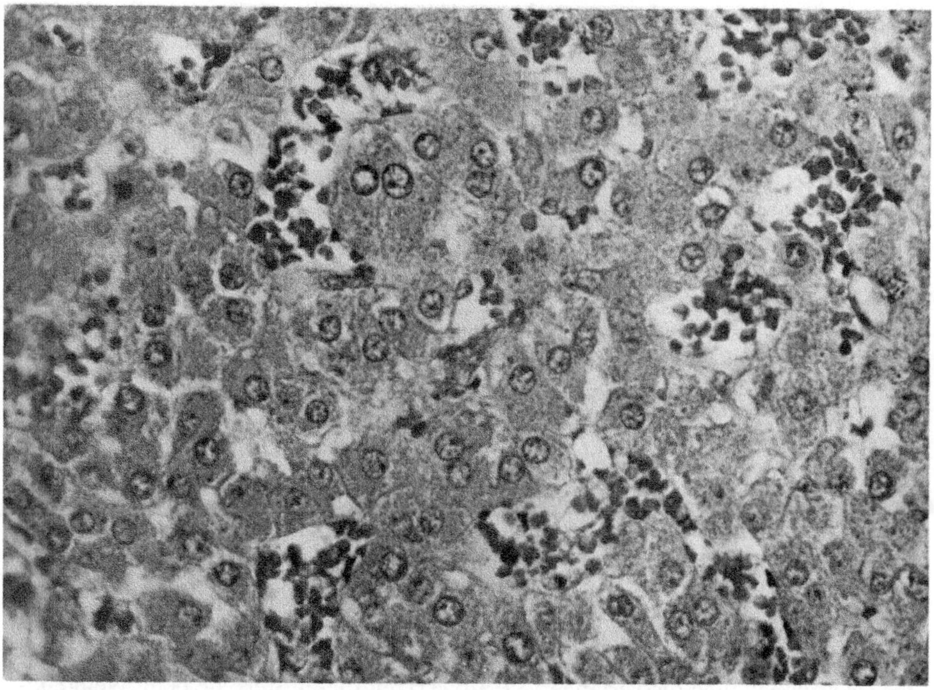

Abb. 30. 7 Tage alt gewordenes Neugeborenes. Keine Involution der Innenzone. 400 ×

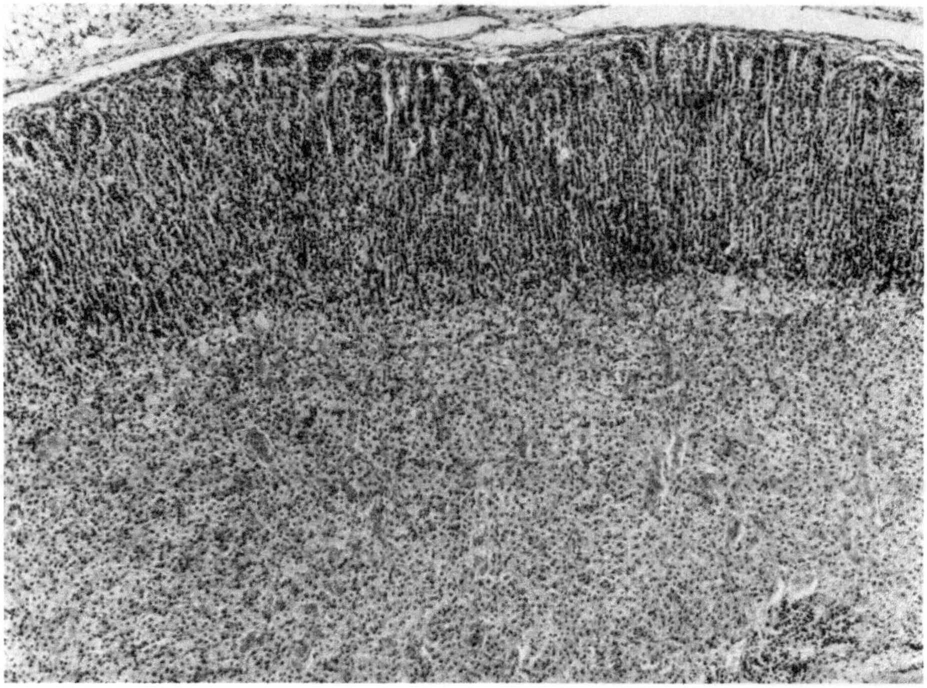

Abb. 31. Verzögerte Involution der Innenzone der Nebennierenrinde. Ein Monat alt gewordene Unreifgeburt. Die Außenzone ist dem Alter entsprechend regelhaft entwickelt. Die breite großzellige Innenzone zeigt noch keinen Abbau und keinen Kollaps des Gitterfasergerüstes. HE, 60 ×

bei Frühgeburten noch im 2. und 3. Lebensmonat sehen (Abb. 32 u. 33) (DHOM 1960, 1965). Dieser Persistenz entspricht eine verzögerte Umstellung des Steroidstoffwechsels, wobei Frühgeborene wesentlich mehr C_{19}-Steroidmetaboliten ausscheiden als Reifgeborene (TELLER 1970). Diese Steroide verschwinden im Harn der Frühgeborenen erst im Laufe einiger Monate.

VII. Wachstum und Entwicklung der kindlichen Nebennierenrinde: Adrenarche

Die Involution der fetalen Innenzone bedingt keine Rindeninsuffizienz des Neugeborenen. Während fetal das 3-Hydroxysteroiddehydrogenase-System offenbar durch das plazentare Progesteron gehemmt ist, kommt mit der Geburt die de novo Steroidsynthese aus der Außenzone sofort in Gang. Zunächst überwiegt die Kortikosteronsynthese, die in den ersten Lebenstagen die höchsten Werte während des ganzen Lebens erreicht. Zwischen dem 5. und 9. Lebenstag zeigen die Kortikosteron- und die Cortisolwerte im Plasma einen Gipfel. Zweifellos spielt dabei auch die verlängerte Halbwertzeit dieser Steroide beim Neugeborenen eine Rolle (TELLER 1970).

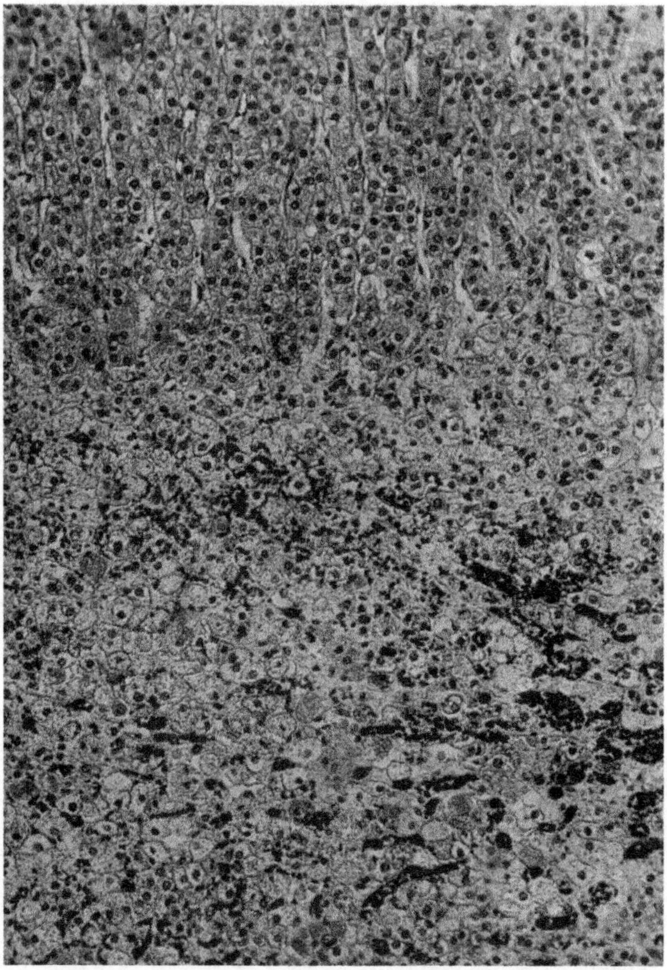

Abb. 32. $3^1/_4$ Monate alter Säugling. Verzögerte Involution der Innenzone. ← =Grenze von Außen- und Innenzone. 160×

Die Gewichtsentwicklung der kindlichen Nebenniere ist mit dem Zuwachs an Körperoberfläche und mit dem Alter korreliert (DHOM 1973). Zwischen dem 2. und 10. Lebensjahr verdoppeln die Nebennieren ihr Gewicht von etwa 2 auf 4 g (Abb. 34 u. 35). Bei plötzlichen Todesfällen ist das Gewicht signifikant niedriger, als bei länger dauernden Krankheiten. Die höchsten kindlichen Nebennierengewichte haben in einem unausgelesenen Obduktionsgut – ohne primär endokrine Störungen wie AGS usw. – die Todesfälle mit zerebralen Erkrankungen. Eine Geschlechtsdifferenz des Nebennierenwachstums besteht nicht.

Strukturell ist das kindliche Nebennierenwachstum durch die allmähliche Entfaltung einer Zona reticularis gekennzeichnet (Abb. 36). Nach Auflösung der Markkapsel entwickeln sich zunächst herdförmig Nester und Zapfen großer kompakt-eosinophiler Zellen an der Grenze zwischen Rinde und Mark

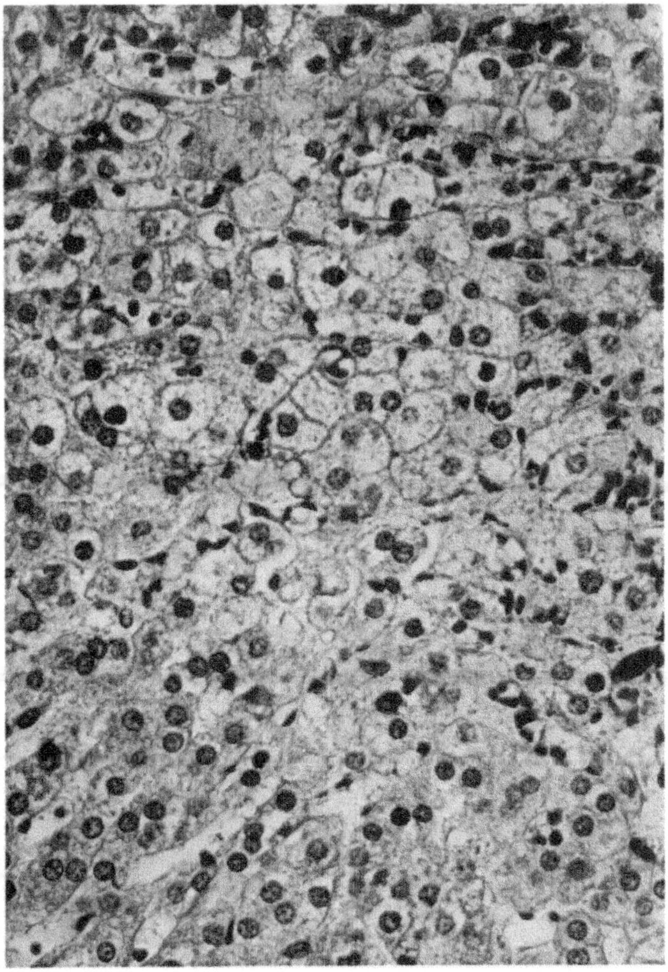

Abb. 33. $3^1/_4$ Monate alter Säugling. Verzögerte Involution der Innenzone. Große, wabig aufgelockerte Zellen der Innenzone. Keine Demarkation von der Außenzone. 400 ×

(Abb. 37). Sie vereinigen sich zu einem zunächst schmalen, dann breiter werdenden Band. Mitosen sind in der kindlichen Retikularis kein seltener Befund (Abb. 38). Eine durchlaufende Zona reticularis haben wir erstmals bei einem 6jährigen gesehen. Der Prozeß der Retikularisentwicklung kann sowohl verzögert, wie auch beschleunigt ablaufen. Von einer verzögerten Adrenarche sprechen wir, wenn noch nach dem 5. Lebensjahr eine komplette Markkapsel vorliegt, bzw. nach dem 10. Lebensjahr noch keine Retikularis entwickelt ist (Abb. 39 u. 40). In dieser Gruppe überwiegen zerebrale Grundleiden und kongenitale Vitien. Die Adrenarche kann dagegen als beschleunigt angesehen werden, wenn schon beim 3jährigen Kind eine deutliche Retikularisentfaltung bei völligem Markkapselabbau vorliegt. Auch in diesen Fällen überwiegen zerebrale Grundleiden. Funktionell ist die Adrenarche durch die in Gang kommende Androgen-

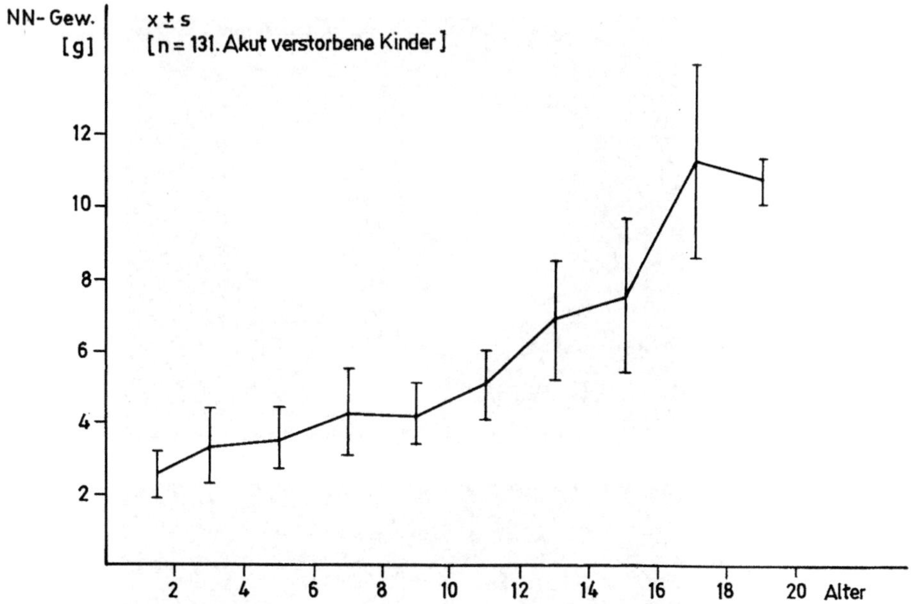

Abb. 34. Entwicklung des Nebennierengewichtes mit dem Alter. (Aus DHOM 1973)

produktion der Nebennierenrinde gekennzeichnet. Die Dehydroepiandrosteron-Sekretion steigt von 25 μg beim 5jährigen Kind bis auf 580 μg beim 16jährigen an (BERGER et al. 1970). Eine prämature Adrenarche und die beim Mädchen davon abhängige Pubarche ist durch einen vorzeitigen Anstieg der Androgensekretion der Nebennierenrinde gekennzeichnet. Auch sie wird überwiegend bei Kindern mit zerebralen Grundleiden gesehen (THAMDRUP 1955; VISSER u. DEGENHART 1966; CONLY et al. 1967; PRADER 1971).

E. Mißbildungen

I. Nebennierenmangel

Die Aplasie einer Nebenniere kann nur durch histologische Stufen- oder Serienschnitte durch den Retroperitonealraum sicher festgestellt werden. Besonders bei primärer zytomegaler Hypoplasie (s.S. 787) läßt sich nämlich ein Nebennierenrest auch dann darstellen, wenn bei der Obduktion zunächst das Organ nicht gefunden wird. Die Aplasie einer oder beider Nebennieren muß demnach als größte Seltenheit gelten.

1. Beidseitiger Nebennierenmangel

Bereits PAGEL (1929) gibt an, daß viele Fälle der alten Literatur über beidseitigen Nebennierenmangel – er wurde sogar bei Erwachsenen beschrieben – einer ernsthaften

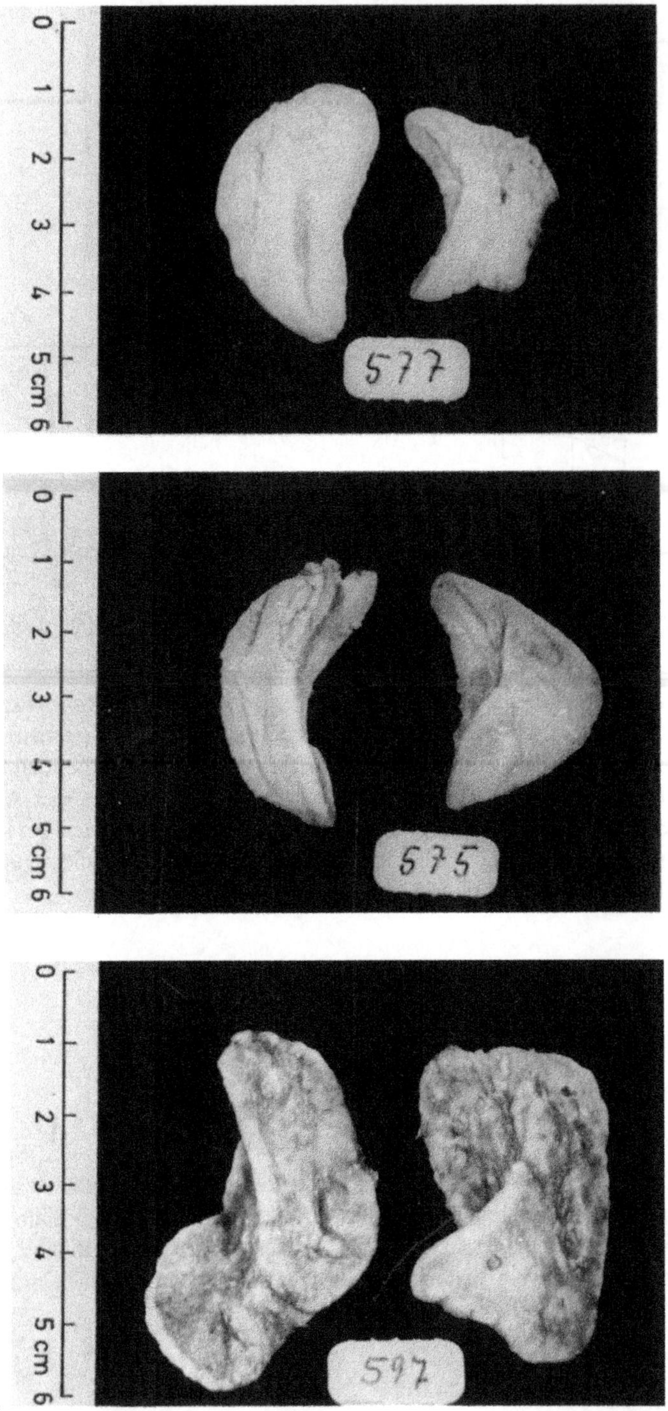

a

b

c

Abb. 35 a–c. Wachstum der kindlichen Nebennierenrinde. (Aus Dhom 1973). **a** $1^{10}/_{12}$ Jahre alter Junge: Nebenniere 2,73 g. **b** 6jähriges Mädchen: Nebenniere 4,2 g. **c** 12jähriger Junge: Nebenniere 7,2 g. Natürliche Größe. (Aus Dhom 1973)

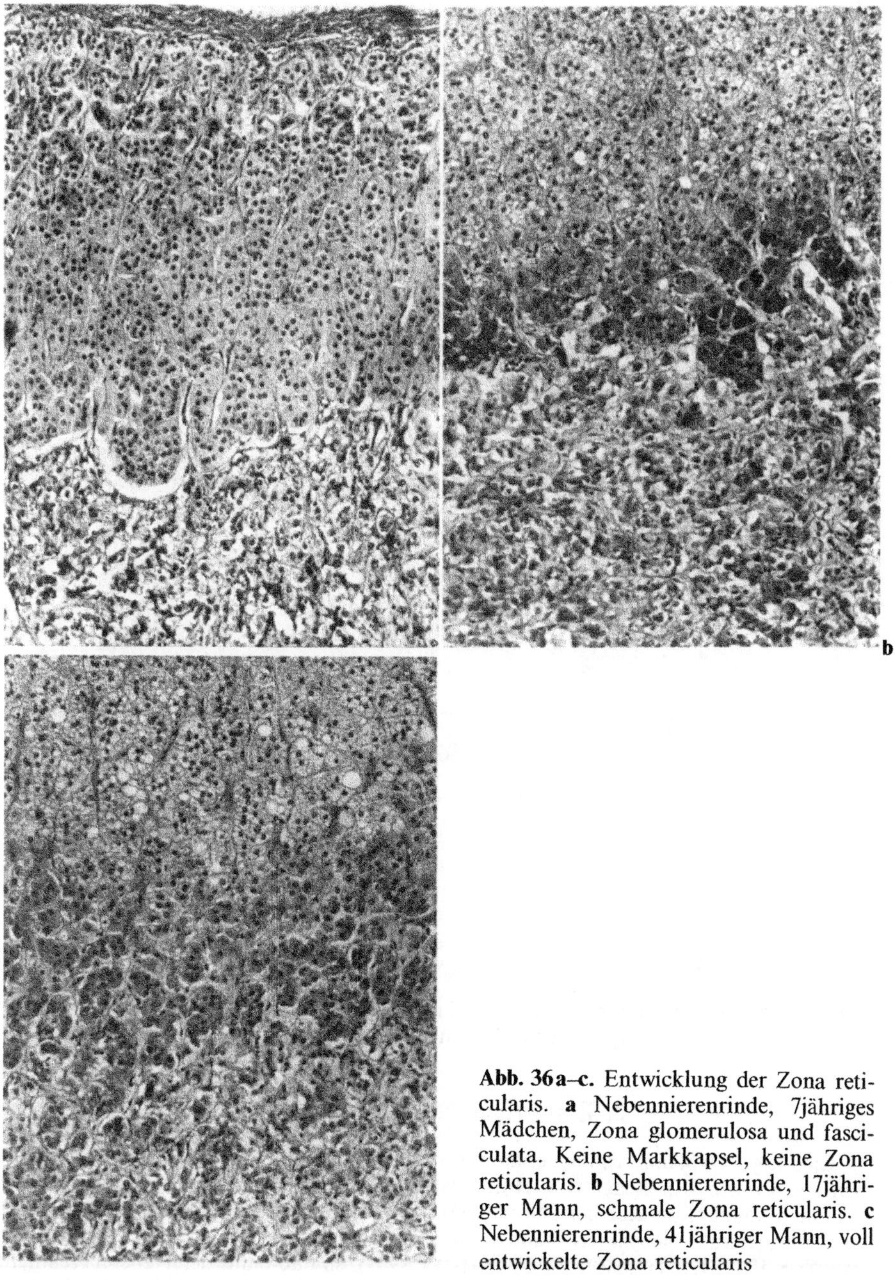

Abb. 36a–c. Entwicklung der Zona reticularis. **a** Nebennierenrinde, 7jähriges Mädchen, Zona glomerulosa und fasciculata. Keine Markkapsel, keine Zona reticularis. **b** Nebennierenrinde, 17jähriger Mann, schmale Zona reticularis. **c** Nebennierenrinde, 41jähriger Mann, voll entwickelte Zona reticularis

Kritik nicht standhalten. Auch bei Anenzephalie dürfte ein echter Nebennierenmangel kaum vorkommen (s. DHOM 1965). Jedoch können tiefgreifende Fehlbildungen des kaudalen Rumpfendes mit gleichzeitigem Fehlen der Nieren und der Genitalorgane mit Nebennierenmangel vergesellschaftet sein. Bei Akardien können dagegen die Nebennieren angelegt sein (DHOM 1965). Bei der primären Hypoplasie (s.S. 787) werden die Nebennieren z.T. makroskopisch nicht gefunden. In Serienschnitten lassen sich dann jedoch jeweils Reste nachweisen.

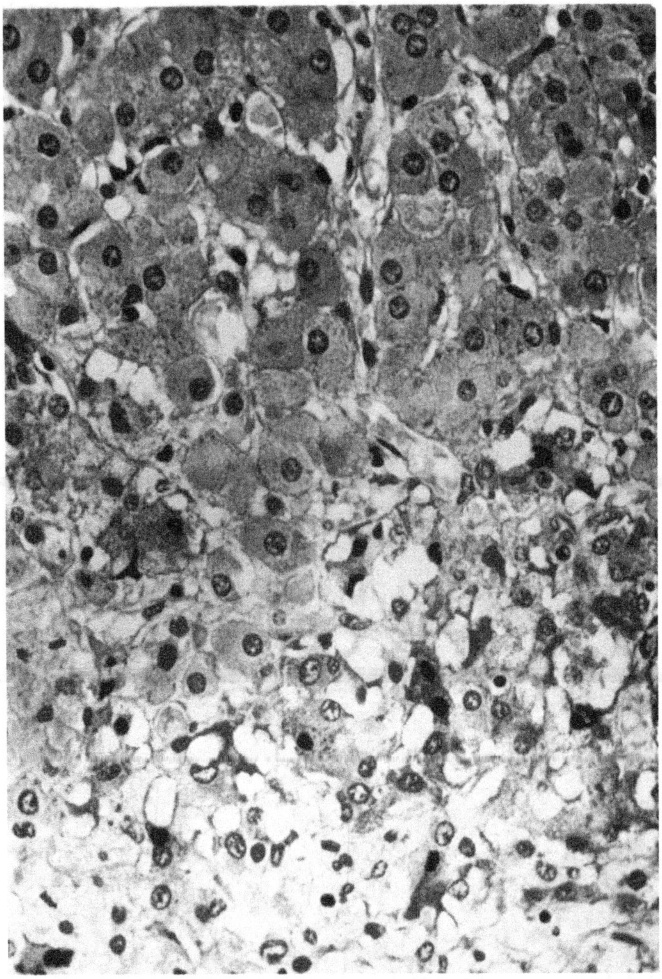

Abb. 37. Großzellige Zona reticularis. 16jähriges Mädchen. Am unteren Bildrand vakuolig umgewandelte Nebennierenmarkzellen. 400 ×

2. Einseitiger Nebennierenmangel

Einseitiger Nebennierenmangel kommt im Kindes- und Erwachsenenalter vor. Zusammen mit der von KOLLENBACH u. HOFFMEISTER (1959) publizierten Beobachtung sind uns 23 Fälle bekannt (Literatur bei DHOM 1965). In 5 Fällen fehlt auch die gleichseitige Niere. Die kontralaterale Nebenniere kann kompensatorisch hyperplastisch sein (HECHT 1910; DAVIDSON 1868; KOLLENBACH u. HOFFMEISTER 1959), so daß dann der Nebennierenmangel zu keinen klinischen Ausfallerscheinungen führt. In 7 Fällen findet sich auf der Gegenseite ein hormonell aktiver Rindentumor mit Virilisierung oder Cushing-Syndrom. In 7 weiteren Fällen ist die Nebenniere der Gegenseite jedoch als hypoplastisch oder als atrophisch bezeichnet, in je einem Fall wird eine ältere Nebennierenvenenthrombose bzw. eine Nebennierentuberkulose beobachtet. In allen Fällen hatte sich ein Morbus Addison entwickelt. Der einseitige Nebennierenmangel geht daher in der Mehrzahl der Fälle mit angeborenen oder erworbenen Störungen sehr gegensätzlicher Art in der kontralateralen Nebenniere einher (DHOM 1965).

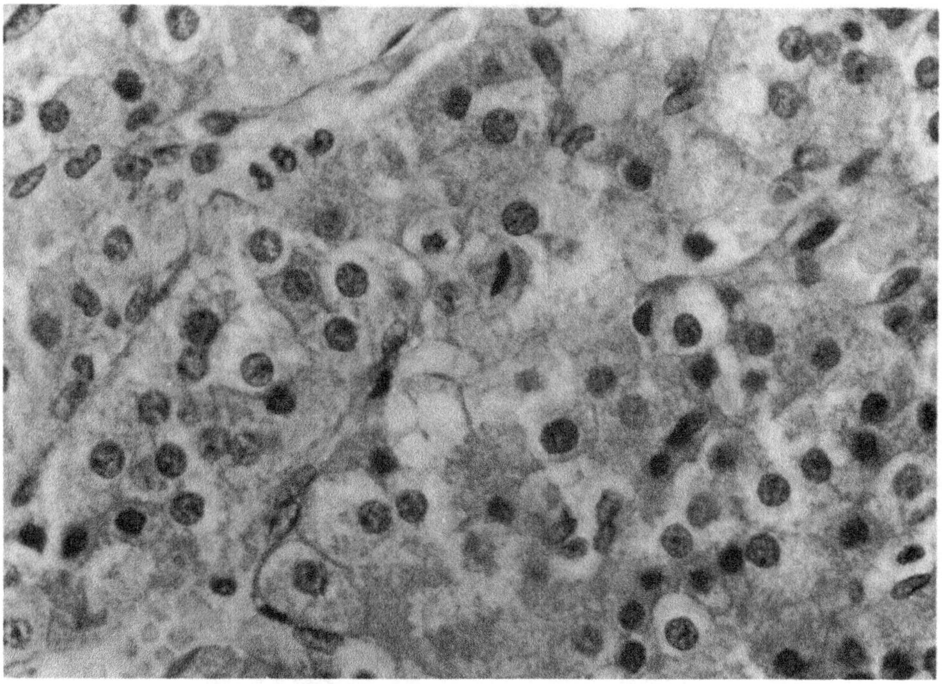

Abb. 38. Mitose in der Zona reticularis. 9jähriger Junge. Tod an Schädel-Hirntrauma. 640 ×

II. Dystopie der Nebenniere

Als Dystopie der Nebenniere kann nur die totale oder partielle Verlagerung des ganzen Organs verstanden werden. Das Organ fehlt also an der gewohnten Stelle (Bachmann 1954; Dhom 1965). Der häufigste und mildeste Grad der Dystopie ist die Verlagerung unter die Nieren- oder die Leberkapsel (subkapsuläre Nebenniere). Die Nebenniere bildet entweder eine 1–2 mm dicke Platte oder Scheibe, die durch die Faserkapsel hindurchschimmert oder das Organ ist partiell wohlgestaltet, aber breitflächig mit dem Nachbarorgan verschmolzen. Die subkapsuläre Lage ist manchmal nur partiell entwickelt und betrifft dann besonders den lateralen „Schwanzteil“ des Organs (Symington 1969). Mikroskopisch ist zwischen Leber- bzw. Nierenparenchym und Nebennierenrindengewebe entweder noch ein bindegewebiges Septum geschaltet, oder die beiden Parenchyme liegen unmittelbar aneinander (Abb. 41–44). Dabei können Nebennierenrindenherde von Leberzellbalken oder Nierentubuli umschlossen sein, ohne daß eine Veränderung der Zellstrukturen feststellbar wäre (Dolan u. Janovski 1968). Daß diese Dystopie fast regelmäßig mit einer erheblichen Verminderung oder mit vollständigem Fehlen von Markgewebe verbunden sein soll, können wir nicht bestätigen (Abb. 41). Die Verlagerung unter die Nierenkapsel kann doppelseitig sein. Sie ist häufiger als die Verschmelzung von Leber und Nebennierenrindengewebe. Davie (1935) hat 6 bilaterale Nieren/Nebennierenverschmelzungen unter 1500 fortlaufenden Obduktionen, in dieser Serie aber

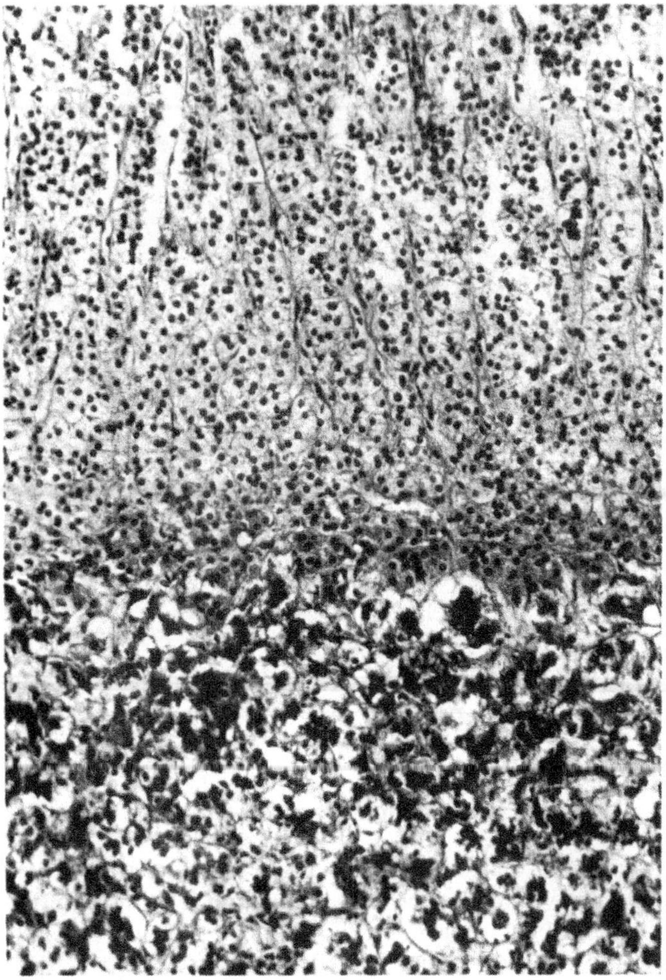

Abb. 39. 17jähriger Junge. Primäre Myokardiopathie. Hypoplastische Zona reticularis. Verzögerte Adrenarche. 160×

keine Nebennieren-Leberverschmelzung gesehen. Apitz (1944) findet subkapsulär Nebennieren-Verlagerungen in 0,7% seines Obduktionsmaterials, in über der Hälfte der Fälle ist die Verlagerung doppelseitig. Vielfach liegen weitere intrarenale Nebennierenrinden-Inseln vor (s. Kap. V, akzessorisches Nebennierenrindengewebe). Eine funktionelle Bedeutung hat die subkapsuläre Verlagerung nicht. In einer eigenen Beobachtung war die primär hypoplastische Nebenniere unter die Nierenkapsel in Form eines dünnen Streifens gelagert (s. Kap. III, 1, primäre Hypoplasie).

Anderweitige Dystopien der Nebenniere kommen bei umfassenden Verlagerungen der Baucheingeweide vor. Bei Zwerchfelldefekten kann mit der kranial verlagerten Niere auch die Nebenniere nach oben rücken (Gruber 1929), während bei kaudaler Nierendystopie die Nebenniere an regelhafter Stelle liegen

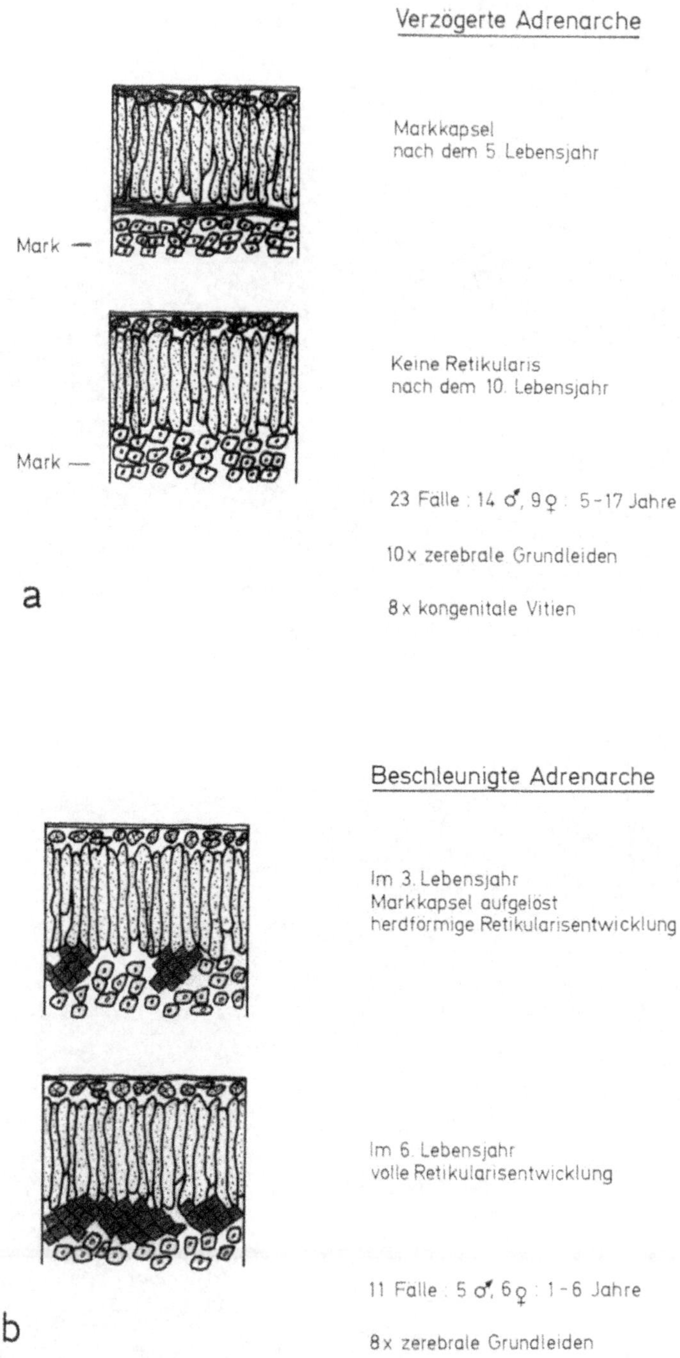

Abb. 40. Schema der verzögerten **a** und beschleunigten **b** Adrenarche. (Aus DHOM 1973)

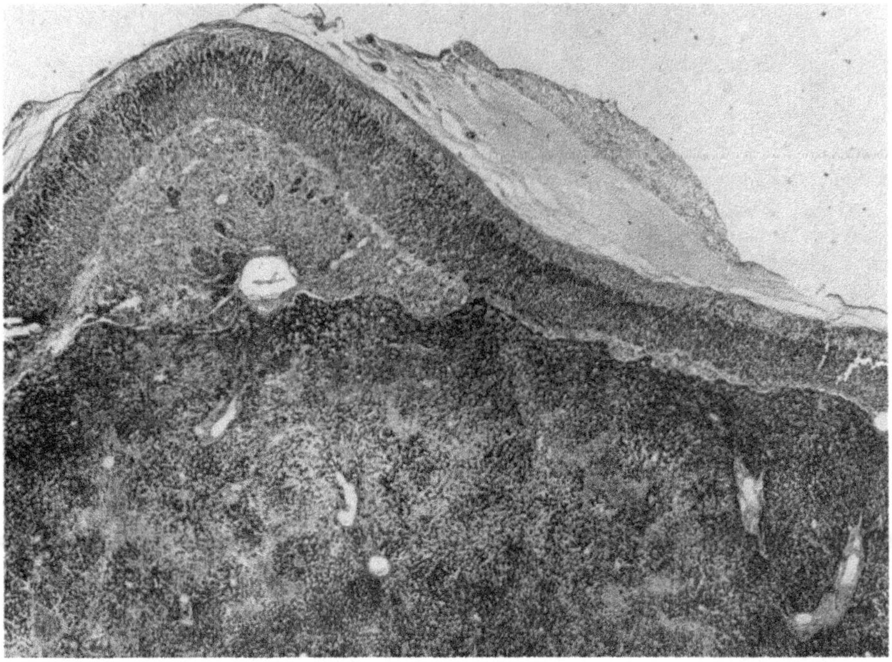

Abb. 41. 1-jähriger Knabe mit Mongolismus. Verlagerung der Nebenniere unter die Leberkapsel. Das Organ erscheint wie halbiert. Rinde, Mark und Nebennierenvene sind wohlgebildet. Kein bindegewebiges Septum zwischen Nebenniere und Leberparenchym. GOLDNER, 16×

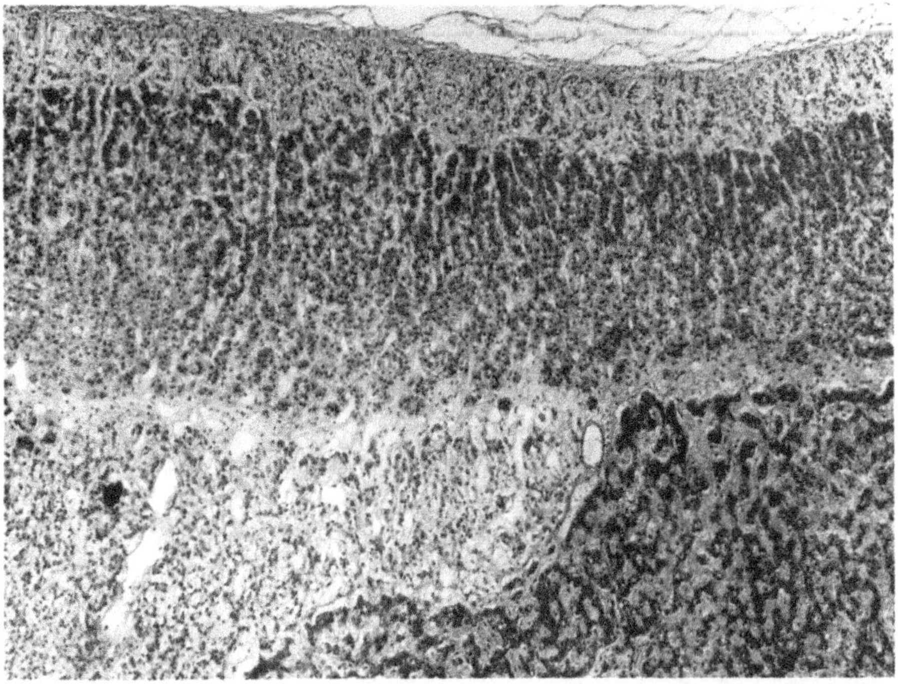

Abb. 42. 1-jähriger Knabe mit Mongolismus. Nebennierengewebe unter der Leberkapsel. Typische frühkindliche Nebennierenrinde: Hellzellige Glomerulosa. Kompakte Fasciculata. Deutliche Markkapsel. Normal entfaltetes Mark in der linken unteren Bildhälfte, in der rechten unteren Bildhälfte Lebergewebe, das durch die Markkapsel vom Nebennierenrindengewebe, aber nicht vom Mark getrennt ist. GOLDNER, 160×

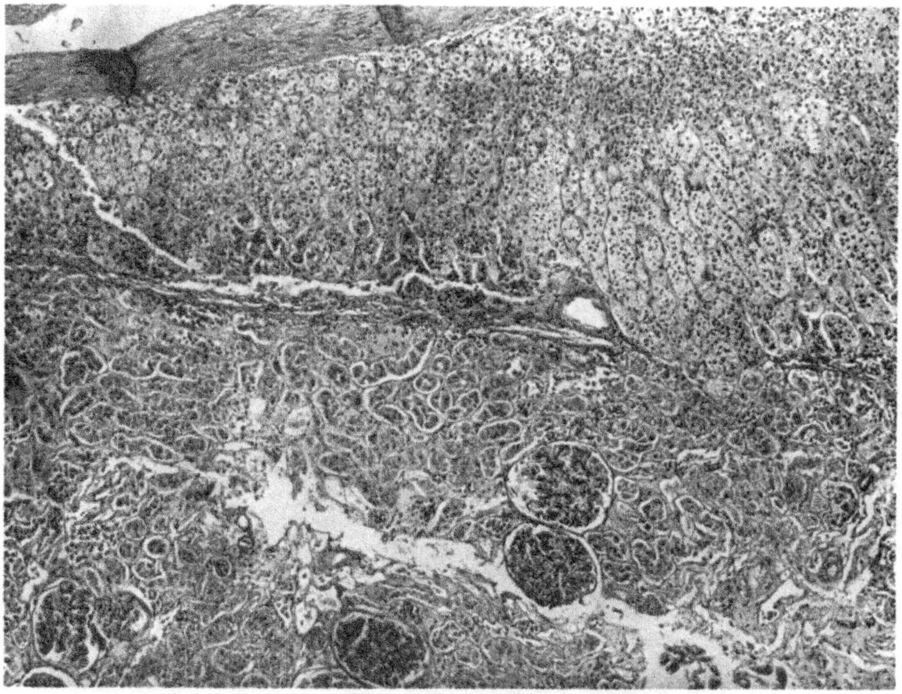

Abb. 43. 64jähriger Mann. Tod an Koronarinsuffizienz. Subkapsuläre Nebenniere unter der Nierenkapsel. 60 ×

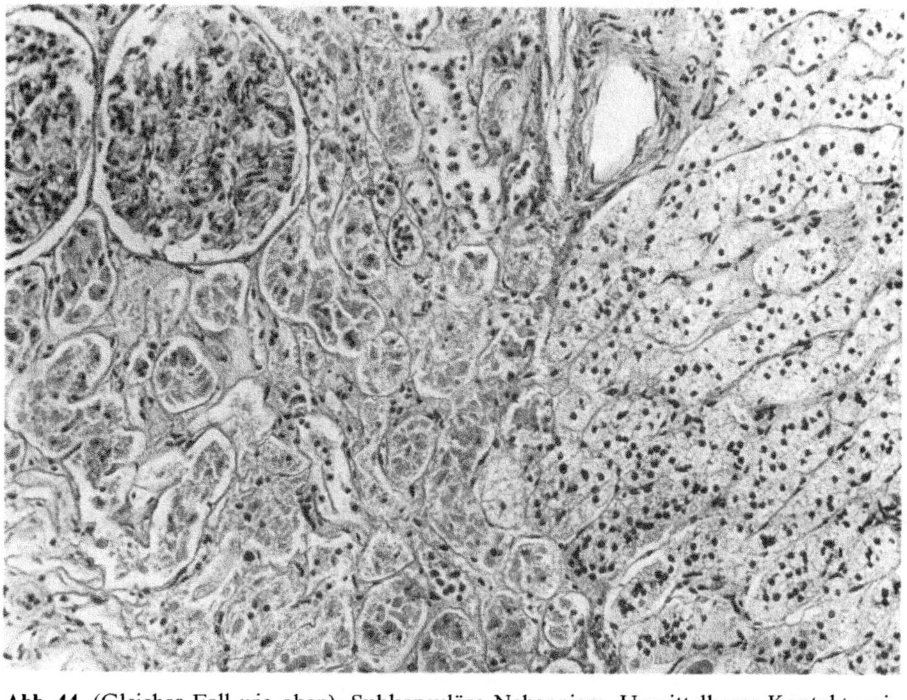

Abb. 44. (Gleicher Fall wie oben). Subkapsuläre Nebenniere. Unmittelbarer Kontakt zwischen Nieren- und Nebennieren-Parenchym. 160 ×

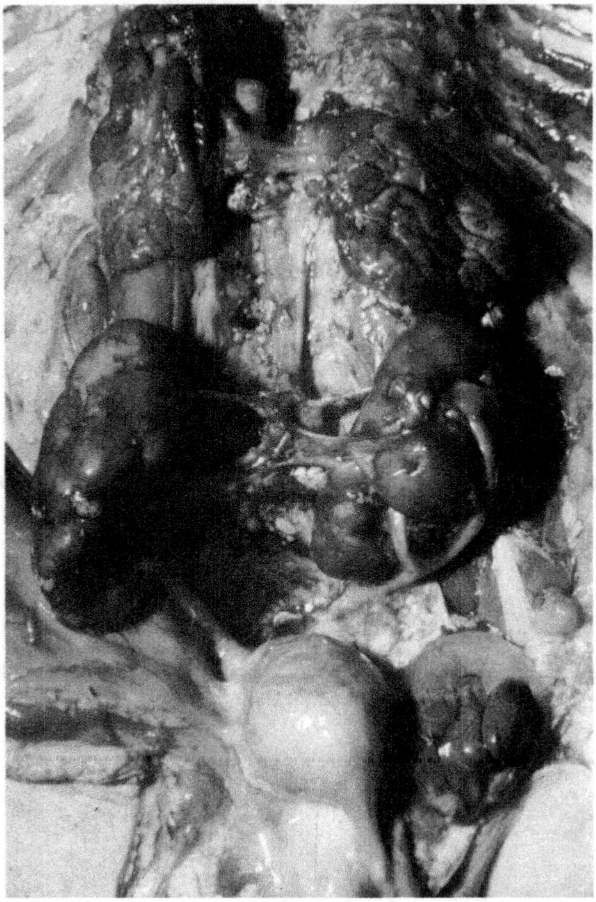

Abb. 45. Doppelseitige kaudale Nierendystopie bei einer Doppelmißbildung (Dicephalus tetrabrachius). Die nicht kaudal verlagerten Nebennieren liegen auf den noch getrennten Wirbelsäulen als lappige Organe. Auf der rechten Seite zwischen Niere und Nebenniere ein Bauchhoden. (Aus DHOM 1965)

bleibt. Das Organ zeigt in diesen Fällen nur eine geringe Einfaltung, ein Hinweis auf die gestaltende Kraft des Nierenwachstums auf die Nebennierenform (Abb. 45 u. 46). Eine ungewöhnliche Dystopie beschreiben WIENER u. DALLGAARD (1959). Bei dem 49jährigen Mann, der an einer zerebralen Massenblutung verstarb, fanden sich keine Nebennieren an gewohnter Stelle. Das eine vorhandene Organ von 5,2 cm Durchmesser lag in lockerer Verbindung mit der Pia an der Unterseite des linken Frontallappens und bestand aus Rinde und Mark.

III. Hypoplasie der Nebennieren

Als Nebennierenhypoplasie definieren wir jede angeborene Kleinheit der Nebennieren. Es gehören zu diesem Begriff aber auch postnatale Wachstums-

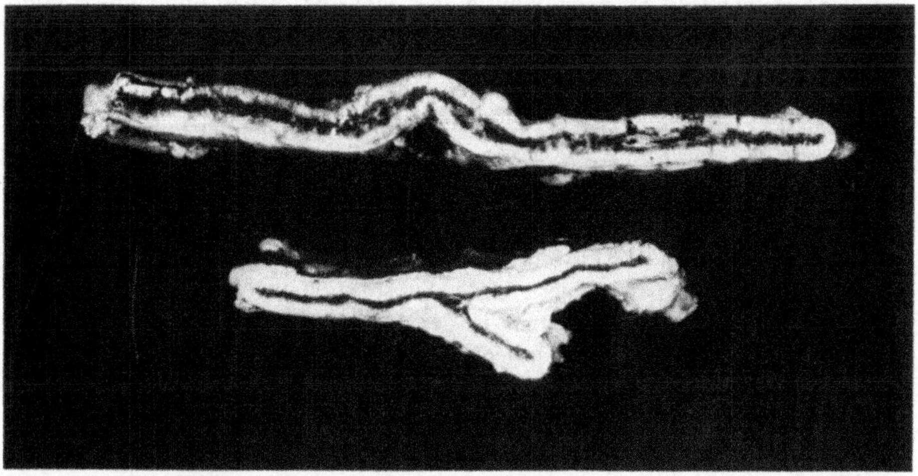

Abb. 46. Nebennieren bei einseitiger Beckenniere links. Die obere – linke – Nebenniere zeigt keine Einfaltung

hemmungen, wie sie in erster Linie bei verschiedenen Formen des Hypopituitarismus beobachtet werden. Beim Neugeborenen ist die Hypoplasie durch die Gewichtskorrelation Nebennierengewicht: Körpergewicht definiert. Nach unseren Befunden (DHOM 1965) sind Nebennieren mit einem relativen Gewicht von $^1/_{700}$ und weniger als sicher hypoplastisch bei reif und unreif Geborenen zu betrachten. Die postnatale Involution der Innenzone verschiebt bei gleichzeitigem raschen Gewichtszuwachs des Säuglings die Gewichtsrelationen. Krankheitsbedingte Gewichtsstürze des Körpergewichts machen zudem eine Berechnung des relativen Nebennierengewichtes am autoptischen Material in diesem Lebensabschnitt wertlos. Das absolute Gewicht liegt bei der Nebennierenhypoplasie des Säuglings und Kleinkindes meist unter oder um 1 g. Bei den primären Hypoplasien sind die Nebennieren – wenn bei der Obduktion überhaupt auffindbar – wesentlich kleiner als bei der sekundären Hypoplasie.

Die Nebennierenhypoplasie tritt in zwei Formen auf:

Als primäre Hypoplasie vom zytomegalen Typ bei intaktem Hypothalamus-Hypophysen-System (KERENYI 1961).

Als sekundäre Hypoplasie bei Störungen der kortikotropen Funktion des Hypothalamus-Adenohypophysen-Systems, bzw. bei sog. Endorgan-Resistenz gegen ACTH („ACTH-unresponsiveness").

1. Die primäre Nebennierenhypoplasie

Bei der primären Nebennierenhypoplasie handelt es sich um ein scharf umrissenes eigenständiges Krankheitsbild, das vermutlich häufiger ist, als es die vorhandene Kasuistik erkennen läßt (Lit. bei SEELIGER 1969; BROOK et al. 1973).

Die primäre zytomegale Hypoplasie betrifft nur Knaben und dabei auch männliche Geschwister (Sektions-Beobachtungen von Brüdern: BOYD u. MACDONALD 1960; UTTLEY 1968; SEELIGER 1969).

Das klinische Bild der nach unauffälliger Schwangerschaft und zumeist komplikationslos verlaufender Geburt erkrankten Neugeborenen und Säuglinge ist Folge einer globalen Rindeninsuffizienz, die sich in Gedeihstörung, Erbrechen und Diarrhöen entsprechend einem Salzverlustsyndrom äußert. In einem Teil der Fälle wird ein schmutzig-braunes Hautkolorit beobachtet, teilweise besteht ein verlängerter Ikterus neonatorum. Die Differentialdiagnose zum kongenitalen AGS ist durch die niedrige 17-Keto-Steroid-Ausscheidung im Harn gegeben, ACTH-Zufuhr führt zu keinem Anstieg der Steroidausscheidung (STEMPFEL u. ENGEL 1960; UTTLEY 1968). Mehrfach wurde unter dem Verdacht der Pylorus-Stenose vergeblich laparotomiert. Unter Substitutionstherapie erholen sich die Kinder meist rasch, trotzdem tritt in der Mehrzahl der Fälle ein plötzlicher Tod auf. Der Zeitpunkt des Todes liegt zwischen wenigen Stunden und 28 Monaten, im Fall von LINDGREN (1967) handelt es sich um eine Unreif-Totgeburt. Die Möglichkeit und die Bedeutung einer pränatalen Diagnostik bei entsprechender familiärer Anamnese zeigt die Beobachtung von HENSLEIGH et al. (1978).

Für die Zuordnung einer kongenitalen Nebennierenrindeninsuffizienz zur primären Hypoplasie des zytomegalen Typs ist allein der autoptische Befund der Nebennieren entscheidend. Diese sind entweder nur als winzige plumpe Organe darstellbar, deren Gesamtgewicht 1 g nicht überschreitet, oder sie werden makroskopisch nicht gefunden. In diesen Fällen gelingt es erst nach ausgedehnter histologischer Serienschnittuntersuchung des Retroperitonealraumes, winzige Herdchen nachzuweisen (Abb. 47 u. 48). In einer eigenen Beobachtung lag der Nebennierenrest als dünner Streifen unter der Nierenkapsel (Abb. 49).

Der histologische Befund ist in allen Fällen des zytomegalen Typs übereinstimmend. Die Einfaltung der Nebennieren am Venenpol fehlt oder ist nur angedeutet vorhanden. Die Rindenzellen bilden eine ungegliederte kompakte Masse aus übergroßen, eosinophilen Zellen, die an die Elemente der fetalen Innenzone erinnern. Im kompakt eosinophilen Zytoplasma sieht man gelegentlich Vakuolen, seltener sind die Rindenzellen wabig-schaumig umgewandelt. Auch feine Cholesterinkristalle können eingelagert sein, Verkalkungen kommen gelegentlich vor. Die Kerne sind vielfach bizarrpyknotisch, teilweise sind Bilder der Karyolyse zu beobachten. Daneben gibt es hyperchromatische Großkerne, ganz selten sind atypische Teilungsfiguren zu sehen. Die Riesenkerne können Zytoplasmaeinschlüsse aufweisen. Die Zellmasse wird von einer dünnen Organkapsel umzogen, eine kleinzellige Außenzone bzw. eine Zona glomerulosa existieren nicht. Isoliert im Fettgewebe liegende Nebennierenrindenknötchen zeigen ein prinzipiell gleichartiges Bild. Niemals sieht man eine involvierende Innenzone, im Zentrum der hypoplastischen Organe sind die regressiven Zellveränderungen jedoch meist besonders ausgesprochen und man kann hier auch einen Kollaps von Gitterfasern erkennen. Das Mark kann entwickelt sein, oft finden sich nur winzige kleine zentrale Zellballen, die keinen abweichenden Aspekt von der Norm bieten.

Bei der primären Nebennierenhypoplasie vom zytomegalen Typ, die nur Knaben, nicht selten Brüder betrifft, handelt es sich um eine X-chromosomal vererbte tiefgreifende Entwicklungsstörung der Nebennierenrinde, die ohne sonstige Mißbildungen auftritt. Ihre formale Pathogenese ist unbekannt. Der morphologische Aspekt der Rindenzellen spricht dafür, daß nicht nur eine einfache Minderentwicklung vorliegt, sondern daß sowohl fetal

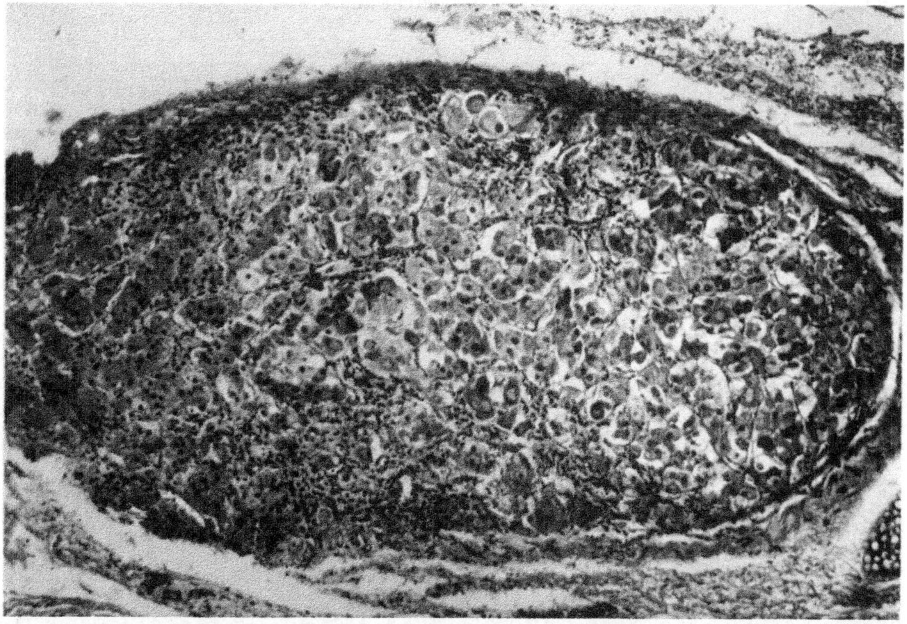

Abb. 47. Primäre Nebennierenhypoplasie. Kleines, kompaktzelliges Organ ohne Zonierung. Isoliertes Knötchen im Fettgewebe, 28 Monate alt gewordener Knabe. HE, 80× (auf 95% verkleinert)

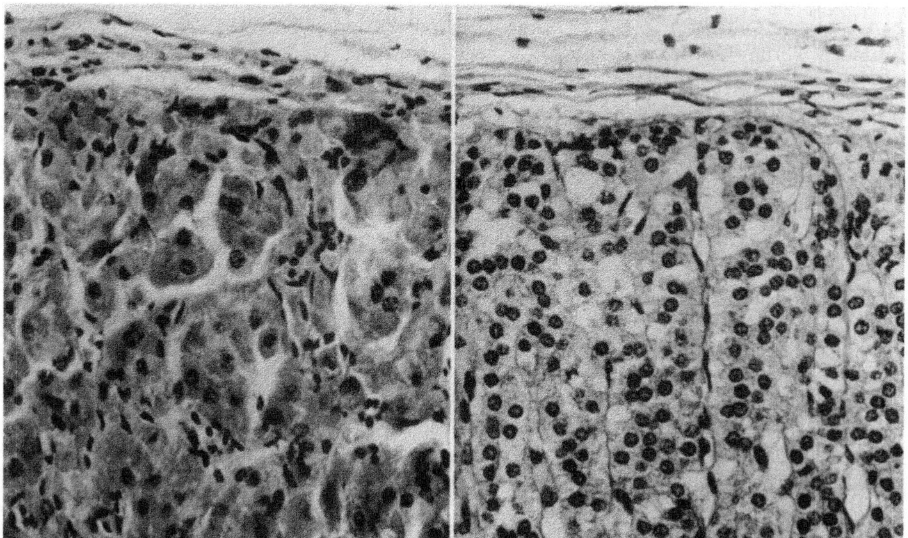

Abb. 48. a Primäre Nebennierenrindenhypoplasie. Kompakt-eosinophile Zellen mit polymorphem Kernmuster. Beobachtung Pathol. Institut Darmstadt, 28 Tage alt gewordener Knabe. **b** Gleichaltriger Kontrollfall. Normale Fasciculo arciformis des jungen Säuglings. HE, 400× (auf 70% verkleinert)

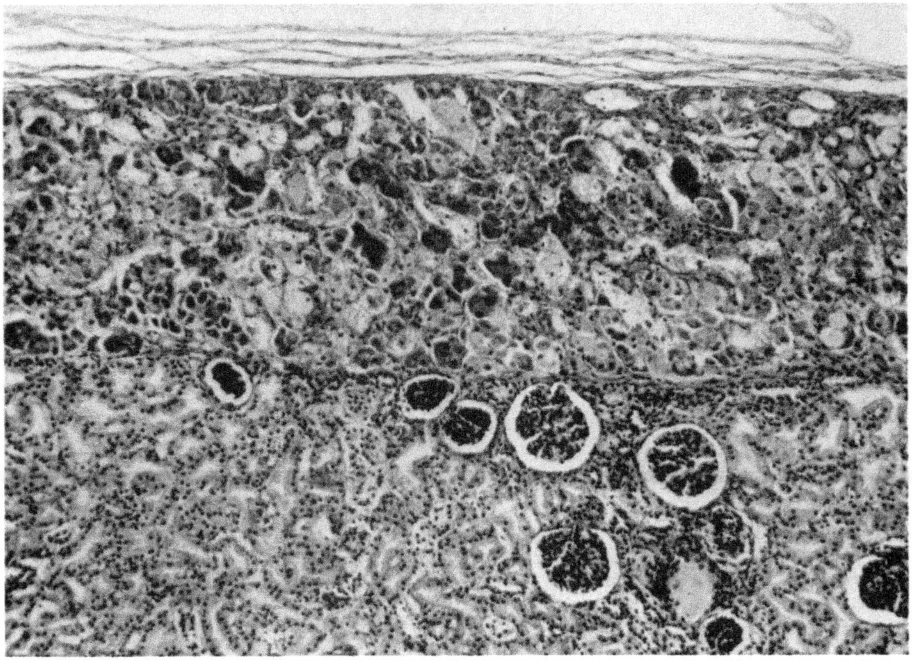

Abb. 49. Subkapsuläre Nebenniere mit primärer Hypoplasie. Der schmale unter der Nierenkapsel gelegene Streifen war das einzige Nebennierenrinden-Gewebe, das auf dieser Seite gefunden wurde. Große, teils kompakte, teils schaumige Rindenepithelien. (Aus SEELIGER 1969) HE, 60 ×

wie auch postnatal ein fortschreitender Zellschwund stattfindet, dem kein entsprechender Neuaufbau gegenübersteht. Die primäre Schädigung liegt zweifellos in den Rindenzellen selbst. Ob die polymorphen, kompakten Elemente als Innenzonenderivate angesprochen werden sollen, ist nur von untergeordneter Bedeutung. Eine adäquate Steroidhormonproduktion kann ihnen jedenfalls nicht zugeschrieben werden. Großzellig-kompakte, eosinophile Zellen gleicher Art kann man auch bei regelhaft entwickelten Nebennieren nach maximaler Stimulierung im Streß und beim adrenogenitalen Syndrom sehen. Differentialdiagnostisch kann im Rahmen des kindlichen Morbus Addison die primäre Nebennierenrinden-Dystrophie bzw. die Autoimmunadrenalitis Schwierigkeiten bereiten. Das Auftreten von Kollapsstraßen aus Gitterfasern zwischen den Parenchymverbänden sowie eine lymphoidzellige Infiltration, auch wenn diese nur spärlich entwickelt ist, sprechen für die primäre Dystrophie. Der Krankheitsbeginn in den ersten Lebenswochen ist für die Hypoplasie kennzeichnend.

Das Hypothalamus-Hypophysen-System ist normal entwickelt. Differentialzählungen am Hypophysenvorderlappen zeigen keine Abweichungen von der Norm. MARSDEN u. ZAKHOUR (1978) haben jedoch ähnliche zytomegale Veränderungen wie in der Nebennierenrinde auch im Hypophysenvorderlappen beschrieben. Vereinzelt wurde beim jugendlichen Erwachsenen mit den klinischen Symptomen einer kongenitalen Hypoplasie des zytomegalen Typs ein hypogonadotroper Hypogonadismus beschrieben (PRADER et al. 1975; GOLDEN et al. 1977).

2. Die sekundäre Nebennierenhypoplasie

Eine defekte adrenokortikotrope Stimulation führt fetal zur Nebennierenhypoplasie, deren Prototyp die Nebenniere bei Anenzephalie ist. Das Ursachenspektrum der sekundären Hypoplasie ist jedoch wesentlich größer. Neben den fetalen Störungen müssen auch alle diejenigen Ursachen eines Hypopituitarismus hier einbezogen werden, die postnatal einen Wachstumsstillstand, bzw. eine Entwicklungshemmung der Nebennierenrinde bewirken können.

Neben der Anenzephalie können auch andere schwere Hirnmißbildungen mit einer Hypoplasie der fetalen Innenzone verbunden sein, wie Arhinenzephalie, Enzephalozelen, Zyklopie usw. Hypoplasien geringeren Grades sind darüber hinaus in einem perinatalen Obduktionsgut nicht selten (DHOM 1965). Wir haben sie bei Eklampsien und bei alten Erst- bzw. über 40jährigen Vielgebärenden, aber auch in einigen Fällen von Ikterus gravis bei RH-Inkompatibilität gesehen. Die Frage, inwieweit Funktionsstörungen des maternal-plazentaren Endokriniums Wachstum und Funktion der fetalen Nebennierenrinde beeinflussen können, läßt sich noch nicht schlüssig beantworten.

Isolierte Hypophysenmißbildungen (Aplasie, Hypoplasie, Hinterlappendystopie) ohne morphologisch nachgewiesene Entwicklungsstörungen des Gehirns sind zunächst mit dem Leben vereinbar, können aber eine pluriglanduläre Insuffizienz zur Folge haben. Versterben die Kinder schon in der Neugeburtsperiode (KERENYI 1961; MOSIER 1956; BLIZZARD u. ALBERTS 1956; BREWER 1957; REID 1960; ROSELLI u. BARBOSA 1965), so ist das klinische Bild – Zyanose, Apnoe – uncharakteristisch und kann nicht ohne weiteres als endokrine Mangelsituation bzw. als Nebennierenrinden-Insuffizienz gedeutet werden. Hypophysenfehlbildungen mit Nebennierenhypoplasie, die länger überlebt haben, wurden von uns selbst (1jähriges Mädchen), EHRLICH (1957), ZIMMERMANN et al. (1968), STEINER u. BOGGS (1965), sowie von GRÜNTHAL u. KELLER (1943) beobachtet. Die Hypophysenhypoplasie tritt auch familiär als Geschwistererkrankung auf (MOSIER 1956; ROSELLI u. BARBOSA 1965; STEINER u. BOGGS 1965). Den Typus der sekundären Hypoplasie der Nebennieren gibt es auch bei morphologisch intaktem Hypothalamus-Hypophysen-System, und zwar insbesondere beim familiären Hypopituitarismus (Geschwistererkrankungen: ODONOHOE u. HOLLAND 1968; LEMLI u. SMITH 1966). Einzelfälle wurden von WINQUIST (1961), sowie von ZIMMERMANN et al. (1968) beobachtet. Im Falle von PERKOFF et al. (1960) und ZIMMERMANN et al. (1968) zeigte die Hypophyse mikroskopisch einen R-Zell-Mangel, ebenso die Beobachtungen von SAEGER et al. (1972). Partieller, isolierter ACTH-Mangel wird auch beim Erwachsenen gesehen (LIMJUCO et al. 1976).

Aus den klinischen Berichten über den kindlichen Hypopituitarismus, insbesondere im Rahmen des heute vielfältig untersuchten hypophysären Zwergwuchses, ist der häufig nachweisbare ACTH-Mangel gut bekannt (PRADER u. ZACHMANN 1971; CRAVETTO et al. 1966; HUENGES 1966; HOOFT u. CASNEUF 1966; SEIP et al. 1968). Morphologische Befunde über die Nebennieren hypophysärer Zwerge liegen uns dagegen nur aus der älteren Literatur vor (ERDHEIM 1916; KRAUS 1919; PRIESEL 1920; STERNBERG 1920; KOCH 1926; RATZENHOFER 1938; APITZ 1938). Die Nebennierengewichte dieser hypophysären Zwerge liegen z.T. deutlich unter der Norm.

Da ein Hypopituitarismus auch ohne morphologische Störung des Hypothalamus-Hypophysen-Systems (isolierter ACTH-Mangel, CRF-Mangel?) bestehen kann, ist für den Pathologen die sekundäre Nebennierenhypoplasie in diesen Fällen nur am morphologischen Befund der Nebennierenrinde ablesbar.

Klinisch äußert sie sich am negativen oder ungenügenden Metopirontest und an der Besserung des Befundes nach ACTH-Zufuhr. Eine globale Nebennierenrinden-Insuffizienz besteht bei der sekundären Nebennierenhypoplasie vielfach nicht. Insbesondere kann der Elektrolytstoffwechsel völlig normal sein, da das Renin-Angiotensin-Aldosteron-System weitgehend ACTH-unabhängig ist. Die Rindeninsuffizienz äußert sich daher in erster Linie in einer Hypoglykämie. Die gleiche Situation liegt bei der seltenen hereditären Endorgan-Resistenz gegen ACTH („ACTH-unresponsiveness"), bzw. der familiären Glukokortikoidinsuffizienz (PETRYKOWSKI et al. 1975) vor. Bis jetzt sind 24 Fälle aus 15 Familien beobachtet worden. Die Kinder erkranken teils schon in der Neugeborenenperiode, teils erst im Säuglings- oder Kindesalter. Das Krankheitsbild wird nicht selten durch eine Streßsituation, einen Infekt oder bei der Operation manifest. Es äußerst sich meist in schweren hypoglykämischen Anfällen mit Krämpfen und Fieber, während die Elektrolyte normal sind. Die Plasma- und Harnkortikoide sind erniedrigt, während die Aldosteronsekretion im Normalbereich liegt und auf Na-Restriktion ansteigt. ACTH wird zusammen mit MSH stark erhöht sezerniert (KERSHNAR et al. 1972), so daß bei fast allen Kindern eine Hyperpigmentierung entsprechend dem Morbus Addison besteht. Exogene ACTH-Zufuhr ist nicht in der Lage, die Kortisolsekretion zu steigern. Die Kinder benötigen eine ständige Substitution. Zwei Kinder sind an der Rindeninsuffizienz verstorben. Ungeklärt ist die gleichzeitige Beschleunigung des Wachstums bei einem Teil der Fälle. Die Familienanamnese weist auf einen rezessiven Erbgang hin. In der Geschwisterreihe kommen gehäuft plötzliche Todesfälle mit gleicher Symptomatik vor. Es ist ungeklärt, ob es sich um eine echte Endorganresistenz der Rindenzellen gegen ACTH handelt, oder ob ein noch unbekannter Mechanismus die Fasciculata- und Retikulariszellen zur Degeneration bringt (PETRYKOWSKI et al. 1975). Die Abgrenzung gegenüber dem Morbus Addison anderer Genese ergibt sich aus der normalen Aldosteronsekretionsrate, dem fehlenden Ansprechen auf ACTH und der Morphologie der Nebennierenrinde, die der des ACTH-Mangels entspricht. Nebennieren-Antikörper werden nicht gefunden.

a) Morphologie der sekundären Nebennierenhypoplasie

Während der fetale Hypopituitarismus zur Mangelentwicklung der fetalen Innenzone führt, ist die postnatale Hypoplasie durch eine Minderentwicklung der bleibenden Rinde gekennzeichnet. Die Nebennieren sind – im Gegensatz zur primären zytomegalen Hypoplasie – regelhaft konfiguriert, aber extrem klein (Abb. 50). Bei den Neugeborenen liegen die Gewichte oft weit unter 1 g, bei unserem 1 Jahr alt gewordenen Mädchen war das Nebennierengewicht mit 1,6 g jedoch nur wenig reduziert. Dies verwundert nicht, da das Nebennierenmark und die Zona glomerulosa regulär entwickelt sind. Das gleiche trifft für den Fall EHRLICH (1957), einem 15 Monate alt gewordenen Säugling mit einem Nebennierengewicht von 1,2 g, sowie für den Fall 1 von ODONOHOE u. HOLLAND (1968) mit 0,8 g Gewicht zu. Eine extreme Reduktion des Nebennierenparenchyms zeigen Fälle von sog. Endorganresistenz gegen ACTH, bei denen morphologische Befunde vorliegen (SHEPART et al. 1959; LEMLI u. SMITH 1966; MIGEON et al. 1968; PETRYKOWSKI et al. 1975).

Das mikroskopische Bild ist von einer deutlich entwickelten Zona glomerulosa und einer sehr schmalen Fasciculata geprägt (Abb. 51). Der postnatale Umbau ist in den über ein Jahr alt gewordenen Fällen regelhaft vollzogen.

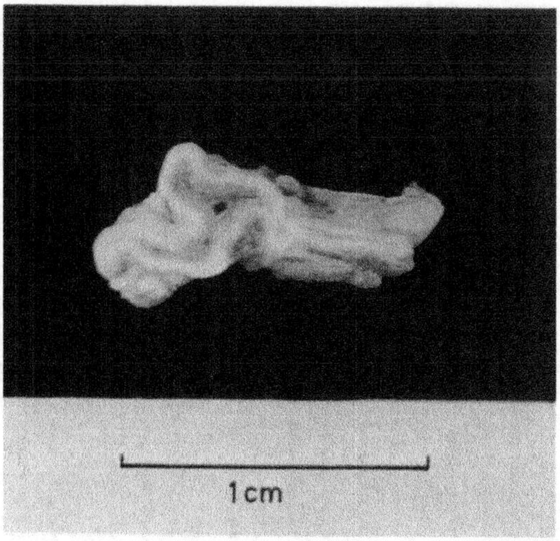

Abb. 50. Sekundäre Nebennierenrindenhypoplasie. 1 Jahr alt gewordenes Mädchen mit pluriglandulärer Insuffizienz bei Hypoplasie des Hypophysenvorderlappens. Nebennierengewicht: 0,6 + 1,0 g

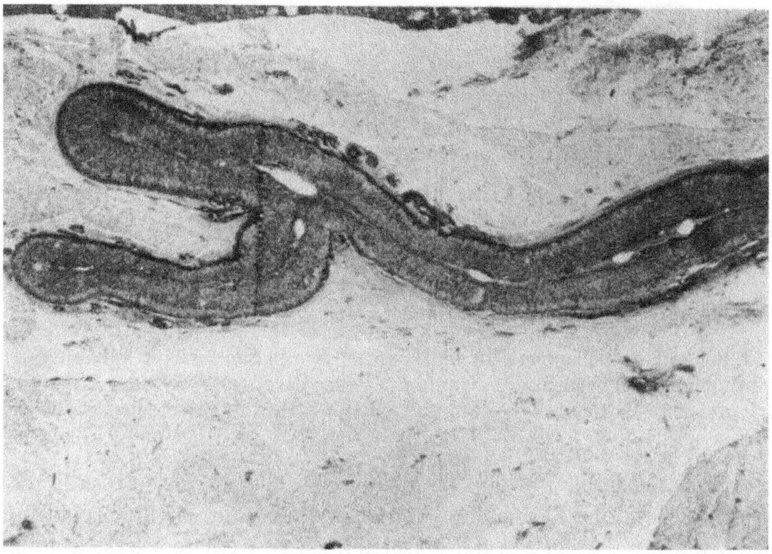

Abb. 51. Sekundäre Nebennierenhypoplasie bei Hypophysenhypoplasie. Gleicher Fall wie vorige Abbildung. 16 ×

Die Hypoplasie der Zona fasciculata drückt sich sowohl in der Kleinheit der Einzelzelle, wie in einer reduzierten Zellzahl aus, wie sich bei einem vergleichsweisen Auszählen der die Säulen aufbauenden Elemente erkennen läßt (Abb. 52). Gegenüber einem Vergleichsfall (1jähriges Mädchen, plötzlicher Tod durch Ersticken, Nebennierengewicht 2,6 g) mit 50 Zellen/Fasciculata-Zellsäule betrug

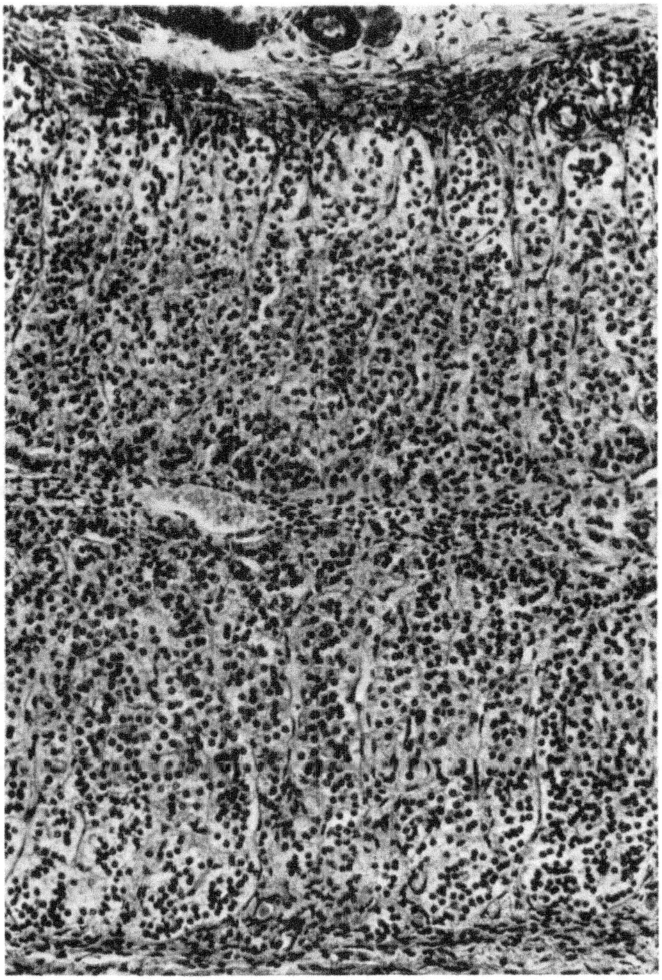

Abb. 52. Sekundäre Nebennierenhypoplasie bei Hypoplasie des Hypophysenvorderlappens und pluriglandulärer Insuffizienz. Unter der hellzelligen, relativ breiten Zona glomerulosa eine ganz schmale, kleinzellige Zona fasciculata. 1 Jahr alt gewordenes Mädchen. 160 ×

sie bei der sekundären Hypoplasie nur 30–35 Zellagen. Bei Endorgan-Resistenz gegen ACTH fehlt die Fasciculata weitgehend, die dünne Rinde zeigt nur glomeruläre Strukturen. An Stelle der Fasciculata kann ein lockeres, kapillarreiches Bindegewebe treten, das an eine Markkapsel erinnert (Petrykowski et al. 1975).

Das Zytoplasma der Fasciculatazellen ist sonst feinwabig-spongiozytär gebaut, das Zellbild ist insgesamt also unauffällig und dadurch deutlich von dem der primären Hypoplasie unterschieden.

b) Die Nebennieren des Anenzephalen

Die Nebennieren des Anenzephalen wiegen meist weniger als 1 g (Kiyono 1925; Angevine 1938: Lit. bei Dhom 1965), in der Serie von Naeye u. Blanc

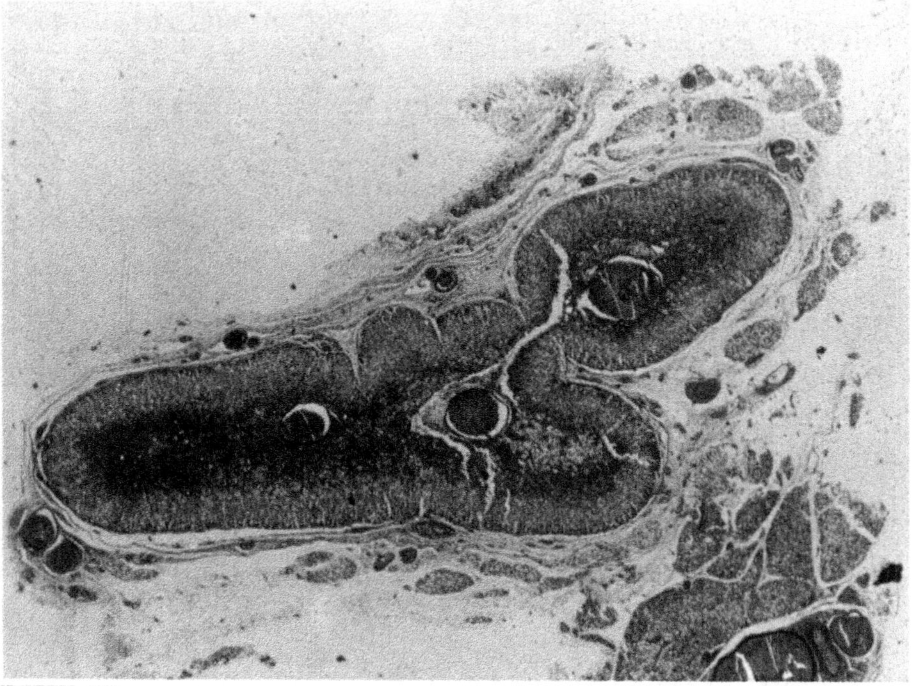

Abb. 53. Anenzephalus-Nebenniere. Das kleine Organ besteht aus einer normal breiten Außenzone und einer schmalen Innenzone. GOLDNER, 16 ×

(1971) betrugen die Nebennierengewichte weniger als 10% der Kontrollfälle. Die sehr kleinen Organe erscheinen abgeplattet und erinnern äußerlich an Säuglingsnebennieren (LANDAU 1915), so daß schon WEIGERT (1885) von einer ausgereiften Nebenniere en miniature sprach.

Diesem äußeren Aspekt entspricht jedoch nicht der histologische Befund. Die Außenzone weicht in ihrem Aufbau nicht grundsätzlich von Kontrollfällen gleichen Reifegrades ab (Abb. 53). Es sind unregelmäßige Läppchen gebildet, die sich bei älteren Feten zu einer Zona arcuata ordnen (Abb. 54 u. 55). Die Zellen sind lipoidhaltig. Elektronenmikroskopisch sieht man einen uniformen Zelltyp verhältnismäßig wenig differenzierter Zellen. Es sind nur wenig freie Ribosomen und Mitochondrien mit spärlicher Crista-Entwicklung zu sehen. Mikrovilli fehlen vollständig. Das glatte endoplasmatische Retikulum ist tubulär gebaut (JOHANNISSON 1968). In manchen Fällen ist die Außenzone knotig angeordnet, das Rindenband zeigt Verwerfungen und Einfaltungen. Eigene Messungen (DHOM 1965) haben keine sichere Flächenreduktion der Außenzone gegenüber Kontrollfällen ergeben, NAEYE u. BLANC (1971) sehen dagegen auch eine relative Reduktion der Zellzahl der Außenzone der Nebennierenrinde. Die Innenzone ist in allen Fällen der Anenzephalie stark reduziert, die Hypoplasie ist jedoch von Fall zu Fall unterschiedlich stark ausgeprägt (Abb. 56). Eine Involution – entsprechend der Säuglingsnebenniere – besteht nicht, es gibt weder eine Demarkierung von Außen- zu Innenzone noch eine Involutionszone oder eine Markkapsel. Die Grenzlinie von Außen- und Innenzone ist histologisch wie bei Feten entsprechenden Reifegrades mehr oder weniger unscharf. Die Zellen der Innenzone sind lichtmikroskopisch nicht eindeutig von denen normaler Kontrollen unterscheidbar. Das Kernmuster zeigt jedoch – im Gegensatz zu den Kontrollfällen – nur eine Kernklasse (DHOM 1958). Elektronenmikroskopisch ist das glatte endoplasmatische Retikulum spärlich entwickelt (JOHANNISSON 1968), so daß auf eine Steroid-Synthesehemmung geschlossen werden kann.

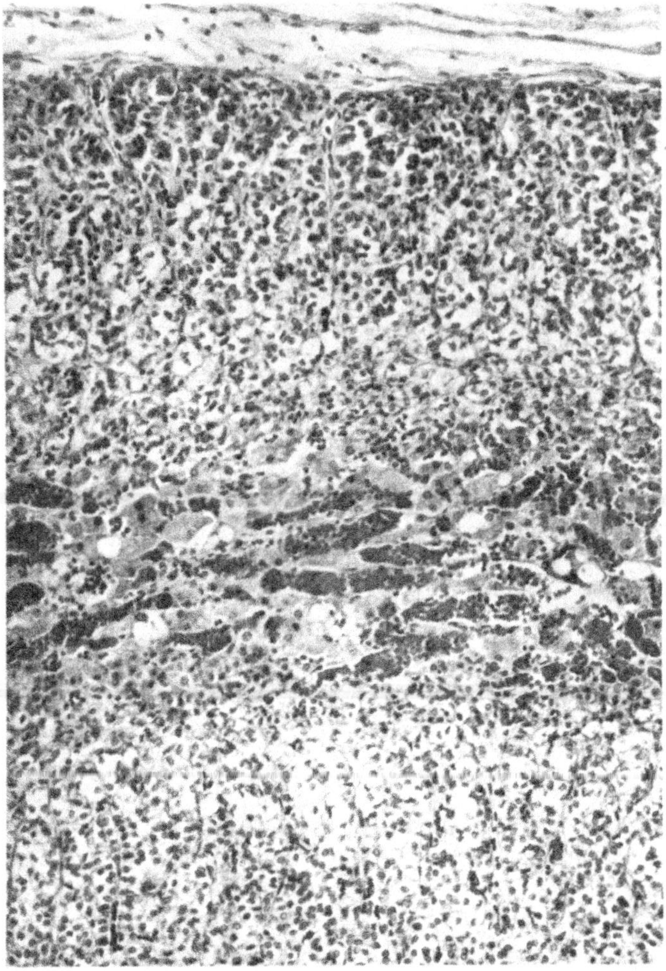

Abb. 54. Massive Hypoplasie der fetalen Innenzone bei Anenzephalie: Im Zentrum zwischen hyperämischen Kapillaren nur spärliche Innenzonenelemente. Regelrecht breite, wenig gegliederte Außenzone. GOLDNER, 160 ×

Die Befunde widersprechen eindeutig der alten, aber auch neuerdings (SUCHESTON u. CANNON 1970) wiederholten Auffassung, daß die Nebennieren des Anenzephalen einer beschleunigten Reifung unterliegen sollen. Die Minderfunktion der Anenzephalen-Nebenniere ist durch vielfältige Untersuchungen belegt. Schwangere mit einem Anenzephalus haben eine erniedrigte Östrogen-Ausscheidung, da die Präkursor-Steroide in der hypoplastischen Nebennierenrinde nur ungenügend gebildet werden (FRANDSEN u. STAKEMAN 1961, 1964; COOKE et al. 1971). Dehydroepiandrosteronsulfat-Bestimmungen im Nabelschnurblut (EASTERLING et al. 1966) zeigen, daß Anenzephale nur sehr gering, wenn überhaupt, diesen Hauptvorläufer der plazentaren Östrogene bilden. Die Enzymausstattung der adulten Zone für die Steroidbiosynthese ist dagegen mit der normaler Feten identisch (COOKE et al. 1971).

Die Hirnmißbildung ist für die Nebennierenhypoplasie durch den Defekt der Hypothalamus-Hypophysen-Region verantwortlich. Der Vorderlappen ist in der Regel angelegt (KOHN 1924; ANGEVINE 1938: Lit. s. bei DHOM 1965). Neurosekret fehlt oder ist nur in Spuren

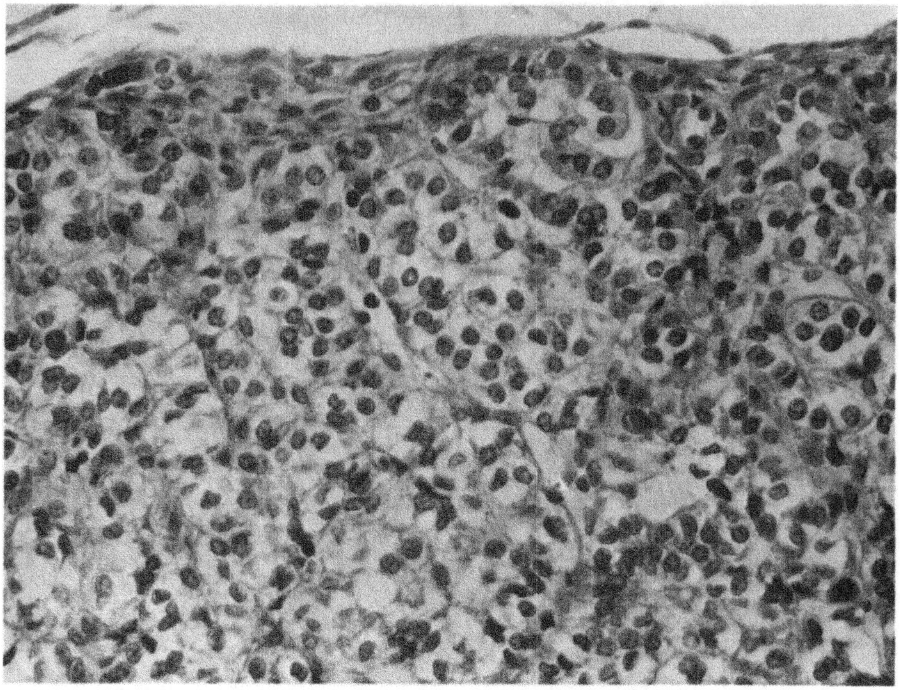

Abb. 55. Außenzone der Nebennierenrinde beim Anenzephalus. GOLDNER, 400 ×

nachweisbar (NAEYE u. BLANC 1971). In der ersten Schwangerschaftshälfte soll das Nebennierenwachstum auch beim Anenzephalen regelhaft sein (MEYER 1912; BENIRSCHKE 1956; NICHOLS 1956). Bei einem Fetus von 230 g und 17 cm SSL haben wir jedoch schon einen bedeutenden Entwicklungsrückstand gesehen (DHOM 1965).

IV. Überzählige Nebennieren

Bei Doppelmißbildungen sind 3–4 Nebennieren anzutreffen. Die Zahl der Organe hängt von der Höhe der Verschmelzungsebene der beiden Individualteile ab, evtl. auch von der Weite des Winkels, den die sich vereinigenden Wirbelsäulen des Ischiopagus bilden (Fall JAGNOW 1929). Weitere überzählige Nebennieren sind nur in wenigen Fällen gesichert (DHOM 1965).

V. Akzessorisches Nebennierenrindengewebe

Aus Rindengewebe aufgebaute Knötchen (Corpora interrenalia accessoria) außerhalb des Hauptorgans sind besonders im Kindesalter ein überaus häufiger Befund (ausführliche Besprechung der älteren Literatur bei BACHMANN 1954). Nach der topographischen Verteilung (Abb. 57) unterscheiden wir:

1. Akzessorisches Rindengewebe unmittelbar in der Nachbarschaft von Nebenniere und Niere.

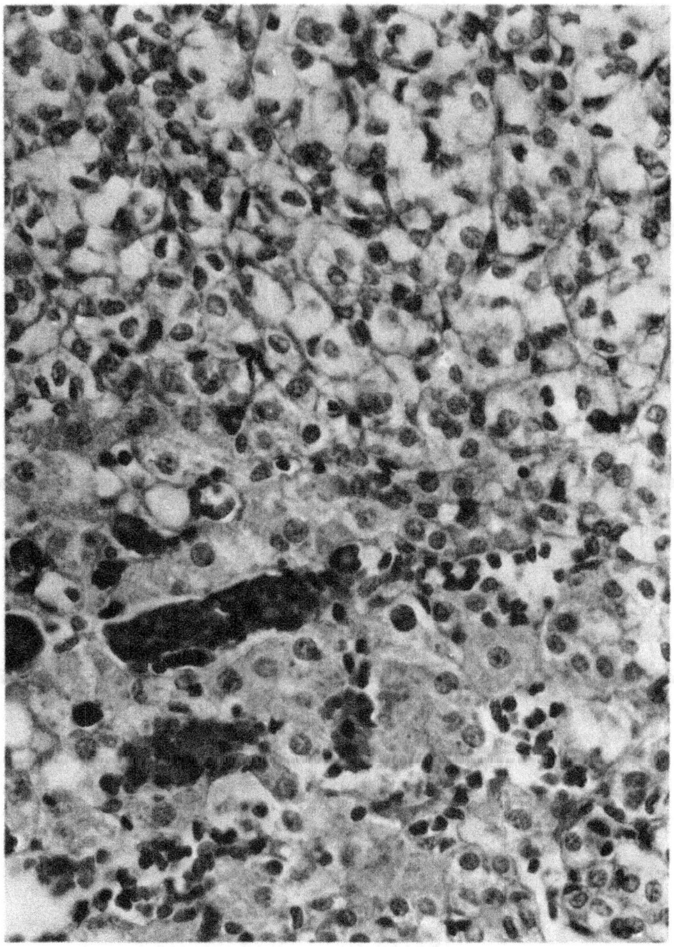

Abb. 56. Grenze zwischen Außenzone und hypoplastischer Innenzone beim Anenzephalus. GOLDNER, 600×

2. Akzessorisches Rindengewebe im Retroperitonealraum kaudal von 1.
3. Akzessorisches Rindengewebe in der Genitalregion.

Darüber hinaus kommen seltene Lokalisationen vor, wie z.B. ein 0,3 cm großer Knoten im Peritoneum parietale der Bauchwand bei einem 9jährigen Knaben (Präparat KÖNIG, Trier), oder im Uterus einer 84jährigen Frau (CERNY 1970). Fetales Nebennierenrindengewebe wurde in der Lunge eines Neugeborenen gefunden (BOZIC 1974). Bemerkenswert ist in diesem Zusammenhang, daß umgekehrt zum akzessorischen Rindengewebe im Gonadenbereich auch Ovarialstromaherde in der Kapselregion der Nebennierenrinde erwachsener Frauen vorkommen (TING-WA-WONG u. WARNER 1971; FIDLER 1977). Die Autoren vermuten, daß es sich um eine „Thecametaplasie" mesenchymaler Elemente in der Kapsel handelt. Einzigartig ist bisher die Beobachtung eines großen Theka-

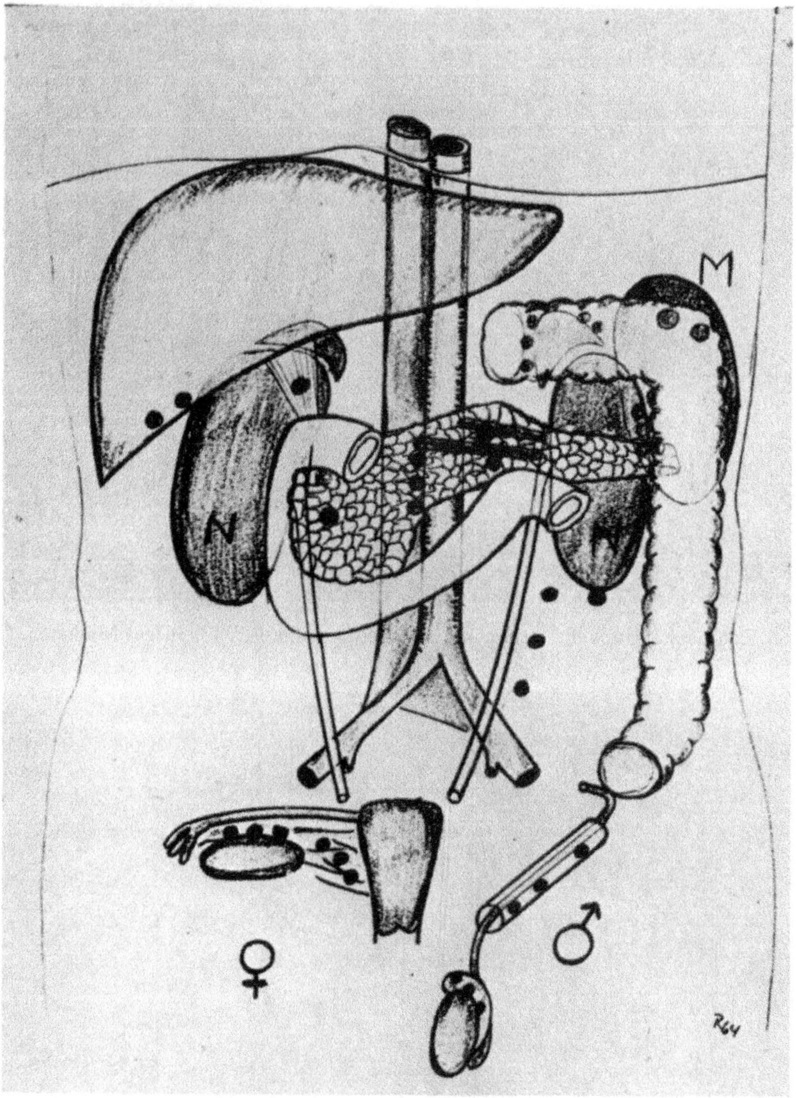

Abb. 57. Fundstellen akzesssorischer Nebennierenrindenknötchen. (Aus DHOM 1965)

Granulosazelltumors in der linken Nebenniere geblieben (ORSELLI u. BASSLER 1973). In unmittelbarer Umgebung der Kapsel und intrakapsulär kommen Nebennierenrindenknötchen in 97% der kindlichen Nebennieren vor (ZIEGER 1972) (Abb. 58 u. 59). Sie sind nicht als akzessorisches Rindengewebe zu bezeichnen, da Serienschnitte zeigen, daß diese Knötchen in 80% der Fälle durch einen Stiel mit dem Hauptorgan verbunden sind (ZIEGER 1972). Nicht zum akzessorischen Rindengewebe sind auch die Wachstumsprozesse zu rechnen, die ohne Umkapselung im periadrenalen Fettgewebe gefunden werden (ROSNER 1963; RUTISHAUER u. ROSNER 1963; ROSNER u. CUENDET 1964; DELARUE et al. 1966;

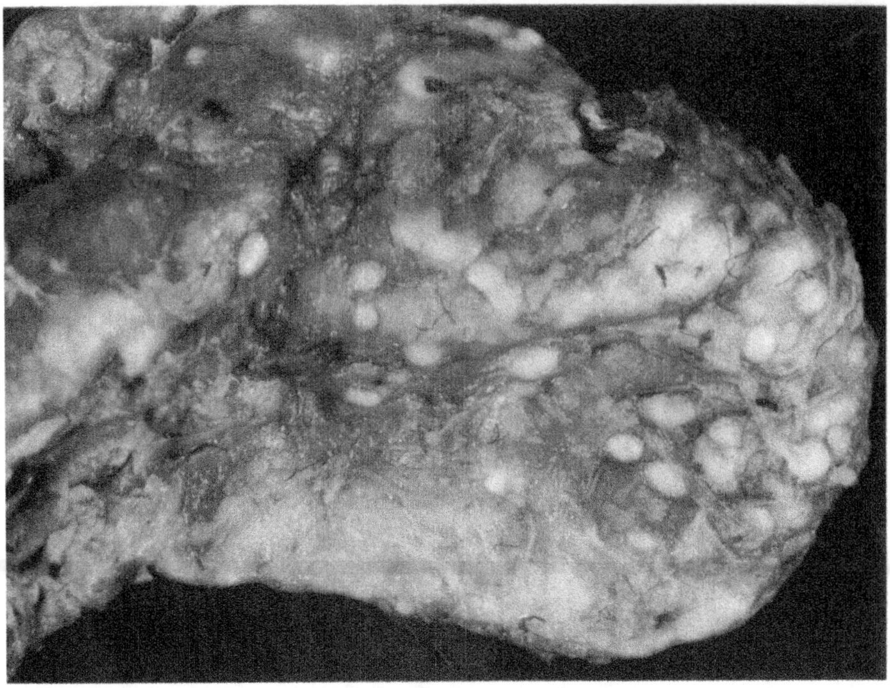

Abb. 58. Zahlreiche Rindenknötchen in der Nebennierenkapsel. 13jähriges Mädchen. Unfalltod

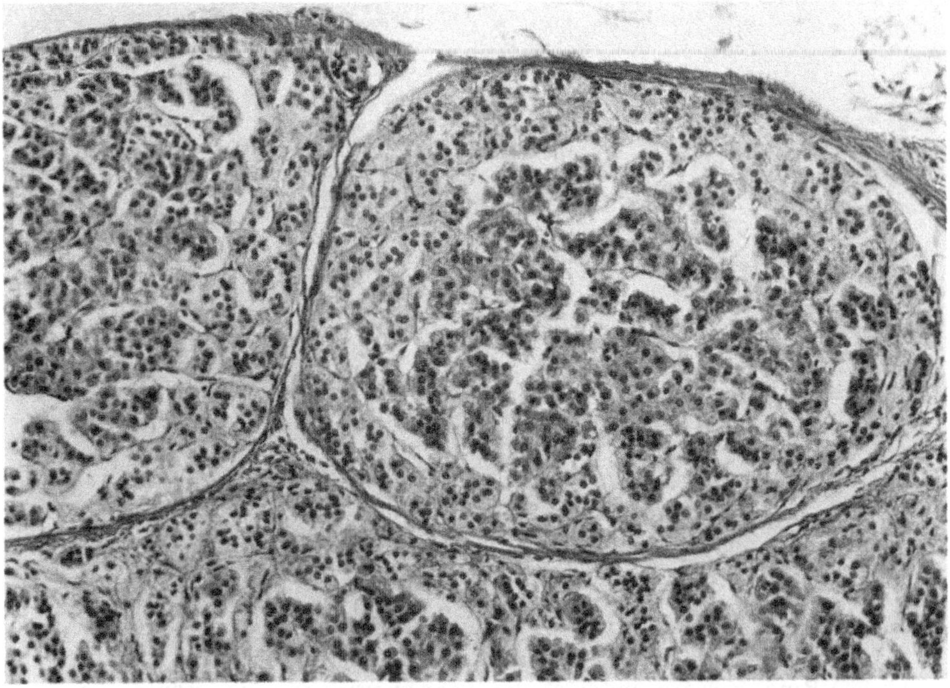

Abb. 59. Intrakapsuläres Rindenknötchen mit zentraler Lipoidentspeicherung. 13jähriger Junge. Metastasierendes Neuroblastom. 160 ×

KÜCHEMANN 1967; DENBER 1949) und die wahrscheinlich durch Auswachsen von Rindengewebe aus dem Hauptorgan während des Lebens entstehen. Nicht umkapseltes Rindengewebe im periadrenalen Fettgewebe ist bei Erwachsenen wesentlich häufiger als im Kindesalter, das weibliche Geschlecht ist bevorzugt (KÜCHEMANN 1967).

Die Morphologie des akzessorischen Rindenknötchens entspricht weitgehend der des Hauptorgans. Abhängig von der Größe des Herdes ist die Zonierung mehr oder weniger deutlich entwickelt. Hyperplasie und sekundäre Atrophie sowie Lipoidspeicherung sind wie im Hauptorgan nachweisbar. Bei Säuglingen ist die Involution der Cortex fetalis auch in den akzessorischen Rindenknötchen zu beobachten (GRUENWALD 1946).

Die Häufigkeit des Befundes akzessorischer Nebennierenrindenknötchen abseits des Hauptorgans hängt weitgehend von der Methodik und Ausführlichkeit der Untersuchung ab. DAHL u. BAHN (1962) haben bei 100 männlichen Säuglingen Hoden mit Nebenhoden und anhängendem Samenstrang so untersucht, daß alle Knötchen über 1,5 mm Durchmesser getroffen werden mußten und von den kleineren nur wenige entgehen konnten. In 7,5% der Fälle wurden Rindenknötchen gefunden, 4 davon bilateral. Die Knötchen lagen am Samenstrang, am Nebenhoden, im Mediastinum testis, am Rete testis und unter dem Rete. APITZ (1944) hat das Vorkommen von Rindeninseln in der Niere an einem großen Material sorgfältig untersucht und jenseits des 15. Lebensjahres in 7,3% der Fälle solche Inseln festgestellt.

Im Kindes- und Säuglingsalter sah er sie wesentlich seltener – im 1. Lebensjahr beträgt die Häufigkeit nur 0,5%. APITZ schließt daraus, daß die Anlage der Rindeninsel viele Jahre latent bleiben kann. Intrarenale Nebenniereninseln sind häufig mit Fettgewebsinseln und Zystchen vergesellschaftet. Nur im Fall eines 40jährigen Mannes fand APITZ ein erbsgroßes Rindenadenom in der linken Niere, das nicht mit einem Grawitz-Tumor zu verwechseln war bzw. sich deutlich von einem solchen Grawitz-Tumor unterschied. Die Befunde von APITZ widersprechen einer weit verbreiteten Ansicht (Lit. bei BACHMANN 1954), daß die Rindenknötchen mit zunehmendem Alter seltener zu finden sind. NELSON (1939) beschreibt akzessorisches Nebennierenrindengewebe in der Genitalregion bei Erwachsenen. Der zufällige Nachweis solcher Knötchen in Operationspräparaten bei Orchiektomie oder Ovariektomie ist bekannt.

Die weite Verbreitung akzessorischen Rindengewebes kaudal vom Hauptorgan und insbesondere in der Genitalregion wird aus der engen nachbarschaftlichen Entwicklung der Nebennierenrinde und der Gonaden vom Zölomepithel aus verständlich. Dabei kann es als bedeutungslos angesehen werden, ob das akzessorische Rindengewebe primär abseits vom Hauptorgan entstanden oder im Laufe der Entwicklung sekundär von diesem abgesprengt wurde (BACHMANN 1954). Die Frage, warum bei der engen nachbarschaftlichen Beziehung zwischen Rindenanlage und der Anlage der Keimstränge Nebennierenrindengewebe so selten im Hoden – mit Ausnahme des Rete testis – gefunden wird, ist nicht sicher geklärt. ROOSEN-RUNGE u. LUND (1972) glauben, daß dies mit dem raschen Ablauf der Entwicklung der Keimstränge beim männlichen Embryo zusammenhängt. Der erste Teil des Netzwerkes der Keimstränge ist das Rete testis. Wenn das Rindengewebe in dieser Zeit in die Gonadenanlage verlagert wird, wird sie in das Rete testis inkorporiert, oder in das umgebende Mesorchium. Wenn schon wenige Tage später die Keimstränge und die Tunica albuginea entwickelt werden, erscheint eine Einlagerung von Rindengewebe nicht mehr möglich. ROOSEN-RUNGE und LUND (1972) haben akzessorisches Rindengewebe

Tabelle 4. Fundstellen akzessorischen Nebennierenrindengewebes. (Nach BACHMANN 1954, s. Abb. 61)

An und in der Niere	Retroperitoneal neben der Aorta abdominalis
An der Arteria suprarenalis	Zwischen Hoden und Nebenhoden
An der Vena renalis	Im ganzen Verlauf des Samenstranges
An der Vena cava caudalis	Im Rete testis
Im Bereich des Plexus solaris	Im Nebenhoden
Zwischen Kolon, Transversum und Milz	Im Hoden (?)
Im Mesenterium	In der Plica lata uteri
Unter der Leberkapsel	In der Plica suspensoria ovarii
Im Pankreas	Im Ovar (?)
Im Omentum minus	

bei einem Feten von 11,5 cm SSL intratestikulär und in Beziehung hierzu eine abnorme Keimstrangentwicklung gefunden. Sie diskutieren eine funktionelle Beziehung zwischen diesen beiden seltenen Befunden.

Über den Zufallsbefund hinaus wird akzessorisches Rindengewebe von Bedeutung bei Ausfall oder Überstimulierung des Hauptorgans. ZANDANELLS (1953) Beobachtung betrifft einen 38jährigen Mann mit fortgeschrittener Tuberkulose, tuberkulösen Schrumpfnebennieren und akzessorischem Rindengewebe im Hilusbereich der Hoden und am Samenstrang. Ob den Herden eine kompensatorische Bedeutung zukommt, bleibt unklar. Beim kongenitalen AGS können die Hoden durch hyperplastisches akzessorisches Rindengewebe erheblich vergrößert sein (HEDINGER 1954; SCHOEN et al. 1961; GLENN u. BOYCE 1963; ODUNJO 1962). KAPLAN et al. (1966) stellen 19 Fälle von „intratestikulären Tumoren" bei kongenitaler Nebennierenrindenhyperplasie zusammen. In 11 der 19 Beobachtungen sind die Herde klein und zufällig entdeckt worden (Abb. 60). In 8 Fällen sind klinisch die Hoden vergrößert.

Die Herde liegen im Fall von KAPLAN et al. zwischen Rete testis und Hodenparenchym. Die großknotigen intratestikulären Wucherungen sind in ihrer Histogenese umstritten, da sie morphologisch nicht gegen Zwischenzellwucherungen abgrenzbar sind. Unter Kortison können sie sich jedoch zurückbilden (HEDINGER 1954) und im Blut der Vena spermatica konnten SCHOEN et al. (1961) ein Steroidmuster vom Typ der kongenitalen Nebennierenrindenhyperplasie nachweisen. Das Tumorwachstum und die Steroidsekretion ist zudem ACTH-abhängig. Inkubationsversuche mit Tumorgewebe von SCHOEN et al. (1961) haben weder Hydrokortison als Endprodukt der normalen Rindenaktivität ergeben, noch Testosteron oder Androstendion, entsprechend einer normalen Zwischenzellfunktion. Das inkubierte Tumorgewebe lieferte vielmehr hauptsächlich Hydroxyprogesteron. Verhalten sich die intratestikulären Zellwucherungen daher vorzugsweise wie das Rindengewebe bei AGS, so haben bisher die morphologischen Untersuchungen, auch die elektronenmikroskopischen und enzymhistochemischen Befunde von GALIAN et al. (1971), keine klare Unterscheidung zwischen akzessorischem Rindengewebe und Zwischenzellwucherungen erbringen können.

Eine tumorartige Hyperplasie akzessorischen Nebennierenrindengewebes wird jedoch auch bei Cushing-Syndrom gesehen: HAMWI et al. (1963) beschreiben

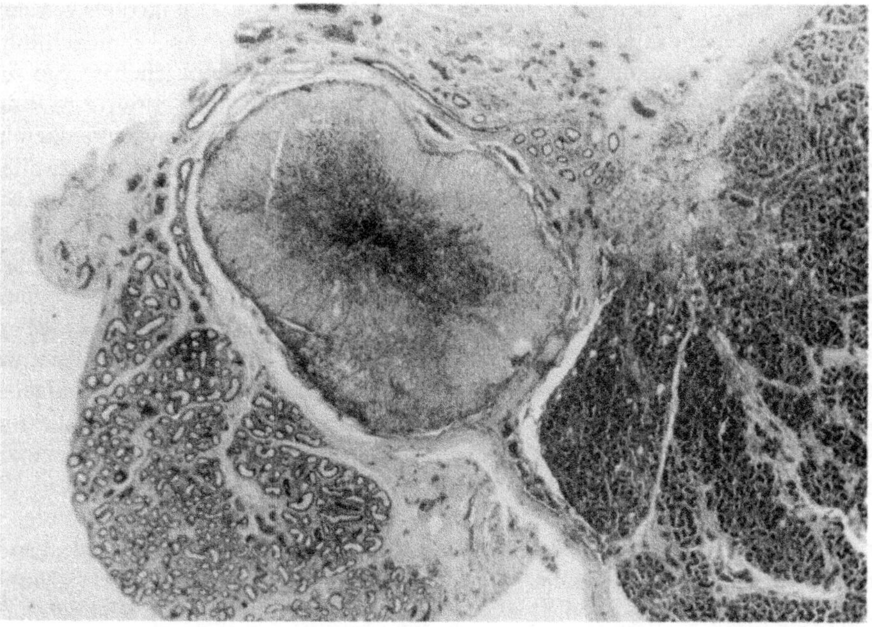

Abb. 60. Hyperplastisches akzessorisches Nebennierenrindenknötchen zwischen Hoden und Nebenhoden. Neugeborenes mit kongenitaler Nebennierenhyperplasie und Pseudohermaphroditismus masculinus. (Dhom 1958). 16×

einen Kortison- und Kortisol-produzierenden Hodentumor, der im Rahmen eines Cushing-Syndroms auftrat. Bei dem 6jährigen Knaben förderte zunächst eine subtotale Adrenalektomie hyperplastische Nebennieren zutage. Ein Rezidiv trat mit einem sekundären chromophoben Hypophysentumor im Alter von 11 Jahren auf. Nach Hypophysektomie erneutes Rezidiv im Alter von 14 Jahren, zusammen mit einer starken Volumenzunahme des linken Hodens. Die Orchiektomie zeigt einen Tumor, der histologisch aus kompakten Zellen besteht und entweder ein Leydig-Zelltumor oder ein Tumor aus akzessorischem Rindengewebe ist. Bei der Inkubation produziert das Gewebe überwiegend Kortison und Kortisol. Carl (persönliche Mitteilung 1971) hat einen 8jährigen Jungen beobachtet, bei dem ein Cushing-Syndrom zunächst durch beidseitige totale Adrenalektomie behoben wurde. Acht Jahre später entwickelte sich ein Rezidiv. Eine lokale Revision erbrachte kein Rindengewebe. Beide Hoden waren jedoch vergrößert, eine Hodenpunktion ergab spongiozytäres Nebennierenrindengewebe, jedoch kein Hodengewebe.

VI. Tumoren aus akzessorischem Rindengewebe

Daß akzessorisches Rindengewebe Ausgangspunkt von Tumoren werden kann, ist vielfach in der Literatur beschrieben, aber auch – wenigstens für bestimmte Regionen – bestritten worden. Hamperl (1970) weist für die „Adrenal-Rest-Tumoren" der Leber nach, daß kein einziger von 25 Fällen als gesichert angesehen werden könne. TEILUM (1972) faßt eine Gruppe von Lipoidzelltumoren des Ovars zusammen, deren histogenetische Ableitung unsicher ist. Sie sind teils endokrin aktiv mit Virilisierung oder Cushing-Syndrom (PEDOVITZ u. POMERANCE 1962), ihre histogenetische Ableitung von Marchandschen Rindenkeimen im Mesovar oder im Ligamentum latum wird von TEILUM jedoch bezweifelt. Innerhalb des Ovars selbst wurde ektopisches Rindengewebe noch nie nachgewiesen. Die Ableitung solcher Tumoren von Hiluszellen oder vom diffusen blastomatösen Mesenchym eines Androblastoms ist nach TEILUM in Betracht zu ziehen. Die Lipoidzelltumoren des Ovars können als „Adrenal-like-Tumoren" bezeichnet werden, um bei unsicherer Histogenese eine Präjudizierung zu umgehen. Nach MOTLIK (1970) sind die in der Literatur als Nebennierenrindentumoren des Ovars beschriebenen Neoplasmen eine heterogene Gruppe. Der Lipoidgehalt ist kein zureichendes Kriterium für die Ableitung der Geschwulst aus akzessorischem Nebennierenrindengewebe. Die einzig verläßliche Basis ist der Nachweis eines für die Nebennierenrinde typischen Steroidmusters bei Inkubation von Tumorgewebe. MOTLIK beschreibt einen braunen, pigmentierten Nebennierenrindentumor im Ovar eines 6jährigen Mädchens, das ein kongenitales AGS mit nachgewiesener Nebennierenrinden-Hyperplasie hatte. Der Ovarialtumor ist hier also – ähnlich wie die gleichartigen zwischenzellähnlichen Wucherungen im Hoden – entstanden. In der Niere erkennt ZOLLINGER (1966) echte oder wahre Hypernephrome, die sich vom intrarenalen Rindengewebe ableiten, als äußerst selten an. Dabei fordert er die endokrine Aktivität solcher Tumoren. Bei der von ihm akzeptierten Beobachtung von KLIMPEL (1954), einem 50jährigen Mann mit Adipositas, Hypertonie und Diabetes mellitus, fehlen jedoch entsprechende endokrinologische Untersuchungen, so daß der sichere Nachweis eines endokrin aktiven Tumors nicht geführt ist.

VII. Sonstige Mißbildungen der Nebenniere

Die häufigste Formvariante der Nebennieren ist bei kaudaler Nierendystopie oder Aplasie zu beobachten. Das unter dem Zwerchfell an regelhafter Stelle liegende Organ ist teller-, scheiben- oder walzenförmig (GRUBER 1929). Die sichel- oder pyramidenförmige Gestalt, die durch die Einfaltung der Rinde am Austritt der Nebennierenvene bewirkt wird, bleibt also aus. Dies kann als ein indirektes Zeichen der formenden Kraft des fetalen Nierenwachstums auf die Gestalt der Nebenniere angesehen werden. Als echte Mißbildung ist die Verschmelzung des paarigen Organs zu einem medial gelegenen Gebilde anzusehen, das Schmetterlingsform oder Hufeisenform zeigen kann: „Schmetterlingsnebenniere, Hufeisennebenniere". Die Verschmelzungsnebenniere kommt bei Doppelmißbildungen, aber auch bei Einlingen sowie bei Akardiern vor (DHOM 1965). Die Verschmelzung ist unterschiedlich weit fortgeschritten, teils besteht nur eine schmale Parenchymbrücke (KÖNIG, Fall 1), teils ist ein kompaktes, polyedrisches oder auch dreieckig-plumpes Organ gebildet (Abb. 61).

Die Verschmelzungsnebenniere ist in den bisher 15 Beobachtungen (KÖNIG 1971) nur im Zusammenhang mit anderen, schweren Mißbildungen beobachtet

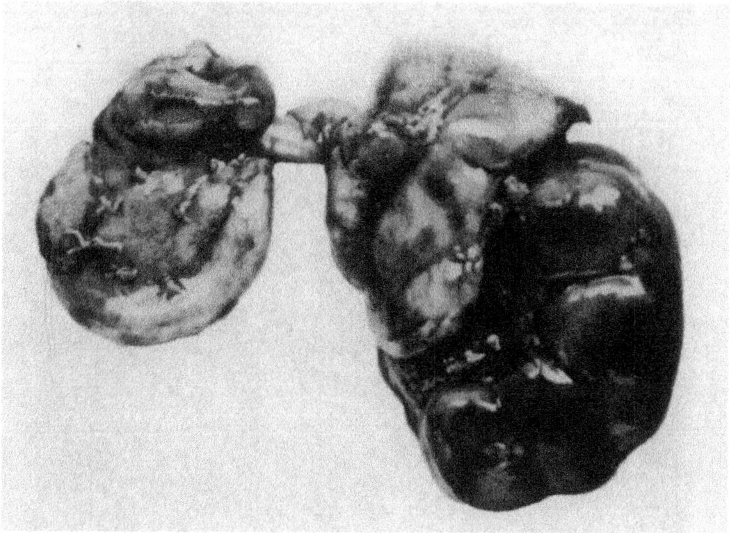

Abb. 61. Schmetterlings-Nebenniere. Beobachtung KOENIG, Essen

worden. Schluß-Störungen des Neuralrohres, Zwerchfelldefekte und Nierenfehlbildungen sind dabei gehäuft. Eine kausale Beziehung zwischen diesen Fehlbildungen und der Ausbildung einer Verschmelzungsnebenniere muß angenommen werden.

F. Die Nebennierenrinde bei entzündlichen Prozessen

I. Die Nebennierenrinde bei Infektionskrankheiten

Bei der bedeutenden Stellung, die die Nebennierenrindenhormone im Rahmen der Entzündung und der Resistenz einnehmen, ist zu erwarten, daß auch das Organ Nebennierenrinde selbst im Rahmen von Infektionskrankheiten und deren Abwehr Besonderheiten aufweist. Dabei wird zu unterscheiden sein zwischen den morphologischen Veränderungen, die Folge der gesteigerten Funktion sind, und denjenigen, die alterativ das Parenchym im Rahmen einer infektiös-toxischen Schädigung treffen. Schließlich ist der Gefäßbindegewebsapparat der Rinde als Ort der zu erwartenden Auseinandersetzung mit entzündungserregenden Stoffen zu betrachten. Besondere Aufmerksamkeit verdient auch die Strombahn als Ort intravasaler Gerinnungsvorgänge.

Im Infekt ist die Nebennierenrinde aktiv. Bei bakteriellen Infektionen sind die Kortisolsekretion, die Plasmakortisol-Konzentration und die Harnsteroid-Exkretion erhöht. Die daraus resultierende Abnahme der Lipoidsubstanzen, besonders in der Zona fasciculata, ist seit den Untersuchungen von KAWAMURA (1911), LANDAU (1915) und DIETRICH (1918) bekannt. Die Lipoidtröpfchen wer-

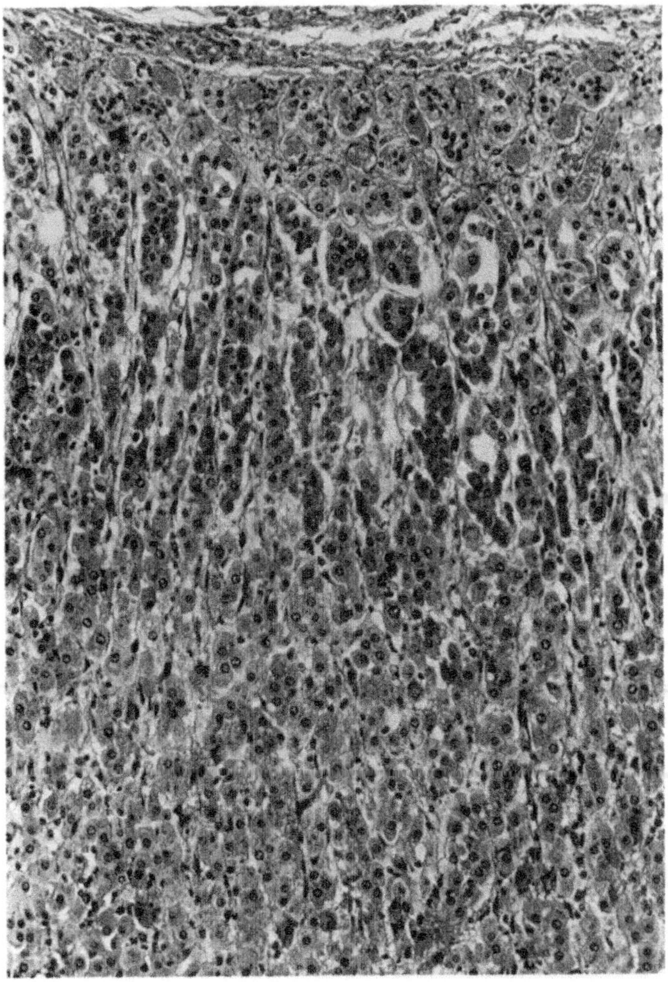

Abb. 62. Lipoidfreie, kompaktzellige Fasciculata. 16jähriges Mädchen, eitrige Meningitis. HE, 160×

den kleiner und nehmen an Zahl ab („Aufsplitterung der Lipoidtropfen" nach DIETRICH). Schließlich ist der Spongiozyt in eine kompakte, granulär-eosinophile Zelle umgewandelt. Die Zone kompakter Zellen, die im „Ruhezustand" auf die Retikularis beschränkt ist, dehnt sich kapselwärts aus. Bei massiver Allgemeininfektion ist die ganze Rinde aus lipoidfreien, kompakten Zellen aufgebaut (Abb. 62). Die Glomerulosazellen behalten jedoch vielfach ihre Lipoide. Besonders im Kindesalter sieht man eine lipoidreiche, intakte Glomerulosa über einer kompakten, lipoidfreien Fasciculata (Abb. 63). In den kompakten Zellen sind die Kerne vergrößert, Mitosen treten in der Fasciculata und Retikularis auf. In kindlichen Nebennieren können sogar massenhaft Mitosen beobachtet werden. Auch in Mesenchymzellen bzw. Endothelien können Mitosen nachgewiesen werden (LIEBEGOTT 1947). Polyploide Kerne sind in den lipoidfreien Zellen häufig erkennbar.

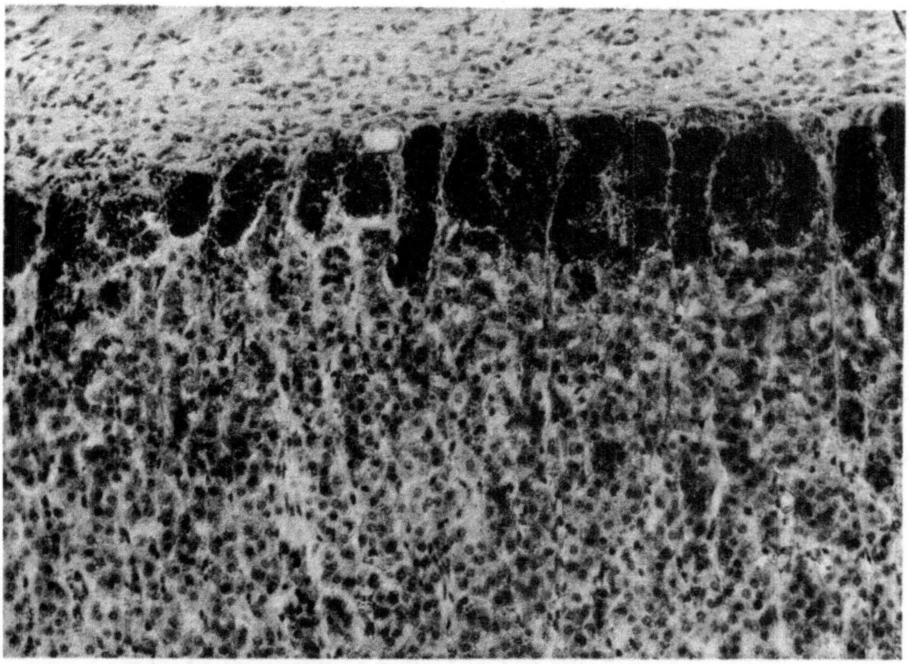

Abb. 63. Lipoidreiche Glomerulosa und entspeicherte Fasciculata. $3^5/_{12}$ Jahre alter Junge, Pneumonie. Scharlachrot. 160 ×

Lipoidentspeicherung, Kernvergrößerung, Mitosen und Polyploidisierung sind sichere Indikatoren der erhöhten Stimulation im Infekt. Unter 140 eigenen Beobachtungen von tödlichen kindlichen Infektionskrankheiten zwischen 1 und 18 Jahren mit Infektionen der verschiedensten Art finden sich jedoch immerhin 31 Fälle, in denen eine nennenswerte Lipoidentspeicherung vermißt wurde. Darunter befinden sich vor allem Fälle von plötzlichem Kindstod mit perakut verlaufenen Infekten, besonders mit virusbedingter Laryngo-Tracheo-Bronchitis. Im übrigen besteht jedoch im Ausmaß der Lipoidentspeicherung keine Differenz zwischen bakteriellen und Virusinfektionen.

Über die Lipoidentspeicherung hinaus sind an der Nebennierenrinde beim akuten und speziell beim massiven Infekt seit DIETRICH (1918) Zellveränderungen bekannt, die von der lipoidfreien Vakuolisierung bis zur Nekrose reichen. Die lipoidfreien Vakuolen können an der Stelle von Fetttropfen erscheinen und noch von einem fettpositivem Saum umgeben sein. Bei der wabigen Transformation der Zelle erscheint das Zytoplasma leer oder enthält ein sehr spärliches Netzwerk von Plasmaresten, in dessen Maschen noch Lipoidtröpfchen hängen können (DIETRICH u. SIEGMUND 1926). Die Kerne sind klein, pyknotisch und oft randständig. Die großen, wabig umgewandelten Zellen liegen in Gruppen zwischen kompakten, lipoidfreien Fasciculatazellen, selten ist die Fasciculata in ganzer Breite befallen (Abb. 64 u. 65). Wir finden diese Veränderungen nur bei schweren Allgemeininfektionen und möchten sie mit MOTLIK (1964) auf die lokale Permeabilitätsstörung der Strombahn und der Zellmembran und nicht so sehr auf eine rapid gesteigerte Nebennierenrindensekretion (LIEBEGOTT 1947)

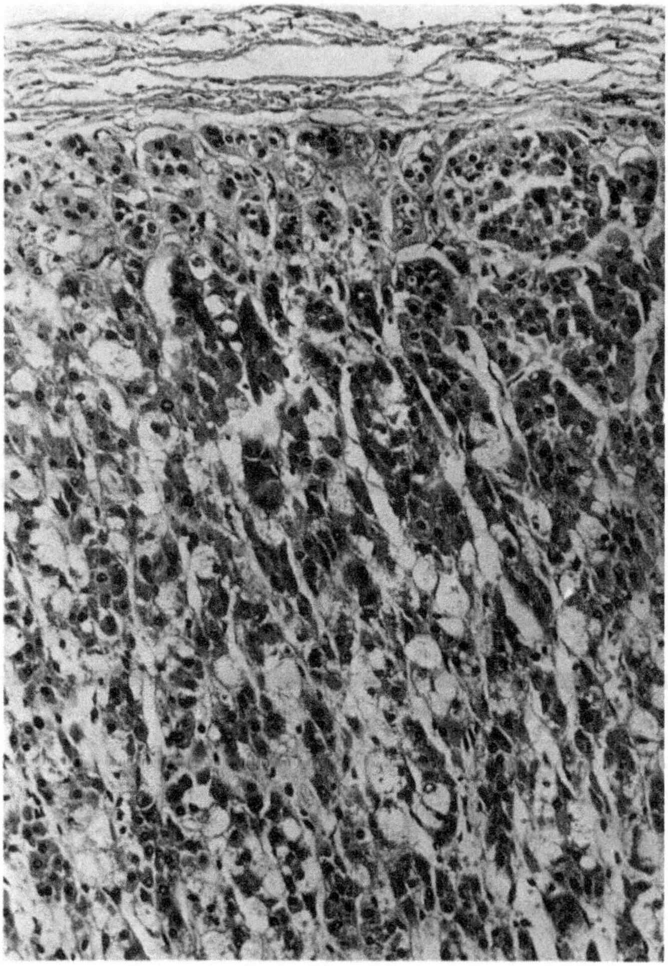

Abb. 64. Kompakte und lipoidfreie wabig umgewandelte Fasciculata bei schwerem Streß. 21jähriger Mann. Schädel-Hirnverletzung durch Kopfschuß. Tod an Lungenembolie. 160 ×

beziehen. Im Rahmen der wabigen Zelltransformation entstehen auch die drüsenähnlichen Hohlräume (BECKMANN 1915; DEMOLE 1916, Literatur bei DHOM 1965). Innerhalb der soliden Fasciculatasäulen treten Lichtungen auf, die von intakten Rindenzellen umgrenzt sind (Abb. 66). Innerhalb der Lichtungen kann man aus ihrem Verband ausgegliederte, teilweise pyknotische oder in Auflösung begriffene Einzelzellen sowie schwach färbbare Gerinnsel sehen (Abb. 67). Die Hohlräume sind Folge eines Ödems mit Lockerung des Zellverbandes und Untergang von Einzelzellen. Sie sind nur an sehr gut erhaltenen Organen darstellbar.

Die Nekrose der Nebennierenrindenzelle tritt bei massiver Allgemeininfektion als Einzel- und als Gruppennekrose überwiegend in der äußeren Fasciculata auf. Sowohl die lipoidhaltige wie die wabig umgewandelte und die kompakte, lipoidfreie Zelle können zugrundegehen, wodurch unterschiedliche Nekrosebil-

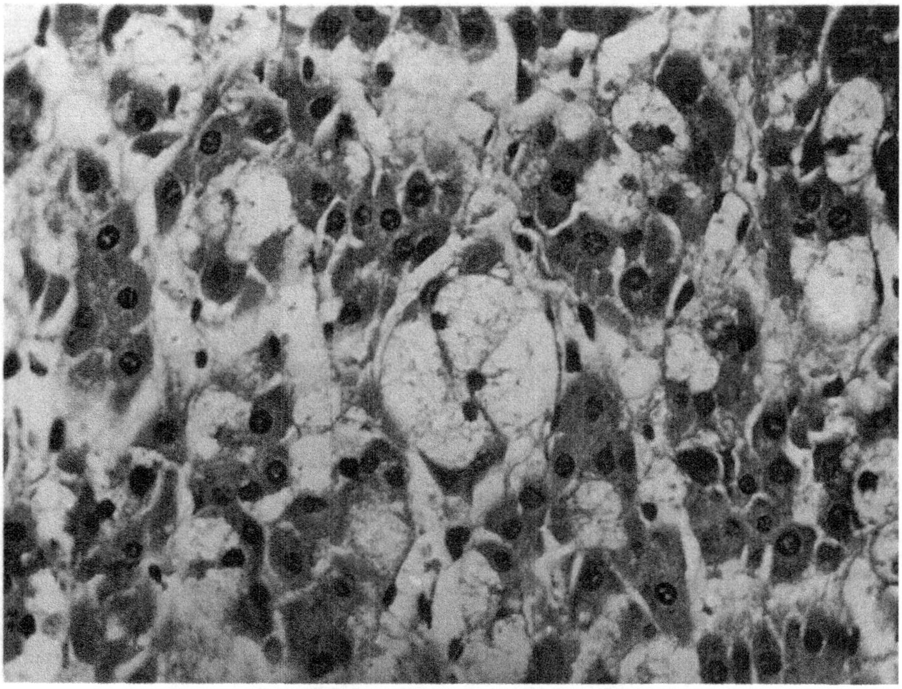

Abb. 65. Gleicher Fall wie Abb. 64. 400 ×

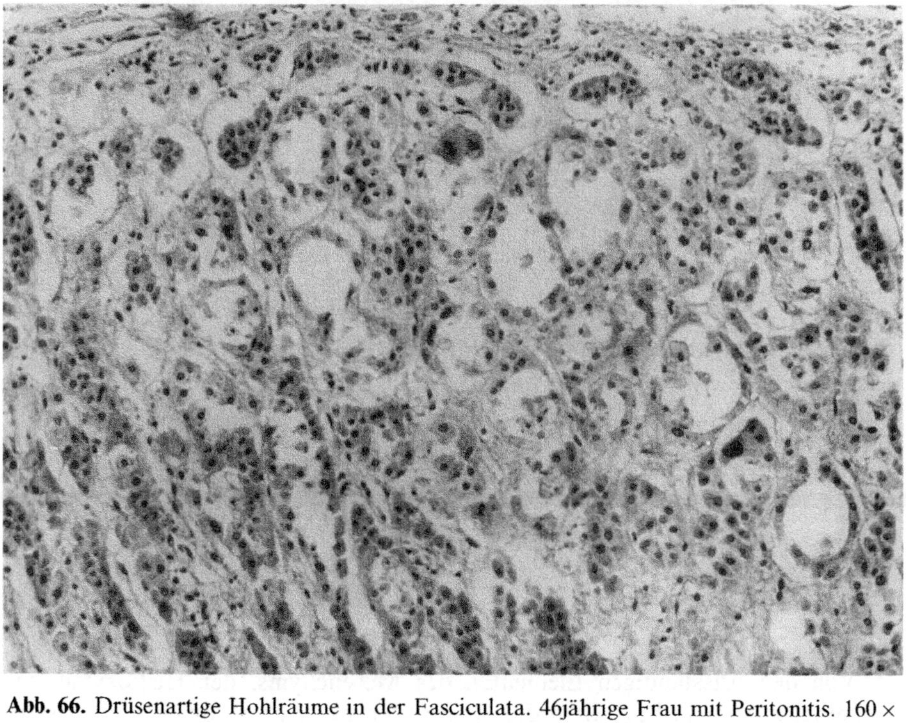

Abb. 66. Drüsenartige Hohlräume in der Fasciculata. 46jährige Frau mit Peritonitis. 160 ×

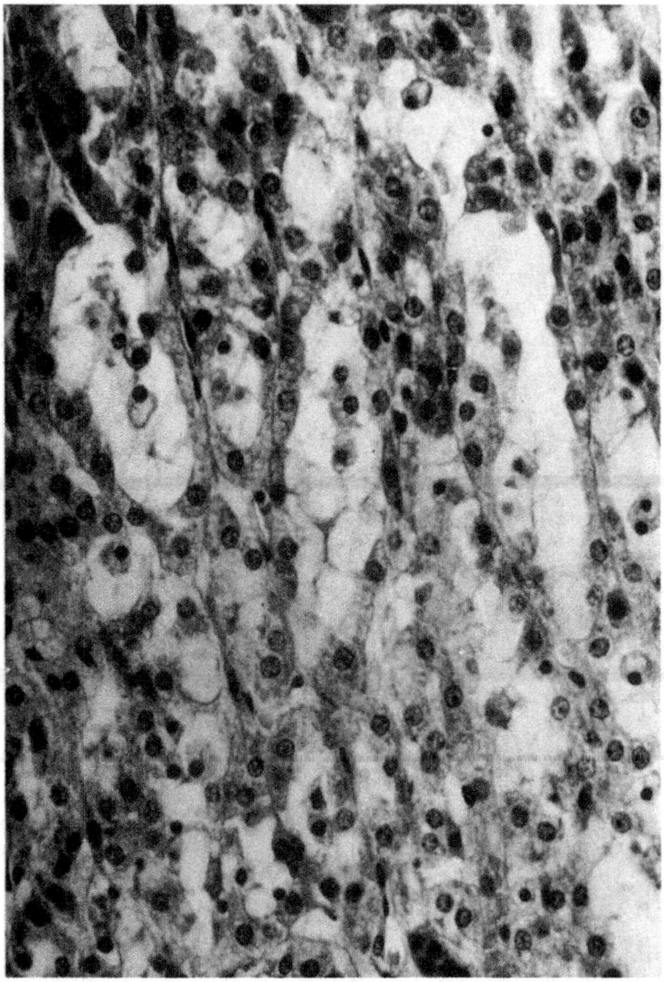

Abb. 67. Drüsenähnliche Hohlräume in der Fasciculata. 12jähriges Mädchen. Grippe-Pneumonie. 400 ×

der resultieren (Abb. 68 u. 69). Hyaline Einzelzellnekrosen entwickeln sich aus kompakten Zellen. Wabig umgewandelte Zellen enthalten oft noch Kerntrümmer oder sind kernlos. Nur bei einem Teil der Nekrosen sieht man eine leukozytäre Infiltration oder eine leukozytäre Demarkierung (Abb. 70). Bei kleinherdigen Nekrosen im Rahmen einer schweren Allgemeininfektion sind im allgemeinen keine lokalen Gefäßverschlüsse nachweisbar, so daß die Rolle von lokalen Zirkulationsstörungen schwer abgrenzbar ist (Golden 1949; Rich 1944).

Die Beteiligung der Strombahn und des Mesenchyms bei der infektiös-toxischen Nebennierenrindenläsion

Von den ortsständigen Elementen des Mesenchyms, der Histiozyten und Endothelien sind insbesondere die Histiozyten aktiv an resorptiven Prozessen

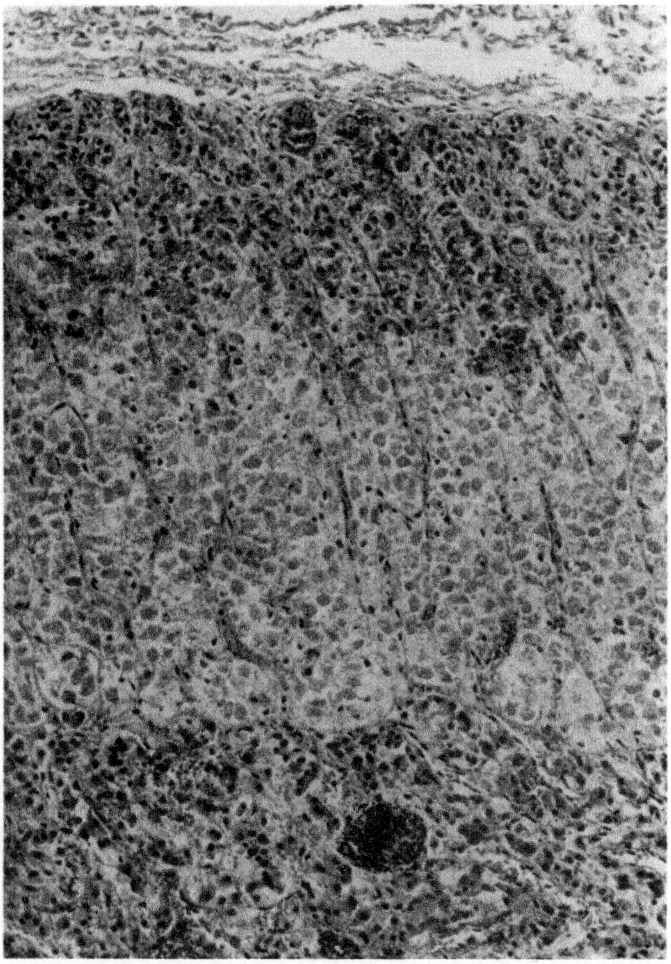

Abb. 68. Reaktionslose bandförmige Fasciculatanekrose. 9 Monate alter Säugling mit Peritonitis. 160×

beteiligt (MÄUSLE 1972). Sie speichern Bestandteile von Parenchymzellen, insbesondere aber auch Thrombozyten und Fibrin. Lichtmikroskopisch sind die Histiozyten und Endothelien kaum voneinander abgrenzbar. So sind frühere Angaben zum Verhalten des ortsständigen Mesenchyms meist auf die Endothelien bezogen, wie etwa ihre Phagozytosefähigkeit (DIETRICH u. SIEGMUND 1926) und die Mitoseaktivität (LIEBEGOTT 1947). Bei der experimentellen infektiös-toxischen Nebennierenrindenläsion der Ratte sind nur die Histiozyten aktiviert, dagegen nicht die Endothelien (MÄUSLE 1972). Es kommt innerhalb von Stunden zu einem massiven perikapillären Ödem. In der Gefäßlichtung sind Thrombozytenaggregate nachweisbar, selten oder kaum jedoch Fibringerinnsel. Im autoptischen Material ist das Auftreten von Fibringerinnseln im septischen Schock zu beobachten, desgleichen trifft man intrakapillär vermehrt Leukozyten oder auch unreife Blutzellen (Abb. 71). Von hier aus kann es auch zu einer diskreten,

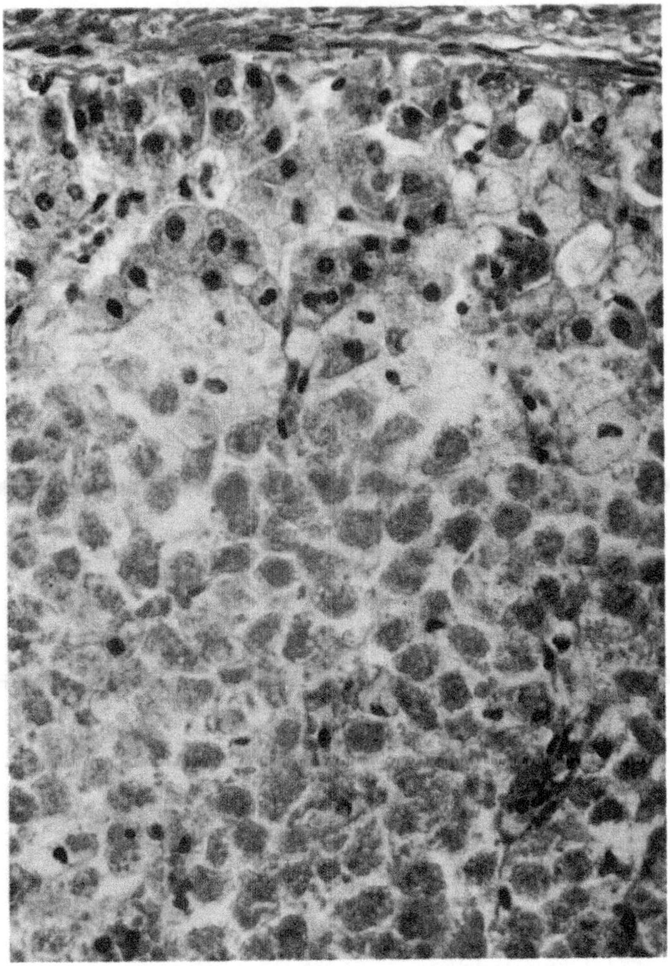

Abb. 69. Gleicher Fall wie Abb. 68. 400 ×

kleinherdigen Emigration von Leukozyten kommen. Eine septisch-eitrige Adrenalitis ist jedoch selten.

Nur in einem einzigen Fall konnten wir in unserem Material einen bakteriellen Embolus mit kleinstem septischen Abszeß in der Nebennierenrinde beobachten (Abb. 72).

II. „Unspezifische Adrenalitis": Rundzellinfiltrate der Nebennierenrinde

Sieht man vom Sonderfall der zum Morbus Addison führenden Autoimmunadrenalitis ab, gibt es eine nachweislich die Funktion beeinträchtigende chronisch-unspezifische Adrenalitis nicht. Inwieweit hierbei die entzündungshem-

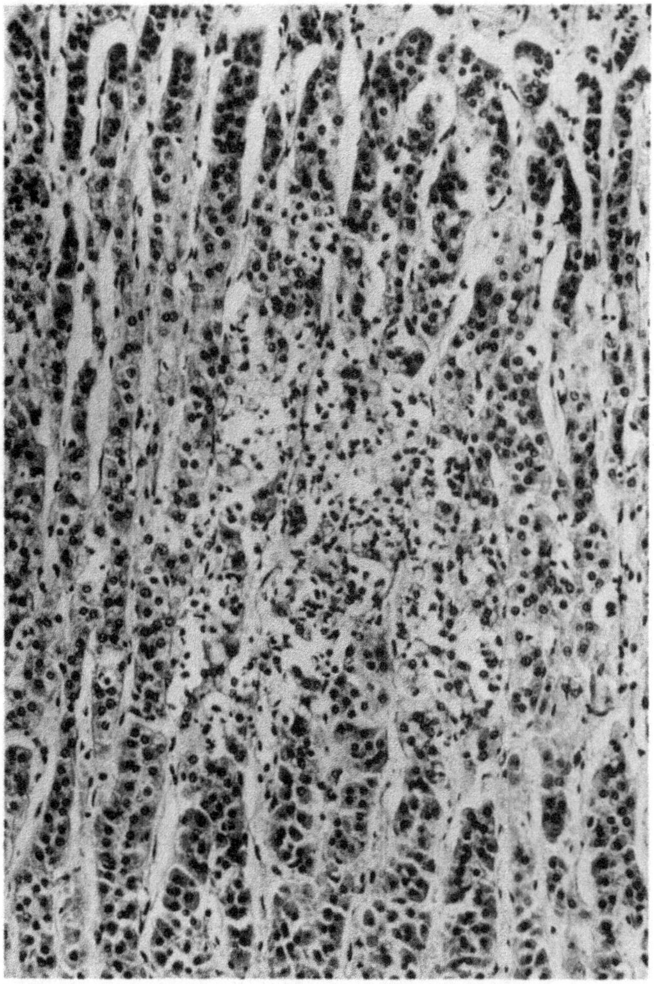

Abb. 70. Kleinherdige Nekrose in der Fasciculata mit leukozytärer Infiltration. 42jährige Frau mit Mitralvitium und rezidivierender Endokarditis. 160 ×

mende Wirkung der lokalen Steroidkonzentration (FRENKEL 1961) von Bedeutung ist, wird im Rahmen der Nebennierentuberkulose zu diskutieren sein. Obwohl also eine chronisch-unspezifische Adrenalitis als Krankheitsbild unbekannt ist, sind Rundzellherde in der Rinde, an der Rinden-Mark-Grenze und im Mark ein seit langem bekannter und häufiger Befund (alte Literatur s. bei PAUNZ 1923). PAUNZ (1923) hat sie unter 1171 Fällen in 17% gefunden, HEMPEL u. HEIM (1967) in einer Serie von 200 Fällen in 78%. Die Rundzellansammlungen treten diffus bis feinstfleckig, oder auch in unscharfen knotigen Herden auf. Im frühen Kindesalter – bei Neugeborenen und Säuglingen – sind sie von Sympatogonienhaufen oder von Blutbildungsherden abzugrenzen. Jenseits der Säuglingsperiode, wenn der Umbau der Nebennierenrinde vollzogen ist, haben wir sie unter 630 Fällen 44mal gesehen, sie sind hier also etwas seltener als

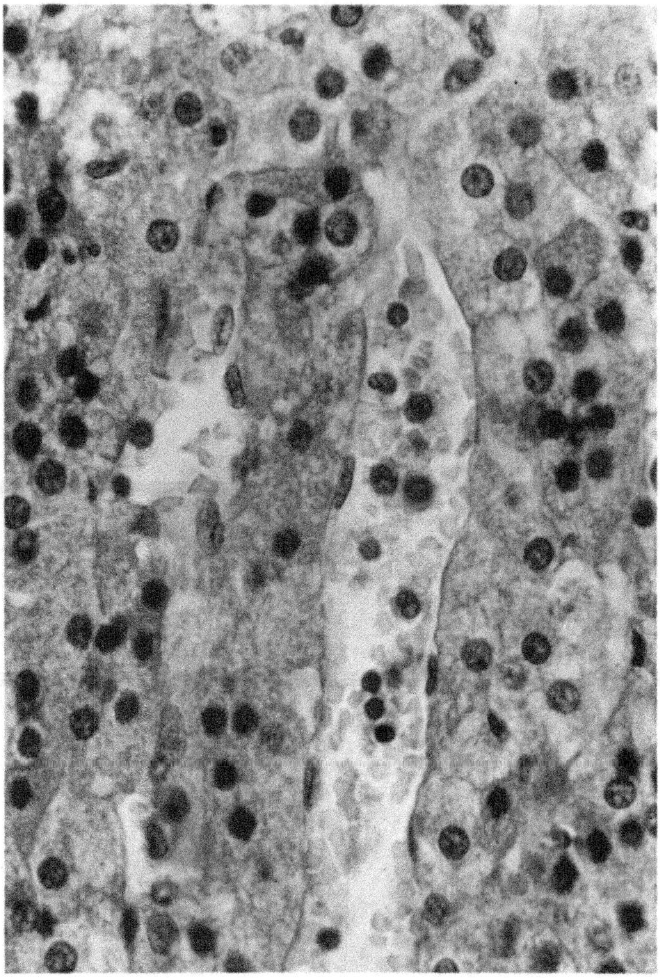

Abb. 71. Unreife Blutzellen im Schock. Fasciculatakapillare. 9jähriger Junge mit Schädel-Hirntrauma. 400 ×

beim Erwachsenen. Die Herde bestehen aus Lymphozyten, Plasmazellen und phagozytierenden Histiozyten. Makrophagen enthalten Fette, Lipopigmente und Hämosiderin. Unreife Elemente des myeloischen Systems oder Megakaryozyten kommen beim Erwachsenen ohne hämatologisches Grundleiden nicht vor (MOTLIK 1964). Die auch in den Nebennierenrindenkapillaren beim protrahierten Schock auftretenden unreifen Knochenmarkselemente sind von den Rundzellinfiltraten abzugrenzen.

Vielfach findet man die Rundzellen mit Fettzellen kombiniert, bis zur Entwicklung sog. myelo-adipöser Strukturen (s. Myelolipom). Zu einer wesentlichen Alteration des umgebenden Parenchyms kommt es durch die Infiltrate nicht, wenn sich auch Bilder der Verdrängung darstellen oder einzelne Parenchymzellen zugrundegehen mögen. Bevorzugt befallen sind die inneren Rindenschichten.

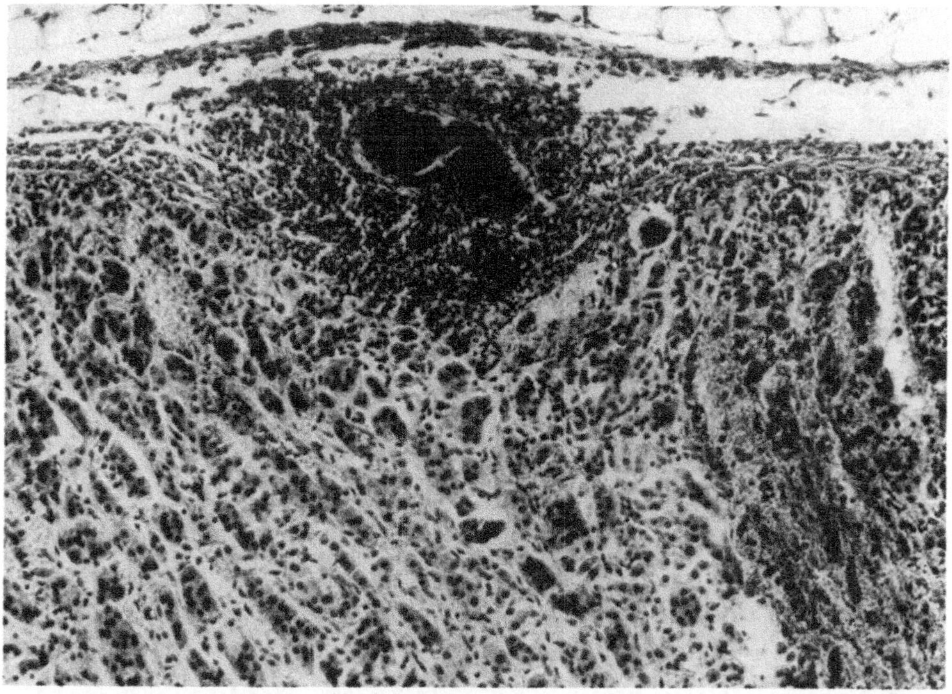

Abb. 72. Bakterielle Embolie in der Kapselregion der Nebennierenrinde mit pyämischem Mikro-Abszeß bei Sepsis. 39jähriger Mann mit Osteomyelitis. 160 ×

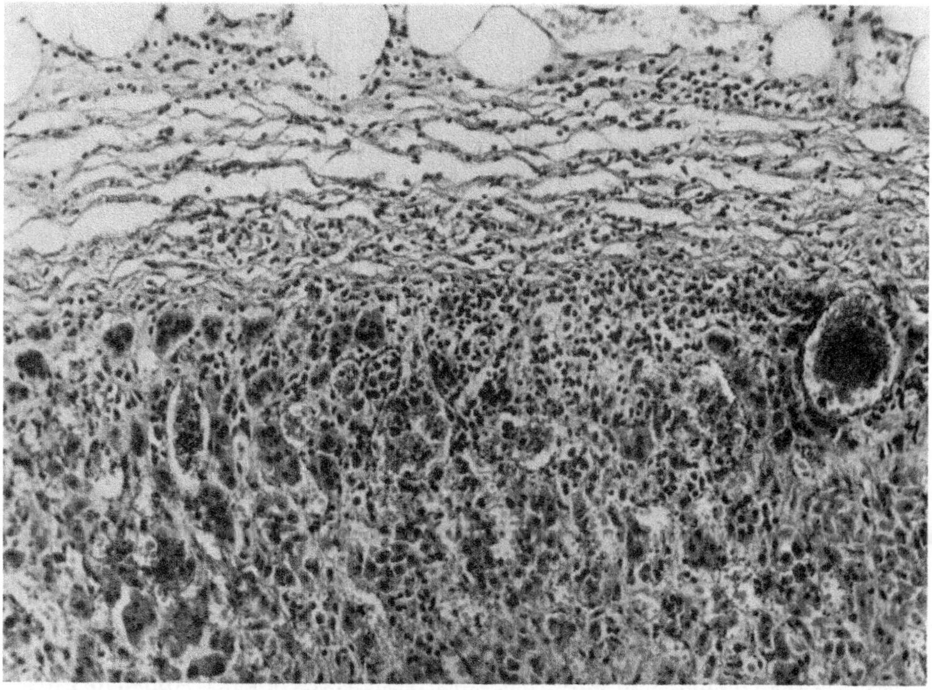

Abb. 73. Lympho-plasmazelluläre „Adrenalitis" in der Kapsel und in der Glomerulosa. 62jähriger Mann mit Ösophagus-Karzinom und Bronchopneumonie. 160 ×

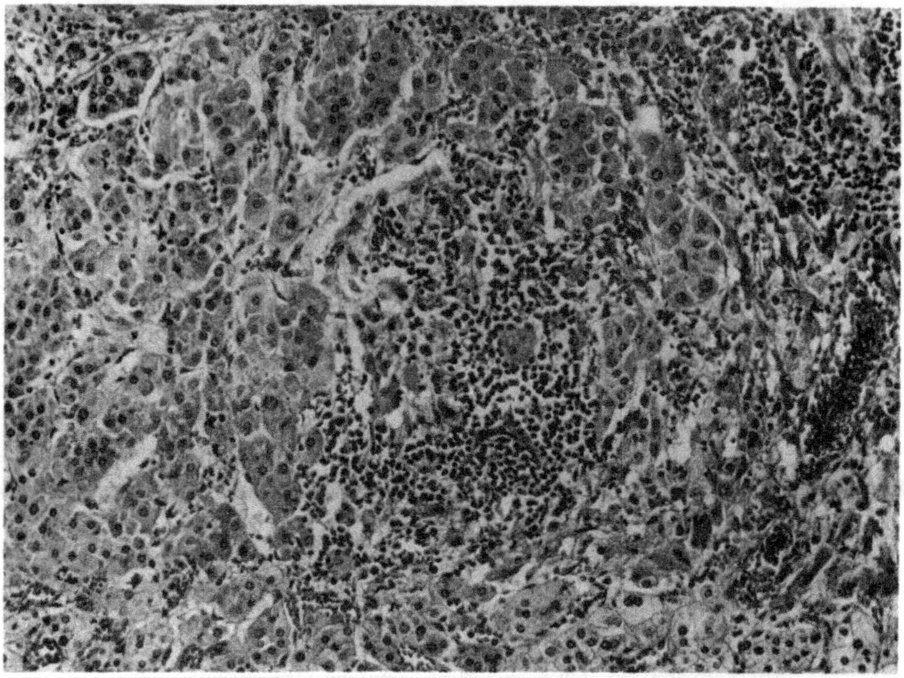

Abb. 74. Massive Rundzellinfiltrate in der Retikularis. 70jähriger Mann. 160×

Wir haben aber auch Infiltrationen der Glomerulosa und der Bindegewebskapsel gesehen (Abb. 73 u. 74).

Seit PAUNZ (1923) sowie DIETRICH u. SIEGMUND (1926) ist bekannt, daß zwischen der Grundkrankheit und dem Nebenbefund Rundzellinfiltrate der Nebenniere keine erkennbare Beziehung besteht. So werden sie wohl mit Recht von den älteren deutschen Autoren als Ausdruck resorptiver Prozesse gesehen, bei denen das Makrophagensystem der Nebennierenrinde (PAUNZ 1923) eine wesentliche Rolle spielt. Die Bedeutung chronisch-unspezifischer Infekte wird diskutiert. Wir haben massive Infiltrate in den Nebennieren von Kindern mit Subsepsis Wissler und bei Mukoviszidose mit schweren bronchopulmonalen Infekten gesehen. Da im Kindesalter Rundzellherde seltener und geringer sind, ist es naheliegend, die Infiltrate hier mit dem Grundleiden in Verbindung zu bringen. SANERKIN u. EL-SHABOURY (1965) beschreiben eine chronische Adrenalitis bei einem Fall von tödlichem Status asthmaticus, bei dem gleichzeitig eine Hashimoto-Thyreoditis bestand. Ob Autoimmunmechanismen auch für die „banalen" Rundzellherde in Betracht kommen, ist unbekannt. Wir halten es aber mit MOTLIK (1964) für wahrscheinlich, daß bei Abbauvorgängen am Rindenparenchym Rundzellherde auftreten. Hier treten dann auch Fettzellen ins Spiel. Die myeloadipösen Strukturen, die bevorzugt bei diffuser oder knotiger Hyperplasie zu finden sind, sind Ausdruck solch gesteigerter lokaler Abbauvorgänge am Parenchym. Die Fettzellen halten wir – in Analogie zu prinzipiell gleichartigen Vorgängen bei der Involution der Cortex fetalis (MÄUSLE 1972) – für umgewandelte Makrophagen und nicht für Rindenparenchymzellen. Die dazwischen eingestreuten Rundzellherde sind keine unreifen myeloischen oder erythropoetischen Elemente. Sie sind Oxydase- und Chloracetatesterase-negativ (MOTLIK 1964, eigene Befunde).

III. Autoimmun-Adrenalitis

(s. hierzu auch Kap. 10, S. 1169f.)

Autoimmunkrankheiten mit Beteiligung endokriner Drüsen

Mit dem Rückgang der Tuberkulosemorbidität gewinnt die Autoimmun-Adrenalitis zunehmend mehr an Bedeutung als Ursache des Morbus Addison. Unter 216 Addison-Fällen der Jahre 1962–1972 fanden IRVINE u. BARNES (1972) 174 mit Autoimmun-Adrenalitis (78%) gegen 46 Tuberkulosen (21%). Nur 4 Fälle dieser Serie gingen auf andere Ursachen des Morbus Addison zurück (s.S. 877).

Die frühere Unsicherheit über die Pathogenese des Krankheitsprozesses spiegelt sich in den zahlreichen Synonymen wider: Primäre Atrophie, primäre Dystrophie, primäre Nebennierenrindensklerose, zytotoxische Nekrosen, zytotoxische Schrumpfnebenniere, adrenal contraction oder idiopathische Addisonsche Erkrankung.

Der Nachweis zirkulierender Nebennierenrindenantikörper im Serum von Patienten mit nichttuberkulöser Addisonscher Erkrankung läßt es heute dagegen für gerechtfertigt erscheinen, den zugrundeliegenden pathologisch-anatomischen Prozeß als „Autoimmun-Adrenalitis" zu kennzeichnen. Die Bezeichnung Atrophie kann nicht befriedigen, da es sich um eine Zerstörung von Rindenparenchym handelt. Dystrophie oder zytotoxische Schrumpfnebenniere bezeichnen den Vorgang besser, lassen aber die Möglichkeit einer Vielzahl verschiedener Schädigungsmöglichkeiten zu. Demgegenüber muß heute die Eigenständigkeit des Krankheitsprozesses in den Vordergrund gerückt werden. Die Autoimmun-Adrenalitis tritt in jedem Lebensalter – auch schon in früher Kindheit – auf. In der Serie von IRVINE u. BARNES (1972) lag das Altersmittel bei 32 Jahren, bei einer Streuung zwischen 2 und 74 Jahren. In den ersten 2 Lebensjahrzehnten ist die Autoimmun-Adrenalitis neben dem Morbus Addison bei diffuser Zerebralsklerose die praktisch einzige Ursache des Morbus Addison. In diesem Lebensabschnitt überwiegt das männliche Geschlecht (5:2 in der Serie von IRVINE u. BARNES 1972). Insgesamt zeigt jedoch das weibliche Geschlecht ein leichtes Übergewicht von 2,3:1.

1. Morphologische Befunde bei Autoimmun-Adrenalitis

Die Nebennieren sind bei der Autoimmun-Adrenalitis stark verkleinert, zusammen wiegen sie oft weniger als 2 g (DUFFIN 1943; KRAUS 1927; FRIEDMAN 1948), nicht selten sind sie im retroperitonealen Fettgewebe nur mühsam oder gar nicht zu finden (DUFFIN 1943; FRIEDMAN 1948; GOUDIE u. PINKERTON 1962;

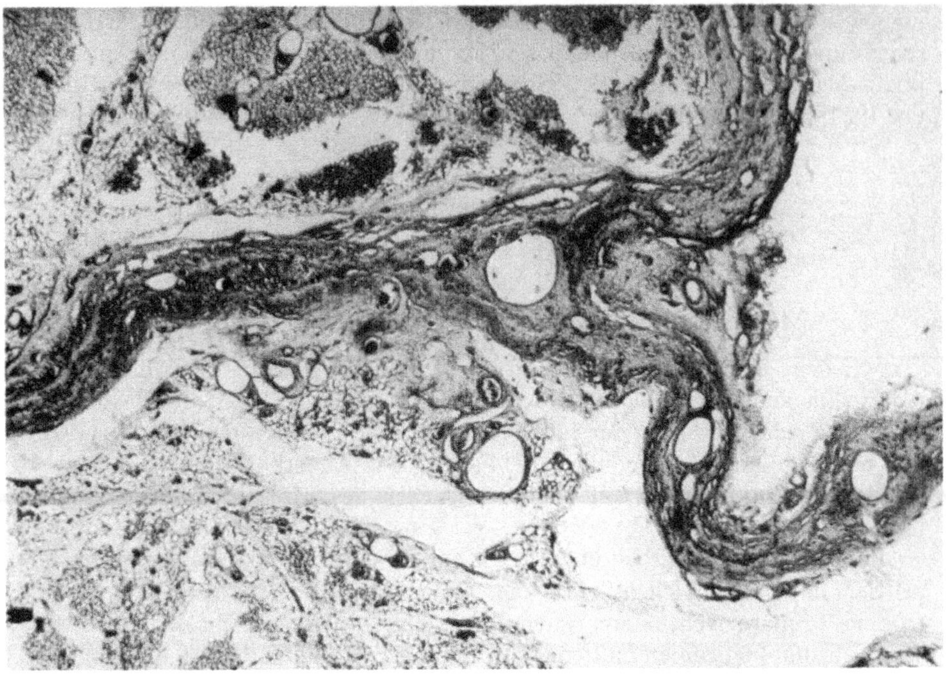

Abb. 75. Endstadium einer Autoimmunadrenalitis. Vollständiger Schwund des Rindenparenchyms. Kollaps des Fasergerüstes bei offenen zentralen Venenstämmen. Beobachtung KÖSSLING, Mainz. HE, 19 ×

PHAIR et al. 1965). Die Nebennieren stellen sich als dünne, graue oder graubraune bis dunkelbraune, teilweise transparente läppchenförmige Gebilde dar, die die äußeren Umrisse einer Nebenniere noch erkennen lassen. Seltener sind sie höckerig, in diesen Fällen sind Regeneratknoten entwickelt.

Mikroskopisch steht der Parenchymschwund im Vordergrund des Bildes. Zentral ist das Mark erhalten, die Venenstämme sind intakt und offen. Der Parenchymschwund führt zu einem Kollaps des Gitterfasergerüstes, während eine nennenswerte Narbenbildung oder Verschwielung nicht zum Bilde der Autoimmunadrenalitis gehört. Durch den Gerüstkollaps legt sich bei vollständigem Parenchymschwund die Organkapsel in den zentralen Abschnitten der Nebenniere um das Mark. An den Polen legen sich die Fasernetze aufeinander. Hier findet man zwischen dem Kapselbindegewebe nur noch die weiten Sinusoide. So gibt es Fälle, in denen überhaupt kein Rindenparenchym mehr nachweisbar ist (Abb. 75). In anderen Fällen sind inselförmig Rindenkomplexe erhalten. Hier ist die Zonierung verlorengegangen. Die Zellen sind kompakt, lipoidarm bis lipoidfrei und außerordentlich variabel in Form und Größe. Hyperchromatische Riesenkerne und mehrkernige Formen treten auf, jedoch keine Mitosen. Die Kerne sind pyknotisch oder in Auflösung begriffen (Abb. 76). Das Zytoplasma ist kompakt-azidophil, von Vakuolen durchsetzt und nicht selten riesenhaft vergrößert. STEINBISS (1926) hat zuerst auf eine sphärische Schichtung des Zytoplasmas aufmerksam gemacht und sie den „Sphäroiden“ an die Seite gestellt.

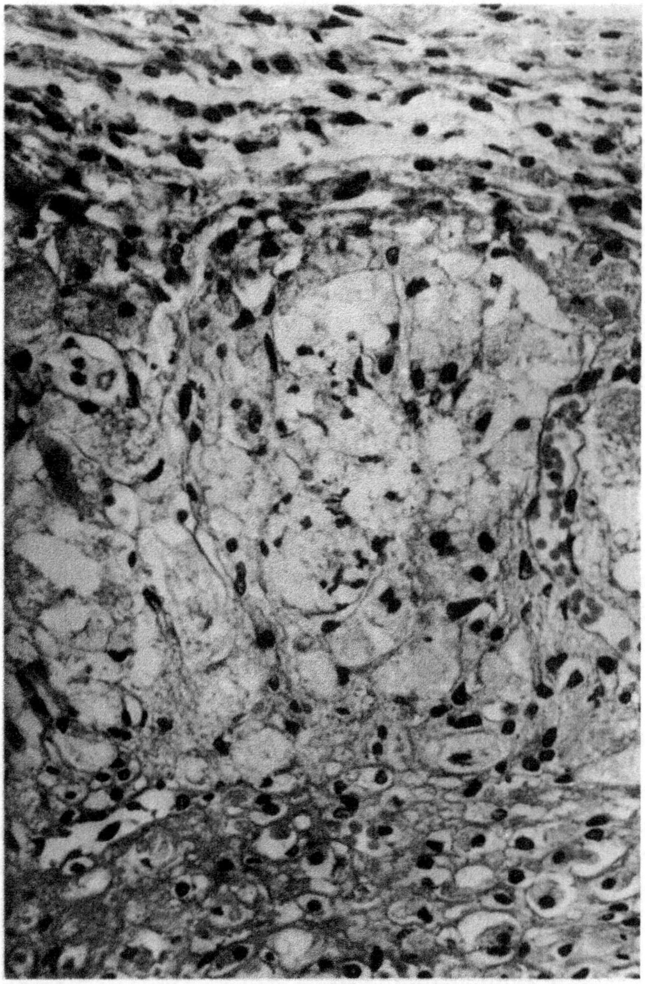

Abb. 76. Autoimmunadrenalitis. Herdförmiger Kernzerfall. Wabig aufgetriebenes Zytoplasma oben und unten kollabiertes Fasergerüst. 400 ×

ALTMANN (1964) hat gezeigt, daß diese Sphäroide einem riesenhaft vergrößerten achromatischen Zentriol entsprechen.

Einerseits zeigt das Restparenchym also schwere regressive Veränderungen bis zur vollständigen Nekrose, andererseits sind Zeichen der Stimulation des Restgewebes zu beobachten. Diese sind als Folge der erhöhten ACTH-Ausschüttung anzusehen. Tatsächlich kommt es in einem Teil der Fälle zu einer knotigen Regeneration (KIEFER 1927), die schon HÜBSCHMANN (1921) zum Vergleich mit der roten Leberatrophie angeregt hat. Die Knoten können der Nebenniere eine höckerige Oberfläche verleihen und 2–3 mm im Durchmesser haben. Der Vergleich mit der Leberzirrhose und die Bezeichnung Nebennierenzirrhose gründen sich auf diese Regeneratbildungen. Sie sind aber kein regelmäßiger – viel eher seltener – Befund bei der Autoimmun-Adrenalitis. Inwieweit eine wenigstens zeitweise Kompensation der Rindeninsuffizienz durch die Regenerate möglich ist, ist unbekannt.

Der zur Bezeichnung Autoimmun-Adrenalitis notwendige Befund der lympho-plasmazellulären Infiltration ist quantitativ sehr wechselnd ausgeprägt. Zwischen den Fasernetzen finden sich Lymphozyten und Plasmazellen, teils spärlich, teils aber auch in dichten Infiltraten, vielfach auch im erhaltenen Mark. Bei vollständigem oder weitgehendem Schwund des Rindenparenchyms ist meist auch der Rundzellgehalt spärlich, offenbar Folge des zum Zeitpunkt der Autopsie erreichten Endzustandes der Krankheit. Lymphfollikel mit Reaktionszentren sind nur ganz ausnahmsweise zu sehen. Die hinter der Parenchymzerstörung zurücktretende lympho-plasmazelluläre Infiltration unterscheidet also die Autoimmun-Adrenalitis von der nahe verwandten und manchmal gemeinsam mit ihr auftretenden Hashimoto-Thyreoiditis.

2. Immunologie der Autoimmun-Adrenalitis

Die auslösende Ursache der Autoimmun-Adrenalitis ist unbekannt. Ein Zusammenhang mit ganz verschiedenen Infektionskrankheiten ist unwahrscheinlich. Auf eine genetische Komponente weist die familiäre Häufung eines Teiles der Fälle von „idiopathischer Addisonscher Erkrankung" hin (SPINNER et al. 1968). Sie tritt bei eineiigen Zwillingen auf. In einer Studie von 140 Erkrankungen fanden SPINNER et al. (1968) Hinweise auf einen rezessiven Erbgang, insbesondere, wenn die Erkrankung im Kindes- und Jugendalter auftrat. Bei der Autoimmun-Adrenalitis wurden zirkulierende Nebennieren-Antikörper in 4 großen Serien von zusammen 235 Patienten mit sog. idiopathischer Addisonscher Erkrankung studiert (GOUDIE et al. 1966; NERUP et al. 1966; BLIZZARD et al. 1967; IRVINE et al. 1967; IRVINE u. BARNES 1972). Unter 174 Fällen fanden IRVINE u. BARNES (1972) 109mal Antikörper gegen Nebennierenrindengewebe, dagegen in keinem der 46 Tuberkulose-Fälle mit Morbus Addison. Die Titer sind bei der Komplement-Fixation und bei der Immunfluoreszenz niedriger als diejenigen der Schilddrüsen-Antikörper bei Hashimoto-Thyreoidits. Sie bleiben jedoch über viele Jahre während der Substitutionstherapie erhalten. Die Nebennieren-Antigene werden überwiegend in der mikrosomalen Fraktion, aber auch in der Mitochondrien-Fraktion, gefunden (GOUDIE et al. 1968).

IV. Die Nebennieren-Tuberkulose

Die doppelseitige Nebennieren-Tuberkulose war bis in die jüngste Zeit die häufigste Ursache eines Morbus Addison. In der großen Statistik von GUTTMAN (1930), die 333 Autopsie-Fälle von Morbus Addison erfaßt, stehen 229 Tuberkulosen 66 Fällen von primärer Nebennierenrindendystrophie gegenüber. Im Material von IRVINE u. BARNES (1972) ist dagegen die Tuberkulose als Ursache des Morbus Addison von 79 auf 21% zurückgefallen, eine Folge der Abnahme der Tuberkulosemorbidität. In einem Londoner Bezirk kamen 1968 auf 1 Million Einwohner 12 Addison-Fälle durch Tuberkulose, dagegen 27 nichttuberkulöse Addison-Kranke (STUART-MASON et al. 1968).

Um das Spektrum der Nebennieren-Tuberkulose darstellen zu können, muß man bei dem Rückgang der Tuberkulosemorbidität daher in erster Linie auf die ausführlichen Darstellungen der älteren Literatur zurückgreifen, die noch über ein großes Anschauungsmaterial verfügten (DIETRICH u. SIEGMUND 1926; BARKER 1929; GUTTMAN 1930; GSELL u. UEHLINGER 1933).

Die Nebennieren-Tuberkulose kann ein- und doppelseitig auftreten. Von 51 Nebennieren-Tuberkulosen in Minnesota (GUTTMAN 1930) waren 15 unilateral und 36 bilateral. Unter 1436 Autopsie-Fällen mit der Hauptdiagnose Tuberkulose fanden GSELL u. UEHLINGER (1933) 21 Fälle von tuberkulösem Morbus Addison (1,46%) und 37 Fälle einseitiger oder unvollkommen beidseitiger Nebennieren-Tuberkulose ohne Morbus Addison (2,57%). Der Befund der Nebennieren-Tuberkulose hängt also von dem Material ab, das man betrachtet. Geht man vom Morbus Addison aus, so wird man nur beidseitige, meist grobknotige chronisch-käsige Nebennieren-Tuberkulosen mit mehr oder weniger vollständiger Organzerstörung finden. Geht man aber von einem unausgelesenen Obduktionsgut aktiver Tuberkulosen aus, so überwiegt der partielle Organbefall mit sehr verschiedenen Formen des tuberkulösen Prozesses von der frischen miliaren Aussaat bis zur tuberkulösen Schrumpfnebenniere als narbigem Endzustand (KRACHT 1968).

1. Die bilaterale Nebennieren-Tuberkulose mit Morbus Addison

Bei bilateraler Nebennieren-Tuberkulose sind die Organe meist vergrößert, von fester Konsistenz und knotig. Das kombinierte Organgewicht liegt über 20 g (BARKER 1929), aber auch schon die Einzeldrüse kann dieses Gewicht erreichen. Nicht selten besteht eine Größendifferenz zwischen den beiden Seiten, selten findet man eine bilaterale Schrumpfnebenniere (KRACHT 1968). Die äußeren Organumrisse bleiben meist erhalten, die Kapsel ist verdickt und mit der Umgebung verlötet. Auf der Schnittfläche sieht man konfluierende, verkäsende Knoten von stark variabler Größe. Die käsigen Massen sind meist trocken-fest, seltener erweicht (DIETRICH u. SIEGMUND 1926). Das ganze Organ kann dabei in eine verkäsende Masse umgewandelt sein. Zwischen den Knoten sieht man teilweise graue, bindegewebige Septen und in Randbezirken manchmal noch Restparenchym in Form eines dünnen Rindenbandes. Oft ist überhaupt kein Restrindengewebe mehr nachweisbar. Markgewebe fehlt regelmäßig. Verkalkungen sind eher selten (3mal unter 32 Beobachtungen von GSELL u. UEHLINGER 1933).

Das mikroskopische Bild der grobknotigen-käsigen Nebennieren-Tuberkulose weicht nicht grundsätzlich von exsudativ käsigen Tuberkulosen anderer Organe ab. Unter 25 tuberkulösen Addison-Fällen hat BARKER (1929) sowohl frische wie alte tuberkulöse Verkäsungen gesehen, jeweils mit unterschiedlich ausgeprägter epitheloidzelliger Proliferation. Außerhalb der Epitheloidzellbänder kommen auch breite Zonen von lymphozytären Infiltraten vor (Abb. 77). Ältere Herde sind von Bindegewebe mit reichlichen kollagenen Fibrillen umsäumt (GUTTMAN 1930). Verschieden alte Herde können nebeneinander vorkommen, so daß ein schubweises Fortschreiten des Prozesses anzunehmen ist (GSELL u. UEHLINGER 1933). Das Fehlen einer spezifischen proliferativen Reaktion am

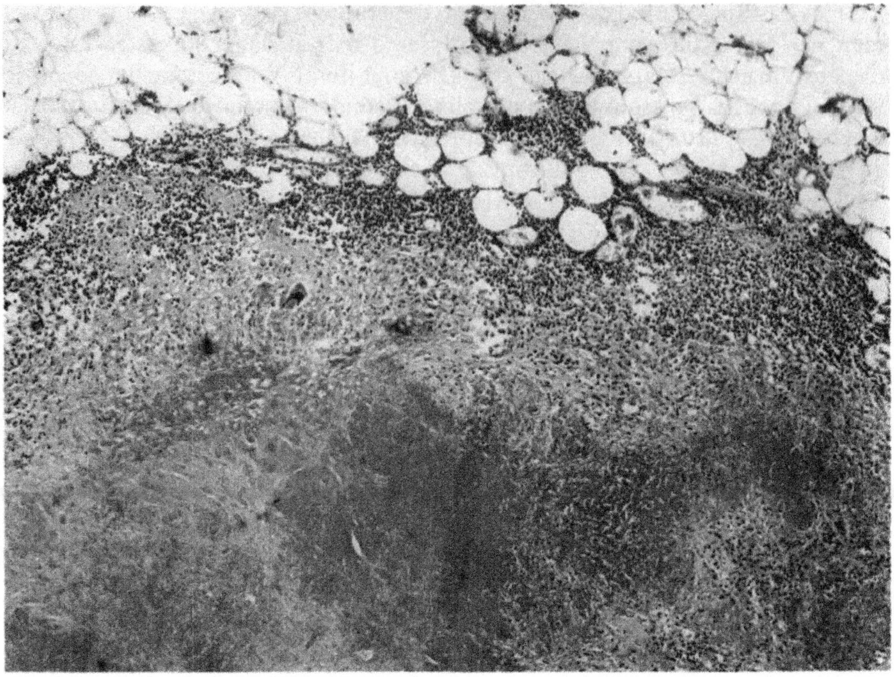

Abb. 77. Käsige Nebennierentuberkulose. HE, 60×

Rande der Nekroseherde wird von GUTTMAN (1930) seltener gesehen. Nach FRENKEL (1961) soll jedoch das spezifische Granulationsgewebe an den Stellen, die noch erhaltenem Rindengewebe benachbart sind, weitgehend fehlen.

2. Ein- oder doppelseitige Nebennieren-Tuberkulose ohne Morbus Addison

Im Rahmen einer miliaren Aussaat sind die Nebennieren häufig von frischen miliaren Herdchen durchsetzt. Bei fortgeschrittenen hämatogenen Generalisationen mit multiplen Organherden (Urogenitaltuberkulose, Knochentuberkulose) können großknotige tuberkulöse Herde in den Nebennieren als Zufallsbefund gefunden werden, ohne daß ein Morbus Addison manifest wird. GSELL und UEHLINGER teilen eine Reihe solcher Beobachtungen mit. Dabei kann jedoch eine latente Nebennierenrindeninsuffizienz unerwartet zum Tode, z.B. nach geringer operativer Belastung, führen. Bei alten Tuberkulosen stellt schließlich auch die einseitige tuberkulöse Schrumpfnebenniere einen charakteristischen Befund dar. Sie ist als narbiger Endzustand einer grobknotigen fibro-kaseösen Tuberkulose aufzufassen (KRACHT 1968). Die vernarbende Bindegewebsneubildung beherrscht das Bild, die verkästen Teile sind eingetrocknet, verkreidet oder verkalkt (DIETRICH u. SIEGMUND 1926). Das Narbengewebe kann auf die Umgebung übergreifen. Spezifisch-tuberkulöses Granulationsgewebe kann weitgehend geschwunden sein. Soweit noch Rindenparenchym erhalten ist, kann man auch knotige Hyperplasien entwickelt finden. Eine Nebennierenrinden-Insuffizienz tritt bei doppelseitigem Befall auch dann meist nicht ein, wenn die knotigen Parenchymregenerate die Funktion aufrechterhalten. Sicher ausgeheilte beidseitige Nebennieren-Tuberkulosen sind jedoch nicht bekannt geworden (GSELL u. UEHLINGER 1933), die Nebennieren-Tuberkulose ist im allgemeinen ein fortschreitender Prozeß.

3. Alter und Geschlecht bei Nebennieren-Tuberkulose mit Morbus Addison

Eine Alterskurve von 229 Todesfällen an Nebennieren-Tuberkulose vor Einführung der tuberkulostatischen und der Steroid-Ersatztherapie (GUTTMAN 1930) zeigt einen breiten Altersgipfel zwischen dem 20. und 50. Lebensjahr, der in den höheren Altersklassen langsam abfällt. Im Material von IRVINE u. BARNES (1972) liegt das Erkrankungsalter (nicht Todesalter!) an Morbus Addison durch Tuberkulose bei 40 Jahren mit einer Streubreite zwischen 18 und 90 Jahren. Im Kindesalter wird die Nebennieren-Tuberkulose nicht mehr beobachtet, da die Latenz zwischen hämatogener Streuung und Ausbruch der Krankheit zu lange ist. Aus der alten Literatur erkennen GSELL u. UEHLINGER (1933) nur 5 Fälle von doppelseitiger Nebennieren-Tuberkulose unter 12 Jahren an, darunter eine diaplazentar erworbene Nebennieren-Tuberkulose von SCHMORL u. KOCKEI (1894) (s. DHOM 1965).

Die Geschlechtsverteilung bei tuberkulösem Morbus Addison zeigt ein fast 3mal häufigeres Vorkommen beim Mann gegenüber der Frau in den älteren Serien (71,4:28,6% nach GSELL u. UEHLINGER (1933)). Bei IRVINE u. BARNES (1972) ist dagegen unter 46 tuberkulösen Addison-Kranken das Geschlechtsverhältnis weiblich:männlich=1,2:1, also ausgeglichen.

4. Die Stellung der Nebennieren-Tuberkulose im Rahmen der allgemeinen Tuberkulose

Die Infektion der Nebennieren erfolgt hämatogen im Stadium der Generalisation. Man beobachtet sie sowohl bei Früh- wie auch bei Spätgeneralisation als miliare Aussaat. Die einseitige oder unvollständige beidseitige Nebennieren-Tuberkulose ohne Morbus Addison stellt dabei meist nur eine unter mehreren Organmanifestationen dar, wobei aktive Konglomerattuberkel auf eine gleich lange Entwicklungsdauer in den verschiedenen Organen schließen lassen (GSELL u. UEHLINGER 1933). Einen anderen Aspekt bietet die grobknotig-käsige, doppelseitige Nebennieren-Tuberkulose mit Morbus Addison.

Sie ist vielfach die einzige, aktiv-fortschreitende Organmanifestation. Regelmäßig sind in den Lungen meist doppelseitige, schiefrig-indurierende, z.T. kreidige oder verkalkende Spitzenherde ohne Zeichen bronchogener Streuung nachweisbar. Eine aktiv-fortschreitende Lungentuberkulose besteht nicht. Dagegen können weitere extrapulmonale Organmanifestationen vorliegen, insbesondere im Urogenitalsystem und im Skelett. Terminal wird schließlich nicht selten eine mehr diskrete miliare Streuung, ausgehend von den Nebennieren, beobachtet. Nach den genauen Untersuchungen von GSELL u. UEHLINGER (1933) hat die Nebennieren-Tuberkulose beim Morbus Addison eine jahrelange Entwicklungszeit, in ihrem Material zwischen 7 und 27 Jahren vom Zeitpunkt der hämatogenen Streuung bis zur Manifestation der Rindeninsuffizienz. Mit dieser langen Entwicklungsperiode erklärt sich das relativ späte Auftreten eines tuberkulosebedingten Morbus Addison. Das sehr langsame Fortschreiten der Nebenniereninfektion, meist aus einer einmaligen Streuperiode heraus entstanden, läßt nach GSELL u. UEHLINGER auf eine relative Gutartigkeit des tuberkulösen Nebennierenprozesses bzw. auf eine große Abwehrkraft des befallenen Organismus schließen.

Zu ganz anderen Überlegungen kommt FRENKEL (1961). Ausgehend von Beobachtungen einer experimentellen Infektion mit dem Protozoon Besnoitia jellisoni beim Hamster, bei dem eine subkutane Inokkulation zu einer ausgedehnten und isolierten Nebennierennekrose führt, deutet FRENKEL den isolierten Organbefall als einen immunologischen Defekt in den Nebennieren. Ursache dieses Defektes sei die lokale Konzentration entzündungshemmender Glukokortikoide, beim Hamster Kortisol. Bei der menschlichen Nebennieren-Tuberkulose vermißt FRENKEL ein spezifisches Granulationsgewebe an den Stellen, an denen Rindengewebe noch erhalten ist. Erst bei völliger Zerstörung des Rindenparenchyms bis zur Kapsel entwickelt sich auch in den Nebennieren ein spezifisches, tuberkulöses Granulationsgewebe. Dies wird mit dem Verlust lokaler Glukokortikoid-Wirkung erklärt.

Gegen diese Vorstellung FRENKELS müssen freilich folgende Einwendungen gemacht werden:

a) Die lokale Konzentration aktiver Hormone in den Nebennieren ist unbedeutend. Synthese und Hormonausschüttung erfolgen „in einem Zuge".
b) Es kommt nur selten im Rahmen einer hämatogenen Streuung zu einer Nebennieren-Tuberkulose. Bei Annahme eines lokalen Immundefektes müßten Nebennieren-Tuberkulosen häufig und ausgedehnt sein.
c) Das sehr langsame Fortschreiten einer Nebennieren-Tuberkulose ist mit einem lokalen Immundefekt schwer vereinbar.

Ob und welche lokalen Faktoren das Bild und den Verlauf der Nebennieren-Tuberkulose beeinflussen, bleibt daher ungewiß.

V. Bestimmt charakterisierte Nebennierenläsionen bei Infektionskrankheiten

Bei einer Reihe von Infektionskrankheiten können die Nebennieren Sitz charakteristischer Läsionen, insbesondere von Granulomen und Nekrosen, sein. Unter den Virusinfektionen kommen der Zytomegalie und der Herpes simplex Sepsis des Neugeborenen, bzw. dem Ekzema herpeticatum des Säuglings die Hauptbedeutung zu. Bei der Zytomegalie werden im Rahmen einer Generalisation (SEIFERT u. OEHME 1957) in den Rindenzellen die charakteristischen intranukleären Einschlußkörper gefunden, begleitet von einem spärlichen Infiltrat aus Lymphozyten, Monozyten und Plasmazellen (DHOM 1975) (Abb. 78).

Bei der Herpes-Sepsis des Neugeborenen zeigen die Nebennieren ausgedehnte hämorrhagische Nekrosen. In noch erhaltenen Rindenzellen findet man die charakteristischen acidophilen intranukleären Einschlußkörper mit hellem Hof, dem Typ A von COWDRY entsprechend (MÖBIUS u. MÖBIUS 1963). Anämische Koagulationsnekrosen der Nebennierenrinde und Einschlußkörperchen bei einem 9 Monate alten Säugling mit Ekzema herpeticatum beschreiben BRAIN et al.

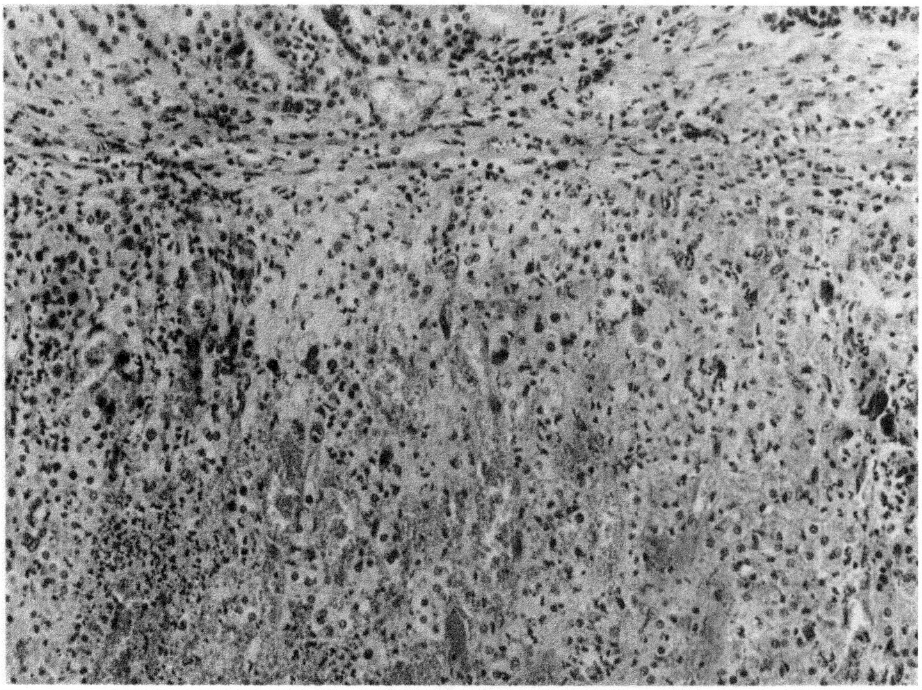

a

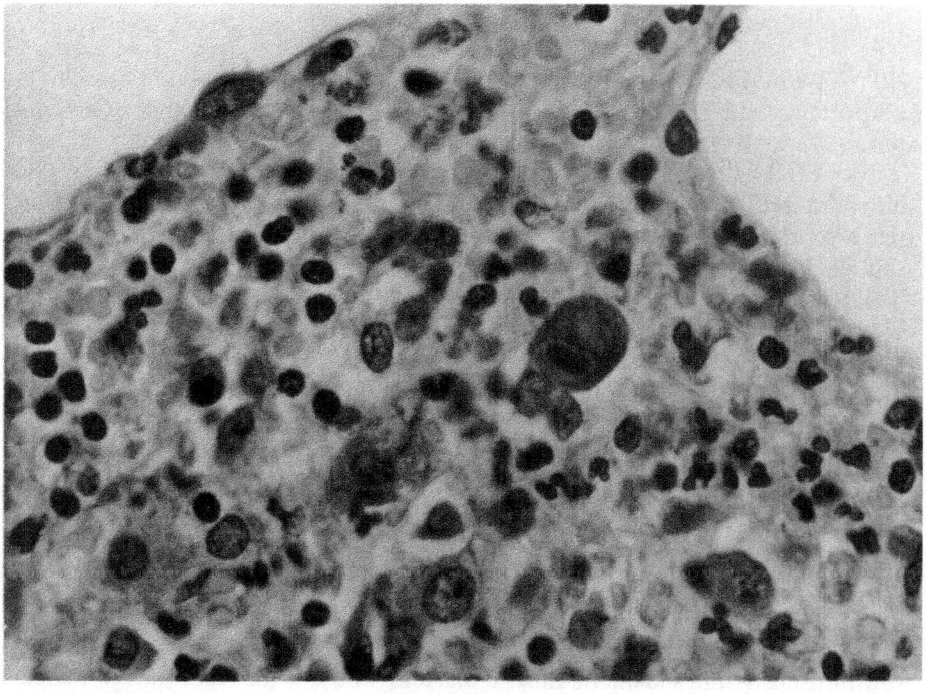

b

Abb. 78a, b. Zytomegalie in der Nebennierenrinde. Nekrose, entzündliche Reaktion und typische Kernveränderungen. 63jähriger Mann mit massiver zytostatischer Therapie. **a** 160 × und **b** 640 ×

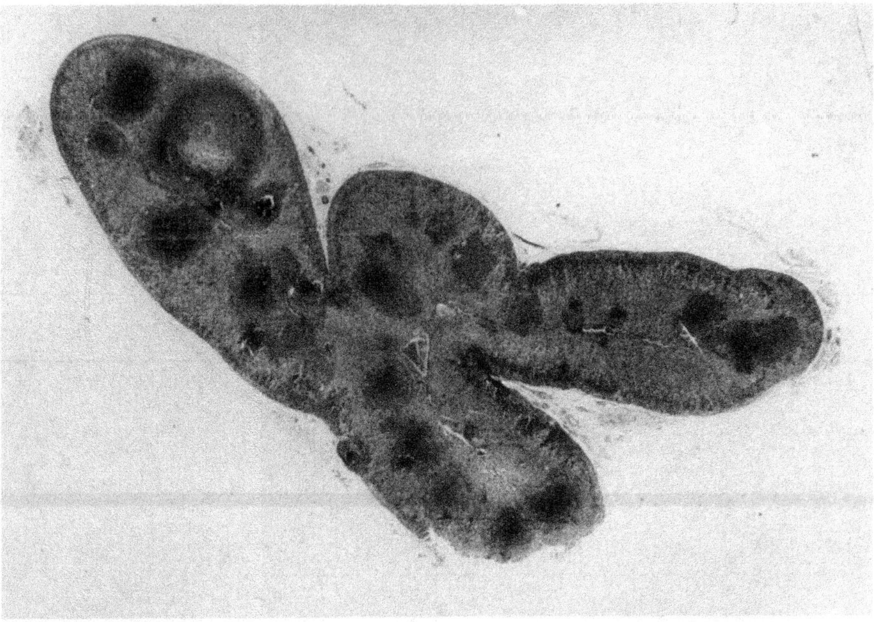

Abb. 79. Nekrotisierende Listerien-Granulome in der Nebenniere einer Frühgeburt. Beobachtung DHOM, Würzburg. 16×

(1957). Vermutlich gleichfalls virusbedingte Nebennierennekrosen mit Einschlußkörperchen und rundzelliger Infiltration sind beim akuten Landry-Guillain-Barré-Syndrom beschrieben worden (SPAAR u. ORTHNER 1968).

Bei Fleckfieber, sowie besonders bei Rocky-Mountains spotted fever sind die charakteristischen Zellknötchen mit Rindennekrosen auch in den Nebennieren beschrieben worden (MOHR et al. 1972). Bei generalisierter Toxoplasmose sind in den Nebennieren nur selten Terminalkolonien, mit und ohne zelluläre Reaktion zu finden. Zu einer ausgedehnten Organzerstörung kommt es nicht (ESSBACH 1956, 1961; DHOM 1965).

Dagegen sind bei der generalisierten Listeriose des Neugeborenen die Nebennieren in 60–80% befallen (REISS 1956; ESSBACH 1961). Die Nebennieren enthalten miliare Granulome von 0,5–1 mm, selten bis 4 mm Durchmesser (DHOM 1965), in denen sich die charakteristischen stäbchenförmigen Erreger im Levaditi-Präparat nachweisen lassen (Abb. 79 u. 80).

Eine Fülle von Nebennierenbefunden findet sich in der älteren Literatur der kongenitalen Syphilis: „Perihypernephritis", miliare Syphilome, interstitielle Infiltrate und obliterierende Endangitis mit Infarkten (LIEBEGOTT 1960; weitere Lit. bei DHOM 1965).

Unter den viszeralen Mykosen haben die Histoplasmose, die Kryptokokkosis, sowie die nord- und südamerikanische Blastomykose für die Nebennieren Bedeutung (Lit. bei SYMINGTON 1969). Sie können seltene Ursachen eines Morbus Addison sein. Die Nebennieren sind dann mehr oder weniger vollständig zerstört und durch ein fibrös-käsiges Material ersetzt (TORRES et al. 1952). Die südameri-

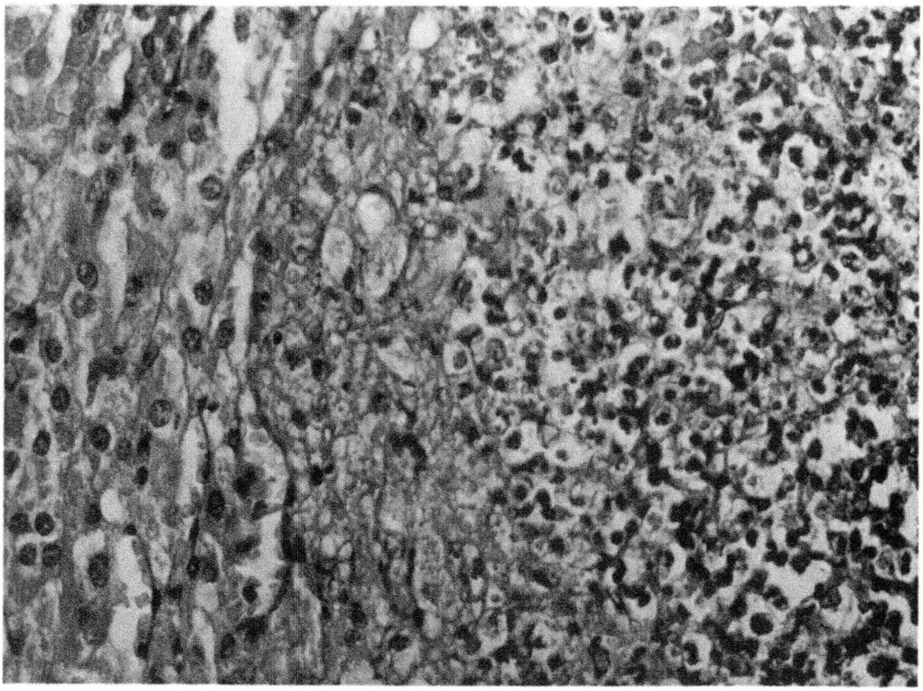

Abb. 80. Randbezirk eines Listerien-Granuloms in der Cortex fetalis einer Frühgeburt. Gleicher Fall wie vorherige Abbildung. 400 ×

kanische Blastomykose spielt besonders in Venezuela eine Rolle als Ursache des Morbus Addison (DEL NEGRO et al. 1961; MARSIGLIA u. PINTO 1966).

G. Nebennierenblutungen

Unter den Kreislaufstörungen der Nebenniere kommt der Nebennierenblutung die Hauptbedeutung zu. Die doppelseitige Nebennierenblutung kann zur tödlichen Nebennierenrindeninsuffizienz führen.

I. Häufigkeit und Lebensalter

In einem unausgelesenen Obduktionsgut finden BECKER et al. (1967) in 0,66% Nebennierenblutungen. Die geburtstraumatische Blutung des Neugeborenen nimmt hierbei den Hauptanteil ein, Kinder sind insgesamt 7mal häufiger betroffen als Erwachsene. Unter den Erwachsenen-Obduktionen finden BECKER et al. in 0,28% der Fälle Nebennierenblutungen. Bei mikroskopischer Kontrolle sind freilich Nebennierenblutungen auch im Erwachsenenalter sehr viel häufiger (s.S. 836).

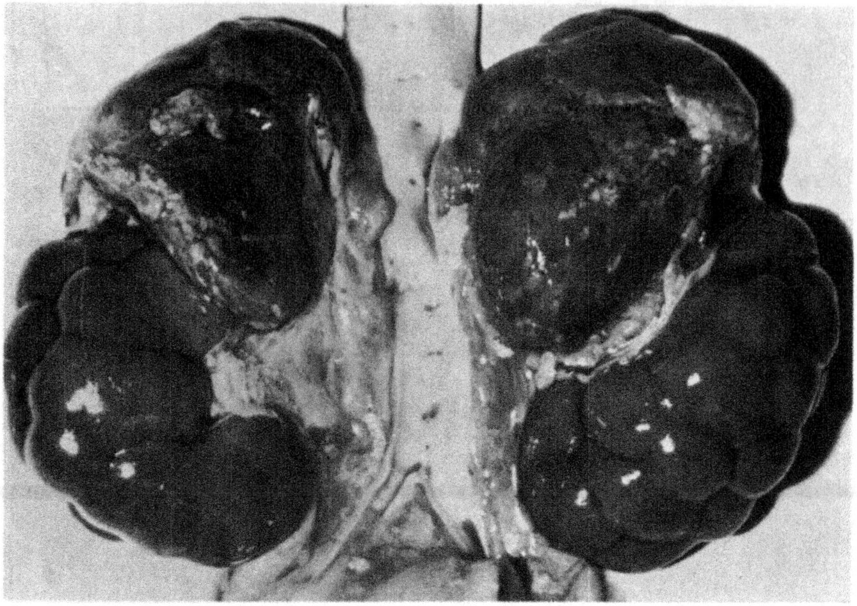

Abb. 81. Doppelseitige Nebennierenapoplexie des Neugeborenen. (Aus DHOM 1965)

II. Makroskopische und mikroskopische Befunde

Die Nebennierenblutung tritt in 2 Hauptformen auf:

1. Als große zentrale Blutung vom Typ der sog. Nebennierenapoplexie.
2. Als herdförmige oder diffuse hämorrhagische Durchsetzung des Organs.

Die große zentrale Blutung, die Nebennierenapoplexie, ist sowohl beim Neugeborenen wie im Erwachsenenalter zu finden. Das Organ wird zu einem prallelastischen Sack aufgetrieben, der schon beim Neugeborenen Walnuß- bis Hühnerei- oder Mandarinengröße erreichen kann (DHOM 1965) (Abb. 81 u. 82). Ein posttraumatisches Hämatom (ISFORT 1968) hatte Kindskopfgröße erreicht; hier war das Organ in einen prall-elastischen zystischen Tumor umgewandelt. Auf dem Schnitt ist der Sack mit Blutkoageln ausgefüllt oder flüssiges Blut fließt ab. Bei älteren Hämatomen findet sich eine feste bräunliche Masse. Der Sack wird von einer unterschiedlich breiten, gelben Rindenzone umzogen (Abb. 83 u. 84), die Blutung kann aber auch bis an die Kapsel reichen. Bei Ruptur der Kapsel kommt es zur Einblutung in das umgebende Fettgewebe. Vereinzelt kommt es zu massiven retroperitonealen Blutungen bis zu mehreren Litern Inhalt (LAWSON et al. 1969). Besonders beim Neugeborenen droht der Einbruch der Blutung in die freie Bauchhöhle (DHOM 1965). Das Nebennierenhämatom drückt auf den oberen Nierenpol, dellt diesen unter Umständen ein oder verdrängt die ganze Niere kaudalwärts (ISFORT 1968).

Der mikroskopische Befund ist bei der großen frischen Blutung erwartungsgemäß wenig ergiebig. Der Parenchymverband ist in Auflösung begriffen, Rinden-

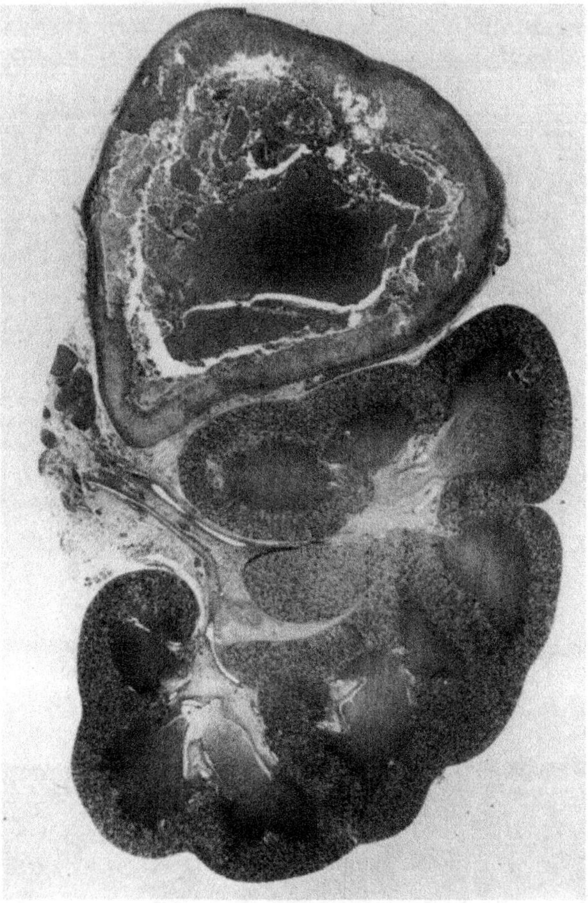

Abb. 82. Apoplektiforme Blutung in die Nebenniere des Neugeborenen (DHOM 1965). Beachte die Kompression des oberen Nierenpols

zellkomplexe „schwimmen" in den Erythrozytenseen. Die restliche Rinde kann gut erhalten sein, der Lipoidgehalt ist noch erhalten oder teilweise geschwunden. In den Sinus können hyaline Thromben auftreten. Zentrale Venenstämme sind z.T. thrombosiert, die Venenthrombose gehört aber nicht obligat zum Bild der apoplektiformen Nebennierenblutung. Das Mark wird durch die Blutung zerstört. Besteht die Blutung längere Zeit, so treten am Rande des Hämatoms Organisationserscheinungen, Hämosiderinablagerungen und Verkalkungen auf. Umfangreiches Schwielengewebe kann sich entwickeln (ISFORT 1968). Bei der Nebennierenblutung des Neugeborenen ist die Verkalkung des Hämatoms eine regelmäßige Spätfolge. Aus dem verbliebenen Restparenchym kann ein voll funktionierendes Organ aufgebaut werden, der Kalkschatten nimmt im Röntgenbild eine trianguläre Form an. Im späteren Kindesalter kann die Nebennierenverkalkung ein röntgenologischer Zufallsbefund sein (DHOM 1965). Dabei kann eine latente Rindeninsuffizienz, evtl. auch eine Spontanhypoglykämie (KEUTH

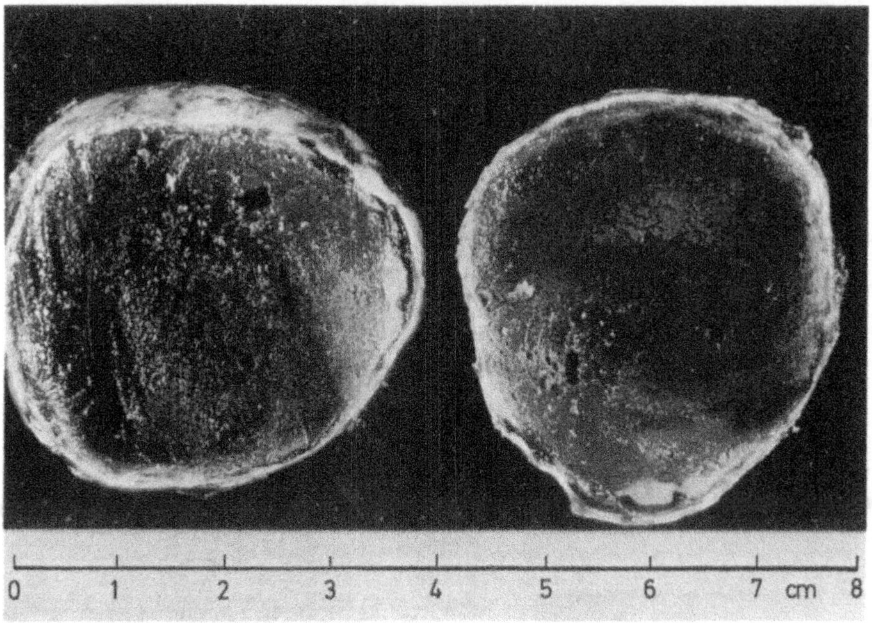

Abb. 83. 3 Wochen alter Säugling. Operativ entferntes geburtstraumatisches Nebennierenhämatom. Klinisch: Verdacht auf Wilms-Tumor

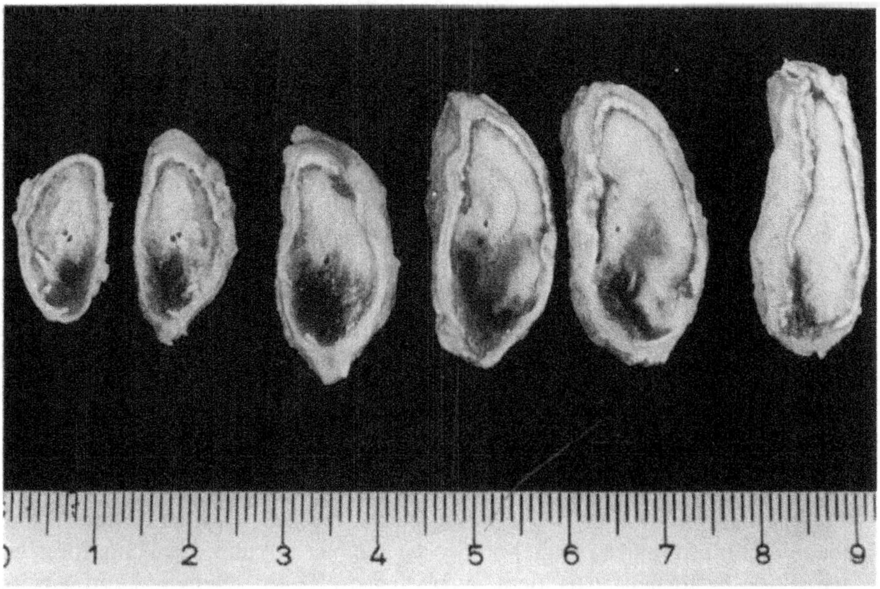

Abb. 84. Altes Nebennierenhämatom. 52jährige Frau. Zustand nach Nephrotomie

u. THESEN 1967) zurückbleiben. Spättodesfälle sind bei Nebennierenverkalkung nach geburtstraumatischer Blutung im Alter von einem Monat bis zum Alter von 4 Jahren mitgeteilt worden (DHOM 1965).

Der zweite Typ der Nebennierenblutung, die diffuse hämorrhagische Durchsetzung, kann die Nebenniere ganz oder in Teilen treffen. Die Rinde ist sektorförmig betroffen, manchmal im Bereich eines Poles, manchmal in Form zahlreicher kleinerer Blutungsherde. Insgesamt ist das Organ nur wenig vergrößert. Die Hämorrhagien sind makroskopisch an der Ober- und an der Schnittfläche erkennbar. Bei genauer mikroskopischer Kontrolle von Nebennieren eines unausgewählten Obduktionsgutes ist die herdförmige Rindenblutung – mit oder ohne Nekrose – ein häufiger Befund. Sie kann Teilerscheinung einer hämorrhagischen Diathese sein oder im Rahmen eines schweren Schocks auftreten (s.S. 838). Die zentralen Rindenfelder sind am stärksten befallen. Besonders in Randbezirken von Blutungsherden besteht ein fließender Übergang von der Erweiterung und Kongestion der zentralen Sinusoide bis zum Austritt von Erythrozyten. Hyaline Thromben lassen sich in den Sinus der Retikularis und Fasciculata häufig nachweisen, wenn man danach sucht. Die Zahl und Ausdehnung dieser Thromben steht aber vielfach in keinem Verhältnis zum Umfang der Blutung. Größere zentrale Venenstämme sind nur in einem Teil der Fälle ebenfalls thrombotisch verschlossen. Offenbar in Abhängigkeit von der Überlebenszeit der Läsion entwickeln sich Nekrosen der Rindenzellen, auch mit leukozytärer Demarkierung. Ischämische, bandförmige Rindenareale sind dabei in kernlose Trümmerzonen umgewandelt, Ausfällungen von Cholesterin und große fettüberladene Elemente kommen in Randzonen vor (Abb. 85). Die ersten Veränderungen einer durch Endotoxinschock hervorgerufenen Nebennierenrindenblutung lassen sich nur experimentell erfassen. Solche Veränderungen spielen sich ultrastrukturell ausschließlich im Strombahnbereich und an den zugehörigen Mesenchymzellen ab. Man sieht eine Agglutination von Thrombozyten und Fibrinausfällungen. Es kommt zur Inkorporierung der Gerinnungsprodukte in den Sinushistiozyten. In dieser Phase verlassen Erythrozyten in z.T. großer Zahl die Strombahn. Es tritt ein ausgeprägtes perikapilläres Ödem auf, und erst zuletzt werden auch Desintegrationen an den Parenchymzellen gesehen (MÄUSLE 1974).

III. Die Ursachen der Nebennierenblutungen

1. Beim Neugeborenen

Im Rahmen des Involutionsprozesses der fetalen Innenzone (s.S. 769) sind Erythrozytenaustritte ein regelmäßiger Befund (MÄUSLE 1972). Als geburtstraumatische Nebennierenblutung sind nur die Fälle zu werten, die eine makroskopisch erkennbare hämorrhagische Durchsetzung des Organs aufweisen oder bei denen das Bild der Nebennierenapoplexie besteht (Abb. 81). Die geburtstraumatische Nebennierenblutung wird in einem perinatalen Autopsiematerial in etwa 2% der Fälle beobachtet (ROSSBOTH 1963). Der Tod tritt – speziell bei doppelseitiger Nebennierenapoplexie – überwiegend in den ersten drei Lebenstagen ein. Das klinische Bild ist durch eine Schocksymptomatik mit Tachypnoe, Zyanose

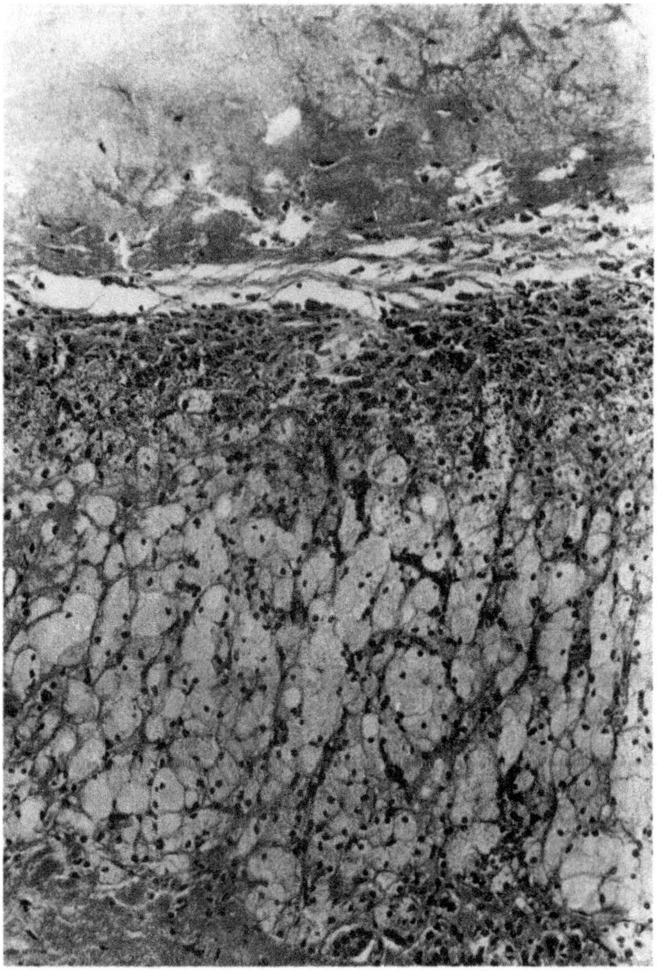

Abb. 85. Fettüberladene Schaumzellen am Rand eines alten Nebennierenhämatoms (oben). 160 ×

und Temperaturanstieg gekennzeichnet. Die tumorförmig aufgetriebene Nebenniere kann durch die Bauchdecken getastet werden. Die Hämolyse im Hämatom führt zu einem verstärkten und verlängerten Icterus neonatorum. Eine bei Doppelseitigkeit zu postulierende Rindeninsuffizienz ist laborchemisch bisher noch nicht belegt. Neben den Schockfolgen ist es insbesondere die Ruptur des Hämatoms in die Bauchhöhle, die eine lebensbedrohliche Komplikation darstellt (Dhom 1965). Durch operative Entfernung des retroperitonealen „Tumors“ sind einseitige Nebennierenblutungen mit Erfolg geheilt worden (Abb. 83) (Sommerschild 1970).

Die Bedingungen, die beim Neugeborenen zur Nebennierenblutung führen, sind zweifellos komplexer Natur. Die Geburtsanamnese von 122 Fällen (Dhom 1965) zeigt, daß geburtshilfliche Komplikationen, Steißlagen und Zangenentbindungen in etwa der Hälfte der Fälle vorliegen, daß aber ebenso spontane Reif-

Tabelle 5. Aufschlüsselung von Nebennierenblutungen im menschlichen Obduktionsmaterial (630 Nebennierenpaare 1- bis 18jähriger) (Aus MÄUSLE 1972)

Grundleiden	Anzahl der Einblutungen insgesamt	Anzahl der Einblutungen mit Fibrinthromben
Infekt	16	10 (62,5%)
Leukämie	8	0
Vitium cordis	6	1
Verbrennung	3	2
Intoxikation	3	1
Gewalt-Trauma	3	0
Asphyxie	2	1
Allergie	2	0
Zusammen	43	15 (~35%)

und Unreifgeburten mit Nebennierenblutungen einhergehen können. In einzelnen Fällen läßt sich die pränatale Entstehung der Hämatome mikroskopisch belegen. Wir messen der venösen Abflußbehinderung bei intraabdomineller Druckerhöhung bei Steißlagen, Krampfwehen und langdauernder Geburt Bedeutung zu. Weitere Faktoren sind eine schockbedingte disseminierte intravasale Gerinnung, wie sie bei Neugeborenen mit Atemnotsyndrom gefunden wird (BLEYL 1971) und die lokale Permeabilitätsstörung des Kapillarsystems in der involvierenden Innenzone (MÄUSLE 1972).

2. Im Kindesalter: Das Waterhouse-Friderichsen-Syndrom

In einem unausgewählten kindlichen Obduktionsgut sind Blutungen in der Nebennierenrinde vom Typ der herdförmigen oder diffusen hämorrhagischen Durchsetzung nicht selten. Unter 630 Nebennierenpaaren von Kindern zwischen dem vollendeten 1. und dem 19. Lebensjahr finden wir in unserem Material 43 Fälle mit unterschiedlich starken Einblutungen der Nebennierenrinde, das sind 6,8% dieses Obduktionsgutes. Die Verteilung auf die verschiedenen Grundleiden zeigt Tabelle 5. Das Hauptkontingent wird von den infektbedingten Nebennierenblutungen gestellt mit 16 Fällen. Drei dieser 16 Fälle gehören zum Waterhouse-Friderichsen-Syndrom (WFS).

Das WFS (WATERHOUSE 1911; FRIDERICHSEN 1918) ist pathologisch-anatomisch durch die doppelseitige hämorrhagische Durchsetzung der Nebenniere definiert (v. RECHENBERG 1955) (Abb. 86). Diese klassische Definition reicht zur Kennzeichnung des Syndroms heute nicht mehr aus, da die Nebennieren weder in der Ausprägung der Befunde, noch in der Pathogenese im Mittelpunkt des Geschehens stehen. Das WFS ist eine weit überwiegend durch Meningokokken hervorgerufene perakute Sepsis mit Verbrauchskoagulopathie (KÜNZER et al. 1972). Es muß von der banalen, mit Meningitis einhergehenden Meningokokkensepsis ohne Verbrauchskoagulopathie abgegrenzt werden. Seltene Erreger sind Pneumokokken, Staphylokokken, Streptokokken (SCHWEIER 1962), Enterokokken (CELICE et al. 1960), oder Gonokokken (SWIERCZEWSKY et al. 1970). Nur

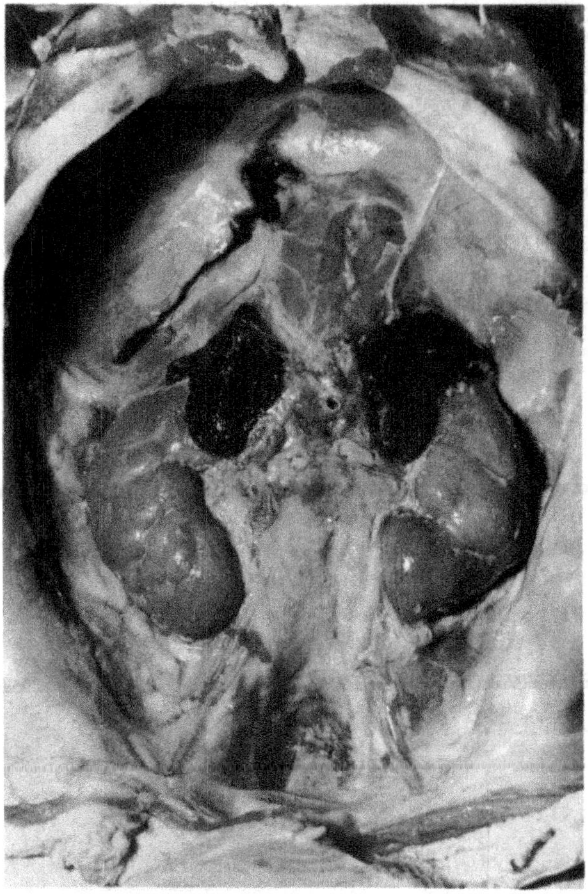

Abb 86. Hämorrhagische Infarzierung beider Nebennieren bei Waterhouse-Friderichsen-Syndrom

2–4% der Meningokokkeninfekte gehen mit einem WFS einher, ein Hinweis auf die Sonderstellung dieses Krankheitsbildes.

Das klinische Bild ist weitgehend pathognomonisch (Künzer et al. 1972). Aus vollem Wohlbefinden entwickelt sich innerhalb weniger Stunden ein schwerer Schockzustand mit Verlust des Bewußtseins und Pulslosigkeit. Die Haut ist graublau und an den abhängigen Körperpartien treten intravitale Totenflecke als Zeichen der Mikrozirkulationsstörung auf. Hinzu treten multiple, konfluierende Hautblutungen. Trotz positiver Erregerbefunde im Liquor ist die Zellzahl normal. Die Gerinnungsanalyse ergibt die typischen Zeichen einer Verbrauchskoagulopathie mit Thrombozytopenie, Verminderung der Faktoren V, VIII, XIII.

70% der Erkrankten sind Kinder unter 2 Jahren, nur 10% sind älter als 10 Jahre (Schweier 1962). Die Prognose ist nach wie vor ungünstig, obwohl eine Reihe gesicherter Fälle von WFS geheilt wurden (Tönz u. Aufdermaur 1967; Fischer et al. 1969; Künzer et al. 1972; Hitzig 1970). Nach den Befunden von Bohle u. Krecke (1959) sowie Krecke (1964) besteht kein Zweifel, daß

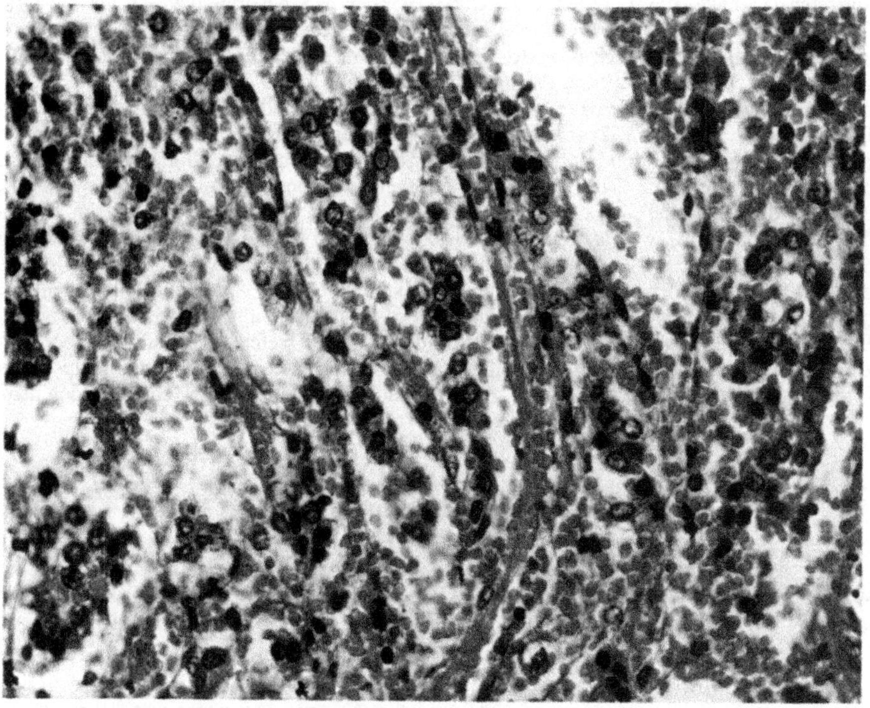

Abb. 87. Nebennierenrinde bei Waterhouse-Friderichsen-Syndrom. Hämorrhagische Durchsetzung und Auflösung des Parenchymverbandes. Fibrinthromben in den Kapillaren. 12jähriger Junge. HE, 400 ×

das WFS auf einer Verbrauchskoagulopathie beruht. Analogien zum Shwartzman-Sanarelli-Phänomen bestehen, die aktivierten Gerinnungsfaktoren und ihre Produkte werden vom RES eliminiert und das RES damit vorübergehend blokkiert. Kommt es innerhalb von 24 h zu einer erneuten Freisetzung von Endotoxinen aus den gramnegativen Keimen, entsteht eine nicht mehr zu kompensierende Hyperkoagulabilität, die zur Bildung hyaliner Thromben führt (Abb. 87). Dieser Mechanismus entspricht der experimentellen Shwartzman-Sanarelli-Reaktion. Schon FERGUSON u. CHAPMAN (1948) fanden in ihren 16 Fällen von Meningokokkensepsis hyaline Thromben auch außerhalb der Nebennieren in der Haut, in den Glomeruli und in den Lungenkapillaren. Ähnliche Befunde wurden von MARGARETTEN u. MCADAMS (1958) mitgeteilt. Die Blutungsbereitschaft ist Folge der Verbrauchskoagulopathie. So einleuchtend dieser pathogenetische Mechanismus im Rahmen der Shwartzman-Sanarelli-Reaktion ist, so wenig wissen wir über den Auslösermechanismus. Möglicherweise entspricht eine erste Bakterieninvasion der präparativen Toxininjektion im Tierexperiment, der dann eine zweite Invasion im Zeitintervall von 13–72 h folgt (KÜNZER et al. 1972).

Die bevorzugte Beteiligung der Nebennieren hat zu vielfältigen Spekulationen Anlaß gegeben. Die streßinduzierte Aktivitätssteigerung des Organs soll für das Auftreten der Nebennierenblutung von besonderer Bedeutung sein (GREENDYKE 1965). Bei experimenteller intravasaler Gerinnung sollen unter ACTH-Stimulation vermehrt Nebennierenblutungen auftreten (Haller 1969). Wilbur u. Rich (1953) haben bei massiver ACTH-Dosierung fokale Blutungen in Ratten-Nebennieren gesehen. Dagegen sah Mäusle (1974) im experimentellen Endotoxin-Schock nach ACTH-Stimulation keine Verstärkung oder Beschleunigung einer Nebennierenblutung. Bemerkenswerterweise traten in dieser Versuchsreihe Nebennierenblutungen frühzeitiger und verstärkt bei Ruhigstellung der Nebennieren durch Dexamethason auf. Da Mikrothromben in keinem Verhältnis zur Ausdehnung der Nebennierenblutung stehen, kann auch den anatomischen Gegebenheiten (eine drainierende Vene bei multiplen arteriellen Zuflüssen) keine entscheidende Bedeutung zuerkannt werden. Es erscheint daher fraglich, ob den Nebennieren überhaupt eine Sonderstellung im Rahmen des WFS zukommt, wie ja auch die Nebennieren bei der experimentellen klassischen Shwartzman-Sanarelli-Reaktion nicht im Zentrum des Geschehens stehen. Zweifelsfrei ist, daß die Nebennieren bei diesen perakuten Infekten hochaktiv sind. Die Parenchymzellen bleiben im akuten Endotoxin-Schock intakt und zeigen nur als Zeichen der Aktivierung Lipoidentspeicherung. Erst bei länger dauerndem Verlauf treten – offenbar schock- bzw. zirkulatorisch bedingt – auch Zellschäden bis zur Nekrose auf. Es besteht heute generell Einigkeit darüber, daß die kindlichen Todesfälle an WFS nicht als Folge einer Rindeninsuffizienz betrachtet werden dürfen.

3. Im Erwachsenenalter

Die Häufigkeit der Nebennierenblutungen im Erwachsenenalter liegt nach Becker et al. (1967) bei 0,28% des Autopsiematerials, bei Batzenschlager u. John (1968) bei 0,8%. Bei mikroskopischer Kontrolle eines unausgelesenen Obduktionsmaterials werden kleinere, vorwiegend zentral liegende Blutungen, wie auch thrombotische Venenverschlüsse sicher häufiger gefunden. Die jeweiligen Grundleiden zeigen ein breites Spektrum, ohne daß in jedem Falle der pathogenetische Zusammenhang zwischen Grundleiden und Nebennierenblutung zu erkennen ist. Die Nebennierenblutung beim Erwachsenen tritt sowohl in der Form der großen zentralen Blutung, der Nebennierenapoplexie, wie auch als diffue oder herdförmige hämorrhagische Durchsetzung auf. Sind beide Nebennieren zerstört, ist man berechtigt, den Tod durch eine Nebennierenrinden-Insuffizienz zu erklären. Nicht selten aber sind konkurrierende Todesursachen im Spiel.

Die wesentlichen Ursachen von Nebennierenblutungen im Erwachsenenalter

a) Die traumatische Blutung

Becker et al. (1967) sehen unter 49 Nebennierenblutungen des Erwachsenenalters 31 Fälle durch ein Trauma entstanden. Unter den Verletzungsfolgen stehen die Nebennierenblutungen bei 1 157 Unfalltoten an 10. Stelle. Die traumatische Nebennierenblutung tritt im Rahmen schwerer stumpfer Thorax-Abdominal-Traumen auf. Unter 50 Autopsien mit solch schweren abdomino-thorakalen Traumen sah Sevitt (1955) 13 Fälle d.h. 26%, bei denen eine oder beide Nebennieren hämorrhagisch durchsetzt sind. Von insgesamt 14 traumatischen Nebennierenblutungen waren 11 unilateral und 3 bilateral. Der Mehrzahl der Fälle liegen schwere Verkehrsunfälle zugrunde, immer sind weitere schwere Verletzungen, insbesondere Rippenfrakturen, Hämatothorax, Zwerchfellruptur, Leberrupturen und Milzruptur sowie Nierenverletzungen mit im Spiel. In allen Fällen von

SEVITT lag eine apoplektiforme totale oder subtotale Nebennierenblutung vor. Ischämisch bedingte Rindennekrosen sind am Rande älterer Blutungen zu sehen. Die Überlebenszeit der Blutungen betrug meist nicht mehr als 5, einmal 8 Tage. Mikroskopisch finden sich in 12 von 17 Fällen Venenrupturen oder Fissuren. Eine venöse Thrombose wurde nur einmal gesehen. Die Nebennierenblutung und die Seite der Gewalteinwirkung stimmen meist überein, nur in einem Fall ging ein linksseitiges Thoraxtrauma mit einer rechtsseitigen Nebennierenblutung einher. Neben der unmittelbaren Gewalteinwirkung wird ein akuter Anstieg des Venendruckes mit Ruptur der zentralen Gefäße für wahrscheinlich gehalten. Inwieweit die traumatische Nebennierenrindenblutung zur Rindeninsuffizienz führt, ist bei der jeweils schweren Schocksymptomatik schwer abgrenzbar.

b) Nebennierenblutung unter Antikoagulantientherapie

Tödliche Hirn-, Nebennieren- oder Darmwandblutungen sind seltene Komplikationen einer Antikoagulantientherapie (HEINTZ 1966). Die Häufigkeit einer Nebennierenblutung bei Antikoagulatientherapie wird mit 0,01–0,1% angegeben (CLAVADETSCHER et al. 1970). Bis Ende 1970 wurden über 50 Fälle mitgeteilt (SULMONI u. SCHÖLZEL 1973). Es überwiegen Männer zwischen dem 5. und 9. Lebensjahrzehnt, wohl vorzugsweise deshalb, weil diese das Hauptkontingent der Therapiefälle stellen. Heparin bzw. Heparinoide und Cumarin-Derivate sind etwa in gleicher Weise beteiligt (AMADOR 1965). Die Blutung tritt fast stets innerhalb von 10 Tagen nach Therapiebeginn ein. Klinisch äußert sie sich in plötzlich eintretenden Oberbauchschmerzen, Anorexie, Nausea und Erbrechen. Es kommt zum Blutdruckabfall und zur Zyanose. Klinisch wird die Diagnose Nebennierenblutung so gut wie nie gestellt (AMADOR 1965). Autoptisch sind beide Nebennieren meist durch eine große apoplektiforme Blutung zerstört (AMADOR 1965; SULMONI u. SCHÖLZEL 1973). Prädisponierende Parenchym- oder Gefäßläsionen werden an den Nebennieren nicht gefunden. Zusätzliche Venenthromben können vorkommen, sind aber wie bei den meisten akuten Nebennierenblutungen – pathogenetisch ohne Bedeutung.

c) Nebennierenblutungen in der Schwangerschaft

Nebennierenblutungen in der Gravidität treten im Rahmen einer disseminierten intravasalen Koagulation (DIC) auf. Sie können Teilerscheinung eines Shwartzman-Sanarelli-Phänomens bei septischem Abort sein (BOHLE 1960; BELLER 1972), im Rahmen einer Fruchtwasserembolie auftreten oder bei vorzeitiger Plazentalösung (BLEYL u. BÜSING 1970). Intravasale Gerinnsel können sich dabei sowohl im mütterlichen wie im fetalen Organismus und dabei auch in den fetalen Nebennieren entwickeln. Pränatal werden Nebennierenblutungen und Nekrosen bei Eklampsie und Präeklampsie gefunden (CRAWFORD 1951; ATTIA et al. 1970).

d) Nebennierenblutungen nach operativen Eingriffen

Nebennierenblutungen und Nekrosen können bei abdominellen Operationen auftreten, insbesondere bei totalen Gastrektomien mit Exstirpation der Milz und Teilpankreatektomie (FOX 1969a, b). Hierbei ist insbesondere die linke Nebenniere durch Störungen des venösen Abflusses oder durch unmittelbare Traumatisierung gefährdet. Arterielle Ligaturen, insbesondere der Arteria phrenica inferior, führen zu segmentalen ischämischen Nekrosen. Nach Eingriffen am Dickdarm wird eine Nebennierenblutung nur selten beobachtet (TEDESCHI u. PEABODY 1962). Eine iatrogene Nebennierenblutung kann auch nach selektiver Arteriographie der Nebennieren beobachtet werden (DHOM u. STÄDTLER 1968). Die Kontrastmittelinjektion erfolgt über die Arteria phrenica ascendens (RESCHKE 1968). Die Blutung tritt auch hier zentral auf und dürfte Folge einer Ruptur der Sinusoide oder des venösen Abflußsystems bei akuter Gefäßüberfüllung sein. Eventuell spielt auch eine reaktive Sperre des sinusoidalen Abflusses bei Kontraktion der venösen Längsmuskel eine Rolle.

e) Sog. idiopathische Nebennierenblutungen

Nebennierenblutungen treten im Rahmen von septischen Zuständen, bei Schockzuständen der verschiedensten Art, insbesondere bei Verbrennungen, auch im Erwachsenenalter nicht selten auf. In den meisten Fällen werden die Blutungen im Rahmen einer disseminierten intravasalen Gerinnung auftreten. Es bleibt jedoch ein Rest großer lebensbedrohlicher Blutungen, die pathogenetisch ungeklärt bleiben und somit als idiopathisch bezeichnet werden (CLAVADETSCHER et al. 1970). Im Beobachtungsgut von CLAVADETSCHER et al. (1970) finden sich zwei derartige Fälle. Einmal trat die doppelseitige tödliche Blutung am 12. Tag nach Operation eines Bronchuskarzinoms auf, ohne daß Metastasen gefunden wurden. Im zweiten Fall erlag der Patient 30 Tage nach einem Schädelhirntrauma einer frischen massiven hämorrhagischen Infarzierung beider Nebennieren. In beiden Fällen enthielten auch die Nebennierenvenen frische Thromben. In einer Beobachtung von LAWSON et al. (1969) tritt eine linksseitige Nebennierenblutung mit massivem retroperitonealen Hämatom bei einem 59jährigen Mann während des Golfspielens auf. Die Exstirpation der hämorrhagisch infarzierten Nebenniere führt zur Heilung. In einer weiteren Beobachtung von LAWSON et al. (1969) treten bei einem 69jährigen Mann akute Schmerzen in der linken Brust ein, die dann in die linke Flanke herabsteigen. Der Hämatokrit fällt ab, ein hämorrhagischer Pleuraerguß tritt auf. Wegen des Verdachts auf ein Aneurysma dissecans wird ein Aortogramm angefertigt, das normale Verhältnisse zeigt. Die linke Niere scheint kaudalwärts verschoben. Bei der Operation wird ein fußballgroßes retroperitoneales Hämatom mit frisch hämorrhagisch infarzierter Nebenniere gefunden. Wesentlich ist bei diesen Beobachtungen, daß ein Nebennierentumor, speziell ein Phäochromozytom, ausgeschlossen wird. Die immer wieder postulierte Bedeutung einer Streß-Situation als Auslösermechanismus einer Nebennierenblutung bzw. einer ACTH-Therapie erscheint zweifelhaft. SYMINGTON (1969) hält es jedoch für erwiesen, daß während einer ACTH-Therapie eine massive Nebennierenblutung möglich, wenn auch ungewöhnlich, sei. Alle Grade von Hämorrhagien könne man in Nebennieren sehen, die operativ von Patienten gewonnen wurden, die 4 Tage präoperativ ACTH bekommen haben. Operativ bedingte Zirkulationsstörungen spielen dabei natürlich eine Rolle, jedoch mache die ACTH-Therapie durch eine deutliche Kongestion der Gefäße die Nebennieren besonders vulnerabel. Bei den in der Literatur mitgeteilten Fällen von Blutungen nach ACTH-Therapie (WILSON u. ROTH (1953): ACTH-Therapie bei schwerer ulzeröser Kolitis; Tod an doppelseitiger Nebennieren-Apoplexie. GALIN (1958): ACTH-Therapie bei retrobulbärer Neuritis mit einseitiger Nebennieren-Hämorrhagie) ist ein unmittelbarer Zusammenhang mit der Therapie nicht erwiesen. WILBUR u. RICH (1953) haben experimentell mit übergroßen Dosen gearbeitet und dabei nur bei 7 von 34 Tieren fokale Blutungen erzeugt.

Insgesamt kann man einer Streß- oder ACTH-bedingten Stimulation der Nebenniere keine wesentliche Bedeutung beim Zustandekommen einer Nebennierenblutung zumessen.

H. Zirkulationsstörungen in der Nebennierenrinde

I. Die Nebennierenvenenthrombose

Bei massiven frischen Nebennierenblutungen lassen sich meist auch frische thrombotische Verschlüsse der Nebennierenvenen bzw. der angrenzenden Sinusoide nachweisen (GREENDYKE 1965). Die Häufigkeitsangaben sind freilich different (GREENDYKE (1965): 32 von 33 Fällen, SEVITT (1955): 1 von 14 Fällen, BERTE (1953): 7 von 24 Fällen). Nebennierennekrose, Blutung und Venenthrombose sind nicht miteinander korreliert, jede Läsion kann für sich auftreten. Ist die Venenthrombose Teilerscheinung einer disseminierten intravasalen Gerinnung, dann sind meist auch in den Sinusoiden Thromben nachweisbar. Bei Schocksituationen kann man in den Gerinnseln vielfach unreife Blutzellen nachweisen, ebenso in den Sinusoiden der Retikularis und Fasciculata. Venenthromben können isoliert, d.h. ohne Blutungen oder hämorrhagische Infarzierungen, auftreten. DOBBIE (1968) hat in Serienschnitten nachgewiesen, daß eine Thrombose der Hauptvene und ihrer Äste ohne hämorrhagische Rindennekrose auftreten kann. Der Abfluß des Blutes erfolgt in diesen Fällen zweifellos über die Venae emissariae. Erst wenn die Sinusoide beteiligt sind, kommt es zur hämorrhagischen Nekrose (SYMINGTON 1969). Ausgedehnte hämorrhagische und ischämische Nekrosen bei Thrombosen der Nebennierenvenen, der Sinusoide, der Kapselvenen und der Venae emissariae beschreibt FOX (1976). Spontane Nebennierenvenenthrombosen werden bindegewebig organisiert und sind dann nicht selten ein Zufallsbefund, der erst bei mikroskopischer Kontrolle sonst unauffälliger Nebennieren erhoben wird (Abb. 88).

Eine chronische Rechtsherzinsuffizienz begünstigt die Entwicklung einer Nebennierenvenenthrombose. Unabhängig von der Thrombose kann sich eine Stauungssklerose im Grenzbereich von Rinde und Mark entwickeln. Dabei entstehen verhältnismäßig breite hyaline Felder und kollagene Fasernetze, zwischen denen die weiten Sinusoide liegen (Abb. 89).

II. Die ischämische Nebennierennekrose

Arterielle Zuflußstörungen können zum anämischen Nebenniereninfarkt führen. Die oft besonders markante Arteriolosklerose der kleinen Kapselgefäße

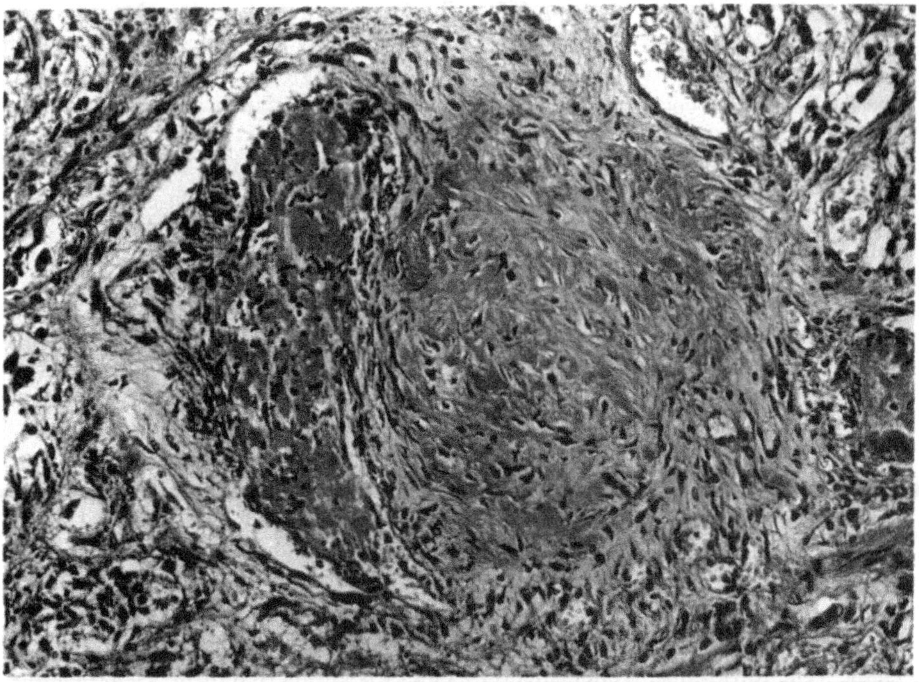

Abb. 88. Alte, weitgehend organisierte Nebennierenvenenthrombose. Zufallsbefund bei 72jähriger Frau mit Zerebralsklerose und Bronchopneumonie. Keine Nebennierenläsion. 160 ×

bei Hypertonikern hat dagegen im zugehörigen Parenchymabschnitt keine Atrophien oder Vernarbungen zur Folge (Abb. 90). Es erscheint daher wenig wahrscheinlich, daß die noduläre Rindenhyperplasie die Folge solcher vaskulärer Läsionen ist (Dobbie 1969). Größere anämische Infarkte entwickeln sich nach Verschlüssen der großen Versorgungsgefäße, doch wird der zugrundeliegende Verschluß in der Regel am routinemäßig entnommenen Organ nicht mehr nachgewiesen. Die anämische Nekrose betrifft meist nur einen Pol des Organs. Die äußere Form der Nebenniere bleibt gewahrt, auf der Schnittfläche ist die anämische Zone weiß-gelblich und fest (Abb. 91). Mikroskopisch ist die Rindenstruktur schattenhaft erhalten, die Rindenzellen sind in eosinophile Schollen umgewandelt (Abb. 92). Das Fasergerüst bleibt zunächst erhalten. Eine nennenswerte zelluläre Reaktion entwickelt sich im Randgebiet nicht, man kann aber einen unterschiedlich breiten Saum lipoidüberspeicherter Rindenzellen, oft auch mit ausgefallenen Cholesterinkristallen, sehen. Subkapsulär ist vielfach auch noch ein schmaler Saum der Glomerulosa erhalten. Mit dem Abbau der Nekrose kommt es zur Schrumpfung des befallenen Nebennierenabschnittes. Das intakt gebliebene Rindenband bricht ab (Abb. 93). Das Fasergerüst ist kollabiert und das Organ läuft in eine dünne bindegewebige Platte aus, in der noch kleine atrophische Zellkomplexe liegen können (Abb. 94). Verkalkte Reste der Nekrose können eingeschlossen sein (Parker 1959) (Abb. 95 u. 96). Im geschrumpften Abschnitt sind die zentral liegenden Venen teilweise besonders weit. Zu einer knotigen Regeneration kommt es beim partiellen Schwund des Parenchyms nicht.

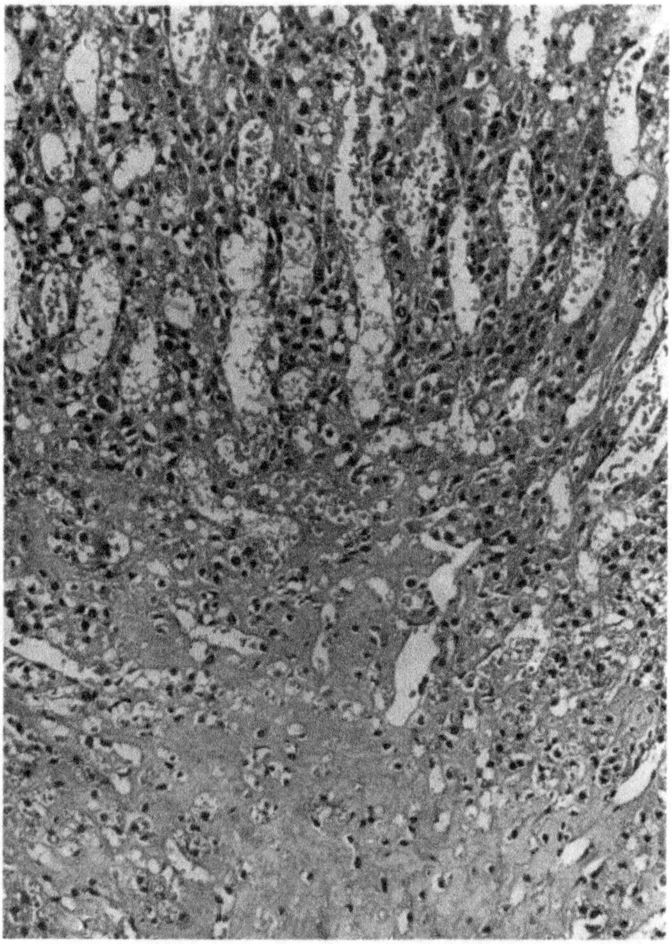

Abb. 89. Zentrale Stauungssklerose der zentralen Nebennierenrinde. Cor pulmonale, Rechtsherzinsuffizienz, 64jähriger Mann. 160 ×

Anämische Nebenniereninfarkte und ihr Endzustand, die vaskulär bedingte sektorförmige Nebennierenschrumpfung, kommen bei allen Formen arterieller Verschlüsse vor. Wir haben sie bei embolischen Verschlüssen im Rahmen einer Endocarditis lenta, bei Arteriosklerose und nach operativ gesetzten Unterbindungen nach Nephrektomie oder Pyelotomie gesehen, man findet sie bei Panarteriitis (Namiki 1964; Batzenschlager u. John 1968), bei Mukormykosis (Namiki 1964) oder nach totalen Gastrektomien (Fox 1969). Die vaskuläre Nebennierenschrumpfung ist differentialdiagnostisch von der Organschrumpfung bei Autoimmunadrenalitis leicht abzugrenzen. Der nur sektorförmige und meist einseitige Parenchymausfall lassen keinen Zweifel an der Gefäßabhängigkeit des Prozesses aufkommen. Zu einer Rindeninsuffizienz kommt es nicht.

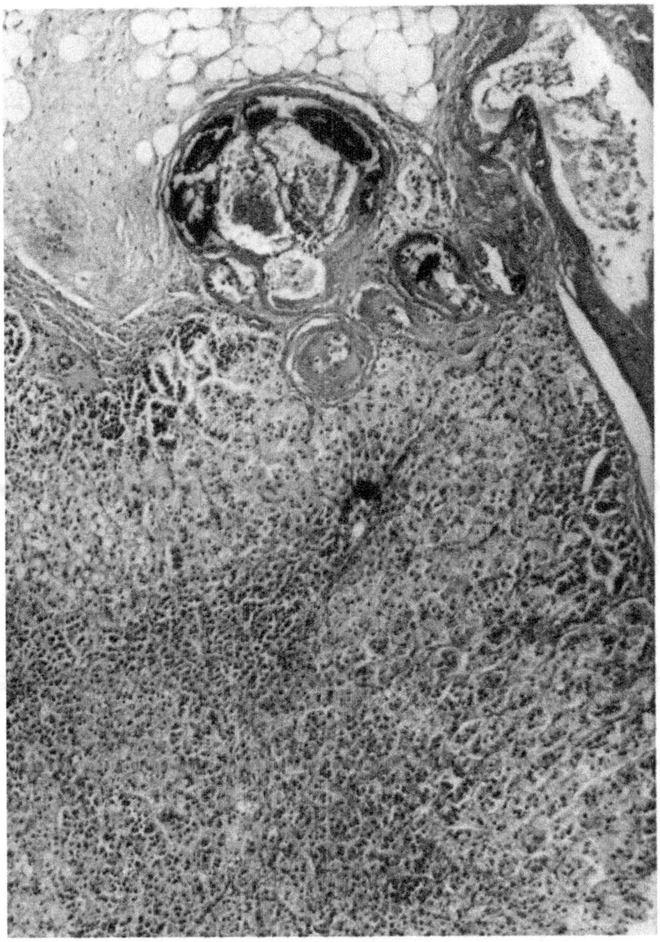

Abb. 90. Schwere Arteriolosklerose und Mediaverkalkung in Kapselgefäßen der Nebennierenrinde. Keine herdförmige Rindenatrophie. 78jährige Frau. Tod an Herzinfarkt. 64 ×

J. Schäden der Nebennierenrinde bei Störungen des Metabolismus

I. Fettige Metamorphose und myeloadipöse Strukturen

Die physiologische Schwankungsbreite der Zellstruktur der Nebennierenrinde ist durch den wechselnden Bestand an Lipoiden gegeben (Liebegott 1947; Bachmann 1954). Sowohl der Spongiozyt, wie auch die kompakte, eosinophile Zelle sind regelhafte Typen der funktionsbedingten Morphokinese. Darüber hinausgehende zelluläre Phänomene können als lokale Stoffwechselstörungen verstanden werden, die unter verschiedenen Bedingungen zustandekommen. Sie sind nicht immer leicht von Artefakten abgrenzbar.

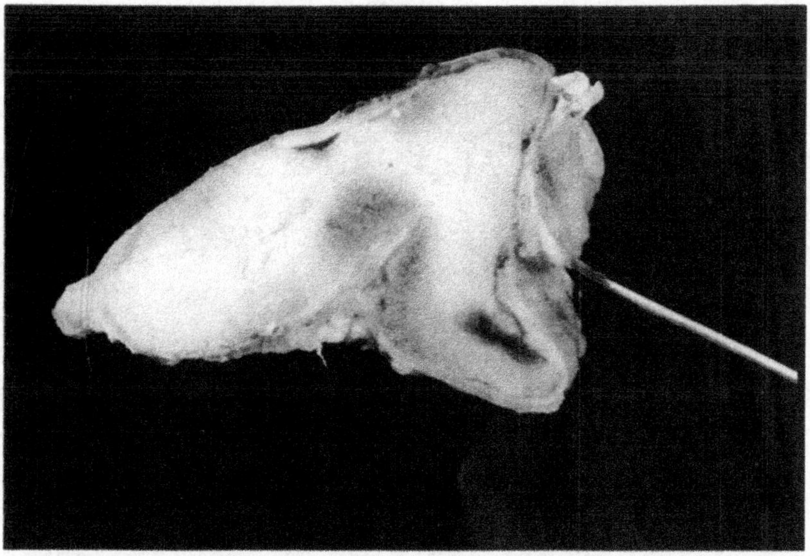

Abb. 91. Anämischer Nebenniereninfarkt

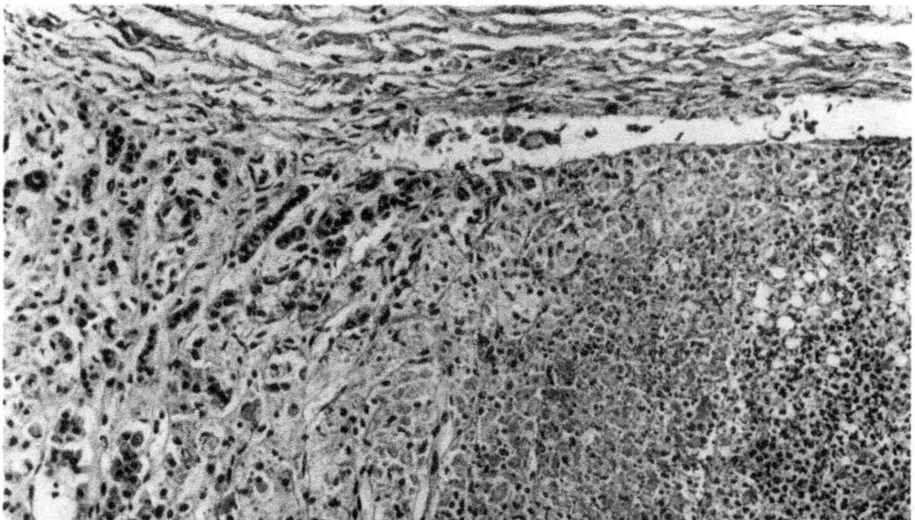

Abb. 92. Anämischer Nebennierenrindeninfarkt. 53jährige Frau. Aortenthrombose bei Zustand nach Bestrahlung eines Portio-Karzinoms. Aortitis. 160 ×

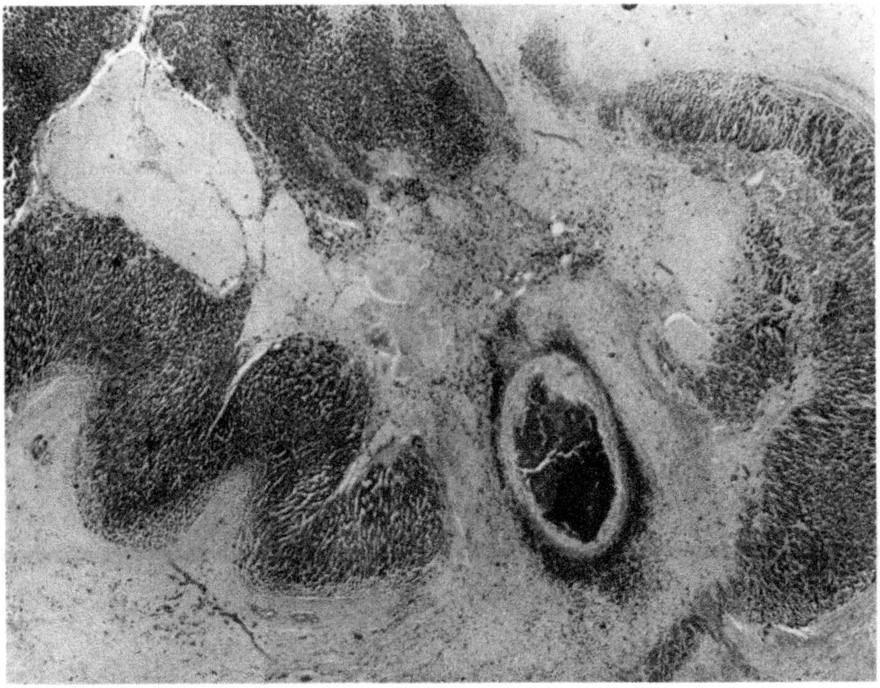

Abb. 93. Alter organisierter Nebenniereninfarkt mit zentraler Venenthrombose. 7jähriger Junge. Zustand nach Bestrahlung eines Wilms-Tumors. Keine Regeneratknoten. Unterbrechung des kompaktzelligen Rindenbandes durch ein fibröses Narbengewebe. 16×

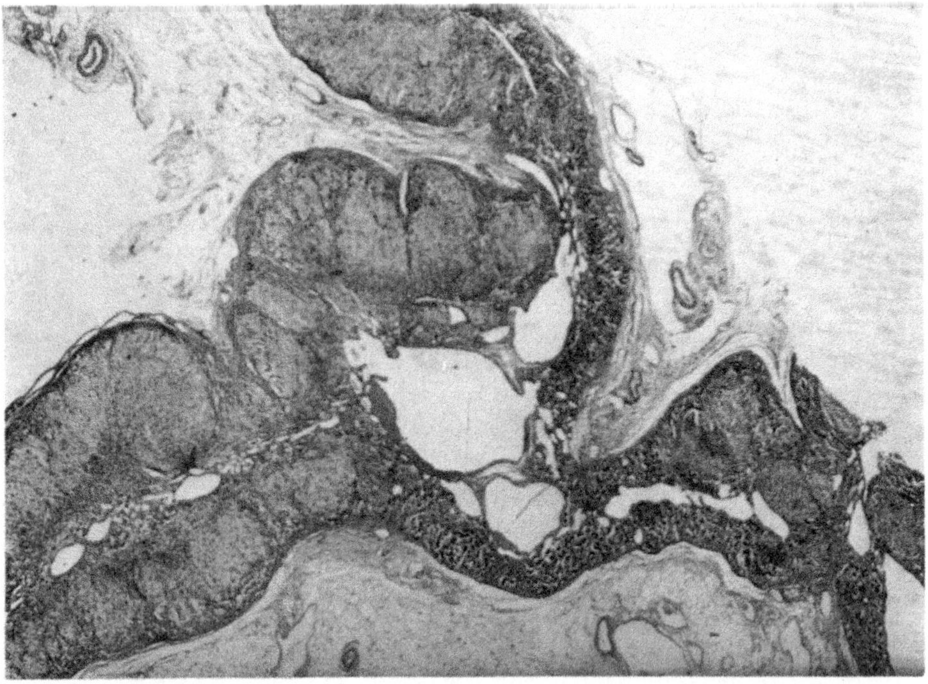

Abb. 94. Vaskuläre Nebennierenschrumpfung. Stark erweiterte, offene Venen. 52jähriger Mann. Aortenstenose. Alte arterielle Embolien. 16×

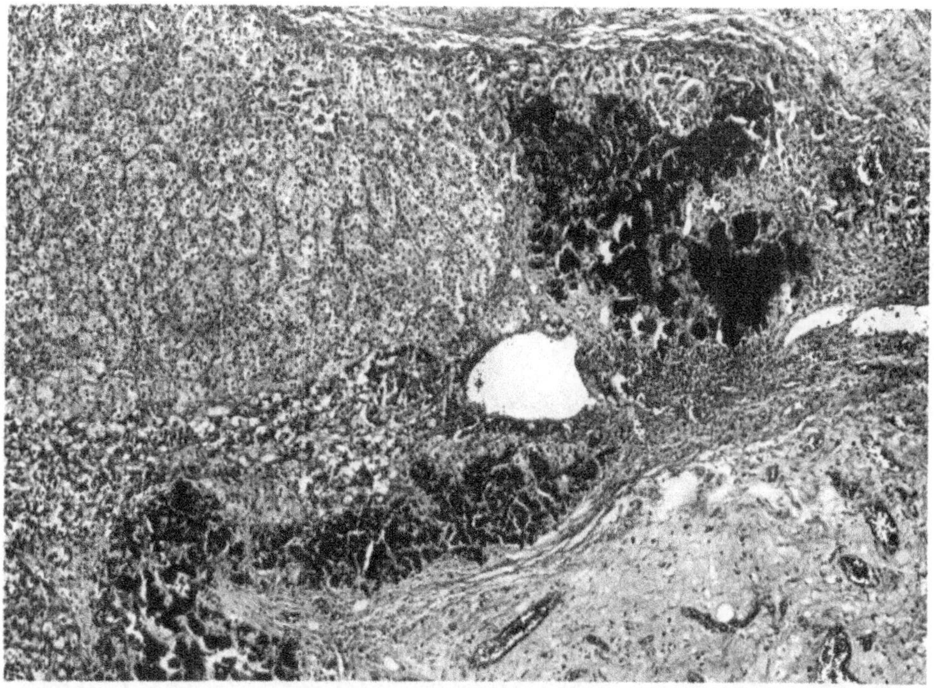

Abb. 95. Bandförmig verkalkter Nebennierenrindeninfarkt. Zustand nach gleichseitiger Nephrektomie. 16jähriger Junge. 64 ×

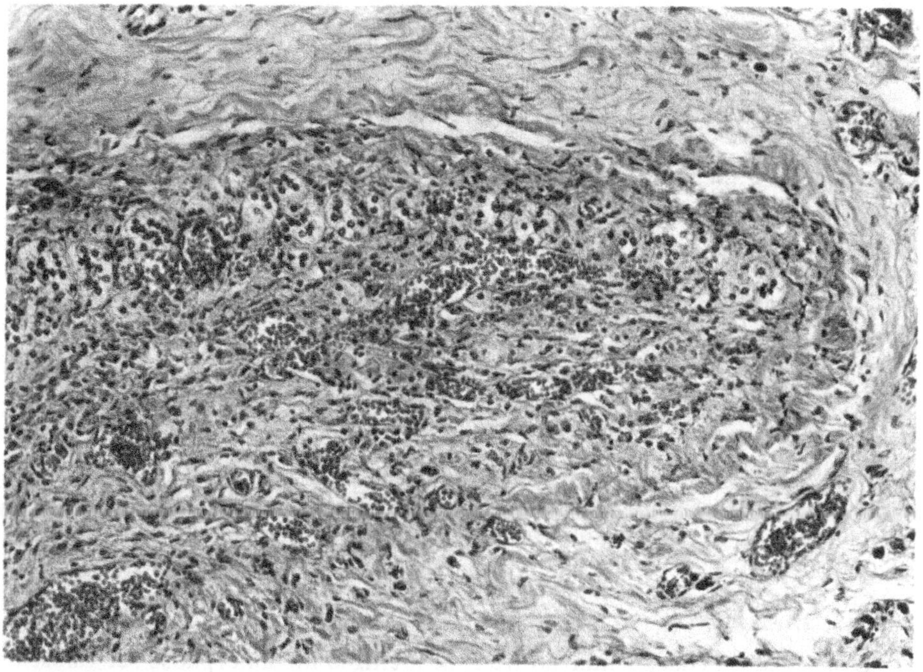

Abb. 96. Restzustand einer vaskulären Nebennierenschrumpfung mit vollständiger bindegewebiger Verödung. 16jähriger Junge, Zustand nach Nephrektomie. 160 ×

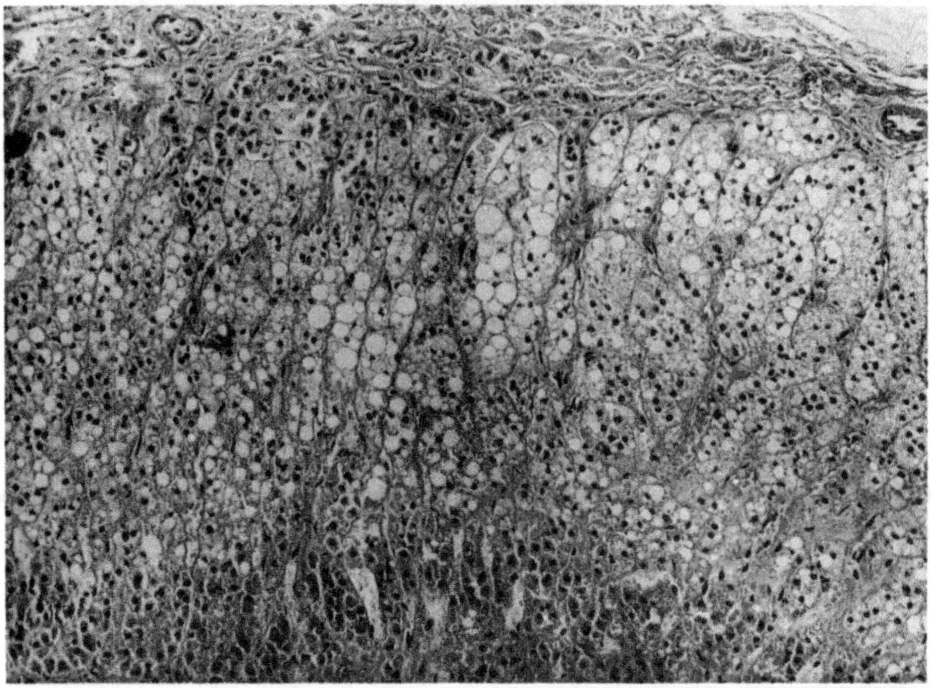

Abb. 97. Fettige Metamorphose der Zona fasciculata. 33jähriger Mann, Unfalltod. 64 ×

Der lipoidbeladene Spongiozyt der Zona fasciculata enthält eine feintropfige Ansammlung von Fett. Abweichend von diesem „musterhaften“ Verhalten kann man sowohl in „normalen“ wie hyperplastischen und atrophischen Drüsen, wie auch in Rindenknoten eine Konfluenz der Fetttröpfchen finden, so daß die Rindenzelle in eine große univakuoläre Zelle umgewandelt wird (Abb. 97). Diese fettüberspeicherten Zellen liegen bevorzugt in der Zona fasciculata, wir haben sie aber auch in der zentralen Rinde, kranzförmig um die Zentralvene angeordnet, gefunden (Abb. 98). Treten zwischen diesen Elementen kompakte Zellen auf, so resultiert ein sehr variables Muster.

Eine Beziehung zu einem bestimmten Grundleiden läßt sich nicht herstellen, großvakuoläre Rindenzellen lassen sich auch schon im Kindesalter finden (Abb. 99). Die Bedeutung der fettigen Umwandlung ist unbekannt, speziell der Aktivitätszustand solcher Rindenareale. Morphologisch entspricht diese spontan auftretende fettige Metamorphose den Befunden, wie sie von der Lipoidhyperplasie (SIEBENMANN 1957) bekannt sind. Ähnliche Bilder beschreiben MOTLIK et al. (1973) bei Cushing-Fällen nach Aminogluthedimid-Therapie. Bei beiden Prozessen ist die Pathogenese ähnlich: Blockade der C_{20}–C_{22}-Desmolase mit Speicherung nicht verwertbarer Precursoren.

Es liegt nahe, in der spontan auftretenden fettigen Metamorphose bei klinisch sicher nicht gestörter Nebennierenrinden-Funktion einen lokalen Stoffwechseldefekt zu vermuten, der zur Überspeicherung führt.

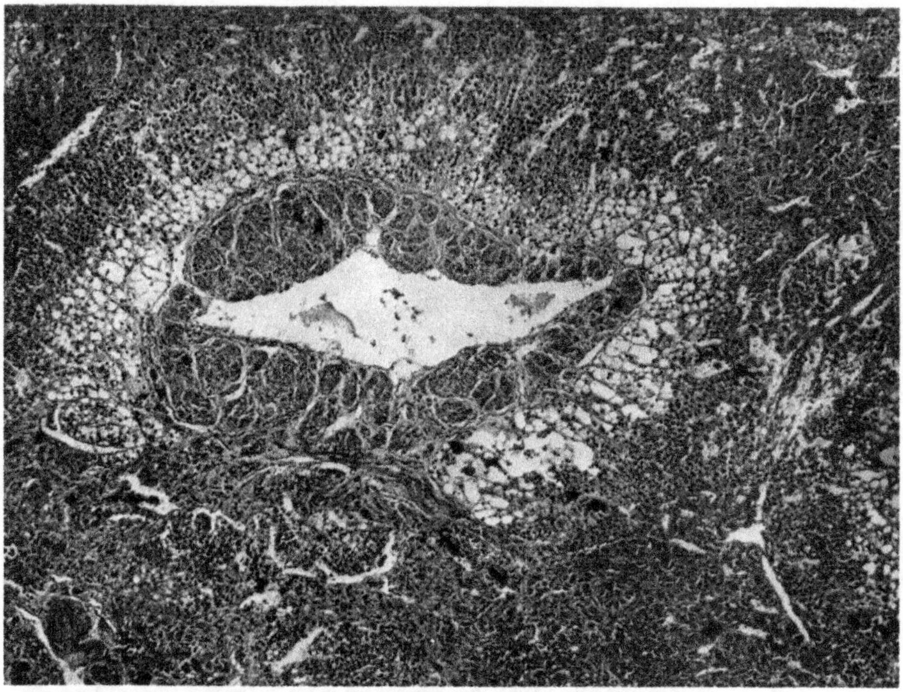

Abb. 98. Fettige Metamorphose der zentralen Rinde. 33jähriger Mann, Unfalltod. 64 ×

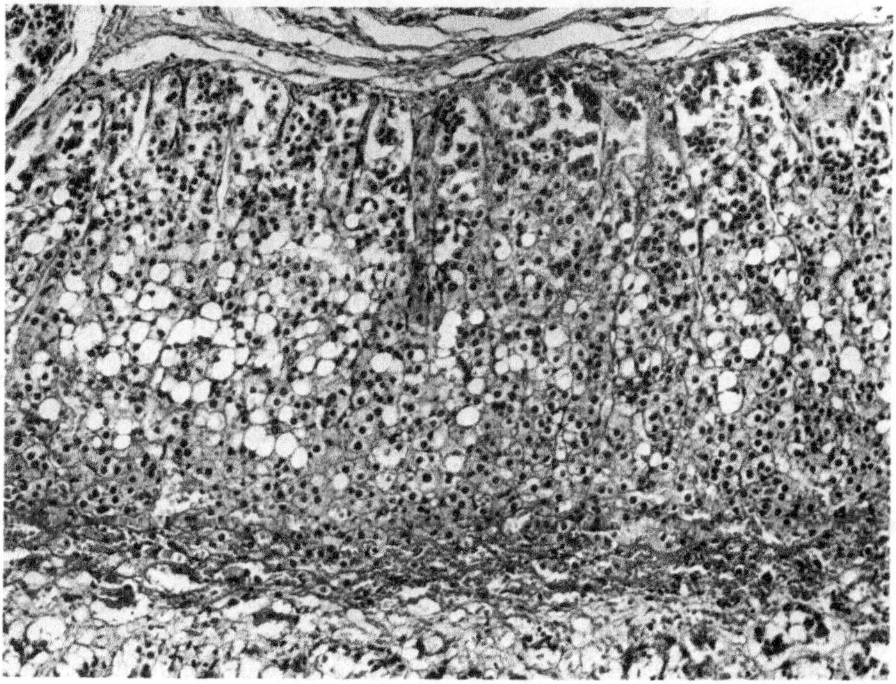

Abb. 99. Fettige Metamorphose in einer Säuglings-Nebenniere. Bronchopneumonie bei Ösophago-Trachealfistel. 160 ×

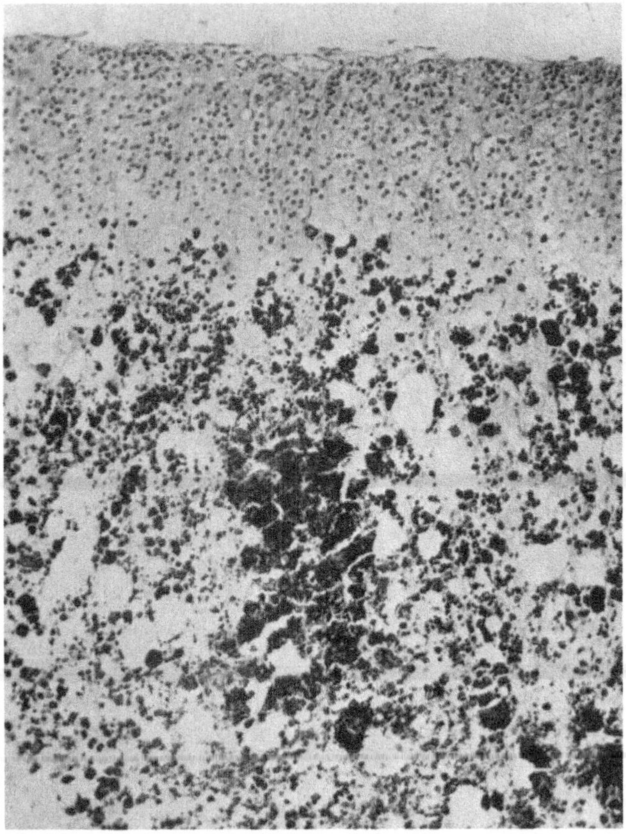

Abb. 100. Nebennierenverkalkung bei Wolman's disease. Originalaufnahme von WOLMAN, Tel Aviv. 160×

Ein Sonderfall ist die Lipoidüberspeicherung der Nebennierenrindenzelle bei primärer familiärer Xanthomatose (Wolmans disease: ABRAMOV et al. 1956; WOLMAN et al. 1961; LOWDEN et al. 1970). Es handelt sich um eine generalisierte Stoffwechselstörung mit Anhäufung von Cholesterol und Triglyzeriden im Dünndarm, Leber, Milz, Thymus und Knochenmark. Die Nebennieren enthalten große Mengen von Neutralfett. Sie sind stark vergrößert und von homogen-gelblicher Farbe. Die Rindenzellen sind in Schaumzellen umgewandelt, es kommt zu Kristallausfällungen mit Riesenzellreaktion und Fibrose. Damit verbundene regressive Veränderungen führen zur bilateralen Verkalkung, die röntgenologisch nachweisbar ist (Abb. 100). Bisher sind 20 Fälle beschrieben (LOWDEN et al. 1970). Ältere Fälle der Literatur wurden der Niemann-Pickschen Erkrankung zugeordnet. Die Kinder sterben in den ersten Lebensmonaten. Pathogenetisch wird ein Defekt der Cholesterol-Esterase vermutet.

Von der fettigen Metamorphose der Parenchymzelle muß das Auftreten von Fettzellen im Rindengewebe (GOSSMANN 1927; STIEVE 1947; PLAUT 1958) abgegrenzt werden. Solche Fettzellen finden sich einzeln oder in kleinen Gruppen in normalem Nebennierenrindengewebe, bevorzugt in diffus oder nodulär hyperplastischen Nebennieren bzw. in Adenomknoten (Abb. 101 u. 102). Treten zwischen ihnen Rundzellherde auf, so erinnern die Bilder an Knochenmarksherde,

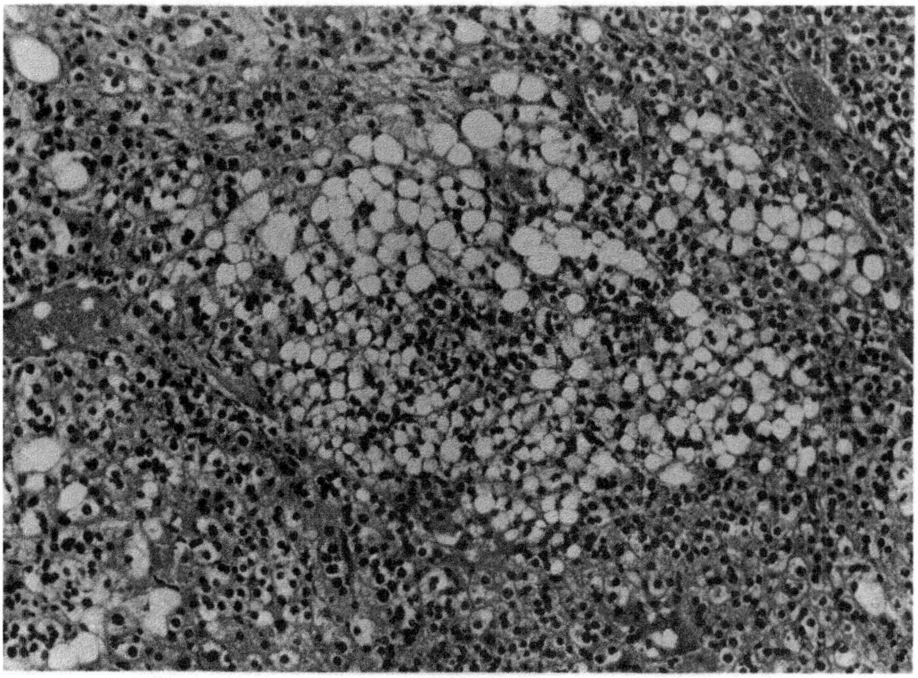

Abb. 101. Herdförmige fettige Metamorphose in einem Adenomknoten bei primärem Aldosteronismus. 160 ×

so daß von myeloadipösen Strukturen gesprochen wird. Mit zunehmendem Alter werden diese myeloadipösen Strukturen häufiger (GROSSMANN 1927; STIEVE 1947). Schließlich können sie große Rindenfelder oder Parenchymbezirke ersetzen, so daß PLAUT (1958) diesen Vorgang mit der lipomatösen Atrophie des Pankreas oder des Epithelkörperchens vergleicht. In Übereinstimmung mit MOTLIK (1964) halten wir die Fettzellherde in der Rinde für Abbauerscheinungen des Parenchyms (Abb. 103 u. 116). MOTLIK zeigt, daß ganze Parenchymknoten in „Lipome" umgewandelt werden können. Gelegentlich sieht man dabei Ausfällungen von Cholesterin-Kristallen (Abb. 104). Auch SYMINGTON (1969) hält es für möglich, daß die sog. Myelolipome Endzustände von Rindenknoten sind. Die Fettzellen scheinen uns jedoch nicht einfach transformierte Rindenzellen zu sein, sondern fettüberladene Makrophagen bzw. Histozyten. Die Unterscheidung könnte nur ultrastrukturell an der Form der Mitochondrien getroffen werden. An der involvierenden Innenzone der Säuglingsnebennierenrinde hat MÄUSLE (1972) gezeigt, daß hier die fettspeichernden Zellen durchweg Makrophagen sind. Zur Frage der Rundzellen s.S. 812. Zur Frage der sog. Myelolipome s.a. S. 941.

II. Hydropische Vakuolisierung

Das Auftreten fettfreier Vakuolen inmitten von Lipoidtropfen hat zuerst DIETRICH (1918) im Rahmen einer infektbedingten Lipoidentspeicherung be-

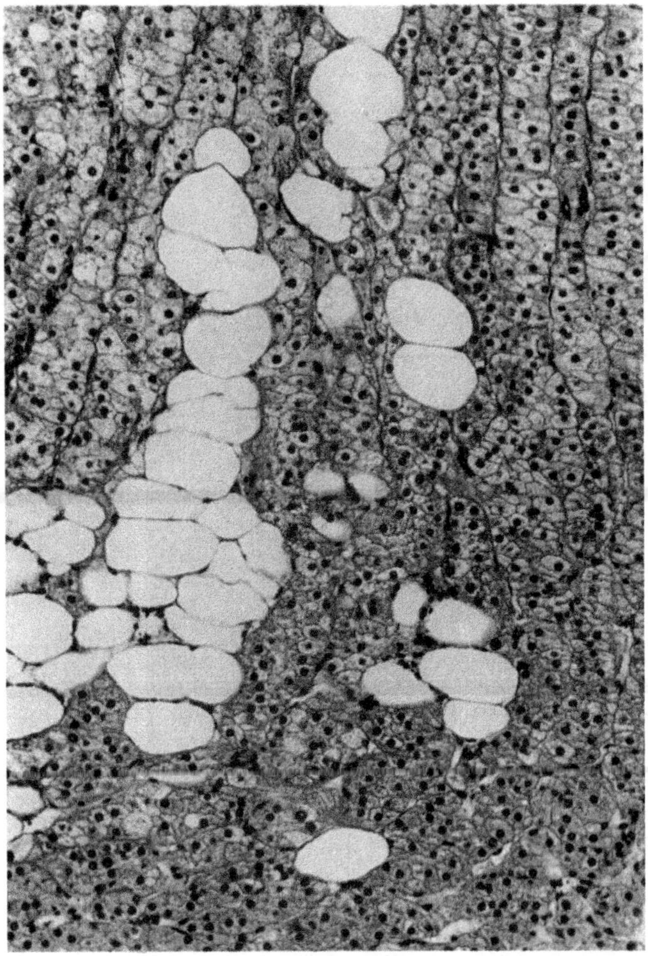

Abb. 102. Fettige Metamorphose bei diffuser Nebennierenrindenhyperplasie. Cushing-Syndrom. HE, 160 ×

schrieben. Eine besonders schwere Form der hydropischen Vakuolisierung stellt die wabige Umwandlung dar, die bei massiven Infekten große Teile der Fasciculata einnehmen kann (s.S. 807).

Motlik (1964) führt die wabige Umwandlung der Rindenzellen auf lokale Permeabilitätsstörungen der Strombahn im schweren Infekt zurück. Die gleichzeitige Streß-bedingte Lipoidentspeicherung ist dabei wohl eine Voraussetzung zur wabigen Umwandlung. Ob die wabig umgewandelten Zellen erschöpft sind, ist nicht sicher zu belegen.

III. Hyaline Tropfen

Sog. hyaline Tropfen sind in Rinden- und Markzellen ein häufiger Befund (Abb. 105). Motlik u. Januskova (1966) haben sie in Nebennierenrindenzellen

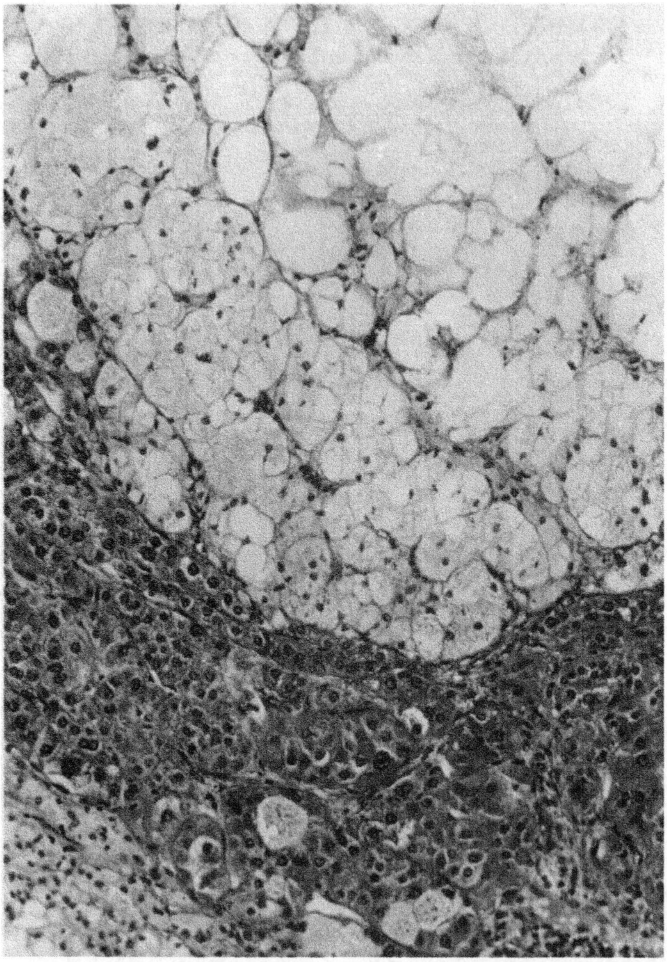

Abb. 103. Fettige Metamorphose und Nekrose in einem Nebennierenadenom mit Cushing-Syndrom. GOLDNER, 160×

eines unausgewählten Obduktionsgutes in 71,6% der Fälle gesehen. Sie treten bevorzugt in lipoidfreien Rindenzellen und zusammen mit drüsenartigen Hohlräumen auf. Sie formieren sich zum Teil in fettfreien Vakuolen und mögen hier aus zytoplasmatischen Strukturen entstanden sein. Der Nachweis von Fibrin in den Tropfen zeigt aber, daß sie bevorzugt durch Plasmainsudation zustandekommen (MOTLIK 1964), wie dies auch für die Leberzelle erwiesen ist (ALTMANN 1955; PFEIFER u. BANNASCH 1968). Ein „Sekretprodukt" der Rindenzellen sind die hyalinen Tropfen sicher nicht. Auch ihr gehäuftes Auftreten im Rahmen des Involutionsprozesses der Cortex fetalis paßt zur primären Permeabilitätsstörung.

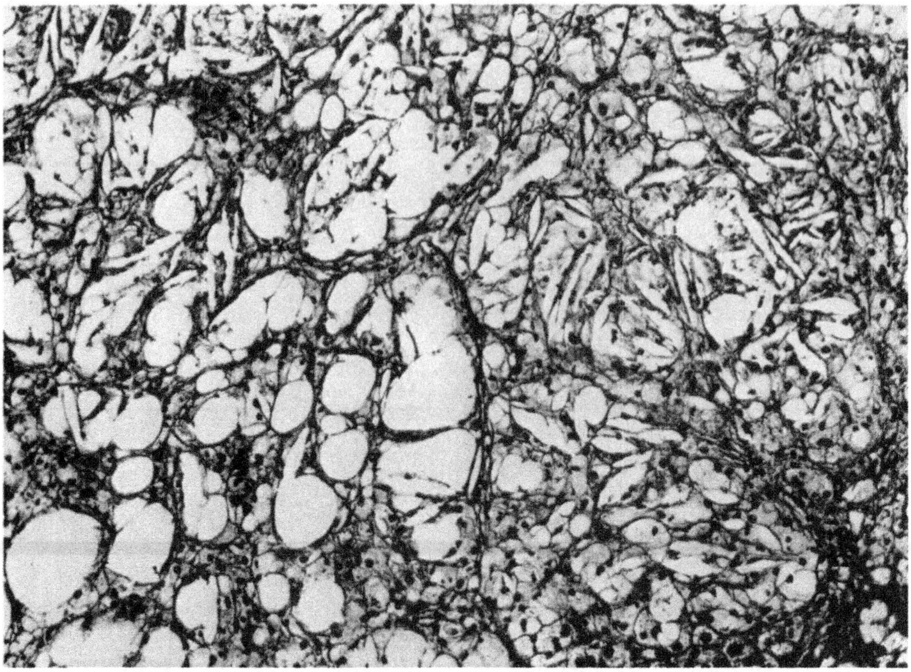

Abb. 104. Adenom der Nebennierenrinde. Fettige Metamorphose und Ausfällung von Cholesterin-Kristallen. 160 ×

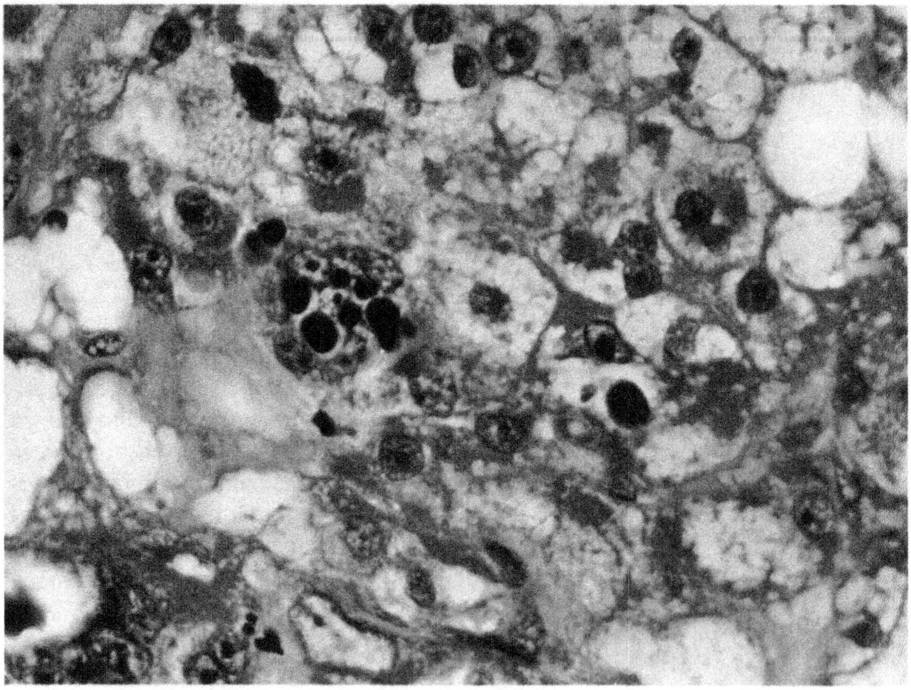

Abb. 105. Große hyaline Tropfen in Zellen eines Nebennierenrindenkarzinoms. GOLDNER, 640 ×

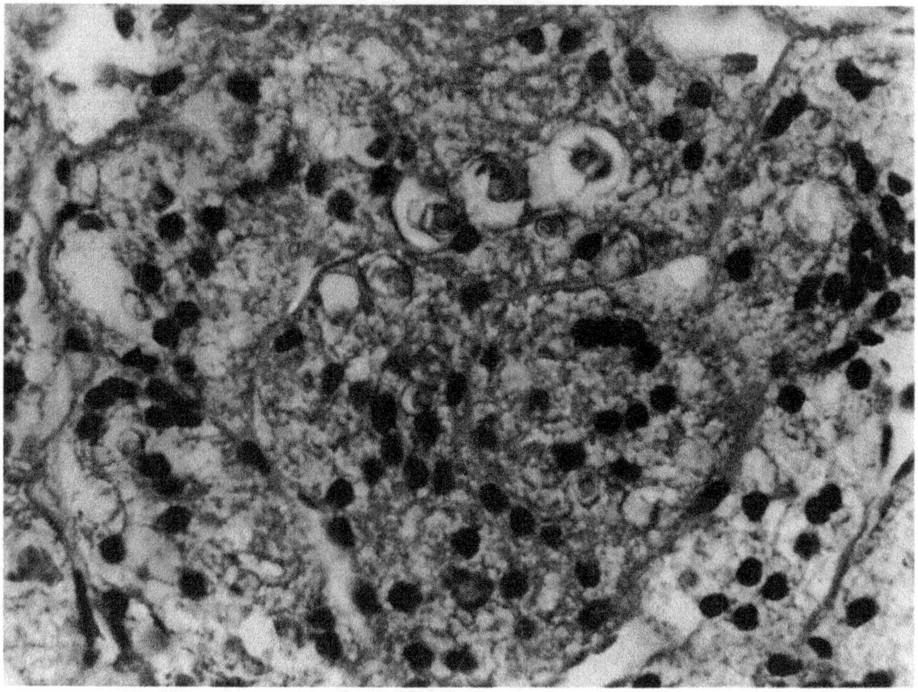

Abb. 106. Spironolactone-Körperchen in der Zona glomerulosa. 640 ×

IV. Spironolactone-Körperchen

Wirbelartige oder zwiebelschalenartige Zytoplasmastrukturen wurden in der Zona glomerulosa von Patienten beschrieben, die mit Spironolactone behandelt wurden (Janigan 1963; Jenis u. Hertzog 1969; Davis u. Medline 1970). Spironolactone ist ein kompetitiv wirkender Antagonist des Aldosterons, der nur einen geringen oder keinen akuten Einfluß auf die Aldosteronsynthese und -sekretion ausübt. Bei den Spironolactone-Körperchen handelt es sich um intracytoplasmatische Einschlüsse, die nur in Zellen der Zona glomerulosa und in vergleichbaren Zellgruppen der Organkapsel und in Glomerulosazellen der zentralen Rinde entlang den Venenstämmen auftreten (Jenis u. Hertzog 1969) (Abb. 106). Sie finden sich bei Patienten, die wenigstens 10 Tage Spironolactone erhalten haben, und sind auch noch 4 Monate nach Absetzen der Therapie auffindbar. Die Größe der Einschlüsse variiert zwischen 2 und 18 µ – im Mittel sind sie 8 µ groß. Gewöhnlich wird nur ein Einschlußkörperchen pro Zelle gefunden. Nach histochemischen Ergebnissen sind sie aus Phospholipoid-Proteinkomplexen aufgebaut. Ultrastrukturell bestehen sie aus dicht gepackten, glatten Membranen in konzentrischer Schichtung (Abb. 107). Zentral sind einige oder mehrere Lipoidtropfen eingeschlossen. Die strenge Begrenzung der Spironolactone-Körperchen auf die Zellen der Zona glomerulosa bei erhöhter Aldosteron-Sekretion unter chronischer Spironolactone-Therapie ist ein Indiz für die

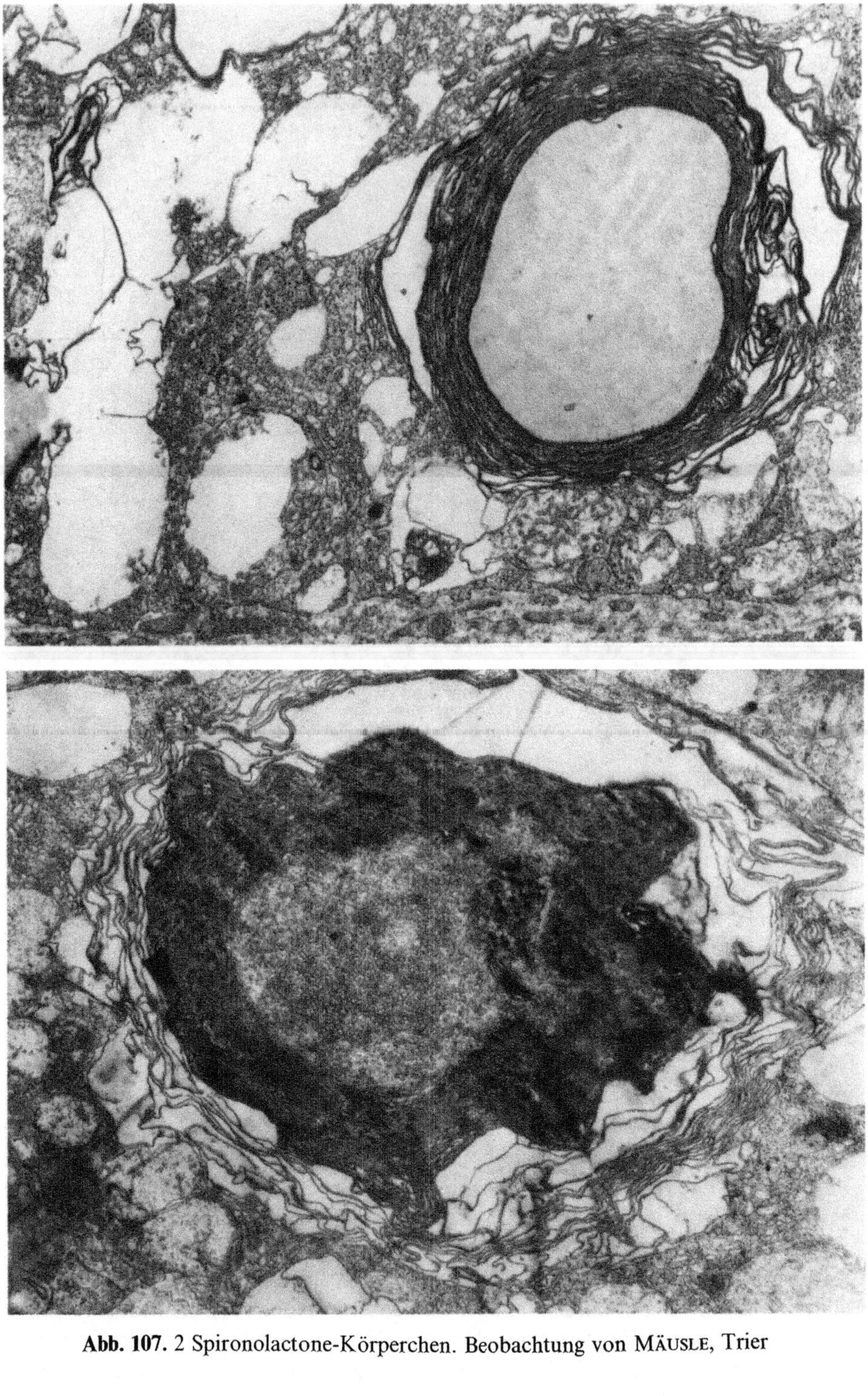

Abb. 107. 2 Spironolactone-Körperchen. Beobachtung von MÄUSLE, Trier

funktionelle Spezialisierung der Glomerulosazellen auch in der menschlichen Nebennierenrinde (JENIS u. HERTZOG 1969). Sie werden in gleicher Form auch in Aldosteron-produzierenden Adenomen nach Spironolactone-Therapie gesehen (SHRAGO et al. 1975). Bei sekundärem Aldosteronismus ohne Spironolactone-Therapie dagegen werden keine Einschlußkörperchen gefunden. Möglicherweise wird Spironolactone, das in der Struktur Cholesterol- und Aldosteronähnlich ist, in die Membranen des glatten endoplasmatischen Retikulums eingebaut. Es kann hier mit dem normalen Membranumsatz interferieren und eine progressive Akkumulation glatter Membranen bewirken (JENIS u. HERTZOG 1969). Ob dieser vermutete pathogenetische Mechanismus richtig ist, bleibt noch aufzuklären.

V. Sogenannte Zytomegalie

KAMPMEIER (1927) beobachtete übergroße, einkernige Rindenzellen in der embryonalen Nebenniere, die während der Fetalzeit großenteils wieder verschwinden. In einem perinatalen Obduktionsgut wird in 5–6,5% der Fälle das Phänomen der sog. Zytomegalie in der fetalen Innenzone gefunden (CRAIG u. LANDING 1951; ATERMAN et al. 1972). In unterschiedlicher Zahl finden sich einkernige Riesenzellen („Megalozyten", ATERMAN et al. 1972) bis zu 120 μ Durchmesser. Die Kerne sind 30–40 μ groß, hyperchromatisch und vielfach bizarr geformt (Abb. 108 u. 109). Regressive Kernveränderungen, Verklumpungen und Bilder von Karyolyse sind häufig zu finden. Zytoplasmatische Kerneinschlüsse kommen vor (BORIT u. KOSEK 1969). Sie enthalten dense bodies und Myelinfiguren. Mitosen kommen in der Regel nicht vor. Das Zytoplasma ist stark acidophil und enthält große Mengen von glattem endoplasmatischen Retikulum, und nur geringe Mengen von rauhem endoplasmatischen Retikulum. Lipoidtropfen sind spärlich. Mitochondrien kommen reichlich vor, sie sind vesikulär gebaut. Der Golgi-Apparat ist stark entwickelt (BORIT u. KOSEK 1969). Die ultrastrukturelle Ausgestaltung des Zytoplasmas ist also der normaler Innenzonenzellen ähnlich. In der Außenzone werden keine „Megalozyten" gesehen. Die Pathogenese dieser Zellveränderung ist ungeklärt. Ein Virus liegt nicht vor, mit der Speicheldrüsenviruskrankheit hat der Befund nichts zu tun. Zytomegale Kernveränderungen finden sich gehäuft bei Mißbildungen (BEATTIE u. HAWES 1955, DHOM 1965) und bei Rh-Inkompatibilität (CRAIG u. LANDING 1951; DHOM 1965; ATERMAN et al. 1972). Ein regelmäßiger Befund sind sie beim Beckwith-Syndrom (SOTELO-AVILA u. SINGER 1970; BORIT u. KOSEK 1969; OPPENHEIMER 1970). Das Beckwith-Syndrom ist charakterisiert durch eine Omphalozele, Makroglossie, Leydig-Zellhyperplasie und Viszeromegalie, sowie eine Reihe weiterer Anomalien.

Die postnatale Entwicklung der Nebennierenrinde ist bei Zytomegalie nicht gestört, die Riesenzellen gehen mit der Innenzone zugrunde. Wir sehen die zytomegalen Zellveränderungen als Wachstumsstörung der fetalen Innenzone, und zwar als Folge von Mitosestörungen an, die zur Polyploidisierung und zu zytoplasmatischen Kerneinschlüssen führen. Sie sind sicher keine präneoplastischen Elemente (CRAIG u. LANDING 1951; SOTELO-AVILA u. SINGER 1970)

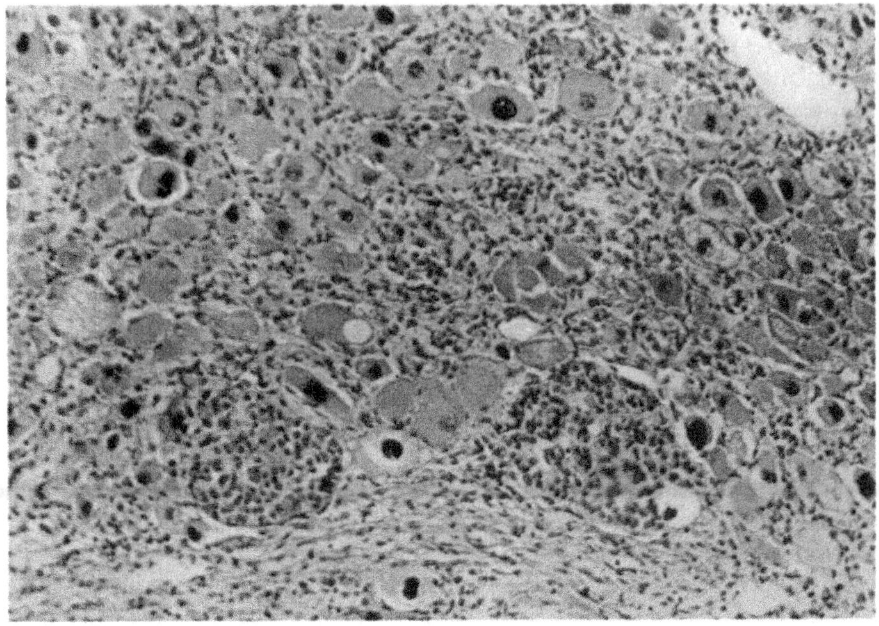

Abb. 108. 16 Tage alt gewordener Säugling. Ausgeprägte sog. Zytomegalie der Cortex fetalis. 160×

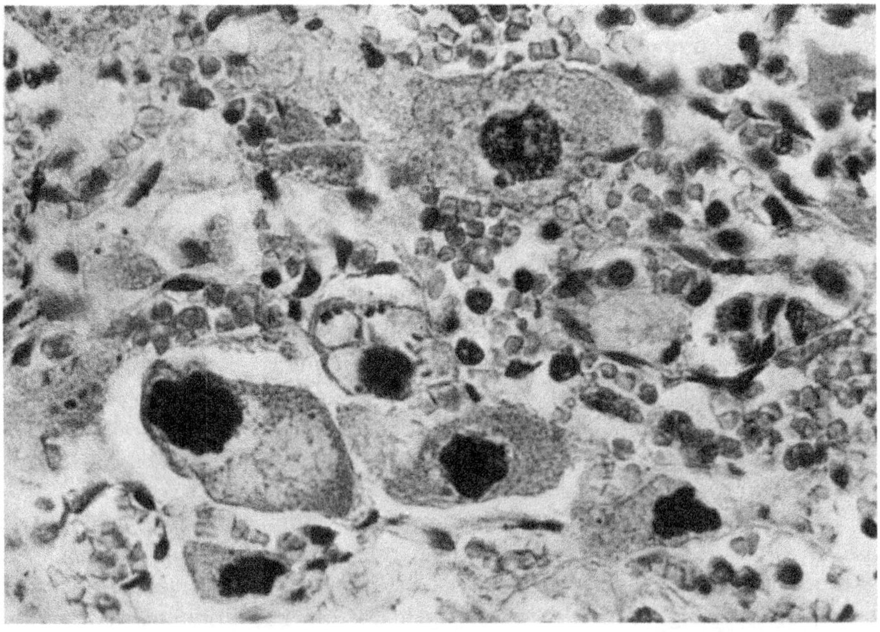

Abb. 109. 16 Tage alter Säugling. Hyperchromatische Riesenkerne bei sog. Zytomegalie. (Aus DHOM 1965). 400×

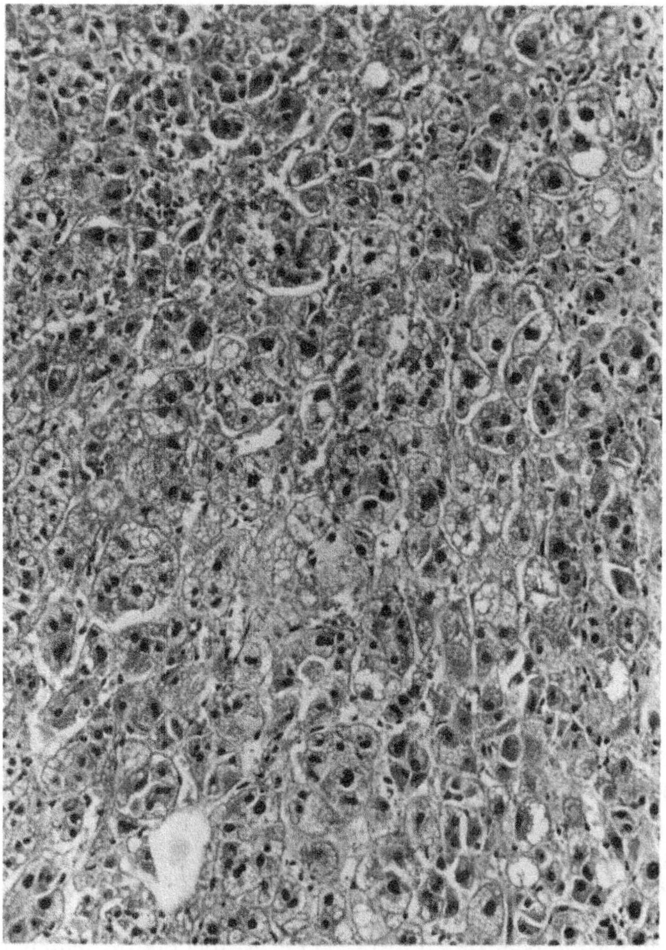

Abb. 110. Polyploides Kernmuster in der Nebennierenrinde. 50jähriger Mann. Zerebralsklerose. 160 ×

und es lassen sich auch keine positiven Hinweise für eine Überfunktion dieser Zellen gewinnen. Die Beobachtung von SHERMAN et al. (1958) eines metastasierenden „Adenoms“ der fetalen Rinde mit Zytomegalie bei einem 5 Tage alt gewordenen Mädchen (zusammen mit Hirn-Lungen-Pankreasmetastasen) ist singulär.

VI. Postnatale Riesenkerne und Riesenzellen

Übergroße Zellen mit polyploiden Kernen sind in der Nebennierenrinde bei primärer zytomegaler Hypoplasie (s.S. 787), in manchen Fällen von Morbus Addison (STEINBISS 1926) und häufig in Nebennierentumoren zu finden. Die Tendenz zur Bildung von Großkernen ist in der Nebennierenrinde groß, im autoptischen Material kann man sie häufig finden (Abb. 110). Sie liegen in der Fasciculata, seltener in der Glomerulosa und manchmal sind sie auch in intrakorticalen Knoten zu sehen. Aus solchen Zellen können mehrkernige Zellen hervorgehen, teilweise schnüren sich Kleinkerne ab. Derartige Formen sind stets als Störungen der Zellneubildung bzw. des Zellersatzes anzusehen. Im Rahmen dieser Teilungsstörungen kommt es auch zu Zytoplasmainklusionen im Zellkern. Im Zytoplasma können Riesensphären entwickelt sein, wie sie zuerst in der Nebennierenrinde bei idiopathischem Morbus Addison von STEINBISS (1926) beschrieben wurden. Die „sphärische" Schichtung des Zytoplasmas entspricht einem riesenhaften vergrößerten achromatischen Zentriol (ALTMANN 1964). Wir haben solche Riesensphären auch bei zytomegaler Hypoplasie gesehen. Sowohl bei der primären zytomegalen Hypoplasie, wie auch bei der Autoimmun-Adrenalitis unterliegen die primär geschädigten Parenchymzellen einer Überstimulation durch ACTH. Der primäre Zellschaden läßt offenbar einen geordneten Zellteilungsablauf nicht zu, so daß kein adäquater Spindelapparat aufgebaut werden kann. Polyploidisierung, Großkerne und mehrkernige Riesenzellen sind somit weder Ausdruck eines malignen Wachstums, noch der Überfunktion, sondern nur Zeichen örtlich gestörten Wachstums, und zwar besonders bei erhöhter Stimulation oder bei autonomem Geschwulstwachstum.

VII. Riesenmitochondrien

Riesenmitochondrien treten beim Menschen im Rahmen der Involution der Cortex fetalis in den Innenzonenzellen auf (MÄUSLE 1972). In der bleibenden Rinde sind sie bisher noch nicht nachgewiesen worden. Im Tierexperiment trifft man sie gehäuft nach Hypophysektomie (VOLK u. SCARPELLI 1966; CANICK u. PURVIS 1972), aber auch nach Streß, so daß dieses Phänomen – zumindest bei der Ratte – in keiner Beziehung zu einer reduzierten Kortikosteroidsekretion zu stehen scheint (IDELMAN 1978). Es ist noch ungeklärt, ob die Riesenmitochondrien durch Fusion oder durch Sistieren der Mitochondrienteilung entstehen.

VIII. Pigmente in der Nebennierenrindenzelle

Die Zona reticularis des Erwachsenen enthält reichlich Pigmentgranula vom Typ des Lipofuszins. Die präpuberale Nebennierenrinde ist dagegen pigmentfrei (DHOM 1973). Makroskopisch ist die Innenschicht der Nebennierenrinde beim Erwachsenen bräunlich gefärbt. Ultrastrukturell stellen sich die Granula als stark osmiophile Strukturen wechselnder Größe und Gestalt dar, sie sind von einer Membran umzogen (MÄUSLE 1974). Pigmentierte Rindenzellen findet man selten auch in Adenomen. Sie können dann so reichlich sein, daß die Adenome tiefbraun gefärbt sind (s.S. 930). Obwohl die Pigmentanhäufung als Zeichen einer Akkumulation metabolisch inaktiver Residuen zu werten ist (GEDIGK u. TOTOVIC 1976), darf doch die Pigmentablagerung nicht mit einer Unterfunktion der pigmentierten Zellen gleichgesetzt werden. Dies zeigen pigmentierte Adenome mit Überfunktion, z.B. mit Cushing-Syndrom (s.S. 891).

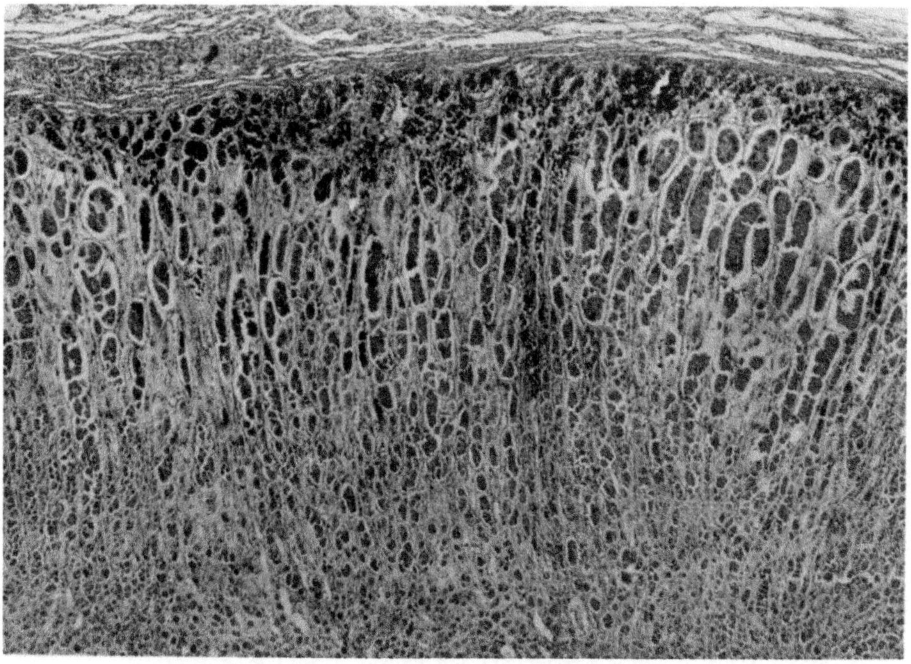

Abb. 111. Hämosiderin in der Zona glomerulosa bei Hämochromatose. Turnbullblau-Kernechtrot, 64×

Eisenpigment (Siderin, Hämosiderin) lagert sich in die Parenchymzellen der Nebennierenrinde regelmäßig bei idiopathischer Hämochromatose ein (Abb. 111). HEDINGER (1953) konnte in allen Fällen von Hämochromatose, deren Nebennieren mikroskopisch untersucht wurden, eine Pigmentierung der Zona glomerulosa sehen, wenn auch in wechselnder Intensität. Die Zona fasciculata und reticularis sind meist frei von Eisen oder zeigen nur im Mesenchym spärliche Pigmentgranula. Eine Beziehung zwischen Nebennierengewicht und Eiseneinlagerung besteht nicht. Es ist ungeklärt, warum Eisen nur in die Zona glomerulosa eingelagert wird. Eine primäre Nebennierenrinden-Insuffizienz besteht bei Hämochromatose-Kranken nicht. Dagegen findet sich in der Mehrzahl der Fälle ein Hypopituitarismus, der durch die starken Eiseneinlagerungen im Hypophysen-Vorderlappen bedingt ist. Der Metopiron-Test weist z.T. auf eine ungenügende ACTH-Ausschüttung hin (JUSTIN-BESANÇON et al. 1963; STOCKS u. MARTIN 1968). Die vermehrte Hautpigmentierung des Hämochromatose-Kranken ist nicht Folge einer erhöhten ACTH- oder MSH-Ausschüttung und kann nicht als Hinweis auf eine primäre Nebennierenrinden-Insuffizienz gewertet werden. Die für den Addison-Kranken charakteristische Schleimhautpigmentierung fehlt beim Hämochromatose-Kranken (Clinico-pathological Conference 1950).

IX. Amyloidose der Nebennierenrinde

Bei generalisierter Amyloidose sind die Nebennieren häufig mitbeteiligt. Die ersten Ablagerungen erscheinen in den Sinuswänden der Fasciculata, dann

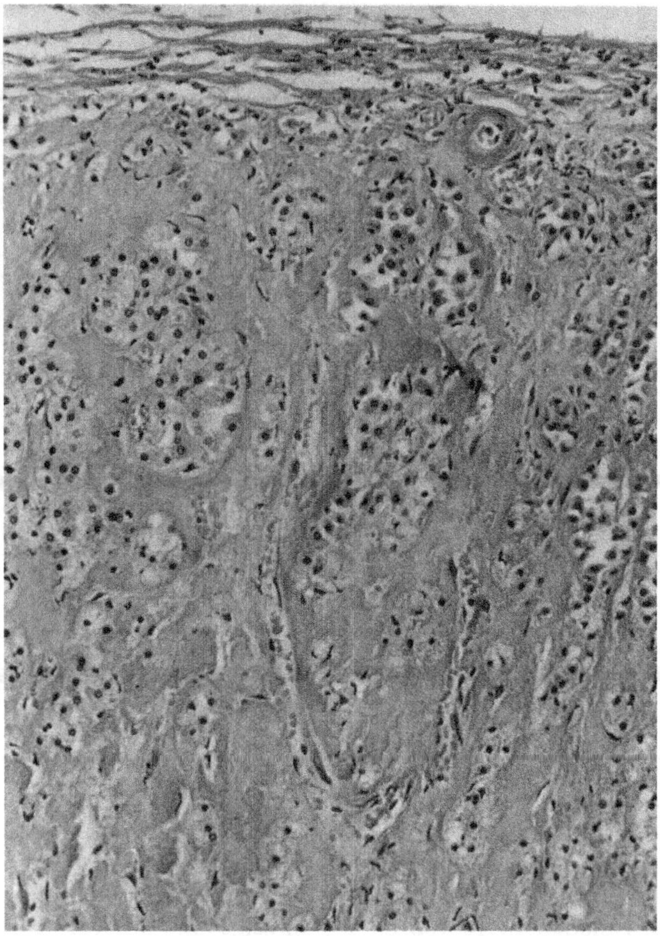

Abb. 112. Massive Nebennierenrindenamyloidose. Trotz weitgehenden Schwundes des Parenchyms kein Morbus Addison. 160 ×

werden zunehmend auch die inneren Rindenschichten mit einbezogen. Die Glomerulosa bleibt meist frei und ist nur bei sehr massiven Ablagerungen gleichfalls von amyloiden Massen durchsetzt (Abb. 112 u. 113). Das amyloidhaltige Organ ist meist nur mäßig vergrößert und fest, auf der Schnittfläche glasig transparent. Die Form des Organs ist nicht verändert. Bei schweren Ablagerungen finden sich Gewichtssteigerungen auf 30–40 g (O'DONNELL 1950). Nur selten führt die Amyloidose-Ablagerung zum Morbus Addison. Unter 29 Fällen generalisierter Amyloidose zeigten nur 3 Zeichen der Hypofunktion (O'DONNELL 1950). Einen isolierten Amyloidbefall der Zona reticularis beschreiben OFSTAD et al. (1961). Da hier auch nach Stimulation ausschließlich die C_{19}-Steroidproduktion niedrig war, schließen die Autoren auf einen isolierten Ausfall der in der Retikularis vermutlich bevorzugt gebildeten Nebennierenandrogene.

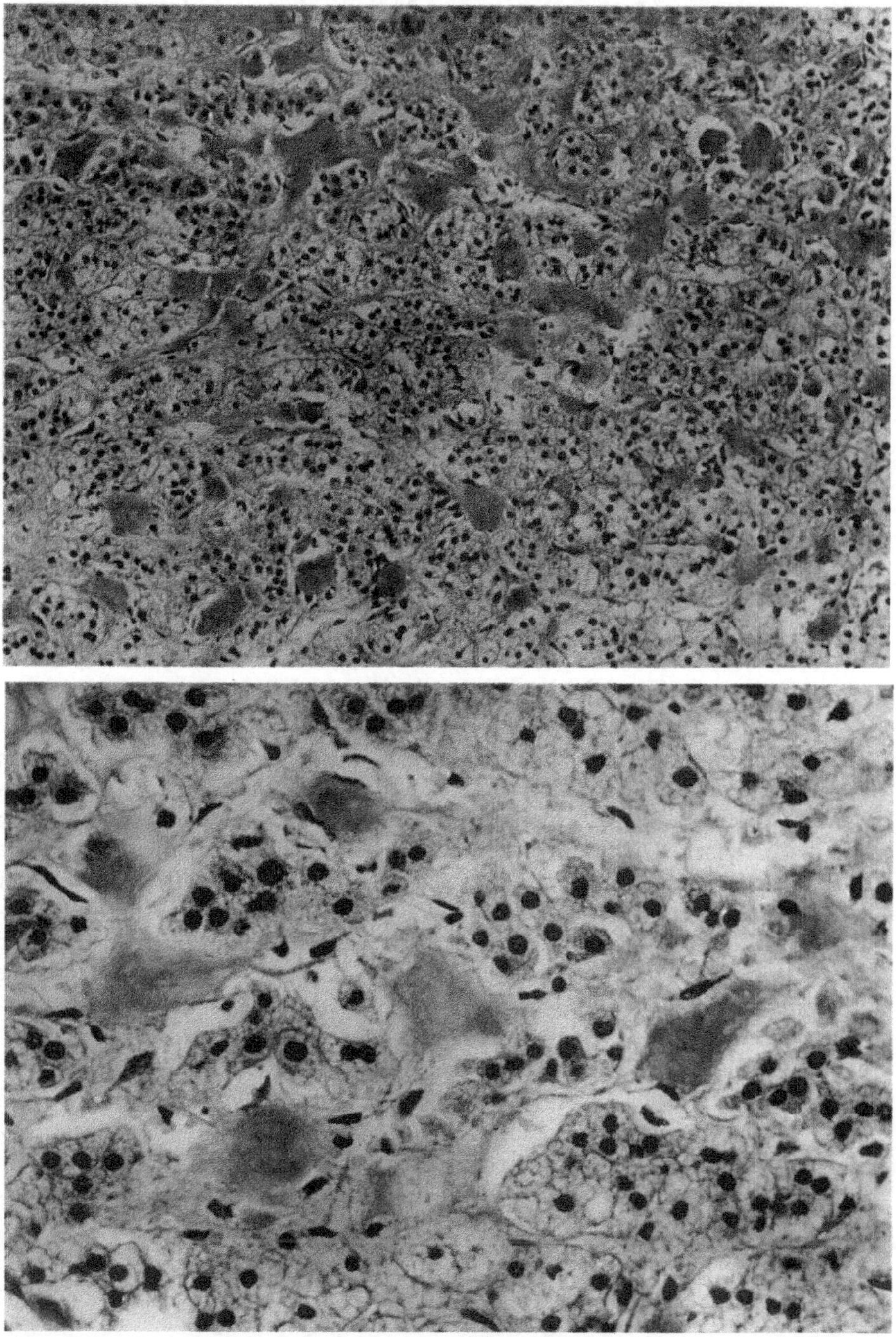

a

b

Abb. 113a u. b. Nebennierenamyloid. Herdförmige Ablagerung in den Sinuswänden der Zona fasciculata. Keine Parenchymalteration. 57jähriger Mann mit primärer Amyloidose. **a** 160 ×, **b** 400 ×

K. Hyperplasie der Nebennierenrinde

Bei länger dauernder, erhöhter adrenokortikotroper Stimulation kommt es zur bilateralen Vermehrung der Parenchymmasse der Nebennierenrinde, zur Hyperplasie. Sie ist entweder das morphologische Substrat eines typischen endokrinen Krankheitsbildes mit Überfunktion (Cushing-Syndrom, Mineralkortikoid-Syndrom, AGS), oder ist ohne endokrine Funktionsstörung Ausdruck einer länger dauernden Belastung im Sinne der Adaptation (SELYE 1953).

Zur Definition der Hyperplasie der Nebennierenrinde wird am besten das Gewicht beider Nebennieren herangezogen, wobei das Markgewicht (ca. 10% des Volumens) vernachlässigt werden muß. Eine obere Normgrenze des Nebennierengewichtes Erwachsener ist statistisch signifikant bisher nicht festgelegt (s.S. 729). Wir sehen in unserem autoptischen Material ein Gesamtgewicht beider Nebennieren von 15 g und höher als sicher hyperplastisch an. Voraussetzung ist eine sorgfältige Präparation der Nebennieren. Ein anderes, in der Literatur benutztes Kriterium ist die Breite der Nebennierenrinde. Eine Breite von über 2 mm wird als hyperplastisch betrachtet (PARKER u. SOMMERS 1956). Das Vorhandensein von Rindenknoten muß bei dieser Definition jedoch zusätzlich in Betracht gezogen werden.

I. Gewicht hyperplastischer Nebennieren

Eine Verbreiterung der Nebennierenrinde mit dem Bilde der progressiven Transformation gibt es beim Erwachsenen sicher auch schon unter der Gewichtsgrenze von 15 g. Die über 15 g hinausgehenden Gewichtssteigerungen schwanken in weiten Grenzen. Die höchsten Gewichte bei Nebennierenrinden-Hyperplasie werden beim kongenitalen adrenogenitalen Syndrom gefunden. Im 1. Lebensjahr liegen hier die Mittelwerte zwischen 18 und 20 g, betragen also etwa das Vier- bis Fünffache der Norm. Im 4. Lebensjahr liegen die Werte schon um 30 g (DHOM 1965). Bei einem 6jährigen Knaben von THELANDER (1946) wogen die Nebennieren 74 g. Bei einer 31jährigen Frau BLACKMANS (1946) ist ein Höchstgewicht von 170 g für beide Nebennieren zusammen erreicht. Die Gewichtssteigerungen durch ACTH-Therapie sind gleichfalls beträchtlich. In den Fällen von SOKOLOFF et al. (1951) betrugen die Nebennierengewichte 27,8 und 28,4 g, in einer Beobachtung von BRANSOME u. REDDY (1963) 45,5 g. Auch kindliche Nebennieren zeigen unter ACTH-Therapie erhebliche Gewichtsanstiege. Bei einem 8 und einem 9 Monate alten Säugling eigener Beobachtung wogen die Nebennieren bei intermittierender ACTH-Therapie trotz gleichzeitiger Dekortin- bzw. Dexamethason-Gaben 19,4 und 17,6 g.

Beim Cushing-Syndrom mit doppelseitiger Hyperplasie sind die Gewichtssteigerungen teilweise nur geringfügig. Das Einzelorgan wiegt nach NEVILLE u. SYMINGTON (1967) nur in 12% der Fälle mehr als 12 g, 78% wiegen weniger als 10 g. Bei Autopsiefällen sind Cushing-Nebennieren in der Regel deutlich schwerer, in 6 Beobachtungen von NEVILLE und SYMINGTON lag das Gewicht des Einzelorgans über 16 g.

Tabelle 6. Normgewichtige und hyperplastische (über 15 g) Nebennieren des Erwachsenen im Obduktionsgut (1619 Fälle)

Alter	♂ NN unter 15 g	♂ NN über 15 g	Verhältnis	♀ NN unter 15 g	♀ NN über 15 g	Verhältnis
20–29	62	14	4,4:1	31	4	8,0:1
30–39	105	20	5,0:1	45	11	4,0:1
40–49	172	39	4,4:1	73	10	7,3:1
50–59	244	74	3,3:1	120	15	8,0:1
60–69	379	84	4,5:1	136	26	5,0:1
70–79	123	39	3,2:1	96	16	6,0:1
80–89	18	4	4,5:1	14	2	7,0:1
90–99	2	0	–	0	0	–
Gesamt	1005	274	4,2:1	515	84	6,7:1

II. Die Hyperplasie ohne endokrines Krankheitsbild

Die Nebennierenrinden-Hyperplasie ohne endokrines Krankheitsbild ist in jedem unausgelesenen Obduktionsgut häufig. Im eigenen Material finden sich unter 1619 fortlaufenden Obduktionen 358 Nebennierenpaare Erwachsener, die ein Gesamtgewicht von mehr als 15 g aufweisen (22,1%). Nebennieren mit Metastasen, Hämorrhagien, leukotischen Infiltraten usw. sind dabei nicht berücksichtigt. Die Häufigkeit der Nebennierenrinden-Hyperplasien beträgt bei den Männern 1:4,2, bei den Frauen 1:6,7. Tabelle 6 zeigt, daß diese Häufigkeitsverteilung unabhängig vom Lebensalter ist, d.h. in unserem Material nimmt die Nebennierenhyperplasie mit dem Lebensalter, bezogen auf die Zahl der obduzierten Erwachsenen einer Altersstufe, nicht zu. Unter den Grundkrankheiten dominieren genuine und renale Hypertonien, maligne Tumoren, insbesondere das Bronchialkarzinom und chronische Lungenerkrankungen mit Cor pulmonale. Bei genuiner und renaler Hypertonie ist der Gewichtsanstieg der Nebennieren mit dem Herzgewicht korreliert (Liebegott 1947, 1953; Bundschu 1956; Eder u. Schwarz 1960; Russell u. Masi 1970). Diese Korrelation besteht jedoch nur bei Herzhypertrophien ohne Dilatation (Eder u. Schwarz 1960). Bei Herzklappenfehlern besteht keine Korrelation zwischen Herzgewicht und Nebennierengewicht. Sholiton et al. (1961) haben zuerst über Nebennierenrinden-Hyperplasien bei Lungenkrebskranken ohne paraneoplastisches Cushing-Syndrom berichtet. Caranasos u. Ruebner (1963) sehen keinen signifikanten Gewichtsunterschied zwischen Bronchialkarzinom-Trägern und anderen Karzinom-Patienten. Die Bronchialkarzinom-Patienten haben jedoch signifikant breitere Nebennierenrinden als die tumorfreien Kontrollen und eine allerdings nicht signifikant breitere Rinde als die Gruppe mit extrapulmonalen Tumoren. Die Ursache der Nebennierenrinden-Hyperplasie bei Bronchialkarzinom-Patienten ohne Cushing-Syndrom liegt nach der Meinung von Caransos u. Ruebner nicht in einer paraneoplastischen Sekretion einer ACTH-ähnlichen Substanz, sondern in der erhöhten hypophysären ACTH-Ausschüttung im Rahmen eines Streßgeschehens.

Nebennierenrinden-Hyperplasien ohne endokrine Grundkrankheit sind auch im Kindesalter häufig. Hier sind es insbesondere zentrale Grundleiden, frühkindliche Hirnschäden, Hydrozephalus und Hirntumoren, die zu signifikanter Gewichtssteigerung gegenüber plötzlich verstorbenen Kindern führen (DHOM 1973). Das signifikant geringere Nebennierengewicht in Kollektiven plötzlich verstorbener Kinder und Erwachsener und die Häufigkeit der Nebennierenrinden-Hyperplasie in jedem unausgelesenen Obduktionsgut lehren, daß die Nebennierenrinden-Hyperplasie eine im Verlaufe länger dauernder Krankheiten ungemein häufige Anpassung an chronische Belastungen ist, entsprechend der Lehre von SELYE. Diese so häufige Anpassungsreaktion macht die Festlegung einer „Norm" der Organgröße und der Rindenstruktur schwierig und wird bei älteren Menschen vollends problematisch (s.S. 730), da man für größere Fallzahlen auf autoptisches Material angewiesen ist.

III. Morphologische Befunde bei Nebennierenrinden-Hyperplasie

Eine sichere morphologische Abgrenzung der Nebennierenrinden-Hyperplasie mit Überfunktion von der Hyperplasie im Stadium der Adaptation ist nicht möglich. Hier soll jedoch nur auf die Nebennierenhyperplasie ohne endokrines Krankheitsbild eingegangen werden.

1. Makroskopie

Es ist zwischen der diffusen, der diffus-knotigen und der rein knotigen Hyperplasie zu unterscheiden. Unter 222 Fällen des laufenden Autopsiematerials gehörten 91 Fälle in die Gruppe der diffus-knotigen Hyperplasien, 80 Fälle waren rein diffuse Hyperplasien und bei 51 Fällen traten isolierte Rindenknoten auf. Nimmt man die Knoten der ersten und der dritten Gruppe zusammen, so sind in 98 Fällen die Knoten unter 0,5 cm groß, in 22 Fällen sind sie 0,5–1 cm groß und ebenfalls in 22 Fällen sind sie über 1 cm groß. Die größeren Knoten treten erst im höheren Lebensalter auf. Von den 44 Fällen unseres Materials fanden sich nur 4 in der Altersklasse zwischen 40 und 49, während 40 erst jenseits des 50. Lebensjahres gefunden wurden. Während die Altersverteilung der Hyperplasie-Fälle der über- zu unter-50jährigen 2:1 beträgt, liegt sie bei den größeren Rindenknoten über 0,5 cm bei 10:1, d.h. größere Rindenknoten sind 5mal häufiger in der höheren Altersgruppe zu finden, als es der Gesamtverteilung der Rindenhyperplasien nach zu erwarten wäre. Ein Unterschied in der Gewichtsverteilung besteht dagegen nicht.

Der makroskopische Befund der diffusen Rindenhyperplasie ist durch ein gleichmäßig breites Band einer meist lipoidreichen, gelben Rinde gekennzeichnet (Abb. 114). Die pigmentierte Schicht der Zona reticularis erscheint verschmälert oder ist aufgehoben. Bei diffus-knotiger Hyperplasie sind intracortical meist multiple knotige Auftreibungen zu sehen, die die Kapsel vorwölben können, während extrakapsuläre Rindenknötchen, wie sie beim Säugling häufig sind, beim älteren Kind und beim Erwachsenen mit Rindenhyperplasie selten sind. Ein fast regelmäßiger Befund ist die Hyperplasie der zentralen Rinde, die knotig

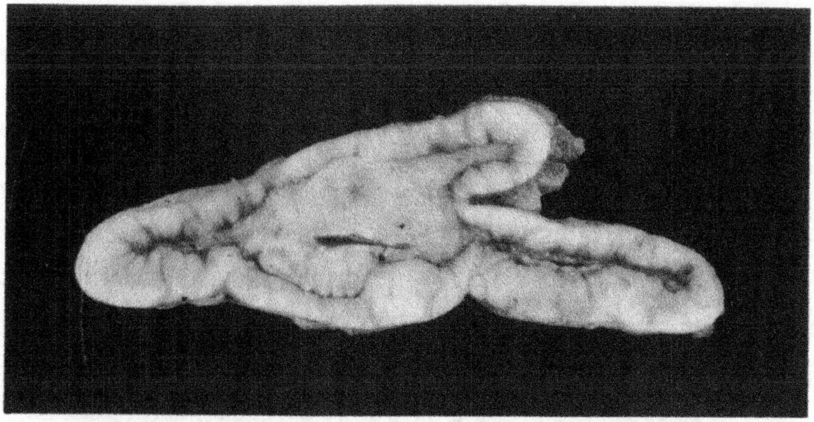

Abb. 114. Diffus-knotige Nebennierenrinden-Hyperplasie. 42jährige Frau mit chronischer Glomerulonephritis. Nebennieren-Gesamtgewicht 16,4 g. Beachte die betont knotige Hyperplasie der zentralen Rinde

aufgetrieben ist. Die größeren Knoten sitzen vielfach in diesem zentralen Bereich und sind dann von einem mehr oder weniger schmalen gelben Rindenband der äußeren Rinde umzogen. Die Mehrzahl der Knoten ist hellgelb, lipoidreich, seltener sind die Knoten grau-rötlich-lipoidarm oder bräunlich pigmentiert. Eine bindegewebige Umkapselung sieht man nicht.

2. Mikroskopie

Im Sinne der progressiven Transformation TONUTTIS (1942) geht die diffuse Nebennierenrinden-Hyperplasie zunächst mit einer Verbreiterung der Zona fasciculata einher (Abb. 115). Die Zone lipoid-beladener Spongiozyten wird dabei verbreitert, offenbar auf Kosten kleiner Glomerulosa- und kompakter Retikulariszellen. Es ist bisher unentschieden, ob die kleineren Glomerulosazellen mit ihrer charakteristischen Ultrastruktur in große Spongiozyten vom Fasciculatatyp umgewandelt werden können.

Das gleiche gilt für die kompakten Zellen der Zona reticularis. Die Zonengrenzen werden lichtmikroskopisch unschärfer, ja in ausgeprägt hyperplastischen Nebennieren können sie vollständig verschwinden. Die Fasciculatasäulen erreichen in erhöhtem Umfang die Faserkapsel. Kleinere Glomerulosazellballen können dahinter „verschwinden". Es wäre jedoch sicher falsch, von einer Atrophie der Glomerulosa zu sprechen. Häufig lassen sich auch Abschnitte finden, in denen trotz Verbreiterung der Fasciculata eine sehr distinkt abgrenzbare Glomerulosa erhalten bleibt. Mit zunehmender Hyperplasie wird die Rindenmasse zunehmend ungegliedert und nun z.T. auch knotig transformiert (Abb. 116 u. 117). Es kommt zu Strukturverwerfungen, die streng faszikuläre Anordnung geht felderförmig verloren und wird durch irreguläre Nester und Stränge lipoidreicher großer Spongiozyten ersetzt (DAWSON 1956). Vielfach werden daraus knotige Formationen gebildet: noduläre Hyperplasie (Abb. 118). Die Knoten bestehen aus großen lipoidreichen Spongiozyten, die nicht mit einer eigenen

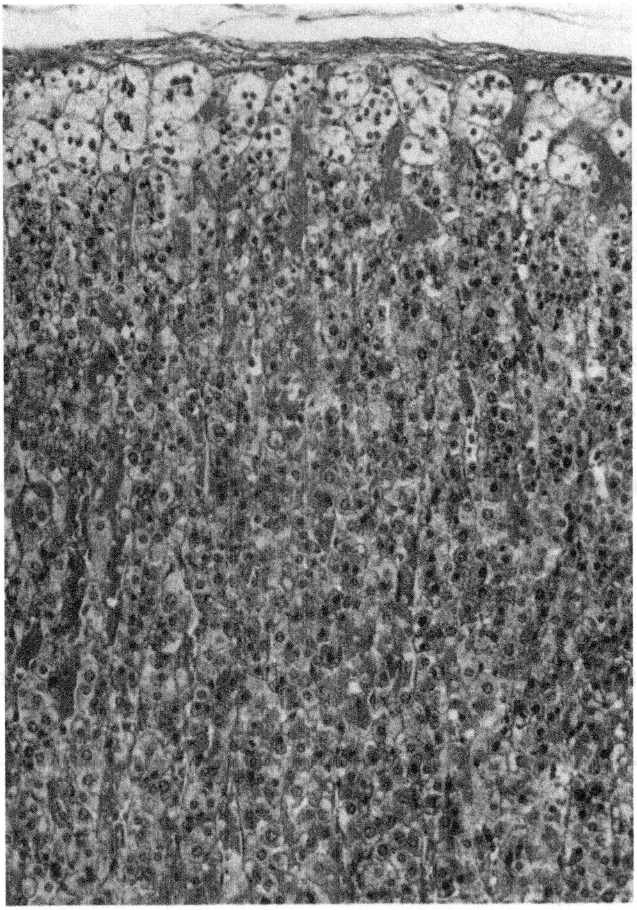

Abb. 115. Kindliche Nebennierenrindenhyperplasie. 4jähriges Mädchen mit Ependymom. Nebennieren-Gesamtgewicht 6,3 g. Hellzellige, lipoidhaltige Glomerulosa. Kompakte, hyperplastische Fasciculata. 160 ×

Bindegewebskapsel versehen sind. Angrenzende Zellsäulen können mit ihren Gitterfaserhüllen ausgebogen werden. Während die kleineren Knoten im Rindenband selbst liegen, dehnen sich größere Knoten zur Kapsel wie auch zur zentralen Rinde und zum Mark hin aus und treiben das Organ auf (Abb. 119–121).

Schließlich kann hyperplastisches, speziell knotig transformiertes Rindengewebe unter Verdrängung und Aufsplitterung des Kapselbindegewebes hernienartig in das periadrenale Fettgewebe vorgeschoben werden (Abb. 122–124). Bevorzugt ist dies an Durchtrittsstellen von Gefäßen und Nerven der Fall (Rosner 1963; Rutishauser u. Rosner 1963). Ungeordnete Parenchymfelder und Stränge breiten sich infiltrierend im Fettgewebe aus, ein Befund, den Rosner u. Cuendet (1964) in 66% einer unausgewählten Serie autoptisch gewonnener Nebennieren erheben konnten.

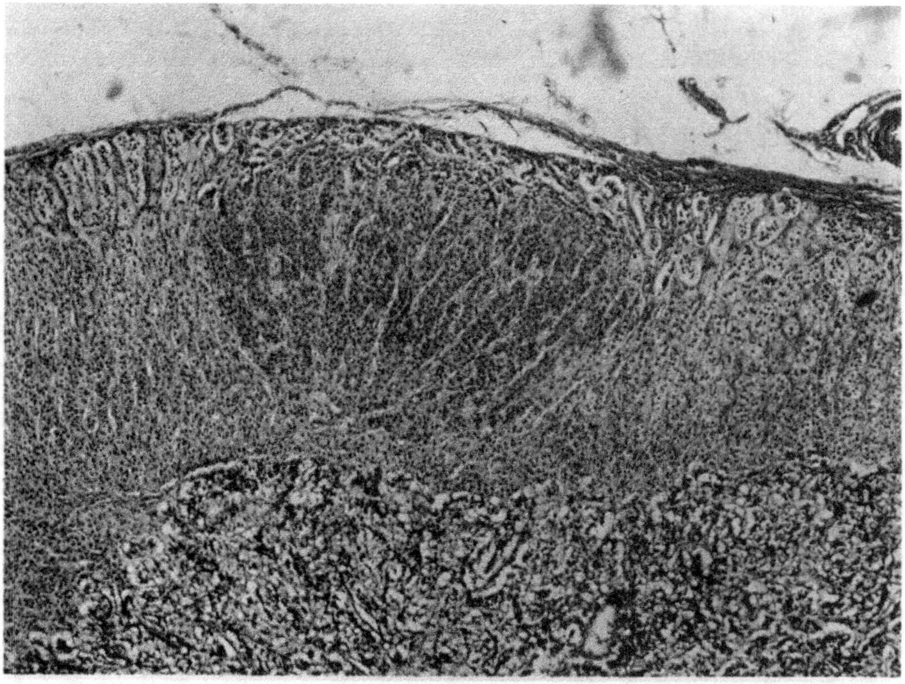

a

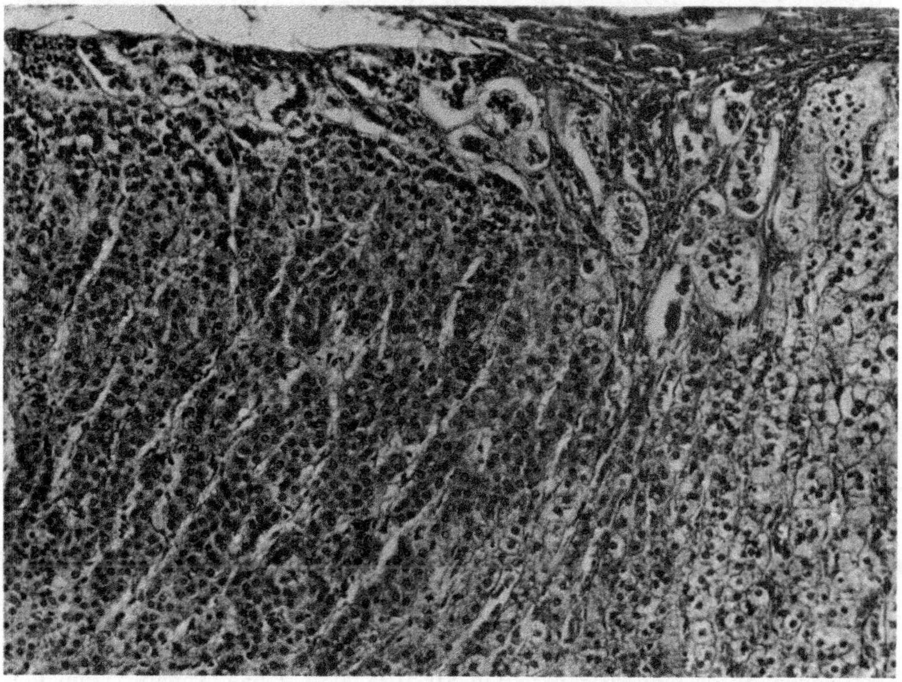

b

Abb. 116a, b. Kompaktzelliger, knotiger Rindenbezirk, ohne wesentliche Verdrängung. 10jähriger Junge. Kleinhirntumor. GOLDNER, **a** 64×, **b** 160×

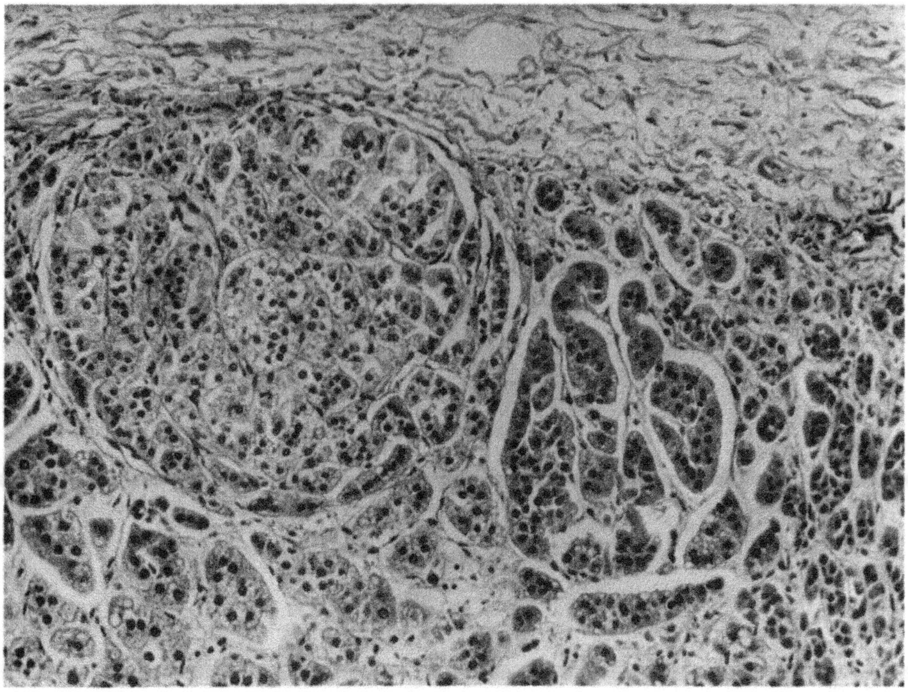

Abb. 117. In der Glomerulosa liegender spongiozytärer Rindenknoten neben kompaktzelligen Glomerulosastrukturen. 46jähriger Mann. Unfalltod. 160 ×

Von den intrakortikalen Knoten zu größeren Adenomen gibt es alle Übergänge. Die Frage der Autonomie von Wachstum und Funktion wird hierbei berührt. Solange die Gesamtrindenmasse vergrößert ist und das Bild der progressiven Transformation zeigt, sind die Knoten – unabhängig von ihrer Größe – als Hyperplasien und nicht als autonome Geschwülste anzusehen. Dieser Befund gilt für die weit überwiegende Zahl der bei Autopsie entdeckten Nebennierenrindenknoten.

Die Häufigkeit solcher Knoten hat in der Diskussion um die Abgrenzung der essentiellen Hypertonie von Fällen mit primärem Aldosteronismus eine Rolle gespielt. Nachdem SHAMMA et al. (1958) fanden, daß autoptisch gewonnene Nebennieren von Hypertonikern in 20% der Fälle ein singuläres Adenom von 1,5–10,5 cm Durchmesser enthielten, operativ gewonnene Nebennieren von Hypertonikern in 21% gegenüber nur 2% einer Kontrollserie, stützten CONN et al. (1964, 1965; s. FISHMAN et al. 1968) darauf ihre Ansicht, daß etwa 20% der sog. genuinen Hypertoniker an einem primären Aldosteronismus litten. Die Bedeutung, die CONN diesen Zahlen ursprünglich zugemessen hat, wird jedoch erheblich dadurch eingeschränkt, daß SHAMMA et al. keine Angaben zum Gesamtzustand des Rindengewebes machen. Tatsächlich ist die Zahl endokrin aktiver und speziell Aldosteron produzierender Adenome in einem Kollektiv von Hypertonikern weit geringer. Unter 75 Hypertonikern eines Suchprogrammes

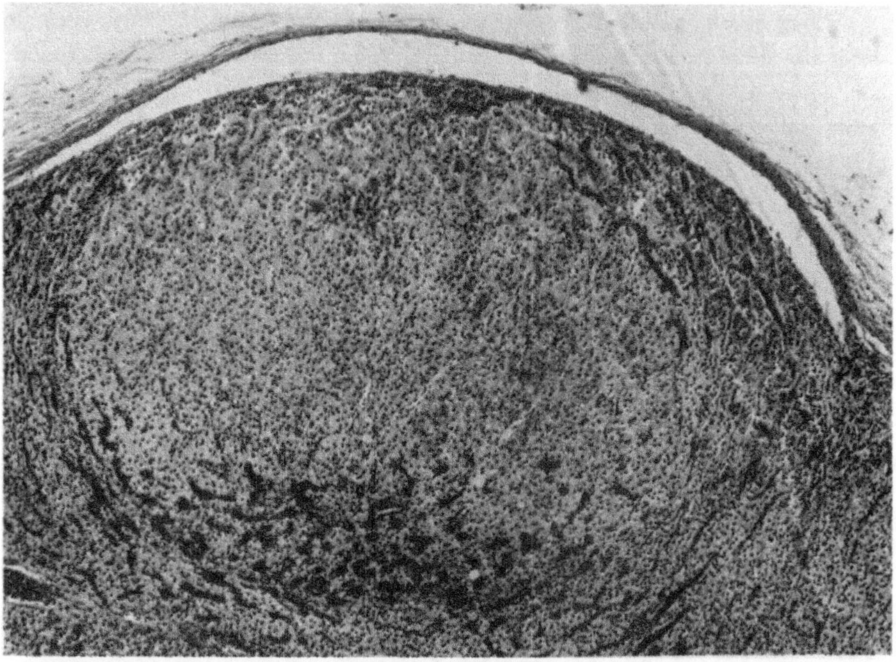

a

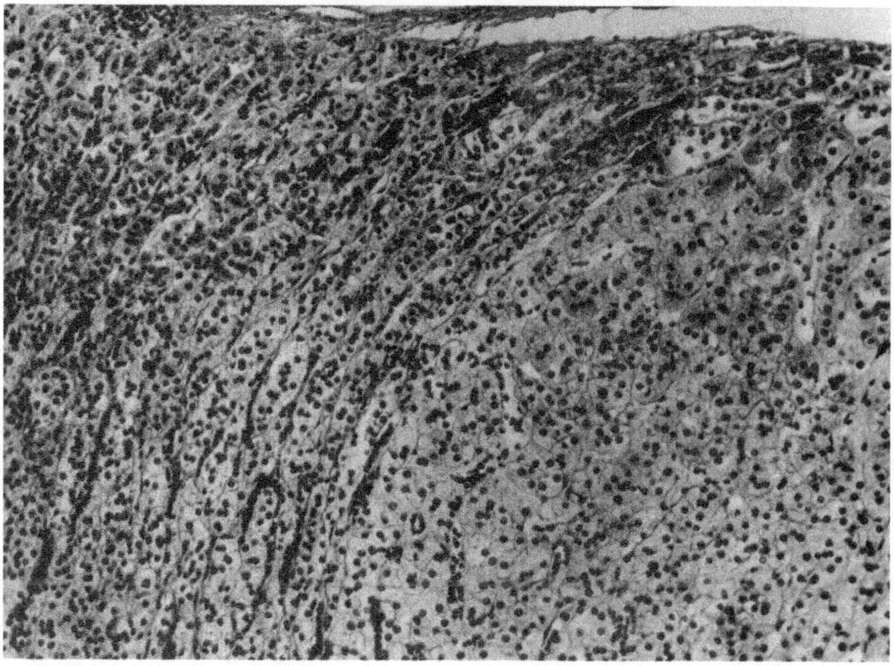

b

Abb. 118a, b. Spongiozytärer intrakortikaler Rindenknoten. 17jähriger Mann mit primärer Myokardiopathie. Nebennieren-Gesamtgewicht 10,4 g. Goldner, **a** 64×, **b** 160×

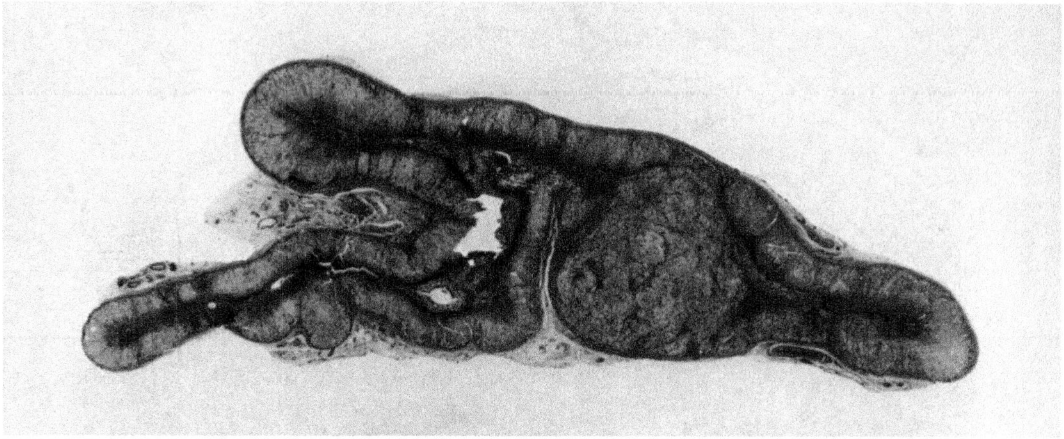

Abb. 119. Diffus-knotige Nebennierenrinden-Hyperplasie. Nebennieren-Gesamtgewicht 16,2 g. 46jähriger Mann mit Mesaortitis luica

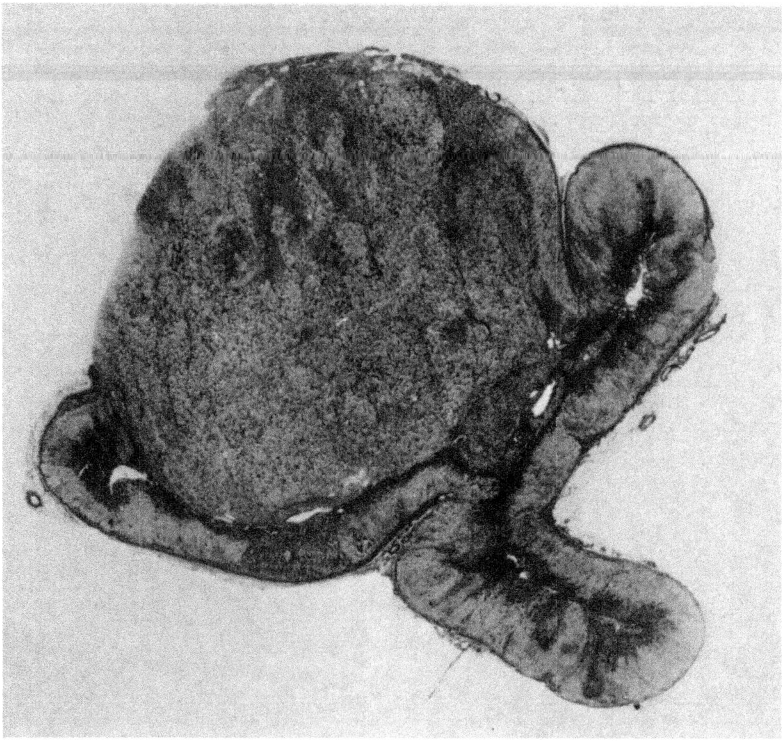

Abb. 120. „Adenom" der Nebennierenrinde bei gleichzeitiger Hyperplasie der ganzen Rinde. Nebennieren-Gesamtgewicht 19,8 g. 44jähriger Hypertoniker mit fortgeschrittener Arteriosklerose

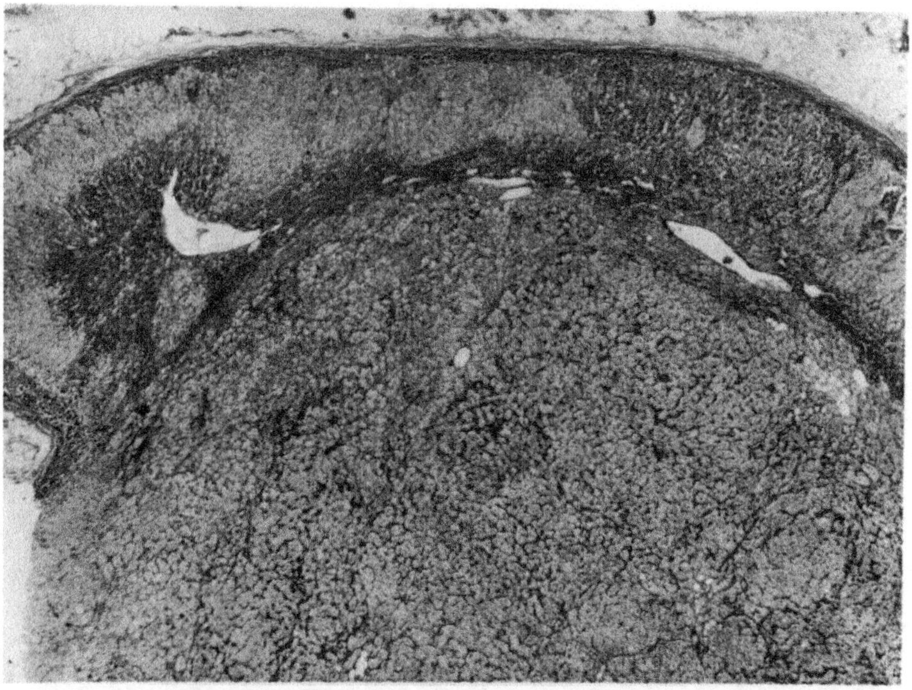

Abb. 121. Knotige Hyperplasie der zentralen Rinde. 44jähriger Mann mit Hypertonie. Nebennieren-Gesamtgewicht 19,8 g. 16 ×

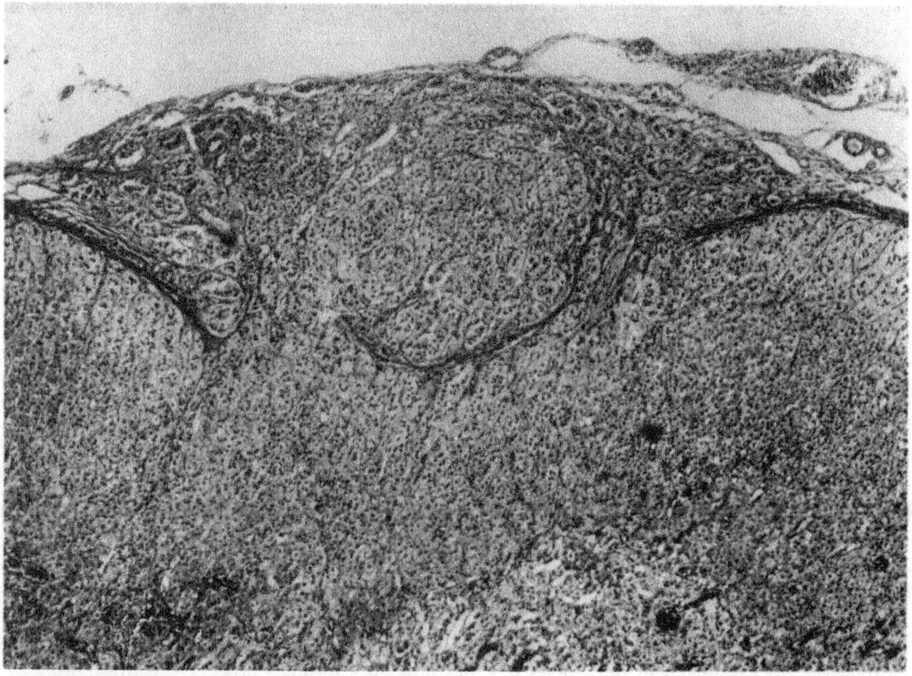

Abb. 122. 3jähriger Junge mit Mikrozephalie und Nebennierenrinden-Hyperplasie. Nebennieren-Gesamtgewicht 4,1 g. Knotiger Rindenprolaps extrakapsulär. 64 ×

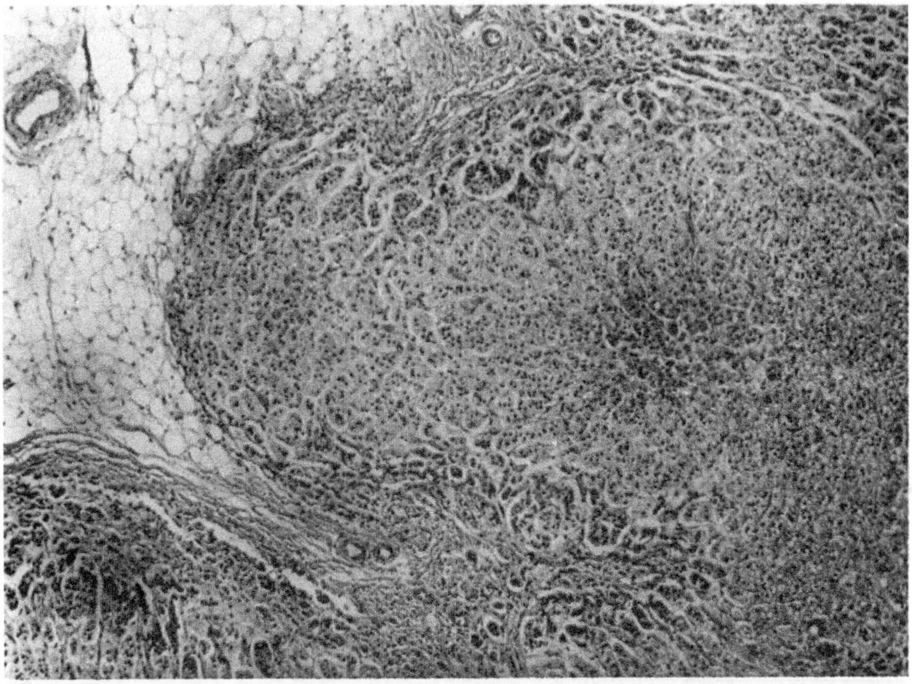

Abb. 123. In das periadrenale Fettgewebe eindringender knotig-hyperplastischer Rindenbezirk. 33jährige Frau mit chronischer Glomerulonephritis. Nebennieren-Gesamtgewicht 11 g. 64×

fand WOLFF (1968) nur 5 Fälle mit Aldosteronismus und niedrigem Plasmarenin. FISHMANN et al. (1968) finden unter 90 Hypertonikern 3 mit Aldosteronismus und erniedrigtem Renin. In 2 Fällen, die chirurgisch exploriert wurden, ließ sich kein Adenom nachweisen. Der dritte Fall blieb ungeklärt.

Enzymhistochemisch zeigen intrakortikale Knoten ein sehr differentes Verhalten (EDER u. BERNHARD 1963/1964). Die Mehrzahl weicht im Enzymmuster und im Lipoidgehalt vom übrigen Rindengewebe ab. Man kann daraus auf eine Funktionsdifferenz gegenüber dem übrigen Rindenparenchym schließen. In Zellkulturen haben die Rindenzellen aus den Knoten jedoch ähnliche Eigenschaften, Kortisol und Kortikosteron zu bilden, sowie auf ACTH zu reagieren, wie die Zellen aus einer normalen Nebennierenrinde (NEVILLE 1978).

3. Lipoidgehalt

Der Gehalt an sudanophilen bzw. doppelbrechenden Substanzen in der Nebennierenrinde hängt in erster Linie von der Verbrauchsrate ab. Eine kurz dauernde ACTH-Stimulierung vermindert den Bestand an färberisch nachweisbaren Lipoiden. Bei progressiver Transformation wird dagegen in der Regel der Bestand an Lipoiden erhöht, die Spongiozyten nehmen an Zahl und Größe zu, so daß die Fasciculata das Bild beherrscht. In vitro gemessen (LIEBEGOTT 1947; CARR 1959), ist der Lipoidgehalt bei kompensierter Hypertonie

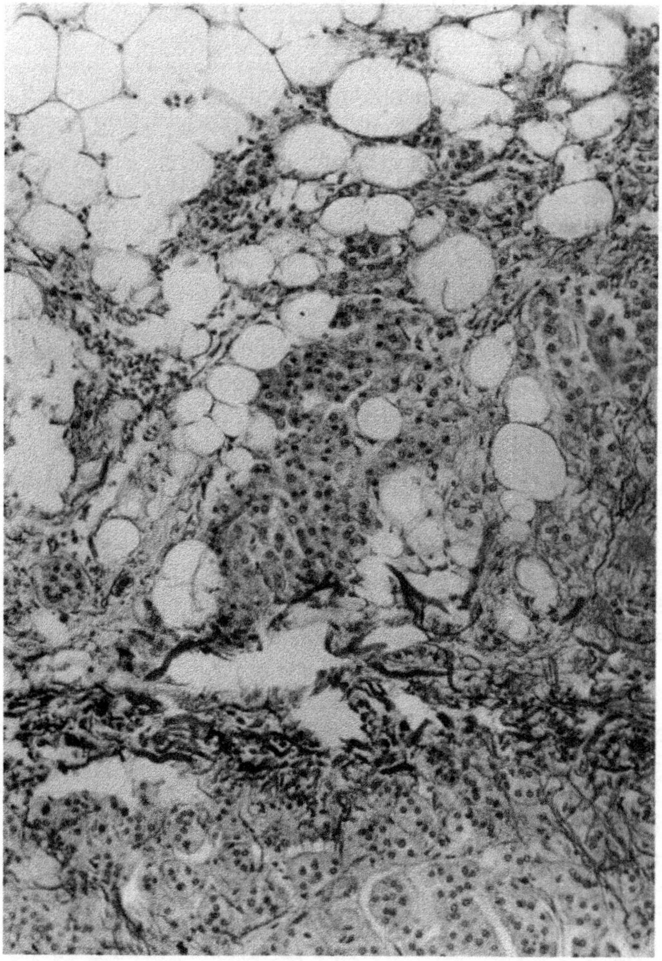

Abb. 124. Nichtumkapseltes Nebennierenrinden-Gewebe im periadrenalen Fettgewebe. 56jährige Frau mit endogener Depression. Suizid. 160 ×

erhöht, bei dekompensierter Hypertonie und Herzfehlern aber gesenkt. Die diffus oder knotig verbreiterte Nebennierenrinde bei Hyperplasie zeigt dementsprechend überwiegend einen erhöhten Lipoidgehalt, was einer vergrößerten Reservekapazität des Organs entspricht. Wird aber durch erhöhte Streßbelastung die Verbrauchsrate gesteigert, so erfährt auch die hyperplastische Nebenniere Lipoidverluste. Nach ACTH-Therapie ist die hyperplastische Nebennierenrinde in der Regel stark lipoidverarmt (O'Donnell et al. 1951; Sokoloff et al. 1951; eigene Beobachtungen). Bei dekompensierten Hypertonien und Herzklappenfehlern ist das Lipoidbild uneinheitlich. Bei Cushing-Syndrom ist die lipoidreiche Zona fasciculata in ihrer Relation zur lipoidarmen Zona reticularis meist nicht eindeutig verbreitert, beide haben an der Hyperplasie teil. Beim kongenitalen AGS ist die hyperplastische Rinde des Säuglings mit Salzverlustsyndrom fast vollständig lipoidfrei (zum Begriff Lipoidhyperplasie s.S. 911).

IV. Hyperplasie der Zona glomerulosa

Während experimentell eine Hyperplasie der Zona glomerulosa bei Zuständen eines experimentell ausgelösten Aldosteronismus gut belegt ist (DEANE 1962), gibt es bisher nur wenige Befunde einer Glomerulosa-Hyperplasie beim Menschen. Sie ist dann zu diagnostizieren, wenn beim Erwachsenen die Zone kontinuierlich als großzellig spongiozytäres Band unter der Kapsel scharf von der Fasciculata abgrenzbar ist. Die Ballen der Zona glomerulosa sind übereinandergeschichtet, zumeist kann man 5–6 solcher Ballen zählen. Subkapsulär gelegene Mikroknoten können zur Glomerulosa gehören, sind aber viel weniger sicher dieser zuzuordnen. Ist die Zona fasciculata durch eine Streß-Situation lipoidentspeichert, so ist die Abgrenzung von der hyperplastischen und lipoidhaltigen Zona glomerulosa besonders deutlich (Abb. 125). Im frühen Kindesalter ist die Diagnose einer Glomerulosa-Hyperplasie dagegen problematisch. In diesem Lebensalter ist die Zona glomerulosa per se durchlaufend und lipoidreich. Eine kindliche Glomerulosa-Hyperplasie mit übergroßen Zellen haben wir im Fall einer Fettzirrhose unklarer Ätiologie bei einem Säugling gesehen.

Beim Erwachsenen kann man die diffuse Glomerulosa-Hyperplasie bei den Krankheitszuständen sehen, die mit sekundärem Aldosteronismus einhergehen: chronische Pyelonephritis (SIEBENMANN et al. 1971), Nierendysplasie, Hypovolämie bei Isthmus-Atresie der Aorta, Ödem- und Asziteskrankheiten, Saluretikaabusus, dekompensierte Leberzirrhose (DEMURA 1962).

In Fällen von primärem Reninismus durch Renin-produzierende Tumoren, insbesondere von Tumoren juxtaglomerulärer Zellen (CONN et al. 1972; SCHAMBELAN et al. 1973; HAYDUK u. KAUFMANN 1973), aber auch von Wilms-Tumoren (VOUTE et al. 1971; GANGULY et al. 1973) ist einer möglichen Glomerulosa-Hyperplasie bisher kaum Beachtung geschenkt worden. SCHAMBELAN et al. (1973) sehen in ihrer Beobachtung eine – erst retrospektiv erkannte – Glomerulosahyperplasie bei einem 24jährigen Mann mit Renin-sezernierendem Tumor juxtaglomerulärer Zellen. OHMORI et al. (1977) sehen eine Glomerulosahyperplasie bei einem 16jährigen Mädchen bei extrarenal gelegenem Renin-produzierenden Tumor. Ultrastrukturell zeigt die Zona glomerulosa bei kindlicher renovaskulärer Hypertonie (4- und 11jähriger Junge) mit Hyperreninämie vermehrt dense bodies und glattes endoplasmatisches Retikulum. Zahl und Größe der Mitochondrien, sowie der Lipoidtropfen sind gegenüber Kontrollen nicht verändert (HASHIDA u. YUNIS 1972).

Eine isolierte Hyperplasie der Zona reticularis kennen wir nicht. Die bei kongenitalem AGS früher so gedeuteten Nebennierenbefunde sind diffuse Hyperplasien der Gesamtrinde und nicht auf die Retikularis beschränkt (DHOM 1965).

L. Unterfunktion der Nebennierenrinde

Eine Unterfunktion der Nebennierenrinde kann als akute Nebennierenrindeninsuffizienz zu einem unerwarteten plötzlichen Tod aus scheinbar voller Ge-

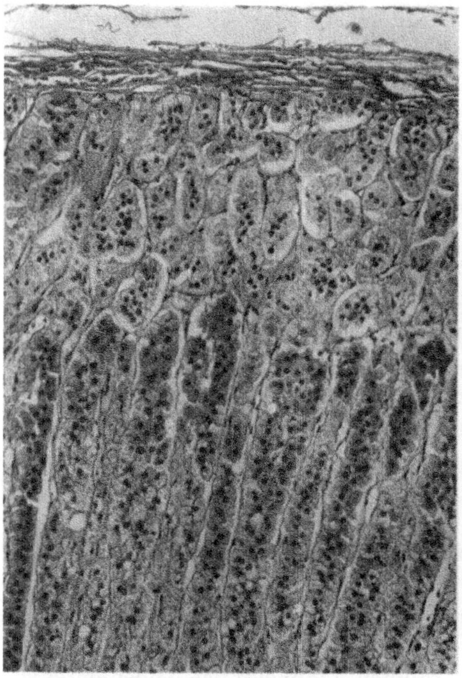

a

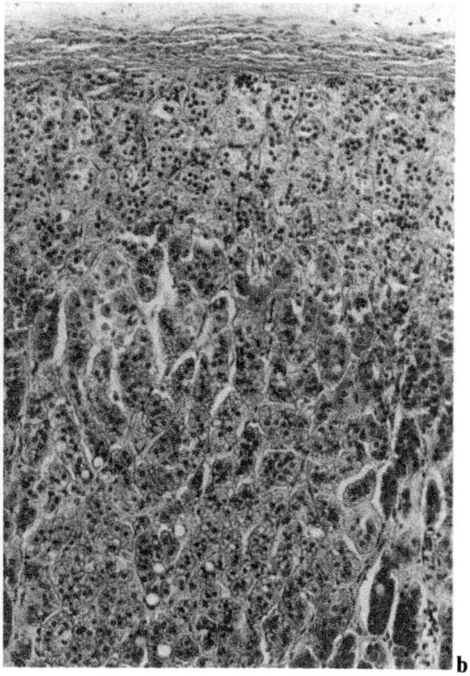

b

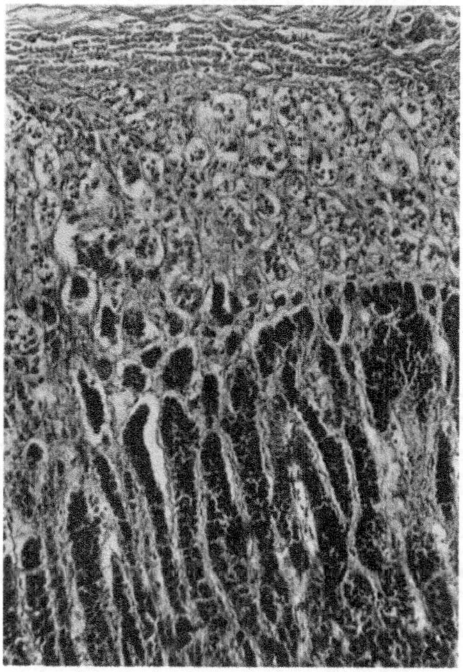

c

Abb. 125 a–c. Beispiele diffuser Glomerulosa-Hyperplasie. **a** 30jähriger Mann mit maligner Hypertonie. **b** 14jähriger Junge mit bilateraler Nierendysplasie. **c** 40jähriger Mann, Gastrokolische Fistel, Hungerödeme, Aszites. 160× (auf 70% verkleinert) sundheit führen oder als chronische Rindeninsuffizienz dem Morbus Addison entsprechen.

I. Akute Rindeninsuffizienz

Sieht man vom kongenitalen adrenogenitalen Syndrom ab (s.S. 899), darf vom morphologischen Standpunkt aus eine tödlich endende Rindeninsuffizienz nur dann angenommen werden, wenn eine schwere Parenchymdestruktion oder eine beiderseitige massive Kreislaufstörung, insbesondere bei Verlegung des venösen Abflusses besteht. Eine „Erschöpfung" des Organs bei intakter Rindenstruktur kann morphologisch nicht diagnostiziert werden. Bei schweren Streß-Situationen sind die lipoid-entspeicherten Nebennieren im Gegenteil hoch aktiv (s. Nebennierenrinde und Infektionskrankheiten, S. 805).

Einer akuten Nebennierenrindeninsuffizienz können morphologisch folgende Ursachen zugrundeliegen:

1. Die doppelseitige Nebennierenblutung des Neugeborenen (sog. Nebennierenapoplexie).
2. Doppelseitige Nebennierenblutungen im späteren Leben, insbesondere die sog. idiopathischen Nebennierenblutungen,
3. Blutungen bei Antikoagulantien und Traumen. Doppelseitige Nebennierenvenenthrombose.

II. Latente Rindeninsuffizienz

Jede Belastung steigert den Bedarf des Organismus an Nebennierenrindenhormonen. Bei vorbestehender Minderproduktion oder Sekretion kann der akute Mehrbedarf eine akute Krise auslösen: Eine bis zu diesem Zeitpunkt bestehende latente, d.h. symptomlose Rindeninsuffizienz wird manifest. Infektionskrankheiten, körperliche Überanstrengungen, insbesondere solche mit Schwitzen und dementsprechendem Salz- und Wasserverlust, operative Eingriffe und Traumen sind bekannte auslösende Faktoren einer akuten Rindeninsuffizienz. Folgende krankhaften Zustände können mit einer latenten Nebennierenrindeninsuffizienz einhergehen, bzw. zu einer akuten Rindeninsuffizienz ohne vorbestehenden Morbus Addison führen:

1. Ein kompensiertes kongenitales adrenogenitales Syndrom, insbesondere bei insuffizienter Substitutionstherapie.
2. Eine primäre zytomegale Nebennierenrindenhypoplasie.
3. Eine doppelseitige Nebennierenverkalkung nach Nebennierenblutung mit insuffizientem venösem Abfluß-System.
4. Eine doppelseitige grobknotige Nebennierentuberkulose ohne vorbestehenden Morbus Addison (latentes Stadium eines Morbus Addison).
5. Sekundäre Nebennierenrindenatrophie nach Steroidtherapie, insbesondere bei deren Absetzen.

6. Einseitige Nebennierenrindenatrophie bei operativer Entfernung eines kontralateralen endokrin-aktiven Rindentumors.
7. ACTH-Mangel oder ACTH-unresponsiveness. Die akute Krise äußert sich hier nur als Hypoglykämie. Die Elektrolyte liegen im Normbereich.

Die dargelegten Ursachen einer latenten Rindeninsuffizienz lassen sich in primäre und sekundäre Formen unterteilen. Primär sind diejenigen Störungen zu nennen, bei denen eine Minderproduktion an Rindenhormonen durch Defekte im Rindenorgan selbst hervorgerufen wird (Enzymdefekte, primäre Hypoplasie, Verkalkung, Tuberkulose).

Sekundär tritt die latente Rindeninsuffizienz bei Störungen der hypophysären Stimulation zutage (Steroidtherapie, Hypopituitarismus, kontralaterale Atrophie bei einseitigem Tumor). Bei der sekundären latenten Rindeninsuffizienz ist die Aldosteronsekretion nicht gehemmt, da sie von der ACTH-Stimulation weitgehend unabhängig ist. Die akute Manifestation der Rindeninsuffizienz äußert sich dann überwiegend in einer Hypoglykämie. Die akute Krise bei primärer latenter Rindeninsuffizienz entspricht dagegen in ihrer Symptomatik einer Addison-Krise. Im latenten Stadium vermögen die Patienten den Anforderungen des täglichen Lebens voll zu genügen (PRADER 1971). Die Laboruntersuchungen lassen jedoch in diesem kompensierten Stadium die ungenügende Funktionsreserve des Organs voll erkennen: Erniedrigte oder niedrig normale Harn- und Plasmasteroidwerte, kein Anstieg im ACTH-Test, kein Eosinophilenabfall.

III. Die chronische Rindeninsuffizienz: Der Morbus Addison

Sir THOMAS ADDISON hat 1849 vor der South London Medical Society in einem Vortrag: „Anemia – disease of the suprarenal capsules" einen Fall von perniziöser Anämie vorgestellt, für die er die Nebennieren verantwortlich machte. Erst im Mai 1855 erschien seine Monographie: „On the constitutional and local effects of disease of the suprarenal capsules", in der er das klassiche Bild der chronischen Rindeninsuffizienz beschreibt. Unter seinen 11 Fällen zeigten 6 das klassiche klinische Bild, davon 5 Tuberkulosen und 1 primäre Atrophie. Die übrigen Fälle waren Nebennierenmetastasen mit zweifelhaftem klinischen Befund. THOMAS ADDISON hat mit seinem Werk als erster auf die Bedeutung der Nebennieren für die klinische Medizin hingewiesen.

1. Häufigkeit

Der Morbus Addison ist heute eine relativ seltene Erkrankung geworden, seitdem die Tuberkulose-Morbidität zurückgegangen ist. STUART-MASON et al. (1968) haben in einem Londoner Bezirk 1960 auf 1 Million Einwohner 39 Addison-Fälle gezählt, davon 27 nichttuberkulöse gegen 12 tuberkulosebedingte Erkrankungen. In der Medizinischen Klinik Uppsala kamen in 20 Jahren 26 Fälle von Morbus Addison zur Beobachtung, bei einer Patientenfrequenz von 3000 pro Jahr (AKS UPMARK u. HULL 1972). Am Pathologisch-bakteriologischen Institut des Bezirkskrankenhauses St. Georg zu Leipzig fanden sich unter 60133 Sektionen 51 Addison-Fälle in der Zeit zwischen 1913 und 1967 (DANIEL 1972), das sind ein Addison-Fall auf 1181 Obduktionen. Im Zeitraum von 1963 bis 1967 kommen nur noch 6 Addison-Fälle auf 15301 Obduktionen, also ein Addison-Fall auf 2550 Obduktionen.

Diese Zahl liegt etwa im Bereich der stationären Aufnahmen des schwedischen Materials. Am Pathologischen Institut Zürich kamen 1948 bis 1952 noch 12 Addison-Fälle auf 8413 Obduktionen zur Beobachtung, das sind 1:700.

2. Alter und Geschlecht

Eine chronische Nebennierenrinden-Insuffizienz kann in jedem Lebensalter auftreten. Am häufigsten wird der Morbus Addison jedoch im 3. und 4. Lebensjahrzehnt beobachtet. Vor Einführung der Substitutionstherapie lag das mittlere Sterbealter bei Nebennierentuberkulose bei 36,8 Jahren und bei primärer Atrophie bei 37,9 Jahren (GUTTMAN 1930).

In der Serie von BARKER (1929) lag das Sterbealter bei tuberkulosebedingtem Morbus Addison bei 42,7 Jahren, in der Serie von DUFFIN (1943) bei primärer Rindenatrophie bei 32,3 Jahren. Von den 34 Fällen mit primärer Atrophie von GOUDIE et al. (1968) betreffen 21 das 20.–50. Lebensjahr, 9 Fälle sind älter, 4 Fälle liegen unter 20 Jahren. Betrachtet man nur den familiären Morbus Addison, so liegt von 52 Fällen der Sammlung von SPINNER et al. (1968) in 26 Fällen, also in 50% der Fälle, der Erkrankungsbeginn vor dem 20. Lebensjahr. In der großen Sammelstatistik der neueren Literatur von IRVINE u. BARNES (1972) hat die primäre Nebennierenatrophie ein Manifestationsalter von 32 Jahren, bei einer Streuung von 2–74 Jahren. Der tuberkulöse Morbus Addison hat ein Manifestationsalter zwischen 18 und 90 Jahren – mit einem mittleren Alter von 40 Jahren. Der Altersgipfel der Manifestation eines Morbus Addison weicht heute also nicht von den älteren Serien ab, bei denen meist das Sterbealter angegeben ist. Dies verwundert nicht, da vor der Substitutionstherapie die Verlaufszeiten des Morbus Addison oft nur kurz waren.

Der Morbus Addison durch Nebennierentuberkulose betraf in der Serie von GSELL u. UEHLINGER in 71,4% Männer. Bei IRVINE u. BARNES (1972) ist das Geschlechtsverhältnis männlich:weiblich ausgeglichen (1:1,2). Bei Autoimmunadrenalitis hängt die Geschlechtsverteilung auch vom Beginn der Krankheitsmanifestation ab: Im Kindes- und Jugendalter überwiegt das männliche Geschlecht mit einem Verhältnis von 5:2, bei den Erwachsenen das weibliche Geschlecht jedoch mit 2,3:1.

3. Morbus Addison im Kindesalter

Die chronische Nebennierenrindeninsuffizienz des Kindesalters ist entweder die Folge einer angeborenen primären zytomegalen Hypoplasie (s.S. 787) oder einer Autoimmunadrenalitis. Die Rindeninsuffizienz bei kongenitalem AGS (S. 899) und bei Lipoidhyperplasie (S. 911) grenzen wir davon ebenso ab, wie die Fälle von Nebennierenverkalkungen oder sekundärer Hypoplasie. Bei diesen liegt entweder nur eine latente Rindeninsuffizienz vor, oder es besteht ein Hypokortisolismus ohne Mineralkortikoiddefizit. Nur bei der totalen oder nahezu totalen Rindendestruktion der primären Hypoplasie und bei Autoimmunadrenalitis entwickelt sich das Vollbild des Morbus Addison, das dem des Erwachsenen gleicht (DHOM 1965). Eine Tuberkulose als Ursache eines kindlichen Morbus Addison können wir vernachlässigen. GSELL u. UEHLINGER (1933) erkennen in dem umfangreichen älteren Schrifttum nur 5 Fälle von Nebennierentuberkulose vor dem 12. Lebensjahr als gesichert an. Die Autoimmunadrenalitis tritt im Kindesalter zur z.T. als isolierte Organerkrankung auf, in zahlreichen Fällen ist sie Teil einer Polyautoimmunendokrinopathie. Die Autoimmunadrenalitis manifestiert sich nach einer eigenen Sammelstatistik über 143 kindliche Addison-Fälle in einem Altersdurchschnitt von 6,6 Jahren (DHOM 1965). Angeborener und erworbener Morbus Addison sollten sich im Kindesalter durch diese verschiedene Altersmanifestation daher trennen lassen. Die familiäre Häufung der Polyautoimmunendokrinopathien und deren überwiegendes Auftreten vor dem 20. Lebensjahr haben SPINNER et al. (1968) an 182 Krankheitsfällen aus 140 Familien ausführlich beschrieben.

IV. Ursachen des Morbus Addison

Wie bereits auf S. 817 dargelegt, überwiegt heute unter den Ursachen des Morbus Addison der sog. idiopathische Typ. Dieser idiopathische Typ umfaßt offenbar zwei verschiedene Kollektive: eine kleinere Gruppe von 25–30% der Fälle ohne Nachweis organspezifischer Autoantikörper, dieser Typ kann als der idiopathische Morbus Addison im engeren Sinne aufgefaßt werden. Eine größere Gruppe von 70–75% zeigt den Befund der Autoimmunadrenalitis (NERUP 1974).

Die Tabelle von IRVINE u. BARNES (1972) (Tabelle 7) zeigt den abfallenden Anteil der Tuberkulose und den wachsenden Anteil der Fälle vom „idiopathischen" Typ. In einer Serie von NERUP (1974) beträgt der Anteil des idiopathischen Morbus Addison 66%, der Anteil der Tuberkulose 17%. Der Rest der Fälle ist nicht eindeutig klassifizierbar. Neben der Autoimmunadrenalitis und der Tuberkulose sind alle anderen Ursachen große Seltenheiten. Morbus Addison wurde beschrieben bei Amyloidose (O'DONNELL 1950), bei verschiedenen Mykosen, wie der nordamerikansichen Blastomykose (ABERNATHY u. MELBY 1962), der südamerikanischen Blastomykose, die besonders in Venezuela als Ursache des Morbus Addison eine Rolle spielt (DEL NEGRO et al. 1961; MARSIGLIA u. PINTO 1966), bei Histoplasmose (VAN ROOYEN u. CUSINS 1973), sowie bei Kokzidioidomykose (MALONEY 1952). Über Geschwulstmetastasen als Ursache eines Morbus Addison s.S. 943.

V. Morbus Addison in Kombination mit anderen Erkrankungen

(s. auch Kap. 10, Pluriglanduläre Insuffizienz, S. 1169)

Der Morbus Addison auf dem Boden einer Autoimmunadrenalitis kann mit weiteren Autoimmunerkrankungen vom organspezifischen Typ verknüpft sein (IRVINE u. BARNES 1972). In der Serie von NERUP (1974) hatten 53% der Fälle von idiopathischem Morbus Addison weitere Störungen, speziell der Schilddrüse, Diabetes mellitus, Gonadeninsuffizienz und perniziöse Anämie. SCHMIDT beschrieb 1926 zwei Patienten mit nichttuberkulösem Morbus Addison, die gleichzeitig eine chronische lymphozytäre Thyreoiditis hatten (Schmidts syn-

Tabelle 7. Der Wandel der relativen Häufigkeit der Tuberkulose im Vergleich zu den übrigen Ursachen des Morbus Addison. (Aus IRVINE u. BARNES 1972)

	1928–1938	1938–1958	1962–1972
Tuberkulose	19 (79%)	14 (61%)	46 (21%)
Atrophie	4	7	174 (78%)
Infarkt	1	0	1
Metastasen	0	2	1
Strahlen	0	0	1
Sarkoidose	0	0	1

drome in der anglo-amerikanischen Literatur). Heute ist bekannt, daß Autoimmunkrankheiten der Schilddrüse, die Struma Hashimoto, die Hyperthyreose (BRUNO et al. 1967) und die primäre Atrophie der Schilddrüse mit Addisonscher Erkrankung verknüpft sein können (SOLOMON et al. 1965). Die erste Beobachtung eines Zusammentreffens von Morbus Addison mit Morbus Basedow stammt von ROESSLE (1914). Die Thyreoiditis wird beim Morbus Addison klinisch oft nicht manifest. So hatten 13 von 27 Addison-Fällen mit Autoimmunadrenalitis Antikörper gegen Schilddrüsengewebe (MICHARDY-YOUNG et al. 1972). Auch Autopsiebefunde zeigen, daß eine subklinische chronische Thyreoiditis bei Autoimmunadrenalitis häufig ist (IRVINE u. BARNES 1972). Die gleiche Beobachtung trifft auch für das gemeinsame Auftreten einer chronisch-atrophischen Gastritis mit Autoimmunadrenalitis zu. 10 von 174 Addison-Fällen litten gleichzeitig an einer perniziösen Anämie mit Fehlen des Intrinsic-Faktors und Malabsorption von B 12 (IRVINE u. BARNES 1972). 50 dieser 174 Fälle hatten einen positiven Antikörper-Befund gegen Parietalzellen der Magenschleimhaut.

Ob und gegebenenfalls welche Autoimmunmechanismen beim gemeinsamen Auftreten eines Diabetes mellitus mit einer Autoimmunadrenalitis eine Rolle spielen, ist noch unbekannt. Der größte Teil dieser Fälle gehört zum Typ des juvenilen, Insulin-bedürftigen Diabetes (BEAVEN et al. 1959). Antikörper gegen Inselgewebe konnten bis jetzt nicht nachgewiesen werden. Diabetiker haben jedoch signifikant häufiger Autoantikörper gegen Schilddrüse und Parietalzellen des Magens als Nichtdiabetiker. In einer Serie von NERUP u. BINDER (1973) hatten 2% auch Antikörper gegen Nebennierenrindenzellen.

Eine besonders enge Verknüpfung besteht zwischen dem idiopathischen Hypoparathyreoidismus und der Autoimmunadrenalitis, besonders im jugendlichen Alter (IRVINE u. BARNES 1972). Das mittlere Erkrankungsalter liegt bei 13 Jahren. BLIZZARD et al. (1967), sowie IRVINE u. SCARTH (1969) haben spezifische Antikörper gegen Parathyreoida im Serum von solchen Patienten nachweisen können. Soweit die Epithelkörperchen noch auffindbar sind, zeigen sie Atrophie und Rundzellinfiltrationen (DHOM 1965). Bei einer Reihe dieser Kranken entwickelt sich zusätzlich eine Monilieninfektion.

Ein häufiger Befund bei Autoimmunadrenalitis ist eine primäre Ovarialinsuffizienz, ausgelöst durch Antikörper gegen steroidproduzierende Zellen des Ovars. Auch gegen Leydig-Zellen und plazentares Trophoblastgewebe konnten Antikörper nachgewiesen werden (ANDERSON et al. 1968). Es besteht z.T. eine prämature Ovarialinsuffizienz mit primärer Amenorrhö, während ein männlicher Hypogonadismus bis jetzt nicht beschrieben wurde (IRVINE et al. 1968; IRVINE u. BARNES 1972). Die Ovarien zeigen entweder lymphozytäre Infiltrate im Bereich wachsender Follikel – nicht dagegen um Primordial-Follikel, oder sie bestehen nur aus fibrösem Gewebe, einer Streak-Gonade entsprechend. Chromosomenanalysen zeigen einen regelhaften Befund.

Ein bisher nicht geklärter Zusammenhang besteht zwischen dem Morbus Addison und der Schilderschen Erkrankung, der diffusen Zerebralsklerose. Bei allen Patienten handelt es sich um Knaben, z.T. sind nahe, stets männliche Verwandte vom gleichen Leiden betroffen. Die Nebennieren zeigen das Bild einer primären Nebennierendystrophie (Abb. 126 u. 127), Nebennieren-Antikörper wurden aber bisher nicht nachgewiesen. Die Zellen der Zona fasciculata und der Zona reticularis zeigen eine massive Ballonierung mit einem

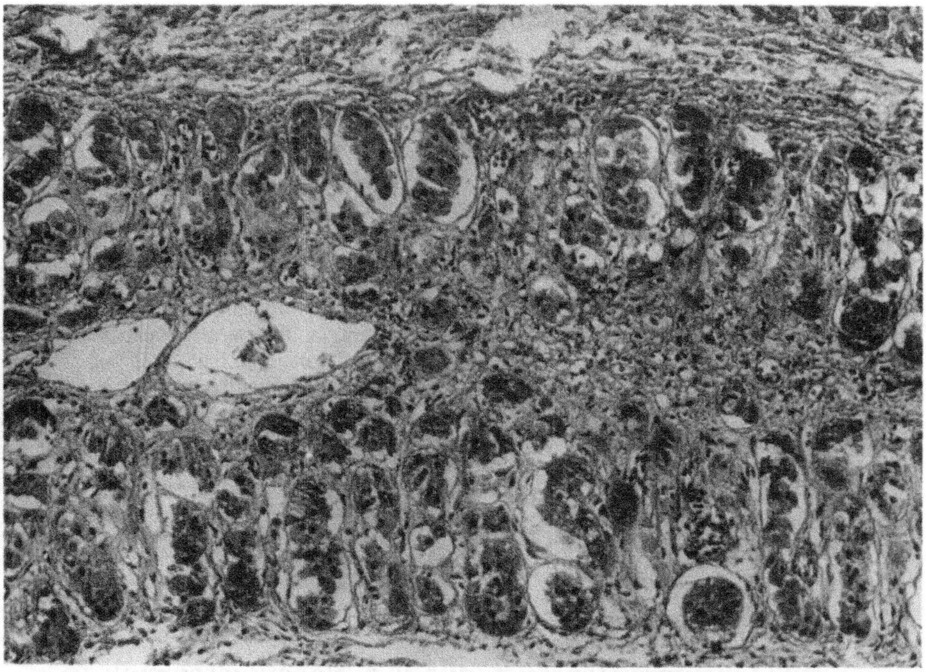

Abb. 126. Morbus Addison mit diffuser Zerebralsklerose. 13jähriger Junge. Nebennierengewicht 2,1 g. Spärliche kompaktzellige Parenchymstränge in einem breiten, spärlich rundzellig durchsetzten Parenchym. Beobachtung Pathol. Institut Leipzig. GOLDNER, 160 ×

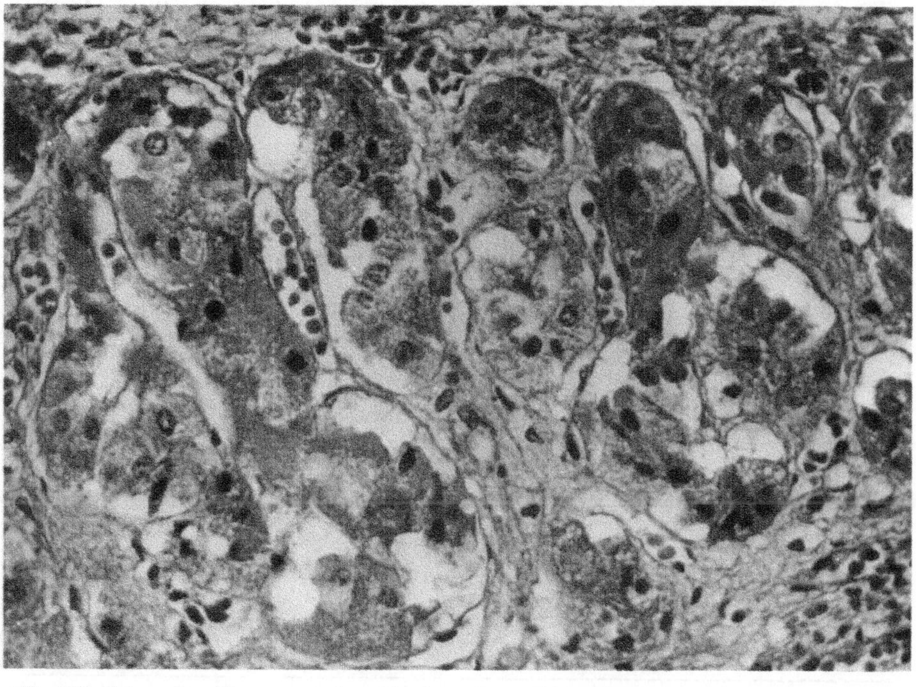

Abb. 127. Kompaktzellige, regressiv veränderte Parenchymzellstränge. 13jähriger Junge mit Morbus Addison und diffuser Zerebralsklerose. Beobachtung Pathol. Institut Leipzig. GOLDNER, 400 ×

granulären, z.T. eigenartig gestreiften, eosinophilen Zytoplasma; z.T. ist auch eine grobe Vakuolisierung erkennbar (POWERS u. SCHAUMBURG 1973). Ultrastrukturell besteht das lichtmikroskopisch „streifige" Zytoplasma aus lamellären Aggregationen, die nicht zytoplasmatischen Membranen entsprechen sollen (SCHAUMBURG et al. 1975). Ähnliche Bilder zeigen auch die Leydig-Zellen und Schwannschen Zellen in peripheren Nerven. Die Erkrankung wird heute als „Adrenoleukodystrophie" bezeichnet (SCHAUMBURG et al. 1975). Bis 1975 waren 49 Fälle bekannt geworden, doch ist die Erkrankung sicher häufiger (LIVET et al. 1977). Nur bei einem Teil der Fälle wird die Nebennierenrinden-Insuffizienz manifest, während die neurologischen Symptome im Vordergrund stehen. Die Adrenoleukodystrophie wird heute als eine X-chromosomal vererbte Lipoidstoffwechselerkrankung aufgefaßt (SCHAUMBURG et al. 1975). Fibroblastenkulturen von Erkrankten haben jedoch keine Anomalien im Cholesterinstoffwechsel aufdecken können (YAVIN et al. 1976).

Der familiäre Morbus Addison betrifft ganz überwiegend Geschwister und tritt nur im Zusammenhang mit dem idiopathischen Typ des Morbus Addison auf. SPINNER et al. (1968) haben 140 Familien analysiert, in denen Morbus Addison mit und ohne Hypoparathyreoidismus auftrat. Das männliche Geschlecht überwiegt, 50% der Patienten erkranken vor dem 20. Lebensjahr. Ein autosomaler rezessiver Erbgang ist wahrscheinlich. Weitere Autoimmunerkrankungen können bei den Patienten oder in der Familie auftreten (IRVINE u. BARNES 1972; FREY et al. 1973).

M. Überfunktionszustände der Nebennierenrinde

I. Das Cushing-Syndrom

Die Nebennieren zeigen beim Cushing-Syndrom drei prinzipiell verschiedene Bilder:

1. Eine diffuse oder diffus-knotige Hyperplasie.
2. Einen autonom Kortisol-produzierenden Nebennierenrindentumor, ein Adenom oder ein Karzinom.
3. Eine bilaterale Mikroadenomatose.

1. Bei bilateraler Nebennierenrindenhyperplasie

In allen Beobachtungsserien überwiegt die bilaterale Hyperplasie. Unter den 381 Fällen der Literatur dieser Übersicht (Tabelle 8) beträgt der Anteil der

Tabelle 8. Morphologische Nebennieren-Befunde bei 381 Fällen von Cushing-Syndrom

Autor	NN-Hyperplasie	Adenom	Karzinom	Gesamtzahl der Fälle
PLOTZ et al. (1952)	67	11	16	94
SPRAGUE et al. (1956)	69	15	5	89
SOFFER et al. (1961)	24	8	13	45
NEVILLE u. SYMINGTON (1967)	69	5	7	81
MJOLNEROD et al. (1974)	61	9	2	72
Summe	290 (76,1%)	48 (12,6%)	43 (11,3%)	381

Hyperplasie 76,1%, der Adenome 12,6% und der Karzinome 11,3%. Alle diese Serien beinhalten teils operatives, teils autoptisches Material. Trotzdem sind die Differenzen unbedeutend. Das Verhältnis der Hyperplasie zu den Tumoren beträgt immer etwa 3:1. Eine andere Häufigkeitsverteilung zeigen die Fälle von kindlichem Cushing-Syndrom. In einer Sammelstatistik von NEVILLE u. SYMINGTON (1972) liegt der Anteil der Hyperplasie unter 160 Fällen bei 35%, der der Adenome bei 14%, während die Karzinome 51% der Fälle ausmachen. In der letzten Zeit ist der Anteil der Hyperplasien an den kindlichen Cushing-Fällen im Steigen begriffen (NEVILLE u. SYMINGTON 1972), offenbar weil die klinische Diagnostik mehr Fälle entdeckt und der Operation zuführt. Dabei nimmt der Anteil der Hyperplasien im Kindesalter mit steigendem Lebensalter zu. Unter 67 kindlichen Cushing-Fällen mit Nebennierenrindenhyperplasie waren 12 unter 1 Jahr, 11 waren 1–8 und 44 zwischen 9 und 15 Jahre alt (NEVILLE u. SYMINGTON 1972, MCARTHUR et al. 1972). Das Cushing-Syndrom mit Nebennierenrindenhyperplasie tritt am häufigsten zwischen dem 20. und 40. Lebensjahr auf (NEVILLE u. SYMINGTON 1967). Das Geschlechtsverhältnis weiblich zu männlich ist in allen größeren Serien gleich 3:1. Bei den kindlichen Cushing-Fällen mit Nebennierenhyperplasie ist dagegen das Geschlechtsverhältnis ausgeglichen (NEVILLE u. SYMINGTON 1972; MCARTHUR et al. 1972).

a) Nebennierengewicht

Die Gewichtsverteilung von 121 Nebennieren mit Hyperplasie zeigt Tabelle 9 von NEVILLE u. SYMINGTON (1967). Dabei handelt es sich um Einzelgewichte, nicht um Nebennierenpaare.

Geht man davon aus, daß ein Gewicht von bis zu 6 g für die Einzeldrüse noch als normal gelten kann, dann sind in der Serie von NEVILLE u. SYMINGTON 7 Fälle mit normalen Nebennierengewichten. Vier dieser Fälle sind aber Kinder zwischen 10 und 15 Jahren, bei denen nach NEVILLE u. SYMINGTON (1967) das Nebennierengewicht zwischen 4 und 6 g bereits als hyperplastisch anzusehen ist. Nach unseren Werten (DHOM 1973) beträgt das Nebennierengewicht plötzlich verstorbener 10–15jähriger Kinder kombiniert 4–8 g, also etwa 2–4 g für die Einzeldrüse. Über 4 g schwere Drüsen sind daher im Kindesalter mit Wahrscheinlichkeit, 6 g schwere Nebennieren sicher als hyperplastisch anzusehen.

Tabelle 9. Gewichte von Nebennieren mit bilateraler Hyperplasie, entnommen bei Operation. (Aus NEVILLE u. SYMINGTON 1967)

Autoren	Anzahl der Fälle	Gewicht der Nebennieren (g)			
		<8	8–10	10–12	>12
SPRAGUE et al. (1956)	69	34	20	8	7
NEVILLE u. SYMINGTON (1967)	52	30	10	5	7
Gesamt	121	64	30	13	14
Inzidenz in %		52,9	24,8	10,7	11,6

Bei der Beurteilung des Nebennierengewichtes muß schließlich berücksichtigt werden, ob es sich um autoptisches oder operatives Material handelt. Autoptisch gewonnene Nebennieren sind durchschnittlich schwerer als operativ entfernte Organe. Gewichtsdifferenzen können sich schließlich bei zweizeitiger Operation ergeben, wenn zwischen den beiden Operationsterminen zwei oder mehr Wochen Zeitdifferenz bestehen. Die zweite Nebenniere ist regelmäßig schwerer.

Gewichtsunterschiede ergeben sich schließlich auch zwischen den verschiedenen Formen der Hyperplasie. Die Gewichtstabelle von 22 Patienten von NEVILLE u. SYMINGTON (1967) zeigt, daß die bilaterale adenomatöse Hyperplasie durchschnittlich schwerere Nebennieren als die diffuse Hyperplasie aufweist.

Die höchsten Gewichte werden bei autoptisch gewonnenen Nebennieren mit ektopem ACTH-Syndrom gefunden.

b) Makroskopische Befunde

Bei der diffusen Hyperplasie ist die Rinde auf der Schnittfläche einheitlich gelblich und wenigstens 2 mm breit oder dicker (Abb. 128). Die innere Zone (Retikularis) erscheint bräunlich. Bei der adenomatösen oder nodulären Hyperplasie finden sich einzelne oder mehrere Knoten sehr unterschiedlicher Größe, die die Rinde auftreiben. Kleinere Knoten durchsetzen die Rinde ohne scharfe Abgrenzung. Größere Knoten wölben sich über die Oberfläche der Nebenniere und haben einen Durchmesser bis zu 2,5 cm (NEVILLE u. SYMINGTON 1967). Auf der Schnittfläche sind die Knoten überwiegend gelblich, wie die übrige Rinde, aber auch graurötliche Herdchen lipoidarmer bis lipoidfreier Felder treten

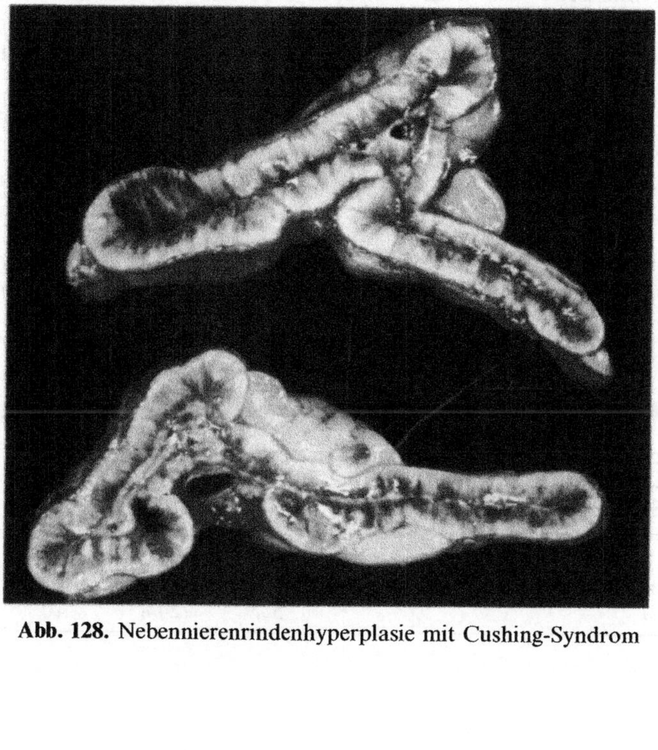

Abb. 128. Nebennierenrindenhyperplasie mit Cushing-Syndrom

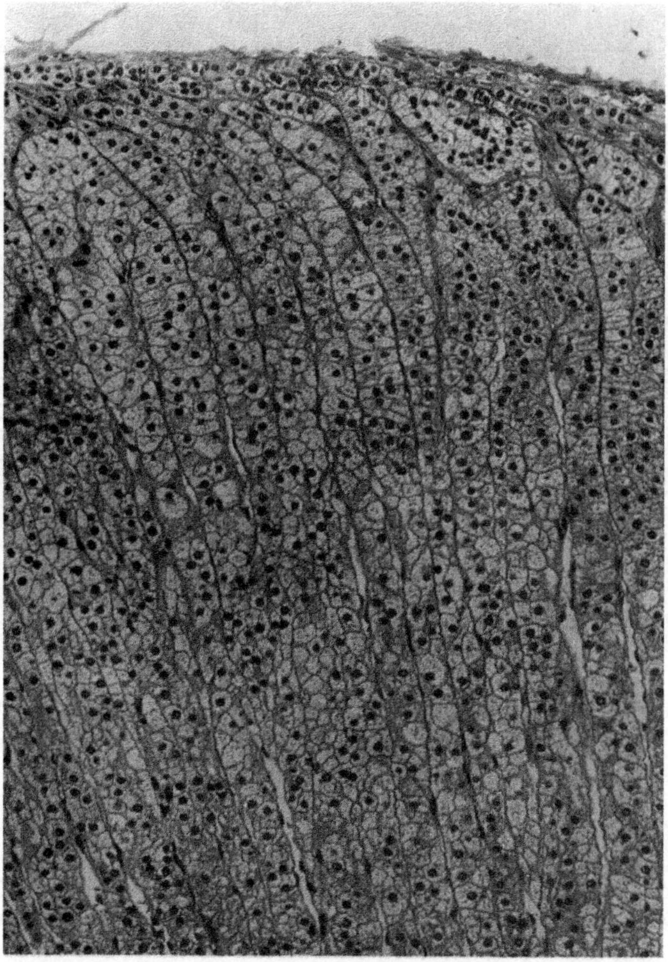

Abb. 129. Progressive Transformation mit ausgeprägter diffuser Fasciculata-Hyperplasie bei Cushing-Syndrom. HE, 160 ×

hervor. Die Knoten können im Zentrum des Organs liegen. Die Rinde zieht dann über den Knoten hinweg. In solchen Abschnitten kann die Rinde verschmälert sein, im Restorgan aber ist sie diffus verbreitert und oft von kleineren Knoten durchsetzt und aufgetrieben. Wesentlich für die Abgrenzung vom autonomen Adenom ist, daß auch die kontralaterale Nebenniere diffus oder knotig hyperplastisch ist.

c) Mikroskopische Befunde

Bei der diffusen Hyperplasie ist der mikroskopische Befund durch die breite, lipoidreiche Zona fasciculata gekennzeichnet. Die Zona glomerulosa ist darüber teilweise in Ballen noch erhalten, vielfach erreichen aber die Säulen der Zona

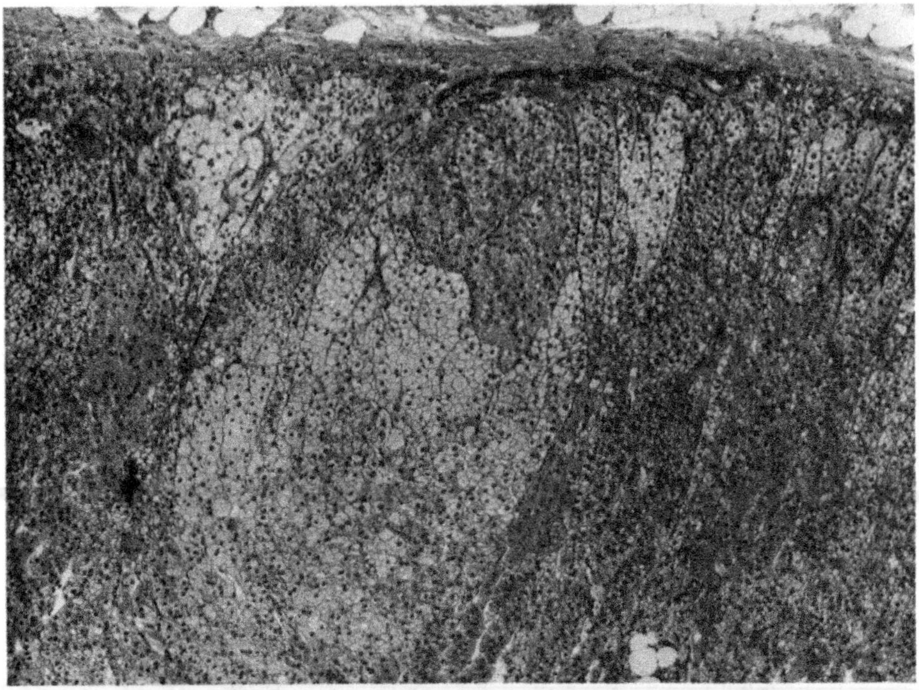

Abb. 130. Unregelmäßig-knotige Transformation der Nebennierenrinde, Cushing-Syndrom. GOLDNER, 64 ×

fasciculata die Kapsel, der progressiven Transformation TONUTTIS (1942) entsprechend (Abb. 129). Man muß sich dabei aber darüber klar sein, daß schon physiologisch die Zona glomerulosa des Erwachsenen keine durchlaufende, sondern vielmehr eine oft unterbrochene „Zone“ darstellt. Die Ausdehnung der Zona fasciculata bis unter die Kapsel ist beim Cushing-Syndrom aber besonders markant. Die Hyperplasie des Cushing-Syndroms zeigt kein für dieses Krankheitsbild spezifisches Merkmal. Die im Obduktionsgut häufigen hyperplastischen Nebennieren ohne endokrines Krankheitsbild verhalten sich in ihrer mikroskopischen Struktur genauso, lediglich der Lipoidgehalt zeigt größere Variabilität (Abb. 130). Ein weitgehender Lipoidverlust mit Vorherrschen kompakter Zellen ist jedoch für das ektope ACTH-Syndrom charakteristisch (SYMINGTON 1969; KOVACS et al. 1977). Die Grenze zur Zona reticularis ist scharf, in der Regel wellig (NEVILLE u. SYMINGTON 1967). Die Zellen der Zona reticularis zeigen keinen von der Norm abweichenden Befund. Die sog. zentrale Rinde – um die zentralen Venenstämme angeordnet – nimmt deutlich und manchmal betont an der Hyperplasie teil, wobei auch vielfach knotige Formationen entwickelt werden (Abb. 131). In der Fasciculata treten kleinste knotige Formationen auf, die aus kompakten Zellen bestehen können. Das Kernmuster – bei der diffusen Hyperplasie nicht augenscheinlich von der Norm abweichend – ist in solchen mikronodulären Herden variabel. Durchschnittlich sind die Kernflächen bei

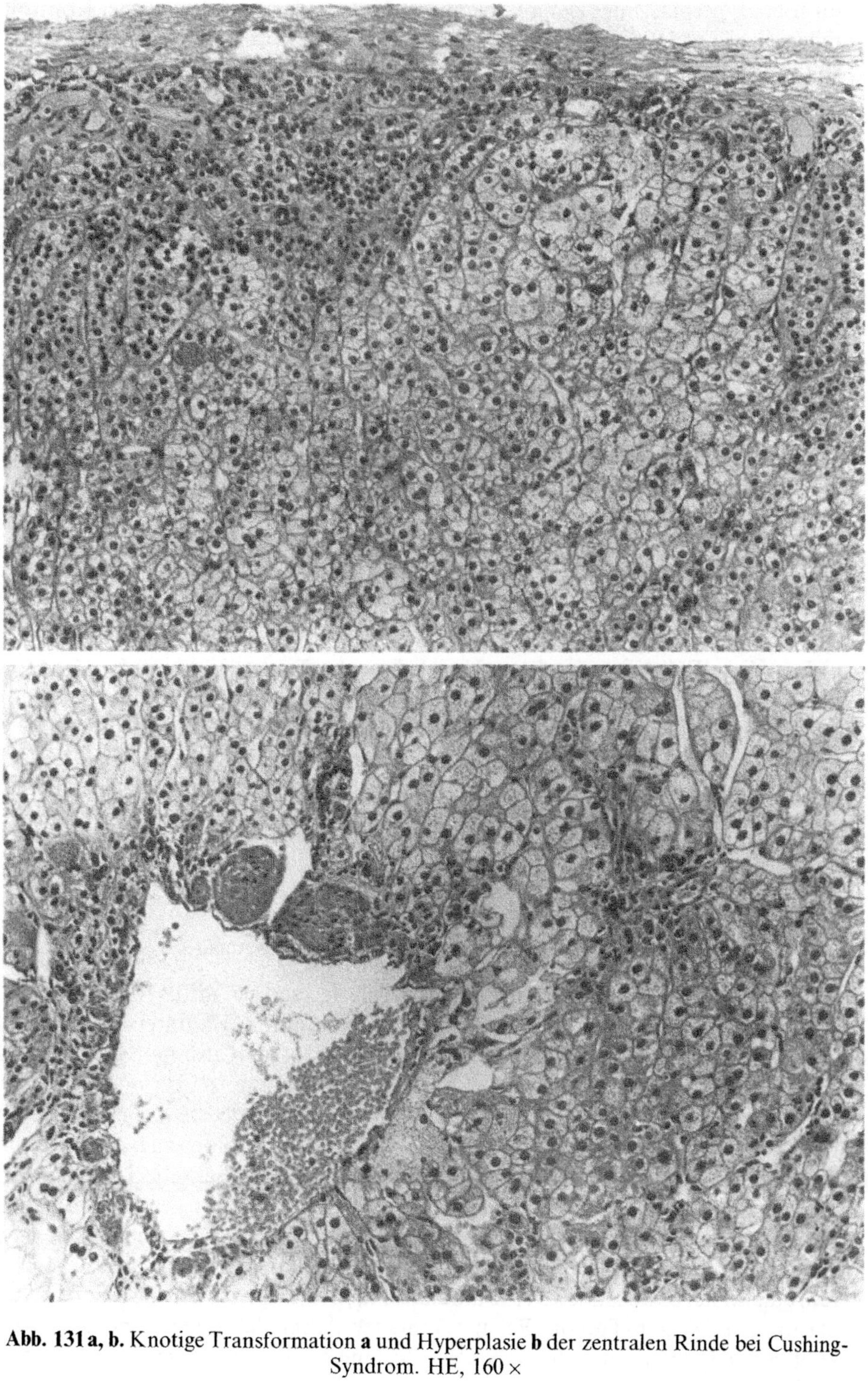

a

b

Abb. 131 a, b. Knotige Transformation **a** und Hyperplasie **b** der zentralen Rinde bei Cushing-Syndrom. HE, 160 ×

diffuser Hyperplasie der Zona fasciculata und reticularis größer, als bei Kontrollfällen (KRACHT 1962). Autoptisch gewonnene Nebennieren zeigen meist final streßbedingte Lipoidverluste mit kompakten Zellen in ganzer Rindenbreite. Gelegentlich findet man in der hyperplastischen Nebenniere Nester von Fettzellen oder „myeloadipöse Strukturen".

Bei der nodulären Hyperplasie zeigen die lipoidreichen, klarzelligen Knoten mikroskopisch kein anderes Bild als die „nichtfunktionierenden" Knoten des Obduktionsgutes. Zwischen den lipoidreichen Zellen gibt es vielfach kompakte, lipoidfreie Zellen. Die Anordnung der Rindenzellen in Strängen oder Nestern gestattet keine Zuordnung zur Zona fasciculata und der Retikularis.

Elektronenmikroskopisch weichen die Rindenzellen beim Cushing-Syndrom mit diffuser Hyperplasie nicht prinzipiell von den normalen Zellen der jeweiligen Zone ab (MACKAY 1969; MITSCHKE et al. 1971; HASHIDA et al. 1970; REIDBORD u. FISHER 1968). Bei nodulärer Hyperplasie sind die Spongiozyten und die Kompaktzellen der Knoten von größerer Variabilität in der Organellenausstattung, als in der normalen Rindenzelle. Eine Zunahme des Basalmembranmaterials, von Kollagen und Fibroblasten in den knotigen Herden wird von MACKAY (1969) beschrieben.

Die Frage, ob es eine eigenständige, bilaterale kleinknotige Adenomatose der Nebennierenrinde mit zumindest partieller Autonomie der Knoten gibt, ist umstritten. NEVILLE u. SYMINGTON (1967), sowie NEVILLE u. MACKAY (1972) sprechen sich gegen die Eigenständigkeit einer solchen Adenomatose aus und ordnen diese Fälle der nodulären Hyperplasie zu. Die dabei zu fordernde Atrophie der Restrinde außerhalb der Knoten sei bisher nicht nachgewiesen worden. Dem stehen jedoch die eindeutigen Befunde von KRACHT u. TAMM (1960), sowie von DHOM (1965) gegenüber, die diese Atrophie nachgewiesen haben. Im klinischen Test verhalten sich diese Fälle ähnlich denen mit isoliertem Nebennierenrindentumor. Wir handeln daher die kleinknotige Adenomatose gesondert ab.

d) Ursachen des Cushing-Syndroms mit bilateraler Nebennierenindenhyperplasie

Die bilaterale Nebennierenrindenhyperplasie, sei sie diffus oder nodulär, ist stets auf einen Überschuß an ACTH zurückzuführen. Zu unterscheiden sind ein primär hypothalamisches, ein primär hypophysäres Cushing-Syndrom und das Cushing-Syndrom bei ektopem ACTH-Syndrom.

Beim hypothalamisch ausgelösten Cushing-Syndrom besteht ein Defekt im Rückkoppelungssystem, wofür es bis jetzt kein morphologisches Substrat in den CRF-bildenden Zentren gibt. Die erhöhte Kortisol-Sekretion ist nicht in der Lage, CRF zu blockieren. Die ACTH-Sekretion verliert ihren zirkadianen Rhythmus und ist erhöht (TAMM 1965). In der Hypophyse findet sich eine Hyperplasie der ACTH-bildenden R-Zellen. Nach bilateraler Adrenalektomie führt die weiterbestehende CRF-Stimulation der Hypophyse vielfach zum hyperplasiogenen Nelson-Tumor. Bei inkompletter Adrenalektomie kommt es zum knotigen Regenerat mit Rezidiv des Cushing-Syndroms (KRACHT u. BAYER 1972).

In älteren Serien ist der Anteil von Hypophysentumoren bei bilateraler Rindenhyperplasie hoch. Im Autopsiematerial von PLOTZ et al. (1952) finden sich unter 58 Fällen 35 Adenome. Die Größe dieser Tumoren und ihre Relevanz bleibt jedoch offen. BESSER u. EDWARDS (1972) schätzen, daß nur 20% solcher Tumoren röntgenologisch durch die Sella-Vergrößerung nachweisbar sind. Die Bedeutung und die Häufigkeit autonomer Hypophysenadenome als Ursache eines Cushing-Syndroms ist durch die erfolgreiche operative Entfernung von Mikroadenomen aus dem Hypophysenvorderlappen (HARDY 1969; LAGERQUIST et al. 1974; GANGULY et al. 1976; BIGOS et al. 1977; SALASSA et al. 1978) aktuell geworden. Röntgenologisch ist die Sella turcica normal. Die Häufigkeit solcher Mikroadenome mit normaler Sella ist beim Cushing-Syndrom unbekannt. Auch lassen die bisherigen Beobachtungen keine Aussage über die tatsächliche Autonomie der Mikroadenome zu. Elektronenmikroskopisch und immunzytochemisch entsprechen die Zellen des Mikroadenoms ACTH-Zellen (BIGOS et al. 1977; ROBERT et al. 1978). Die Abgrenzung des hypothalamischen Cushing-Syndroms vom autonomen Vorderlappentumor ist in der Primärdiagnostik auch durch klinische Tests nicht sicher möglich. RAUX et al. (1975) konnten zeigen, daß bei Cushing-Syndrom mit bilateraler Rindenhyperplasie die morgendlichen Basalwerte von ACTH im Normbereich liegen – trotz erhöhter Kortisolwerte. Auch 6 Patienten mit röntgenologisch erwiesenem Hypophysentumor zeigten keine erhöhten morgendlichen Basalwerte. Im Lysin-Vasopressin-Test zeigen auch die Tumorfälle zum Teil maximal steigende ACTH-Werte, so daß eine autonome Funktion nicht gegeben ist. Daß eine Sella-Erweiterung beim unbehandelten Cushing-Syndrom selten ist, haben SALASA et al. (1959) gezeigt. Unter 122 Cushing-Fällen Erwachsener fanden sich nur 9 mit Sella-Vergrößerung. In keinem der 13 kindlichen Fälle von MCARTHUR et al. (1972) war präoperativ eine Sella-Vergrößerung zu sehen. Insgesamt sind also größere Hypophysenvorderlappentumoren bei Cushing-Syndrom selten: MARKS (1959) hat nur 19 Fälle in der Literatur gefunden, MONTGOMERY et al. (1955) sahen 3 unter 26 Patienten mit Cushing-Syndrom. Die Mehrheit dieser Tumoren ist chromophob (LINDHOLM et al. 1969), dabei ist der Anteil maligner Tumoren höher als sonst bei chromophoben Hypophysentumoren. Solche Tumoren können dann expansiv und invasiv wachsen (KRACHT u. TAMM 1963). Der Tumor infiltriert das Os sphenoides und dringt in die Keilbeinhöhle vor. Von 26 Fällen überdurchschnittlich großer und expansiv und invasiv wachsender Hypophysentumoren haben 4 metastasiert und 6 wurden histologisch als Karzinome gekennzeichnet. Die Metastasen traten bevorzugt in der Leber auf (KRACHT u. TAMM 1963). Histologisch sind die Tumoren basophil oder chromophob oder gemischt basophil-chromophob. Einzelne Fälle mit eosinophilen Adenomen in der älteren Literatur sind schwierig zu interpretieren, da die ACTH-bildende Zelle nicht zum eosinophilen Kollektiv gehört. Die Beobachtung von ELIEL u. PEARSON (1951) zeigt aber, daß es eosinophil-chromophobe Mischtypadenome mit Akromegalie und Cushing-Syndrom bei nachgewiesenem, erhöhtem ACTH gibt.

Daß Hypophysentumoren erst nach totaler Adrenalektomie manifest werden können, haben zuerst NELSON et al. (1958) beschrieben. Die Tumoren werden 1–10 Jahre nach Adrenalektomie manifest. Die stark erhöhten ACTH-Werte (NELSON et al. 1966) machen sich durch Hyperpigmentierung bemerkbar. Der Tumor selbst zeigt Lokalsymptome: Visusausfälle und Sella-Vergrößerung. Histologisch werden die Tumoren als basophil bis chromophob oder als gemischt basophil-chromophob beschrieben. Die elektronenmikroskopisch beschriebenen Befunde von KOVACS et al. (1976) und von SAEGER u. MITSCHKE (1973) lassen die Zuordnung der Adenomzellen zu den ACTH-produzierenden Zellen erkennen. Der Nelson-Tumor gilt als ein besonders klares Beispiel einer hyperplasiogenen Geschwulst, da er seine Entstehung dem übergeordneten hypothalamischen Defekt verdanke. Dies würde freilich dann in Frage gestellt sein, wenn primär autonome Mikroadenome des Hypophysenvorderlappens das Cushing-Syndrom verursachen. Beim hypothalamischen Cushing-Syndrom bleibt auch nach totaler Adrenalektomie die Regelkreis-Störung bestehen. Die substituierende Medikation von Glukokortikoiden ist dann offenbar nicht in der Lage, die Abgabe von CRF zu blockieren. NELSON et al. (1966) schätzen, daß in etwa 10% der Fälle von totaler Adrenalektomie bei Cushing-Syndrom ein sekundärer Hypophysentumor auftritt. In einer Serie von MOORE et al. (1976) wurden 9 Nelson-Tumoren nach 120 bilateralen Adrenalektomien gesehen (8%). Beim kindlichen Cushing-Syndrom wurde der Nelson-Tumor nach totaler Adrenalektomie jedoch in 23% der Fälle gesehen (HOPWOOD u. KENNY

1977). Die Tumoren traten 6 Monate bis 16 Jahre postoperativ in Erscheinung. Die ACTH-Werte sind auch ohne klinische Symptomatik, wie Hautpigmentierung oder Sella-Vergrößerung, überwiegend deutlich erhöht (ESPINOZA et al. 1975). Die Überwachung solcher Patienten und auch die Frühoperation noch kleiner Hypophysentumoren wird daher angeraten.

Die Hyalinisierung der ACTH-MSH-Zelle im menschlichen Hypophysenvorderlappen bei Cushing-Syndrom, zuerst von CROOKE (1935) beschrieben, stellt den Ersatz der typischen Sekretgranula durch ein lichtmikroskopisch homogenes „hyalines" Material dar, das PAS-negativ ist. Es wird nicht in den ACTH-produzierenden Adenomzellen gefunden. Die Veränderung tritt im Vorderlappen auch bei ektopem ACTH-Syndrom auf (HALMI u. LASCARI 1971), sowie nach therapeutischen Kortikosteroidgaben, insbesondere nach Langzeittherapie, die bis zum Tode durchgeführt wird. Elektronenmikroskopisch hat das Material eine filamentäre Struktur (DECICCO et al. 1972), der immunzytochemische Nachweis auf ACTH ist negativ (KRACHT u. HACHMEISTER 1967).

2. Bei autonomem Nebennierentumor

Der Anteil der autonomen Nebennierengeschwülste mit Cushing-Syndrom macht etwa 25% aus. Beim kindlichen Cushing-Syndrom gehen etwa zwei Drittel der Fälle auf autonome Geschwülste zurück (DHOM 1965, NEVILLE u. SYMINGTON 1972). Tabelle 8 zeigt, daß unter den Tumoren 43 Karzinome und 48 Adenome beschrieben wurden, während beim kindlichen Cushing-Syndrom etwa dreimal soviel Karzinome wie Adenome vorkommen (NEVILLE u. SYMINGTON 1972). Die Abgrenzung zwischen gut- und bösartigen Tumoren der Nebennierenrinde ist bei den in der Literatur mitgeteilten Fällen oft zweifelhaft. SCHTEINGART et al. (1968) haben aufgrund ihres Beobachtungsgutes an 12 Fällen klinische und morphologische Unterscheidungsmerkmale der gut- und bösartigen Tumoren bei Cushing-Syndrom herausgearbeitet. Ihre 7 Karzinomfälle (Frauen zwischen 30 und 40 Jahren) hatten mehr Akne und Hirsutismus als Zeichen gleichzeitiger androgener Aktivität und höhere Blutdruckwerte. Die Symptome entwikkeln sich beim Nebennierenrindenkarzinom schneller, die Osteoporose ist weniger deutlich entwickelt. Die 17-Ketosteroidausscheidung ist beim Rindenkarzinom wesentlich höher, während die 17-OHCS-Werte nicht different sind. Keine Unterschiede zeigen die Kortisolsekretionsraten, sowie der Dexamethason- und Metopiron-Test. Die Adenome zeigten einen Durchmesser von unter 4 cm und ein Gewicht von unter 30 g. Die Karzinome hatten einen Durchmesser von 7–20 cm und ein Gewicht zwischen 100 und 1150 g. Karzinome zeichnen sich durch breite Zonen von Hämorrhagien und Nekrosen aus, während die Schnittflächen der Adenome einheitlich gelblich bis gelb-bräunlich sind. Sichere Hinweise auf Malignität sind histologisch das Einwachsen in die Kapsel, sowie das Auftreten von Mitosen in unterschiedlicher Häufigkeit. Der Kernpolymorphismus und das Auftreten von Riesenzellen sind kein Zeichen der Malignität. Der Lipoidgehalt ist in den Rindenkarzinomen geringer, eine Korrelation zwischen Lipoidgehalt und klinischer Symptomatik besteht nicht.

Nach SYMINGTON (1969) gilt die Regel, daß ein relativ kleiner Nebennierentumor (10–70 g) mit klinisch „reinem" Cushing-Syndrom benigne ist, während der große Nebennierenrindentumor, der klinisch zusätzlich mit Hirsutismus oder Virilismus einhergeht, maligne ist. Nebennierenrindentumoren mit Cushing-Syndrom treten zu 80% bei Frauen auf. Die Adenome sind bei Cushing-Syndrom in der Regel lipoidreich, wobei die Klarzellen dem Fasciculatatyp entsprechen

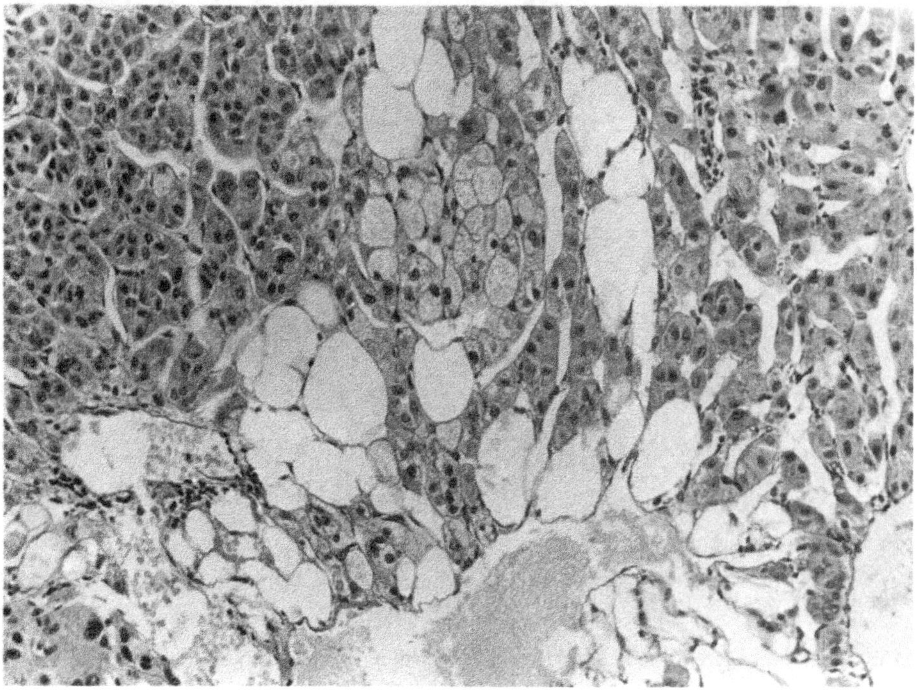

Abb. 132. Nebennieren-Adenom mit Cushing-Syndrom. Kompakte Zellen und Ausbildung von Fettzellen. 160 ×

und in Alveoli oder Stränge angeordnet sind. Dazwischen gibt es aber vielfach auch makroskopisch rotbraune Areale, die aus kompakten Zellen bestehen (Abb. 132 u. 133). Selten finden sich Riesenzellen mit 8–10 Kernen. Gelegentlich sieht man braunschwarz pigmentierte Adenome, die völlig lipoidfrei sind und sehr reichlich Lipofuszin enthalten (SYMINGTON 1969; VISSER et al. 1974).

Elektronenmikroskopisch finden sich in spongiozytären Adenomzellen dicht gelagerte Liposomen, während kompakte Adenomzellen zahlreiche Mitochondrien und reich entfaltetes endoplasmatisches Retikulum aufweisen (MITSCHKE et al. 1973). Die Mitochondrien haben teilweise Cristae, teilweise tubulovesiculöse Innenstrukturen. Insgesamt ist die Verteilung der Organellen unregelmäßiger, als in der normalen Rindenzelle (MACKAY 1969). Die Mitochondrien variieren stärker in Form und Größe. Teilweise weisen sie nur spärlich entwickelte Innenstrukturen auf. In kompaktzelligen Arealen der Adenome und Karzinome ist vielfach ein reich entfaltetes glattes endoplasmatisches Retikulum zu sehen. In Karzinomen fehlt oft die normalerweise die Rindenzelle begrenzende Basalmembran. Die kontralaterale Nebenniere zeigt eine sekundäre Atrophie (Abb. 134).

3. Bei ektopem ACTH-Syndrom

(s. auch Kap. 11, Paraneoplastische endokrine Syndrome)

Erst lange nach der ersten Beschreibung von BROWN (1928): Obduktionsbeobachtung eines kleinzelligen Bronchialkarzinoms bei einer bärtigen Patientin

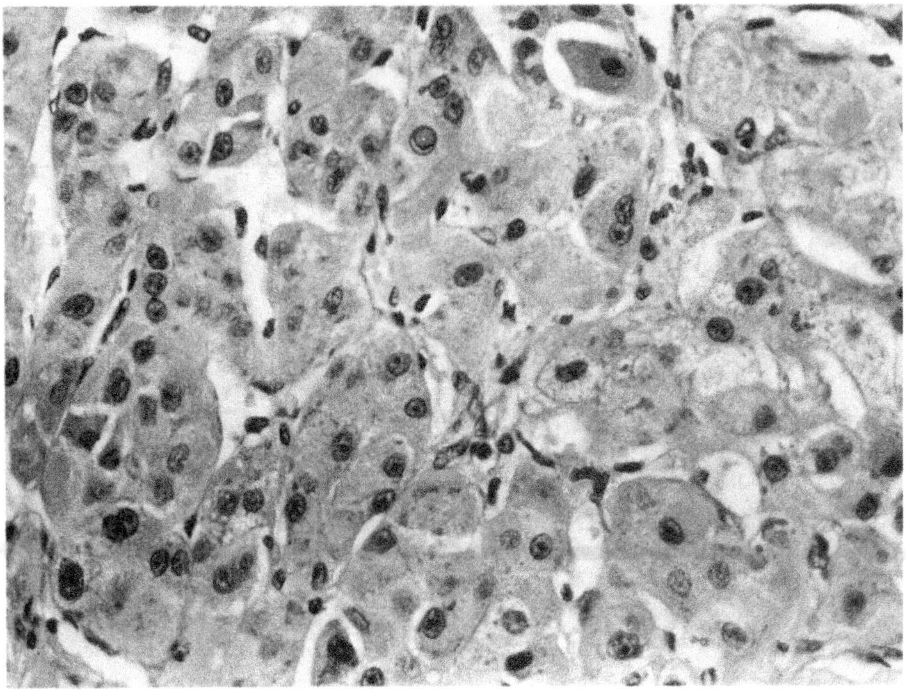

Abb. 133. Kompaktzellig gebautes Adenom bei Cushing-Syndrom. Nukleolen und Kerneinschlüsse. 400 ×

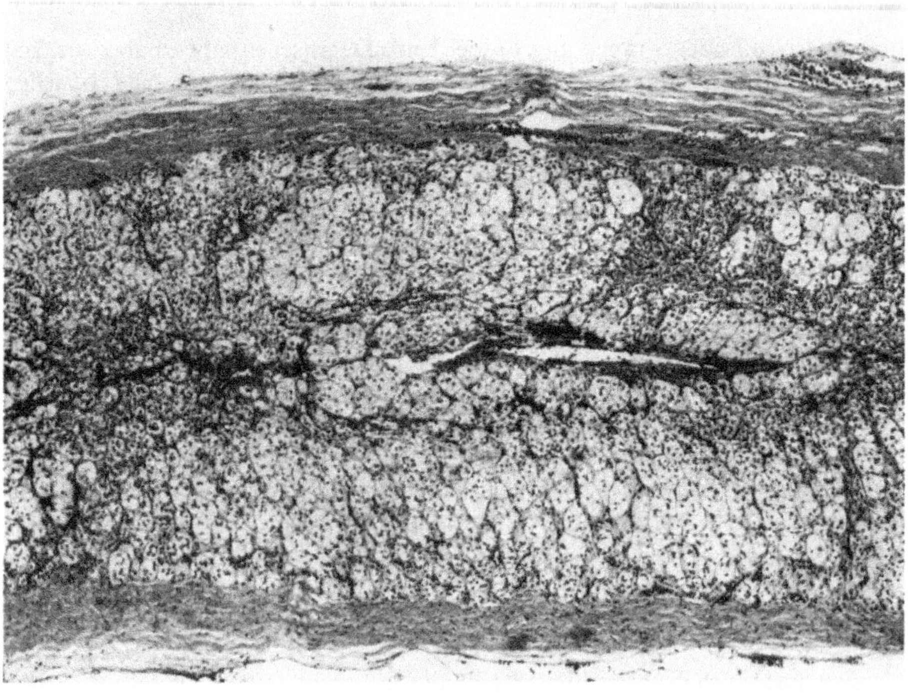

Abb. 134. Sekundäre Nebennierenrindenatrophie bei autonomem Rindenadenom mit Cushing-Syndrom. 64 ×

mit Diabetes mellitus (ältere Literaturübersicht bei SYMINGTON 1969), konnte es als gesichert gelten, daß ACTH-produzierende Tumoren außerhalb der Hypophyse zu einem Cushing-Syndrom führen können. LIDDLE et al. (1963) prägten für diese Situation den Begriff „ektopes ACTH-Syndrom", der zugleich besagt, daß nicht jeder ACTH-produzierende Tumor auch zu einem voll entwickelten Cushing-Syndrom führen muß. Heute besteht kein Zweifel, daß es auch subklinische Formen ACTH-produzierender Tumoren gibt (IMURA et al. 1975).

Der Anteil des ektopen ACTH-Syndroms unter den Ursachen eines Cushing-Syndroms wird zwischen 12 und 25% angegeben. NEVILLE u. SYMINGTON (1971) sehen es in 13% ihrer Fälle. PFOTENHAUER u. KRACHT konnten 1967 über 167 Fälle berichten, nach NEVILLE (1972) sind bis 1971 über 200 Fälle beschrieben worden. Zweifellos werden heute Einzelfälle nicht mehr publiziert, so daß absolute Zahlenangaben jetzt nicht mehr möglich sind.

Die zur ACTH-Bildung befähigten Tumoren verteilen sich in einer Übersicht von KRACHT (1968) bei ektopem ACTH-Syndrom mit Cushing-Syndrom wie folgt:

Lungen- und Bronchialkarzinome	57%
Thymus oder Mediastinaltumoren (einschließlich dort nicht ganz exakt lokalisierbarer Tumoren)	13%
Pankreas	11%
Verschiedene andere Lokalisationen	19%

In der Literatur sind die verschiedensten Geschwülste im Zusammenhang mit einem Cushing-Syndrom beschrieben worden. Einer kritischen Analyse dieser Fälle durch AZZOPARDI u. WILLIAMS (1968) hielten zahlreiche Fälle nicht Stand. Für die Anerkennung eines ektopen ACTH-Syndroms müssen heute gefordert werden:

a) Das klinische Bild eines Cushing-Syndroms oder eine hypokalämische Alkalose durch Kortikosteroidüberproduktion. Stark erhöhte Plasma-ACTH-Werte.
b) Eindeutige Histopathologie des Tumors, möglichst mit Nachweis der ACTH-Konzentration im Tumorgewebe.
c) Negativer Hypophysenbefund.
d) Bilaterale Nebennierenhyperplasie mit Ausschluß eines Rindentumors.

Wendet man diese Kriterien an, so zeigt sich, daß das ektope ACTH-Syndrom nur bei Tumoren des APUD-Systems (PEARSE 1969) gesichert auftritt. Das kleinzellige „oat-cell-Carcinom" des Bronchialsystems ist dieser Tumorgruppe zuzurechnen.

Ein gesichertes ektopes ACTH-Syndrom mit Cushing-Syndrom wurde dieser Gruppierung entsprechend bisher nachgewiesen bei:

Kleinzelligen Bronchialkarzinomen (BARDEN 1967; COHEN et al. 1960; KENNEDY et al. 1964)
Bronchuskarzinoiden (VINGERHOEDS et al. 1971; OLURIN et al. 1973)
Thymustumoren (BURGSTEDT 1956; SCHOLZ u. BAHN 1959; KAY u. WILLSON 1970; ROSAI et al. 1972)
Inseltumoren des Pankreas (MODLINGER et al. 1972)
Medullären Schilddrüsenkarzinomen (MELVIN et al. 1970; SZIJJ et al. 1969)

Bestimmt charakterisierten Prostatakarzinomen (NEWMARKS et al. 1973; LOVERN et al. 1975; WENK et al. 1977)
Nebennierenmarkgeschwülsten (MELONI et al. 1966; KOGUT u. DONNELL 1961, MATHISON u. WATERHOUSE 1969; KENNEY et al. 1967; BURMEISTER u. SIMON 1975; KLEY et al. 1975)
Epithelkörperchen-Karzinomen (MATHYS et al. 1972)
Karzinoiden des Magen-Darmtraktes (MILLER et al. 1971)
Karzinoiden des Ovars (BROWN u. LANE 1965).

In allen bisher elektronenmikroskopisch untersuchten Tumoren dieser Gruppe konnten in den Geschwulstzellen Polypeptidgranula vom Typ der Granula in ACTH-produzierenden Hypophysenadenomen gefunden werden (RAWLINSON 1975; KAY u. WILLSON 1970).

Neben ACTH werden – wie dies besonders von den Inseltumoren des Pankreas bekannt ist – gelegentlich weitere Polypeptidhormone gebildet (CREUTZFELDT 1975; IMURA et al. 1975). Auch wurde die Kombination mit einem Sipple-Syndrom beschrieben: Phäochromozytom mit medullärem Schilddrüsenkarzinom (MATHYS et al. 1972).

Eine große Zahl weiterer mit einem Cushing-Syndrom in irgendeiner Form vergesellschafteter Tumoren, wie Kolon-, Mamma-, Nierenkarzinome, primäres Leberkarzinom, Parotistumoren, Kraniopharnyngeom, Kleinhirnastrozytom oder zervikales Meningiom halten entweder der Kritik nicht Stand, oder sind in ihrer Deutung zweifelhaft, wobei nicht selten eine unzureichende Histopathologie oder ein unklar gebliebener Primärtumor den Zusammenhang zwischen dem angeschuldigten Tumor und dem Cushing-Syndrom fraglich machen (AZZOPARDI u. WILLIAMS 1968). Das ektope ACTH-Snydrom tritt gelegentlich schon im Kindesalter auf, die Geschwülste gehen vorwiegend von Paraganglien, Thymus, Schilddrüse und Pankreas aus (KRACHT 1971). Die Patienten zeigen nicht selten Hyperpigmentierung der Haut und einen meist ausgeprägten Diabetes mellitus, sowie eine hypokalzämische Alkalose. Die Bronchialkarzinome mit ektopem ACTH-Syndrom zeigen – im Gegensatz zur sonstigen Geschlechtsrelation – ein ausgeglichenes Geschlechtsverhältnis von nahezu 1:1 bei einem mittleren Lebensalter von 47 Jahren (PFOTENHAUER u. KRACHT 1967). Die Prognose des ektopen ACTH-Syndroms wird weitgehend vom Malignitätsgrad des zugrundeliegenden Tumors bestimmt. Beim kleinzelligen Bronchialkarzinom ist die Prognose daher schlecht und die Verlaufsbeobachtungen sind kurz. Cushing-Syndrom durch Karzinoide des Bronchial- oder Magen-Darmtraktes oder bei gutartigem Nebennierenmarktumor sind dagegen durch rechtzeitige Entdeckung und Ausräumung des Tumors kurabel, bilaterale Adrenalektomie kann vermieden werden (VINGERHOEDS et al. 1971; MILLER et al. 1971; OLURIN et al. 1973).

4. Bei bilateraler kleinknotiger Rindenadenomatose

Ob es berechtigt ist, eine eigenständige Cushing-Form als bilaterale, kleinknotige Adenomatose (KRACHT u. TAMM 1960) von der diffusen Hyperplasie abzugrenzen, ist umstritten. SYMINGTON (1969) sowie NEVILLE (1978) betrachten das Auftreten multipler bilateraler Knoten in der Nebenniere beim Cushing-Syndrom als eine Variante der Hyperplasie. Die diffuse und die noduläre Hyperplasie seien nur verschiedene Aspekte des gleichen Prozesses. Wesentlich ist, daß die Rinde insgesamt hyperplastisch sei. Dem stehen jedoch Beobachtungen gegenüber, die die Autonomie der Mikroadenome in einer *atrophischen* Restrinde belegen (KRACHT u. TAMM 1960; DHOM 1965; MOSIER et al. 1960; MEADOR et al. 1967; BRICAIRE u. LUTON 1970). Die Abgrenzung der kleinknoten Adenomatose von einer nodulären oder „adenomatösen" Hyperplasie erscheint danach notwendig und berechtigt. Sie stützt sich *morphologisch* auf den Nachweis der Atrophie der Restrinde und *klinisch* auf den negativen Ausfall des ACTH-Testes, das Fehlen erhöhter ACTH-Werte im Blut – auch nach bilateraler Adrenalektomie (BRICAIRE u. LUTON 1970) – sowie auf den negativen Ausfall des Lysin-Vasopressin- und des Metopiron-Testes. Das Spektrum der klinischen Testverfahren zeigt demnach Ergebnisse, wie man sie vom autonomen Nebennierentumor bei Cushing-Syndrom kennt. Das klinische Bild ist das eines voll entwickelten Cushing-Syndroms, wobei Kinder und Jugendliche überwiegen. Das Gewicht der Nebennieren schwankt beträchtlich: bei der 19jährigen Patientin von KRACHT u. TAMM (1960) beträgt es zusammen nur 6,3 g, bei den 10- bis 15jährigen liegen die Gewichte zwischen 9,5 und 16 g für beide Nebennieren (CHUTE et al. 1949; KIRK-ROSE et al. 1952; MOSIER et al. 1960; MEADOR et al. 1967). Die Knoten wölben sich zum Teil über die Oberfläche vor, zum Teil sind sie erst auf dem Schnitt erkennbar. Sie messen nur 2–3 mm und sind gelbbräunlich bis bräunlich, im Falle von MEADOR et al. (1967) sogar schwarz wie Melanommetastasen. Histologisch fehlt eine bindegewebige Umkapselung, die umgebende Rinde wird aber von den Knoten verdrägt und komprimiert (Abb. 135). Die Adenomzellen sind groß, teils lipoidreich, teils kompaktzellig gebaut und können reichlich Lipofuscine enthalten, der makroskopischen Färbung entsprechend. Kleinere Zellnester können auch unregelmäßig begrenzt inmitten der atrophischen Rinde liegen (DHOM 1965), in jedem Fall heben sie sich scharf aus der kleinzelligen Restrinde heraus. Die Kernmessungen von KRACHT u. TAMM (1960) haben gezeigt, daß die Kernflächen der Adenomzellen etwa doppelt so groß wie die der Restrinde sind. Die Kerndichte als relatives Maß der Zellgröße ist in der atrophischen Restrinde etwa siebenmal größer als in den Adenomen.

Wie häufig die kleinknotige Adenomatose besonders bei kindlichem Cushing-Syndrom ist, ist unbekannt, da offenbar die Eigenständigkeit des Prozesses nicht selten verkannt wird. Zur Abgrenzung muß man heute negative ACTH-Tests fordern. Fehlen solche Untersuchungen, so kann nur die eindeutig atrophische Restrinde die Zuordnung zur autonomen Rindenadenomatose ermöglichen. Die Deutung mancher Literaturfälle ist daher problematisch, wie insbesondere die Beobachtung von KIRSCHNER et al. (1964) bei einer 40jährigen Frau zeigt: jahrelanges Cushing-Syndrom mit multinodulären Nebennieren von zusammen 99 g Gewicht! Deutlicher Anstieg der Plasmakortikoide und der 17-OHCS-Ausscheidung unter ACTH, dagegen keine Suppression mit 8 mg Dexamethason. Dieser Befund spricht eher für ein hypothalamisches Cushing-Syndrom. Eine ähnliche Beobachtung mit einem Nebennierengewicht von 161 g haben HIDAI et al. (1975) mitgeteilt. Unter den 15 Beobachtungen einer Polymikroadenomatose von BRICAIRE u. LUTON (1970) erfüllen nur 3 die strengen Kriterien einer funktionellen Autonomie. Die Pathogenese der kleinknotigen Rindenadenoma-

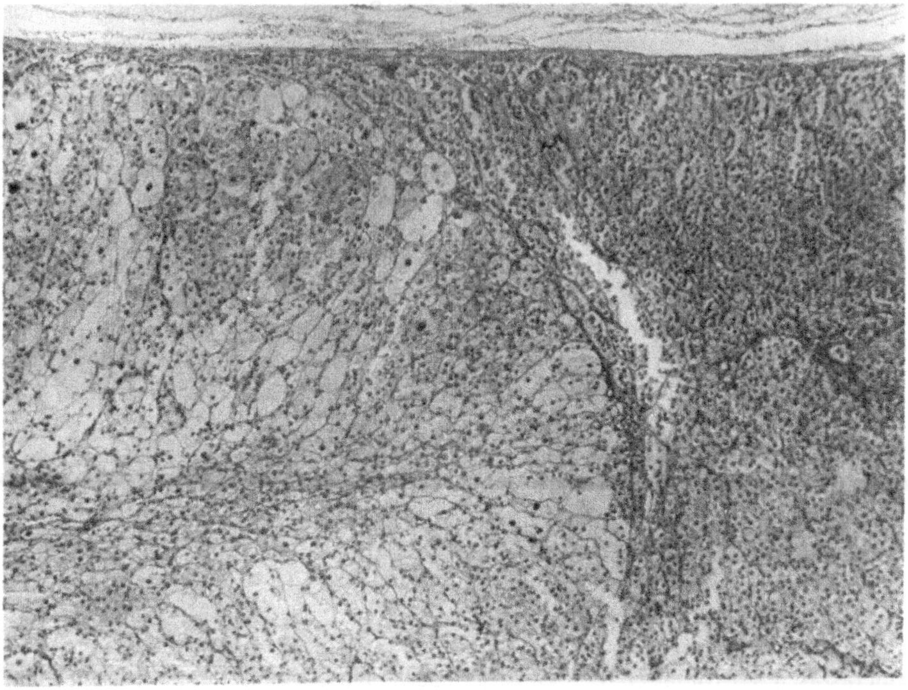

a

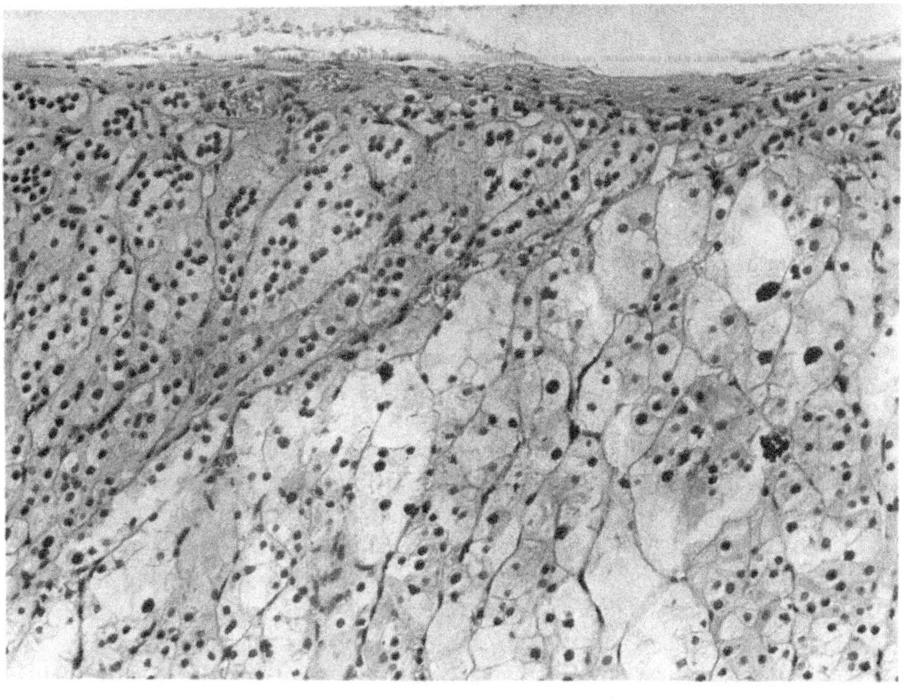

b

Abb. 135a, b. Kleinknotige Rindenadenomatose bei Cushing-Syndrom. Beobachtung KÜMMERLE, Freiburg. (Aus DHOM 1965). **a** 64×, **b** 160×

tose ist unklar. Es gibt keine sicheren Beweise dafür, daß sich der Prozeß aus einer diffusen oder diffus-knotigen Hyperplasie entwickelt. Mehrere Beobachtungen zeigen, daß nach bilateraler Adrenalektomie ACTH nicht ansteigt (MEADOR et al. 1967; DE MOOR et al. 1965; RAUX et al. 1975; BRICAIRE u. LUTON 1970). Hier entspricht das Verhalten des Hypothalamus-Hypophysen-Systems also demjenigen nach Exstirpation eines isolierten Rindentumors. Ein primär hypothalamischer Defekt ist dann unwahrscheinlich. Ob diejenigen Beobachtungen multinodulärer Nebennieren, die nach bilateraler Adrenalektomie steigende ACTH-Werte und z.T. Nelson-Tumoren entwickeln (BRICAIRE u. LUTON 1970; RAUX et al. 1975), tatsächlich einen „Übergang" von der Hyperplasie zur autonomen kleinknotigen Adenomatose darstellen, ist zweifelhaft.

Zur Abgrenzung von der hypothalamisch ausgelösten nodulären Hyperplasie schlagen daher MEADOR et al. (1967) den Terminus „noduläre Dysplasie" vor, wobei jedoch auch hier die Pathogenese offen bleiben muß.

Die Eigenständigkeit des Prozesses und die autonome Funktion der Herde ist mit der Bezeichnung kleinknotige Adenomatose (KRACHT u. TAMM 1960) genügend und klar gekennzeichnet.

5. Cushing-Rezidive und Nebennierenrinden-Regenerate nach bilateraler, totaler Adrenalektomie

Nachdem die subtotale Adrenalektomie häufig zu Nebennieren-Regeneraten und damit zum Rezidiv geführt hat, gilt heute nur noch die totale Adrenalektomie als die Methode der Wahl. Gelegentlich kommen auch hier Rezidive vor (SCHTEINGART et al. 1972; SIEGAL et al. 1972). Dann ist in der Regel auf der rechten Seite ungewollt ein Nebennieren-Rest belassen worden, da hier die größeren technischen Schwierigkeiten bei der Exstirpation des Organs gegeben sind und nicht selten das Organ dabei fragmentiert wird (KRACHT u. BAYER 1972). Aus den verbliebenen Resten entwickeln sich unter der nach Adrenalektomie erhöhten ACTH-Stimulation knotige Regenerate mit polyploiden Kernen, Kapseldurchbrüchen und lokal infiltrierendem Wachstum in das umgebende Fettgewebe (Abb. 136). Ein gesichertes Rinden-Karzinom bei gleichzeitig erhöhter ACTH-Sekretion ist bisher jedoch nicht mitgeteilt worden. Klinisch kann das Nebennieren-Regenerat heute durch radioaktives Cholesterol lokalisiert und dann erfolgreich exstirpiert werden (HERWIG u. SCHREINGART 1974). Die Beobachtung von BIGLER u. MÜLLER (1978) zeigt aber eindrucksvoll die Schwierigkeiten, die diagnostisch und therapeutisch dabei auftreten können. Über Cushing-Rezidive durch hyperplastisches, akzessorisches Rindengewebe s.S. 802.

6. Spontane und therapeutisch induzierte Nebennierenrinden-Veränderungen bei Cushing-Syndrom

Spontane Remissionen des Krankheitsbildes kommen sowohl bei bilateraler Hyperplasie, wie bei Rindentumoren vor. Bei der Hyperplasie wurde in Einzelfällen eine ausgedehnte, myeloadipöse Umwandlung des Rindengewebes gesehen (SYMINGTON 1969). Herdförmig sind diese Veränderungen auch in aktiv sezernierenden Organen bei Cushing-Syndrom häufig (Abb. 102–104). Die temporären

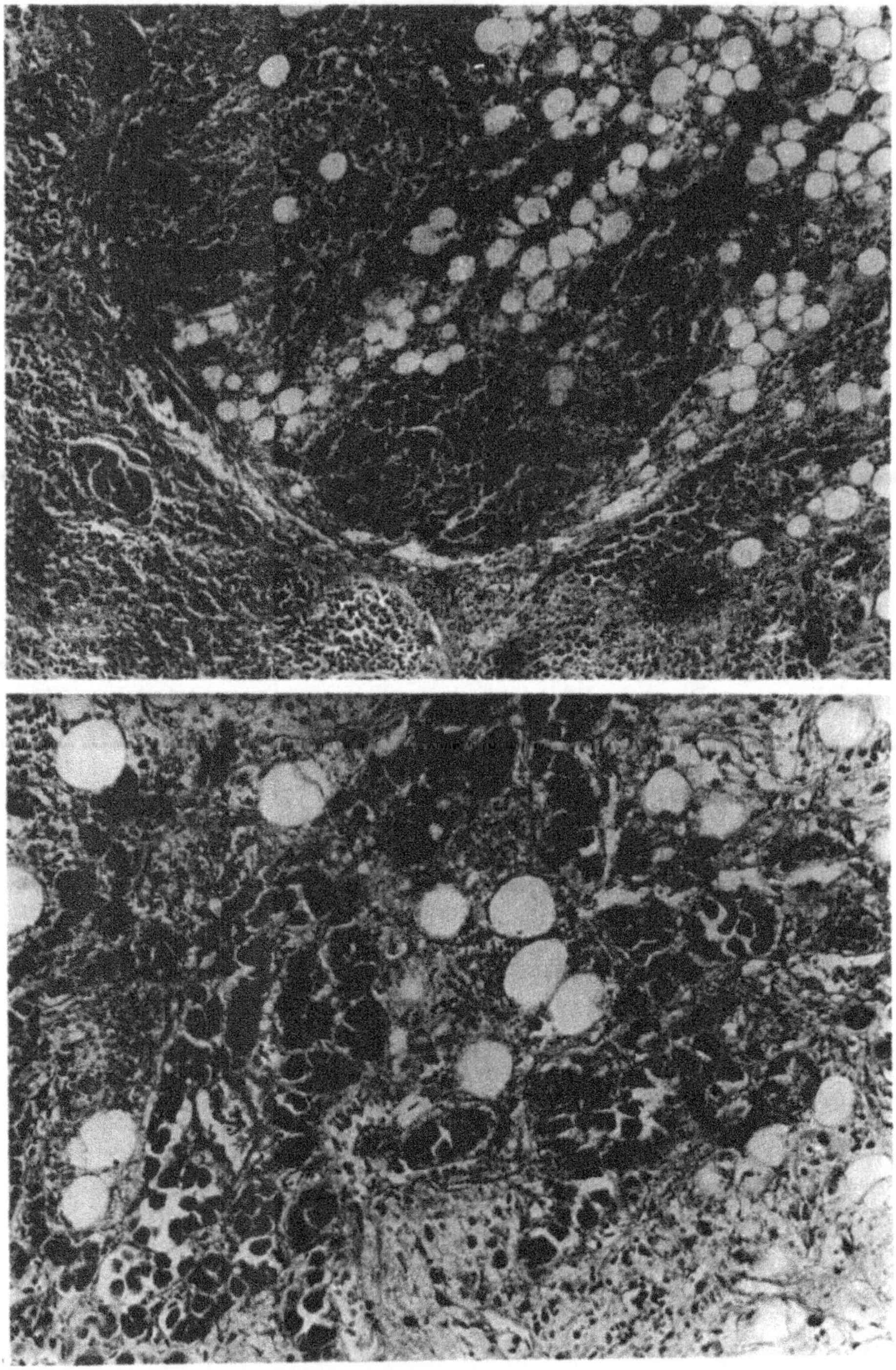

a

b

Abb. 136a, b. Nebennierenrinden-Regenerat nach bilateraler Adrenalektomie bei Cushing-Syndrom. Cushing-Rezidiv mit Nelson-Tumor. **a** 64 ×, **b** 160 ×

Remissionen bei Nebennierenrinden-Karzinomen mit Cushing-Syndrom haben bis jetzt keine gesicherte morphologische Basis. Eine komplette Remission bei einem verkalkten Rindentumor wird von OVLISEN u. ANDERSEN (1966) beschrieben.

Therapeutisch induzierte Nebennierenrinden-Veränderungen finden sich bei einer Therapie mit Aminogluthethimid. Hierbei handelt es sich um ein potentes Adrenostatikum, das an der Nebenniere zu einer erheblichen Gewichtssteigerung führt. Mikroskopisch kommt es durch die Blockade der 20–22-Hydroxylase zu einer massiven Lipoidspeicherung, z.T. unter Ausfällung nadelförmiger oder rhombischer Kristalle von Cholesterin und Cholesterinestern. Die Kerne werden pyknotisch, und es kann zur Zellnekrose kommen. Die Hauptveränderungen werden in den äußeren Rindenschichten gesehen. Der Befund entspricht also weitgehend der kongenitalen Lipoidhyperplasie (MOTLIK et al. 1973).

Elektronenmikroskopisch lassen sich in solchen Fällen fokale Zytoplasma-Degradationen, Zytolysen und Koagulationsnekrosen nachweisen. Resorptiv beteiligen sich an der Lipoid-Speicherung perikapilläre Histiozyten, wobei histiozytäre Lipophagen der vorherrschende Zelltyp werden können (MAREK u. MOTLIK 1975).

II. Das kongenitale adrenogenitale Syndrom

1. Häufigkeit

Das kongenitale adrenogenitale Syndrom gehört zu den häufigsten genetisch bedingten Enzymdefekten. Es soll dreimal häufiger als die Phenylketonurie sein (BROOK et al. 1974). Wahrscheinlich bestehen jedoch beträchtliche geographische

Tabelle 10. Vorkommen von kongenitaler virilisierender Nebennierenhyperplasie in verschiedenen Bevölkerungsgruppen

Autor	Bevölkerung	Patient/ Lebendgeburten	Heterozygoten/ Lebendgeburten
SCHILDS et al. (1956)	Maryland, USA	1:67000	1:128
PRADER (1958)	Kanton von Zürich/Schweiz	1:5041	1:35
HUBBLE (1966)	Birmingham, England	1:7255	1:44
ROSENBLOOM u. SMITH (1966)	Wisconsin, USA	1:15000	–
HIRSCHFELD u. FLESHMAN (1969)	Alaska-Eingeborene (Yupik-Eskimos)	1:1481[a] 1:490[a]	1:20 1:11
QAZI u. THOMPSON (1972)	Toronto, Canada	1:26292[a]	1:82
MAUTHE et al. (1977)	München	1:9831 (korrigiert: 1:7022)	1:79 (korrigiert: 1:42)

[a] Nur Fälle mit Salzverlust-Syndrom

Häufigkeitsunterschiede (ZURBRÜGG 1969). PRADER (1958) findet im Kanton Zürich eine Häufigkeit von 1:5041, MAUTHE et al. (1977) eine Relation von 1:9831 für München. Die höchste Inzidenz wird in der sehr kleinen Bevölkerungsgruppe der Eskimos von Südwest-Alaska gefunden (HIRSCHFELD u. FLESHMAN 1969). Die bisher ermittelten Häufigkeitsunterschiede gehen aus der Tabelle 10 hervor. Die von CHILDS et al. (1956) ermittelten Zahlen für Maryland dürften unvollständig sein. Die Gen- und die Heterozygotenhäufigkeit können nur grob geschätzt werden (PRADER u. ANDERS 1962). PRADER u. ANDERS schätzten die Genfrequenz für den Kanton Zürich mit 1:35. Die Untersuchungen an Geschwistern sprechen für einen autosomal-rezessiven Erbgang, das Geschlechtsverhältnis beträgt 1:1. Abweichungen von diesem Verhältnis zu Gunsten der Mädchen sind offenbar durch die unvollständige Erfassung männlicher Kranker bedingt, die ohne Salzverlust-Syndrom gesund erscheinen können. Kranke Geschwister und nahe Verwandte zeigen immer den gleichen Typus des kongenitalen AGS, eine gehäufte Blutsverwandtschaft der Eltern besteht bei der hohen Genfrequenz nicht (PRADER u. ANDERS 1962). Das kongenitale AGS wurde bei ein- und zweieiigen Zwillingen beobachtet (NAUJOKS 1961; KÖNIG u. HALLER 1966; TZE et al. 1972).

2. Pathogenese

Das kongenitale AGS ist die Folge von Enzymdefekten in der Nebennierenrinde, die zu einer vermehrten Androgenproduktion und relativer oder absoluter Insuffizienz der Kortisolbildung führen. Andere Enzymdefekte der Steroidbiosynthese, die keine vermehrte Androgenbildung zulassen (z.B. C-17-Hydroxylasedefekt, 20–22-Desmolasedefekt), führen zum Mineralkortikoidüberschuß und/ oder zum Androgenmangel. Die für das kongenitale AGS verantwortlichen Enzymdefekte sind

der C-21-Hydroxylasemangel
der 11-β-Hydroxylasemangel
der 3β-ol-Dehydrogenasemangel.

Der C-21-Hydroxylasemangel macht ca. 90% der Fälle von kongenitalem AGS aus. Bei 72 Fällen von PERNOD (1973) waren 60% Fälle mit 21-Hydroxylasemangel, 5 Fälle mit 11-β-Hydroxylasemangel und 2 Fälle mit 3β-ol-Dehydrogenasemangel. Fünf Fälle konnten nicht exakt aufgeklärt werden. Die Enzymdefekte sind quantitativ verschieden, so daß von Patient zu Patient unterschiedlich schwere Krankheitsbilder entstehen mit kompensiertem oder dekompensiertem Cortisolmangel, sowie mildem oder schwerem Androgenüberschuß.

Bei 21-Hydroxylasemangel staut sich 17-OH-Progesteron an, das zu Androstendion und von hier aus zu Testosteron und Dihydrotestosteron umgebaut werden kann. Beim 11-β-Hydroxylasemangel ist der Schritt vom 11-Desoxykortisol zum Kortisol blockiert, die Anhäufung des Mineralkortikoids DOC führt in der Regel zur Hypertonie.

Beim 3β-ol-Dehydrogenasemangel ist der Schritt vom 17-Hydroxypregnenolon zum 17-Hydroxyprogesteron blockiert. Im Überschuß kann nur Dehydroepiandrosteron produziert werden.

Abhängig vom Ausmaß des Kortisoldefizits kommt es bei intaktem Regelkreis zu einer vermehrten ACTH-Ausschüttung, damit zu einer Steigerung der Sekretion der vorwiegend androgen wirksamen Kortisolprekursoren und zur Nebennierenrinden-Hyperplasie.

3. Klinische Befunde

C_{21}-Hydroxylasemangel

Bei unkompliziertem C_{21}-Hydroxylasemangel ist der Kortisolmangel durch die hyperplastische Nebennierenrinde unter erhöhter ACTH-Stimulation ausgeglichen. Es kommt zu keiner manifesten Nebennierenrinden-Insuffizienz und damit auch nicht zum Salzverlust-Syndrom, wohl aber zu den Folgen des Androgenüberschusses. Ein latentes Salzverlust-Syndrom kann jedoch bestehen oder in der Vorgeschichte gefunden werden. Beim weiblichen Fetus wird die äußere Genitalentwicklung im 3. und 4. Schwangerschaftsmonat in männliche Richtung beeinflußt, so daß beim Neugeborenen meist ein zwittriger Genitalaspekt des Grades II–IV nach PRADER (1956) entsteht. Selten ist die vollständige Virilisierung des Typus V (ROSENKRANZ u. ZIMPRICH 1968; STOLECKE 1970; REDMAN u. GOULD 1972).

Männliche Neugeborene mit kongenitalem AGS sind vom äußeren Genitalaspekt her unauffällig, eine stärkere Pigmentierung des Skrotums kann jedoch Hinweis auf ein männliches AGS sein. Die postnatale Entwicklung der Kinder ist einmal durch das beschleunigte Längenwachstum und die beschleunigte Knochenreifung, zum anderen durch die zunehmende Androgenisierung geprägt. Die Kinder beiderlei Geschlechts wachsen schneller als ihre Altersgenossen, das Knochenalter, gemessen am Handskelett, eilt um mehrere Jahre dem chronologischen Alter voraus. Der vorzeitige, meist um das 10. Lebensjahr eintretende Epiphysenfugenschluß bedingt aber eine geringere Endgröße von nur 135–155 cm. Die Pubesbehaarung erscheint zwischen dem 2. und 5. Lebensjahr, die Körperbehaarung nimmt langsam zu und entspricht dem männlichen Typus. Um das 10. Lebensjahr tritt der Stimmbruch ein. Die Mädchen haben einen maskulinen Körperbau, die Mammaentwicklung und die Menarche bleiben aus. Beim Knaben entwickelt sich eine Pseudo-Pubertas präcox mit kleinen Hoden bei voll entwickeltem Penis. Bei beiden Geschlechtern besteht ein sekundärer, hypogonadotroper Hypogonadismus, da die Nebennieren-Androgene die hypophysäre Gonadotropinsekretion hemmen.

Die Therapie mit Glukokortikoiden hemmt sowohl die erhöhte ACTH-Sekretion und gleichzeitig wird die ungenügende endogene Kortisolproduktion ersetzt. Die fehlerhafte Androgenproduktion wird unterdrückt, Längenwachstum und Knochenreifung können normalisiert werden. Bereits entwickelte sekundäre Geschlechtsmerkmale bleiben jedoch stationär, bis das normale Pubertätsalter erreicht ist. Die Gonadenreifung, Spermiogenese und Menarche setzen ein. In einem Teil der Fälle bietet jedoch die therapeutische Überwachung große Schwierigkeiten (BROOK et al. 1974).

Wird die Diagnose in der Kindheit nicht gestellt, werden Mädchen als Knaben erzogen. Erwachsene heiraten als „Männer" (HERWIG et al. 1972).

C_{21}-Hydroxylasemangel mit Salzverlust-Syndrom

Das kongenitale AGS mit Salzverlust-Syndrom ist häufiger als das kompensierte AGS mit ausschließlicher Virilisierung (PRADER u. ZACHMANN 1971). Es ist heute noch ungeklärt, ob die beiden Formen auf Defekten zweier verschiedener 21-Hydroxylasen beruhen oder ob die Differenz nur im Schweregrad des Defektes besteht (ZURBRÜGG 1969; BROOK et al. 1974). Der C_{21}-Hydroxylasemangel führt zum Aldosteronmangel, andererseits wirken die vermehrt sezernierten Vorstufen z.T. natriuretisch, insbesondere 16-α-Hydroxyprogesteron. Beim unkomplizierten AGS besteht dagegen kein Aldolsteronmangel, vielmehr läßt sich ein – sekundärer – Hyperaldosteronismus nachweisen, der kompensatorisch die natriuretische Wirkung pathologischer Steroide aufhebt. Die Plasmarenin-Aktivität ist bei beiden Fomen des AGS erhöht, dementsprechend wird sowohl beim Salzverlust-Syndrom, noch ausgeprägter aber bei der kompensierten Form eine Hyperplasie juxtaglomerulärer Zellen gefunden (OSTERWALDER 1971).

Das klinische Krankheitsbild – Anorexie, Lethargie, Erbrechen, Durchfall und daraus resultierende Exsikkose – entwickelt sich in den ersten Lebenswochen und führt im hypovolämischen Schock bei Hyponatriämie und Hyperkaliämie meist zum Tode. Überleben die Kinder unter entsprechender Therapie, können interkurrente Erkrankungen im Kleinkindesalter jederzeit wieder ein lebensbedrohliches Salzverlust-Syndrom herbeiführen. Im späteren Kindes- und Erwachsenenalter kommen Salzverlust-Syndrome kaum noch vor. Die Zeichen der Virilisierung sind beim AGS mit Salzverlust-Syndrom in der Regel schwerer als bei den kompensierten Formen.

11β-Hydroxylasemangel

Bei diesem seltenen Defekt wird 11-Desoxykortisol (Substanz „S") und Desoxykortikosteron (DOC) vermehrt produziert und sezerniert. DOC bewirkt Natriumretention und führt zur Hypertonie (EBERLEIN u. BONGIOVANNI 1955). Ein Salzverlust-Syndrom besteht nicht, kann aber nach therapeutischer Suppression der DOC-Produktion auftreten, da der Enzymblock zum Hypoaldosteronismus führt. In Abhängigkeit von der Schwere des Enzymdefektes ist die Hypertonie unterschiedlich schwer, meist aber nur mäßig ausgeprägt (ZACHMANN et al. 1971). Die Virilisierung kann beim Mädchen Grad V von PRADER erreichen (TOURNIAIRE et al. 1973).

3β-ol-Hydroxylasemangel

Bei diesem Defekt wird nur das schwach androgen wirksame Dehydroepiandrosteron im Überschuß produziert (BONGIOVANNI u. KELLENBENZ 1962). Beim Mädchen ist der Virilisierungsgrad gering oder fehlt ganz (ZACHMANN et al. 1970). Da der Enzymdefekt auch in den Leydig-Zellen des Hodens besteht – und hier enzymhistochemisch in der Hodenbiopsie nachgewiesen werden kann – besteht beim männlichen Feten eine Blockade der Testosteronproduktion. Der Androgenmangel kann durch DHEA nicht ausgeglichen werden, so daß der Neugeborene einen Pseudo-Hermaphroditismus masculinus zeigt. Die Kortisolproduktion ist in der Regel massiv blockiert und es besteht fast immer ein schweres Salzverlust-Syndrom mit Addison-ähnlichen Krisen. Die Prognose dieses Enzymdefektes ist daher schlechter als die des C_{21}-Hydroxylasemangels.

4. Pathologische Anatomie

Autopsiebefunde beim Feten mit kongenitalem AGS liegen bisher nicht vor, so daß der Befund an den fetalen Nebennieren bisher unbekannt ist. Aufgrund weniger Befunde Neugeborener, die entweder am Tage der Geburt (VÖLPEL 1971) gestorben oder nur wenige Tage alt geworden sind, kann jedoch auf eine intrauterine Hyperplasie der fetalen Innenzone geschlossen werden. In der älteren Literatur (Übersicht bei DHOM 1965) überwiegen die Obduktionsberichte von Säuglingen, die an den Folgen des Salzverlust-Syndroms gestorben sind. Heute wird der Pathologe nur noch die wenigen Fälle untersuchen können, die interkurrent während einer Therapie versterben, noch seltener sind Autopsiebeobachtungen unbehandelt gebliebener kompensierter Formen von AGS (OSTERWALDER 1971). Bioptisches Material wird in erster Linie von akzessorischem Rindengewebe, z.B. bei Hodenbiopsien, gewonnen.

a) Nebennierengewichte

Die hyperplastischen Nebennieren zeigen beim unbehandelten AGS einen breiten Streubereich der Gewichte (DHOM 1965), das mittlere Gewicht liegt jedoch immer um ein Mehrfaches über den Werten normaler Säuglingsnebennieren. Bei der Beobachtung des nur 1 Tag alt gewordenen Neugeborenen von VÖLPEL (1971) wogen die Nebennieren zusammen nur 14,7 g, waren also nur wenig hyperplastisch. Obwohl die fetale Innenzone auch beim AGS involviert, kommt es offenbar zu keinem markanten Gewichtsabfall, da die bleibende Rinde sehr schnell hyperplastisch wird, So wiegen die Nebennieren von Säuglingen des 2. und 3. Lebensmonats im Mittel bereits 17 g. Diese Zahlen beziehen sich jedoch nur auf Obduktionsfälle mit Salzverlust-Syndrom und damit schwerem Enzymdefekt. Mit steigendem Lebensalter nimmt auch das Nebennierengewicht zu, im 4. Lebensjahr liegen die mitgeteilten Werte zwischen 27 und 41 g. Noch höhere Werte sind aus der älteren Literatur von Erwachsenen bekannt: über 80 g (PETZOLD 1937; FRAENKEL 1914; BOSSELMANN 1936). Der höchste, uns bekannte Wert wurde von BLACKMAN (1946) mitgeteilt: 170 g bei einer 31jährigen Frau. Hohe Gewichte werden bei den Fällen mit Hypertension mitgeteilt:

JUHASZ (1962):	22 Monate 27 g
ODUNJO (1962):	$3^1/_2$ Jahre 41 g
LOEWENTHAL et al. (1958):	12 Jahre 65 g

Unter Substitutionstherapie werden die Nebennierengewichte reduziert, wenn auch oft nicht normalisiert. So betrug das Nebennierengewicht bei 3 Jahre alten Mädchen, die seit der frühen Säuglingszeit therapiert worden waren, 13 g, waren also etwa 4fach so schwer, als der Altersnorm entsprechen würde (HIEKKALA 1961, eigene Beobachtung).

b) Makroskopische Befunde

Die gleichmäßige, diffuse Hyperplasie der Rinde führt bei gleichzeitiger starker Faltung zu dem charakteristischen „hirnwindungsartigen" Oberflächenrelief (DIETRICH u. SIEGMUND 1926) (Abb. 137). Dieser Befund zeichnet besonders die im Säuglingsalter an Salzverlust-Syndrom Verstorbenen aus. Da die Organe lipoidfrei oder lipoidarm sind, sind sie von grauer oder graubräunlicher Farbe. Im späteren Kindes- und Erwachsenenalter wird die Rinde zunehmend knotig umgestaltet, die Schnittfläche zeigt wegen der zunehmenden Lipofuszineinlagerung eine intensive Braunfärbung. Rindenknötchen treten im Kapselbereich und im periadrenalen Fettgewebe nicht auffällig vermehrt hervor, werden aber wegen der gleichzeitig bestehenden Hyperplasie dort leichter gefunden als sonst.

c) Mikroskopische Befunde

Die postnatale Umgestaltung der Nebennierenrinde läuft beim kongenitalen AGS wie beim normalen Umbau der Säuglingsnebennierenrinde ab, d.h. die fetale Innenzone involviert, während die Außenzone entfaltet wird (Abb. 138 u. 139). Eine Persistenz der fetalen Innenzone wurde auch bei den schon in

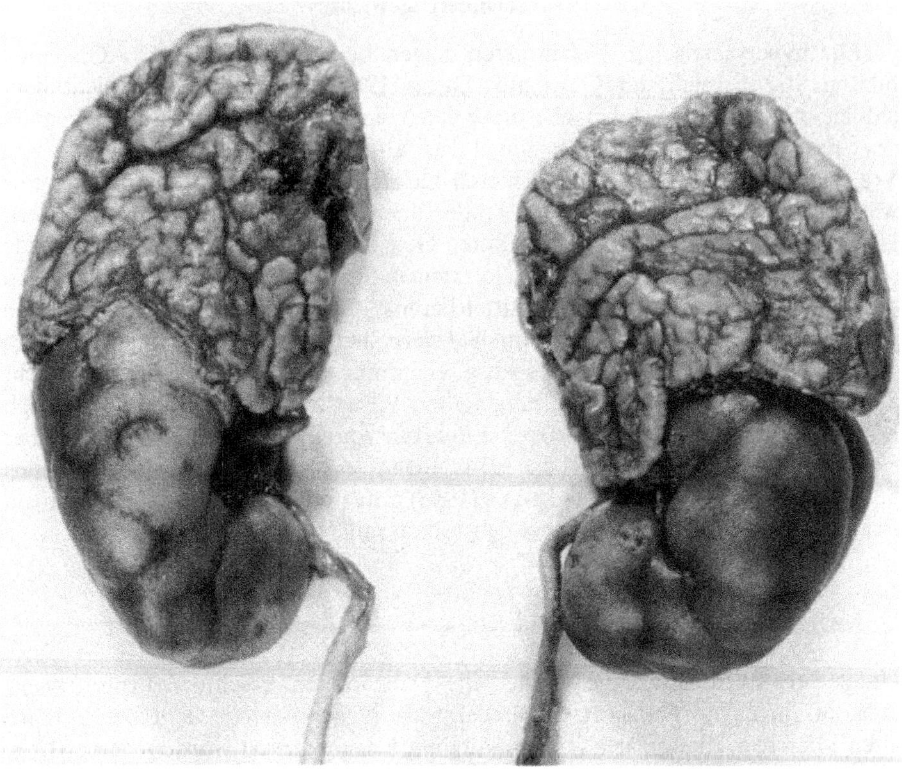

Abb. 137. Zerebriforme Nebennierenrinden-Hyperplasie des kongenitalen adrenogenitalen Salzverlust-Syndroms bei einem mit 18 Tagen verstorbenen männlichen Säugling. (Fall 5, S. N. 969/55). Hirnwindungsartige Oberfläche und im Vergleich zu den Nieren hochgradige Vergrößerung der Nebennieren. Beobachtung Dr. SIEBENMANN, Zürich

der 2. und 3. Lebenswoche verstorbenen Säuglingen nicht beobachtet (VELTEN u. NOETHE 1939; SIEBENMANN 1957). Die Nebennierenrinden-Hyperplasie des Säuglings und Kleinkindes mit kongenitalem AGS ist daher ausschließlich eine Hyperplasie der sog. bleibenden Rinde. Ihre Struktur entspricht zunächst der Zona fasciculo-arciformis des normalen Säuglings (ROTTER 1949; DHOM 1965). Die langen Zellsäulen reichen bis an die Organkapsel heran und bilden hier bogenförmige Schleifen. Eine typische Glomerulosa-Struktur ist nicht entwickelt. Allerdings können sub- und intrakapsulär Zellstränge und -nester kleiner Rindenzellen gefunden werden, die an das subkapsuläre Blastem BACHMANNS (1954) erinnern. Intrakortical können kleinere oder größere Knoten in die diffus hyperplastische Rinde eingeschoben sein, eine ausgeprägt noduläre Hyperplasie wird beim kongenitalen AGS – im Gegensatz zum Cushing-Syndrom – nicht beobachtet. Die Abgrenzung der hyperplastischen Außenzone von der involvierenden Innenzone beim jungen Säugling ist besonders bei Darstellung des Gitterfasernetzes deutlich. Es gibt keine Anhaltspunkte dafür, daß Teile der fetalen Innenzone in die bleibende Rinde eingebaut werden (DHOM 1965).

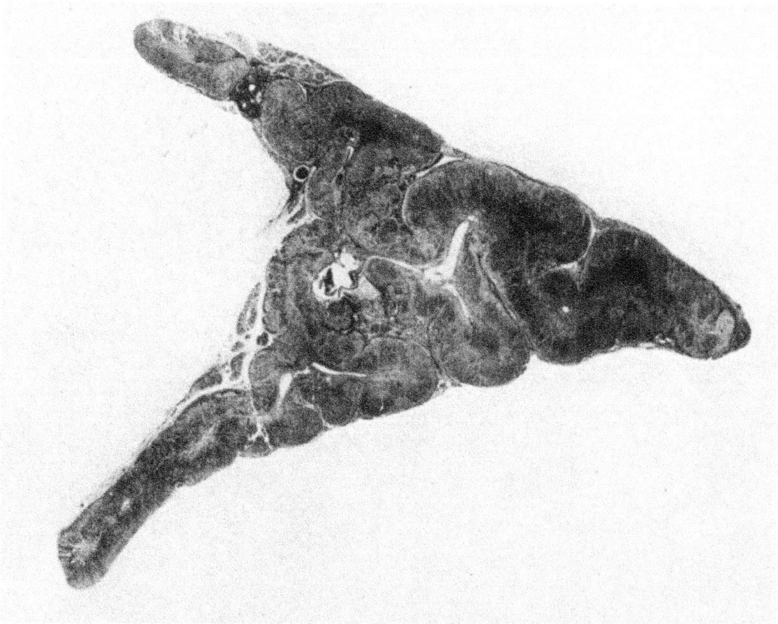

Abb. 138. Kongenitales adrenogenitales Syndrom. 4 Wochen alt gewordenes Mädchen mit Salzverlust-Syndrom. (Aus DHOM 1965). GOMORI, 4 ×

Die Entfaltung der Zona glomerulosa ist – offenbar abhängig vom jeweiligen Typ des AGS – unterschiedlich. Beim C_{21}-Hydroxylasemangel mit Salzverlust-Syndrom wird in der Regel keine Zona glomerulosa gefunden. Dagegen ist sie bei der kompensierten Form deutlich entwickelt, ja teilweise hyperplastisch, sowohl bei unbehandelten wie bei behandelten Fällen. Auch die wenigen morphologischen Befunde bei AGS mit Hypertension zeigen eine ausgeprägte Hyperplasie der Zona glomerulosa.

Die Rindenzelle entspricht beim kongenitalen AGS mit Salzverlust-Syndrom dem kompaktzelligen, lipoidfreien Typ. Eine lipoidhaltige Zone fehlt beim unbehandelten AGS in der Regel völlig. Zytologisch entspricht die Rindenzelle daher dem „Retikularistyp", der als Folge der ständigen Stimulation durch ACTH anzusehen ist. Das Zytoplasma ist feingranulär bis kompakt-eosinophil, reich an Ribonukleoproteiden, alkalischer und saurer Phosphatase (SYMINGTON 1969). In Säuglingsnebennieren mit schwerem Salzverlust-Syndrom haben wir darüber hinaus auch eine wabige Zelldystrophie gesehen, die immer lipoidfrei war (DHOM 1965) (Abb. 140). Obwohl die kompaktzellige breite Rinde zytologisch dem Retikularistyp entspricht, wäre es verfehlt, den Befund als eine Hyperplasie der Zona reticularis zu bezeichnen (DHOM 1965, SYMINGTON 1969). Vielmehr muß betont werden, daß – abgesehen von der jeweiligen Glomerulosaentwicklung – die gesamte Rinde die erhöhte ACTH-Stimulation widerspiegelt. In den marknahen Schichten sieht man zunehmend, jedoch noch nicht beim Säugling, Lipofuszin. Das Kernmuster der stimulierten Rinde kann variabel sein,

a

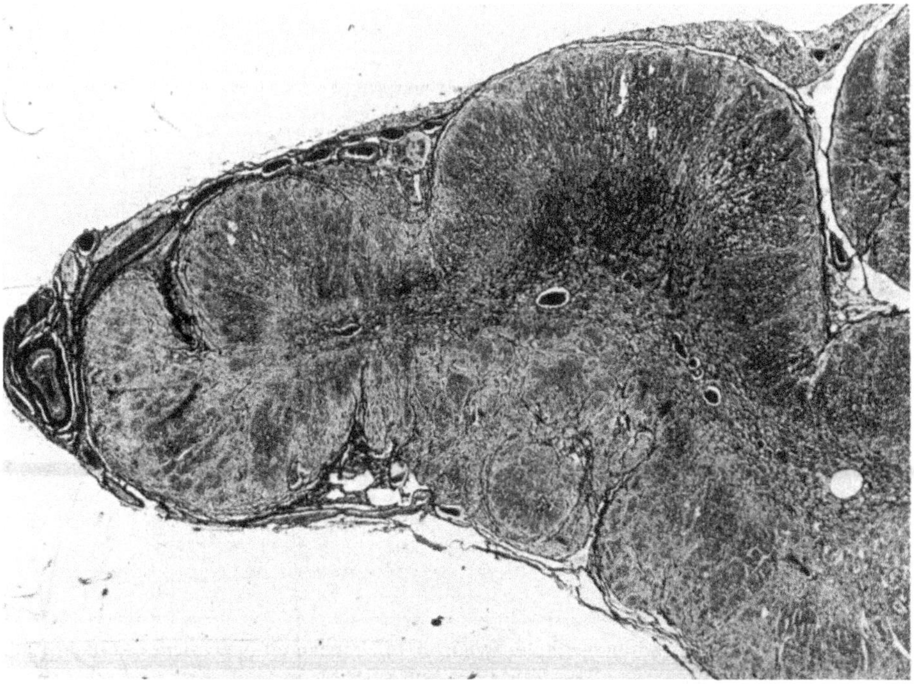

Abb. 139a, b. Kongenitales adrenogenitales Syndrom. 4 Wochen alt gewordenes Mädchen mit Salzverlust-Syndrom. Nebennierenrindenhyperplasie. Kollaps des Gitterfasergerüstes in der regelrecht involvierenden Innenzone. Versilberung nach GOMORI. **a** 16×, **b** 64×

gelegentlich sind Großkerne zu sehen. In ihrer Beobachtung eines AGS mit Hypertension beschreiben LOEWENTHAL et al. (1958) mehrkernige Riesenzellen. Bei den kompensierten Formen von AGS, speziell im späteren Kindesalter wird eine wechselnd breite spongiozytäre, lipoidhaltige Zona fasciculata gesehen, die in eine kompaktzellige innere Rindenschicht übergeht (SIEBENMANN 1963). Von ihr gehen auch die knotigen Formationen aus, welche bis zur Kapsel vordringen und diese durchbrechen können.

d) Die Nebennierenrinde bei behandeltem AGS

Der Nebennierenbefund beim behandelten kongenitalen AGS ist sehr unterschiedlich (Abb. 141 u. 142). Bei einem 2jährigen Mädchen, das seit Geburt behandelt worden und bis zum plötzlichen Tod sich unter Therapie gut entwikkelt hatte, sind die Nebennieren extrem atrophisch (Abb. 143) und ohne zonale Gliederung. Das sehr schmale Zytoplasma ist lipoidfrei. Auch die mitvorhandenen Kapselknötchen sind aus atrophischen Zellen aufgebaut. Bei einem 3jährigen, gleichfalls seit Geburt behandelten Mädchen besteht dagegen eine diffuse Fasciculatahyperplasie (Nebennierengewicht 13,4 g), ohne deutlich abgrenzbare Glomerulosa. Die Zellen sind weitgehend lipoidfrei. Ein variables Bild zwischen

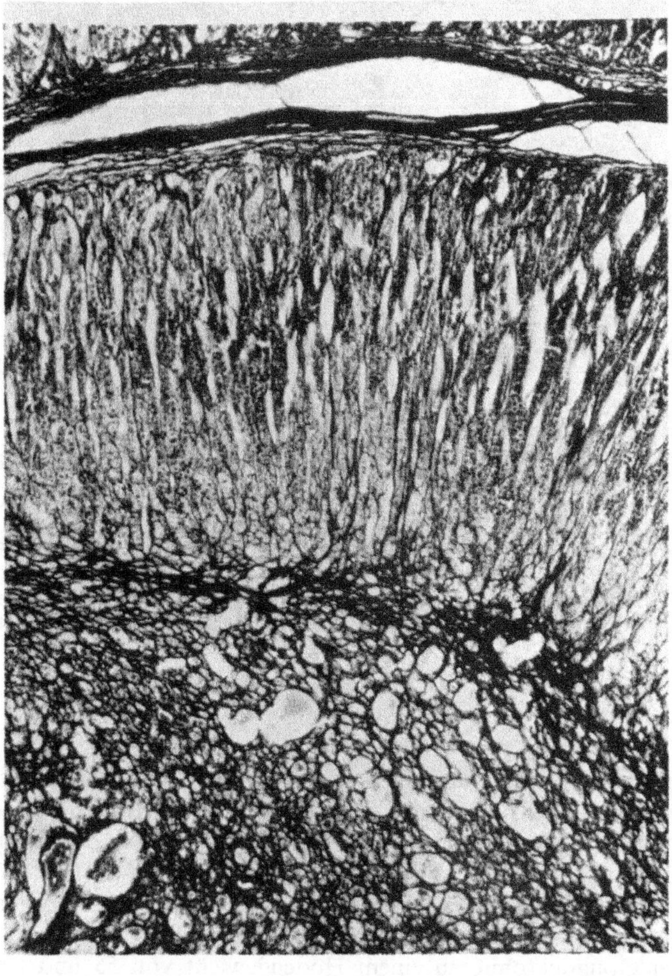

b

weitgehender Normalisierung und noch deutlicher Fasciculata-Retikularishyperplasie zeigen auch die Fälle von OSTERWALDER (1971).

In diese Nebennierenbefunde gehen zweifellos mehrere Variable ein: Die unterschiedlich schweren Enzymdefekte, die verschiedenen Therapieschemata und natürlich auch das erreichte Alter. Die finalen Veränderungen, häufig z.B. durch einen akut auftretenden Infekt bedingt, reduzieren zweifellos den Lipoidbestand, haben aber sicher auf Gewicht und Struktur keinen Einfluß.

e) Akzessorisches Rindengewebe bei AGS

Akzessorisches Nebennierenrindengewebe kann beim kongenitalen AGS hyperplastisch werden und wird häufig im Bereich der Gonaden oder retroperito-

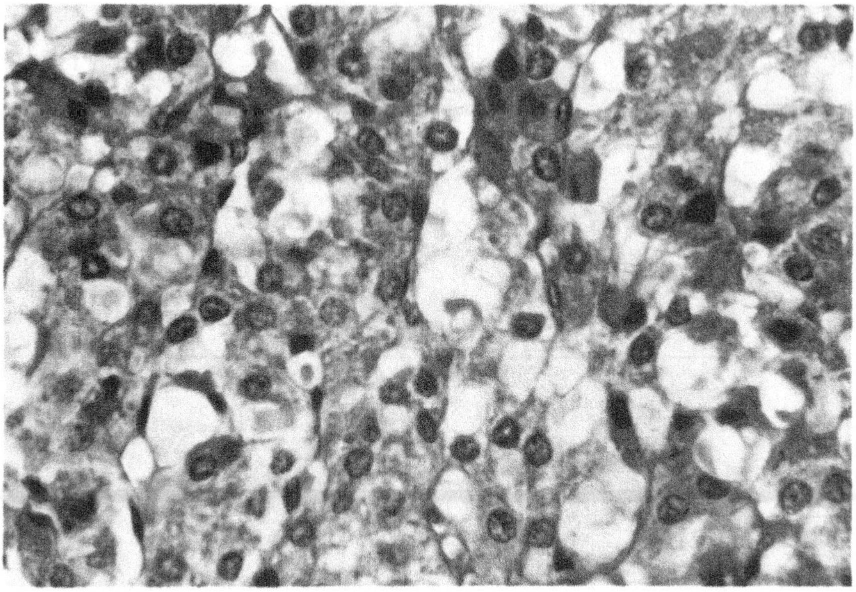

Abb. 140. Teils granulär-kompakte, teils wabig umgewandelte Rindenzellen bei kongenitalem AGS mit Salzverlust-Syndrom. Trichromfärbung nach PEARSE. 640×

neal nachgewiesen (Literatur bei DHOM 1965). Von besonderem Interesse sind die Fälle, die mit einer teilweise beträchtlichen Vergrößerung der Hoden einhergehen (HEDINGER 1954; LANDING u. GOLD 1951; WILKINS et al. 1940; SCHOEN et al. 1961; ODUNJO 1962; KAPLAN et al. 1966; GALIAN et al. 1971). Die intratestikulären tumorähnlichen knotigen Wucherungen kompakter Zellen führen in der Beobachtung von SCHOEN et al. (1961) bei einem 14jährigen Knaben bei beidseitiger Gonadektomie zu einem Hodengewicht von 55 und 100 g. In der Beobachtung HEDINGERS (1954) haben die Hoden eines 37jährigen Mannes mit AGS ein Volumen von 131 cm^3. Morphologisch ist eine exakte Abgrenzung zwischen ektopischem Nebennierenrindengewebe und Leydig-Zellwucherungen nicht möglich. Reinkesche Kristalle wurden allerdings nie gefunden. Auch die ultrastrukturellen Befunde von GALIAN et al. (1971) geben keinen endgültigen Aufschluß. Unter Kortisonbehandlung geht jedoch das Hodenvolumen zurück (HEDINGER 1954). Im Plasma der Vena spermatica der Beobachtung von SCHOEN et al. (1961) lassen sich überwiegend nur 17α-Hydroxyprogesteron, jedoch kein Androstendion und Testosteron nachweisen. ACTH steigert die Ausschüttung des 17α-Hydroxyprogesteron. Die Funktion und Stimulierbarkeit der intratestikulären Zellwucherungen entspricht also der des Nebennierenrindengewebes. Andererseits sind Hiluszellwucherungen im Ovar bei einem neugeborenen Mädchen mit AGS beschrieben worden, die nach ihrer Topographie und Morphologie völlig mit diesen Leydig-Zell-Äquivalenten übereinstimmen (VÖLPEL 1971).

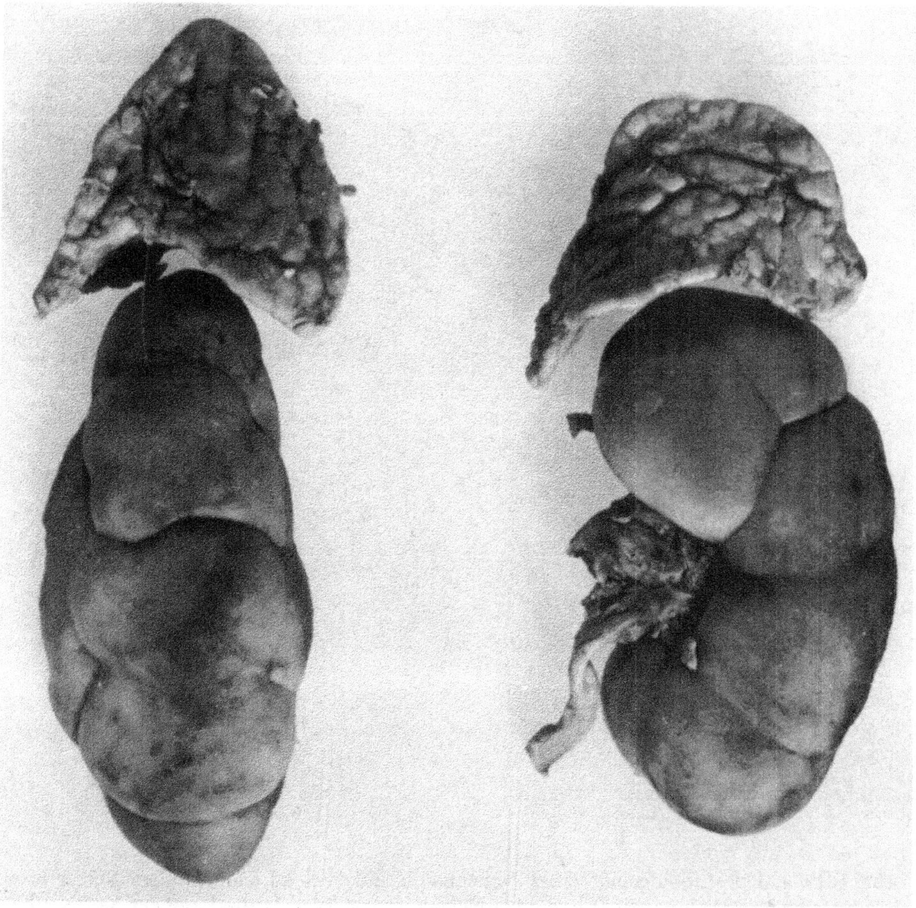

Abb. 141. Normal große, aber vermehrt gyrierte Nebennieren bei Kortison-behandeltem adrenogenitalen SVS. Die Nebennieren waren ausgesprochen gelb gefärbt! Fall 24: 4 Monate altes Mädchen stirbt trotz intensivierter Therapie an einer Pneumonie, nachdem es vom 7. Lebenstag an dauernd mit Kortison und NaCl behandelt worden war. Beobachtung Dr. SIEBENMANN, Zürich

f) Übrige Organbefunde bei AGS

Im Hypophysenvorderlappen finden sich bei Säuglingen und Kleinkindern mit Salzverlust-Syndrom vermehrt mukoide Zellen, mit einem Anteil von 43–60% (SIEBENMANN 1956). Unter Kortisol normalisieren sich diese Zahlenrelationen. Die Ovarien zeigen im Säuglingsalter keinen eindeutig pathologischen Befund, später sieht man vielfach eine Follikelpersistenz. Entsprechend dem sekundären Hypogonadismus des unbehandelten AGS bleiben Follikelreifung und Gelbkörperbildung aus. Die Zahl der Primordial und Primärfollikel nimmt rasch ab (SIEBENMANN 1963). Unter gut kontrollierter Therapie kommt es zu einer

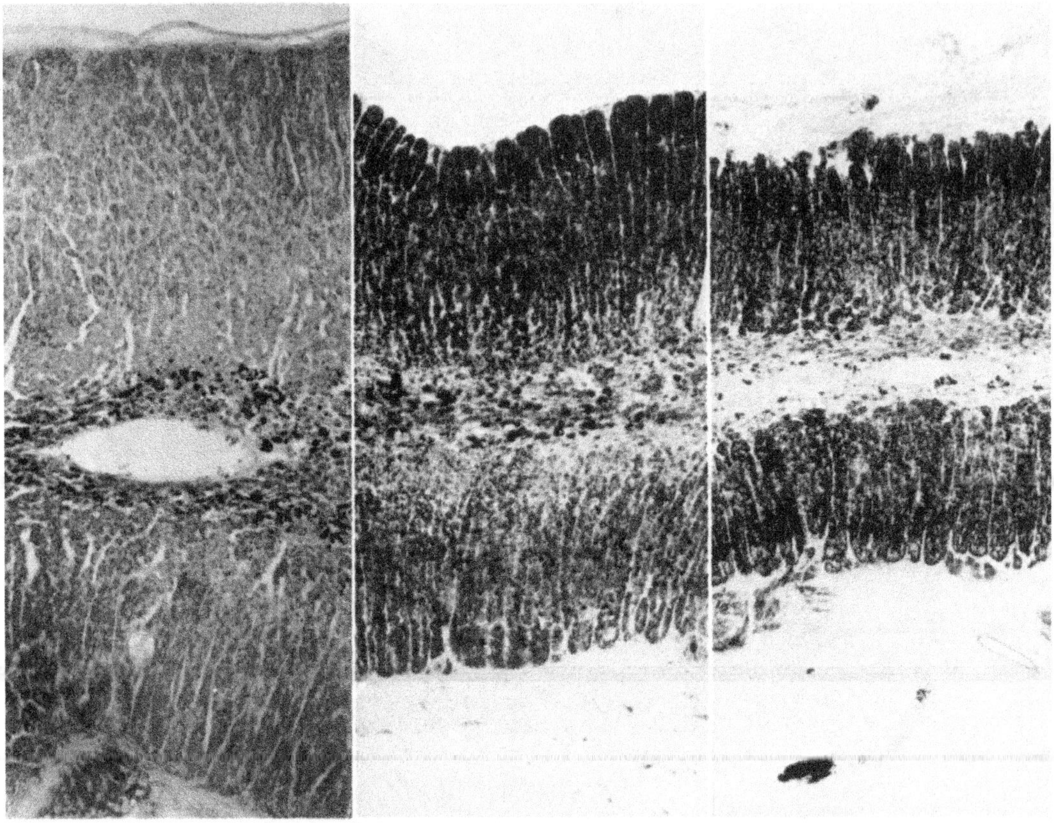

a b c

Abb. 142a–c. Der Lipoidgehalt einer Nebennierenrinde bei adrenogenitalem Salzverlust-Syndrom im Vergleich mit einer gesunden Nebenniere und der Auswirkung der Kortisonbehandlung. **a** Unbehandeltes adrenogenitales Salzverlust-Syndrom, Nebenniere eines 5wöchigen Säuglings, Fall 7, SN 1025/56. **b** Nebenniere eines 4 Monate alten Säuglings, der intraoperativ während Herzfehleroperation gestorben ist. SN 718/61. **c** Nebenniere eines 4 Monate alten weiblichen Säuglings mit adrenogenitalem Salzverlust-Syndrom bei Status nach Kortisondauerbehandlung, Fall 24, SN 1824/61. Pneumonie. Alle Aufnahmen Sudan-Schwarz B, 40×. Die NNR beim unbehandelten ag SVS ist vollständig Lipoid-entspeichert. Sudanophile Tropfen finden sich nur in der degenerierenden foetalen Innenzone. Nach Kortisonbehandlung kommt es zur Atrophie und Lipoidspeicherung in der Rinde. Eine Zona glomerulosa ist im Gegensatz zum Kontrollpräparat nicht nachweisbar. Beobachtung Dr. Siebenmann, Zürich

Normalisierung der LH- und FSH-Sekretion (Kirkland et al. 1974) und zu einer normalen Gonadenfunktion. Die Hodentubuli zeigen beim Knaben mit AGS keine Wachstums- und Reifungstendenz, die Hoden sind hypoplastisch (Pseudo-Pubertas praecox). Zur Zeit der Pubertät bleibt das Hodenwachstum aus. Kortisontherapie kann die Pseudo-Pubertas praecox jedoch sehr schnell in eine echte Pubertät überführen, wenn ein entsprechend fortgeschrittenes Knochenalter erreicht ist. Der Eintritt der Pubertät ist damit unabhängig vom chronologischen Alter (PENNY et al. 1973).

5. Kongenitale Lipoidhyperplasie der Nebennierenrinde

Ein eigenständiges, auf einem kongenitalen Enzymdefekt beruhendes Krankheitsbild mit lipoidreichen hyperplastischen Nebennieren haben erstmals PRADER u. SIEBENMANN (1957) sowie SIEBENMANN (1957) erkannt. Bisher sind erst 8 Fälle bekannt geworden (TILP 1913; BRUTSCHY 1921; ZAHN 1948; GURTNER 1955; SANDISON 1955; SIEBENMANN 1957; DHOM 1958; O'DOHERTY 1964). Ein 9. Fall von MORAGAS u. BALLABRIGA (1969) gehört vermutlich ebenfalls zu diesem Krankheitsbild. Es handelt sich um 4 Mädchen mit normalem weiblichem äußeren und inneren Genitale, sowie um 4 Knaben, die entweder eine vollständige oder doch weitgehende Verweiblichung des außeren Genitales mit blind endigender Vagina zeigen. Uterus und Tuben fehlen bei den Knaben, die Hoden sind teils retiniert, teils deszendiert in den Labien. Die Befunde entsprechen bei den Knaben also weitgehend der testikulären Feminisierung. Die Kinder zeigen in den ersten Lebenswochen das Vollbild einer Nebenniereninsuffizienz, das therapeutisch außerordentlich schwer zu beherrschen ist und schließlich trotz Therapie zum Tode führt. Beim Tod sind die Kinder 14 Tage bis 8 Monate alt, eine Ausnahme bilden die Fälle von DHOM (1958) und MORAGAS u. BALLABRIGA (1969), bei denen es sich um wenige Stunden alt gewordene Neugeborene handelt. Die Nebennieren sind mäßig bis stark vergrößert. Bei den $1-1^1/_2$ Monate alt gewordenen Säuglingen (ZAHN 1948; GURTNER 1955) wiegen sie 12 und 17,5 g, bei dem 7 Monate alt gewordenen Mädchen von O'DOHERTY (1964) zusammen 11 g. Bei dem länger und intensiv therapierten 8 Monate alt gewordenen Mädchen von PRADER u. SIEBENMANN (1957) noch 3,6 g. Das Nebennierengewicht der eigenen Beobachtung (DHOM 1958) beträgt 30,7 g, die 1750 g schwere Unreifgeburt von MORAGAS u. BALLABRIGA hat Nebennieren von zusammen 10,5 g. Makroskopisch sind die Nebennieren der Säuglinge vergrößert, plump gefaltet, bzw. flach gehöckert und intensiv gelblich bis gelblich-weiß auf der Ober- und Schnittfläche.

Mikroskopisch ist die hyperplastische Rindenmasse ungeordnet, nur teilweise ist eine Fasciculatastruktur erhalten (Abb. 144). Die Rindenzellen sind zum größten Teil in übergroße lipoidüberladene Riesenspongiozyten umgewandelt, der Kern meist exzentrisch. Kleinere, kompakt eosinophile Zellen liegen überwiegend subkapsulär oder im Bereich der Zentralvene. Teilweise kommt es in den lipoidüberladenen Fällen zur Ausfällung von Kristallen mit Bildung von Fremdkörperriesenzellen, sowie zu kleinherdigen Verkalkungen. Histochemisch lassen sich die Lipoide als Cholesterin- und Cholesterinester identifizieren, sie geben Doppelbrechung. In der eigenen Beobachtung eines 20 h alt gewordenen Neugeborenen findet sich eine beträchtliche Hyperplasie der fetalen Innenzone, die sich deutlich von einer regelhaften Außenzone abgrenzt. Es finden sich Gruppen von groß vakuolär umgewandelten Zellen, die freilich nur wenige fein verteilte sudanophile Substanzen enthalten. Lipoidkristalle und Riesenzellen fehlen (Abb. 145).

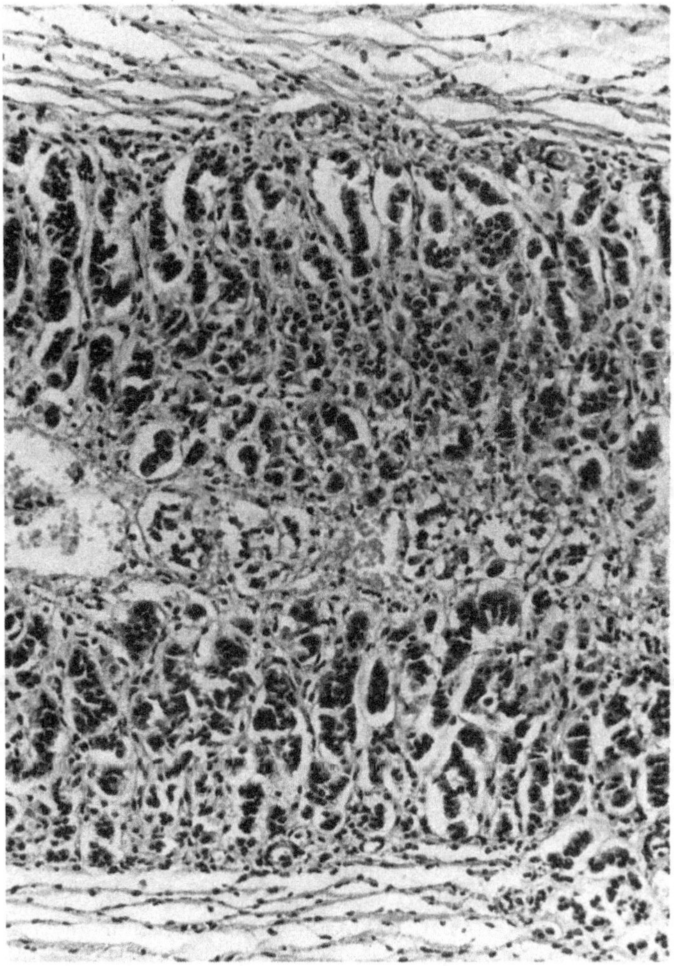

a

Abb. 143a, b. Atrophische Nebennierenrinde bei behandeltem AGS. 2jähriges Mädchen. **a** 160×, **b** 400×

Bei der kongenitalen Lipoidhyperplasie der Nebennierenrinde ist einer der ersten Schritte der Steroidbiosynthese gestört, da sich im Harn dieser Kinder keine Steroide nachweisen lassen (PRADER 1971). Theoretisch können eines oder mehrere Enzyme, die die Überführung des Cholesterins in Δ5-Pregnenolon katalysieren, fehlen. Dabei handelt es sich um die 20–22-Hydroxylase oder um die 20, 22-Desmolase. DEGENHART et al. (1972) konnten im Fall von O'DOHERTY zeigen, daß es sich um einen 20α-Hydroxylasedefekt handelte. Da der Defekt auch die Leydig-Zellen betrifft, bleibt die männliche Genitaldifferenzierung – wie beim 3β-ol-Dehydrogenase- und beim 17-Hydroxylasemangel – aus. Genetisch wird ein sehr seltenes autosomales rezessives Gen als Ursache vermutet, in 4 Fällen konnte eine Blutsverwandtschaft der Eltern sichergestellt werden (PRADER u. ANDERS 1962; O'DOHERTY 1964).

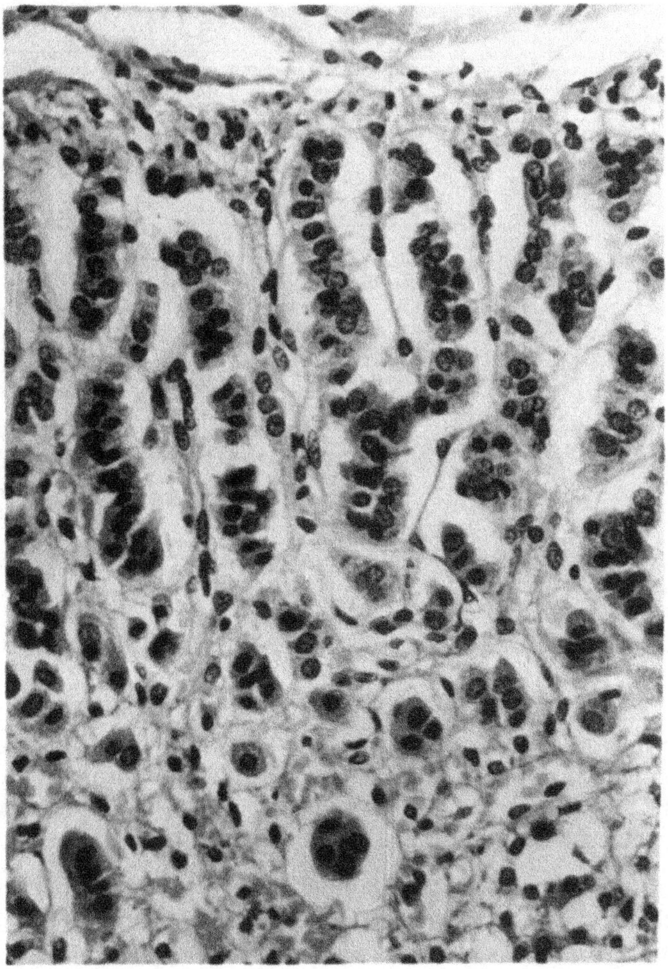

b

III. Der primäre Hyperaldosteronismus

1. Einteilung

Der primäre Hyperaldosteronismus kann zu einer Gruppe verschiedener Syndrome gerechnet werden, die mit Hypertonie und Hypermineralkortikoidismus einhergehen (Wolff u. Abdelhamid 1971). Nach dem klinischen und morphologischen Befund lassen sich 4 verschiedene Typen des primären Hyperaldosteronismus unterscheiden (Biglieri et al. 1974):

a) Das Aldosteron produzierende autonome Adenom: Conn-Syndrom (Conn et al. 1965).

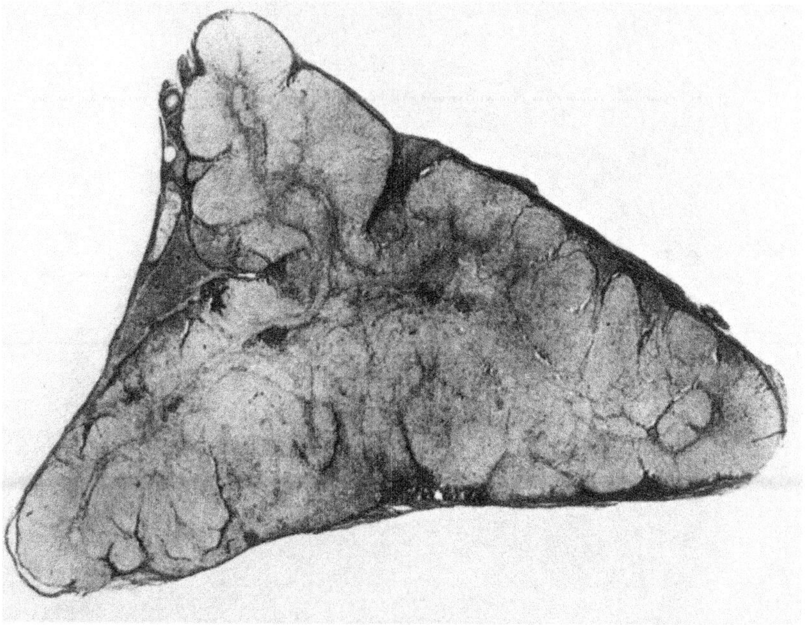

Abb. 144. Kongenitale Lipoidhyperplasie der Nebenniere. Fall SIEBENMANN (1957)

b) Der primäre Hyperaldosteronismus mit Nebennierenrinden-Hyperplasie (sog. idiopathischer oder pseudoprimärer Hyperaldosteronismus).
c) Der DOCA-suprimierbare Hyperaldosteronismus (BIGLIERI et al. 1974).
d) Dexamethason-empfindlicher Hyperaldosteronismus.

Typ c ist ein durch DOCA-suprimierbarer Hyperaldosteronismus, während *Typ d* sich nach Gabe von Glukokortikoiden normalisieren läßt. Die Pathogenese dieser beiden Typen ist unbekannt. Der Hyperaldosteronismus der *Typen a* und *b* ist weder durch DOCA, noch durch Glukokortikoide suprimierbar. Der Anteil, den der primäre Hyperaldosteronismus an den verschiedenen Formen der chronischen arteriellen Hypertonie hat, wird heute auf ca. 1% geschätzt (BROWN et al. 1972). Dabei bestehen jedoch immer noch Unsicherheiten, da die diagnostischen Erfordernisse für eine sichere Abgrenzung von den essentiellen Formen nach wie vor aufwendig und daher auf verhältnismäßig wenige Zentren begrenzt sind. Die Möglichkeit, daß in diesen Zentren eine Patientenselektion die Zahlenrelationen mitbestimmt, muß daher in Rechnung gestellt werden (HODLER 1972). Das Geschlechtsverhältnis weiblich:männlich beträgt 2,5–3:1, der Altersgipfel liegt zwischen 30 und 50 Jahren (NEVILLE u. SYMINGTON 1966; RHAMY et al. 1968).

Klinisch ist der primäre Hyperaldosteronismus durch folgende Merkmale definiert:

erhöhtes Plasmaaldosteron
erniedrigtes Plasmarenin
Hypokaliämie
Hypernatriämie.

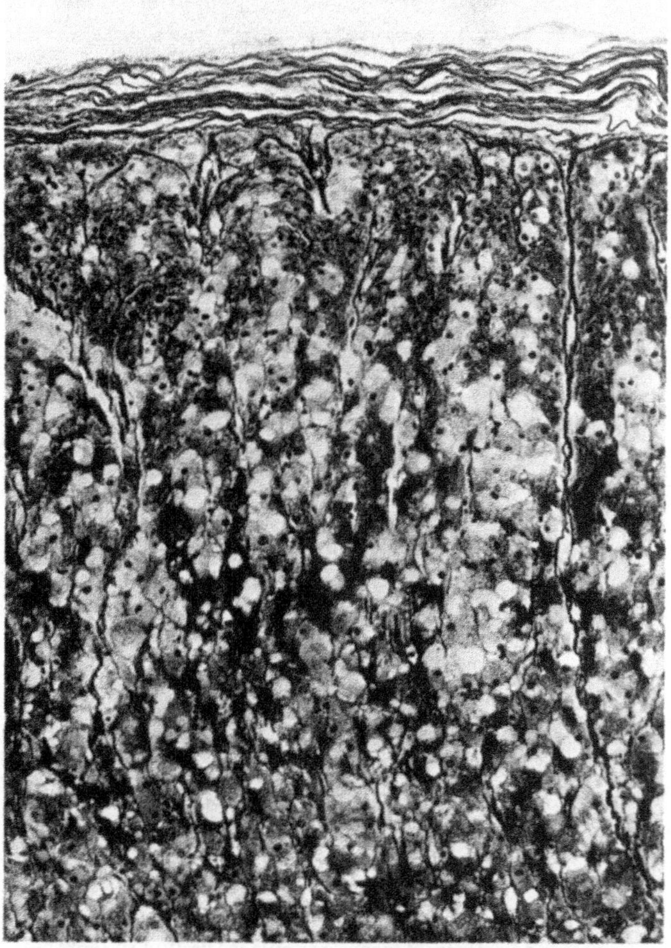

Abb. 145. Lipoidhyperplasie der Nebenniere. Die wabig umgewandelten Zellen der Neugeborenen-Nebenniere gehören der hyperplastischen Innenzone an. Beobachtung DHOM (1958). GOMORI, 160×

Die Hypokaliämie kann jedoch fehlen oder nur intermittierend auftreten (normokaliämischer Hyperaldosteronismus: WOLFF et al. 1968), die Plasma-Na-Konzentration kann im oberen Normbereich liegen (BROWN et al. 1972). Die Na-Retention führt zur Erniedrigung des Plasmarenin und des Angiotensin II, ohne daß dadurch die Aldosteron-Sekretion suprimiert wird (Abb. 146). Die klinische Abgrenzung zwischen dem autonomen Adenom und der bilateralen Nebennierenrinden-Hyperplasie mit Hyperaldosteronismus ist schwierig. Sie ist jedoch von therapeutischer und prognostischer Bedeutung, da einerseits die Exstirpation des Adenoms dauerhafte Heilung bringt, die bilaterale, totale und subtotale Adrenalektomie beim Hyperplasie-Typ andererseits keine oder nur eine ungenügende Rückbildung der Hypertonie bewirkt (BILGLIERI et al. 1974). Die Therapie der Wahl ist daher heute für die Hyperplasie nicht mehr die Adrenalektomie, sondern die Therapie mit Spironolactone (WOLFF u. ABDELHAMID 1971).

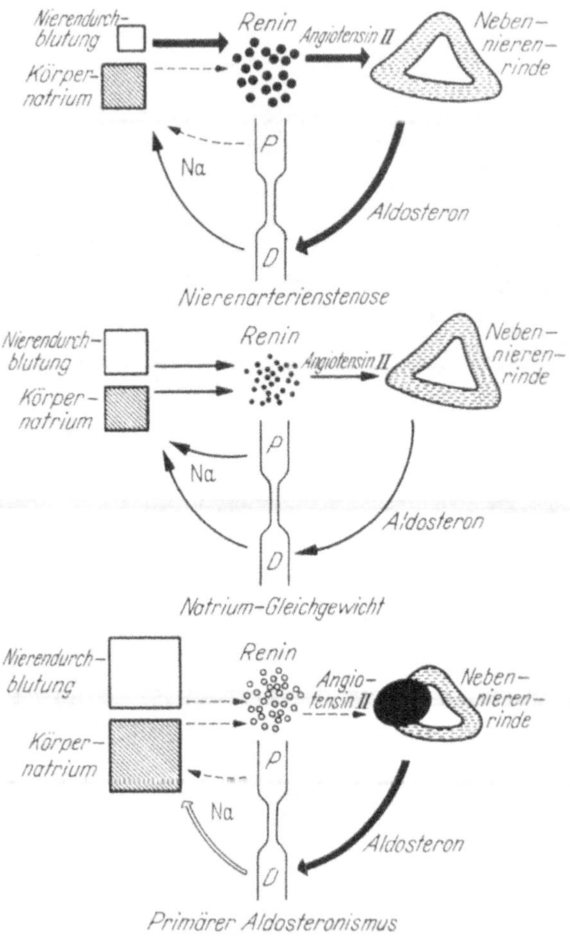

Abb. 146. Renin, Angiotensin und Aldosteron bei Nierenarterienstenose, im Normalfall und bei primärem Aldosteronismus. (Aus WOLFF 1968)

Die Reninwerte liegen bei der Hyperplasie durchschnittlich etwas höher (BECKERHOFF et al. 1972), dagegen haben die Tumorfälle im Mittel höhere Aldosteron- und Natriumwerte (BROWN et al. 1972; FERRIS et al. 1970; GANGULY et al. 1973).

Der Nachweis des – meist kleinen – einseitigen Rindentumors geschieht radiologisch durch Phlebographie (CONN et al. 1969), durch selektive Nebennieren-Angiographie über den arteriellen Zugang (RESCHKE 1968), mittels J-131-19-Cholesterol (CONN et al. 1972) oder durch seitengetrennte Aldosteronbestimmung im Nebennieren-Venenblut (VETTER u. SIEGENTHALER 1973; VETTER et al. 1975).

Letztlich muß aber die differentialdiagnostische Abklärung erst durch die Zusammenarbeit zwischen Chirurg und Pathologen erreicht werden, wobei zumindest bei zweifelhaftem, präoperativem Befund die Anwesenheit des Pathologen im Operationssaal erforderlich ist. Da 10% der Tumoren bilateral auftreten, sowie eine noduläre Hyperplasie mit einem größeren Knoten vergesellschaftet sein kann, müssen beide Nebennieren freigelegt werden. Ist kein Tumor erkenn-

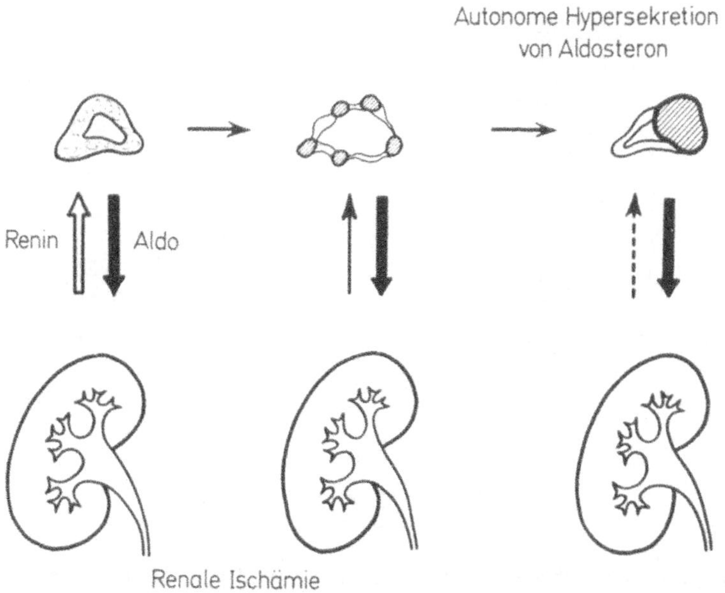

Abb. 147. Hypothetische Transformation der Nebennierenrinde bei chronischer Stimulierung durch das RAS. (Aus Wolff u. Abdelhamid 1971)

bar, sollte zunächst die rechte Nebenniere entfernt und in Scheiben zerlegt werden. Läßt sich kein Tumor nachweisen oder wird eine Hyperplasie gefunden, muß in der gleichen Sitzung die linke Nebenniere revidiert, subtotal oder total reseziert werden (Liddle 1970). Bei ausreichender Erfahrung in der makroskopischen Beurteilung der Nebennieren und sorgfältiger, am besten mit einer Rasierklinge durchzuführenden Zerlegung des Organs in wenige millimeterdicke Streifen bringt die histologische Schnellschnitt-Diagnose keine weitere richtunggebende Information.

2. Pathogenese

Das Adenom mit Hyperaldosteronismus, das klassische Conn-Syndrom, zeigt alle Merkmale des autonom funktionierenden Tumors. Zum Teil sezernieren die Tumoren auch vermehrt Kortikosteron und Desoxykortikosteron (Wolff u. Abdelhamid 1971). Selten bewirken Nebennierenrinden-Karzinome einen primären Hyperaldosteronismus. In vitro Biosynthese-Studien haben gezeigt, daß in den Adenomen eine erhöhte 18-Hydroxylase-Aktivität besteht (Vecsei et al. 1969).

Die Pathogenese der Hyperplasie mit primärem Hyperaldosteronismus ist unklar und möglicherweise nicht einheitlich. Das bilaterale Auftreten spricht für einen organotropen Stimulus, der jedoch offenbar nicht im ACTH zu suchen ist, da die Kortisolsekretionsrate nicht erhöht ist (Wolff u. Abdelhamid 1971). Ob dem Renin-Angiotensin-System eine pathogenetische Bedeutung zukommt, ist Gegenstand der Spekulation: Einschränkungen der Nierendurchblutung im

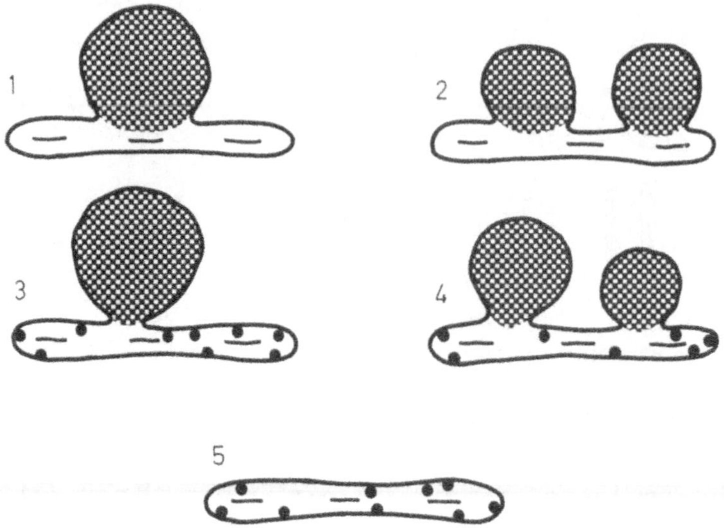

Abb. 148. Schema der Nebennierenbefunde bei primärem Hyperaldosteronismus. *1* Solitäres Nebennierenadenom. *2* 2 unilaterale Knoten. *3–5* Noduläre Hyperplasie mit oder ohne Rindenadenom kombiniert

Rahmen einer Hypertonie könnten zusammen mit langfristiger Kochsalz-Restriktion und/oder Salurese-Therapie zu einer chronischen Stimulierung des juxtaglomerulären Apparates, zur nodulären Hyperplasie und schließlich zur autonomen Übersekretion von Aldosteron führen (Abb. 147). Damit ergäbe sich eine gewisse Parallele zu ähnlichen Vermutungen über die Mikroadenomatose des Cushing-Syndroms. Andererseits können in diesen hyperplastischen Nebennieren aber auch unterschiedliche Mineralkortikoidmuster gebildet werden, die auf verschiedene, von der Norm abweichende Biosynthese-Wege hinweisen (VECSEI et al. 1969).

3. Pathologische Anatomie

Das Rindenadenom tritt in 90% der Fälle von Conn-Syndrom solitär auf. Der Rest der Fälle bietet variable Befunde: bilaterale Knoten oder mehrere unilaterale Knoten, die auch mit einer nodulären Hyperplasie vergesellschaftet sein können (Abb. 148). Die Knoten sind überwiegend klein, 1–2 cm groß, aber auch nur erbs- bis haselnußgroß. Sie treiben das Gesamtorgan auf oder ragen mit breitem Stiel pilzförmig über die Oberfläche des Organs (Abb. 149). Die restliche Rinde geht kontinuierlich in das Adenom über, eine Bindegewebskapsel umhüllt den Knoten nur dort, wo sie der ursprünglichen Organkapsel entspricht (Abb. 150). Auf dem Schnitt sind die Knoten goldgelb. Zusammen mit dem Restorgan wiegen die Tumoren in etwa 60% der Fälle weniger als 6 g (CONN et al. 1964; SYMINGTON 1969). In einer eigenen Beobachtung wog das Organ mit einem Knoten von 1,3 cm Durchmesser nur 3,8 g. Größere Knoten bis Hühnereigröße (ZIMMERMANN u. KRACHT 1966; BRODE et al. 1962) gehören zu

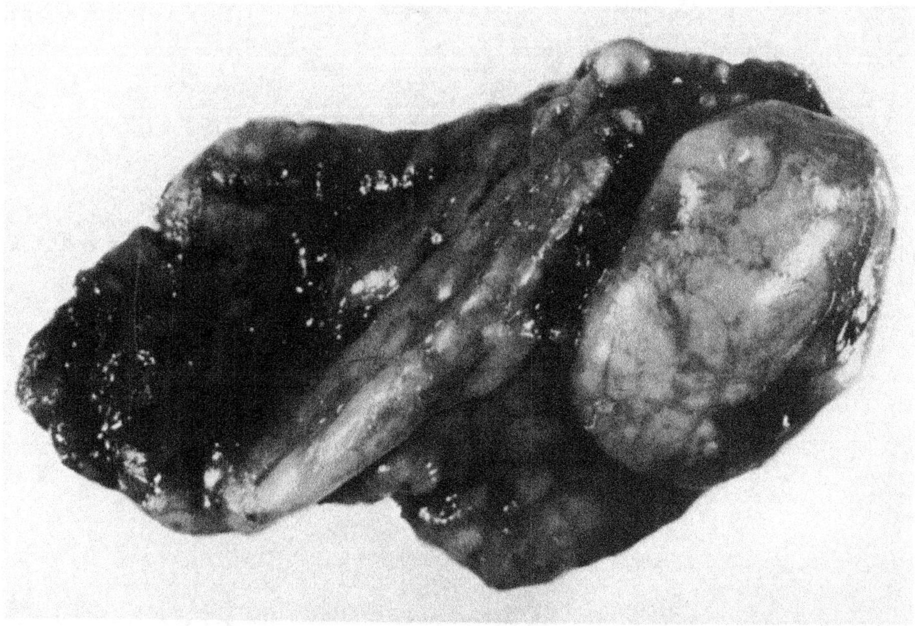

Abb. 149. Conn-Syndrom: Abgeplatteter Adenomknoten der Nebennierenrinde von 1,3 cm Durchmesser. (Aus DHOM u. STÄDTLER 1968)

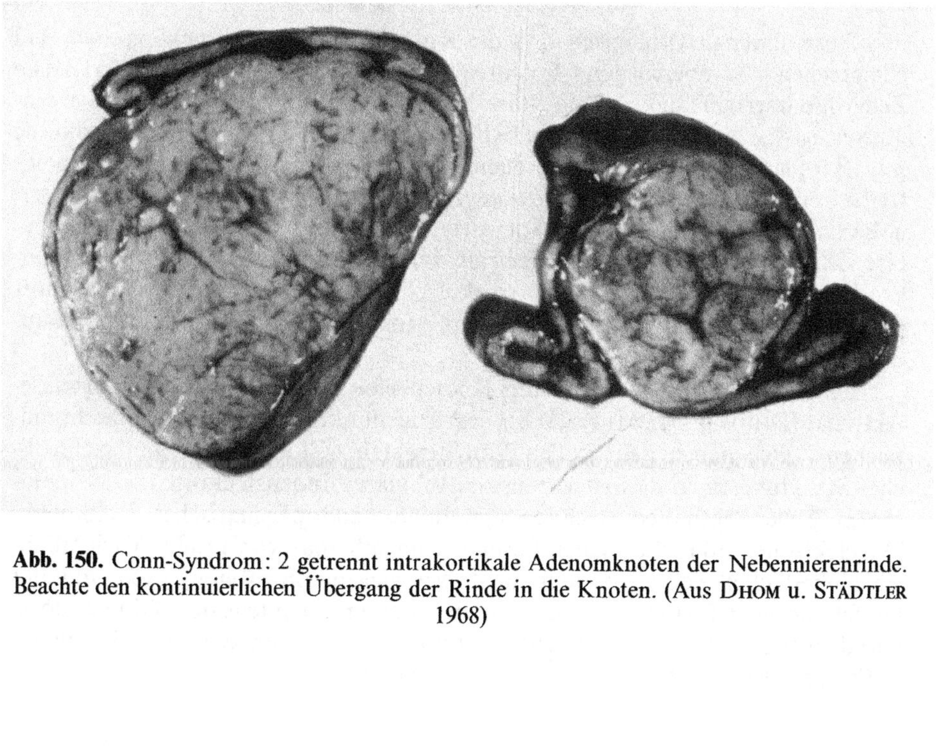

Abb. 150. Conn-Syndrom: 2 getrennt intrakortikale Adenomknoten der Nebennierenrinde. Beachte den kontinuierlichen Übergang der Rinde in die Knoten. (Aus DHOM u. STÄDTLER 1968)

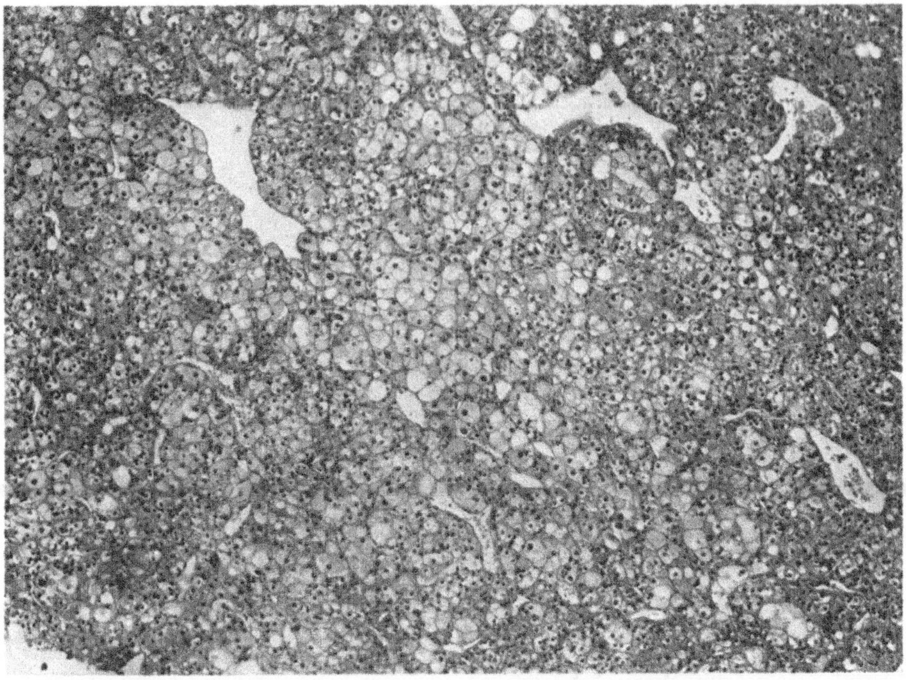

Abb. 151. Nebennierenrinden-Adenom, bei Conn-Syndrom. 160 ×

den Ausnahmen. Histologisch sind die Knoten – dem makroskopischen Bild entsprechend – überwiegend lipoidreich-spongiozytär gebaut (Abb. 151). Die Zellgröße übertrifft die spongiozytäre Fasciculatazelle in der Regel. Das Kernmuster ist – wie auch sonst in Rindenadenomen – variabel, Riesenkerne mit Zytoplasmainklusionen sind nachweisbar. Nester aus kompakten, lipoidfreien Zellen kommen vor (Davignon et al. 1961; Brücke et al. 1963; Tonutti u. Bayer 1963; Zimmermann u. Kracht 1966) (Abb. 152). Kleinere spongiozytäre Zellgruppen erinnern an Glomerulosaelemente, doch gibt es keine lichtmikroskopischen, zytologischen oder strukturellen Merkmale, die als sicheres morphologisches Äquivalent der Aldosteronproduktion angesprochen werden könnten.

Enzymhistochemisch zeigen die Knoten eine starke 3β-ol-Dehydrogenase-Aktivität (Dhom u. Städtler 1968). Elektronenmikroskopisch haben die lipoidreichen Zellen neben den großen Lipoidtropfen Mitochondrien unterschiedlicher Struktur, teils mit Cristae, teils mit tubulären Innenstrukturen. Die lipoidarmen Zellen enthalten reichlich agranuläres endoplasmatisches Retikulum. Die elektronenmikroskopischen Befunde sind offenbar von großer Variabilität, ein einheitlicher Zelltyp besteht nicht. Vorwiegend in Abhängigkeit von der mitochondrialen Struktur entsprechen die Adenomzellen teils dem Glomerulosa, teils dem Fasciculatatyp (Cervos-Navarro et al. 1965; Probst 1965; Reidbord u. Fisher 1969; Mackay 1969; Kovacs et al. 1974).

a

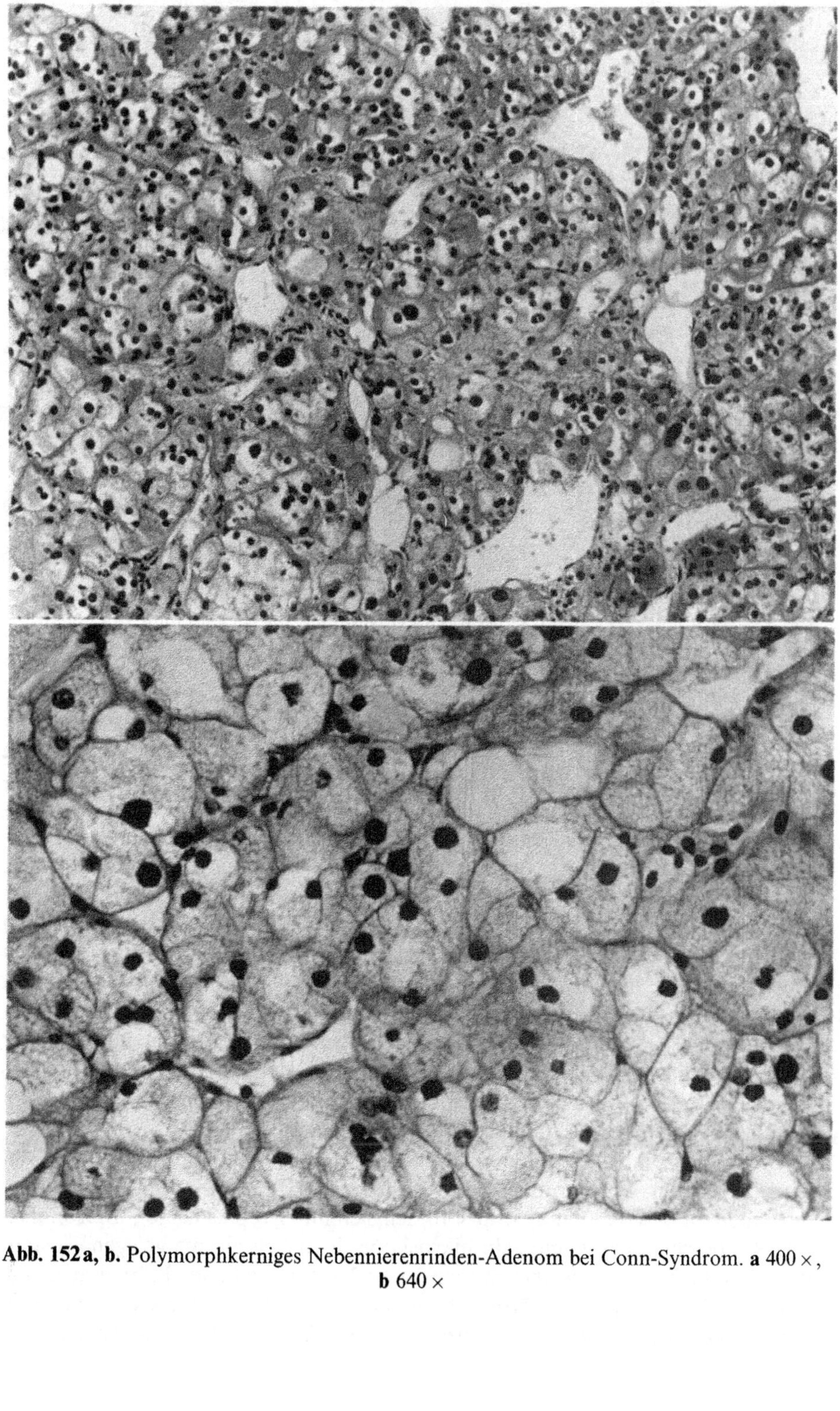

b

Abb. 152 a, b. Polymorphkerniges Nebennierenrinden-Adenom bei Conn-Syndrom. **a** 400 ×, **b** 640 ×

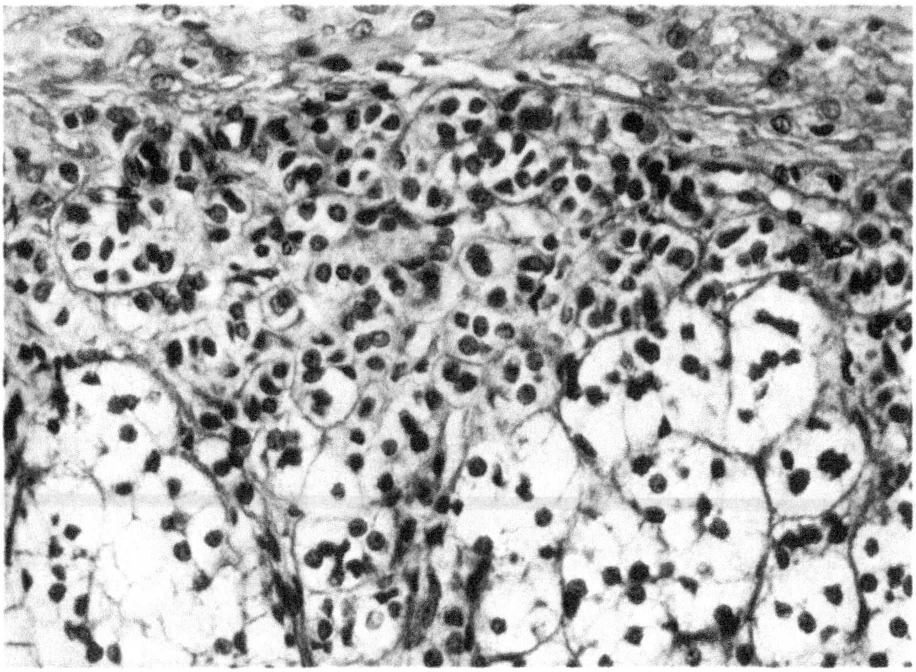

Abb. 153. Kleinzellige Glomerulosa bei solitärem Nebennieren-Adenom mit Conn-Syndrom. 400 ×

Die Struktur der Restrinde neben dem Adenom ist häufig durch eine auffallend breite Zona glomerulosa, eine schmale Fasciculata und eine unauffällige Zona reticularis gekennzeichnet. In einigen Beobachtungen wird die Zona glomerulosa als atrophisch beschrieben. Bei verbreiterter Zona glomerulosa und gleichzeitig schmaler Fasciculata erinnert die Rindenstruktur an die regressive Transformation TONUTTIS (1942, 1953). Jedoch ist die Deutung des Befundes strittig. Die durchlaufende breite Glomerulosa besteht zum Teil aus übereinander geschichteten Zellballen (Abb. 171), die sich sektorförmig auch in die tieferen Rindenschichten vorschieben können, ja auch angedeutet knotige Formationen bilden können. Übergänge zur nodulären Hyperplasie sind dann unverkennbar. Die Glomerulosazellen sind klein oder mittelgroß und von nur geringem Lipoidgehalt (Abb. 153 u. 154). Die 3β-ol-Dehydrogenase-Reaktion ist negativ oder nur schwach positiv, in deutlichem Gegensatz zum Adenom. Die in vitro Inkubation des Restgewebes hat eine erniedrigte oder keine Aldosteronsekretion ergeben (HÄNZE et al. 1966; VECSEI et al. 1969)

Die Ultrastruktur der Glomerulosa bei solitärem Adenom entspricht im wesentlichen der der normalen Glomerulosazelle (MACKAY 1969). Ging eine Spironolactone-Behandlung voraus, finden sich im Zytoplasma sog. Spironolactone-Körperchen. Diese sind lichtmikroskopisch im Zytoplasma gelegene eosinophile, rundliche, z.T. zwiebelschalenförmig lamellär gebaute Körperchen, die sich im Goldner-Präparat kräftig rot darstellen. Elektronenmikroskopisch treten dicht osmiophile lamelläre Strukturen auf, die größer als der benachbarte Zell-

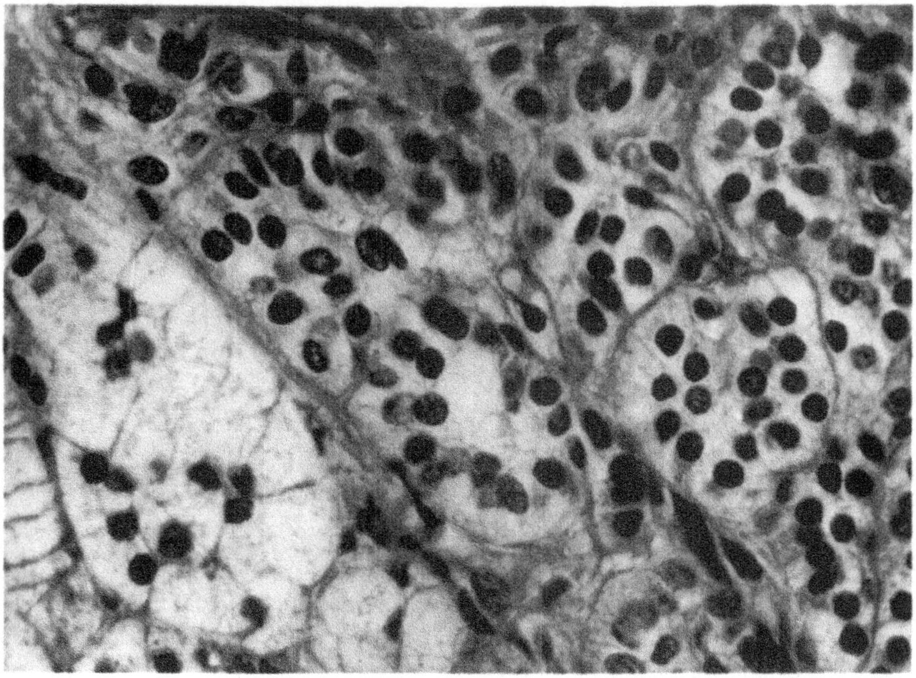

Abb. 154. Kleinzellige Glomerulosa neben einer mikronodulären Hyperplasie bei primärem Aldosteronismus. GOLDNER, 640 ×

kern sein können (JANIGAN 1963; CAIN et al. 1974; DAVIS u. MEDLINE 1970; JENIS u. HERZOG 1969: Lit. bei SHRAGO et al. 1975). Die gleichen Körperchen finden sich auch in Aldosteron-produzierenden Adenomen nach Spironolactone-Therapie. In diesen Fällen werden sie nur im Adenom, nicht aber in der supprimierten Zona glomerulosa gesehen (CONN u. HINERMAN 1977) und gelten als morphologisches Substrat der blockierten Aldosteron-Biosynthese. Sie können den Myelin-Figuren an die Seite gestellt werden. SHRAGO et al. (1975) leiten sie vom endoplasmatischen Retikulum ab und deuten sie als Zeichen eines direkten Effektes von Spironolactone auf den Umsatz des glatten endoplasmatischen Retikulums in der Glomerulosazelle (s.S. 853).

Wenn auch die morphologischen Befunde an der Zona glomerulosa neben dem solitären Adenom keine sichere Deutung der Funktion der Restrinde zulassen, so ist klinisch doch bekannt, daß im Anschluß an die Exstirpation des Adenoms eine Periode des relativen oder absoluten Aldosteronmangels beobachtet werden kann (BIGLIERI et al. 1966). Sie hält auch dann noch an, wenn die Reninwerte wieder normalisiert sind (BRAVO et al. 1975). Die Glukokortikoidproduktion ist dabei nicht subnormal.

4. Primärer Hyperaldosteronismus bei Nebennierenrinden-Karzinom

Ein reiner Hyperaldosteronismus bei Nebennierenrinden-Karzinom ist selten, da die Tumoren meist ein variables Steroidmuster produzieren. ALTERMAN et al.

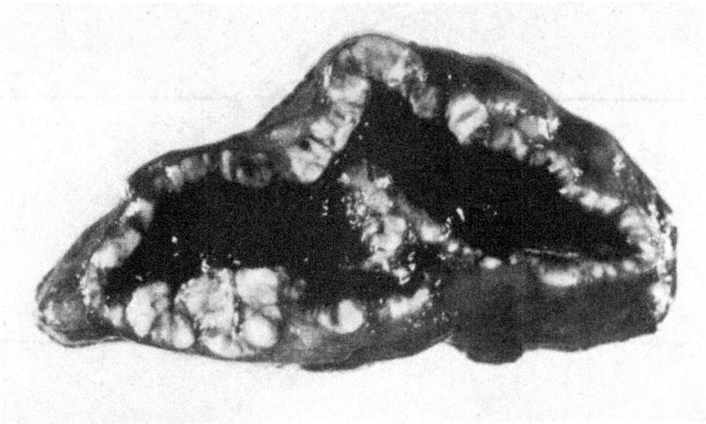

Abb. 155. Noduläre Nebennierenrinden-Hyperplasie bei primärem Aldosteronismus. Die zentrale Blutung ist Folge einer Angiographie. (Beobachtung DHOM u. STÄDTLER 1968)

(1969) beschreiben 11 Fälle mit Aldosteron- oder Mineralkortikoidüberproduktion. In 9 von 10 Fällen wurden im Harn aber auch exzessive Mengen von 17-OHCS- und/oder 17-Ketosteroiden ausgeschieden, ohne daß klinisch Zeichen des Hyperkortisolismus oder der Virilisierung bestanden. Nur in einer Beobachtung von SANTANDER et al. (1965), sowie bei MIYAZAKI et al. (1973) hat es sich offenbar um einen reinen Mineralkortikoidexzeß gehandelt. BROOKS et al. (1972) beschreiben einen weiteren Fall mit schwerer Hypokaliämie und stark erhöhter Aldosteronexkretion, jedoch ohne Hypertonie und ohne Reninsuppression. Die Tumoren sind bis 2000 g schwer (NEVILLE u. SYMINGTON 1966) und entsprechen in ihrer Morphologie, ihrer lokalen Ausbreitung und Metastasierung den Rindenkarzinomen anderer Funktionstypen.

5. Primärer Hyperaldosteronismus mit Nebennierenrinden-Hyperplasie

Das Einzelorgan wiegt 5 bis über 10 g (DHOM u. STÄDTLER 1968). Die Rinde ist makroskopisch entweder gleichmäßig breit, wobei sich die pigmentierte Zona reticularis deutlich abgrenzen läßt, oder sie ist unregelmäßig verbreitert und kleinknotig umgebaut (Abb. 155). Ist eine Angiographie vorausgegangen, ist das Zentrum des Organs nicht selten von einem zentralen Hämatom eingenommen. Mikroskopisch sieht man in der Regel unter einer bindegewebig verbreiterten Organkapsel spongiozytäre großzellige Glomerulosaballen, die sich auch in der makroskopisch knotenfreien Rinde zu knotigen Herden zusammenlagern können (Abb. 156 u. 157). Dazwischen können kleinzellige lipoidfreie oder lipoidarme Zellfelder liegen, die sich zipfelförmig zwischen die Fasciculatasäulen schieben. Die Fasciculata besteht aus kleineren spongiozytären Elementen, z.T. grenzen die großen Spongiozytenfelder der Glomerulosa auch an kompakte Elemente an. Insgesamt ist die Fasciculata dabei nur unvollkommen ausgeprägt und man hat den Eindruck, daß die Rindenstruktur zugunsten der Glomerulosa

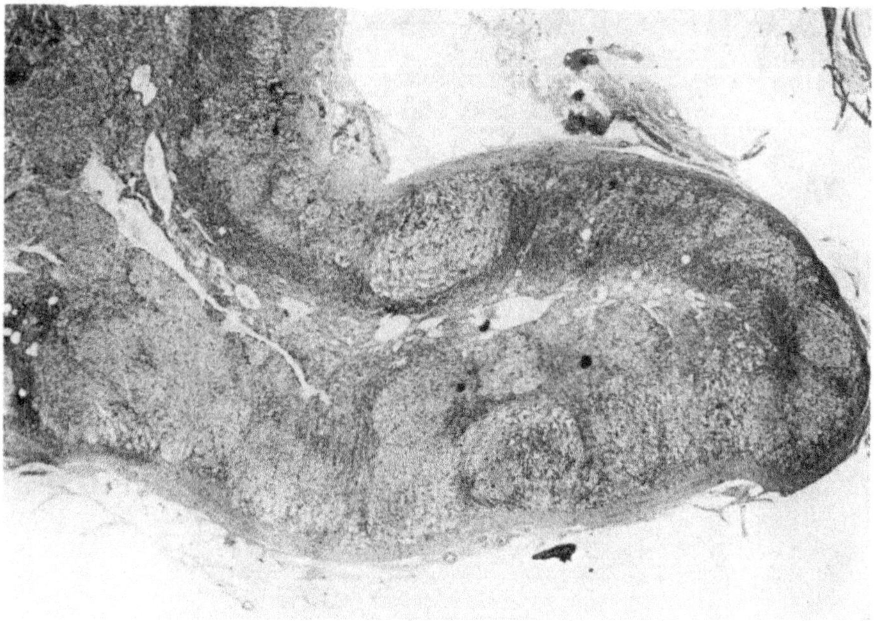

Abb. 156. Mikronoduläre Hyperplasie bei primärem Hyperaldosteronismus. GOMORI, 16 ×

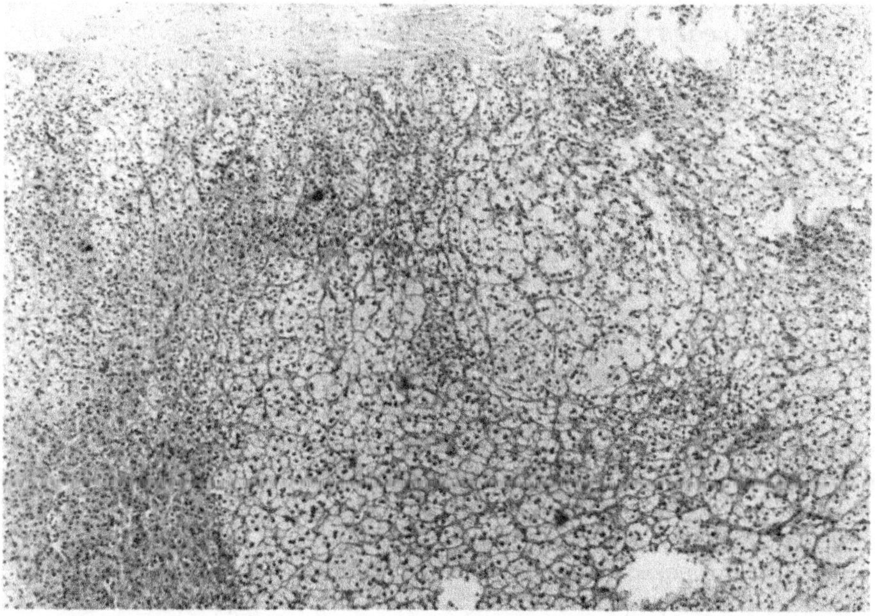

Abb. 157. Unregelmäßige noduläre Hyperplasie bei primärem Hyperaldosteronismus. 160 ×

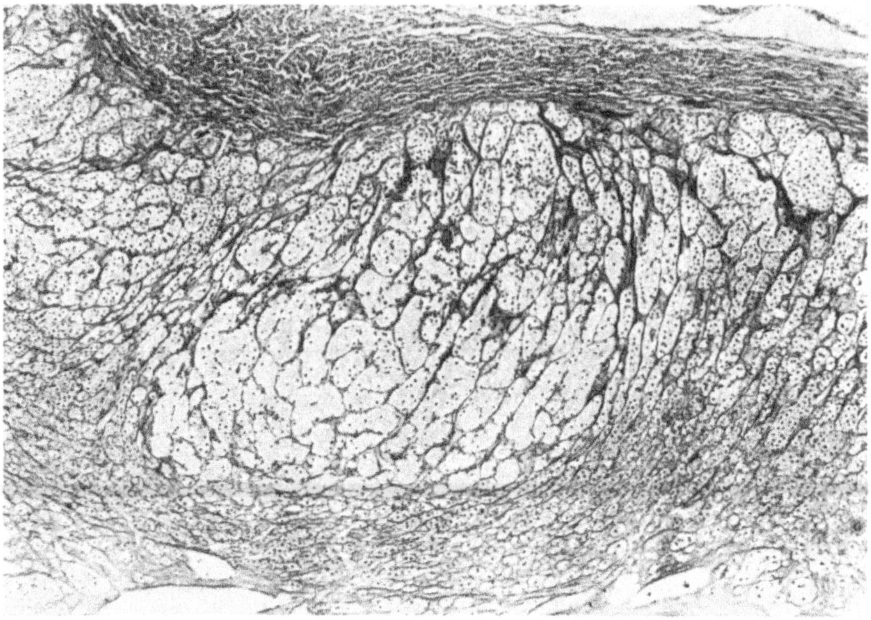

Abb. 158. Noduläre Hyperplasie bei primärem Hyperaldosteronismus. GOMORI, 64 ×

umgebaut ist. Dabei lassen sich manchmal nur 2 Schichten, die glomerulären Strukturen und die Retikularis voneinander abgrenzen.

Ist der Befund in einer makroskopisch knotenfreien Rinde geringer, so imponiert nur die verbreiterte spongiozytäre, großzellige Glomerulosa über einer oft deutlich gegliederten Fasciculata. Die kompaktzellige Retikularis zeigt keine Umgestaltung.

Bei makroskopisch nodulär gebauter Rinde nehmen die spongiozytären lipoidreichen Knoten die ganze Rindenbreite ein (Abb.158). Die normale Rindenstruktur ist in solchen Abschnitten völlig aufgehoben. Zwischen den Knoten oder subkapsulär findet man noch kleinzellige, atrophisch erscheinende Glomerulosaballen. Eine spongiozytäre Fasciculata ist nur noch an wenigen Stellen in kurzen Säulen erhalten, oft sind diese kompakt und kleinzellig. Eine deutliche Grenze zwischen der nodulären Hyperplasie, mehrfachen Knoten in der Rinde und dem solitären Adenom mit Glomerulosa-Hyperplasie in der Restrinde läßt sich nicht immer ziehen. Der entscheidende Formwandel liegt offenbar in der spongiozytären, großzelligen Umwandlung der Glomerulosa. Im Gegensatz zur schwachen Aktivität der 3β-ol-Dehydrogenase-Aktivität in einer normalen Glomerulosa sind diese Elemente jetzt stark aktiv. Der Befund der nodulären Hyperplasie bei primärem Aldosteronismus weicht strukturell deutlich von anderen Hyperplasie-Formen ab, insbesondere von dem der progressiven Transformation mit Fasciculata-Hyperplasie, wie sie sowohl vom Cushing-Syndrom, wie auch insbesondere von den Fällen mit banaler essentieller Hypertonie her bekannt ist. Eine gewisse morphologische Parallele besteht jedoch bei ausgeprägter Knotenbildung zur Mikroadenomatose des Cushing-Syndroms.

Abweichend vom lichtmikroskopischen Eindruck, daß die noduläre Hyperplasie mit Hyperaldosteronismus von der Zona glomerulosa ausgeht, beschreibt MacKay (1969) in zwei Fällen Knoten, deren Mitochondrienstruktur eher der äußeren Fasciculata zuzuordnen war.

6. Primärer Hyperaldosteronismus bei ektopen Tumoren

Flanagan u. McDonald (1967) beschreiben ein ektopes Adenom im unteren Pol der rechten Niere mit primärem Hyperaldosteronismus. Einen Aldosteron-produzierenden malignen Ovarialtumor mit einer Konzentration von 0,05 µg/g Tumorgewebe Aldosteron und vom histologischen Typ eines Arrhenoblastoms beschreiben Todesco et al. (1975). Die Nebennieren waren unauffällig.

N. Nebennierenrindengeschwülste

Als echte Geschwülste der Nebennierenrinde kommen Adenome und Karzinome vor. Während die Geschwulstnatur beim Karzinom außer Zweifel steht, ist das autonome, gutartige Adenom vom Rindenknoten bei nodulärer Hyperplasie abzugrenzen. Eindeutig ist die Zuordnung bei den Geschwülsten, die mit einer autonomen, endokrinen Überaktivität einhergehen, während „endokrin stumme“ Adenome viel häufiger im Rahmen einer Hyperplasie auftreten. Von praktischer Bedeutung sind hier nur die Geschwülste, die durch ihre Größe klinische Symptome machen und zur Operation kommen. Die häufigen, erst bei der Autopsie entdeckten Rindenknoten können im folgenden daher außer Betracht bleiben. Da die Adenome und Karzinome viele gemeinsame Züge haben und ihre Abgrenzung oft Schwierigkeiten bereitet, werden sie im folgenden gemeinsam besprochen.

I. Alters- und Geschlechtsverteilung

Bei den Nebennieren-Karzinomen zeigt die Altersverteilung eine zweigipflige Kurve in Abhängigkeit von der hormonellen Aktivität (Abb. 159) (Haupt 1964). Der erste Gipfel liegt im 4. Lebensjahrzehnt und wird ausschließlich durch hormonaktive Tumoren gestellt, der zweite Gipfel liegt im 7. Lebensjahrzehnt und umfaßt die Hauptmasse der endokrin stummen Karzinome. Auch die Geschlechtsverteilung dieser 104 aus der Literatur zusammengestellten Fälle (Haupt 1964) zeigt, daß es sich um zwei verschiedene Gruppen handelt: Bei den hormonaktiven Tumoren überwiegt das weibliche Geschlecht (2,25:1), bei den inaktiven Tumoren das männliche Geschlecht (1,8:1). Eine ähnliche Verteilung finden Huvos et al. (1970). Weitere Zusammenstellungen aus der Literatur: Lipsett et al. (1963), Dix (1963).

Eine besondere Beachtung verdienen die Tumoren des Kindesalters. Sie sind immer hormonell aktiv, am häufigsten zeigen sie androgene Aktivität. Die Alters-

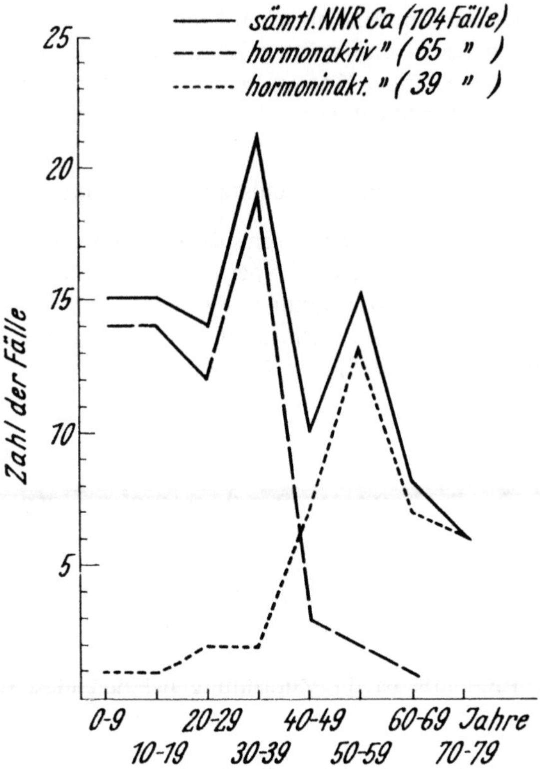

Abb. 159. Altersverteilung der Nebennierenrinden-Karzinome. (Aus HAUPT 1964)

verteilung von 200 kindlichen Nebennierenrindentumoren zeigt Abb. 160 (DHOM 1965). In den ersten 5 Lebensjahren sind 60% dieser Geschwülste diagnostiziert worden. Davon erkrankten 22 Fälle, d.h. 11% dieser Serie, schon im ersten Lebensjahr. Hormonell aktive Rindentumoren kommen zweifellos auch angeboren vor: POWELL et al. (1955): Tod mit 2 Monaten, 25 Tagen an Cushing-Syndrom bei Nebennierenadenom; GUIN u. GILBERT (1956): Tod mit 3 Monaten an metastasierendem Rindenkarzinom mit Cushing-Syndrom; GREENBLATT et al. (1957): Seit Geburt bestehendes, verkalktes Nebennierenadenom mit Cushing-Syndrom, das im Alter von 5 Monaten erfolgreich operativ entfernt wird. GERSHANIK et al. (1973): 24 Tage alter Säugling mit Cushing-Syndrom.

II. Pathologische Anatomie

1. Größe und Gewicht

Die kleinsten Herde autonomen Wachstums und autonomer Funktion werden in der Nebennierenrinde bei der bilateralen Mikroadenomatose im Rahmen eines Cushing-Syndroms gefunden (s.S. 894). Unregelmäßige Zellfelder oder nicht

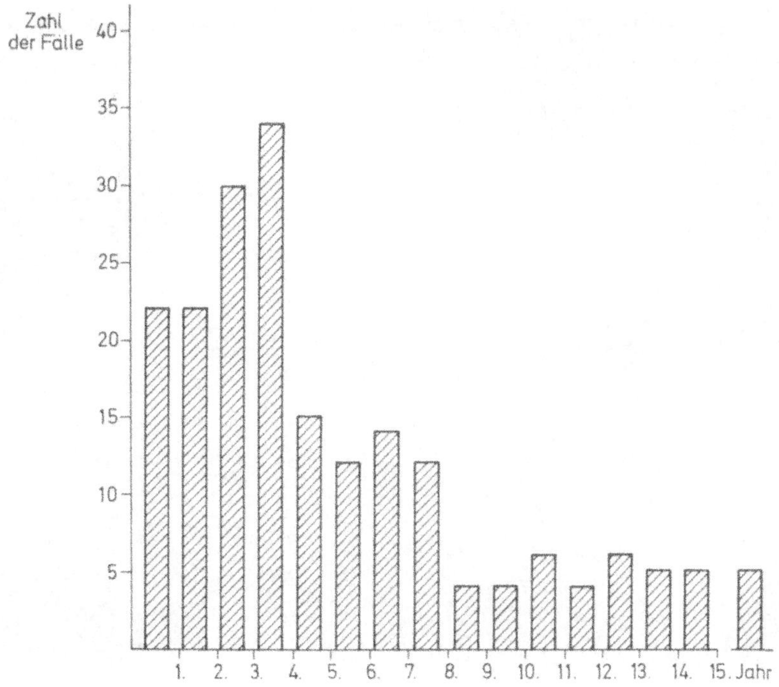

Abb. 160. 200 kindliche Nebennierenrindentumoren, Altersverteilung. (Aus DHOM 1965)

umkapselte, intrakorticale Knoten treiben die Rinde auf. Bisher nicht geklärt ist die autonome Funktion bei mikronodulärer Hyperplasie im Rahmen eines primären Aldosteronismus (DHOM u. STÄDTLER 1968). Kleine, isolierte, autonome Rindentumoren sind am häufigsten beim primären Aldosteronismus zu sehen, sie haben einen Durchmesser von 1–2 cm, die einzelnen Knoten sind oft nur erbs- bis haselnußkerngroß. Insgesamt aber variieren die funktionell aktiven Rindentumoren in ihrer Größe enorm: Sie werden hühnerei- bis mannskopfgroß. Die Gewichte schwanken zwischen ca. 1 g bei kleinsten Adenomen mit Aldosteronismus bis über 1 000 g bei virilisierenden Tumoren oder bei gemischten Typen von Virilisierung und Cushing-Syndrom. Tumoren mit reinem Cushing-Syndrom sind meist kleiner und wiegen zwischen 10 und 70 g (SYMINGTON 1969). Die funktionell stummen Geschwülste der Nebennierenrinde sind häufig übergroß: Sie können über 20 cm im Durchmesser messen und bis über 5 kg wiegen (LUMB 1950; HOLUB 1964). Ebenso große Zysten oder Pseudozysten bleiben hier außer Betracht.

2. Makroskopische Befunde

Die kleinsten Tumoren bleiben in einem engen Kontakt zum restlichen Rindengewebe. Die Organkapsel wird zur Geschwulstkapsel, besonders wenn der Knoten gestielt die Organoberfläche überragt. Größere Knoten bilden eine vollständige Bindegewebskapsel aus. Nebennierenrestgewebe ist dann oft nicht mehr

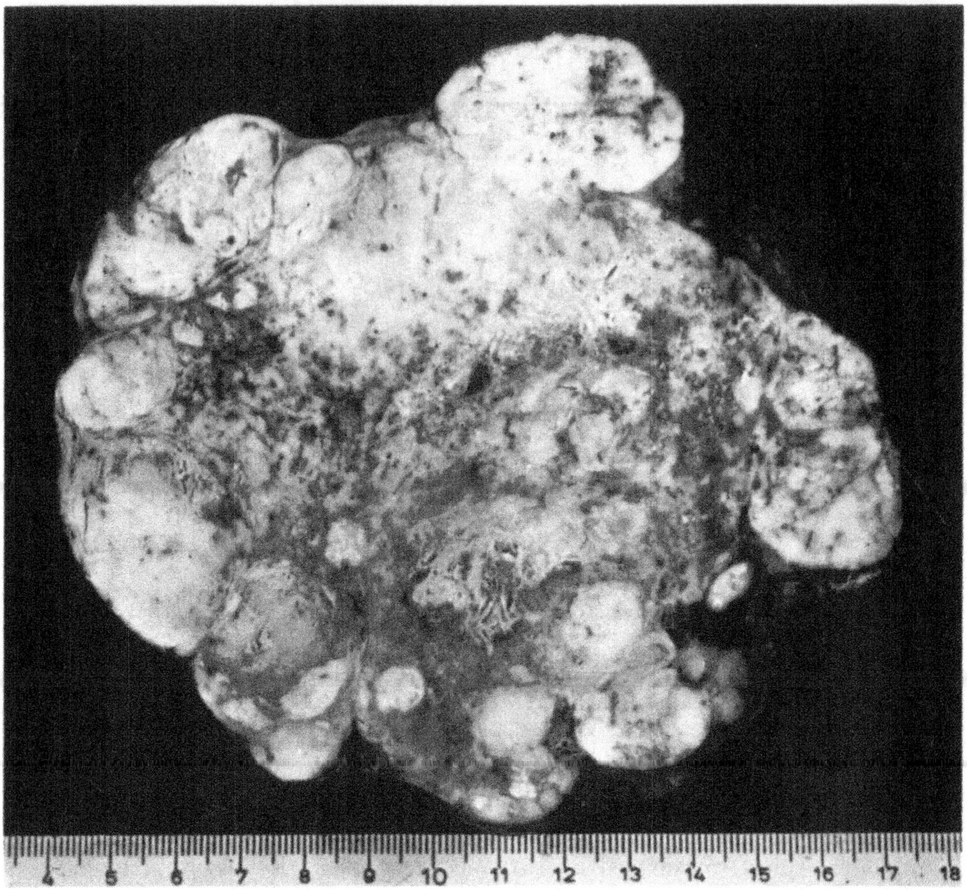

Abb. 161. „Bunte" Schnittfläche mit Hämorrhagien und Nekrosen eines Nebennierenrinden-Karzinoms. 55jährige Frau mit Conn-Syndrom. Lungen-Leber- und Knochenmetastasen. Beobachtung Otto, Dortmund

nachweisbar. Der Einbruch von Tumormassen in das Kapsel- oder Umgebungsgewebe ist ein wichtiges Indiz für Malignität. Die Farbe der Schnittfläche zeigt große Variabilität. Kleine Knoten sind meist hell- oder ockergelb wegen ihres hohen Lipoidgehaltes. Lipoidfreie Zonen sind graurosa. Große Tumoren zeigen meist eine ausgesprochen bunte Schnittfläche mit Nekrosen, Einblutungen, Narbenfeldern und Verkalkungen (Abb. 161). Eine Sonderstellung nehmen die pigmentierten, braunschwarzen Adenome ein (Robinson et al. 1972; MacAdam 1971; Garret u. Ames 1973; Luksch 1912; Caplan u. Virata 1974; Visser et al. 1974; Lüders 1953). Kleinere pigmentierte Knoten sind ein häufiger Befund in einem unausgelesenen Autopsiematerial. Robinson et al. (1972) fanden schwarzbräunliche Knoten von 1 mm bis 1,5 cm Durchmesser in 37 von 100 Nebennierenpaaren bei sorgfältiger Aufarbeitung der Nebennieren in 3 mm dicke Scheiben. die „tintenschwarzen" bis dunkelbraunen Knoten bestehen aus pigmentreichen Zellen vom Retikularistyp. Das Pigment hat die Eigenschaften von Lipofuszin (LUKSCH 1912; SCHMIDT 1925; LÜDERS 1953). Einen ungewöhnlichen Befund stellt eine diffuse pigmentierte Hyperplasie der Rinde dar, die zugleich mit pigmentierten Knoten einhergeht (LÜDERS 1953). Pigmentierte Adenome können auch funktionell aktiv sein und dann mit einem Cushing-Syndrom (SYMINGTON 1969; VISSER et al. 1974; eigene Beobachtung) oder mit einem primären Aldosteronismus verknüpft sein (CAPLAN u. VIRATA 1974). Der augenscheinliche Retikulariszelltyp solcher Adenome bedingt also keine spezialisierte Funktion.

Das Verhalten der Rindentumoren zu ihrer Umgebung hängt natürlich von ihrer Größe und von ihrer Malignität ab. Die nichtinvasiven, umkapselten Tumoren schieben die gleichseitige Niere nach unten, größere Tumoren können – besonders bei Kindern – in der Flankengegend getastet werden. Die linksseitigen Tumoren können klinisch mit einem Milztumor verwechselt werden. Invasiv wachsende Karzinome brechen in die Niere ein, ummauern den Nierenhilus und die Vena cava. Geschwulstthromben ragen in die Vena cava herein. Differentialdiagnostisch ergeben sich Schwierigkeiten bei der Abgrenzung eines hypernephroiden Nierenkarzinoms. Nebennierenrindenkarzinome treten häufiger links als rechts auf. Bei den hormonaktiven Tumoren beträgt das Seitenverhältnis links/rechts: 1,45:1, bei den inaktiven Karzinomen: 2,4:1. Im Gesamtmaterial dieser Serie beträgt das Links/Rechtsverhältnis daher 1,75:1 (HAUPT 1964). In einer weiteren Serie von 34 Karzinomen finden HUVOS et al. (1970) 22 Tumoren links und 12 rechts. Bilaterale, kleinere Rindenknoten finden sich bei der Mikroadenomatose des Cushing-Syndroms und des primären Aldosteronismus. Größere, bilaterale, echte Rindentumoren, speziell primäre, bilaterale Rindenkarzinome sind als Einzelbeobachtungen in der Literatur mitgeteilt (PAYAN u. LANCASTER 1964; VIETA et al. 1972). Einseitige Nebennierenkarzinome metastasieren in das kontralaterale Organ: In 3 von 25 Fällen bei HUVOS et al. Die Abgrenzung zwischen primärer, bilateraler Entstehung und Metastasierung wird im Einzelfall problematisch sein.

3. Mikroskopische Befunde

Trotz großer Variabilität der Zellarchitektur zeigen alle Nebennierenrindentumoren ein Grundmuster: Solide Zellverbände, in Ballen oder Strängen angeordnet, sind in einem reich entwickelten, mit sinusoidalen Kapillaren versehenen Gitterfasernetz eingebettet (Abb. 162). Der Aufbau in Ballen oder Strängen mag einmal mehr an die Struktur der Zona glomerulosa, ein ander Mal an die Zona fasciculata oder reticularis erinnern: Es ergibt sich daraus keine Berechtigung oder Möglichkeit, die Rindentumoren bestimmten Zonen zuzuordnen. Das gleiche gilt für die Zuordnung der Geschwulstzellen. Wir sehen – etwa bei primärem Aldosteronismus oder bei Cushing-Syndrom, aber auch bei kindlichen virilisierenden Tumoren völlig gleichmäßig gebaute, lipoidreiche Zellen – Spongiozyten – mit gleichförmigem Kernmuster. Unregelmäßige Felder oder Nester kompakter, lipoidfreier Zellen liegen dazwischen, sie zeigen oft eine größere Variabilität des Kernmusters (Abb. 163). Schließlich sieht man – unabhängig vom biologischen Verhalten – einen oft grotesken Polymorphismus

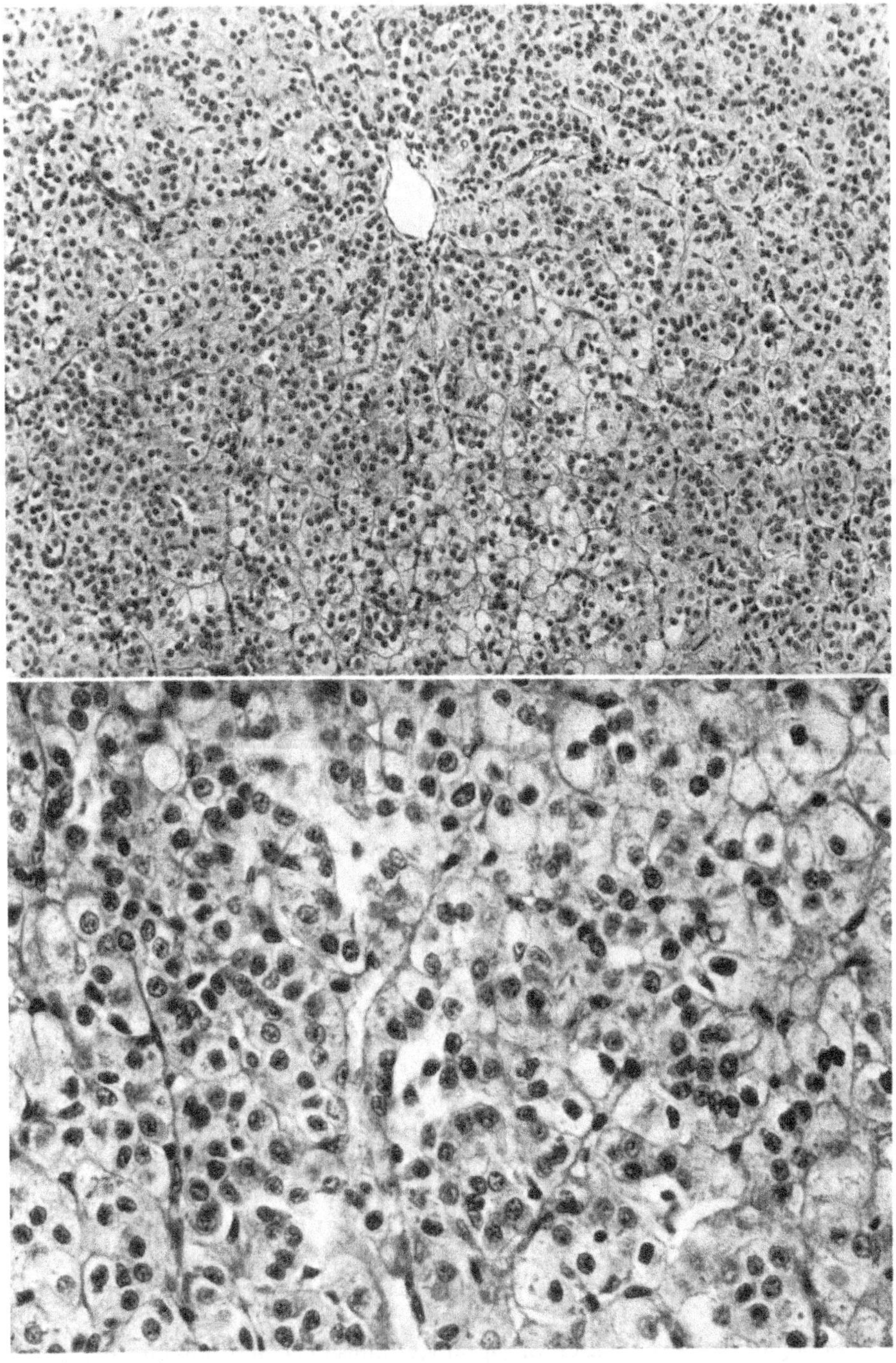

a

b

Abb. 162a, b. Nebennierenrinden-Adenom. 5jähriger Junge mit Pseudopubertas präcox. **a** 160 ×, **b** 400 ×

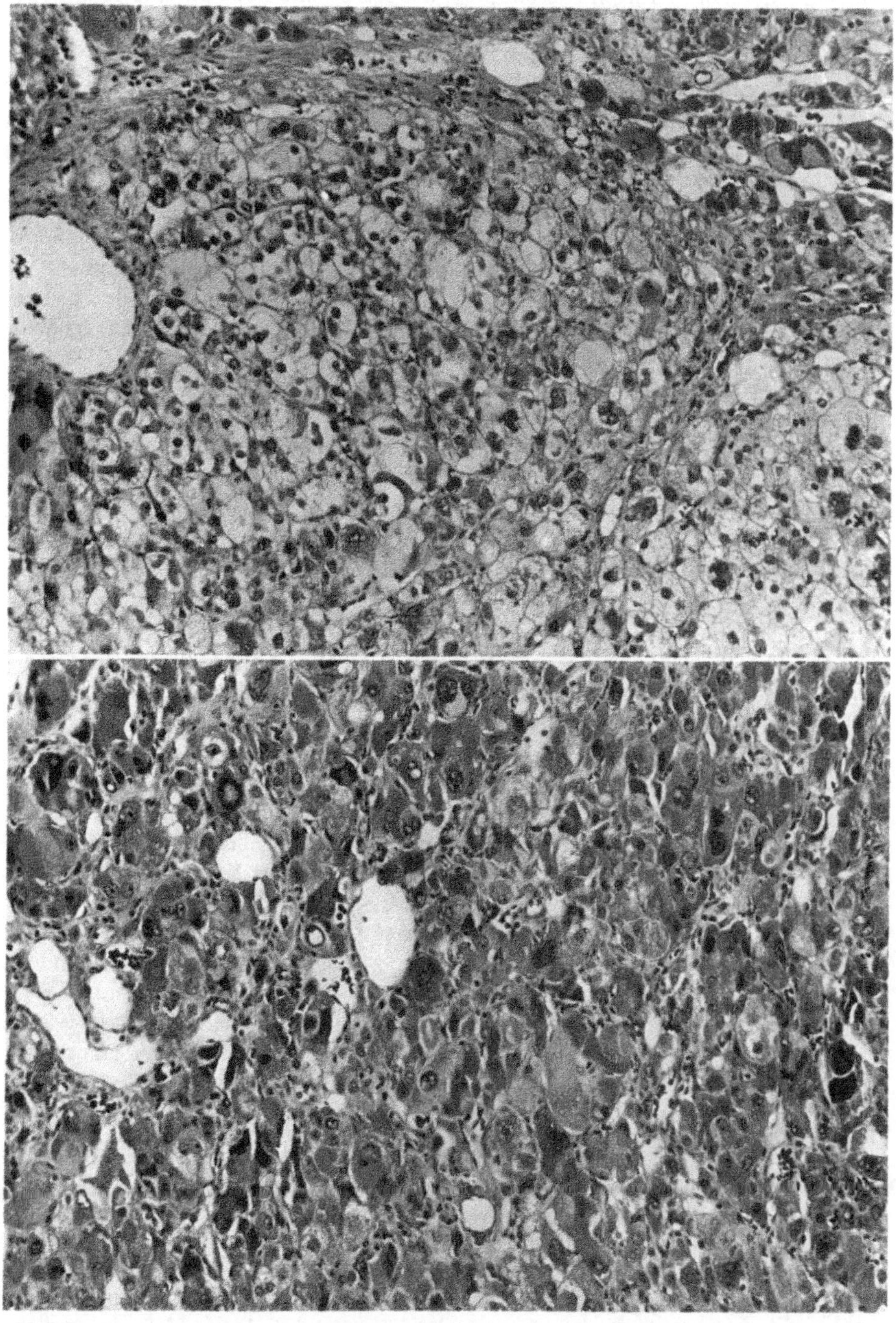

Abb. 163. Hellzellige und kompaktzellige Abschnitte eines Nebennierenrinden-Karzinoms. 2jähriges Mädchen. Virilisierung. GOLDNER, 160 ×

mit ein- oder mehrkernigen Riesenzellen. Die Kerne sind hoch polyploid, gelappt und enthalten Zytoplasma-Einschlüsse (Abb. 164). Sie erweisen sich also als das Resultat von Mitosestörungen, wobei in gutartigen Tumoren nie normale Kernteilungsfiguren gesehen werden. Der Polymorphismus solcher Geschwülste ist daher kein Zeichen der Malignität. Weder der Grad der funktionellen Aktivität, noch der Funktionstyp sind morphologisch erkennbar. Endokrin stumme oder endokrin aktive Geschwülste sind morphologisch daher nicht voneinander unterscheidbar.

Die Ultrastruktur von Adenomen bei Aldosteronismus zeigt keinen einheitlichen Zelltyp. Die Mitochondrienstruktur – in der normalen Nebennierenrinde different zwischen Zona glomerulosa und fasciculata – entspricht in den bisher untersuchten, aldosteronproduzierenden Tumoren teils der Zona glomerulosa (Cervos-Navarro et al. 1965; Reidbord u. Fisher 1969), teils dem Fasciculatatyp (Probst 1965; Sommers u. Terzakis 1970). In einigen Adenomzellen wurden Mitochondrien mit Cristae und tubulovesikulären Innenstrukturen gefunden, so daß sie als „Hybridzellen" bezeichnet wurden (Reidbord u. Fisher 1969). Auch die Ultrastruktur der Geschwulstzellen läßt im Einzelfall also keine Aussage über die Funktion zu.

Bei Tumoren mit Cushing-Syndrom entsprechen die lipoidreichen Zellen in der Hauptsache den Fasciculatazellen, aber die Menge und die Verteilung der Organellen ist von größerer Variabilität als in der Norm (MacKay 1969). Lipoidfreie, kompakte Zellen zeigen eine noch größere Variabilität. Die Ultrastruktur von Rindenkarzinomen ist teilweise durch eine Verminderung der Organellenzahl ausgezeichnet (Mitschke et al. 1973), zum Teil sind aber die zytoplasmatischen Strukturen, wie rauhes und glattes endoplasmatisches Retikulum, Mitochondrien und Golgi-Komplexe in größtem Umfang nachweisbar (Neville u. MacKay 1972; Thiele 1974).

Die histochemisch erfaßbare Enzymausstattung der Tumoren der Nebennierenrinde entspricht prinzipiell der der normalen Rindenzelle. Die Aktivitätsmuster sind felderförmig aber variabel und zeigen keine enge Korrelation zwischen Lipoidgehalt und Enzymaktivität (Eder u. Bernhard 1963/1964). Die für die Steroidbiosynthese wesentliche 3β-ol-Hydroxysteroiddehydrogenase ist in aktiv sezernierenden Tumoren intensiv darstellbar, z.B. bei aldosteronproduzierenden Tumoren (Dhom u. Städtler 1968). Sie ist aber auch in Rindenknoten des Autopsiematerials ohne endokrines Krankheitsbild aktiv (Hoch-Ligeti 1972). ACTH-abhängige Tumorzellen sollen – im Gegensatz zu autonomen Tumorzellen – eine positive alkalische Phosphataseaktivität zeigen (Aiba 1977).

4. Differentialdiagnose zwischen bös- und gutartigen Rindengeschwülsten

Die Abgrenzung zwischen Rindenadenom und -karzinom kann große Schwierigkeiten bereiten. Als sichere Malignitätskriterien gelten die Metastasierung und das lokal invasive und destruierende Wachstum. Oft unterscheiden sich Adenom und Karzinom aber schon in ihrem klinischen und funktionellen Verhalten. Die Karzinome haben eine kürzere Anamnese, die Überfunktionssyndrome sind oft durch Mischformen gekennzeichnet, z.B. Cushing-Syndrom mit

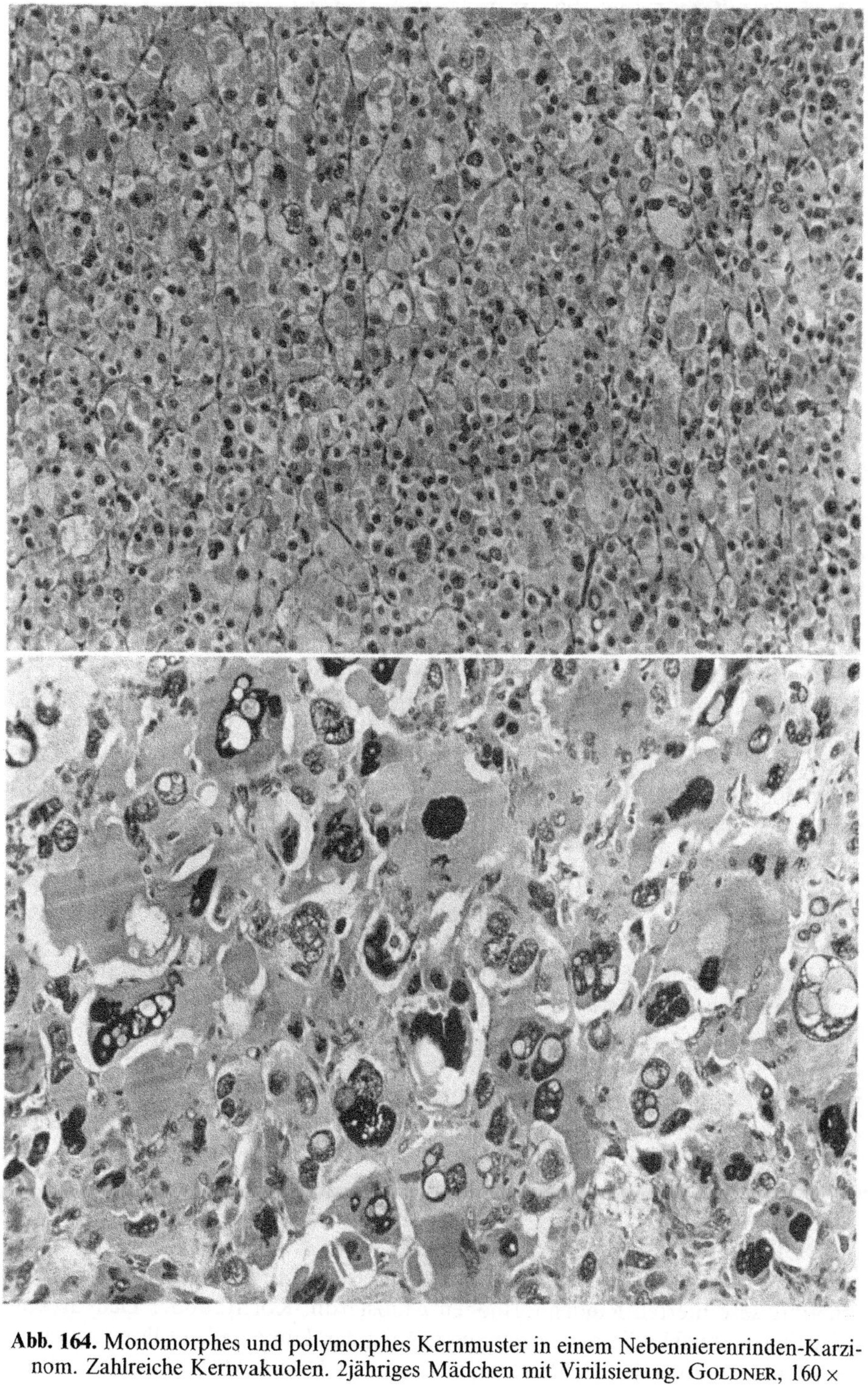

Abb. 164. Monomorphes und polymorphes Kernmuster in einem Nebennierenrinden-Karzinom. Zahlreiche Kernvakuolen. 2jähriges Mädchen mit Virilisierung. GOLDNER, 160 ×

Tabelle 11. Funktionelles Verhalten hormonell aktiver Rindentumoren

Karzinom

a) Kürzere Anamnese

b) Häufig hormonelle Mischformen: Cushing-Syndrom + Virilisierung
Akne, Hirsutismus + höhere Blutdruckwerte bei Cushing-Syndrom
Hohe 17-KS-Ausscheidung

c) *Im Kindesalter:* NN-Tumoren 3 × häufiger maligne als benigne

d) Feminisierende Tumoren des Mannes: Fast immer maligne

Adenom

a) Längere Anamnese

b) „Reines" Cushing-Syndrom

c) „Reines" Mineralkortikoidsyndrom

Jedoch: Tumoren bei AGS benigne wie maligne

Virilisierung. Bei dem durch ein Karzinom ausgelösten Cushing-Syndrom besteht oft eine hohe 17-KS-Ausscheidung, häufiger auch Akne und Hirsutismus (SCHTEINGART et al. 1968). Umgekehrt geht ein reines Cushing- oder Conn-Syndrom nur ganz ausnahmsweise mit einem Karzinom einher. Die seltenen femininisierenden Rindentumoren des Mannes sind fast immer Karzinome (GABRILOVE et al. 1970). Bei Kindern sind – unabhängig vom Funktionstyp Rindenkarzinome 3mal häufiger als Adenome (NEVILLE u. SYMINGTON 1972) (Tabelle 11).

Für die morphologische Differentialdiagnose gilt, daß Karzinome mit Cushing- oder Conn-Syndrom meist über 100 g wiegen, Adenome dagegen nur sehr selten über 30 g schwer sind. Bei den virilisierenden Tumoren gilt diese einfache Regel freilich nicht. Hier finden sich eindeutig gutartige Tumoren zwischen 30 und 300 g, aber auch Karzinome in dieser Gewichtsklasse (SYMINGTON 1969). Bei einem $1^1/_2$jährigen Mädchen haben wir ein virilisierendes Rindenkarzinom von nur 20 g Gewicht beobachtet.

Histologisch müssen für die Karzinomdiagnose Mitosen, sowie Kapsel- und Gefäßeinbrüche gefordert werden (Abb. 165 u. 166). Zell- und Kernpolymorphie ist für sich kein Kriterium der Malignität. Bleibt trotz der angegebenen Kriterien die Abgrenzung zwischen dem Adenom und dem Karzinom zweifelhaft, so sollte man eher mit Malignität rechnen, um später nicht von Metastasen überrascht zu werden (DHOM 1977).

5. Funktionsspektrum der Nebennierenrindentumoren

Die endokrin aktiven Adenome und Karzinome können ein breites Spektrum von Steroidhormonen produzieren. Nur teilweise entsprechen diese den normalen aktiv sezernierten Rindenhormonen Aldosteron, Kortisol oder Dehydroepiandrosteron. Defekte in der Enzymausstattung der Tumorzellen führen zu variablen Mustern, etwa der 11β-Hydroxylase oder 21-Hydroxylase (LIPSETT u. WILSON 1962; SYMINGTON 1969). Virilisierende Rindentumoren produzieren in der

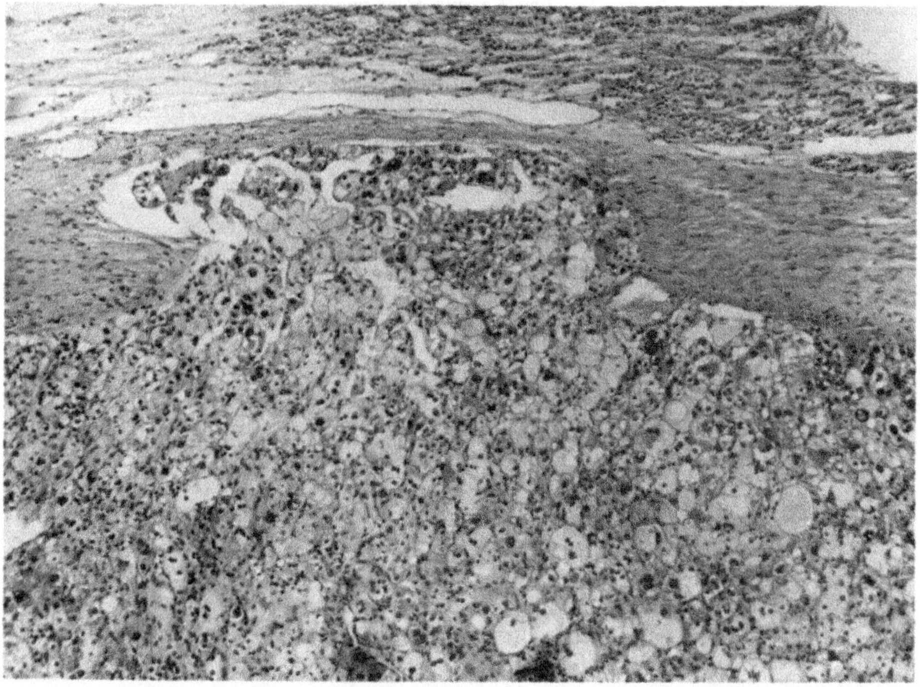

Abb. 165. Einbruch eines Nebennierenrinden-Karzinoms in die Geschwulstkapsel. 2jähriges Mädchen. Virilisierung. 160 ×

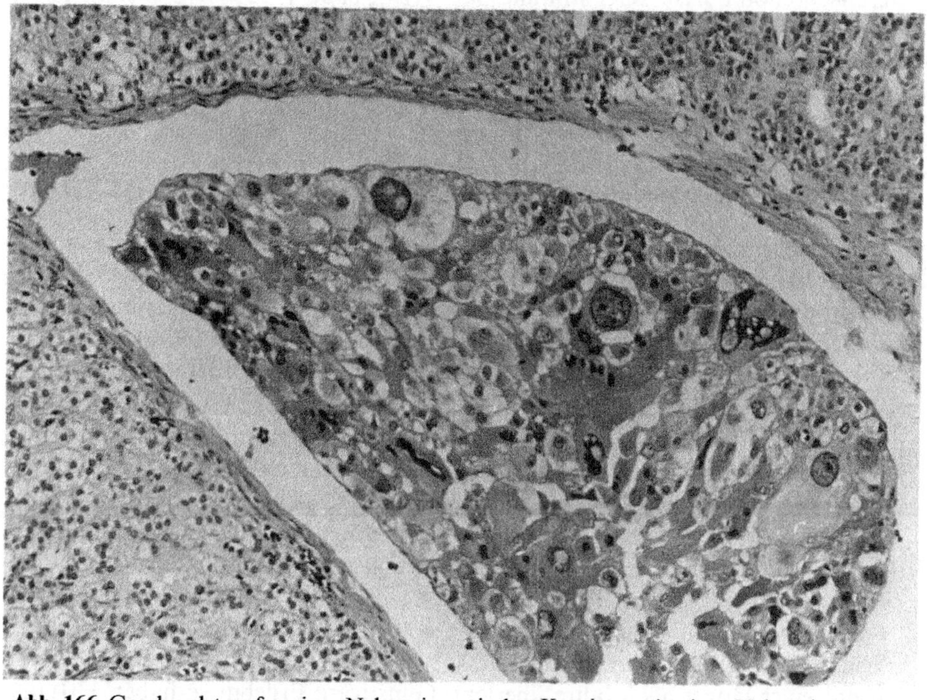

Abb. 166. Geschwulstzapfen eines Nebennierenrinden-Karzinoms in einer Nebennierenvene. 2jähriges Mädchen mit Virilisierung. 160 ×

Tabelle 12. Verteilung der Nebennierenrinden-Tumoren von 278 Patienten nach ihrer endokrinen Aktivität. (Nach RAPAPORT et al. 1952)

	Anzahl der Fälle	% der Gesamtfälle	% nur der hormonal aktiven Tumoren
1. Hormonal inaktive Tumoren	43	15,5	–
2. Tumoren mit androgener Wirkung	80	28,8	34,0
3. Tumoren mit Cushing-Syndrom	122	43,9	51,9
4. Tumoren mit östrogener Wirkung	7	2,5	3,0
5. Tumoren mit östrogener und androgener Wirkung	4	1,4	1,7
6. Tumoren mit Hypoglykämie	3	1,1	1,3
7. Tumoren, die Choriongonadotropin produzieren	2	0,7	0,9
8. Unklassifizierbare Tumoren (ungenügende Angaben)	17	6,1	7,2
Gesamtzahl	278	100,0	100,0

Regel Dehydroepiandrosteron. Dabei kann die Konversion zu Testosteron für die oft massive Virilisierung verantwortlich sein (SOFFER et al. 1961), aber auch eine primäre Testosteron-Sekretion wurde beobachtet (WERK et al. 1973). Die Häufigkeitsverteilung endokriner Symptome bei Rindentumoren zeigt Tabelle 12.

In einigen Fällen erwiesen sich virilisierende Adenome bei Frauen mit Testosteronsekretion durch HCG stimulierbar (WERK et al. 1973; GIVENS et al. 1974; BLICHERT-TOFT et al. 1975; LARSON et al. 1976). Feminisierende Tumoren werden bei beiden Geschlechtern im Kindesalter (NOTTELET et al. 1976), beim erwachsenen Mann und nach der Menopause bei der Frau (MATHUR et al. 1973) beobachtet (GABRILOVE et al. 1970).

6. Metastasierung und Prognose des Nebennierenrindenkarzinoms

Das Nebennierenrindenkarzinom ist überwiegend ein hochmaligner, metastasierender Tumor mit schlechter Prognose. Die Metastasierung erfolgt vorwiegend in regionale und entfernte Lymphknotengruppen, in die Lungen und in die Leber, jeweils in 40–60% der Fälle (HUTTNER u. KAYHOE 1966; HUVOS et al. 1970; HAJJAR et al. 1975). Auch die kontralaterale Nebenniere wird befallen (in 12% der Fälle von HUVOS et al. 1970). Die Metastasen zeigen in der Regel den gleichen Typ der hormonellen Aktivität, wie der Primärtumor. Es gibt jedoch auch funktionell stumme Metastasen bei hormonell aktivem Primärtumor und in Ausnahmefällen einen Wandel des Funktionsspektrums (RAPAPORT et al. 1952; HALMI u. LASCARI 1971). In Ausnahmefällen wurde eine Rückbildung der Metastasen unter einer o-p-DDD-Therapie beschrieben (DOWNING et al. 1974).

Die mittlere Überlebenszeit beträgt trotz operativer und chemotherapeutischer Maßnahmen bei HUVOS et al. (1970) nur 3 Jahre. Unter 34 Patienten hat nur einer länger als 5 Jahre überlebt. Günstigere Ergebnisse haben HUTTER u. KAYHOE (1966) nach Operation und o-p-DDD-Behandlung mitgeteilt. Hier lebten nach 4 Jahren 52% der weiblichen und 38% der männlichen Patienten. Übereinstimmend ist die Prognose bei Frauen mit Nebennierenrindenkarzinom etwas günstiger als bei Männern (HUTTER u. KAYHOE 1966; HUVOS et al. 1970; HAJJAR et al. 1975). Die funktionell stummen Karzinome der Nebennierenrinde haben in der Serie von LEWINSKY et al. (1974) eine besonders schlechte Prognose. Von 61 Patienten starben 42 innerhalb eines Jahres. Dies hängt wohl in erster Linie mit der späten Diagnose dieser funktionell stummen Karzinome zusammen.

7. Sonstige Nebennierentumoren

a) Nebennierenzysten

Nebennierenzysten sind seltene Befunde (ABESHOUSE et al. 1959; LEGER et al. 1972). Bis 1972 sind 260 Beobachtungen publiziert worden (LEGER et al. 1972). Kleinere Zysten von etwa Kirschgröße sind meist Zufallsbefunde bei der Autopsie (IHRINGER 1955; HODGES u. ELLIS 1958). WAHL (1951) hat bei 13966 Autopsien nur 9 Nebennierenzysten gefunden. Die Größe der Zysten reicht von wenigen Millimetern bis zu 30 cm Durchmesser. GARDINER et al. (1952) geben an,

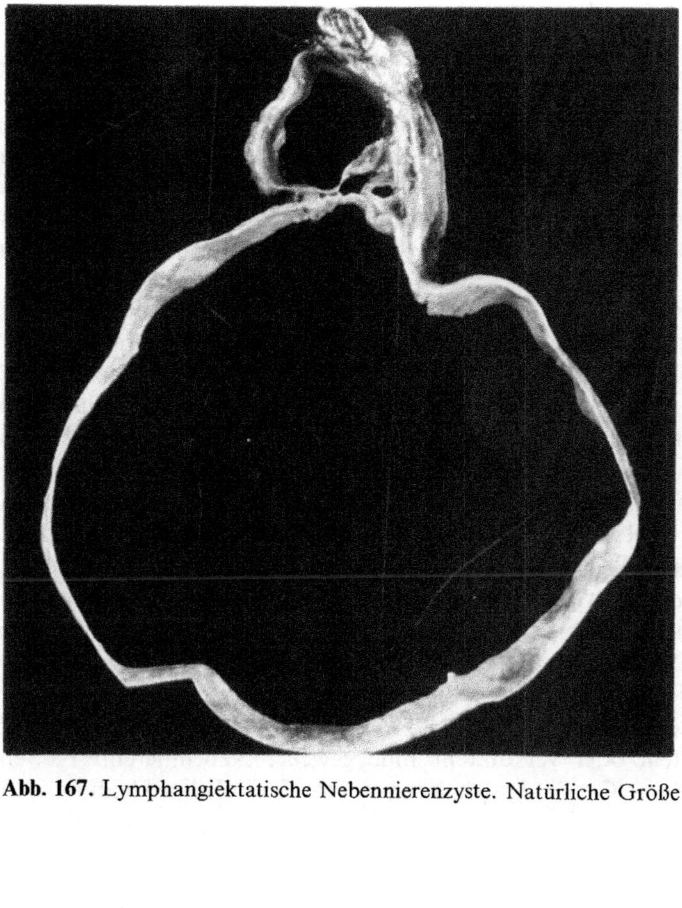

Abb. 167. Lymphangiektatische Nebennierenzyste. Natürliche Größe

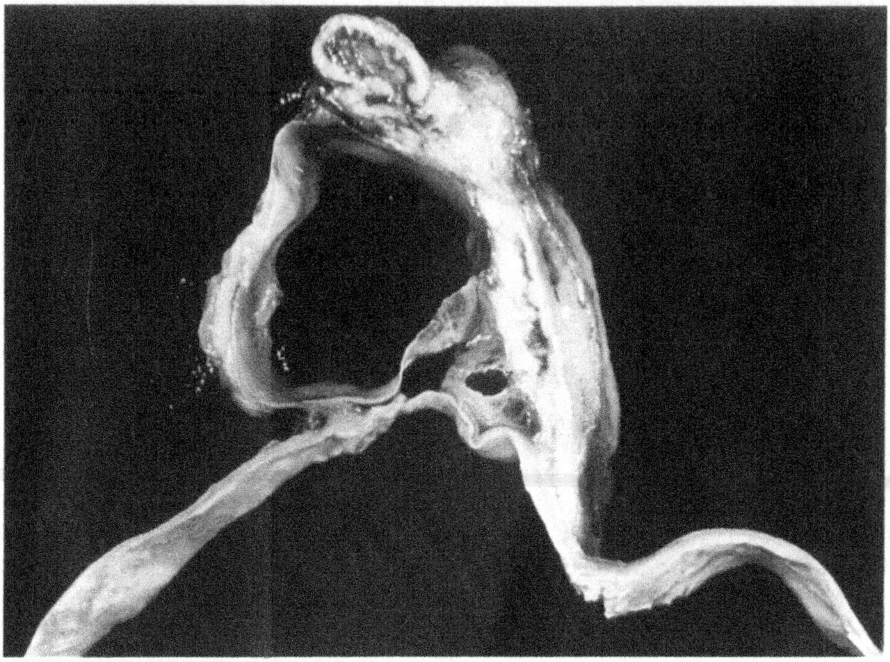

Abb. 168. Lymphangiektatische Nebennierenzyste. Nebennierenrest am oberen Pol

daß die von ihnen beobachtete Zyste 11 Liter Inhalt aufwies. Größere Zysten führen zu Oberbauchbeschwerden und zur Verdrängung der Niere kaudalwärts, so daß es zur operativen Exstirpation kommt (REMÉ 1961). Ein Teil der Zysten geht mit einer Hypertonie einher, wobei die Pathogenese dieser Hypertonie, die sich postoperativ zurückbilden kann, im Dunkeln bleibt (LESOBRE et al. 1977).

Eine erste morphologische Klassifizierung der Nebennierenzysten stammt von TERRIER u. LECÈNE (1906). Eine einfachere Klassifikation geben RHÉAULT et al. (1970) an. Sie unterscheiden parasitäre Zysten, echte Zysten und Pseudo-Zysten. Zu den echten Zysten rechnen sie die – seltenen – epithelial ausgekleideten Zysten und zystisch umgewandelte Nebennierentumoren, sowie die – häufigen – endothelial ausgekleideten lymphangiektatischen Zysten.

Die parasitären Zysten sind offenbar ausnahmslos Echinokokkus-Zysten, wobei die Nebennieren im Rahmen einer Echinokokkose nur in 0,5% der Fälle befallen sind (BARNETT 1942). Die sehr seltenen „echten“ epithelialen Zysten sind von einem zylindrischen oder kubischen Epithel ausgekleidet und gehen vermutlich aus embryonalen Resten des Wolffschen Körpers hervor (LEGER et al. 1972). Die häufigsten Zysten sind die von Endothel ausgekleideten, lymphangiektatischen Zysten, die oft neben einer großen Hauptzyste noch kleine Nebenzysten enthalten (Abb. 167–168). Die Wand besteht aus straffem, z.T. hyalinisiertem oder verkalktem Bindegewebe. Nebennierenrestgewebe ist oft noch erhalten. Große Zysten können ihre Endothelauskleidung verlieren, so daß ihre Zuordnung dann zweifelhaft sein kann. Sie gleichen Pseudo-Zysten, deren Wand nur aus straffem, sklerosiertem Bindegewebe besteht. An der Innenseite können aber auch Nekrosen und Blutungsreste vorkommen. Solche Pseudo-Zysten können die Folge einer Nebennierenblutung sein.

Nebennierenzysten werden in jedem Lebensalter gefunden, die größeren chirurgisch angegangenen Zysten werden jedoch überwiegend zwischen dem 40. und 60. Lebensjahr beobachtet, wobei Frauen 3mal häufiger befallen sind als Männer (ABESHOUSE et al. 1959; FOSTER 1966; LENT et al. 1977). Im Kindesalter sind sie sehr selten, VAN DE WATER u. FONKALSRUD (1966) finden 16 Fälle in der pädiatrischen Literatur. Bei Neugeborenen und Säuglingen handelt es sich im wesentlichen um z.T. bilateral auftretende, posthämorrhagische Pseudo-Zysten, auch mit Verkalkungen der Wand (BARRON u. EMANUEL 1961; VAN DE WATER u. FONKALSRUD 1966; LEVIN et al. 1974).

b) Sogenannte Myelolipome

Umschriebene, knochenmarkähnliche Strukturen wurden in der Nebenniere zuerst von GIERKE (1905) beschrieben. Von OBERLING (1929) stammt die Bezeichnung „Myelolipom". BIRESSI (1954) sprach von myeloadipösen Strukturen. Ein grundsätzlicher Unterschied im histologischen Aufbau zwischen kleinen Herden myeloadipöser Strukturen (s.S. 842) und dem Myelolipom besteht nicht. Makroskopisch ist das Myelolipom ein Knoten, der meist zufällig bei der Autopsie gefunden wird. Seine Größe variiert von wenigen Millimeter Durchmesser bis zu 8 cm (PLAUT 1958), sehr selten werden die Myelolipome so groß, daß sie klinisch entdeckt und operativ entfernt werden (OLSSON et al. 1973; RUBIN et al. 1975). Einzelne dieser Tumoren wogen über 1 kg mit einem Durchmesser bis zu 25 cm (DYCKMAN u. FREEDMAN 1957, PARSONS u. THOMPSON 1959).

Die Farbe der Schnittfläche der Knoten entspricht meist einem einfachen Lipom (Abb. 169). Zellreiche „myeloide" Abschnitte imponieren als graurote Herde. Die kleineren, nicht knotig formierten myeloadipösen Strukturen treten meist in hyperplastischem Rindengewebe oder in Rindenknoten auf („Adenolipoma": MOTLIK 1964).

Obwohl die quantitative Verteilung von Fettzellen und zellreichen „myeloiden" Strukturen stark wechseln kann, sind größere Knoten doch ganz überwiegend lipomatös gebaut (Abb. 170). Eine bindegewebige Abgrenzung gegenüber dem benachbarten Rindengewebe fehlt, doch kann sich durch das verdrängende Wachstum eine Art Pseudokapsel ausbilden (PLAUT 1958). Meist sind aber die Fettzellen nicht scharf von den benachbarten Rindenzellen getrennt, sie können sich zwischen die Rindenareale vorschieben. Die Fettzellen sind in der Regel univakuolär, gewöhnlichem Fettgewebe entsprechend. Die „myeloiden" Zellen imponieren als Rundzellen, sie sind in der Literatur meist nicht detailliert beschrieben. MOTLIK (1964) betont, daß eine normale Hämopoese nicht erkennbar und der Vergleich mit hämatopoetischem Knochenmark nur oberflächlich gegeben sei. Jedoch wurden auch Verkalkungen, ja Knochenbälkchen beschrieben (MCDONNELL 1956).

Die Häufigkeit der Myelolipome im Autopsiematerial soll zwischen 0,08 und 0,2% schwanken (MCDONNELL 1956; OLSSON et al. 1973).

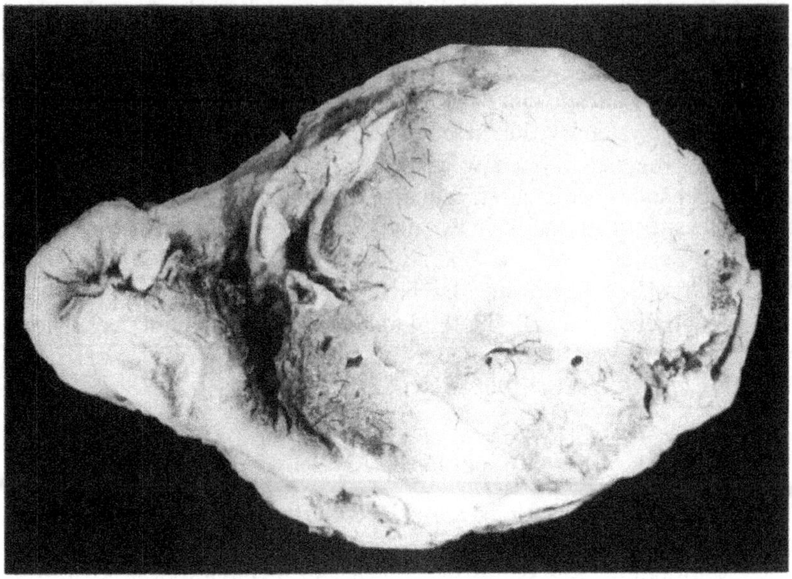

Abb. 169. Myelolipom der Nebenniere bei Hyperplasie des Restorgans. 65jähriger Mann mit Bronchialkarzinom

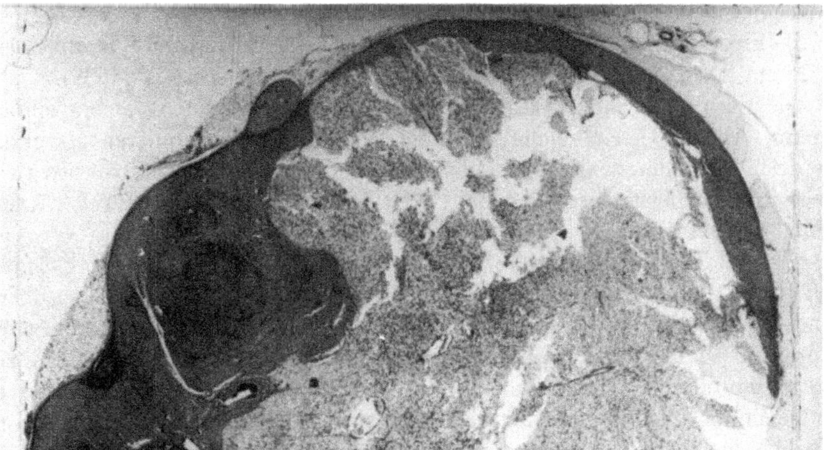

Abb. 170. Myelolipom der Nebenniere und Hyperplasie des Restorgans (gleicher Fall wie oben)

Myelolipome werden bevorzugt im höheren Lebensalter gefunden. Endokrine Störungen werden nicht beobachtet, auch besteht zwischen dem autoptisch nachgewiesenen Knoten und dem Grundleiden kein Zusammenhang, insbesondere nicht zu hämatologischen Krankheiten.

Die Myelolipome entwickeln sich mit großer Wahrscheinlichkeit aus Parenchymknoten der Nebennierenrinde. Die fettige Metamorphose, die kleineren myeloadipösen Strukturen und die Myelolipome stellen demnach eine pathogenetische Einheit dar. Die Umwandlung eines Rindenknoten in ein Myelolipom stellt offenbar eine spezielle Form der Regression dar (Motlik 1964; Symington 1969). Auch die myeloadipösen Strukturen in der Nebennierenrinde der Ratte nach lange fortgesetzten Gaben von Vorderlappenextrakt und Methyltestosteron (Selye u. Stone 1950) können so erklärt werden.

c) Hämangiome

Hämangiome sind in der Nebenniere äußerst selten. Plaut (1962) fand unter 10000 Autopsiefällen nur ein Nebennierenangiom. Überwiegend handelt es sich um kavernöse Hämangiome, die meist als Zufallsbefunde bei der Autopsie entdeckt wurden (Luksch 1916; Müller-Stühler 1933). Überwiegend handelt es sich um ältere Menschen. Die Hämangiome sind meist nur 1–2 cm groß, die kavernösen Herde können aber auch das ganze Organ durchsetzen, sowie doppelseitig auftreten (Müller-Stühler 1933). Neben den kavernösen Formen gibt es kapilläre, zellreiche Abschnitte mit undifferenzierten mesenchymalen Zellen (Plaut 1962). Einige dieser Tumoren wurden deshalb auch als Hämangioblastome bezeichnet (Menon u. Annamalai 1934; Marten u. Meyer 1940). Ein maligner Tumor des Gefäßsystems wurde jedoch nicht beschrieben. Zwei Fälle wurden zufällig klinisch-röntgenologisch entdeckt und operativ entfernt (Johnson u. Jeppesen 1955; Weiss u. Schulte 1966). Regressive Veränderungen, wie Nekrosen und Verkalkungen, sowie Fibrosierungen sind häufig.

d) Metastasen in den Nebennieren

Die Nebennieren sind häufig der Sitz von Metastasen. Willis (1948) findet unter 500 Autopsiefällen Krebskranker die Nebennieren in 10% der Fälle von Metastasen befallen. Abrams et al. (1950) sehen sie unter 1000 Fällen sogar in 27% betroffen, während Bullock u. Hirst (1953) bei 2833 Karzinomfällen in 8,6% Nebennierenmetastasen finden. Die häufigsten Primärtumoren sind Lungen- und Mammakarzinome. Beim Lungen- und Bronchialkarzinom schwankt in diesen Serien die Metastasenhäufigkeit in den Nebennieren zwischen 28 und 44,4% beim Mammakarzinom zwischen 12,8 und 53,9%. Lumb u. MacKenzie (1959) haben 235 Nebennierenpaare nach bilateraler Adrenalektomie wegen eines metastasierenden Mammakarzinoms untersucht und dabei in 39,1% zum Teil mikroskopisch kleine Metastasen gefunden. Sie lagen z.T. in der Rinde, z.T. im Mark. Beim metastasierenden malignen Melanom sind die Nebennieren ebenfalls häufig befallen (Bullock u. Hirst 1953). Die kleineren Nebennierenmetastasen sitzen regelmäßig zentral und vergrößern das Organ kaum (Abb. 171). Große Nebennierenmetastasen wiegen bis über 300 g und zerstören

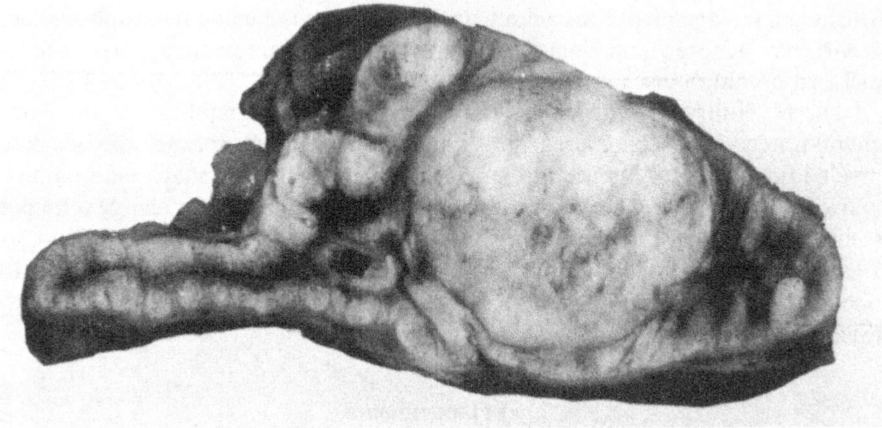

Abb. 171. Metastase eines Bronchialkarzinoms und gleichzeitige Rindenhyperplasie

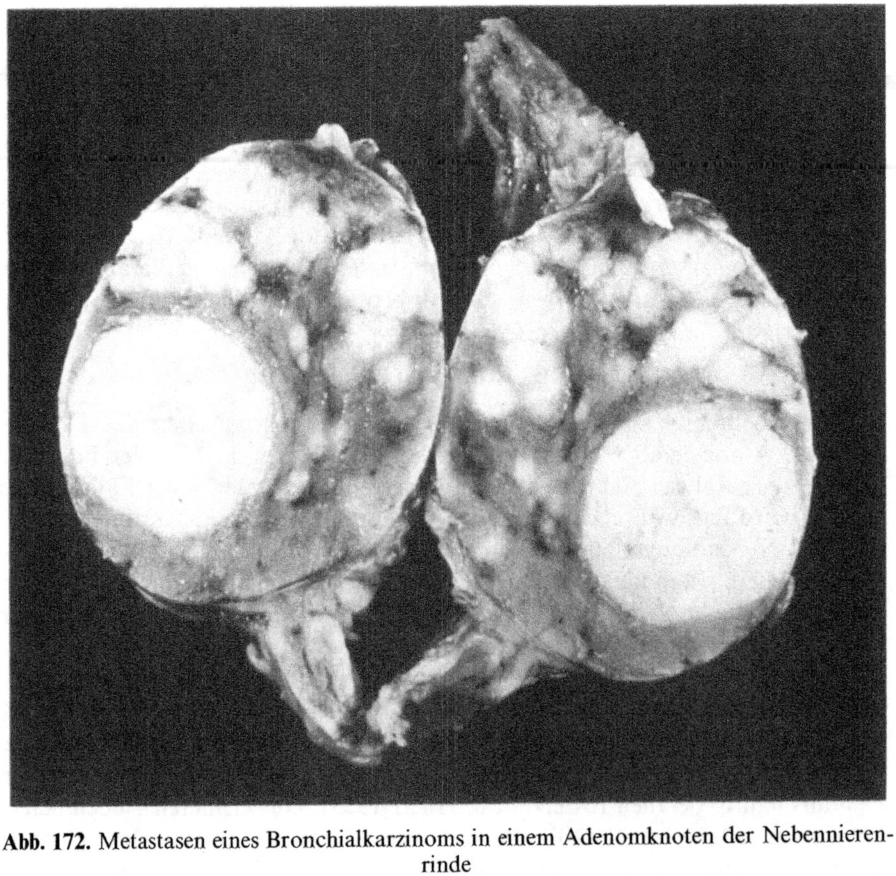

Abb. 172. Metastasen eines Bronchialkarzinoms in einem Adenomknoten der Nebennierenrinde

das Organ völlig. Nicht selten trifft man die Metastasen in Rindenknoten (SYMINGTON 1969) (Abb. 172). Bei Zerstörung beider Nebennieren kann sich ein Morbus Addison entwickeln, doch sind in der Literatur nur wenige gesicherte Fälle mitgeteilt. BUTTERLY et al. (1952) haben jedoch innerhalb von 2 Jahren 3 klinisch gesicherte Fälle von Morbus Addison bei Bronchialkarzinomen mit bilateralen Nebennierenmetastasen gesehen, die alle im gleichen Hospital zur Beobachtung kamen. Sie sind daher der Ansicht, daß die Rindeninsuffizienz bei Metastasenträgern häufiger sei, als klinisch vermutet. Die Symptome können jedoch durch das Tumorleiden überdeckt sein.

Literatur

Abernathy, R.S., Melby, J.C.: Addison's disease in North American blastomykosis. New Engl. J. Med. **266**, 552 (1962)
Abeshouse, G.A., Goldstein, R.B., Abeshouse, B.S.: Adrenal cysts: Review of the literature and report of three cases. J. Urol. (Baltimore) **81**, 711 (1959)
Abramov, A., Schorr, S., Wolman, M.: Generalized xanthomatosis with calcified adrenals. Amer. J. Dis. Child. **91**, 282 (1956)
Abrams, H.L., Spiro, R., Goldstein, N.: Metastases in carcinoma. Analysis of 1000 autopsied cases. Cancer (Philad.) **3**, 74 (1950)
Addison, Th.: On the constitutional and local effects of disease of the suprarenal capsules. London: Samuel Highley 1855
Aiba, M.: Correlation of alkaline phosphatase staining of cortisol-producing adrenocortical tumors with dexamethasone suppression and ACTH stimulation. Acta path. jap. **27**, 877 (1977)
Albrecht, H., Weltmann, O.: Über das Lipoid der Nebenniere. Wien. klin. Wschr. **14**, 483 (1911)
Alterman, S.L., Dominguez, C., Lopez-Gómez, A., Lieber, A.L.: Primary adrenocortical carcinoma causing aldosteronism. Cancer (Philad.) **24**, 602 (1969)
Altmann, H.W.: Allgemeine morphologische Pathologie des Cytoplasmas. Handbuch der allg. Pathologie. Bd. II/1. Berlin-Göttingen-Heidelberg: Springer 1955
Altmann, H.W.: Zur Kenntnis der Kerngestalt des Zytozentrums und der Mitosestörungen in Sternbergschen Riesenzellen. Klin. Wschr. **42**, 1117 (1964)
Amador, E.: Adrenal hemorrhage during anticoagulant therapy. A clinical and pathological study of 10 cases. Ann. intern. Med. **63**, 559–571 (1965)
Anderson, A.B.M., Lawrence, K.M., Turnbull, A.C.: The relationship in anencephaly between the size of the adrenal cortex and the lengths of gestation. J. Obstet. Gynaec. Brit. Cwlth **76**, 196 (1969)
Anderson, J.R., Goudie, R.B., Gray, K., Stuart-Smith, D.A.: Immunological features of idiopathic Addison's disease; an antibody to cells producing steroid hormones. Clin. exp. Immunol. **3**, 107 (1968)
Angevine, D.M.: Pathologic anatomy of hypophysis and adrenals in anencephaly. Arch. Path. **26**, 507 (1938)
Apitz, K.: Zur Pathogenese des hypophysären Kleinwuchses. Virchows Arch. path. Anat. **302**, 555 (1938)
Apitz, K.: Die Geschwülste und Gewebsmißbildungen der Nierenrinde. 1. Mitteilung: Die intrarenalen Nebenniereninseln. Virchows Arch. path. Anat. **311**, 285 (1944)
Arnold, J.: Ein Beitrag zu der feineren Structur und dem Chemismus der Nebennieren. Ein weiterer Beitrag zu der Steißdrüsenfrage. Virchows Arch. path. Anat. **35**, 64 (1866a), 220 (1866b)
Aschoff, L.: Zur Pathologie der Nebenniere. Beitr. path. Anat. **71**, 495 (1923)
Asfeldt, V.H., Elb, S.: Hypthalamo-pituitary-adrenal response during major surgical stress. Acta endocr. (Kbh.) **59**, 67 (1968)

Ask-Upmark, E., Hull, B.: Addison's disease in a university medical department during 20 years. Acta med. scand. **192**, 445 (1972)
Aterman, K., Kerenyi, N., Lee, M.: Adrenal cytomegaly. Virchows Arch. Abt. A **355**, 105 (1972)
Attia, O., Fadel, H.E., Mahran, M., Sabour, M.S., El-Mahallawy, M.N.: Lesions of the suprarenal glands in pre-eclampsia and eclampsia demonstrated in biopsy material. Amer. J. Obstet. Gynec. **107**, 889 (1970)
Azzopardi, J.-G., Williams, E.D.: Pathology of "non-endocrine" tumors associated with Cushing's syndrome. Cancer (Philad.) **22**, 274 (1968)
Bachmann, R.: Die Nebenniere. In: Handbuch mikrosk. Anat. Berlin-Göttingen-Heidelberg: Springer 1954
Barker, N.W.: The pathologic anatomy in twenty-eight cases of Addison's disease. Arch. Path. **8**, 432 (1929)
Barnett, L.: Hydatid cysts: their location in various organs and tissues of the body. Aust. N.Z. J. Surg. **12**, 240 (1942)
Barron, S.H., Emanuel, B.: Adrenal cyst. A case report and a review of the pediatric literature. J. Pediat. **59**, 592 (1961)
Batzenschlager, A., John, S.: Lésions hémorragiques et nécrotiques des surrénales. Sem. Hôp. Paris **44**, 1637 (1968)
Baumann, J., Jungmann, H., Voigt, K.D.: Der Einfluß systematischer Nahrungskarenz und -zufuhr auf die 17-OH-Corticosteroidausscheidung von Normalpersonen. Klin. Wschr. **44**, 1081 (1966)
Beatty, E.C., Hawes, C.R.: Cytomegaly of the adrenal gland. Amer. J. Dis. Child. **89**, 463 (1955)
Beaven, D.W., Nelson, D.H., Renold, A.E., Thorn, G.W.: Diabetes mellitus and Addison's disease: a report of eight patients and a review of 55 cases in the literature. New Engl. J. Med. **261**, 443 (1959)
Becker, H., Cesnik, H., Ischerne, H.: Nebennierenblutungen: Klinik und Pathologie. Münch. med. Wschr. **109**, 2646 (1967)
Beckerhoff, R., Wilkinson, R., Luetscher, J.A., Vetter, W., Siegenthaler, W.: Die Plasma-Renin-Konzentration beim primären Hyperaldosteronismus unter Suppressions- und Stimulationsbedingungen. Klin. Wschr. **50**, 783 (1972)
Beckmann, R.: Die Lumina in den Zellkomplexen der Nebenniere und ihre Genese. Beitr. path. Anat. **60**, 139 (1915)
Beller, F.K.: Pathophysiologische Aspekte des septischen Schocks während der Schwangerschaft. Z. Rechtsmed. **70**, 55 (1972)
Benirschke, K.: Adrenals in anencephaly and hydrocephaly. Obstet. and Gynec. **8**, 412 (1956)
Berger, H., Fink, M., Fritz, H.J., Gleispach, H., Heidemann, P., Wolf, J.: Normal values for the various 17-oxo-steroids, pregnanes and testosterone excreted in the urine of healthy boys and girls. Z. klin. Chemie klin. Biochem. **8**, 354 (1970)
Bernick, S., Ershoff, B.H.: Histochemical study of bone in cortisone-treated rats. Endocrinology **72**, 231 (1963)
Berte, S.J.: Spontaneous adrenal hemorrhage in the adult: literature review and report of two cases. Ann. intern. Med. **38**, 28 (1953)
Besser, G.M., Edwards, C.R.W.: Cushing's syndrome. Clin. Endocr. Metab. **1**, 451 (1972)
Bierich, J.R.: Nebennierenrinde. In: Handb. Kinderheilk., Bd. 1, Teil 1, S. 262. Berlin-Heidelberg-New York: Springer 1971
Bigler, U., Müller, J.: Mehrfaches Rezidiv eines Cushing-Syndroms nach bilateraler Adrenalektomie und Hypophyseneingriffen. Heilung mit o,p′-DDD. Schweiz. med. Wschr. **108**, 67 (1978)
Biglieri, E.G., Schambelan, M., Brust, N., Chang, B., Hogan, M.: Plasma aldosterone concentration. Further characterization of aldosterone-producing adenomas. Circulat. Res., Suppl. I XXXIV and XXXV, 183 (1974)
Biglieri, E.G., Slaton, P.E., Kronfield, S.-J., Schambelan, M.: Diagnosis of an aldosterone-producing adenoma in primary aldosteronism. J. Amer. med. Ass. **201**, 510 (1967)

Biglieri, E.G., Slaton, P.E., Silen, W.S., Galante, M., Forsham, P.H.: Postoperative studies of adrenal function in primary aldosteronism. J. clin. Endocr. **26**, 553 (1966)
Bigos, S.Th., Robert, F., Pelletier, G., Hardy, J.: Cure of Cushing's disease by transsphenoidal removal of a microadenoma from a pituitary gland despite a radiographically normal sella turcica. J. clin. Endocr. **45**, 1251 (1977)
Biressi, P.C.: Le formazioni mieloadipose della corteccia surrenalica. Arch. Sci. med. **97**, 473 (1954)
Blackman, S.S.: Concerning the function and origin of the reticular zone of the adrenal cortex. Bull. Johns Hopk. Hosp. **78**, 180 (1946)
Bleyl, U.: Pathomorphologie und Pathogenese des Atemnotsyndroms. Verh. dtsch. Ges. Path. **55**, 39 (1971)
Bleyl, U., Büsing, C.M.: Kreislaufschock und disseminierte intravasale Gerinnung bei intrauterinem und perinatalem Fruchttod. Klin. Wschr. **48**, 13 (1970)
Blichert-Toft, M., Vejlsted, H., Kehlet, H., Albrechtsen, R.: Virilizing adrenocortical adenoma responsive to gonadotrophin. Acta endocr. (Kbh.) **78**, 77 (1975)
Blizzard, R.M., Alberts, M.: Hypopituitarism, hypoadrenalism and hypogonadism in the newborn infant. J. Pediat. **48**, 782 (1956).
Blizzard, R.M., Chee, D., Davis, W.: The incidence of adrenal and other antibodies in the sera of patients with idiopathic adrenal insufficiency (Addison's disease). Clin. exp. Immunol. **2**, 19 (1967)
Bohle, A.: Beitrag zum Sanarelli-Shwartzman-Phänomen während der Schwangerschaft. Verh. dtsch. Ges. Path. **44**, 355 (1960)
Bohle, A.: Niere und innere Sekretion unter besonderer Berücksichtigung der Morphologie des juxtaglomerulären Apparates. 74. Tag. Dtsch. Ges. inn. Med. Wiesbaden (1968)
Bohle, A., Krecke, H.J.: Über das Sanarelli-Shwartzman-Phänomen (sog. generalisierte Shwartzman-Phänomen) des Menschen. Klin. Wschr. **37**, 803 (1959)
Bongiovanni, A.M., Kellenbenz, G.: The adrenogenital syndrome with deficiency of 3β-hydroxy steroid dehydrogenase. J. clin. Invest. **41**, 2086 (1962)
Borit, A., Kosek, J.: Cytomegaly of the adrenal cortex. Arch. Path. **88**, 58 (1969)
Bosselmann, H.: Nebennieren und Zwitterbildung. Beitr. path. Anat. **98**, 65 (1936/37)
Bourne, J.-C., Langley, F.A.: The changes in the adrenal cortex in haemolytic disease of the newborn. Amer. J. Path. **72**, 47 (1956)
Boyd, J.F., MacDonald, A.M.: Adrenal cortical hypoplasia in siblings. Arch. Dis. Childh. **35**, 581 (1960)
Bozic, C.: Ectopic fetal adrenal cortex in the lung of a newborn. Virchows Arch. path. Anat. **363**, 371 (1974)
Brain, R.T., Pugh, R.C.B., Dudgeon, J.A.: Adrenal necrosis in generalized herpes simplex. Arch. Dis. Childh. **32**, 120 (1957)
Bransome, E.C., Reddy, W.J.: Studies of adrenal nucleic acids. RNA, DNA and total protein in human adrenal dysfunction. Metabolism **12**, 27 (1963)
Bravo, E.L., Dustan, H.P., Tarazi, R.C.: Selective hypoaldosteronism despite prolonged pre- and postoperative hyperreninemia in primary aldosteronism. J. clin. Endocr. **41**, 611 (1975)
Brewer, D.B.: Congenital absence of the pituitary gland and its consequences. J. Path. **73**, 59 (1957)
Bricaire, H., Luton, J.P.: La poly-micro-adénomatose dans le syndrome de Cushing. Presse méd. **78**, 1869 (1970)
Brode, E., Grant, J.K., Symington, T.: A biochemical and pathological investigation of adrenal tissues from patients with Conn's syndrome. Acta endocr. (Kbh.) **41**, 411 (1962)
Brook, C.G.D., Bambach, M., Zachmann, M., Prader, A.: Familial congenital adrenal hypoplasia. Helv. paediat. Acta **28**, 277 (1973)
Brook, C.G.D., Zachmann, M., Prader, A., Murset, G.: Experience with long-term therapy in congenital adrenal hyperplasia. J. Pediat. **85**, 12 (1974)
Brooks, R.V., Davies, D.F., Lee, M.R., Robertson, P.W.: Hyperaldosteronism from adrenal carcinoma. Brit. med. J. **1**, 220 (1972)
Brown, H., Lane, M.: Cushing's and malignant carcinoid syndromes from ovarian neoplasm. Arch. intern. Med. **115**, 490 (1965)

Brown, J.J., Davies, D.L., Ferris, J.B., Fraser, R., Haywood, E., Lever, A.F., Robertson, J.J.S.: Comparison of surgery and prolonged spironolactone therapy in patients with hypertension, aldosterone excess and low plasma renin. Brit. med. J. **2**, 729 (1972)
Brown, W.H.: A case of pluriglandular-syndrome: Diabetes of bearded women. Lancet **1928 I**, 1022
Brücke, H., Himmel, G., Probst, A., Schlamberger, H., Wagner, K.: Primärer Hyperaldosteronismus bei bilateralen Nebennierenrindenadenomen. Wien. klin. Wschr. **75**, 135 (1963)
Bruno, M.S., Ober, W.B., Kuppermann, H., Epstein, J.: Coexistent Addison's disease and thyrotoxicosis. Arch. intern. Med. **110**, 155 (1962)
Brutschy, P.: Hochgradige Lipoidhyperplasie beider Nebennieren mit herdförmigen Kalkablagerungen bei einem Fall von Hypospadia peniscrotalis mit unechter akzessorischer Nebenniere am rechten Hoden (Pseudohermaphroditismus masculinus externus). Frankfurt. Z. Path. **24**, 203 (1921)
Bullock, W.D., Hirst, A.E.: Metastatic carcinoma of the adrenal. Amer. J. med. Sci. **226**, 521 (1953)
Bundschu, E.: Quantitative Untersuchungen über das Gewicht der menschlichen Nebennieren bei Herzhypertrophie. Frankfurt. Z. Path. **67**, 517 (1956)
Burgstedt, H.J.: Thymuscarcinom und Cushing-Syndrom. Wschr. Kinderheilk. **104**, 395 (1956)
Burke, C.W.: Biologically active cortisol in plasma of oestrogen-treated and normal subjects. Brit. med. J. **5660**, 798 (1969)
Burmeister, P., Simon, A.: Episodische Sekretion von ACTH durch einen Tumor des Nebennierenmarks. Dtsch. med. Wschr. **100**, 1132 (1975)
Butterly, J.M., Fishman, L., Seckler, J., Steinberg, H.: Addison's disease secondary to metastatic carcinoma of the adrenal glands. Ann. intern. Med. **37**, 930 (1952)
Cain, D.R., Velde, R.L. Van de, Shapiro, S.J.: Spironolactone inclusions in an aldosteronoma. Amer. J. clin. Path. **61**, 412 (1974)
Calman, C.K., Baillie, A.H., Ferguson, M.M., Hart, C.McK.: Hydroxysteroid dehydrogenases in the human adrenal cortex. J. Endocr. **34**, 439 (1966)
Canick, J.A., Purvis, J.L.: The maintenance of mitochondrial size in the rat adrenal cortex zona fasciculata by ACTH. Exp. Molec. Path. **16**, 79 (1972)
Caplan, R.H., Virata, R.L.: Functional black adenoma of the adrenal cortex. Amer. J. clin. Path. **62**, 97 (1974)
Caranasos, G., Ruebner, B.H.: Adrenal width and metastasis in bronchogenic carcinoma. Arch. Path. **76**, 263 (1963)
Carl: Persönliche Mitteilung 1971
Carr, J.: The human adrenal cortex at the time of death. J. Path. Bact. **78**, 533 (1959)
Caballero, C., Chiappino, G.: Histochemistry of steroid-3β-ol dehydrogenase in the human adrenal cortex. Exper. **18**, 1 (1962)
Celice, J., Tourneur, R., Aubert, P., Rousselet, J.: Purpura fulminans à enterocoque (syndrome de Waterhouse-Friderichsen). Bull. Soc. méd. Hôp. Paris **76**, 803 (1960)
Cerny, E.: Subendometriale Lokalisation einer akzessorischen Nebennierenrinde bei einer alten Frau. Zbl. allg. Path. path. Anat. **113**, 552 (1970)
Cervos-Navarro, J., Tonutti, E., Garcia-Alvarez, F., Bayer, J.M., Fritz, K.W.: Elektronenmikroskopische Befunde an zwei Connschen Adenomen der Nebennierenrinde. Endokrinologie **49**, 35 (1965)
Childs, B., Grumbach, M.M., Wyx, J.J. v.: Virilizing adrenal hyperplasia: a genetic and hormonal study. J. clin. Invest. **35**, 213 (1956)
Christian, J.J.: The relation of adrenal weight to body weight in mammals. Science **117**, 78 (1953)
Chute, A.L., Robinson, G.C., Donohue, W.L.: Cushing's syndrome in children. J. Pediat. **34**, 20 (1949)
Clavadetscher, P., Zellweger, J.P., Hedinger, Chr.: Idiopathische Nebennierenblutung. Schweiz. med. Wschr. **100**, 576 (1970)
Cohen, M.B., Toll, G.D., Castleman, B.: Bronchial Adenomas in Cushing's-Syndrome. Their relation to thymomas and oat-cell-carcinomas associated with Hyperadrenocorticism. Cancer (Philad.) **13**, 812 (1960)

Conly, P.W., Sandberg, D.H., Cleveland, W.W.: Steroid metabolism in premature pubarche and virilizing adrenal hyperplasia. J. Pediat. **71**, 506 (1967)
Conn, J.W., Cohen, E.L., Lucas, C.P., McDonald, W.J., Mayor, G.H., Blough, W.M., Eveland, W.C., Bookstein, J.J., Lapides, J.: Primary reninism. Arch. intern. Med. **130**, 682 (1972)
Conn, J.W., Cohen, E.L., Rovner, D.R., Nesbit, R.M.: Normokalemic primary aldosteronism. J. Amer. med. Ass. **193**, 200 (1965)
Conn, J.W., Hinerman, D.L.: Spironolactone-induced inhibition of aldosterone biosynthesis in primary aldosteronism: Morphological and functional studies. Metabolism **26**, 1293 (1977)
Conn, J.W., Knopf, R.F., Nesbit, R.M.: Clinical characteristics of primary aldosteronism from an analysis of 145 cases. Amer. J. Surg. **107**, 159 (1964)
Conn, J.W., Rovner, D.R., Cohen, E.L.: Preoperative diagnosis of primary aldosteronism. Arch. intern. Med. **123**, 113 (1969)
Connolly, C.K., Wills, M.R.: Plasma cortisol levels in heart failure. Brit. med. J. **2**, 25 (1967)
Cooke, B.A., Shirley, I.M., Dobbie, J., Taylor, P.D.: Metabolism of pregnenolone and dehydroepiandrosterone by homogenized tissue from the separated zones and whole adrenal glands from newborn anencephalic infants. J. Endocr. **51**, 533 (1971)
Cooke, C.R.: Regulation of plasma aldosterone concentration in anephric man and renal transplant recipients. Kidney international **3**, 160–166 (1973)
Cope, C.L.: Adrenal steroids and disease. London: Pitman Medical Publishing Co. Ltd. 1965
Craig, J.M., Landing, B.H.: Anaplastic cells of fetal adrenal cortex. Amer. J. clin. Path. **21**, 940 (1951)
Cravetto, C.A., Piancino, G., Martino, P.: Contributo allo studio della funzione corticosurrenalica nell'infantilo-nanismo diencefalo-ipofisario idiopatico, Minerva Med. **58**, 2423 (1967)
Crawford, M.D.: Suprarenal haemorrhage and necrosis in pregnancy. J. Path. Bact. **63**, 365 (1951)
Creutzfeld, W., Arnold, R., Creutzfeld, C., Track, N.S.: Pathomorphologic, biochemical and diagnostic aspects of gastrinomas (Zollinger-Ellison-syndrome). Hum. Path. **6**, 47 (1975)
Crooke, A.C.: A change in the basophil cells of the pituitary gland, common to conditions which exhibit the syndrome attributed to basophil adenoma. J. Path. Bact. **41**, 339 (1935)
Dässler, C.-G.: Die Ausscheidung von 11-Desoxycortisol und von Tetrahydro-11-Desoxycortisol in der normalen Schwangerschaft und bei intrauterinem Fruchttod. Acta endocr. (Kbh.) **63**, 437 (1970)
Dässler, C.-G., Jenssen, R.: ACTH-Tests bei normaler und pathologischer Früh- und Spätschwangerschaft. Endokrinologie **57**, 289 (1971)
Dahl, E.V., Bahn, R.C.: Aberrant adrenal cortical tissue near the testis in human infants. Amer. J. Path. **40**, 587 (1962)
Daniel, E.: Idiopathische Nebennierenrindendystrophie und Morbus Addison. Zbl. allg. Path. path. Anat. **115**, 301 (1972)
Davidson, A.: Notice of a case of malposition of the right kidney. J. Anat. Physiol. **2**, 282 (1868)
Davie, T.B.: Renal-adrenal adherence. Brit. J. Surg. **22**, 428, 1935
Davignon, J., Tremblay, G., Nowaczynski, W., Koiw, E., Genest, J.: Parallel biochemical and histochemical studies of an adrenocortical adenoma from a patient with primary aldosteronism. Acta endocr. (Kbh.) **38**, 207 (1961)
Davis, D.A., Medline, N.W.: Spironolactone (Aldactone) bodies: concentric lamellar formations in the adrenal cortices of patients treated with spironolactone. Amer. J. clin. Path. **54**, 22 (1970)
Dawson, J.M.P.: Changes in the adrenal cortex in essential and renal hypertension. J. Path. Bact. **72**, 393 (1956)
Dawson, J.M.P., Pryse-Davies, J., Snape, I.M.: The distribution of six enzyme systems

and of lipid in the human and rat adrenal cortex before and after administration of steroid and ACTH, with comments on the distribution in human foetuses and in some natural disease conditions. J. Path. Bact. **81**, 181 (1961)

Deamer, W.C., Silver, H.K.: Abnormalities in the secretion of the adrenal cortex during early life. J. Pediat. **37**, 490 (1950)

Deane, H.W.: The adreno-cortical hormones. Handbuch exp. Pharmakol., Bd. 14, Teil 1. Berlin-Göttingen-Heidelberg: Springer 1962

Deane, H.W., Greep, R.O.: A morphological and histochemical study of the rat's adrenal cortex after hypophysectomy with comments on the liver. Amer. J. Anat. **79**, 117 (1946)

De Cicco, F.A., Dekker, A., Yunis, E.J.: Fine structure of Crooke's hyaline change in the human pituitary gland. Arch. Path. **94**, 65 (1972)

Degenhart, H.J., Visser, H.K.A., Boon, H., O'Doherty, N.J.: Evidence for deficient 20α-cholesterol-hydroxylase activity in adrenal tissue of a patient with lipoid adrenal hyperplasia. Acta endocr. (Kbh.) **71**, 512 (1972)

Delarue, J., Chomette, G., Pinaudeau, V., Brocheriau, C.: Ilots cortico-surrénaliens extracapsulaires. Arch. Anat. path. **14**, 187 (1966)

Del Negro, G., Wajchenberg, B.L., Pereira, V.G., Shnaider, J., Ulhoa, C., Assis, L.M. de, Sampaio, S.A.P.: Addison's disease associated with South American blastomycosis. Ann. intern. Med. **54**, 189 (1961)

Demole, V.: Über die Häufigkeit der drüsenähnlichen Lumina der Nebennierenrinde. Zbl. allg. Path. path. Anat. **27**, 513 (1916)

De Moor, P., Roels, H., Delaere, K., Crabbé, J.: Unusual case of adrenocortical hyperfunction. J. clin. Endocr. **25**, 612 (1965)

Demura, H.: The adrenal glands in liver disease. Tohoku J. exp. Med. **78**, 274 (1962)

Denber, H.C.B.: Nonencapsulated Adrenal cortical tissue in the periadrenal fat Amer. J. Path. **25**, 681 (1949)

De Pasquale, F.M., Pinamonti, F., Bergami, P.L.: Modificazioni indotte dagli ormoni corticoidi nel tessuto muscolare dei ratti. Riv. Anat. pat. **19**, 625 (1961)

Dhom, G.: Zur Morphologie und Genese der kongenitalen NNR-Hyperplasie beim männlichen Scheinzwitter. Zbl. allg. Path. path. Anat. **27**, 346 (1958)

Dhom, G.: Frühgeburt und Nebennierenentwicklung. Endokrinologie **39**, 1 (1960)

Dhom, G.: Die Nebennierenrinde im Kindesalter. Berlin-Heidelberg-New York: Springer 1965

Dhom, G.: Leber und Endokrinium aus der Sicht des Morphologen. Leber, Endokrinium und Wasserhaushalt. 5. Lebertagung der Sozialmediziner, Stuttgart 1969

Dhom, G.: Pathogenetische und morphologische Aspekte kindlicher Endokrinopathien. Verh. dtsch. Ges. Path. **55**, 123 (1971)

Dhom, G.: The prepuberal and puberal growth of the adrenal (adrenarche). Beitr. Path. **150**, 357 (1973)

Dhom, G.: Endokrinologisch-chirurgisches Symposion der Chirurg. Univ. Klinik Mainz: im Druck (1977)

Dhom, G., Städtler, F.: Morphologische Befunde an der NNR bei primärem Aldosteronismus. Virchows Arch. path. Anat. **345**, 176 (1968)

Dietrich, A.: Die Nebennieren bei Wundinfektionskrankheiten. Zbl. allg. Path. path. Anat. **29**, 169 (1918)

Dietrich, A., Siegmund, H.: Handbuch spez. path. Anatomie. Berlin: Springer 1926

Dix, V.W.: Tumours of the adrenal cortex. Brit. J. Urol. **35**, 356 (1963)

Dobbie, J.W.: M.D. Thesis, University of Glasgow, (1968)

Dobbie, J.W.: Adrenocortical nodular hyperplasia: The ageing adrenal. J. Path. **99**, 1 (1969)

Dobbie, J.W., Symington, T.: The human adrenal gland with special reference to the vasculature. J. Endocr. **34**, 479 (1966)

Dolan, M.P., Janovski, N.A.: Adreno-hepatic union. Arch. Path. **86**, 22 (1968)

Downing, V., Eule, J., Huseby, R.A.: Regression of an adrenal cortical carcinoma and its neovascular bed following mitotane therapy: a case report. Cancer (Philad.) **34**, 1882 (1974)

Duffin, J.D.: Cortical necrosis of adrenal glands. Arch. Path. **35**, 649 (1943)
Dyckman, J., Freedman, D.: Myelolipoma of the adrenal with clinical features and surgical excision. J. Mt. Sinai Hosp. N.Y. **24**, 793 (1957)
Easterling, W.E., Simmer, H., Dignom, W.J., Frankland, M.W., Naftolin, F.: Neutral C-19-steroids and steroid sulphates in human pregnancy. II. Dehydroepiandrosterone sulphate, 16α-hydroxydehydroepiandrosterone and 16α-hydroxydehydroepiandrosterone sulphate in maternal and fetal blood of pregnancies with anencephalic and normal foetuses. Steroids **8**, 157 (1966)
Eberlein, W., Bongiovanni, A.M.: Congenital adrenal hyperplasia with hypertension: unusual steroid pattern in blood and urine. J. clin. Endocr. **15**, 1531 (1955)
Eder, M., Bernhard, J.: Histochemische Untersuchungen an menschlichen Nebennieren, knotigen Nebennierenrindenhyperplasien und Nebennierenrindenadenomen. Virchows Arch. path. Anat. **337**, 1 (1963/64)
Eder, M., Schwarz, K.: Die Beziehungen der Größe und Funktion der Nebennierenrinde zu Hypertonien, Herzklappenfehlern und zur Herzinsuffizienz. Klin. Wschr. **38**, 641 (1960)
Ehrlich, R.M.: Ectopic and hypoplastic pituitary with adrenal hypoplasia. Case report. J. Pediat. **51**, 377 (1957)
Elert, R.: Ursache und Bedeutung der Schwangerschaftsveränderungen der Nebennieren. Verh. dtsch. Ges. Path. **36**, 207 (1952)
Elias, H., Pauly, J.E.: The structure of the human adrenal cortex. Endocrinology **58**, 715 (1956)
Eliel, L.P., Pearson, O.H.: Metabolic effects of adrenocorticotropic hormone (ACTH) in patients with Cushing's syndrome and acromegaly. J. clin. Endocr. **11**, 913 (1951)
Erdheim, J.: Nanosomia pituitaria. Beitr. path. Anat. **62**, 302 (1916)
Espinoza, A., Hartmann, J., Schrader, D., Nowakowski, H.: Plasma-ACTH und Nelson-Tumoren bei bilateral adrenalektomierten Cushing-Patienten. Klin. Wschr. **53**, 923 (1975)
Essbach, H.: Die Toxoplasmose beim Menschen. Verh. dtsch. Ges. Path. **40**, 77 (1956)
Essbach, H.: Paidopathologie. Edition Leipzig 1963
Ferguson, J.H., Chapman, O.D.: Fulminating meningococcic infections and the so-called Waterhouse-Friderichsensyndrome. Amer. J. Path. **24**, 763 (1948)
Ferris, J.B., Brown, J.J., Fraser, R., Kay, A.W., Neville, A.M., O'Muircheartaigh, J.G., Robertson, J.I.S., Symington, T., Lever, A.F.: Hypertension with aldosterone excess and low plasma-renin: preoperative distinction between patients with and without adrenocortical tumor. Lancet **1970II**, 995
Fidler, W.J.: Ovarian thecal metaplasia in adrenal glands. Amer. J. clin. Path. **67**, 318 (1977)
Fischer, M., Krepler, P., Lechner, K.: Zur Heparinbehandlung des Waterhouse-Friderichsen-Syndroms. Wien. klin. Wschr. **81**, 876 (1969)
Fishman, L.M.: Incidence of primary aldosteronism in uncomplicated "essential" hypertension. J. med. Ass. **205**, 497 (1968)
Flanagan, M.J., McDonald, J.H.: Heterotopic adrenocortical adenoma producing primary aldosteronism. J. Urol. (Baltimore) **98**, 133 (1967)
Ford, J.K., Young, R.W.: Cell proliferation and replacement in the adrenal cortex of young rats injected with tritiated thymidine. Anat. Rec. **146**, 125 (1963)
Foster, D.G.: Adrenal cysts. Review of literature and report of case. Arch. Surg. **92**, 131 (1966)
Fox, B.: Unilateral adrenal necrosis and haemorrhage following operations on the stomach. J. Path. **97**, 127 (1969a)
Fox, B.: Venous infarction of the adrenal glands. J. Path. Bact. **119**, 65 (1976)
Fox, B.: Adrenal hemorrhage and necrosis resulting from abdominal operations. Lancet **1979I**, 600–602
Fraenkel, P.: Ein Fall von Pseudohermaphroditismus femininus externus. Virchows Arch. path. Anat. **215**, 378 (1914)
Frandsen, V.A., Stakeman, G.: The site of production of oestrogenic hormones in human pregnancy. Acta endocr. (Kbh.) **38**, 383 (1961)

Frandsen, V.A., Stakeman, G.: The site of production of oestrogenic hormones in human pregnancy. 3. Further observations on the hormone excretion in pregnancies with an anencephalic foetus. Acta endocr. (Kbh.) **47**, 265 (1964)

Frenkel, J.K.: Infections involving the adrenal cortex. In: The adrenal cortex. New York: P.B. Hoeber, Inc. 1961

Frey, H.M.M., Vogt, J.H., Nerup, J.: Familial poly-endocrinopathy. Acta endocr. (Kbh.) **72**, 401 (1973)

Friderichsen, C.: Nebennierenapoplexie bei kleinen Kindern. Jb. Kinderheilk. **87**, 108 (1918)

Friedman, N.B.: The pathology of the adrenal gland in Addison's disease with special reference to adrenocortical contraction. Endocrinology **42**, 181 (1948)

Gabrilove, J.L., Nicolis, G.L., Hausknecht, R.U., Wotiz, H.H.: Feminizing adrenocortical carcinoma in a man. Cancer (Philad.) **25**, 153 (1970)

Gagnon, R.: The venous drainage of the human adrenal gland. Rev. canad. Biol. **14**, 350 (1956)

Gagnon, R.: The arterial supply of the human adrenal gland. Rev. canad. Biol. **16**, 421 (1957)

Galian, Ph., Ganter, P., Galian, G., Delesque, M., Dadoune, J.P., Abelanet, R.: Étude anatomo-pathologique, ultra-structurale et histoenzymotogique de deux cas d'inclusions cortico-surrénaliennes intra-testiculaires. Virchows Arch. path. Anat. **354**, 239 (1971)

Galin, M.A.: Unilateral adrenal hemorrhage during ACTH-therapy. New Engl. J. Med. **258**, 945 (1958)

Ganguly, A., Gribble, J., Tune, B., Kempson, R.L., Luetscher, J.A.: Renin-secreting Wilms' tumor with severe hypertension. Ann. intern. Med. **79**, 835 (1973b)

Ganguly, A., Melada, G.A., Luetscher, J.A., Dowdy, A.J.: Control of plasma aldosterone in primary aldosteronism: distinction between adenoma and hyperplasia. J. clin. Endocr. **37**, 765 (1973a)

Ganguly, A., Stanchfield, J.B., Roberts, T.S., West, C.D., Tyler, F.H.: Cushing's syndrome in a patient with an empty sella turcica and a microadenoma of the adenohypophysis. Amer. J. Med. **60**, 306 (1976)

Gardiner, W.B., Bell, H.G., Althausen, T.L.: Large adrenal cystic tumour without endocrine manifestations. Postgrad. med. J. **11**, 297 (1952)

Garret, R., Ames, R.P.: Black-pigmented adenoma of the adrenal gland. Arch. Path. **95**, 349 (1973)

Gedigk, P., Totovic, V.: Lysosomen und Pigmente. Verh. dtsch. Ges. Path. **60**, 64 (1976)

Gershanik, J.J., Elmore, M., Levkoff, A.H.: Congenital concurrence of adrenal cortical tumor, ganglioneuroma and toxoplasmosis. Pediat. **51**, 705 (1973)

Gierke, E.: Über Knochenmarksgewebe in der Nebenniere. Beitr. path. Anat. **7**, Suppl. (1905). Festschr. f. J. Arnold

Givens, J.R., Andersen, R.N., Wiser, W.L., Coleman, S.A., Fish, S.A.: A gonadotropin-responsive adrenocortical adenoma. J. clin. Endocr. **38**, 126 (1974)

Glenn, J.F., Boyce, W.H.: Adrenogenitalism with testicular adrenal rests simulating interstitial cell tumours. J. Urol. (Baltimore) **89**, 456 (1963)

Goldberg, S., Lewenthal, H., Gottfried, I., Ben-Aderet, N.: Free 11-hydroxycorticosteroids in plasma in normal pregnancies and in cases of fetal death and missed abortion. Amer. J. Obstet. Gynec. **95**, 892 (1966)

Golden, A.: Cortical necrosis of the adrenal gland in man. Amer. J. clin. Path. **19**, 918 (1949)

Golden, M.P., Lippe, B.M., Kaplan, S.A.: Congenital adrenal hypoplasia and hypogonadotropic hypogonadism. Amer. J. Dis. Child. **131**, 1117 (1977)

Goldman, A.S., Bongiovanni, A.M., Yakovac, W.C.: Production of congenital adrenal cortical hyperplasia hypospadias, a clitoral hypertrophy (adrenogenital syndrome) in rats by inactivation of 3 β-hydroxysteroid dehydrogenase. Proc. Soc. exp. Biol. (N.Y.) **121**, 757 (1966)

Gossmann, H.P.: Über das Vorkommen von Fettgewebe und Lipoiden in Epithelkörperchen, Schilddrüse und Nebennieren des Menschen. Virchows Arch. path. Anat. **265**, 137 (1927)

Gottschau, M.: Structur und embryonale Entwicklung der Nebennieren bei Säugethieren. Arch. Anat. Physiol. Anat. 412 (1883a)
Gottschau, M.: Über die Nebennieren der Säugethiere. Biol. Zbl. **3**, 565 (1883b)
Goudie, R.B., Anderson, J.R., Gray, K., Whyte, W.G.: Autoantibodies in Addison's disease. Lancet **1966 II**, 1173
Goudie, R.B., McDonald, E., Anderson, J.R., Gray, K.: Immunological features of idiopathic Addison's disease: characterization of the adrenocortical antigens. Clin. exp. Immunol. **3**, 119 (1968)
Goudie, R.B., Pinkerton, P.H.: Anterior hypophysitis and Hashimoto's disease in a young woman. J. Path. Bact. **83**, 584 (1962)
Greenblatt, R.B., Mananthon, J.M., Zimmerman, A.M., Lucas, W.T.: Cushing's syndrome in infancy. Amer. J. Dis. Child. **94**, 691 (1957)
Greendyke, R.M.: Adrenal hemorrhage. Amer. J. clin. Path. **43**, 210 (1965)
Griffiths, K., Grant, J.K., Symington, T.: A biochemical investigation of the functional zonation of the adrenal cortex in man. J. clin. Endocr. **23**, 776 (1963)
Gruber, Gg.B.: in Schwalbe-Gruber: Morphologie der Mißbildungen III, 3. Abt. Kap. VI: Mißbildungen der Nebennieren. Jena 1929
Grünthal, E., Keller, F.: Diabetes insipidus mit Ausfall des hypothalamisch-hypophysären Systems. Monschr. Psychiat. Neurol. **108**, 254 (1943)
Gruenwald, P.: Embryonic and postnatal development of the adrenal cortex, particularly the zona glomerulosa and accessory nodules. Anat. Rec. **95**, 391 (1946)
Gsell, O., Uehlinger, E.: Tuberkulöser Morbus Addison. Stellung der Nebennierentuberkulose im Ablauf der tuberkulösen Infektion. Beitr. klin. Tuberk. **83**, 121 (1933)
Guieyesse, A.: La capsule surrénale du cobaye. Histologie et fonctionnement. J. Anat. (Paris) **37**, 312 (1901)
Guin, G.H., Gilbert, E.F.: Cushing's syndrome in children associated with adrenal cortical carcinoma. Amer. J. Dis. Child. **92**, 297 (1956)
Gupta, D., Marshall, W.A.: A longitudinal study of the urinary excretion of individual steroids in children from 3 to 7 years old. Acta endocr. (Kbh.) **68**, 141 (1971)
Gurtner, H.P.: Pseudohermaphroditismus masculinus und congenitale Nebennierenrindenhyperplasie. Virchows Arch. path. Anat. **326**, 409 (1955)
Guttman, P.H.: Addison's disease. Arch. Path. **10**, 742 (1930)
Hänze, S., Pierach, C.A., Neher, R., Kahnt, F.W.: Beitrag zur Klinik und Biochemie des primären Hyperaldosteronismus. Klin. Wschr. **44**, 1252 (1966)
Hajjar, R.A., Hickey, R.C., Samaan, N.A.: Adrenal cortical carcinoma. Cancer (Philad.) **35**, 549 (1975)
Haller, R.M.: Experimentelle Nebennierenrindenblutungen an anticoagulierten Ratten, ausgelöst durch Stimulation der Nebennierenrinde. Virchows. Arch. path. Anat. **346**, 204 (1969)
Halmi, K.A., Lascari, A.D.: Conversion of virilization to feminization in a young girl with adrenal cortical carcinoma. Cancer (Philad.) **27**, 931 (1971)
Hamperl, H.: On the "adrenal rest tumors" (hypernephromas) of the liver. Z. Krebsforsch. **74**, 310 (1970)
Hamwi, G.J., Gwinnp, G., Mostow, J.H., Besch, P.K.: Activation of testicular adrenal rest tissue by prolonged excessive ACTH production. J. clin. Endocr. **23**, 861 (1963)
Hardy, J.: Transsphenoidal microsurgery of the normal and pathological pituitary. Clin. Neurosurg. **16**, 185 (1969)
Hashida, Y., Kenny, F.M., Yunis, E.J.: Ultrastructure of the adrenal cortex in Cushing's disease in children. Hum. Path. **1**, 595 (1970)
Hashida, Y., Yunis, E.J.: Ultrastructure of the adrenal zona glomerulosa in children with renovascular hypertension. Hum. Path. **3**, 301 (1972)
Haupt, R.: Über Besonderheiten der Nebennierenrindencarcinome. Frankfurt. Z. Path. **73**, 602 (1964)
Hayduk, K., Kaufmann, W.: Ektope paraneoplastische Endokrinopathien mit Störungen des Wasser- und Elektrolythaushaltes. Klin. Wschr. **51**, 361 (1973)
Hecht, V.: Über echte kompensatorische Nebennierenhypertrophie. Zbl. allg. Path. path. Anat. **21**, 247 (1910)

Hedinger, Ch.: Zur Pathologie der Hämochromatose. Hämochromatose als Syndrom. Helv. med. Acta. Suppl. XXXII 20 (1953)
Hedinger, Ch.: Beidseitige Hodentumoren und kongenitales adrenogenitales Syndrom (Leydig-Zellen oder Nebennierenrindengewebe?). Schweiz. Z. Path. **17**, 743 (1954)
Heintz, R.: Erkrankungen durch Arzneimittel. Stuttgart: Thieme 1966
Hempel, K.J., Heim, R.R.: Über Rundzell- und Blutbildungsherde in Nebennieren. Zugleich ein Beitrag zur Frage der Entstehung von sog. Myelolipomen. Frankfurt. Z. Path. **76**, 191 (1967)
Hensleigh, P.A., Moore, W.V., Wilson, K., Tulchinsky, D.: Congenital X-linked adrenal hypoplasia. Obstet. and Gynec. **52**, 228 (1978)
Herrmann, M.: Experimentelle Untersuchungen zur Auswirkung einer einmaligen ACTH-Gabe. Ein Beitrag zur homöostatischen Regulation. Ergebn. Anat. Entwickl.-Gesch. **39**, (1965)
Hers, H.G., Wulf, H. De, Stalmans, W.: The mechanism of the glycogenic action of glucocorticoids. In: Hormonal steroids. Proc. III. Intern. Congr. on Horm. Steroids, Excerpta med. (Amst.) 455 (1971)
Herwig, K.R., Cerny, J.C., Cohen, E.L.: Congenital adrenal hyperplasia in adults. J. Urol. (Baltimore) **108**, 190 (1972)
Herwig, K.R., Schteingart, D.E.: Successful removal of adrenal remnant localized by ^{131}J-19-jodocholesterol. J. Urol. (Baltimore) **111**, 713 (1974)
Hett, J.: Ein Beitrag zur Histogenese der menschlichen Nebenniere. Z. mikr.-anat. Forsch. **3**, 179 (1925)
Hidai, H., Fujii, H., Otsuka, K., Abe, K., Shimizu, N.: Cushing's syndrome due to huge adrenocortical multinodular hyperplasia. Endocr. jap. **22**, 555 (1975)
Hiekkala, H., Sulamaa, M., Takkunen, R.: Adrenogenital syndrome in children. Ann. Paediat. Fenn. **7**, 189 (1961)
Hill, R.B., Rudi, F.P.: Cortisone-induced lipaemia and hepatic steatosis in the male rat. Nature **210**, 733 (1966)
Hirschfeld, A.J., Fleshman, J.K.: An unusual high incidence of salt-losing congenital adrenal hyperplasia in the Alaskan eskimo. J. Pediat. **75**, 492 (1969)
Hitzig, W.H.: Therapie des Waterhouse-Friderichsen-Syndroms. Dtsch. med. Wschr. **95**, 642 (1970)
Hoch-Ligeti, C.: ^{5}-3β-Hydroxysteroid dehydrogenase activity in human adrenal cortical adenomas. Arch. Path. **93**, 467 (1972)
Hodges, F.V., Ellis, F.R.: Cystic lesions of the adrenal glands. Arch. Path. **66**, 53 (1958)
Hodler, J.: Diagnose und Therapie des primären Hyperaldosteronismus. Schweiz. med. Wschr. **102**, 1039 (1972)
Holley, M.P.: The size of nuclei in the adrenal cortex. J. Path. Bact. **90**, 289 (1965)
Hollwich, F., Dieckhues, B.: Augenlicht und Nebennierenrindenfunktion. Dtsch. med. Wschr. **92**, 2335 (1967)
Holub, K.: Großer Nebennierentumor. Wien. klin. Wschr. **76**, 922 (1964)
Hooft, C., Casneuf, J.: Familial hypopituitary dwarfism. Helv. paediat. Acta **21**, 653 (1966)
Hopwood, N.J., Kenny, F.M.: Incidence of Nelson's syndrome after adrenalectomy for Cushing's disease in children. Amer. J. Dis. Child. **131**, 1353 (1977)
Horvath, E., Kovacs, K., Blaschek, J.H., Somogyi, A.: Ultrastructural changes induced in the liver of rats by various steroid compounds. Virchows Arch. B **7**, 348 (1971)
Houck, J.C.: The effect of cortisol and salicylate upon the connective tissue. Amer. J. Path. **41**, 305 (1962)
Hübschmann, P.: Beiträge zur pathologischen Anatomie der Nebennieren. Beitr. path. Anat. **69**, 352 (1921)
Hubble, D.: Congenital adrenal hyperplasia. In: Basic concept of inborn errors and defects of steroid biosynthesis, ed. Holt, K.S. and Raine, D.N., pp. 68–74. Livingstone: Edinburgh 1966
Huenges, R.: Idiopathischer hypophysärer Zwergwuchs als Folge von Geburtstraumen. Inauguraldissertation Hamburg (1966)
Hulth, A., Olerud, S.: The effect of cortisone on growing bone in the rat. Brit. J. exp. Path. **44**, 491 (1963)

Hutter, A.M., Kayhoe, D.E.: Adrenal cortical carcinoma. Clinical features of 138 patients. Amer. J. Med. **41**, 572 (1966)

Huvos, G., Hajdu, S.I., Brasfield, R.D., Foote, F.W.: Adrenal cortical carcinoma. Cancer (Philad.) **25**, 354 (1970)

Idelman, S.: Ultrastructure of the mammalian adrenal cortex. Int. Rev. Cytol. **27**, 181 (1970)

Idelman, S.: The structure of mammalian adrenal cortex. In: General, comparative and clinical endocrinology of the adrenal cortex, Vol. II, ed. by J. Chester-Jones and J.W. Henderson. London-New York-San Francisco: Academic Press 1978

Ihringer, G.: Zur Pathologie der Nebennierenzysten. Frankfurt. Z. Path. **66**, 153 (1955)

Imura, H., Matsukura, S., Yamamoto, H., Hirata, Y., Nakai, Y., Endo, J., Tanaka, A., Nakamura, M.: Studies on ectopic ACTH-producing tumors. Cancer (Philad.) **35**, 1430 (1975)

Irvine, W.G., Bayliss, R.J.S., Drury, M.J., Chan, M.M.W., Scarth, L., Kolb, F.O., Hartog, M.: Immunological aspects of premature Ovarian failure associated with idiopathic Addisons disease. Lancet **1968I**, 883

Irvine, W.J., Barnes, E.W.: Adrenocortical insufficiency. In: Clinics in endocrinology and metabolism, p. 549. London-Philadelphia-Toronto: Saunders 1972

Irvine, W.J., Scarth, L.: Antibody to the oxyphil cell of the human parathyroid in idopathic hypoparathyroidism. Clin. exp. Immunol. **4**, 505 (1969)

Irvine, W.J., Stewart, A.G., Scarth, L.: A clinical and immunological study of adrenocortical insufficiency (Addison's disease). Clin. exp. Immunol. **2**, 31 (1967)

Isfort, A.: Nebennierenhämatom durch stumpfes Bauchtrauma. Mschr. Unfallheilk. **1**, 43 (1968)

Jagnow, Z.: Die anatomischen Verhältnisse eines Dicephalus pseudotribrachius tetramanus. Z. Anat. Entwickl.-Gesch. **90**, 659 (1929)

Janigan, D.T.: Cytoplasmic bodies in the adrenal cortex of patients treated with spironolactone. Lancet **1963I**, 850

Jenis, E.H., Herzog, R.W.: Effect of spironolactone on the zona glomerulosa of the adrenal gland. Light and electron microscopy. Arch. Path. **88**, 530 (1969)

Jennings, P.B.: Adrenal cortical function at death as measured by the level of circulating eosinophils. J. clin. Endocr. **11**, 793 (1951)

Jennings, P.B.: Adrenal cortical function at death as measured by the level of circulating eosinophils. Brit. med. J. **1**, 1055 (1952)

Jensen, H.K.: Pituitary-adrenal function in old age evaluated by the intravenous metyrapone test. Acta endocr. (Kbh.) **64**, 431 (1970)

Johannisson, E.: The foetal adrenal cortex in the human. Acta endocr., Suppl. **130**, (1968)

Johnson, C.C., Jeppesen, F.B.: Haemangioma of the adrenal. J. Urol. (Baltimore) **74**, 573 (1955)

Jones, T., Griffiths, A.K., Forrest, A.P.M.: Ultramicrochemical studies on the site of formation of dehydroepiandrosterone sulphate in the adrenal cortex. Biochem. **110**, 20 (1968)

Juhasz, J.: Über das mit Hypertension einhergehende kongenitale adrenogenitale Syndrom. Münch. med. Wschr. **104**, 557 (1962)

Justin-Besançon, Lamotte, M., Lamotte-Barrillon, S., Martin, E.: Aspects cliniques des hémochromatoses idiopathiques. In: Les hémochromatoses 34. Congrès Français de Médecine. Paris: Masson et Cie. 1963

Kahri, A.: Inductive transformation as a basic phenomenon in the genesis of cells of the zone fasciculata and reticularis of the adrenal cortex. Acta anat. (Basel) **71**, 67 (1968)

Kampmeier, O.F.: Giant epithelial cells of the human fetal adrenal. Anat. Rec. **37**, 95 (1927)

Kaplan, M., Grumbach, R., Birman, M., Combourieu, M.: Hyperplasie surrénale congénitale avec gros testicules. A propos d'une nouvelle observation. Sem. Hôp. (Ann. Pédiat.) **40**, 2339 (1966)

Karl, H.J., Raith, L.: Die Corticosteroidsekretion beim Menschen. I. und II. Mitteilung. Klin. Wschr. **16**, 863, 867 (1965)

Kawamura, R.: Die Cholesterinesterverfettung. Jena: Gustav Fischer 1911
Kay, S., Willson, M.A.: Ultrastructural studies of an ACTH-secreting thymic tumour. Cancer (Philad.) **26**, 445 (1970)
Kennedy, J.H., Williams, M.J., Sommers, S.C.: Cushing's syndrome and cancer of the lung-pituitary Crooke-cell-hyperplasia in pulmonary oat-cell-carcinoma. Ann. Surg. **160**, 90 (1964)
Kenney, F.M., Starrides, A., Voorhess, M.L., Klein, R.: Cushing's syndrome associated with an adrenal neuroblastoma. Amer. J. Dis. Child. **113**, 611 (1967)
Kenny, F.M.: Cortisol production rate in adolescent males in different stages of sexual maturation. J. clin. Endocr. **26**, 1232 (1966)
Kerenyi, N.: Congenital adrenal hypoplasia. Arch. Path. **71**, 336 (1961)
Kershnar, A.K., Roe, T.F., Kogut, M.D.: Adrenocorticotropic hormone unresponsiveness: report of a girl with excessive growth and review of 16 reported cases. J. Pediat. **80**, 610 (1972)
Keuth, M., Thesen, E.: Spontanhypoglykämie und Nebennierenverkalkung beim Kleinkind. Z. Kinderheilk. **100**, 113 (1967)
Kiefer, H.: Addison'sche Erkrankung infolge chronischer Nebennierendystrophie mit adenomartigen Regeneraten. Arch. path. Anat. **265**, 472 (1927)
Kief, H., Schürmeyer, E.: Experimentelle Untersuchungen über die Wirkung synthetischer Corticosteroide auf die Rattenleber. Beitr. path. Anat. **116**, 168 (1956)
Kirkland, J., Kirkland, R., Librik, L., Clayton, G.: Serum gonadotropin levels in female adolescents with congenital adrenal hyperplasia. J. Pediat. **84**, 639 (1974)
Kirk-Rose, E., Enterline, H.T., Rhoads, J.E., Rose, E.: Adrenal cortical hyperfunction in childhood. Report of a case with adrenocortical hyperplasia and testicular adrenal rests. Pediat. **9**, 475 (1952)
Kirschner, M.A., Powell, R.D., Jr., Lipsett, M.B.: Cushing's syndrome: nodular cortical hyperplasia of adrenal glands with clinical and pathological features suggesting adrenocortical tumor. J. clin. Endocr. **24**, 947 (1964)
Kiyono, H.: Die pathologische Anatomie der endokrinen Organe bei Anencephalie. Virchows Arch. path. Anat. **257**, 441 (1925)
Kley, H.K., Blessing, M.H., Nieschlag, E., Wiegelmann, W., Solbach, H.G., Krüskemper, H.L.: Virilismus bei Nebennierenmarktumor mit ektopischem ACTH-Syndrom. Klin. Wschr. **53**, 321 (1975)
Klimpel, K.: Multiple endokrine Erscheinungen bei einem renalen Hypernephrom, die nach Nephrektomie schwanden. Z. Urol. **47**, 618 (1954)
Kloos, K., Staemmler, H.J.: Zur Morphologie und Pathophysiologie der Nebennierenrinde von Feten und Neugeborenen. Virchows Arch. path. Anat. **324**, 285 (1953)
Knorr, D.: Untersuchungen zur Altersabhängigkeit der Ausscheidung einzelner chromatographisch getrennter Steroide während des Kindes- und Reifungsalters. In: Linneweh, F., Fortschritte der Pathologie. Berlin-Heidelberg-New York: Springer 1965
Knorr, D.: Veränderte Tagesrhythmik der Cortisolausscheidung bei fettsüchtigen Kindern. Klin. Wschr. **45**, 792 (1967)
Koch, W.: Zur Frage der hypophysären Nanosomie. Verh. dtsch. Ges. Path. **21**, 274 (1926)
König, H.: Persönliche Mitteilung (1971)
König, D., Haller, J.: Langzeitbehandlung der kongenitalen Nebennierenhyperplasie bei eineiigen Zwillingen mit Depot-6a-methylprednisolon. Geburtsh. u. Frauenheilk. **26**, 1492 (1966)
Kogut, M.D., Donnell, G.N.: Cushing's syndrome in association with renal ganglioneuroblastoma. Pediat. **28**, 566 (1961)
Kohlhardt, M., Voth, D.: Das morphologische Bild der Zona glomerulosa der Nebennierenrinde unter chemischer Adrenostase und ACTH-Blockade. Klin. Wschr. **18**, 1929 (1962)
Kohn, A.: Anencephalie und Nebenniere. Arch. mikr. Anat. **102**, 113 (1924)
Kollenbach, K.F., Hoffmeister, H.H.: Ein ungewöhnlicher Fall von einseitiger Nebennierenunterentwicklung bei einem Erwachsenen. Zbl. allg. Path. path. Anat. **99**, 32 (1959)
Kovacs, K., Horvath, E., Delarue, N.C., Laidlaw, J.C.: Ultrastructural features of an Aldosterone-secreting adrenocortical adenoma. Horm. Res. **5**, 47 (1974)

Kovacs, K., Horvath, E., Kerenyi, N.A., Sheppard, R.H.: Light and electron microscopic features of a pituitary adenoma in Nelson' syndrome. Amer. J. clin. Path. **65**, 337 (1976)

Kovacs, K., Horvath, E., Singer, W., Lilienfield, H.: Fine structure of adrenal cortex in ectopic ACTH syndrome. Endokrinologie **69**, 94 (1977)

Kracht, J.: Morphokinese der Nebennierenrinde nach Anwendung von Cortison und Cortisonderivaten. Medizinische **3**, 106 (1959)

Kracht, J.: Karyometrische Befunde an der diffus hyperplastischen Nebennierenrinde bei Cushing-Syndrom. Virchows Arch. path. Anat. **335**, 21 (1962)

Kracht, J.: Pathologie der ektopisch hormonbildenden Geschwülste. Med. Klin. **2**, 41 (1968)

Kracht, J.: Nebennierenpathologie des Cushing-Syndroms bei Kindern und Jugendlichen. Verh. dtsch. Ges. Path. **55**, 142 (1971)

Kracht, J., Bayer, J.M.: Pathologische Aspekte der Adrenalektomie bei hypothalamisch-hypophysärem Cushing-Syndrom. Verh. dtsch. Ges. Path. **56**, 376 (1972)

Kracht, J., Hachmeister, U.: Immunhistological studies on Crooke-cells. Endokrinologie **51**, 164 (1967)

Kracht, J., Hachmeister, U., Fischer, K., Breustedt, H.-J.: Immunfluoreszenz der ACTH-Bildungsstätten. Verh. dtsch. Ges. Path. **49**, 324 (1965)

Kracht, J., Tamm, J.: Bilaterale kleinknotige Adenomatose der Nebennierenrinde bei Cushing-Syndrom. Virchows Arch. path. Anat. **333**, 1 (1960)

Kracht, J., Tamm, J.: Invasiv gewachsenes basophiles Adenom des Hypophysenvorderlappens bei Cushing-Syndrom. Acta endocr. (Kbh.) **32**, 330 (1963)

Kracht, J., Zimmermann, H.-D., Hachmeister, U.: Immunhistologischer ACTH-Nachweis in einem R-Zellen-Adenom des Hypophysenvorderlappens bei M. Cushing. Virchows Arch. path. Anat. **340**, 270 (1966)

Kraus, E.J.: Zur Kenntnis der Nanosomie. Beitr. path. Anat. **65**, 535 (1919)

Kraus, E.J.: Zur Pathologie des Morbus Addisoni (Befunde in Hypophyse und Nebenniere). Beitr. path. Anat. **78**, 283 (1927)

Krecke, H.-J.: Zum generalisierten Shwartzman-Sanarelli-Syndrom. Veröffentl. aus der Morph. Path. **69**, Stuttgart 1964

Kreiner, E., Dhom, G.: Altersveränderungen der menschlichen Nebenniere. Zbl. allg. Pathol. path. Anat. **123**, 351 (1979)

Krieger, D.T., Krieger, H.P.: Circadian variation of the plasma 17-hydroxycorticosteroids in central nervous system disease. J. clin. Endocr. **26**, 929 (1966)

Krüskemper, H.L., Noell, G.: Steroidstruktur und Lebertoxizität. Acta endocr. (Kbh.) **54**, 73 (1967)

Küchemann, K.: Über die Infiltration von normalem Nebennierenrindengewebe in das umgebende Fettgewebe und die Nebennierenvenen. Frankfurt. Z. Path. **76**, 370 (1967)

Künzer, W., Schindera, F., Schenck, W., Schumacher, H.: Waterhouse-Friderichsen-Syndrom. Dtsch. med. Wschr. **97**, 270 (1972)

Labhart, A., Müller, J.: Die Nebennierenrinde. In: Klinik der Inneren Sekretion, 2. Aufl. S. 298. Berlin-Heidelberg-New York: Springer 1971

Laeschke, R.: Die physiologischen und vom Verhalten der Keimdrüsen abhängenden Veränderungen der Nebenniere des erwachsenen Menschen. Z. mikr.-anat. Forsch. **57**, 1 (1951)

Lagerquist, L.G., Meikle, A.W., West, C.D., Tyler, F.H.: Cushing's disease with cure by resection of a pituitary adenoma; evidence against a primary hypothalamic defect. Amer. J. Med. **57**, 826 (1974)

Lamont, T.: Personal communication (1964)

Landau, M.: Die Nebennierenrinde. Jena (1915)

Landing, B.H., Gold, E.: The occurence and significance of Leydig-cell-proliferation in familial adrenalcortical hyperplasia. J. clin. Endocr. **11**, 1436 (1951)

Larson, B.A., Vanderlaan, W.P., Judd, H.L., McCullough, D.L.: A testosterone-producing adrenal cortical adenoma in an elderly woman. J. clin. Endocr. **42**, 882 (1976)

Lauritzen, C., Lehmann, W.-D.: Ausscheidung von Dehydroepiandrosteron im Neugeborenenharn. Stimulierung durch Choriongonadotropin und ACTH. Arch. Gynäk. **200**, 699 (1965)

Lauritzen, C., Shackleton, C.H.L., Mitchell, F.L.: The effect of exogenous human chorionic gonadotropin on steroid excretion in the newborn. Acta endocr. (Kbh.) **61**, 83 (1969)
Lawson, D.W., Corry, R.J., Patton, A.S., Daggett, W.M., Austen, W.G.: Massive retroperitoneal adrenal hemorrhage. Surg. Gynec. Obstet. **129**, 989 (1969)
Leger, L., Godeau, P., Delaitre, B., Louvel, A., Weschler, B., Savulescu, V.: Adrenal cysts and pseudo-cysts. J. Chir. **104**, 107 (1972)
Lemli, L., Smith, D.W.: Idiopathic adrenal insufficiency in two siblings. Maandschr. Kindergeneesk. **34**, 63 (1966)
Lent, V., Stober, R., Moussawi, M.: Nebennierenzysten. Fallberichte und Komplikationsmöglichkeiten – Literaturübersicht. Urologe A **16**, 32 (1977)
Lesobre, B., Piéron, R., Mafart, Y., Coppin, M., Horiot, A., Helenon, C., Favre, M.: Lymphangiome kystique de la surrénale avec hypertension artérielle. Sem. Hôp. Paris **53**, 377 (1977)
Levin, S.E., Collins, D.W., Kaplan, G.W., Weller, M.H.: Neonatal adrenal pseudocyst mimicking metastatic disease. Ann. Surg. **179**, 186 (1974)
Lewinsky, B.S., Grigor, K.M., Symington, T., Neville, A.M.: The clinical and pathologic features of "non-hormonal" adrenocortical tumors. Cancer (Philad.) **33**, 778 (1974)
Liddle, G.W.: Analysis of circadian rhythmus in human adrenocortical secretory activity. Arch. intern. Med. **117**, 739 (1966)
Liddle, G.W.: Management of aldosteronism. Amer. J. clin. Path. **54**, 331 (1970)
Liddle, G.W., Island, D.P., Ney, R.L., Nicholson, W.E., Shimizu, N.: Non-pituitary neoplasms and Cushing's syndrome. Arch. intern. Med. **111**, 471 (1963)
Liebegott, G.: Zur Pathogenese des Hydrops congenitus. Klin. Wschr. **17**, 142 (1938)
Liebegott, G.: Studien zur Orthologie und Pathologie der Nebennieren. Beitr. path. Anat. **109**, 93 (1947)
Liebegott, G.: Die Pathologie der Nebennieren. Verh. dtsch. Ges. Path. **36**, 21 (1953)
Liegegott, G.: Tödliche isolierte Nebennieren-Syphilis bei konnataler Lues. Beitr. path. Anat. **123**, 114 (1960)
Limjuco, R.A., Sherman, L., Kolodny, H.D.: Isolated ACTH deficiency. N.Y.St. J. Med. **76**, 439 (1976)
Lindgren, S.: Congenital primary adrenal hypoplasia. Acta path. microbiol. scand. **70**, 541 (1967)
Lindholm, D.J., Rasmussen, P., Korsgaard, O.: Chromophobe adenomas of the pituitary gland in Cushing's disease. Acta endocr. (Kbh.) **62**, 647 (1969)
Lipsett, M.B., Hertz, R., Ross, G.T.: Clinical and pathophysiologic aspects of adrenocortical carcinoma. Amer. J. Med. **35**, 374 (1963)
Lipsett, M.B., Wilson, H.: Adrenocortical cancer: steroid biosynthesis and metabolism evaluated by urinary metabolites. J. clin. Endocr. **22**, 906 (1962)
Livet, M.-O., Chaussain, J.-L., Lyon, G.: La maladie de Schilder avec insuffisance surrénale (adréno-leucodystrophie). A propos de cinq observations. Arch. franç. Pédiat. **34**, 232 (1977)
Loewenthal, M., Leszynsky, H.E., Marcus, M., Zondek, H.: Congenital adrenocortical hyperplasia with giant cells in a twelve year old child. J. Endocr. **16**, 429 (1958)
Long, J.A., Jones, A.L.: Observations on the fine structure of the adrenal cortex of man. Lab. Invest. **17**, 355 (1967)
Lovern, W.J., Farris, B.L., Wettlaufer, J.N., Hane, S.: Ectopic ACTH-production in disseminated prostatic adenocarcinoma. Urol. **5**, 817 (1975)
Lowden, J.A., Barson, A.J., Wentworth, P.: Wolman's disease: a microscopic and biochemical study showing accumulation of ceroid and esterified cholesterol. Canad. med. Ass. J. **102**, 402 (1970)
Lüders, C.J.: Zur Frage der pigmentierten Nebennierenrindenadenome. Virchows Arch. path. Anat. **324**, 123 (1953)
Luksch, F.: Über pigmentierte Adenome der Nebennieren. Beitr. path. Anat. **53**, 324 (1912)
Luksch, F.: Untersuchungen über die Nebennieren: Hämangioendotheliom der Nebenniere. Beitr. path. Anat. **62**, 220 (1916)
Lumb, G.: Adrenal cortical tumours of unusually large size. Brit. med. J. **1**, 582 (1950)

Lumb, G., Mackenzie, D.H.: The incidence of metastases in adrenal glands and ovaries removed for carcinoma of the breast. Cancer (Philad.) **12**, 521 (1959)
Lundin, M.: The effect of steroids on the histology and ultrastructure of lymphoid tissue. Path. eur. **4**, 58 (1969)
Lundin, M., Schelin, U.: The effect of steroids on the histology and ultrastructure of lymphoid tissue. Path. eur. **1**, 15 (1966)
MacAdam, R.F.: Black adenoma of the human adrenal cortex. Cancer (Philad.) **27**, 116 (1971)
Machemer, R., Oehlert, W.: Autoradiographische Untersuchungen über den physiologischen Zellumsatz und die gesteigerte Zellneubildung der Nebenniere der ausgewachsenen Ratte nach Behandlung mit ACTH. Endokrinologie **46**, 77 (1964)
Mack, E.: Adrenal blood flow and corticosteroid secretion in hemorrhagic shock. Surg. Gynec. Obstet. **131**, 65 (1970)
Mackay, A.M.: Atlas of human adrenal cortex ultrastructure, In: Symington, Functional pathology of the human adrenal gland, Part IV, p. 346. Edinburgh-London: Livingstone 1969
Mäusle, E.: Elektronenmikroskopische Befunde an der menschlichen Neugeborenen-Nebenniere. Beitr. path. Anat. **146**, 221 (1972)
Mäusle, E.: Electron microscopic studies of infectious adrenal cortical hemorrhages in rats. Beitr. path. Anat. **151**, 179 (1974a)
Mäusle, E.: Ultrastructure and function of the mesenchyme of the rat adrenal cortex. Beitr. path. Anat. **151**, 344 (1974b)
Mahley, R.W., Gray, M.E., Hamilton, R.L., LeQuire, V.S.: Lipid transport in liver. II. Electron microscopic and biochemical studies of alterations in lipoprotein transport induced by cortisone in rabbit. Lab. Invest. **19**, 358 (1968)
Maloney, P.J. Addison's disease due to chronic disseminated coccidioidomycosis. Arch. intern. Med. **90**, 869 (1952)
Mangili, G., Motta, M., Martini, L.: Control of adrenocorticotropic hormone secretion. Neuroendocr. **I**, 298 (1966)
Mankin, H.J., Conger, K.A.: The effect of cortisol on articular cartilage of rabbits. Lab. Invest. **15**, 794 (1966)
Marek, J., Motlik, K.: Ultrastructural changes of the adrenal cortex in Cushing's syndrome treated with aminoglutethimide (Elipten® Ciba). Virchows Arch. Abt. B **18**, 145 (1975)
Margaretten, W., McAdams, A.: An appraisal of fulminant meningococcemia with reference to the Shwartzman phenomenon. Amer. J. Med. **25**, 808 (1958)
Marks, V.: Cushing's syndrome occurring with pituitary chromophobe tumours. Acta endocr. (Kbh.) **32**, 527 (1959)
Marsden, H.B., Zakhour, H.D.: Cytomegalic adrenal hypoplasia with pituitary cytomegaly. Virchows Arch. Abt. A **378**, 105 (1978)
Marsiglia, J., Pinto, J.: Adrenal cortical insufficiency associated with paracoccidioidomycosis (South American blastomykosis). Report of four patients. J. clin. Endocr. **26**, 1109 (1966)
Marten, M.E., Meyer, L.M.: Hemangioblastoma of the adrenal. Amer. J. Cancer **48**, 485 (1940)
Materna, A.: Neue Untersuchungen über das Gewicht der Nebennieren. Beitr. path. Anat. **106**, 158 (1942)
Mathison, D.A., Waterhouse, C.A.: Cushing's syndrome with hypertensive crisis and mixed adrenal-cortical adenoma-pheochromocytoma. Amer. J. Med. **47**, 635 (1969)
Mathur, R.S., Williamson, H.O., Moody, L.O., Diczfalusy, E.: In vitro sterol and steroid biogenesis by a feminizing adrenocortical carcinoma. Acta endocr. (Kbh.) **73**, 518 (1973)
Mathys, S., Ziegler, W.W., Francke, Chr.: Bilaterales Phäochromozytom – medulläres Schilddrüsen-Karzinom mit Cushing-Syndrom. Schweiz. med. Wschr. **102**, 798 (1972)
Mauthe, J., Laspe, H., Knorr, D.: Zur Häufigkeit des kongenitalen adrenogenitalen Syndroms (AGS). München 1963–1972. Klin. Pädiat. **189**, 172 (1977)
McArthur, R.G., Cloutier, M.D., Hayles, A.B., Sprague, R.G.: Cushing's disease in children: findings in 13 cases. Mayo Clin. Proc. **47**, 318 (1972)
McCaa, R.E., McCaa, C.S., Read, D.G., Bower, J.D., Guyton, A.C.: Increased plasma

aldosterone concentration in response to hemodialysis in nephrectomized man. Circulat. Res. **31**, 473 (1972)
McDonnell, W.: Myelolipoma of adrenal. Arch. Path. **61**, 407 (1956)
McHardy-Young, S., Lessoff, M.H., Maisey, M.N.: Serum TSH and thyroid antibody studies in Addison's disease. Clin. Endocr. **1**, 45 (1972)
Meador, C.K., Bowdoin, B., Owen, W.C., Farmer, T.A.: Primary adrenocortical nodular dysplasia: a rare cause of Cushing's syndrome. J. clin. Endocr. **27**, 1255 (1967)
Meloni, C.R., Tucci, J., Canari, J.J., Kyle, L.H.: Cushing's syndrome due to bilateral adrenocortical hyperplasia caused by a benign adrenal medullary tumor. J. clin. Endocr. **26**, 1192 (1966)
Melvin, K.E.W., Tashjzan, A.H., Cassidy, C.E., Givens, J.R.: Cushing's syndrome caused by ACTH- and calcitonin-secreting medullary carcinoma of the thyroid. Metabolism **19**, 831 (1970)
Menon, T.B., Annamalai, D.R.: A haemangioblastoma of the adrenal gland. J. Path. Bact. **39**, 591 (1934)
Meyer, R.: Nebenniere bei Anencephalie. Virchows Arch. path. Anat. **210**, 158 (1912)
Migeon, C.J., Green, O.C., Eckert, J.P.: Study of adrenocortical function in obesity. Metabolism **12**, 717 (1963)
Migeon, C.J., Kenny, F.M., Kowarski, A., Snipes, C.A., Spaulding, J.S., Finkelstein, J.W., Blizzard, R.M.: The syndrome of congenital adrenocortical unresponsiveness to ACTH. Report of six cases. Pediat. Res. **2**, 501 (1968)
Miller, T., Bernstein, J., Herle, A. Van: Cushing's syndrome cured by resection of appendiceal carcinoid. Arch. Surg. **103**, 770 (1971)
Mitchel, R.G., Rhaney, K.: Congenital adrenal hypoplasia in siblings. Lancet **1959I**, 488
Mitschke, H., Saeger, W., Breustedt, J.-J.: Zur Ultrastruktur der Nebennierenrindentumoren beim Cushing-Syndrom. Virchows Arch. path. Anat. **360**, 253 (1973)
Mitschke, H., Saeger, W., Donath, K.: Zur Ultrastruktur der Nebenniere beim Cushing-Syndrom. Virchows Arch. path. Anat. **353**, 234 (1971)
Mitra, S., Genuth, S.M., Berman, L.B., Vertes, V.: Aldosterone secretion in anephric patients. New Engl. J. Med. **286**, 61 (1972)
Miyazaki, G., Sasano, N., Torikai, T., Fukuchi, S.: Adrenocortical carcinoma with an isolated mineralocorticoid excess and recurrency fourteen years after removal of the tumour. Tohoku J. exp. Med. **109**, 365 (1973)
Mjølnerød, O.K., Haugen, H.N., Fretheim, B., Otnes, B., Mathisen, W.: Surgical treatment of Cushing's syndrome in 72 patients. Scand. J. Urol. Nephrol. **8**, 13 (1974)
Modlinger, R.S., Nicolis, G.L., Pertsemlidis, D., Gabrilove, J.L.: Cushing's syndrome and avascular necrosis of bone associated with carcinoid-islet cell tumor of the pancreas. Cancer (Philad.) **30**, 782 (1972)
Möbius, G., Möbius, M.: Zur Pathologie der generalisierten Herpes simplex-Virus-Infektion des Neugeborenen. Mschr. Kinderheilk. **111**, 246 (1963)
Mohr, W., Weyer, F., Asshauser, E.: Klassisches Fleckfieber. Felsengebirgsfleckfieber. In: Infektionskrankheiten, Bd. IV, S. 23, 69. Berlin-Heidelberg-New York: Springer 1972
Montgomery, J., Prinsloo, F.R., Kirsch, Z.G., Gear, J., Kahn, M.: Myocarditis of the newborn: outbreak in the maternity home in Southern Rhodesia associated with coxsakie group B-virus infection. S. Afr. med. J. **29**, 608 (1955)
Moore, T.J., Dluhy, R.G., Williams, G.H., Cain, J.P.: Nelson's syndrome: frequency, prognosis, and effect of prior pituitary irradiation. Ann. intern. Med. **85**, 731 (1976)
Moragas, A., Ballabriga, A.: Congenital lipoid hyperplasia of the fetal adrenal gland. Helv. paediat. Acta **24**, 226 (1969)
Mosier, H.D.: Hypoplasia of the pituitary and adrenal cortex. Report of occurrence in twin siblings and autopsy findings. J. Pediat. **48**, 633 (1956)
Mosier, H.D., Flynn, P.J., Will, D.W., Turner, R.D.: Cushing's syndrome with multinodular adrenal glands. J. clin. Endocr. **20**, 632 (1960)
Motlik, K.: Nekteré problémy obecné morfologie küry nadledvin. Acta Univ. Carol. Med., Monographia XVII (1964)

Motlik, K.: Ovarian neoplasms, morphology and classification. Acta Univ. Carol. Med., Monographia XLIV (1970)
Motlik, K., Janovskova, M.: Hyaline droplet formation in the adrenal gland. Acta Univ. Carol. Med. No. **2**, 123 (1966)
Motlik, K., Pinsker, P., Starka, L., Hradec, E.: Effects of aminoglutethimide (Elipten Ciba) a steroid biosynthesis blocking agent, on adrenal glands in Cushing's syndrome. Virchows Arch. path. Anat. **360**, 11 (1973)
Motta, M., Piva, F., Martini, L.: The role of "short"-feed-back mechanisms in the regulation of adrenocorticotropin secretion. In: Pituitary, adrenal and the brain, ed. J. de Wied and J.A.W.M. Weijnen. Progr. Brain Res. **32**, 25 (1970)
Müller, J.: Transport der Nebennierenrinden-Hormone. In: Klinik der inneren Sekretion, 2. Aufl. Berlin-Heidelberg-New York: Springer 1971a
Müller, J.: Die Nebennierenrinde. Untersuchungsmethoden der Nebennierenrinden-Funktion. In: Klinik der inneren Sekretion, 2. Aufl. Berlin-Heidelberg-New York: Springer 1971b
Müller, J.: Gibt es ein Renin-Angiotensin-Aldosteron-System? Schweiz. med. Wschr. **102**, 1105 (1972)
Müller-Stühler, M., Jr.: Doppelseitiges kavernöses Hämangiom der Nebennieren. Virchows Arch. path. Anat. **290**, 177 (1933)
Naeye, R., Blanc, W.A.: Organ and body growth in anencephaly. Arch. Path. **91**, 140 (1971)
Nahmer, v.d., D., Miss, H.-D., Jahnke, K.: Die Funktion der Nebennierenrinde im diabetischen Koma. Untersuchungen der 11-OHCS im Plasma. Klin. Wschr. **49**, 578 (1971)
Namiki, H.: Vascular lesions of the adrenal gland. Acta path. jap. **14**, 435 (1964)
Napp, O.: Über den Fettgehalt der Nebenniere. Virchows Arch. path. Anat. **182**, 314 (1905)
Naujoks, H.: AGS bei eineiigen Zwillingen. Geburtsh. Frauenheilk. **21**, 685 (1961)
Nelson, A.A.: Accessory adrenal cortical tissue. Arch. Path. **27**, 955 (1939)
Nelson, D.H., Meakin, J.W., Dealy, J.B., Jr., Matson, D.D., Emerson, K., Jr., Thorn, G.W.: ACTH-producing tumour of the pituitary gland. New Engl. J. Med. **259**, 161 (1958)
Nelson, D.H., Sprunt, J.G., Mims, R.B.: Plasma ACTH determinations in 58 patients before or after adrenalectomy for Cushing's syndrome. J. clin. Endocr. **26**, 722 (1966)
Nerup, J.: Addison's disease – serological studies. Acta endocr. (Kbh.) **76**, 142 (1974)
Nerup, J., Binder, C.: Thyroid, gastric and adrenal auto-immunity in diabetes mellitus. Acta endocr. (Kbh.) **72**, 279 (1973)
Nerup, J., Søborg, M., Halberg, P., Brøchner-Mortensa, K.: Organ specific antibodies in Addison's disease. Acta med. scand., Suppl. **445**, 383 (1966)
Neville, A.M.: Ectopic production of hormones by tumours. Proc. roy. Soc. Med. **65**, 55 (1972)
Neville, A.M.: The nodular adrenal. Invest. Cell Path. **1**, 99 (1978)
Neville, A.M., Mackay, A.M.: The structure of the human adrenal cortex in health and disease. Clin. in Endocr. Metab. **1**, 361 (1972)
Neville, A.M., Symington, T.: Pathology of primary aldosteronism. Cancer (Philad.) **19**, 1854 (1966)
Neville, A.M., Symington, T.: The pathology of the adrenal gland in Cushing's syndrome. J. Path. Bact. **93**, 19 (1967)
Neville, A.M., Symington, T.: Bilateral adrenocortical hyperplasia in children with Cushing's syndrome. J. Path. **107**, 95 (1972)
Newmarks, S.R., Dluhy, R.G., Bennett, A.H.: Ectopic adrenocorticotropin syndrome with prostatic carcinoma. Urol. **2**, 666 (1973)
Nichols, J.: Studies of the adrenal glands of patients with low plasma sodium. Arch. Path. **62**, 419 (1956)
Nottelet, E., Guillot, F., Loiseau, C., Philippe, D., Barbet, J.: Les cortico-surrénalomes féminisants de l'enfant. Étude d'une observation et revue de la littérature. Ann. Pédiat. **23**, 813 (1976)
Oberling, C.: Les formations myélo-lipomateuses. Bull. Ass. franç. Cancer **18**, 234 (1929)

O'Doherty, N.J.: Lipoid adrenal hyperplasia. Guy's Hosp. Rep. **113**, 368 (1964)
O'Donnel, W.M.: Changing pathogenesis of Addison's disease. Arch. intern. Med. **86**, 266 (1950)
O'Donnell, W.M., Fajans, S.S., Weinbaum, J.G.: Human adrenal cortex after administration of ACTH and cortisone. Arch. intern. Med. **88**, 28 (1951)
O'Donohoe, N.V.: Familial congenital adrenal hypoplasia. Arch. Dis. Child. **43**, 717 (1968)
Odunjo, F.: Knotige Zellwucherungen in und am Hoden bei AGS. Virchows Arch. path. Anat. **336**, 137 (1962)
Ofstad, J., Lamvik, J., Stoa, K.F., Emberland, R.: Adrenal steroid synthesis in amyloid degeneration localised exclusively to the zona reticularis. Acta endocr. (Kbh.) **37**, 321 (1961)
Ohmori, H., Motoi, M., Sato, H., Tsutsumi, A., Ogawa, K., Fujiwara, H., Kageyama, T., Yoshinouchi, T., Yokoyama, H.: Extrarenal renin-secreting tumour associated with hypertension. Acta path. jap. **27**, 567 (1977)
Olsson, C.A., Krane, R.J., Klugo, R.C., Selikowitz, St.M.: Adrenal myelolipoma. Surgery **73**, 665 (1973)
Olurin, E.O., Sofowora, E.O., Afonja, A.O., Kolawole, T.M., Junaid, T.A.: Cushing's syndrome and bronchial carcinoid tumour. Cancer (Philad.) **31**, 1514 (1973)
Oppenheimer, E.H.: Adrenal cytomegaly: studies by light and electron microscopy. Arch. Path. **90**, 57 (1970)
Orselli, R.C., Bassler, Th.J.: Theca granulosa cell tumour arising in adrenal. Cancer (Philad.) **31**, 474 (1973)
Orth, D.N., Island, D.P.: Light synchronization of the circadian rhythm in plasma cortisol (17-OHCS) concentration in man. J. clin. Endocr. **29**, 479 (1969)
Osterwalder, H.: Die juxtaglomerulären Zellen beim virilisierenden kongenitalen adrenogenitalen Syndrom mit und ohne Salzverlustsyndrom. Schweiz. med. Wschr. **101**, 1298 (1971)
Ovlisen, B., Andersen, U.: Spontaneous remission in a case of Cushing's syndrome, presumably due to adrenal tumor. J. clin. Endocr. **26**, 294 (1966)
Pagel, W.: Mißbildungen der Nebennieren. In: Schwalbe-Gruber, Morphologie der Mißbildungen, III., 3. Abt. Kap. VI, S. 525. Jena: G. Fischer 1929
Palmer, B.G.: The effect of cortisol on body weight and muscle metabolism in the rat. J. Endocr. **36**, 73 (1966)
Parker, R.A.: Nontuberculous adult adrenal calcification due to arterial infarction. Stanf. med. Bull. **17**, 13 (1959)
Parker, T.G., Sommers, S.C.: Adrenal cortical hyperplasia accompanying cancer. Arch. Surg. **72**, 495 (1956)
Parsons, L., Thompson, J.E.: Symptomatic myelolipoma of the adrenal gland. New Engl. J. Med. **260**, 12 (1959)
Paunz, Th.: Über die Rundzellenherde der Nebennieren. Virchows Arch. path. Anat. **242**, 138 (1923)
Payan, H., Lancaster, J.: Bilateral adreno-cortical carcinoma. Sth. med. J. **60**, 343 (1964)
Pearse, A.G.E.: The cytochemistry and ultrastructure of polypeptide hormone-producing cells of the APUD-series and the embryologic, physiologic and pathologic implications of the concept. J. Histochem. Cytochem. **17**, 303 (1969)
Pedowitz, M., Pomerance, W.: Adrenal-like tumors of the ovary. Review of the literature and report of two new cases. Obstet. Gynec. **19**, 183 (1962)
Penny, R., Olambiwonnu, N.O., Frasier, S.D.: Precocious puberty following treatment in a six-year-old male with congenital adrenal hyperplasia: studies of serum luteinizing hormone (LH), serum follicle-stimulating hormone (FSH) and plasma testosterone. J. clin. Endocr. **36**, 920 (1973)
Perkoff, G.T., Eik-Nes, K., Carnes, W.H., Tyler, F.H.: Selective hypopituitarism with deficiency of anterior pituitary basophils: a case report. J. clin. Endocr. **20**, 1269 (1960)
Pernkopf, E.: Topographische Anatomie des Menschen II. Bd. 1. Teil. Berlin u. Wien: Urban & Schwarzenberg 1943
Pernod, J.: Congenital adrenal hyperplasia in the child and its evolution. Lyon méd. **229**, 13 (1973)

Petrykowski, W.V., Burmeister, P., Bohm, N.: Familiar glucocorticoid insufficiency. Klin. Pädiat. **187**, 198 (1975)

Petzold, H.H.: Über Nebennieren-Hypertrophie. Inauguraldiss. Univ. Würzburg (1937)

Pfeifer, U., Bannasch, P.: Zum Problem der hyalinen Eiweißtropfen im Zytoplasma der Leberparenchymzellen. Virchows Arch. Abt. B **1**, 365 (1968)

Pfotenhauer, R., Kracht, J.: Die extrahypophysären corticotropen Geschwülste. Endokrinologie **51**, 23 (1967)

Phair, J.P., Bondy, P.K., Abelson, D.M.: Diabetes mellitus, Addison's disease and myxedema. J. clin. Endocr. **25**, 260 (1965)

Pitcock, J.A., Hartroft, P.M.: The juxtaglomerular cells in man and their relationship to the level of plasma sodium and to the zona glomerulosa of the adrenal cortex. Amer. J. Path. **34**, 863 (1958)

Plaut, A.: Myelolipoma in the adrenal cortex (myeloadipose structures). Amer. J. Path. **34**, 487 (1958)

Plaut, A.: Hemangiomas and related lesions of the adrenal gland. Virchows Arch. path. Anat. **335**, 345 (1962)

Plotz, C.M., Knowlton, A.J., Rajan, Ch.: The natural history of Cushing's syndrome. Amer. J. Med. **13**, 597 (1952)

Porthan, J.: Auswirkungen körperlicher Belastungen auf die Ausscheidung von Steroidhormonen im Harn. Sportarzt Sportmed. **11**, 446, **12**, 506 (1967)

Powell, L.W., Newman, S., Hooker, J.W.: Cushing's syndrome. Report of a case in an infant twelve weeks old. Amer. J. Dis. Child. **90**, 417 (1955)

Powers, J.M., Schaumburg, H.H.: The adrenal cortex in adrenoleukodystrophy. Arch. Path. **96**, 305 (1973)

Prader, A.: Der Einfluß der Nebennierenrinde auf Wachstum und Geschlechtsentwicklung. Mschr. Kinderheilk. **104**, 157 (1956)

Prader, A.: Die Häufigkeit des kongenitalen adrenogenitalen Syndroms. Helv. paediat. Acta **13**, 426 (1958)

Prader, A.: Wachstum und Entwicklung. In: A. Labhart, Klinik der inneren Sekretion, 2. Aufl. Berlin-Heidelberg-New York: Springer 1971

Prader, A., Anders, G.J.P.A.: Zur Genetik der kongenitalen Lipoidhyperplasie der Nebenniere. Helv. paediat. Acta **17**, 285 (1962)

Prader, A., Siebenmann, R.E.: Nebenniereninsuffizienz bei kongenitaler Lipoidhyperplasie der Nebennieren. Helv. paediat. Acta **12**, 569 (1957)

Prader, A., Zachmann, M.: Das adrenogenitale Syndrom. In: A. Labhart, Klinik der inneren Sekretion, 2. Aufl. Berlin-Heidelberg-New York: Springer 1971

Prader, A., Zachmann, M., Illig, R.: Luteinizing hormone deficiency in hereditary congenital adrenal hypoplasia. J. Pediat. **86**, 421 (1975)

Priesel, A.: Ein Beitrag zur Kenntnis des hypophysären Zwergwuchses. Beitr. path. Anat. **67**, 220 (1920)

Probst, A.: Elektronenmikroskopie der Nebennierenrinde bei primärem Aldosteronismus. Beitr. path. Anat. **131**, 1 (1965)

Qazi, Q.H., Thompson, M.W.: Incidence of salt-losing form of congenital virilizing adrenal hyperplasia. Arch. Dis. Childh. **46**, 302 (1972)

Quinan, C., Berger, A.A.: Observations on human adrenals with especial reference to the relative weight of the normal medulla. Ann. intern. Med. **6**, 1180 (1933)

Race, G.J., Nickey, W.M., Wolf, P.S., Jorgan, E.J.: Studies on functional zonation of the adrenal cortex. Arch. Path. **64**, 312 (1957)

Rao, L.G.S.: Urinary steroid excretion patterns after acute myocardial infarction. Lancet **1970II**, No. 7669, 390

Rapaport, E., Goldberg, M.B., Gordan, G.S., Hinman, F.: Mortality in surgically treated adrenocortical tumours. Postgrad. Med. **11**, 325 (1952)

Ratzenhofer, M.: Dystopia totalis cranialis hypophyseos. Virchows Arch. path. Anat. **301**, 17 (1938)

Raux, M.C., Binoux, M., Luton, J.P., Gourmelen, M., Girard, F.: Studies of ACTH secretion control in 116 cases of Cushing's syndrome. J. clin. Endocr. **40**, 186 (1975)

Rawlinson, D.G.: Electron microscopy of an ACTH-secreting islet cell carcinoma. Cancer (Philad.) **31**, 1015 (1975)
Rechenberg, H.K. von: Zur Frage der Terminologie der perakuten Meningokokkeninfektionen. Schweiz. med. Wschr. **21**, 502 (1955)
Redman, J.F., Gould, J.B.: Extreme virilization in karyotic female subject with congenital adrenocortical hyperplasia. J. Urol. (Baltimore) **108**, 500 (1972)
Reid, J.D.: Congenital absence of the pituitary gland. J. Pediat. **56**, 658 (1960)
Reidbord, H., Fisher, E.R.: Electron microscopic study of adrenal cortical hyperplasia in Cushing's syndrome. Arch. Path. **85**, 419 (1968)
Reidbord, H., Fisher, E.R.: Aldosterone and non-functioning adrenal cortical adenoma. Comparative ultrastructural study. Arch. Path. **88**, 155 (1969)
Reiss, H.J.: Die Listeriose. Verh. dtsch. Ges. Path. **40**, 54 (1956)
Remé, H.: Beitrag zur Kenntnis der Nebennierenzysten. Zbl. Chir. **86**, 26 (1961)
Reschke, H.: Die selektive Arteriographie der Nebennieren. Radiologe **8**, 14 (1968)
Rhamy, R.K., McCoy, R.M., Scott, H.W., Fishman, L.M., Michelakis, A.M., Liddle, G.W.: Primary aldosteronism: experience with current diagnostic criteria and surgical treatment in fourteen patients. Ann. Surg. **167**, 718 (1968)
Rhéault, M., Lefebure, R., Fontaine, A., Montigny, Cl. de, Gosselin, G.: Kystes es pseudokystes surrénaliens. Aspects cliniques, angioradiologiques et histopathologiques. Un. méd. Can. **99**, 462 (1970)
Rich, A.R.: A peculiar type of adrenal cortical damage associated with acute infections and its possible relation to circulatory collapse. Bull. Johns Hopk. Hosp. **74**, 1 (1944)
Riley, C.: Lipids of human adrenals. Biochem. J. **87**, 500 (1963)
Robert, F., Pelletier, G., Hardy, J.: Pituitary adenomas in Cushing's disease. Arch. Path. Lab. Med. **102**, 448 (1978)
Robinson, M.J., Pardo, V., Rywlin, A.M.: Pigmented nodules (black adenomas) of the adrenal. An autopsy study of incidence, morphology and function. Hum. Path. **3**, 317 (1972)
Rössle, R.: Über gleichzeitige Addison'sche und Basedow'sche Erkrankung. Verh. dtsch. Ges. Path. **17**, 220 (1914)
Rössle, R., Roulet, F.: Maß und Zahl in der Pathologie. Berlin u. Wien: Springer 1932
Roosen-Runge, B.C., Lund, J.: Abnormal sex cord formation and an intratesticular adrenal cortical nodule in a human fetus. Anat. Rec. **173**, 57 (1972)
Rosai, J., Higa, E., Darie, J.: Mediastinal endocrine neoplasm in patients with endocrine adenomatosis. Cancer (Philad.) **29**, 1075 (1972)
Roselli, A., Barbosa, L.T.: Congenital hypoplasia of the adrenal glands. Report of two cases in sisters with necropsy. Pediat. **35**, 70 (1965)
Rosenfield, R.D., Eberlein, W.: Plasma 17-ketosteroid levels during adolescence. J. Pediat. **74**, 932 (1969)
Rosenkranz, A., Zimprich, H.: Das adrenogenitale Syndrom (AGS) beim Neugeborenen und jungen Säugling. Wien. med. Wschr. **118**, 627 (1968)
Rosner, P.: Hyperplasie corticosurrénalienne extracapsulaire. Path. Microbiol. **26**, 1 (1963)
Rosner, P., Cuendet, R.: La fréquence des effractions corticosurrénaliennes dans le tissue adipeux periglandulàire. Acta endocr. (Kbh.) **46**, 409 (1964)
Roßboth, W.: Nebennierenapoplexien beim Neugeborenen. Zbl. Gynäk. **85**, 472 (1963)
Rossi, F., Pescetto, G., Reale, E.: La localizazione istochimica della fosfati alcalina e le sue variazioni nel corso dello sviluppo prenatale dell' uomo. Z. Anat. Entwickl.-Gesch. **115**, 500 (1951)
Rotter, W.: Die Entwicklung der fetalen und kindlichen Nebennierenrinde. Virchows Arch. path. Anat. **316**, 590 (1949)
Rubin, H.B., Hirose, F., Benfield, J.R.: Myelolipoma of the adrenal gland. Amer. J. Surg. **130**, 354 (1975)
Rubin, R.T., Mandell, A.J.: Adrenal cortical activity in pathological emotional states: a review. Amer. J. Psych. **123**, 387 (1966)
Russell, R.P., Masi, A.T.: Adrenal cortical hyperplasia and hypertension. Ann. intern. Med. **73**, 202 (1970)
Rutishauser, E., Rosner, P.: Über die Einwanderung der Zellen der Nebennierenrinde

ins umliegende Fettgewebe (sog. corticoadrenale Holokrinie). Virchows Arch. path. Anat. **337**, 175 (1963)
Saeger, W.: Zur Ultrastruktur der Hypophysenadenome beim Cushing-Syndrom nach Adrenalektomie. Virchows Arch. path. Anat. **361**, 39 (1973)
Saeger, W., Mitschke, H.: Zur Pathologie des Cushing-Syndroms. Dtsch. med. Wschr. **98**, 1272 (1973)
Saeger, W., Mitschke, H., Lücking, Th.: Zur Zytologie der Hypophyse bei Nebennierenhypoplasie mit Hypoglykämie. Dtsch. med. Wschr. **97**, 943 (1972)
Salassa, R.M., Bennett, W.A., Keating, F.R., Sprague, R.G.: Postoperative adrenal cortical insufficiency. J. Amer. med. Ass. **152**, 1509 (1953)
Salassa, R.M., Keams, T.P., Kernohan, J.W., Sprague, R.G., MacCarty, C.S.: Pituitary tumors in patients with Cushing's syndrome. J. clin. Endocr. **19**, 1523 (1959)
Salassa, R.M., Laws, E.R., Carpenter, P.C., Northcutt, R.C.: Transsphenoidal removal of pituitary microadenoma in Cushing's disease. Mayo Clin. Proc. **53**, 24 (1978)
Sandberg, A.A., Eik-nes, K., Migeon, C.J., Samuels, L.T.: Metabolism of adrenal steroids in dying patients. J. clin. Endocr. **16**, 1001 (1956)
Sandison, A.T.: A form of lipoidosis of the adrenal cortex in an infant. Arch. Dis. Childh. **30**, 538 (1955)
Sanerkin, N.G., El-Shaboury, A.H.: Chronic adrenalitis with bronchial asthma. Lancet **1965II**, No. 7410, 468
Santander, R., Gonzalez, A., Suarez, J.A.: Case of probable mineralo-corticoid excess without hypercortisolism due to a carcinoma of the adrenal cortex. J. clin. Endocr. **25**, 1429 (1965)
Schade, J.P.: The limbic system and the pituitary-adrenal axis. In: Pituitary, adrenal and the brain, ed. J. de Wied and J.A.W.M. Weijnen. Progress in Brain Res., Vol 32, p. 2. Amsterdam-London-New York 1970
Schambelan, M., Howes, E.L., Jr., Stockigt, J.R., Noakes, C.A., Biglieri, E.G.: Role of renin and aldosterone in hypertension due to a renin-secreting tumor. Amer. J. Med. **55**, 86 (1973)
Schaumburg, H.H., Power, J.M., Raine, C.S., Suzuki, K., Richardson, E.P.: Adrenoleukodystrophy. Arch. Neurol. **33**, 577 (1975)
Schilf, E.: Die quantitativen Beziehungen der Nebennieren zum übrigen Körper. Z. Konstit.-lehre **8**, 507 (1922)
Schindler, A.E.: Die Funktion der fetalen Nebennierenrinde. Dtsch. med. Wschr. **97**, 1712 (1972)
Schmid-Bircher, M.: Histologische Organveränderungen beim Kaninchen durch hohe Cortisongaben. Beitr. path. Anat. **114**, 136 (1954)
Schmidt, M.B.: Über Pigmenttumoren der Nebennieren und ihre Beziehung zur Amyloiddegeneration. Virchows Arch. path. Anat **234**, 606 (1925)
Schmidt, M.B.: Eine biglanduläre Erkrankung (Nebennieren und Schilddrüse) bei Morbus Addisonii. Verh. dtsch. Ges. Path **21**, 212 (1926)
Schmorl, Kockel: Die Tuberkulose der menschlichen Placenta und ihre Beziehung zur congenitalen Infection mit Tuberkulose. Beitr. path. Anat. **16**, 313 (1894)
Schoen, E.J., Raimondo, V. Di, Dominguez, O.V.: Bilateral testicular tumours complicating congenital adrenocortical hyperplasia. J. clin. Endocr. **21**, 518 (1961)
Scholz, D.A., Bahn, R.C.: Thymic tumours associated with Cushing's syndrome: review of 3 cases. Proc. Mayo Clin. **34**, 433 (1959)
Schopper, W., Kreuzer, G.: Leberbiopsiebefunde bei chronischer Hepatitis und Leberzirrhose nach Prednisonbehandlung. Zbl. Path. **105**, 4 (1963/64)
Schreiber, V.: Chemistry of hypothalamic releasing factors. In: Progress in endocrinology. Proceed. III. Internat. Congress of Endocrinology. Excerpta med. Foundation 1969
Schröder, R.: Untersuchungen über das Verhalten der Nebennierenrindenhormone bei hydropischer Herzinsuffizienz. Dtsch. Arch. klin. Med. **209**, 20 (1963)
Schteingart, D.E., Conn, J.W., Lieberman, L.M., Beierwaltes, W.H.: Persistent or recurrent Cushing's syndrome after "total" adrenalectomy. Arch. intern. Med. **130**, 384 (1972)
Schteingart, D.E., Oberman, H.A., Friedman, A.B., Conn, J.W.: Adrenal cortical neoplasms

producing Cushing's syndrome. A clinico-pathologic study. Cancer (Philad.) **22**, 1005 (1968)
Schweier, P.: Das Waterhouse-Friderichsen-Syndrom. Eine wichtige pädiatrische Notfallsituation. Tägl. Prax. **3**, 549 (1962)
Schwyzer, R., Sieber, P.: Die Totalsynthese des β-Corticotropins (Adrenocorticotropes Hormon; ACTH). Helv. chim. Acta **49**, 134 (1966)
Seeliger, H.: Nebennierenrindeninsuffizienz bei angeborener Nebennierenhypoplasie. Dtsch. med. Wschr. **94**, 169 (1969)
Seifert, G., Oehme, J.: Pathologie und Klinik der Cytomegalie. Leipzig 1957
Seip, M., Hagen, C.B. v.d., Rygstad, O.T.: Hereditary pituitary dwarfism with spontaneous puberty. Arch. Dis. Childh. **43**, 47 (1968)
Selye, H.: The alarm reaction. Canad. med. Ass. J. **34**, 706 (1936)
Selye, H.: The general adaptation syndrome and the diseases of adaptation. J. clin. Endocr. **6**, 117 (1946)
Selye, H.: Einführung in die Lehre vom Adaptationssyndrom. Stuttgart: Georg Thieme 1953
Selye, H., Stone, H.: Hormonally induced transformation of adrenal into myeloid tissue. Amer. J. Path. **26**, 211 (1950)
Sevitt, S.: Posttraumatic adrenal apoplexy. J. clin. Path. **8**, 185 (1955)
Shamma, A.H., Goddard, J.W., Sommers, S.C.: Study of adrenal status in hypertension. J. chron. Dis. **8**, 587 (1958)
Shepard, T.H., Landing, B.H., Mason, D.G.: Familial Addison's disease case report of two sisters with corticoid deficiency, unassociated with hypoaldosteronism. Amer. J. Dis. Child. **97**, 154 (1959)
Sherman, F.E., Bass, L.W., Fetterman, G.H.: Congenital metastasizing adrenal cortical carcinoma associated with cytomegaly of the fetal adrenal cortex. Amer. J. clin. Path. **30**, 439 (1958)
Shirley, I.M., Cooke, B.A.: Metabolism of dehydroepiandrosterone by the separated zones of the human foetal and newborn adrenal cortex. J. Endocr. **44**, 411 (1969)
Sholiton, L.J., Incze, J.S., Werk, E.E., Jr.: Adrenocortical width in carcinoma of the lung. Cancer (Philad.) **14**, 105 (1961)
Shrago, S.S., Waisman, J., Cooper, Ph.H.: Spironolactone bodies in an adrenal adenoma. Arch. Path. **99**, 416 (1975)
Siebenmann, R.E.: Zur Morphologie des Hypophysenvorderlappens beim kongenitalen adrenogenitalen Syndrom. Schweiz. med. Wschr. **86**, 1256 (1956)
Siebenmann, R.E.: Die kongenitale Lipoidhyperplasie der Nebennierenrinde mit Nebennierenrindeninsuffizienz. Schweiz. Z. Path. **20**, 77 (1957)
Siebenmann, R.E.: Zur Lokalisation der Aldosteronbildung in der menschlichen Nebennierenrinde. Schweiz. med. Wschr. **89**, 837 (1959)
Siebenmann, R.E.: Die pathologische Anatomie des kongenitalen adrenogenitalen Syndroms. Habilitationsschrift, Zürich, 1963
Siebenmann, R.E., Steiner, H., Uehlinger, E.: Die pathologische Morphologie der endokrinen Regulationsstörungen. Handb. Allg. Path., Bd. 8, Teil 1. Berlin-Heidelberg-New York: Springer 1971
Siegal, A.M., Kreisberg, R.A., Hershman, J.M., Owen, W.C.: Recurrent Cushing's disease following "total" adrenalectomy. Arch. intern. Med. **129**, 642 (1972)
Silberberg, M., Silberberg, R., Hasler, M.: Fine structure of articular cartilage in mice receiving cortisone acetate. Arch. Path. **82**, 569 (1966)
Silvestrino, E.: Citometria delle cellule surrenali considerati nella loro evoluzione nel tempo e nelle loro varie manifestazioni funzionali. Riv. Biol. **26**, 343 (1938)
Simon, H., Kemmer, Chr., Müller, M.: Über die Wirkung hoher Chlorochin- und Prednisongaben auf Fermente und Strukturen der Leberepithelzellen weißer Ratten. Frankfurt. Z. Path. **74**, 109 (1964)
Soffer, L.J., Dorfman, R.I., Gabrilove, J.L.: The human adrenal gland. Philadelphia: Lea & Febiger 1961
Sokoloff, L., Sharp, T.J., Kaufmann, E.H.: The adrenal cortex in rheumatic disease. Arch. intern. Med. **88**, 627 (1951)

Solomon, N., Carpenter, C.J., Bennett, J.L., McHarvey, A.: Schmidt's syndrome (thyroid and adrenal insufficiency) and coexistent diabetes mellitus. Diabetes (N.Y.) **14**, 300 (1965)

Sommers, S.C., Terzakis, J.A.: Ultrastructural study of aldosterone-secreting cells of the adrenal cortex. Amer. J. clin. Path. **54**, 303 (1970)

Sommerschild, H.C.: Haematoma of the adrenal gland in newborn presenting as an asymptomatic abdominal mass. Z. Kinderchir. **8**, 84 (1970)

Sotelo-Avila, C., Singer, D.B.: Syndrome of hyperplastic fetal visceromegaly and neonatal hypoglycemia (Beckwith's syndrome). A report of seven cases. Pediat. **46**, 240 (1970)

Spaar, F.W., Orthner, H.: Über entzündliche Veränderungen mit Kerneinschlüssen in der Nebenniere. Dtsch. Z. Nervenheilk. **193**, 195 (1968)

Sparrow, W.T., Ashworth, C.T.: Electron microscopy of nuclear glycogenosis. Arch. Path. **80**, 84 (1965)

Spinner, M.W., Blizzard, R.M., Childs, B.: Clinical and genetic heterogeneity in idiopathic Addison's disease and hypoparathyroidism. J. clin. Endocr. **28**, 795 (1968)

Sprague, R.G., Salassa, R.M., Randall, R.V., Scholz, D.A., Priestly, J.T., Walters, W., Bulbulian, A.H.: Cushing's syndrome. A progressive and often fatal disease: A review of 100 cases seen between July, 1945, and July, 1954. Arch. intern. Med. **98**, 389 (1956)

Stachenko, J., Giroud, C.J.P.: Functional zonation of the adrenal cortex: site of ACTH-action. Endocrinology **64**, 143 (1959)

Stachenko, J., Giroud, C.J.P.: Further observations on the functional zonation of the adrenal cortex. Canad. J. Biochem. **42**, 1777 (1964)

Starck, D.: Embryologie. Stuttgart: Georg Thieme 1965

Stefan, H., Helge, H., Merke, H.J., Bachmann, D.: Nierenarterienstenose, renale Hypertonie und sekundärer Hyperaldosteronismus bei einem 8 Jahre alten Knaben. Helv. paediat. Acta **23**, 509 (1968)

Steinberg, A., Shechter, F.R., Segal, H.I.: True pituitary Addison's disease, a pituitary unitropic deficiency; fifteen-year follow-up. J. clin. Endocr. **14**, 1519 (1954)

Steinbiss, W.: Über eine eigenartige Degeneration der Nebennieren bei Addison'scher Krankheit. Virchows Arch. path. Anat. **262**, 286 (1926)

Steiner, M.M., Boggs, J.D.: Absence of pituitary gland, hypothyroidism, hypoadrenalism and hypogonadism in a 17-year-old dwarf. J. clin. Endocr. **25**, 1591 (1965)

Stempfel, R.S., Engel, F.L.: A congenital familial syndrome of adrenocortical insufficiency without hypoaldosteronism. J. Pediat. **57**, 443 (1960)

Sternberg, C.: Über echten Zwergwuchs. Beitr. path. Anat. **67**, 275 (1920)

Stevenson, J., MacGregor, A.M., Connelly, P.: Calcification of the adrenal glands in young children. Arch. Dis. Child. **36**, 316 (1961)

Stieve, H.: Über physiologische und pathologische Veränderungen der Nebennierenrinde des Menschen und ihre Abhängigkeit von der Tätigkeit der Keimdrüsen. Z. Geburtsh. Gynäk. **12**, 209–231 (1947)

Stocks, A.E., Martin, F.J.R.: Pituitary function in haemochromatosis. Amer. J. Med. **45**, 839 (1968)

Stolecke, H.: Kongenitale Nebennierenrindenhyperplasie mit maximaler Virilisierung (penile urethra). Z. Kinderheilk. **107**, 343 (1970)

Stuart-Mason, A., Meade, T.W., Lee, J.A.H., Morris, J.N.: Epidemiological and clinical picture of Addison's disease. Lancet **1968 II**, 744

Studzinski, G.P., Hay, D.C.F., Symington, T.: Observations on the weight of the human adrenal gland and the effect of preparations of corticotropin of different purity on the weight and morphology of the human adrenal gland. J. clin. Endocr. **23**, 248 (1963)

Sucheston, M.E., Cannon, M.S.: Microscopic comparison of the normal and anencephalic human adrenal gland with emphasis on the transient zone. Obstet. Gynec. **35**, 544 (1970)

Sulmoni, A., Schölzel, E.: Tödliche Nebennierenblutungen bei Antikoagulantientherapie. Urol. **12**, 71 (1973)

Swierczewski, J.A., Mason, E.J., Cabreva, P.B., Liber, N.: Fulminating meningitis with

Waterhouse-Friderichsen-syndrome due to Neisseria gonorrhoeae. Clin. Path. **54**, 201 (1970)
Symington, T.: Functional pathology of the human adrenal gland. Edinburgh-London: Livingstone 1969
Symington, T., Ongrid, W.P., Davidson, J.N.: Effect of exogenous corticotropin on the histochemical pattern of the human adrenal cortex and a comparison with the changes during stress. J. clin. Endocr. **16**, 580 (1956)
Szego, C.M.: Lysosomal function in hormone reception and intranuclear transport in steroid target cells. In: Hormonal steroids. Proc. III. Intern. Congress on Horm. Steroids. Excerpta med. (Amst.) **1971**, 642
Szijj, J., Csapó, Z., Laszlo, F.A., Kovacs, K.: Medullary cancer of the thyroid gland associated with hypercorticism. Cancer (Philad.) **24**, 167 (1969)
Tähkä, H.: On the weight and structure of the adrenal glands and the factors affecting them in children of 0–2 years. Acta paediat. (Uppsala), Suppl. **81** (1951)
Tamm, J.: Die Pathophysiologie des Cushing-Syndroms. 11. Symp. Dt. Ges. Endokrinologie. Berlin-Heidelberg-New York: Springer 1965
Tanner, J.M.: Growth and development at adolescence. Symp. Dt. Ges. Endokrinologie **16**, 117 (1970). Berlin-Heidelberg-New York: Springer
Tedeschi, L.G., Peabody, C.N.: Cortical necrosis of the adrenal gland. Arch. Path. **73**, 6 (1962)
Teilum, G.: Special tumors of ovary and testis. Copenhagen: Munksgaard 1972
Teller, W.M.: Die Ausscheidung von C_{19} und C_{21}-Steroiden im Harn unter normalen und pathologischen Bedingungen der Entwicklung und Reifung. Z. ges. exp. Med. **142**, 222 (1967a)
Teller, W.M.: Die Ausscheidung einzelner Steroidmetaboliten bei pathologischer Nebennierenrindenfunktion. Mschr. Kinderheilk. **115**, 314 (1967b)
Teller, W.M.: Besonderheiten des Steroidstoffwechsels beim menschlichen Fetus und Neugeborenen. In: Endokrinologie der Entwicklung und „Reifung". 16. Symp. Dt. Ges. Endokrinologie. Berlin-Heidelberg-New York: 95, (1970)
Terrier, F., Lecène, P.: Les grands kystes de la capsule surrénale. Rev. Clin. (Paris) **34**, 321 (1906)
Thamdrup, E.: Premature pubarche. A hypothalamic disorder? Report of 17 cases. Acta endocr. (Kbh.) **18**, 564 (1955)
Thelander, H.E.: Congenital adrenal cortical insufficiency associated with macrogenitosomia. J. Pediat. **29**, 213 (1946)
Thiele, J.: Feinstrukturelle Untersuchungen an einem endokrin aktiven Carcinom der Nebennierenrinde. Virchows Arch. B **17**, 51 (1974)
Thorn, G.W.: The effects of glucocorticoids upon growth and development. Schweiz. med. Wschr. **110**, 1625 (1970)
Tilp: Hochgradige Verfettung der Nebennieren eines Säuglings. Verh. dtsch. path. Ges. **16**, 305 (1913)
Ting-Wa Wong, Warner, N.E.: Ovarian thecal metaplasia in the adrenal gland. Arch. Path. **92**, 319 (1971)
Todesco, S., Terribile, V., Borsatti, A., Mantero, F.: Primary aldosteronism due to a malignant ovarian tumor. J. clin. Endocr. **41**, 809 (1975)
Tönz, O., Aufdermaur, F.: Erfolgreiche Behandlung eines Waterhouse-Friderichsen-Syndroms mit Heparin. Schweiz med. Wschr. **97**, 1611 (1967)
Tonutti, E.: Die Umbauvorgänge in den Transformationsfeldern der Nebennierenrinde als Grundlage der Beurteilung der Nebennierenrindenarbeit. Z. mikr.-anat. Forsch. **52**, 32 (1942)
Tonutti, E.: Experimentelle Untersuchungen zur Pathophysiologie der Nebennierenrinde. Verh. dtsch. Ges. Path. **36**, 123 (1953)
Tonutti, E.: Normale Anatomie der endokrinen Drüsen und endokrine Regulation. In: E. Kaufmann, Lehrbuch der spez. pathol. Anatomie, Bd. 1, 2. Hälfte. Berlin: de Gruyter 1956
Tonutti, E., Bayer, J.M.: Beitrag zur Kenntnis der Struktur der Nebennierenrindenadenome und der Nebennierenrinde beim primären Aldosteronismus (Conn-Syndrom). Endokrinologie **45**, 276 (1963)

Tonutti, E., Bayer, J.M., Spiegelhoff, W. de Gruyter: Beitrag zur Kenntnis der Struktur der Nebennierenrinde beim connatalen adrenogenitalen Syndrom. Endokrinologie **40**, 310 (1961)
Torres, C.M., Duarte, E., Guimares, J.P., Moreira, L.F.: Destructive lesion of the adrenal gland in South American blastomycosis (Lutz disease). Amer. J. Path. **28**, 145 (1952)
Tourniaire, J., Bachelot, I., Revol, A, Robert, M., Guinet, P.: Female pseudohermaphroditism with complete virilization and hypertension, due to 11 beta-hydroxylase deficiency, first manifested in the adult age. Lyon méd. **229**, 1111 (1973)
Tze, W.J., Fisher, J.N., Crigler, J.F.: Congenital adrenal hyperplasia: case report in dizygotic twins. Pediat. **50**, 137 (1972)
Ueberberg, H.: Experimentelle Untersuchungen über das Verhalten der Zelle der Nebennierenrinde der Ratten bei der Inaktivitätsatrophie. Habilitationsschrift (1968) Homburg
Uttley, W.S.: Familial congenital adrenal adrenal hypoplasia. Arch. Dis. Childh. **43**, 724 (1968)
Van de Water, J.M., Fonkalsrud, E.W.: Adrenal cysts in infancy. Surgery **60**, 1267 (1966)
Van Rooyen, R.J., Cusins, P.J.: Addison's disease due to histoplasma capsulatum. S. Afr. med. J. **47**, 1953 (1973)
Vecsei, P., Purjesz, J., Wolff, H.P.: Studies on the biosynthesis of aldosterone in solitary adenoma and in nodular hyperplasia of the adrenal cortex in patients exhibiting Conn's syndrome. Acta endocr. (Kbh.) **62**, 391 (1969)
Vecsei, P., Hackenthal, E., Ganten, D.: The renin-angiotensin-aldosterone system. Klin. Wschr. **56**, (Suppl. I) 5 (1978)
Velten, C., Noethe, R.: Das weibliche Scheinzwittertum und seine Beziehungen zur Nebenniere. Frankfurt. Z. Path. **53**, 153 (1939)
Vetter, W., Siegenthaler, W.: Diagnose und Seitenlokalisation bei primärem Hyperaldosteronismus. Dtsch. med. Wschr. **98**, 506 (1973)
Vetter, H., Vetter, W., Beckerhoff, R., Sobbe, A., Nussberger, J., Witassek, F., Siegenthaler, W.: Primärer Aldosteronismus: Diagnose, Seitenlokalisation und Regulation der Hormonsekretion. Schweiz. med. Wschr. **105**, 1695 (1975)
Vieta, J.O., McCabe, J.S., Eisenmenger, W.: Bilateral adrenal carcinoma treated surgically. N.Y. St. J. Med. **72**, 335 (1972)
Villee, D.B.: The development of steroidogenesis. Amer. J. Med. **53**, 533 (1972)
Vingerhoeds, A.C.M., Kinderen, P.J. der, Thijssen, J.H.H., Schwarz, F.: Detection of an ACTH-secreting bronchial carcinoid tumour eighteen months after adrenalectomy for Cushing's syndrome. Acta endocr. (Kbh.) **67**, 625 (1971)
Visser, J.W., Boeijinga, J.K., Meer, C.v.d.: A functioning black adenoma of the adrenal cortex: a clinico-pathological entity. J. clin. Path. **27**, 955 (1974)
Visser, J.W., Degenhart, H.J.: Excretion of six individual 17-ketosteroids and testosterone in four girls with precocious sexual hair (premature adrenarche). Helv. paediat. Acta **21**, 409 (1966)
Völpel, M.: Hiluszellwucherungen im Ovar bei connatalem adrenogenitalen Syndrom. Virchows Arch. path. Anat. **352**, 43 (1971)
Volk, T., Scarpelli, D.G.: Mitochondrial gigantism in the adrenal cortex following hypophysectomy. Lab. Invest. **15**, 707 (1966)
Voth, D., Tietze, K.W., Kohlhardt, M., Leidelt, A.: Zur Wirkung von Angiotensin II auf die Nebennierenrinde bei Blockade der 11β-Hydroxylierung. Z. ges. exp. Med. **138**, 197 (1964)
Voute, P.A., Meer, J. van der, Stangaard-Kloosterziel, W.: Plasma renin activity in Wilms' tumour. Acta endocr. **67**, 197 (1971)
Wahl, H.R.: Adrenal cysts. Amer. J. Path. **27**, 758 (1951)
Waterhouse, R.: A case of suprarenal apoplexia. Lancet **1911 I**, 576
Weigert, C.: Hemicephalie und Aplasie der Nebennieren. Virchows Arch. path. Anat. **100**, 176 (1885)
Weiss, J.M., Schulte, J.W.: Adrenal hemangioma: a case report. J. Urol. (Baltimore) **95**, 604 (1966)
Wenk, R.E., Bhagwan, B.S., Levy, R., Miller, D., Weisburger, W.: Ectopic ACTH, prostatic oat cell carcinoma, and marked hypernatremia. Cancer (Philad.) **40**, 773 (1977)

Werk, E., Jr., Sholiton, L.J., Kalejs, L.: Testosterone-secreting adrenal adenoma under gonadotropin control. New Engl. J. Med. **289**, 767 (1973)

White, A., Makman, M.H., Nakagawa, S., Pena, A.: Mode of action of adrenal steroids on lymphoid tissue. Proc. II. Internal. Congr. on Hormonal Steroids. Excerpta med. (Amst.) **1967**, 463

Wiener, M.F., Dallgaard, S.A.: Intracranial adrenal gland. A case report. Arch. Path. **67**, 228 (1959)

Wilbur, O.M., Rich, A.R.: A study of the role of adrenocorticotropic hormone (ACTH) in the pathogenesis of tubular degeneration of the adrenals. Bull. Johns Hopk. Hosp. **93**, 321 (1953)

Wilkins, L., Fleischmann, W., Howard, J.E.: Macrogenitosomia praecox associated with hyperplasia of the androgenic tissue of the adrenal and death from corticoadrenal insufficiency. Endocrinology **26**, 385 (1940)

Willis, R.A.: Pathology of tumours. London: Butterworth 1948

Wilson, D.A.W., Roth, D.R.: Adrenal apoplexy occurring during corticotropin therapy of ulcerative colitis. J. Amer. med. Ass. **152**, 230 (1953)

Winquist, P.G.: Adrenal hypoplasia. Arch. Path. **71**, 324 (1961)

Wolff, H.P., Barth, Ch., Biro, G., Bohle, A., Dhom, G., Distler, A., Helber, A., Liebau, H., Purjesz, J., Roscher, S., Schürholz, J., Vecsei, P., Weinges, K.F.: Normokalämischer primärer Aldosteronismus. Klin. Wschr. **7**, 357 (1968)

Wolff, H.P.: Die Differentialdiagnose der essentiellen Hypertonie. Internist (Berl.) **9**, 73 (1968)

Wolff, H.P., Abdelhamid, S.: Hypermineralcorticoidismus und Hypertonie. Klin. Wschr. **49**, 293 (1971)

Wolman, M., Sterk, V.V., Gatt, S., Frenkel, M.: Primary familial xanthomatosis with involvement and calcification of the adrenals. Pediat. **28**, 742 (1961)

Yavin, E., Milunsky, A., Delong, G.R., Nash, A.H., Kolodny, E.H.: Cholesterol metabolism in cultured fibroblasts in adrenoleukodystrophy. Pediat. Res. **10**, 540 (1976)

Young, D.A.: Glucocorticoid action on rat thymus cells. J. biol. Chem. **244**, 2210 (1969)

Yu, F.L., Feigelson, P.: Modulation of rat hepatic RNA-synthesis by cortisone, in: Hormonal Steroids Proc. III. Internat. Congr. on Horm. Steroids. Excerpta med. (Amst.) **1971**, 446

Zachmann, M., Völlmin, J.A., Mürset, G., Curtius, H.-Ch., Prader, A.: Unusual type of congenital adrenal hyperplasia probably due to deficiency of 3-β-hydroxy-steroid dehydrogenase. Case report of a surviving girl and steroid studies. J. clin. Endocr. **30**, 719 (1970)

Zachmann, M., Völlmin, J.A., New, M.J., Curtius, H.-Ch., Prader, A.: Congenital adrenal hyperplasia due to deficiency of 11-β-hydroxylation of 17α-hydroxylated steroids. J. clin. Endocr. **33**, 501 (1971)

Zahn, J.: Über Intersexualität und Nebennierenrindenhyperplasie. Schweiz. med. Wschr. **78**, 480 (1948)

Zalesky, M.: Effects of prepuberal gonadectomy on the adrenal gland of the guinea pig. Anat. Rec. **65**, 467 (1936)

Zandanell, E.: Hyperplasie akzessorischer Nebennieren bei Morbus Addison. Frankfurt. Z. Path. **64**, 100 (1953)

Zieger, G.: Features of growth in the capsular area of the human adrenal cortex. Acta endocr., Suppl. **159**, 76 (1972)

Zimmermann, H.D., Kracht, J.: Die Nebennierenrinde beim Conn-Syndrom. Frankfurt. Z. Path. **76**, 32 (1966)

Zimmerman, H.D., Kracht, J., Möbius, G.: Corticotrope Insuffizienz des Hypophysenvorderlappens beim Kleinkind. Morph. Jb. **111**, 536 (1968)

Zollinger, H.U.: Spezielle pathologische Anatomie, Bd. 3. Berlin-Heidelberg-New York: Springer 1966

Zurbrügg, R.P.: Congenital adrenal hyperplasia. In: Endocrine and genetic diseases of childhood. Philadelphia and London: Saunders Co. 1969

Siebentes Kapitel

Nebennierenmark

H. MITSCHKE, Saarbrücken, und H.J. SCHÄFER, Hamburg

Die chromaffinen Zellen werden nach COUPLAND (1965) als neurektodermale Zellen definiert, die durch präganglionäre sympathische Fasern innerviert werden und die die Fähigkeit zur Synthese, Speicherung und Sekretion von Katecholaminen in ausreichender Quantität besitzen, so daß sie eine positive chromaffine Reaktion ergeben.

Die adrenalen chromaffinen Zellen stellen ein Verbindungsglied zwischen endokrinen und nervalen Zellen dar; die Grenze zwischen diesen beiden Zellsystemen wird zunehmend unscharf (FUJITA u. KOBAYASHI 1979). Daher entwickelte FUJITA (1979) das Konzept der Paraneurone. Diese enthalten neurosekretorische Granula und synaptische Vesikel; sie zeigen eine Sekretproduktion wie zum Beispiel von Neurotransmittern, und sie besitzen eine rezeptosekretorische Funktion. Hierbei überwiegt die rezeptorische Funktion bei den nervalen Zellen, die sekretorische Aktivität dominiert bei den endokrinen Zellen. Nicht alle derartigen Paraneurone sind neurektodermaler Genese; diese trifft jedoch für die Markzellen und für die Paraganglien zu. Ob es sich bei der sekretorischen Aktivität um eine Transmitterfunktion, eine Parakrinie oder eine klassische Hormonwirkung handelt, ist hiernach eine Distanzfrage.

A. Anatomie und Histologie

I. Anatomie

Das Nebennierenmark des Menschen erscheint makroskopisch als grauer Anteil im Zentrum der Nebenniere, wobei keine scharfe Grenze zwischen der Rinde und dem Mark existiert. Rindenzellformationen erstrecken sich als „zentrale Rinde" (DIETRICH u. SIEGMUND 1926; TONUTTI 1956) manschettenförmig mit der Zentralvene in das Mark hinein (Abb. 1). Ferner kommen auch isolierte Rindenzellkomplexe innerhalb des Marks vor, so daß insgesamt ein ausgedehnter Rinden-Mark-Kontakt besteht. Durch diese Anordnung des Marks ergibt sich beim Menschen eine Dreigliederung der Nebenniere in Kopf, Körper und Schwanz, wobei zu den Seiten sich erstreckende flügelartige Anteile hinzukommen (DOBBIE u. SYMINGTON 1966; SYMINGTON 1969). Das Mark ist vorwiegend im Kopfbereich lokalisiert (Abb. 2) und kommt weniger ausgeprägt auch im Korpusbereich vor, während der Schwanzteil und die flügelartigen Fortsätze ausschließlich aus Rindengewebe bestehen.

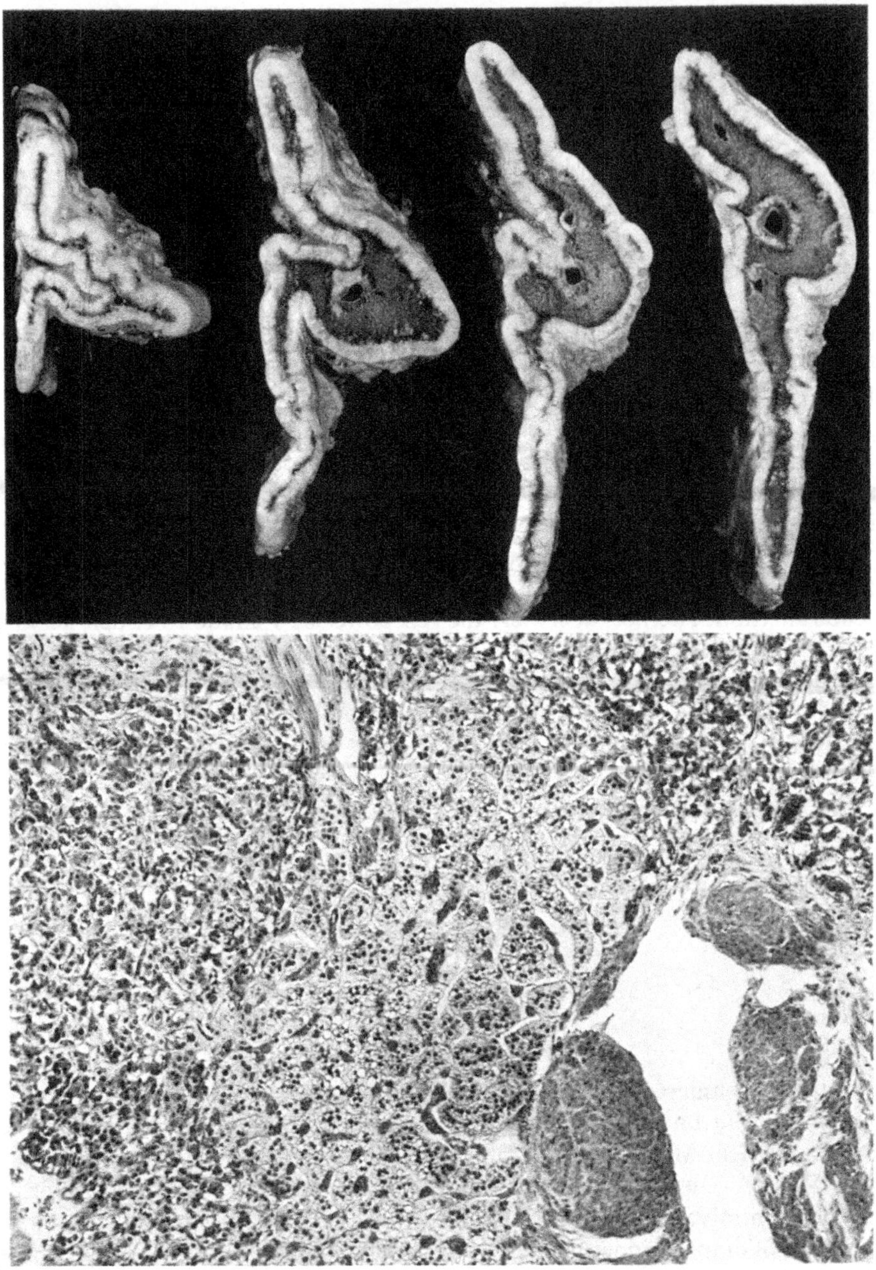

a

b

Abb. 1 a, b. Zentrale Nebennierenrindenanteile um einen Venenast innerhalb des Nebennierenmarks im Kopfbereich der Nebenniere. **a** Makroskopie, **b** Mikroskopie. Hämatoxylin-Eosin, 100×

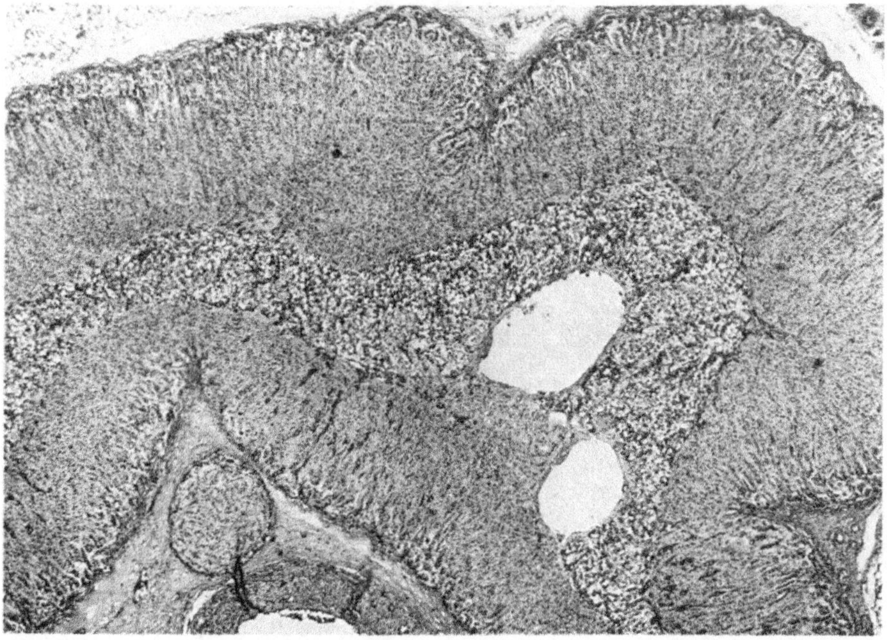

Abb. 2. Charakteristische Ausdehnung des Nebennierenmarks im Kopfbereich der Nebenniere mit relativ scharfer Rindenmarkgrenze (2 Jahre altes Mädchen). Hämatoxylin-Eosin, 40×

Das Mark macht etwa 10% des Gesamtorgans aus. Planimetrisch fand sich eine Rinden-Mark-Relation von 5:1 im Kopfbereich und von 15:1 im Korpusbereich (DeLellis et al. 1976; Dobbie u. Symington 1966; Symington 1969). Das Markgewicht wurde hiernach mit etwa 0,47 ± 0,15 g/Drüse bestimmt. Dieser Wert wurde nach Planimetrie mit 0,48 g Markgewicht der linken Nebenniere auch von Liebegott (1952) ermittelt. Die Zahlen entsprechen den Gewichten von 0,43 g und 0,44 g für die linke bzw. rechte Nebenniere, die nach Dissektion der Nebennieren von Quinan u. Berger (1933) erhalten wurden.

DeLellis et al. (1976) fanden morphometrisch keine Geschlechtsdifferenz.

II. Histologie

Das Nebennierenmark ist sehr empfindlich gegenüber Sauerstoffmangel oder anderen schädigenden Einflüssen, so daß leicht schrumpfungsbedingte Artefakte auftreten. Die beste zytologische Erhaltung findet sich nach Fixation in Bouinscher Lösung oder in Osmiumtetroxyd. Zellulärer Hauptbestandteil des Marks sind die Phäochromozyten. Diese sind in soliden, alveolären oder auch plattenförmigen Zellsträngen angeordnet. Dazwischen findet sich ein reich entwickelter sinusoidaler Gefäßplexus mit retikulären und elastischen Fasern in den Wänden. An der Grenze zur Rinde liegen zarte kollagene Fasern, die von

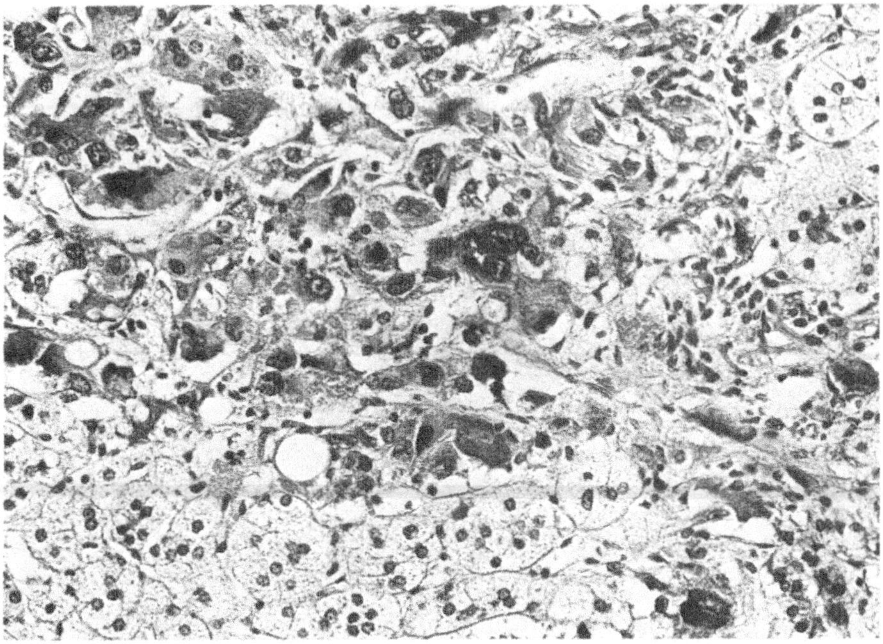

Abb. 3. Kernpolymorphie von Phäochromozyten in einer ansonsten unauffälligen Nebenniere bei einem 59jährigen Mann mit pyelonephritischen Schrumpfnieren und renalem Hypertonus. Hämatoxylin-Eosin, 250×

zahlreichen kleinen Venen durchbrochen werden (BARGMANN 1971; NEVILLE 1969; TONUTTI 1956). Eine Kapsel um das Nebennierenmark kommt bei Erwachsenen nicht vor; bei Kindern ist die Mark-Rindengrenze schärfer ausgeprägt.

Die Phäochromozyten sind große, zytoplasmareiche, ovoide oder polygonale Zellen mit einem Durchmesser von 10–12 μ (DELELLIS et al. 1976). Die rundlich ovalen oder elongierten exzentrisch gelegenen Kerne mit einem Durchmesser von 6–8 μ enthalten einen oder auch mehrere distinkte Nucleoli, die infolge der vesikulären Chromatinstruktur deutlich hervortreten. Teilweise kommen auch erhebliche Kerngrößenschwankungen vor (Abb. 3). Bei chromatfreien Fixantien zeigt das Zytoplasma eine feine diffuse Retikulierung und feine Granulierung (COUPLAND 1965); bei routinemäßiger Hämatoxylin-Eosin-Färbung ist das Zytoplasma feingranulär basophil, teilweise auch vakuolär. Mit der Giemsa- oder Methylenblaufärbung stellen sich die Granula olivgrün dar (NEVILLE 1969). Sehr wenige Zellen enthalten PAS-positive, Diastase-resistente Tröpfchen im Zytoplasma (DELELLIS et al. 1976). Nach DEKKER u. OEHRLE (1971a, b) lassen sich bei Autopsiefällen im Mark in etwa 80% hyaline Tropfen nachweisen. Einzeln oder gruppiert liegen zwischen den Markzellen sympathische Ganglienzellen, teilweise nahe den glatten Muskelbündeln der Zentralvene.

Fokal kommen kleine Rundzellen im Mark vor, bei denen es sich in höherem Alter am ehesten um Lymphozyten (Abb. 4) handelt (NEVILLE 1969) und nur in den ersten Lebensjahren um unreife neurektodermale Zellen.

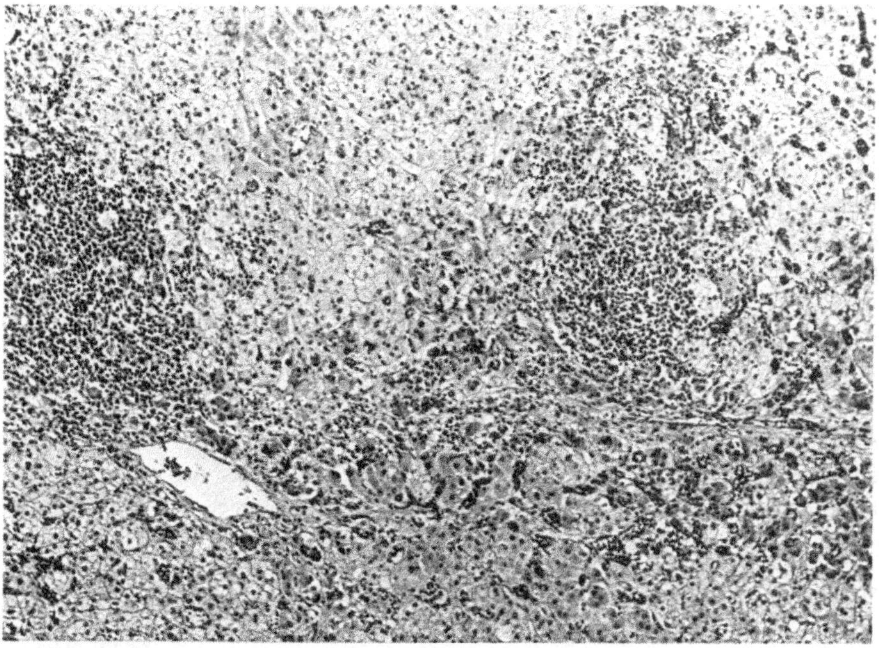

Abb. 4. Fokale lymphozytäre Infiltrate in den inneren Rindenschichten und im Markbereich (76jähriger Mann mit kalzifizierender Aortenklappensklerose und Cor bovinum). Hämatoxylin-Eosin, 100×

III. Histochemie

Bei routinemäßigen Färbungen stellen sich hellere und dunklere Markzellen dar (TONUTTI 1956). Für den intrazellulären Hormonnachweis oder auch die Erfassung eines Trägerproteins ist eine optimale Fixation Voraussetzung. Formaldehyd fixiert keines der Katecholamine ausreichend. Glutaraldehyd fällt Noradrenalin; Adrenalin wird hierbei herausgelöst. Osmiumtetroxyd ist nicht spezifisch für Katecholamingranula und reagiert auch mit ungesättigten Fettsäuren, Melanin oder 5-Hydroxytryptamin (COUPLAND 1965).

In der Diagnostik stehen heute im wesentlichen die chromaffine Reaktion, die Jodatreaktion und die Formaldehydkondensation im Vordergrund (s. Tabelle 1).

1. Chromaffine Reaktion

HENLE beobachtete eine Braunfärbung des Nebennierenmarks oder der Paraganglien nach Fixation in Chromsäure oder Chromsalzen (OGATA u. OGATA 1923). KOHN (1902, 1903) bezeichnete dies Verhalten als chromaffine Reaktion, andere Autoren als chromophile oder phäochrome Reaktion. Diese ist pH-abhängig (COUPLAND 1965; HILLARP u. HÖKFELT 1953; HOPWOOD 1967; KENNEDY et al. 1961), mit verläßlichen Befunden zwischen pH 5–6. Unter pH 4 und über pH 7 ist die Reaktion praktisch stets negativ, auch wenn biochemisch Katecholamine nachweisbar sind.

Tabelle 1. Differenzierung der Nebennierenmarkszellen

	Adrenalinzelle (A)	Noradrenalinzelle (NA)	SGC-Zelle (small granule cell)
Chromaffine Reaktion	+	+	+
Jodatreaktion	−	+	
Formalin-induzierte Fluoreszenz	−	+ grün	
Formaldehydkondensation	+	+ gelbgrün	
Trihydroxyindolreaktion	+ grün	+ blau	
Toluidinblau pH 4–7	metachromatisch	orthochromatisch	orthochromatisch
Argentaffinität	∅	+	+
Azokarmin	+++	(+)	
saure Phosphatase	+	−	
Elektronenmikroskopie	monomorphe, mäßig dichte Granula	anisomorphe, dichte Granula mit Halo	kleine Granula mit intermediärer Dichte
Hormon	Adrenalin	Noradrenalin	Dopamin? intermediäre Zellform?

NEVILLE (1969) gibt hierfür eine Lösung aus 100 Teilen 5% K-Dichromat und 7 Teilen K-Chromat mit einem pH von etwa 5,8 an. COUPLAND (1965) empfiehlt eine Lösung aus 12 ml 40% Formol, 50 ml 5% wäßriges K-Dichromat und 20 ml M Na-Acetat.

Eine nachträgliche Chromierung nach mehr als 12stündiger alleiniger Formalinfixation ist als diagnostische Methode nutzlos, da die Katecholamine hierbei herausdiffundieren (HOPWOOD 1967). Eine in Gefrierschnitten noch schwach positive chromaffine Reaktion kann nach Paraffineinbettung negativ ausfallen, da die Komplexbindung Katecholamin-Chromat im heißen Paraffin bei 58° C löslich ist (FALCK u. HILLARP 1959).

Nach in vitro-Untersuchungen entsteht zunächst ein rotes Oxydationsprodukt des Adrenalin, das einige Stunden später zu einem braunschwarzen Reaktionsprodukt führt (HILLARP u. HÖKFELT 1953). Chrom läßt sich hiernach sowohl chemisch als auch autoradiographisch in den Markzellen nachweisen (KENNEDY et al. 1961; OGATA u. OGATA 1922/23). Bei einem pH von über 7 wird Adrenalin in Adrenochrom umgewandelt, das keine positive Chromatreaktion ergibt. Nach etwa 6 Stunden post mortem geht die Chromierbarkeit verloren. Eine negative Reaktion kann auch bei mangelnder Fixation oder anoxischer Depletion auftreten. Die Fixation in Formol-Dichromat ist mit anschließender Bleichung in schwacher H_2O_2-Lösung auch zur makroskopischen Darstellung chromaffiner Gewebe geeignet (COUPLAND 1965). Nach Formol-Dichromat färben sich die Adrenalingranula mit wäßriger Giemsalösung feiner basophil, die Noradrenalingranula gröber eosinophil (COUPLAND 1965). Bei der chromaffinen Reaktion sollte auf die Eosinfärbung verzichtet werden, da das bräunliche Reaktionsprodukt hiervon überlagert wird. Üblicherweise differenziert die chromaffine Reaktion nicht zwischen Adrenalin und Noradrenalin. Eine derartige Differenzierung noradrenalinbildender von adrenalinspeichernden Zellen beschrieben WINCKLER u. HEMPEL (1971) bei simultanem Nachweis der Katecholamine mit der Autoradiographie und anschließender Nachfixierung der Kryostatschnitte in Orthscher Lösung mit Glutaraldehyd im Anschluß an die Formaldehydbedampfung.

2. Jodatreaktion

Hiermit werden selektiv noradrenalinspeichernde Zellen nachgewiesen (HILLARP u. HÖKFELT 1953, 1954). Die jodatpositiven Zellen korrelieren zum Noradrenalingehalt des Gewebes. Dieser Nachweis gelingt bei verschiedenen Tierspezies, während beim Menschen die Jodatreaktion negativ ausfallen kann trotz Noradrenalinspeicherung (HILLARP et al. 1954a–c; KENNEDY et al. 1961), was auf einen unterschiedlichen Speicherungsmechanismus zurückgeführt wird. Für diese Reaktion wird eine gesättigte wäßrige K-Jodatlösung pH 5–6 angegeben, mit anschließender Fixation in 10% Formalin. Trotz leichter Elution ist die anschließende Paraffineinbettung gut geeignet. Auch bei der Jodatreaktion entsteht zunächst ein rotes Oxydationsprodukt, anschließend der jodhaltige braune Komplex (ERÄNKÖ 1957). In vitro bildet sich dieser Komplex nur mit Noradrenalin, nicht mit Adrenalin; die Reaktion fällt jedoch auch mit Dopa und Dopamin positiv aus.

Autoradiographisch konnte ^{131}J im Reaktionsprodukt nachgewiesen werden (ERÄNKÖ 1957), das dem Jodnoradrenochrom entspricht. Das Jod läßt sich jedoch unter Bestehenbleiben des braunen Komplexes herauslösen, so daß dieser einem nichtjodierten Oxydationsprodukt des Noradrenalins entspricht (KENNEDY et al. 1961).

3. Formaldehydkondensation

Noradrenalinspeichernde Zellen können durch eine schwach grünliche Fluoreszenz nach Formolfixation dargestellt werden (ERÄNKÖ 1955; ERÄNKÖ u. RÄISÄNEN 1961). Die Verteilung dieser Zellen entspricht der jodatpositiver Zellen. Eine empfindlichere Methode mit Gefriertrocknung und Formaldehydbedampfung wurde von FALCK u.Mitarb. (FALCK 1962; FUXE u. JONSSON 1973 Lit.) entwickelt. Hiermit werden Noradrenalin, Adrenalin, Dopamin, Dopa, Serotonin und 5-Hydroxytryptophan nachgewiesen. Die Monoamine kondensieren mit Formaldehyddampf zu Tetrahydroisochinolinen, die zu Dihydroisochinolinen oxydiert werden (CORRODI u. JONSSON 1967). Zwischen einem pH von 6–10 und in Anwesenheit von Proteinen liegen diese in der tautomeren Form vor mit einem intensiven Fluoreszenzspektrum um 480 nm. Dieses kann auch quantitativ mikrospektrofluorometrisch ausgewertet werden. Noch 5×10^{-4} pg Noradrenalin sind hiermit nachweisbar (FUXE u. JONSSON 1973). Anhand ihrer Emissionsspektren lassen sich die Katecholamine von Serotonin differenzieren, durch methodische Variationen auch Noradrenalin von Adrenalin (BJÖRKLUND et al. 1972; HAKANSON u. SUNDLER 1974; WILLIAMS u. MORRISS 1970). Nach Gefriertrocknung gelingt die Differenzierung blaufluoreszierender Noradrenalinzellen von grünfluoreszierenden Adrenalinzellen mit der Trihydroxyindolreaktion (KING u. ANGELAKOS 1973).

4. Andere Reaktionen

Es existieren zahlreiche weitere Reaktionen, die nicht spezifisch zum Katecholamingehalt korrelieren, die jedoch teilweise eine Differenzierung adrenalinspeichernder (A) von noradrenalinbildenden (NA) Zellen ermöglichen, darüberhinaus auch eine Abgrenzung eines weiteren Zelltyps, der SGC-Zelle (small granule chromaffin cell) (KOBAYASHI et al. 1977).

Bereits 1952 beschrieb ERÄNKÖ herdförmige Markzellkomplexe, die eine positive Autofluoreszenz nach Formalinfixation ergaben, eine positive Argentaffinität aufwiesen und saure Phosphatase-negativ waren. Hierbei handelt es sich um NA-Zellen. Derartige noradrenalinspeichernde Zellen stellen sich nach Glutaraldehydfixation mit K-Dichromat, K-Jodat, Osmiumtetroxyd und auch mit ammoniakalischem Silber dar (COUPLAND u. HOPWOOD 1966; TRAMEZZANI et al. 1964).

Mit Toluidinblau pH 4–7 reagieren A-Zellen metachromatisch, NA-Zellen und SGC-Zellen orthochromatisch (KOBAYASHI u. WATANABE 1971; SIVARAM 1964), was auf den hohen ATP-Gehalt oder aber auf das Trägerprotein Chromogranin zurückgeführt wird. Der unterschiedliche Reaktionsausfall der A- und NA-Zellen wird nach HOPWOOD (1967) damit erklärt, daß A- und NA-Zellen in ihren Granula das gleiche Chromogranin enthalten, daß aber in den NA-Zellen die Karboxylgruppen durch Aldehyd-Noradrenalin-Komplexe maskiert seien. Daneben besteht auch die Möglichkeit, daß die A-Zellen mehr Chromogranin enthalten.

A-Zellen sind saure Phosphatase-positiv, NA-Zellen negativ (TONUTTI 1956).

In den Markzellen wurden ferner Acetalphosphatide, ATP und ATPase nachgewiesen (BENEDECZKY et al. 1972). Immunzytochemisch lassen sich auch die Katecholamin-synthetisierenden Enzyme Dopadecarboxylase (DDC), Dopamin-β-Hydroxylase (DBH) und Phenylethanolamin-N-Methyltransferase (PNMT) in Markzellen demonstrieren, wobei für die leicht diffusiblen Enzyme DDC und PNMT fixationsbedingte Probleme auftraten (HÖKFELT et al. 1973). DDC kommt in allen Markzellen in gleicher Verteilung vor, PNMT erwartungsgemäß nur in den A-Zellen.

Gleichfalls immunzytochemisch wurde das Membranprotein Chromomembrin B der Sekretgranula in allen Markzellen wie auch im sympathischen Nervensystem demonstriert (ASAMER et al. 1971), ferner lösliche Granulaproteine, die das Chromogranin und Dopamin-β-Hydroxylase enthalten (SMITH et al. 1973).

IV. Elektronenmikroskopie

Ultrastrukturelle Untersuchungen des Nebennierenmarks erfolgten besonders bei verschiedenen Tierspezies (ABRAHAMS u. HOLTZMAN 1973; DE ROBERTIS u. VAZFERREIRA 1957; COUPLAND 1965; KOBAYASHI 1977; LEVER 1955; MÄKELÄ u. VAPAATALO 1971; WETZSTEIN 1957), weniger beim Menschen (BÄSSLER u. HABIGHORST 1964; BENEDECZKY u. LAPIS 1968; GOULD u. BENDITT 1973; HERVONEN 1971). Nach optimaler Perfusionsfixation findet sich eine homogene „helle" Zellpopulation (BENEDECZKY et al. 1972), die durch einen schmalen Spaltraum von der Basalmembran um die Kapillaren getrennt wird. Desmosomen sind selten. Die Sekretgranula liegen teilweise am Gefäßpol konzentriert, vereinzelt mit unmittelbarem Kontakt zur Zellmembran.

Die dicht benachbart gelagerten Endothelzellen enthalten häufig Pinozytosevesikel. Die ovoiden Kerne der reifen chromaffinen Zellen sind etwa 2mal so groß wie die der primitiven sympathischen Zellen, mit lockerer gleichmäßiger Chromatinstruktur unter Einschluß von 1–2 großen Nucleoli. Vereinzelt kommen doppelkernige Zellen mit sehr zahlreichen Mitochondrien und nur spärlichen Sekretgranula vor (BÄSSLER u. HABIGHORST 1964; BENEDECZKY u. LAPIS 1968; HERVONEN 1971). Meist sind die membranbegrenzten Sekretgranula gleichmäßig verteilt. Nach Fixation in Glutaraldehyd und Nachfixation in OsO_4 oder auch in Dichromat sind die Granula der NA-Zellen sehr elektronendicht (COUPLAND 1965), so daß hellgranuläre und dunkel-granuläre Zellen unterschieden werden können (MÄKELÄ u. VAPAATALO 1971).

Die osmiophilen (phäochromen) Granula werden von einer etwa 50 Å breiten Membran begrenzt, mit angrenzendem schmalen etwa 100–200 Å breiten Spalt. Der Durchmesser der Granula beträgt beim Menschen etwa 150–200 nm (BÄSSLER u. HABIGHORST 1964).

Neben den A- und NA-Zellen wird heute als 3. Zelltyp die SGC-Zelle (= small granule chromaffin cell) abgetrennt (KOBAYASHI 1977); GORGAS u. BÖCK (1976) beschreiben bei der Maus sogar 4 Zelltypen. Die SGC-Zelle soll etwa 1–5% der Markzellen (A-Zellen 70%, NA-Zellen 15%) ausmachen. Sie ist durch die geringe Größe der Sekretgranula mit einem Durchmesser von 100–230 nm gekennzeichnet. Ferner verfügt sie über zahlreiche 40–70 nm durchmessende synaptische Vesikel mit osmiophilem Inhalt.

Die lichtmikroskopisch nachweisbaren hyalinen Globuli besitzen ultrastrukturell eine granuläre Matrix mit Membranbegrenzung. Sie werden als lysosomale Derivate angesehen, die ähnlich wie Lipofuscin durch Lipidperoxydation entstehen sollen (DEKKER u. OEHRLE 1971a, b). Das endoplasmatische Retikulum der Markzellen ist gut entwickelt, mit teilweise dichter gelagerten lamellären Strukturen, teils auch mit dilatierten Zisternen. Herdförmig kommen granuläres endoplasmatisches Retikulum und freie Ribosomen vor. Zu den Golgifeldern stehen kleine, oft leere Prosekretgranula in Beziehung. Die Mitochondrien sind mit einem Durchmesser von 0,5–1 μ relativ klein. Ferner kommen in Markzellen Zentriolen, häufig auch Zilien und α-Glykogenpartikel vor.

Mit der K-Pyroantimonatreaktion wurde Kalzium besonders in Mitochondrien und auch in den Höfen der Sekretgranula nachgewiesen (RAVAZZOLA 1976; SCHÄFER 1979).

Im Zentrum der Granula wurde immunelektronenmikroskopisch lösliches Protein entsprechend dem Chromogranin und der Dopamin-β-Hydroxylase nachgewiesen (SMITH et al. 1973).

Der Modus der Katecholaminsekretion wurde besonders im Experiment untersucht. Eine Degranulierung der Zellen mit Ballonierung der Granula, Abnahme der Osmiophilie und Fusionen mit der Zellmembran wurden nach Insulinstimulation (ABRAHAMS u. HOLTZMAN 1973; COUPLAND 1965), nach Chlorpromazin (MÄKELÄ u. VAPAATALO 1971) und nach Splanchnikusstimulation (DEROBERTIS u. VAZFERREIRA 1957) beobachtet. Die Entleerung durch Reserpin (WACKER et al. 1972) führt zu einer Hypertrophie des Golgiapparates mit kleinen leeren Vesikeln sowie kurzfristiger Proliferation des endoplasmatischen Retikulums. Bei gesteigerter Exozytose findet sich eine gleichzeitig erhöhte Endozytose, wie es durch Peroxydaseaufnahme zum Teil in Form der coated vesicles demonstriert werden konnte (HOLTZMANN et al. 1973). Die leeren Granulummembranen können entweder in Form einer erneuten Hormonspeicherung wieder benutzt werden, oder sie werden intrazellulär abgebaut. Es erfolgt ein Einbau in Lysosomen mit transitorischer Lipidakkumulation.

V. Beziehungen zu Blutgefäßen und Nerven

1. Vaskularisation

(COUPLAND 1965; COUPLAND u. SELBY 1976; NEVILLE 1969)

Der Gefäßplexus der Zona reticularis endet relativ abrupt in Höhe der Rinden-Mark-Grenze und geht mit nur relativ wenigen venolenartigen Gefäßen in Marksinusoide über, so daß hier eine dem Portalsystem vergleichbare Perfusion des Marks nach der Rinde vorliegt. Aus den Marksinus fließt das Katecholamin-enthaltende Blut über kleine Venolen ab, die die muskelreiche Wand der Zentralvene und ihrer zufließenden größeren Äste permeieren. Der zentrale Hauptvenenstamm mit seinen exzentrischen Muskelbündeln (BARGMANN 1933) liegt überwiegend nicht direkt innerhalb des Marks; er nimmt besonders im Kopfbereich der Nebenniere Äste auf, die innerhalb des Marks lokalisiert sind. Daneben sollen kleine Arterien vorkommen, die durch die Rinde hindurchlaufen, um primär das Mark zu perfundieren, wobei in diesen Regionen häufiger noradrenalinbildende Zellen lokalisiert sein sollen.

Die Anordnung der Lymphgefäße innerhalb des Marks ist umstritten (MERKLIN 1966), wobei ein Lymphgefäßnetz in der Adventitia der großen Zentralvene und ihrer Zuflüsse beschrieben wurde. Teilweise sollen um emissäre Venen und Markzellkomplexe auch Lymphgefäße vorkommen.

2. Innervation

(Alpert 1931; Coupland 1965; Neville 1969; Stöhr 1935)

Im Gegensatz zur Nebennierenrinde wird das Mark von zwei Fasergruppen reich innerviert: einmal über den N. splanchnicus und obere lumbale sympathische Ganglien (Th 3 bis L 3) sowie über den Plexus coeliacus, zum anderen über den N. vagus mit Phrenikusästen; die vagale Innervation ist jedoch nicht ganz sicher (Coupland 1965).

Die Nervenfasern bilden in der Kapsel einen Plexus aus myelinisierten und nicht-myelinisierten Fasern (Stöhr 1935) und verlaufen von hier meist an der Hinterseite zum Mark (Young 1939). Sie bestehen aus Bündeln zu 30–50 Fasern, die entlang der Gefäße und Bindegewebstrabekel in das Mark einstrahlen ohne Abgabe von Ästen zur Rinde. Postganglionäre Fasern bilden ferner einen dichten Plexus in der Adventitia der Zentralvene, wo autonome kleine Ganglien vorkommen (Alpert 1931; Bennet 1941). Die sympathischen Fasern bilden Synapsen mit den Phäochromozyten. Ultrastrukturell (Coupland 1965) geht das dreidimensionale Netzwerk aus Nervenfasern und Zytoplasma der Schwannschen Zellen in feine Fasern über, die noch vom Zytoplasma der Schwannschen Zellen umgeben sind und die somit durch zwei Basalmembranen von Phäochromozyten getrennt sind. Nach Fusion der Basalmembranen geht das Zytoplasma der Schwannschen Zellen verloren an der Kontaktstelle zu den chromaffinen Zellen. Die Axone enthalten hier Vesikel, jedoch keine Neurofibrillen. Die Endigung kann an der Oberfläche der Phäochromozyten erfolgen oder auch nach Einsenkung in das Zytoplasma, wobei gleichsam eine „intrazelluläre“ Endigung entsteht. Der synaptische Spalt ist 150 200 Å breit. Bei Tierspezies bilden sich die Synapsen nach meist ausgeprägter Invagination der Nervenfasern in das Zytoplasma.

B. Physiologie

I. Regulation der Hormonbildung und Sekretion

Die Hormone des Nebennierenmarks sind die Katecholamine Adrenalin und Noradrenalin; dem Dopamin kommt beim Menschen physiologischerweise keine Bedeutung zu (Labhart 1971). Zusätzlich erfolgt die Synthese von Peptiden wie Chromogranin und Chromomembrin (Blaschko et al 1967; Winckler et al. 1971). Adrenalin war das erste Hormon, das isoliert und in seiner Struktur aufgeklärt wurde (Takamine 1901; Aldrich 1901). Die Bildung des Noradrenalin erfolgt in den Markzellen in gleicher Weise wie in den postganglionären Fasern des vegetativen sympathischen Nervensystems, ebenso die Freisetzung und der Metabolismus (Axelrod u. Weinshilbaum 1972).

Die Markzellen besitzen die Fähigkeit, L-Noradrenalin oder auch L-Norepinephrin zu L-Adrenalin oder auch L-Epinephrin umzuwandeln. Das erforderliche Ferment, die Phenyläthanolamin-N-methyl-transferase (PNMT) kommt außer im Zytoplasma der Phäochromozyten auch im Herzmuskel und im Gehirn, besonders im Hirnstamm vor. Die Konversion von Noradrenalin zu Adrenalin ist irreversibel. Das Mengenverhältnis beider Hormone ist Spezies-variabel (TONUTTI 1956). Beim Menschen liegen 80–85% des Katecholamingehalts im Mark als Adrenalin und 15–20% als Noradrenalin vor (MANGER u. GIFFORD 1977).

1. Biosynthese

(BLASCHKO 1939; COUPLAND 1965; GOODALL u. KIRSHNER 1957; KIRSHNER 1959; MANGER u. GIFFORD 1977)

Ausgangssubstrat ist L-Tyrosin. Dieses kann aus Phenylalanin durch die Phenylalaninhydroxylase mit NADH und Dihydropterin als Kofaktor entstehen; Phenylalanin ist jedoch nicht essentiell für die Katecholaminsynthese.

L-Tyrosin wird durch Tyrosinhydroxylase zu L-Dihydroxyphenylalanin (= L-Dopa) umgewandelt. Kofaktor ist Tetrahydropteridin. Dieser Schritt erfolgt langsam; er stellt den limitierenden Faktor in der Biosynthese dar. Höhere Katecholaminspiegel bewirken eine Hemmung der Tyrosinhydroxylaseaktivität im Sinne eines negativen Rückkoppelungsmechanismus.

L-Dopa wird rasch durch die L-Aminosäuredecarboxylase (Dopa-Decarboxylase) zu L-Dihydroxy-phenyläthylamin = Dopamin umgewandelt; Kofaktor ist Pyridoxalphosphat. Dopamin liegt in kleinen 400–600 Å durchmessenden Vesikeln vor; seine Umwandlung zu Noradrenalin erfolgt durch die Dopamin-β-hydroxylase (DBH), ein Kupfer enthaltendes Metalloprotein, mit O_2, Askorbat und Fumarat als Kofaktoren.

Nur der kleinere Dopaminanteil wird zu Noradrenalin umgewandelt, der größere Teil, durch die mitochondriale Monoaminoxydase (MAO) zu 3,4-Dihydroxy-Phenylessigsäure abgebaut. Noradrenalin ist in den Speichergranula (s. Hormonspeicherung) inaktiv und geschützt bis zur Freisetzung.

Die Umwandlung des Noradrenalins zu Adrenalin unter der Einwirkung der Phenyläthanolamin-N-methyl-transferase (PNMT) ist der letzte Schritt der Biosynthese, wobei Methionin als Methyldonator fungiert. ATP, Mg und Glutathion wirken als Kofaktoren.

Der Schritt zum Noradrenalin erfolgt innerhalb der Granula. Für die Methylierung zum Adrenalin muß das Katecholamin möglicherweise kurzzeitig das Sekretgranulum ins Zytoplasma verlassen, da PNMT im Zytoplasma außerhalb der Granula lokalisiert sein soll. Die PNMT-Aktivität nimmt nach Hypophysektomie ab; sie wird durch ACTH oder auch durch Dexamethason restituiert (WURTMAN u. AXELROD 1966), so daß über die Steuerung der PNMT-Aktivität die Nebennierenrinde die Adrenalinsynthese kontrolliert.

2. Hormonspeicherung

Die sekretorischen Granula in den Phäochromozyten enthalten reichlich ATP, RNA, Katecholamine und Proteine; bei letzteren handelt es sich zu über 70% um Chromogranine und um lösliche Dopamin-β-Hydroxylase (DBH) (HILLARP 1959). Gerade durch den ATP- und Chromograningehalt sowie auch durch den Kalziumgehalt differieren die Speichergranula der Markzellen von den neurosekretorischen Granula sympathischer Nervenendigungen (HELLE et al. 1971).

Auffallend ist der hohe ATP-Gehalt, der auch eine funktionelle Bedeutung nahelegt (BLASCHKO et al. 1957; DAPRADA et al. 1971); er beträgt beim Rind 500 mg ATP/100 g Granulafeuchtgewicht (HILLARP et al. 1955). Das molare Verhältnis Katecholamine/ATP beträgt in normalen Markzellen 4:1 im Gegensatz zu Phäochromozytomzellen (SCHÜMANN 1960). Die Aminaufnahme in die Granula erfolgt rasch; sie wird durch ATP und Mg stimuliert. Am Speicherkomplex ist auch Kalzium beteiligt, welches ultrastrukturell in den Granulumkomplexen nachgewiesen werden kann (RAVAZZOLA 1976; SCHÄFER 1979).

Die Granulummembran enthält Lysophosphatidylcholin (=Lysolezithin), ferner Dopamin-β-hydroxylase (DBH) und eine Mg-aktivierte ATPase (HÖRTNAGEL et al. 1971; WINCKLER 1971).

Die Katecholaminwirkung tritt erst nach der Hormonfreisetzung auf, die in vitro durch eine pH-Reduktion, in vivo durch Azetylcholin, Histamin oder Carbachol erzielt werden kann.

$^2/_3$ des Katecholamingehalts liegt in den Granula vor, $^1/_3$ im Zytoplasma, wobei diese Relation für Noradrenalin und Adrenalin gleich ist (SCHÜMANN 1960).

Beim Erwachsenen wurde der Katecholamingehalt mit 139 µg Adrenalin und 22 µg Noradrenalin pro g Frischgewicht bestimmt (WEST et al. 1951). Noradrenalin macht hiernach nur 14% aus im Gegensatz zum Neugeborenen, bei dem der Noradrenalinanteil 90% beträgt.

3. Sekretion

Die Ausschleusung der Katecholamine erfolgt auf einen Sympathikusreiz mit Acetylcholinfreisetzung durch Exozytose (Emiozytose) (AXELROD et al. 1972; DE ROBERTIS u. VAZFERREIRA 1957; DOUGLAS 1968; VIVEROS et al. 1968). Durch die aus aktomyosinartigen Proteinen bestehenden Mikrotubuli werden die Granula zur Zellmembran hin verlagert.

Das Nebennierenmark ist hinsichtlich seiner Sekretion als sympathisches Ganglion anzusehen, innerviert durch präganglionäre cholinerge Fasern. Die Katecholaminsekretion erfolgt in mehreren Schritten (DOUGLAS 1968):

a) Es kommt zu einer Interaktion des Azetylcholins mit der Zellmembran, die hierdurch chemisch alteriert wird und deren Permeabilität gesteigert wird. Aktionspotentiale sind an den Markzellen nach Azetylcholin nicht nachweisbar.

b) Als Folge der Permeabilitätssteigerung erfolgt ein Einstrom von Na- und Ca-Ionen in die Markzelle. Der Kalziumeinstrom ist essentiell, die Rolle des Kalzium bei der Exozytose jedoch noch nicht ganz geklärt (SCHÄFER 1979). Nach SCHÜMANN (1960) wird durch Ca-Ionen die intragranuläre Ribonuklease aktiviert. Kalziumionen setzen bei Anwesenheit von Phosphat auch aus isolierten Granula Katecholamine, ATP und Proteine frei, während Magnesium und ATP eine Hemmwirkung besitzen (LISHAJKO 1970).

c) Es erfolgt sodann eine Depolarisierung der Zellmembran. Andere Substanzen, die gleichfalls über eine Depolarisierung wirken, sind Histamin, Serotonin, Bradykinin und Angiotensin (KÜHNAU 1971; MANGER u. GIFFORD 1977).

Im Blut findet sich ein Katecholamin/ATP-Komplex in gleichem molaren Verhältnis wie im Granulum (HÜRLIMANN 1970). Das ATP wird durch Plasma-ATPasen abgebaut. Innerhalb der Sekretgranula erfolgt die Resynthese des ATP vor der der Katecholamine. Daneben werden bei der Exozytose auch lösliche Proteine (Chromogranine und Dopamin-β-Hydroxylase) freigesetzt.

4. Katecholaminabbau

Die Inaktivierung erfolgt hauptsächlich in der Leber durch zwei Schritte:

a) durch o-Methylierung mit Wirkung der Catechol-o-methyltransferase (COMT) (AXELROD 1959) und

b) oxydative Desaminierung durch Monoaminoxydase (MAO) (BLASCHKO 1954).

COMT ist im Organismus weit verbreitet, besonders aber in der Leber konzentriert. MAO kommt als mitochondriales Enzym gleichfalls verbreitet vor, zum Beispiel im Mark selbst, besonders jedoch in Leber, Niere sowie im Gehirn. Aus diagnostischer Sicht sind die wichtigsten Katecholaminmetaboliten (MANGER u. GIFFORD 1977) (s. Tabelle 3):

Metanephrin = 3-Methoxy-adrenalin (MN) und
Normetanephrin = 3-Methoxy-noradrenalin (NMN),
3,4-Dihydroxy-mandelsäure (DHMA),
3-Methoxy-4-hydroxy-mandelsäure = Vanillinmandelsäure (VMA).

Etwa 66% des Adrenalins werden o-methyliert, etwa 20% desaminiert. Unverändert werden etwa 20–60 µg Noradrenalin und 1–9 µg Adrenalin täglich ausgeschieden (MANGER u. GIFFORD 1977).

Die Inaktivierung des im Blut zirkulierenden Noradrenalins erfolgt sehr rasch mit einer Halbwertszeit von 2,3 Minuten (MANGER u. GIFFORD 1977). Organe mit reicher sympathischer Innervation wie Herz oder Milz binden das zirkulierende Noradrenalin in physiologisch inaktiver Form in Vesikeln. Eine Denervation setzt diesen Speicherungsmechanismus herab. Eine Ausnahme macht die Uterusmuskulatur, die auch außerhalb der nervalen Endigungen Katecholamine speichert (LABHART 1971). Eine bilaterale Adrenalektomie senkt signifikant die Adrenalinausscheidung im Urin, nicht jedoch die des Noradrenalin (MANGER u. GIFFORD 1977 Lit.).

II. Wirkungsweise von Adrenalin und Noradrenalin

(EULER 1954; LABHART 1971; NEVILLE 1969; SIEGENTHALER u. ENDRES 1973)

Adrenalin kommt im Mark in 4–5facher Konzentration im Vergleich zu Noradrenalin vor; es ist auf äquimolarer Basis wirksamer als Noradrenalin, L-Adrenalin wesentlich wirksamer als die D-Form (CATHRO 1969).

Unter den wesentlichen Funktionen soll hier nicht die Rolle der Katecholamine als Transmittersubstanzen zwischen Hirnstammzentren, dem Hypophysenvorderlappen oder der Epiphyse erörtert werden.

Hauptangriffspunkte sind das kardiovaskuläre System, die Niere und der Gastrointestinaltrakt; darüber hinaus bewirken die Katecholamine eine Vielzahl metabolischer Effekte und beeinflussen unterschiedlich differenzierte Zellsysteme. Die biologische Aktivität soll auf einer Wechselwirkung mit spezifischen Rezeptoren beruhen, wobei α- und β-Rezeptoren unterschieden werden mit jeweils erregender oder hemmender Wirkung (AHLQUIST 1967); Noradrenalin wirkt auf α-Rezeptoren, Adrenalin auf α- und β-Rezeptoren.

Die primäre Wirkung besteht in einer Aktivierung der Adenylzyklase (KÜHNAU 1971) in Gehirn, Glandula pinealis, Adenohypophyse, Schilddrüse, Testes, Speicheldrüsen, Lungen, Milz, Leber, Herzmuskel, Darm- und Uterusmuskulatur, Skelettmuskel, Knochen und Fettzellen; gehemmt wird die Adenylzyklase durch Katecholamine in den Pankreasinseln und Thrombocyten.

a) Wirkungen auf das kardiovaskuläre System: Adrenalin wirkt vorwiegend vasodilatatorisch mit positiv chrono- und inotropem Effekt auf das Myokard. Hierdurch kann es zur Erhöhung des Blutdrucks durch Vermehrung des Schlagvolumens kommen. Noradrenalin bewirkt eine systolische und diastolische Blutdrucksteigerung durch Vasokonstriktion und damit durch eine Widerstandserhöhung. Die Koronararterien werden durch beide erweitert. Für diese Wirkungen sind die Nebennierenrindenhormone wichtig. Bei adrenalektomierten Tieren tritt eine Herzinsuffizienz trotz unveränderter Katecholaminspiegel auf. Die Rindenhormone potenzieren die pressorischen Effekte der Katecholamine (NEVILLE 1969).

b) Niere: In geringer Konzentration führen die Katecholamine zu einer Konstriktion des Vas efferens. In Abhängigkeit von der primären Blutdrucklage wird die Perfusion herabgesetzt, wobei die glomeruläre Filtration primär zunächst nicht alteriert wird. Nach Sistieren der Noradrenalinwirkung tritt eine Diurese auf. Im Nierenmark setzen Katecholamine Prostaglandine frei (KÜHNAU 1971).

c) Gastrointestinaltrakt: Im Splanchnikusbereich führen Adrenalin und Noradrenalin zu einer Abnahme der Perfusion, der Motilität (Relaxation des Magens und Kontraktion der Ileozäkalklappe) und der Sekretion. Adrenalin führt zu einer wässrigen Speichelsekretion.

d) Weitere Effekte betreffen das Tracheobronchialsystem mit Relaxation der Bronchialmuskulatur durch Adrenalin und erhöhter Respirationsrate durch Nor- und Adrenalin. Am Auge erfolgt eine Weitstellung der Pupillen. In der Epidermis wird eine Verlangsamung der Mitoserate für Adrenalin angegeben (SLOPER 1978). Die Uterusmuskulatur wird gehemmt, die Kontraktionen der Skelettmuskulatur werden verstärkt, ferner kommt es zur Blutumverteilung mit besserer Perfusion der beanspruchten Muskelgruppen.

e) Metabolische Effekte: Hier steht die Beziehung des Adrenalins zum Kohlenhydratstoffwechsel im Vordergrund. Es führt in der Leberzelle zu einer Vermehrung der Aktivität von Phosphorylase a und der Produktion von zyklischem 3,5-Adenosinmonophosphat (cAMP), zur Abnahme des Leberglykogen mit Erhöhung der Blutglukose, zu einem intrazellulären K-Abfall und extrazellulären K-Anstieg und somit zu einem inversen Effekt wie Insulin.

Über cAMP als Mediator und Bildung einer aktiven Lipase setzen Adrenalin und Noradrenalin Fettsäuren aus den Fettdepots frei, so daß die nichtveresterten Fettsäuren im Plasma ansteigen. Adrenalin, geringer auch Noradrenalin, führt zu einem gesteigerten O_2-Verbrauch mit Temperaturerhöhung und Steigerung des Grundumsatzes. Die Zahl zirkulierender eosinophiler Leukozyten wird gesenkt. In Notfallsituationen wird bevorzugt Adrenalin aus dem Mark sezerniert (Notfallreaktion nach BRUECKE oder CANNON 1928).

An pharmakologischen Effekten sind Nekrosen nach lokaler Applikation hoher Adrenalindosen zu nennen, ferner Todesfälle nach versehentlicher hoher intravenöser Katecholamindosis.

III. Funktionelle Morphologie (reaktive Veränderungen)

Über morphokinetische Reaktionen des Nebennierenmarks liegen im Gegensatz zur Rinde nur sehr spärliche Befunde vor. Adrenalin und Noradrenalin werden in differenten Zelltypen gebildet und gespeichert und auch durch unterschiedliche Stimuli freigesetzt. Ob hierbei auch eine differente Innervation der A- und NA-Zellen anzunehmen ist, wurde bisher nicht bewiesen (MANGER u. GIFFORD 1977), obwohl NEVILLE (1969) hierfür unterschiedlich innervierte funktionelle Einheiten postuliert.

Nach LIEBEGOTT (1952) sind die Abnahme der Chromatreaktion, das Auftreten optisch leerer zytoplasmatischer Vakuolen, die Menge hyaliner tropfiger Einschlüsse und eine Zellvergrößerung mit Ausbildung von Riesenkernen Parameter einer gesteigerten funktionellen Aktivität. Auffallende strukturelle Veränderungen des Markorgans treten beim Menschen unter wechselnder funktioneller Beanspruchung nicht auf (TONUTTI 1956). Für die Aufrechterhaltung des Lebens ist das Markorgan nicht erforderlich, da noch eine ausreichende Katecholaminsekretion in den extraadrenalen Paraganglien bestehen bleibt.

Zahlreiche akute Reize können zur Katecholaminsekretion führen, zum Beispiel psychische Erregung, Muskelarbeit, Kälte, Hitze, Toxine, wobei hiernach allerdings meist Noradrenalin freigesetzt wird, während im Mark Adrenalin überwiegt. Reizung der Barorezeptoren soll vorwiegend Noradrenalin freisetzen, Emotionen, Schmerz und unspezifischer Streß Adrenalin. Eine Abnahme der Chromierbarkeit in Parallele zum Adrenalinschwund wurde bei starken körperlichen Belastungen, nach Infektionen und im Streß gesehen. Nach wiederholter Stimulation des N. splanchnicus wurden jedoch nur 25% der gespeicherten Katecholamine ohne nachweisbare histochemische Änderung sezerniert (COUPLAND 1965 Lit.).

Es bestehen ferner mannigfache Verknüpfungen zu anderen endokrinen Organen, die sich unter stimulatorischen und inhibitorischen Bedingungen gleichfalls nicht in histologisch faßbaren Alterationen manifestieren. Die Regulation der Sekretion erfolgt normalerweise nerval, ein glandotropes Hormon existiert für das Markorgan nicht.

Der Reiz des N. splanchnicus führt über eine Azetylcholinfreisetzung zur Katecholaminsekretion. Diese kann auch über eine reflektorische Reizung von Zentren im Bereich des IV. Ventrikels erfolgen. Eine Durchtrennung des N. splanchnicus bleibt ohne gröbere histologische Markveränderungen (COUPLAND 1965; STAEMMLER 1933). Nach Denervation sinkt zwar der Adrenalingehalt des Nebennierenmarks, aber die basale sowie auch die stimulierbare Katecholaminsekretion bleibt erhalten; nach Denervierung liegt überwiegend eine Noradrenalinspeicherung vor.

Nach einseitiger Adrenalektomie tritt keine kompensatorische Hypertrophie oder Hyperplasie des kontralateralen Nebennierenmarks auf.

Bei Transplantation einer Nebenniere geht das Mark zugrunde (TONUTTI 1956 Lit.). Dies gilt jedoch nicht für die Transplantation von Markgewebe in die Augenvorderkammer (COUPLAND 1965; KOBAYASHI 1977).

Nach Hypophysektomie tritt keine Markatrophie auf, gleichfalls nicht nach Ektomie anderer endokriner Drüsen. Auch Änderungen der Kernvolumina der Markzellen wurden hiernach nicht beobachtet.

Dennoch läßt sich eine hormonale Abhängigkeit der Katecholaminsynthese von der Adenohypophyse nachweisen. Eine Hypophysektomie führt zur Abnahme des Enzymgehalts der Tyrosinhydroxylase, der Dopamin-β-Hydroxylase und der Phenyläthylamin-N-methyl-transferase, ferner auch zur Verminderung des Adrenalingehalts (MANGER u. GIFFORD 1977). Der Enzymgehalt und auch die Katecholaminsynthese können wieder durch ACTH oder Glukokortikoide restituiert werden. Im Experiment wurde nach Hypophysektomie eine Vermehrung der NA-Zellen und Verminderung der Adrenalin-Zellen nachgewiesen, ferner eine verminderte Aufnahme von H^3-Dopamin (KOBAYASHI 1977).

Insulin führt zu einer bevorzugten Adrenalinfreisetzung und damit auch zur Verminderung des Adrenalingehaltes. Insgesamt sind somit nur selten bereits histologisch faßbare Veränderungen des Marks zu erzielen. Beim Meerschweinchen wurden zum Beispiel die Markzellen im Hungerzustand kleiner. Thyroxingaben führen zu einer Markhyperplasie; bei der Ratte entsteht nach chronischer Nikotineinwirkung eine adenomatöse Markhyperplasie (s. Hyperplasie).

Bei der Maus wurden schwankende Relationen fuchsinophiler, adrenalinbildender Zellen zu pikrinophilen Zellen im Zusammenhang mit dem Tag-Nacht-Rhythmus mit einem Anstieg der pikrinophilen Zellen nachts beobachtet (BARGMANN 1971 Lit.).

C. Entwicklung

Bei niederen Tierspezies, zum Beispiel bei Fischen, ist eine enge Rinden-Markbeziehung nicht ersichtlich. Die chromaffinen Zellen liegen als phäochrome Körperchen segmental neben der Aorta. Bei Amphibien besteht bereits ein engerer Kontakt, der bei Säugern zum Einschluß des Marks von der Rinde führt.

Das Mark, auch als Suprarenalorgan (TONUTTI 1956) bezeichnet, entsteht durch Einwandern von Vorstufen aus dorsomedialer Richtung in das Interrenalorgan, wobei diese Invasion bis zum Ende der Fetalzeit anhält; das Mark erhält eine annähernd dem Erwachsenen entsprechende Entfaltung erst um das 3. Lebensjahr (COUPLAND 1965).

In der Morphogenese sind das chromaffine und das sympathische System eng korreliert. Beide entstammen dem Neurektoderm und nicht, wie früher angenommen, dem Mesoderm (COUPLAND 1965 Lit). Histogenetisch vollzieht sich die Entwicklung beider Systeme aus einer primitiven sympathischen Zelle mit kleinem dichtem Kern und spärlichem Zytoplasma, den Sympathogonien. Aus diesen differenzieren sich die Phäochromoblasten und die Neuroblasten. Letztere enthalten ultrastrukturell reichlich granuläres endoplasmatisches Retikulum, freie Ribosomen und Polysomen, einen Golgiapparat, kleine Mitochondrien und Katecholamin-speichernde Vesikel mit einem Durchmesser von 980 Å (HERVONEN 1971). Die Phäochromoblasten besitzen größere ovoide Kerne mit lockerer Chromatinstruktur und einem Durchmesser von 8–10 μ sowie einen breiteren eosinophilen Zytoplasmasaum. Aus diesen entstehen die Phäochromozyten, aus den Neuroblasten die sympathischen Ganglienzellen.

Beim Menschen besteht in der Markentwicklung folgender zeitlicher Ablauf (COUPLAND 1965; HERVONEN 1971): Im 10 mm-Stadium sind Rinde und Mark noch getrennt, mit einer medial gelegenen Markanlage. Im 14 mm-Stadium, d.h. in der 5.–8. Woche, erfolgt die Invasion primitiver Zellen in die Rindenanlage, teilweise mit Nervenfasern. Histologisch sind im 16 mm-Stadium Phäochromoblasten, im 27 mm-Stadium Phäochromozyten erkennbar. Die im 16–27 mm-Stadium erfolgende Invasion primitiver Markzellen steht in diesem Zeitraum noch in kontinuierlicher Verbindung zur Anlage der Paraganglien. Danach geht diese räumliche Kontinuität verloren; es erfolgt nun ein intraadrenales Wachstum (Abb. 5), das jedoch langsamer verläuft als das der extraadrenalen Paraganglien. Bei 55 mm langen Feten, also etwa in der 11. Woche, wird die chromaffine Reaktion positiv (COUPLAND 1965).

Mit der empfindlichen FIF-Methode (HERVONEN 1971) gelingt der Nachweis aromatischer Amin-enthaltender Zellen bereits früher, nämlich in der 8. Woche im 27–30 mm-Stadium. Die Umwandlung primitiver sympathischer Zellen in Katecholamin-speichernde Zellen erfolgt vermutlich unter dem Einfluß von Glukokortikoiden.

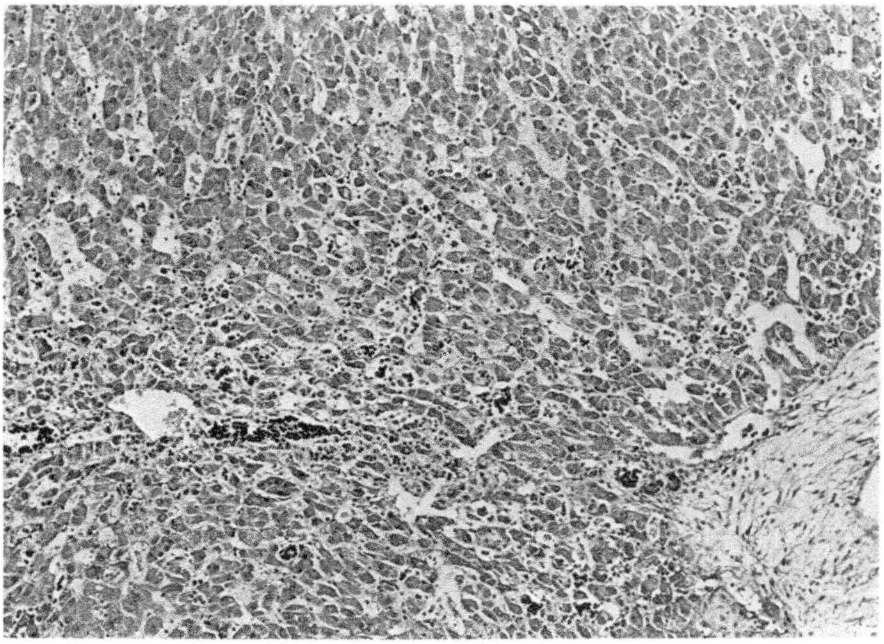

Abb. 5. Einwandern von unreifen Stammzellen des Nebennierenmarks, hier im 5. Fetalmonat. Hämatoxylin-Eosin, 250×

In der 8.–9. Woche tritt ein Azetylcholinesterase-positives adrenomedulläres Nervenfasernetz auf. Auch ultrastrukturell wurden ab der 7. Woche zunehmend Nervenfasern nachgewiesen, wobei die primitiven sympathischen Zellen entlang dieser Fasern invadieren. Ab der 10. Woche sind in den Axonen Neurotubuli enthalten.

Ab der 8. Woche entwickelt sich ein intraadrenales sinusoidales Netzwerk, das im 3.–4. Monat eine zunehmende Dilatation im Zentrum und im 3. Monat eine direkte arterielle Versorgung der Sinusoide aufweist. Die Granula-enthaltenden Zellen liegen ab der 10. Woche in engem Kontakt zu den weiten venösen Sinus, während die Komplexe primitiver Zellen avaskulär erscheinen.

In der 10. Woche vermehren sich die Axone und Zytoplasmafortsätze, wobei auf den Axonen Schwannsche Zellen nachweisbar werden.

Ab der 12. Woche kommen Synapsen mit reifen Markzellen neben freien Axonen ohne axo-somatische Kontakte vor. Die präsynaptischen Verdickungen enthalten 460 Å große agranuläre Vesikel und 980 Å große katecholaminspeichernde Vesikel. Es kommen hier stets mehr agranuläre Vesikel vor, wobei sich jedoch mit zunehmendem Alter das Verhältnis zugunsten der granulären Vesikel verschiebt.

Während der Fetalperiode liegt die Masse der chromaffinen Zellen noch extraadrenal, und zwar bevorzugt abdominal prävertebral entlang des Plexus sympathicus paraaortal, so daß man hier auch von paraaortalen Körperchen gesprochen hat. Bei der bilateralen symmetrischen Anlage können diese Körperchen medial fusionieren wie zum Beispiel beim Zuckerkandlschen Organ.

Die weitere Entwicklung des Nebennierenmarks verläuft beim Menschen verzögert. Bei der Geburt sind noch primitive sympathische Zellen nachweisbar, teilweise in rosettenförmiger Anordnung. Sie schwinden erst in den ersten drei Lebensjahren (HERVONEN 1971). In dieser Lebensperiode ist eine deutliche Größenzunahme nachweisbar. Die Zahl der chromaffinen Zellen nimmt im ersten Lebensjahr zu.

Die unreifen basophilen Zellen verringern sich und schwinden schließlich völlig am Ende des 2. Jahres (COUPLAND 1965; DIETRICH u. SIEGMUND 1926).

Durch die postnatale Involution innerer fetaler Rindenschichten mit Aktivierung von Kapillarendothelien entsteht ein van Gieson-roter Streifen um das Mark als sogenannte Markkapsel am Ende des ersten Lebensjahres. Diese schwindet mit zunehmendem Alter wieder (COUPLAND 1965; DIETRICH u. SIEGMUND 1926) (s. Nebennierenrinde).

Die Katecholaminsynthese beginnt im Mark in der 10.–12. Woche. Während der Gravidität und zum Zeitpunkt der Geburt wird praktisch nur Noradrenalin gebildet, nach dem 1. Lebensjahr zunehmend auch Adrenalin, so daß der Anteil des Noradrenalins nunmehr nur noch etwa 20% beträgt (MANGER u. GIFFORD 1977).

D. Mißbildungen und Anomalien

I. Hypoplasien

Bei zerebralen Mißbildungen, die zu einer Hypoplasie der Nebennierenrinde führen wie zum Beispiel bei der Anenzephalie, wird keine Hypoplasie des Markorgans beobachtet. Frühere Berichte, nach denen das Mark sogar als hyperplastisch angesehen wurde, erklären sich dadurch, daß das Mark bei verschmälerter Rinde relativ hyperplastisch erscheint (DIETRICH u. SIEGMUND 1926).

II. Dystopien

Bei Dystopien der Nebennierenrinde wird das Mark selten an typischer Stelle isoliert beschrieben (DIETRICH u. SIEGMUND 1926).

Heterotopien des Marks sind im Vergleich zu heterotopem oder auch akzessorischem Nebennierenrindengewebe selten. Sie wurden nahe den Nebennieren selbst beschrieben, als Einschluß in benachbarten Organen (PICK 1912), ferner dystop vom Ort der Nebennierenentwicklung (z.B. intrakraniell). Eine derartige komplette, Rinden- und Markgewebe enthaltende Dystopie beschrieben WIENER u. DALLGARD (1959) in den weichen Hirnhäuten, MEYER (1917; zit. nach SYMINGTON 1969), ein intrakranielles Rinden-Mark-Organ am linken N. accessorius.

Bei systematischer Suche fand GRAHAM (1951) in 16 von 32 Fällen bei postmortal nachgewiesenem akzessorischen Rindengewebe auch Markanteile.

Die entlang des Plexus sympathicus nachgewiesenen Ansammlungen von Phäochromozyten gehören in den Komplex der Paraganglien.

E. Entzündungen

I. Unspezifische Entzündungen

Eine isolierte, eigenständige Entzündung des Markorgans ist nicht bekannt. Gelegentlich kommen umschriebene lymphozytäre Infiltrate vor (Abb. 4). Monozytäre Mark- und Rindeninfiltrate wurden beim Scharlach beschrieben (DIETRICH u. SIEGMUND 1926).

Im Vordergrund stehen daher Beobachtungen über reaktive Markveränderungen bei Allgemeininfektionen, die denen bei Intoxikationen oder schweren Verbrennungen gleichen (DIETRICH u. SIEGMUND 1926; FASSBENDER 1956; LIEBEGOTT 1952). Es wird eine Abnahme der Chromierbarkeit und Vakuolisierung des Zytoplasmas der Phäochromozyten beschrieben. Chronische septische Prozesse führen auch zu hyalinen Kugelbildungen in Markvenen, wobei bereits früher Beziehungen zur Thrombenbildung diskutiert wurde (DIETRICH u. SIEGMUND 1926 Lit.). Diphtherietoxin soll zu einer schweren primären Markschädigung führen mit Schwund der Chromierbarkeit, wobei die Ergebnisse hinsichtlich dieser Reaktion jedoch widersprüchlich sind (DIETRICH u. SIEGMUND 1926). Bei chronischen Infekten wird eine Markhyperplasie gleichsam als Anpassungsreaktion vermißt (LIEBEGOTT 1952).

II. Spezifische Entzündungen

1. Tuberkulose

Das Mark kann bei miliarer Aussaat befallen sein, was funktionell sicher bedeutungslos ist (FASSBENDER 1956). Wichtiger ist die großknotig-verkäsende Form der Tuberkulose, bei der das Mark völlig destruiert (SYMINGTON 1969) oder noch herdförmig an einem Pol erhalten ist.

2. Lues

Erworbene Formen einer spezifischen Infektion des Marks liegen hierbei wohl kaum vor. Bei angeborenen Formen wurden früher kleine akut-entzündliche Herde mit Koagulationsnekrosen und Kerntrümmern im Mark beschrieben, die selten größer als miliar waren, mit infarktartiger, meist produktiver interstitieller Entzündung. Diese Diagnose bedarf zur Sicherung des Spirochätennachweises nach Levaditi (DIETRICH u. SIEGMUND 1926 Lit.; FASSBENDER 1956).

F. Parenchymveränderungen

I. Atrophie und Degeneration

Es ist kein klinisches Syndrom bekannt, daß einer isolierten Markinsuffizienz entsprechen würde (SLOPER 1978).

Als Degenerationsprodukte wurden Kolloidablagerungen in Markzellen beschrieben (MOSLENER 1954). Kolloidtropfen kommen zum Beispiel in Markzellen von Meerschweinchen vor, die an Tollwut erkrankt sind oder die mit Diphtherietoxin vergiftet wurden (BARGMANN 1971). Vermutlich handelt es sich um die gleichen hyalinen Tropfen, die von anderen Autoren eher als Zeichen einer gesteigerten sekretorischen Aktivität bewertet wurden (s. Elektronenmikroskopie, funktionelle Morphologie).

II. Verhalten bei zytotoxischer Schrumpfnebenniere

Hierbei ist das Mark im wesentlichen unverändert (MITSCHKE et al. 1973; SYMINGTON 1969). Die Rinde kollabiert gleichsam um das erhaltene Mark herum, in dem nur gelegentlich fokale lymphozytäre Infiltrate nachweisbar sind (Abb. 6). Das Mark ist gleichfalls bei hypophysär bedingter sekundärer Nebennierenrindeninsuffizienz erhalten.

III. Sonstige nicht-entzündliche Veränderungen

Die Diagnose einer Markhyperplasie ist nur mit morphometrischen Methoden unter Berücksichtigung der variablen Markausdehnung möglich (SYMINGTON 1969) (s. auch Markhyperplasie). Bei Streß-Reaktionen entsprechen die Markveränderungen denen bei schweren Infekten oder Intoxikationen. Vakuolisierungen, hyaline Tropfen oder eine Verminderung der Chromatreaktion wurden bei Verbrennungen oder chronischen Unterkühlungen beobachtet (LIEBEGOTT 1952 Lit.). Analoge Befunde traten experimentell nach Insulin oder Histamin auf. Beim chronischen Hungerversuch fand sich eine Volumenvermehrung der Phäochromozytenkerne. Vakuolisierungen und Kernverlagerungen fanden sich bei hypoxischen Hunden (BACHMANN 1952).

Beim experimentellen hämorrhagischen Schock (KAJIHARA et al. 1977) wurde ultrastrukturell eine Adrenalinzelldegranulierung mit Vermehrung autophager Vakuolen und leeren Vesikeln beschrieben. Bemerkenswerterweise blieben die Noradrenalinzellen im wesentlichen unverändert.

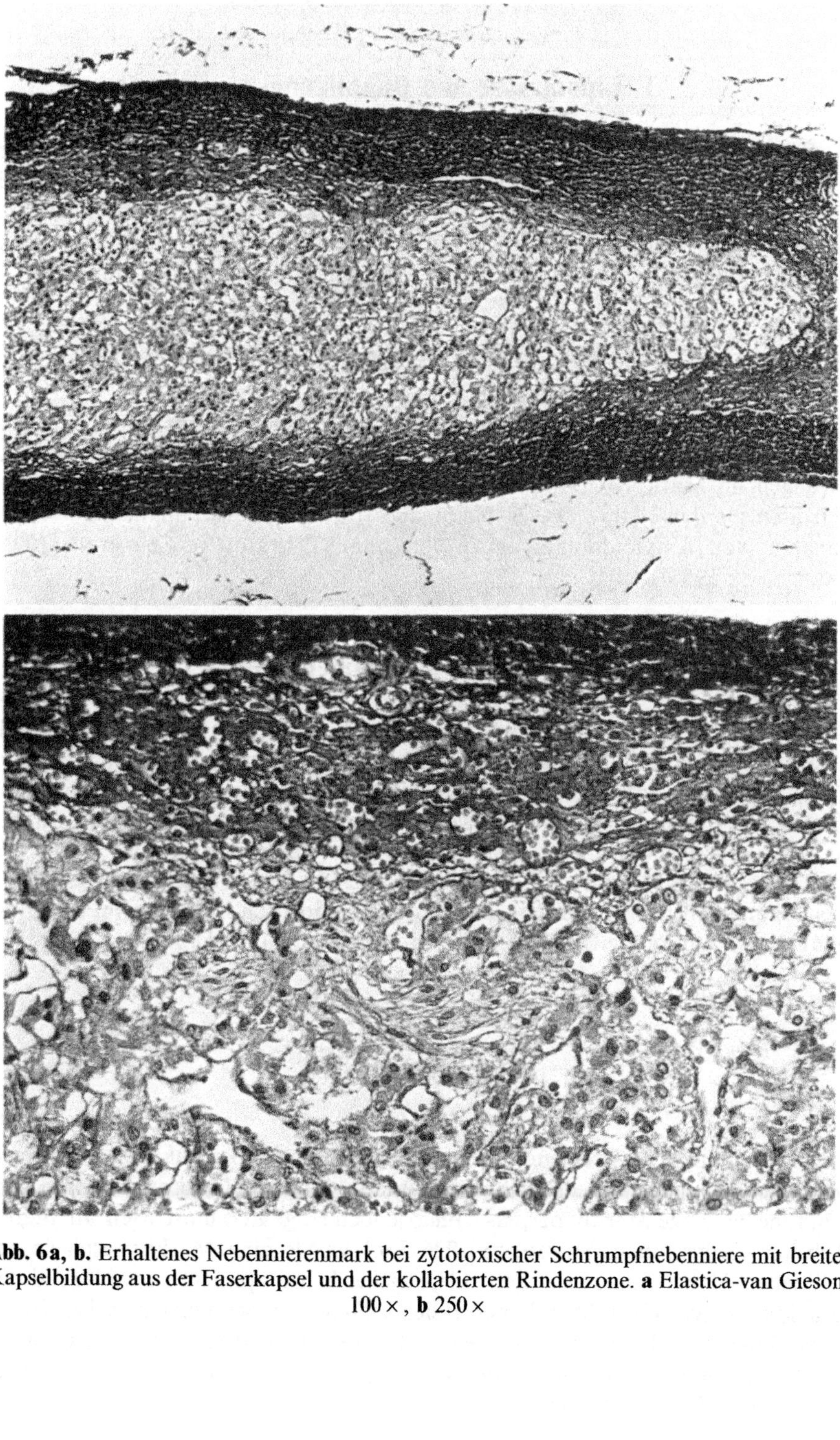

a

b

Abb. 6a, b. Erhaltenes Nebennierenmark bei zytotoxischer Schrumpfnebenniere mit breiter Kapselbildung aus der Faserkapsel und der kollabierten Rindenzone. **a** Elastica-van Gieson, 100×, **b** 250×

G. Veränderungen des Interstitium

I. Lipomatose und Blutbildungsherde

Selten kommen im Mark ausgedehntere lymphoide und myeloide Zellverbände vor, bei denen man dann von einer myeloiden Metaplasie spricht. Experimentell werden diese mit ausgedehnteren Gewebsnekrosen in Zusammenhang gebracht. Treten sie gemeinsam mit einer lipomatösen Metaplasie auf, spricht man bei tumorartigen Komplexen vom Myelolipom (SYMINGTON 1969).

II. Amyloidose

Bei ausgeprägteren Ablagerungen im gesamten Organismus, meist im Rahmen einer sekundären periretikulären Amyloidose, kommen auch Amyloidablagerungen im Mark vor (Abb. 7). Die Rinde ist hiervon jedoch stets massiver betroffen als das Mark. Dieses bleibt aber nicht, wie man manchmal früher annahm, von Amyloidablagerungen verschont (DIETRICH u. SIEGMUND 1926; FASSBENDER 1956).

III. Vaskuläre Veränderungen

Zusätzlich zu den Rindenblutungen, wie sie in ihrer Verteilung für die kindliche Nebenniere charakteristisch sind, treten beim Erwachsenen auch irreguläre kortikomedulläre Infarkte auf, die mit teilweise organisierten Thromben in der Zentralvene einhergehen, obwohl diese Thromben nicht als ursächlich für die Infarkte angesehen werden (SYMINGTON 1969). Bei massiven Blutungen, wie sie z.B. selten unter einer ACTH-Therapie vorkommen können, wird das Mark gleichsam exzentrisch verdrängt. Differentialdiagnostisch ist hierbei an eine Einblutung in Tumoren, z.B. in ein Phäochromozytom zu denken.

H. Hyperplasien

In Analogie zu anderen endokrinen Organen ist bei Überfunktionssyndromen sowohl eine Hyperplasie als auch eine Tumorbildung des Markorgans zu erwarten. Eine derartige Markhyperplasie blieb jedoch lange Zeit umstritten. In älteren Arbeiten (DIETRICH u. SIEGMUND 1926 Lit.) wurde eine Markhyperplasie bei arteriellem Hypertonus, bei atherosklerotischer Schrumpfniere und während der Gravidität beschrieben. Markhyperplasien sollten auch bei hypertonischen Herzvitien (LIEBEGOTT 1952 Lit.) auftreten, wobei diese Hyperplasie auch als Ursache des Hypertonus angesehen wurde, was jedoch schon früher bestritten wurde (DIETRICH u. SIEGMUND 1926).

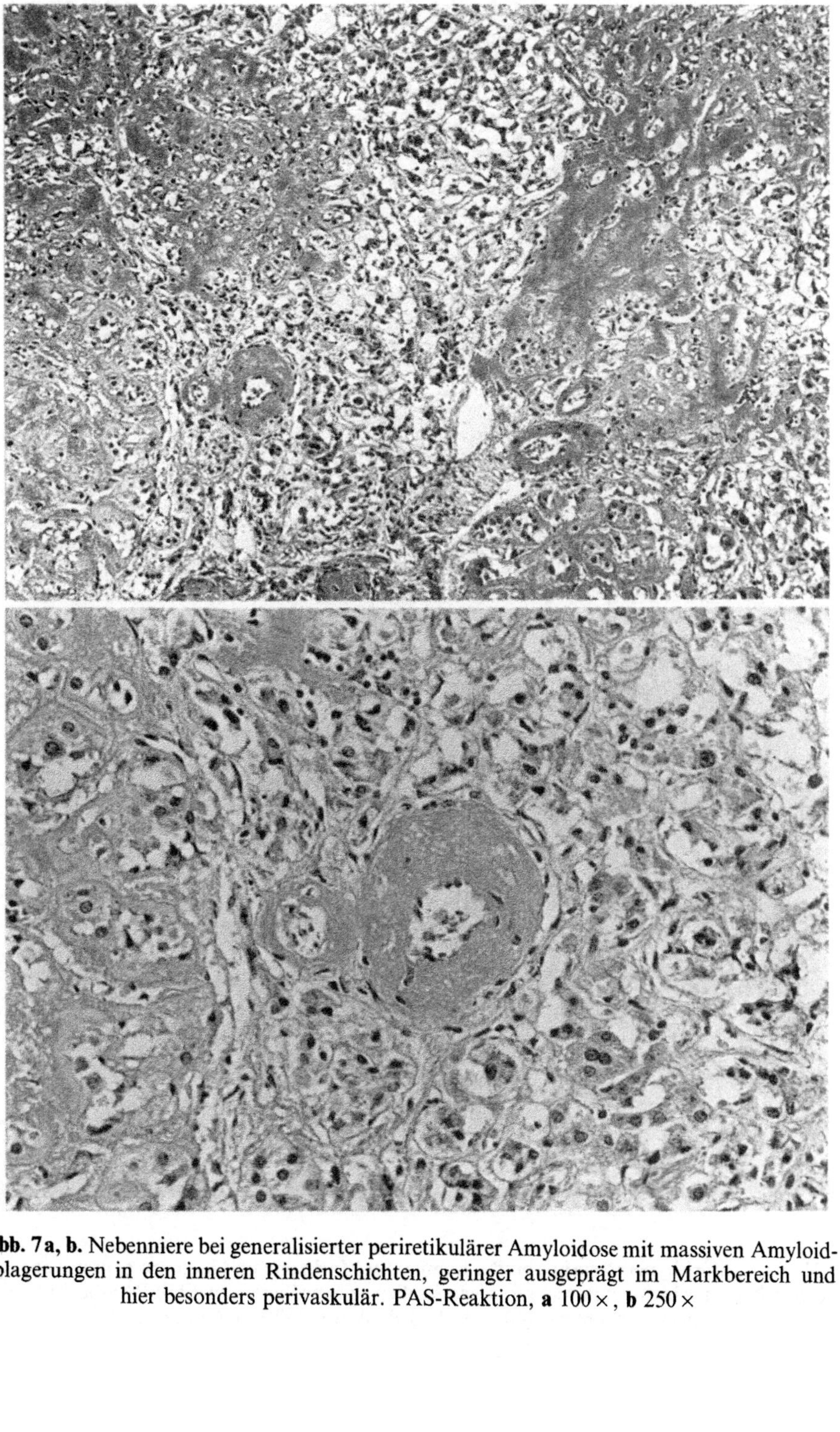

a

b

Abb. 7a, b. Nebenniere bei generalisierter periretikulärer Amyloidose mit massiven Amyloidablagerungen in den inneren Rindenschichten, geringer ausgeprägt im Markbereich und hier besonders perivaskulär. PAS-Reaktion, **a** 100 ×, **b** 250 ×

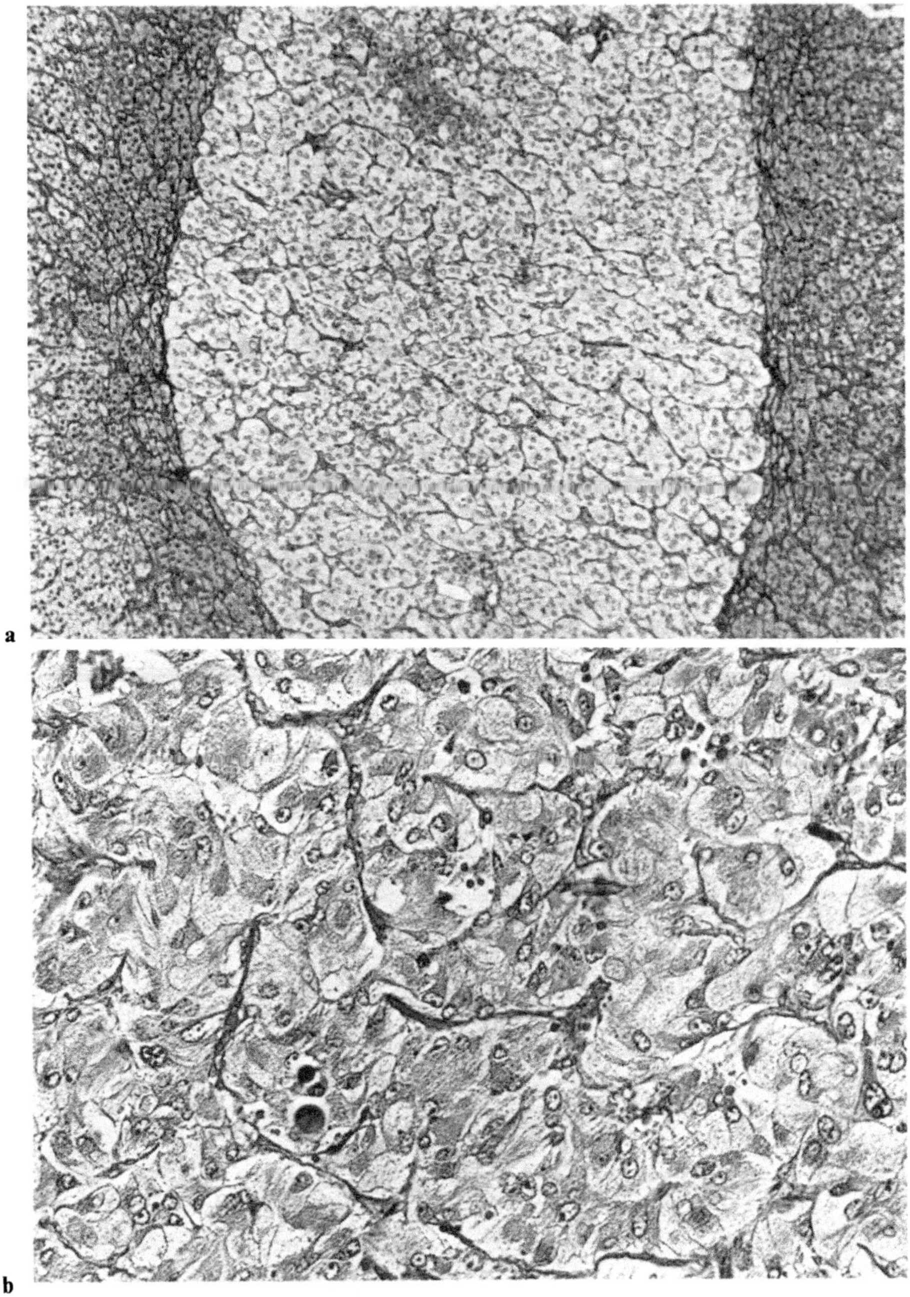

Abb. 8a–c. Markhyperplasie mit breiter kompakter Markzone und Kompression der angrenzenden Rindenschichten; in mehreren Markzellen teils größere globuläre PAS-positive Einschlüsse. **a** Gomori, 100 ×, **b** PAS-Reaktion 250 ×, **c** Gomori 250 ×

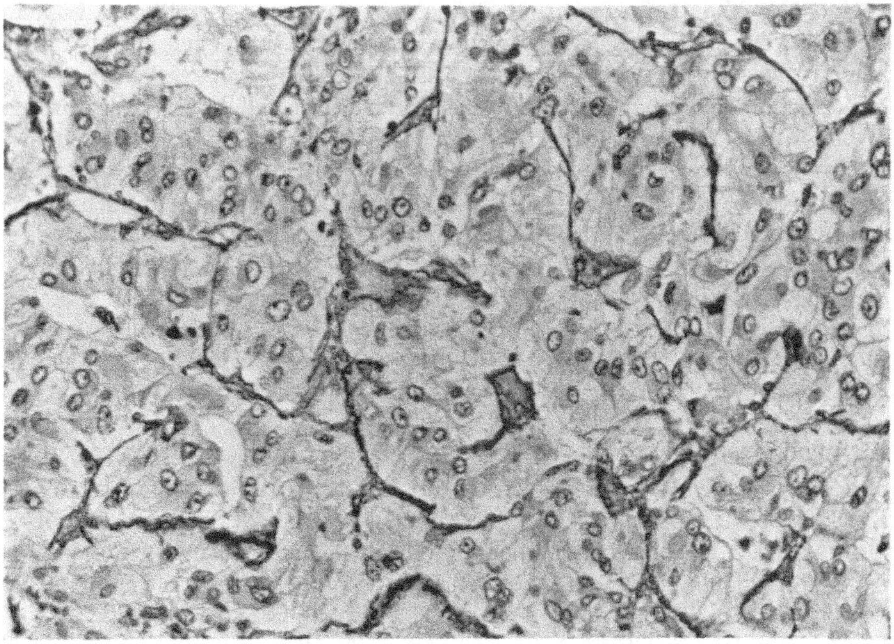

c

Liebegott (1952) fand bei kompensiertem und dekompensiertem Hypertonus eine Zunahme des Markgewichts um 50–77%; die Mark-Rindenrelation ist jedoch in der Gruppe der kompensierten Hypertonie praktisch gleich wie bei den Normalfällen. An histologischen Kriterien wurde eine Kernvergrößerung, eine Zunahme der Amitosen und der Mitosen angegeben, ferner hyaline Tropfenbildungen. Neville (1969) bezweifelte die meisten früheren Mitteilungen, da aus diesen Untersuchungen nicht immer hervorging, ob der variablen Ausbreitung des Marks innerhalb der Nebenniere Rechnung getragen worden war.

Unter Berücksichtigung fraglicher und gesicherter Überfunktionszustände wurden auch weiterhin Markhyperplasien bei episodischer und permanenter Hypertension beschrieben, die teilweise mit erhöhter Ausscheidung von Katecholaminmetaboliten im Urin sowie mit positiven Stimulationstests einhergingen (Bialestock 1961; Drukker et al. 1957; Montalbano et al. 1962; Sherwin 1964; Visser u. Axt 1975).

Eine besondere Beachtung und eindrucksvolle morphologische Sicherung fand das Bild der Markhyperplasie durch subtile Untersuchungen der Nebennieren bei multipler endokriner Neoplasie (MEN Typ 2 = Sipple-Syndrom: medulläres Schilddrüsenkarzinom, Phäochromozytom oder Markhyperplasie und Epithelkörperchenhyperplasie) (Carney et al. 1976a–c; DeLellis et al. 1976). Die hierbei auftretenden Phäochromozytome sind häufig bilateral und multizentrisch. Unter einer Serie von 59 Fällen waren 66% bilateral und 30% multizentrisch (DeLellis et al. 1976). Unter 19 Fällen mit einem MEN Typ 2 fanden Carney et al. (1976) 9 bilaterale synchrone Phäochromozytome, 1 asynchrones bilaterales Phäochromozytom, 2 Fälle mit unilateralem Phäochromozytom und kontralateraler diffuser und nodulärer Hyperplasie, 2 Fälle mit unilateralem Phäochromozytom und kontralateraler diffuser Hyperplasie, 1 unilaterales Phäochromozytom, 1 bilaterale noduläre Hyperplasie und 1 bilaterale diffuse Hyperplasie. Bereits makroskopisch soll eine diffuse und auch noduläre Hyperplasie erkennbar sein (CARNEY et al. 1976). An sicheren und eindrucksvollen Befunden werden makroskopisch das Auftreten von Knotenbildungen des Markorgans beschrieben, deren Durchmesser bis zu 13 cm beim MEN Typ 2 betragen kann. Bei einem Durchmesser von unter 1 cm schlagen CARNEY et al. (1976) den Begriff der nodulären Hyperplasie vor, bei Knoten über 1 cm sprechen sie von einem Phäochromozytom. Volumetrisch steigt das Markgewicht hierbei auf 20–30% des Gesamt-Nebennierenvolumens, so daß Markgewichte von 0,8–1,6 g erreicht werden (DELELLIS et al. 1976).

Histologisch (Abb. 8) findet sich einmal eine Extension des Markgewebes in den Korpus-Schwanzbereich und in die flügelartigen Rindenfortsätze hinein. Zytologisch wird wiederholt ein feingranulär-basophiler sowie ein vakuolärer Aspekt des Zytoplasmas beschrieben mit teilweise siegelringartiger Umgestaltung der Phäochromozyten (CARNEY et al. 1976). Häufig kommen auch intra- und extrazelluläre hyaline Tropfen vor. Der Zelldurchmesser beträgt bis zu 80 μ. Die Kerne weisen eine deutliche Variabilität der Größe und eine Hyperchromasie als Ausdruck einer Polyploidisierung auf; ferner kommen Kernvakuolen vor. Diese Befunde werden nicht als Ausdruck einer Neoplasie, sondern einer gesteigerten sekretorischen Aktivität gewertet. Mehrkernige Zellen wurden hierbei beschrieben, gelegentlich kommen Mitosen vor. Im Zytoplasma liegen Diastaseresistente, PAS-positive Granula vor. Einzelne Knoten weisen auch eine beginnende Kapsel mit druckatrophischen Markzellen im Randbereich auf.

Aus diesen hyperplastischen Arealen können unscharf begrenzte Noduli hervorgehen, die keine Markkompression und keine Faserkapsel aufweisen. Zytologisch verhalten sich diese Noduli teils wie das angrenzende hyperplastische Mark, teilweise auch wie Neuroblasten oder Phäochromoblasten mit spindeliger Konfiguration, kleinen hyperchromatischen Kernen und spärlichem Zytoplasma. Diese Noduli können gleichsam konfluieren unter Ausbildung größerer Tumoren. Hiernach werden folgende Möglichkeiten für die Genese eines Phäochromozytoms erörtert: einmal kann aus einer primär diffusen eine knotige Hyperplasie entstehen, die in einen Tumor übergeht. Eine diffuse Hyperplasie ist aber nicht stets das Vorstadium einer nodulären Hyperplasie, so daß diese auch primär vorliegen kann. Das Phäochromozytom könnte man hiernach als gesteigerte Hyperplasieform des Nebennierenmarks ansehen (PROPST 1956).

Hiernach ergeben sich therapeutische Probleme bei klinisch bestehendem Phäochromozytom-Syndrom, wenn kein adrenaler Tumor nachweisbar ist. In einem Fall einer Markhyperplasie war die unilaterale Adrenalektomie ohne Erfolg; erst die darauffolgende Ektomie der kontralateralen Seite führte zur Besserung (DRUKKER et al. 1957). MONTALBANO et al. (1962) führten eine unilaterale Ektomie einer palpatorisch vergrößert erscheinenden Nebenniere aus mit Beseitigung der phäochromozytomartigen Symptomatik. Die von diesen Autoren zur Sicherung der Diagnose vorgeschlagene bilaterale intraoperative Nebennierenbiopsie bei Fehlen eines adrenalen Tumorbefundes erscheint jedoch nicht geeignet, eine Markhyperplasie nachzuweisen.

Bei Markhyperplasien im Rahmen eines MEN Typ 2 schlagen CARNEY et al. (1976) primär die bilaterale Adrenalektomie vor.

Die Sicherung der Diagnose einer Markhyperplasie kann letztlich nur morphometrisch erfolgen. Histologische Hinweise sind: Zell- und Kernpolymorphien, mitotische Aktivität, PAS-positive Tropfen und ein vakuoläres Zytoplasma als Ausdruck einer gesteigerten Aktivität sowie die Ausdehnung des Marks in den hinteren Korpusbereich und in die Alae.

Im Experiment konnte eine Markhyperplasie auf vielfältige Weise induziert werden: bei renaler Hypertonie der Ratte mit $2^1/_2$–5fachem Markgewicht; nach Lauftraining der Ratte (LIEBEGOTT 1952 Lit.); nach chronischen Nikotingaben (STAEMMLER 1935) mit Erhöhung des Noradrenalingehaltes im Mark (ERÄNKÖ 1955); nach Thiouracil bei Ratten (MARINE u. BAUMANN 1945); nach Östrogenen und nach humanem Wachstumshormon, wobei hiernach ähnliche histologische Veränderungen des Marks auftreten wie bei der Markhyperplasie des Menschen (MOON et al. 1950, 1956). Eine diffuse oder noduläre Markhyperplasie wurde ferner bei über 700 Tage alten Wistarratten und hier häufiger bei männlichen Tieren beschrieben (YEAKEL 1947).

J. Tumoren

I. Klassifikation

In der Literatur erfolgt die Klassifikation der Marktumoren überwiegend nach der histogenetischen Differenzierung, wobei diese einmal zum sympathischen Neuron, zum anderen zum Phäochromozyten führt (DIETRICH u. SIEGMUND 1926; FASSBENDER 1956; KARSNER 1950; SYMINGTON 1969). Hiernach wurden Tumoren der primitivsten nervalen Entwicklungsstufe als Sympathogoniome, höher differenzierte als Sympathikoblastome und die voll ausdifferenzierten schließlich als Ganglioneurome bezeichnet. Die Tumoren des endokrinen Differenzierungsweges wurden Phäochromozytome genannt. Sympathogoniome und -blastome werden heute als Neuroblastome zusammengefaßt.

Die WHO-Klassifikation unterscheidet folgende Tumoren des Nebennierenmarks:

a) Neuroendokrine Tumoren (Phäochromozytome, Paragangliome),
b) Neurale Tumoren (Neuroblastome, Ganglioneuroblastome),
c) Gemischte neural-endokrine Tumoren,
d) Sonstige Tumoren,
e) Sekundäre Tumoren,
f) Nicht klassifizierbare Tumoren und
g) Tumor-artige Läsionen (Hyperplasien).

Betrachtet man die neuroendokrinen Tumoren von ihrer Histogenese, vom histologischen Bild und von ihrer Funktion her, so ergeben sich enge Beziehungen zu den extraadrenalen Paraganglien und Chemorezeptororganen. Die Tumoren dieser Organe, die ihrer neuroektodermalen Genese wegen auch unter die Apudome fallen, unterteilt man heute in drei Gruppen:

1. Neuroendokrine Tumoren des Nebennierenmarks, die Phäochromozytome im engeren Sinn,

2. Tumoren, die sich aus neuroendokrinen Zellen des Sympathikus ableiten, als sympathische Paragangliome, auch als aorto-sympathische Paragangliome bezeichnet,

3. Tumoren aus neuroendokrinen Zellen mit parasympathischer Innervation, die den branchiomeren und intravagalen Paragangliomen entsprechen und die als parasympathische Paragangliome bezeichnet werden.

Die letzten zwei Tumorgruppen werden im Kapitel der Paragangliome besprochen.

II. Neuroendokrine Tumoren: Phäochromozytome

Nach der vorausgegangenen Klassifikation wird der Begriff des Phäochromozytoms für jene Tumoren des Nebennierenmarks oder des Nebennierenlagers reserviert, die sich aus phäochromen Zellen aufbauen. Gleichartig differenzierte Tumoren, die auch Katecholamine produzieren, aber an anderer Lokalisation, z.B. in der Harnblase, vorkommen, werden im folgenden als Paragangliome besprochen (s. Paraganglien). Nach COUPLAND (1965) handelt es sich um histogenetisch, histologisch und funktionell gleichartige Tumoren, die nur nach der Topographie unterteilt werden. Früher wurden chromaffine Tumoren allgemein auch als Chromaffinome, adrenerge Tumoren oder insgesamt als Paragangliome bezeichnet.

Die Erstbeschreibung eines bilateralen Phäochromozytoms erfolgte vermutlich durch FRÄNKEL (1886), der den Befund als Angiosarkom auffaßte. Im folgenden wurden diese Tumoren durch MANASSE (1893, 1896) als hyperplastische Tumoren des Nebennierenmarks beschrieben; er fand hieran auch die positive Chromatreaktion. Für diese chromaffinen Tumoren prägte PICK 1912 den Begriff des „Phäochromozytoms". 1910 beschrieb SUZUKI die Kombination eines derartigen Marktumors mit einer Neurofibromatose. Die Beschreibung des klinischen Phäochromozytom-Syndroms geht auf HELLY (1913) zurück.

1. Häufigkeit

In älteren Übersichtsarbeiten überwiegt der Anteil der Phäochromozytome, die bei einer Autopsie nachgewiesen wurden, mit etwa $^2/_3$ der Fälle (SMITHWICK et al. 1950). Unter etwa 16000 Autopsien zwischen 1928 und 1951 fanden MINNO et al. (1954) in 0,09% ein Phäochromozytom, SCHLEGEL (1960) unter 25000 Autopsien im Zeitraum von 1945 bis 1958 in gleichfalls 0,09% einen derartigen intra- oder extraadrenalen Tumor. Dieser Wert entspricht auch der Häufigkeit von 0,1% unter den Sektionen des Pathologischen Institutes in Zürich (LABHART 1971), weitgehend auch der Inzidenz von 0,06% in der Zusammenstellung von 96000 Sektionen von KRANZ (1967). BLACKLOCK et al. (1947) geben eine Inzidenz von 1/3000 Autopsien an.

Durch verbesserte diagnostische Methoden wird über eine zunehmend größere Zahl von Phäochromozytomen berichtet, bis 1967 über etwa 1400 derartige Tumoren (NEVILLE 1969). Bei 1700 Patienten mit einem Hypertonus fand GRAHAM (1951) in 0,47% anläßlich einer lumbodorsalen Sympathektomie ein Phäochromozytom, SMITHWICK et al. (1950) in 0,5% und GREER et al. (1964) in 0,4% seiner Hypertonuspatienten. Bei einem Screening von 7993 Patienten mit einem Hypertonus wurde durch pharmakologische Tests bei 51 dieser Patienten ein Phäochromozytom diagnostiziert (KVALE et al. 1956) entsprechend einem Wert von 0,6%. Durch weitere Selektion läßt sich dieser Wert auf 2,2% steigern (GOODALL u. STONE 1960).

Bei länger bestehendem Hypertonus mit erhöhtem diastolischen Wert weisen etwa 0,1–0,2% der Patienten ein Phäochromozytom auf (MANGER u. GIFFORD 1977). Aber nur 50% zeigen das bekannte klinische Bild mit einer paroxysmalen Hypertension. Einzelne dieser Tumoren sind auch asymptomatisch (MINNO et al. 1954).

Auf 1–2 Millionen Einwohner wird mit einer Neuerkrankung pro Jahr gerechnet (MCNEILL et al. 1970). In der Bundesrepublik Deutschland kommen etwa 100 Todesfälle pro Jahr durch ein Phäochromozytom vor (SCHÄFER 1959). Unter den Marktumoren insgesamt beträgt der Anteil der Phäochromozytome etwa $^2/_5$ und damit praktisch gleich viel wie die Neuroblastome (HEDINGER 1974).

2. Alter und Geschlecht

Phäochromozytome können in jedem Lebensalter auftreten. Sie sind jedoch sehr selten vor dem 8. Lebensjahr. Ihr Häufigkeitsmaximum liegt um das 20.–50. Lebensjahr (SYMINGTON u. GOODALL 1953). Sehr selten wurden kongenitale bilaterale Phäochromozytome beschrieben (GIFFORD et al. 1964) oder aber auch Tumoren bei über 80jährigen (MANGER u. GIFFORD 1977). Selten sind auch Mitteilungen über derartige Tumoren während einer Gravidität (BROWN u. BOROWSKY 1960; HUME 1960 Lit.), wobei in dieser Phase besondere diagnostische Probleme auftreten. Unter erwachsenen Patienten mit einem Phäochromozytom überwiegen Frauen gering mit 54–60% (HUME 1960; REMINE et al. 1974). Bei Kindern dagegen sind Jungen mit etwa 63% betroffen. In einer Serie von 100 Patienten (MELICOW 1977) waren 89 Erwachsene mit annähernd gleicher Geschlechtsrelation; bei den 11 Kindern waren 7 Jungen und 4 Mädchen.

Im Kindesalter liegt das Maximum um das 9.–11. Lebensjahr mit einer Streuung vom 5. bis zum 14. Jahr (BACHMANN u. ZIADI 1971; FREGE 1969; HUME 1960; STACKPOLE et al. 1963). Bei Neugeborenen und Säuglingen, bei denen diese Tumoren sehr selten sind, werden klinisch derartige Fälle als plötzlicher Kindstod mit zerebraler Massenblutung und Linksherzhypertrophie beschrieben. Auf das familiäre Auftreten (HUME 1960; ROTH et al. 1953; STEINER et al. 1968) mit autosomal dominantem Erbgang mit hoher Penetranz (CUSHMAN 1962) wird im Kapital über die Ätiologie hingewiesen.

3. Lokalisation

Die Angaben zur Lokalisation der Phäochromozytome aus der Literatur bedürfen einer kritischen Wertung, da in den meisten Zusammenstellungen die extraadrenalen Tumoren, die unter den Paragangliomen besprochen werden, miterfaßt wurden wie z.B. Tumoren des Zuckerkandlschen Organs, der Harnblase oder des Mediastinum.

Hiernach sind 99% der Phäochromozytome im weiteren Sinn abdominal lokalisiert, davon 85–90% in den Nebennieren; 10% entfallen auf die sympathischen Paraganglien (GRAHAM 1951; REMINE et al. 1974; SYMINGTON u. GOODALL 1953). Die Tumoren sind mit 56–60% häufiger in der rechten als in der linken Nebenniere mit 38% lokalisiert (REMINE et al. 1974). MELICOW (1977) fand 54 Tumoren rechts, 29 links und 3 Fälle bilateral. Bei Kindern ist das Überwiegen der rechten Seite noch ausgeprägter mit 2:1 (HUME 1960). 88% der Tumoren sind klinisch aktiv. Bei Lokalisation in der rechten Nebenniere soll die paroxysmale Form der Hypertonie häufiger sein, bei linksseitiger Lage die persistierende Form; letzeres ist jedoch sehr fraglich.

Nach HUME (1960) sind 9% aller Phäochromozytome bilateral, davon 24% der Tumoren im Kindesalter und 7% bei Erwachsenen. Subtrahiert man die familiären und kindlichen Fälle, so sind etwa 5% der Phäochromozytome bilateral (NEVILLE 1969).

Eine Aufschlüsselung von 204 Tumoren (GRAHAM 1951) ergab 162 unilaterale, 19 bilaterale Phäochromozytome und 23 Paragangliome. Unter 305 Tumoren (FRIES u. CHAMBERLIN 1968) waren 88% im oberen Abdomen lokalisiert. Bei den übrigen handelte es sich um Paragangliome, von denen 58 im unteren Abdomen, 24 in der Thoraxregion, 20 in der Harnblase, 5 in der Halsregion und 4 im kleinen Becken lokalisiert waren. HUME (1960) fand unter 76 Tumoren im Kindesalter 25 in der rechten und 11 in der linken Nebenniere; 15 waren bilateral und 3 bilateral im Kombination mit extraadrenalen Tumoren.

4. Makroskopie

70% der Phäochromozytome wiegen zum Zeitpunkt der Operation weniger als 70 g, 85% der Tumoren weniger als 200 g. Das Durchschnittsgewicht wird mit etwa 80–100 g angegeben (HUME 1960; SHERWIN 1959; REMINE et al. 1974). In einer Serie von 88 Tumoren schwankte das Gewicht von 1,2–700 g (GIFFORD et al. 1964). Der Durchmesser variiert von 0,5–20 cm (MELICOW 1977).

Vereinzelt wurden auch sehr hohe Tumorgewichte von 3000–3600 g angegeben (FLINT u. BARTELS 1962; MINNO et al. 1954), wobei diese hohen Gewichte auch durch Flüssigkeitsansammlungen in zystisch umgewandelten Tumoren bedingt sind. Tumoren über 2000 g sind jedoch selten, sie werden auch als Riesenphäochromozytome bezeichnet (BLESSING et al. 1971; KRANZ 1967). Vereinzelt kommen auch äußerst kleine Tumoren mit weitgehend unauffälligem intraoperativem oder autoptischem Befund vor (GIFFORD et al. 1964), wobei sich intraoperativ durch Druck die typischen Symptome auslösen lassen. Bei Autopsien fand MELICOW (1977) 1–3 mm durchmessende chromaffine Noduli als inzidentellen Befund. Hierbei ergeben sich Übergangsstadien zu den Hyperplasieformen. Eine Korrelation zwischen der Tumorgröße und dem Ausmaß der klinischen Symptome besteht nicht (MINNO et al. 1954; REMINE et al. 1974).

Die Tumoren erscheinen kapselartig begrenzt (Abb. 9). Bei größeren Tumoren ist eine derbe, teils kalzifizierte Kapsel entwickelt. Kleinere besitzen nur eine zarte Faserkapsel oder eine Pseudokapsel aus komprimiertem Rindenge-

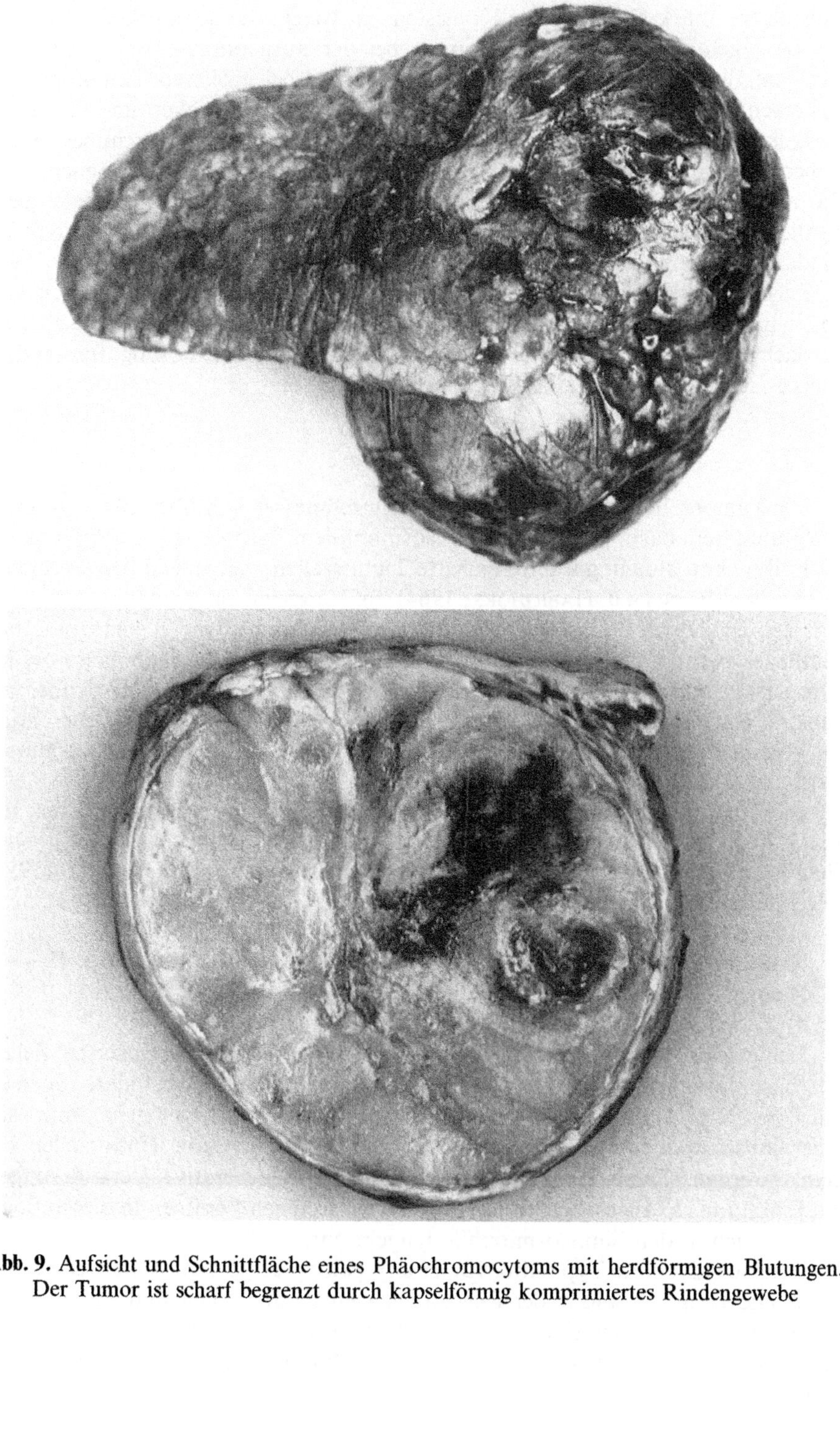

Abb. 9. Aufsicht und Schnittfläche eines Phäochromocytoms mit herdförmigen Blutungen. Der Tumor ist scharf begrenzt durch kapselförmig komprimiertes Rindengewebe

webe. Gelegentlich ist noch ein direkter Zusammenhang zwischen Tumor und Nebennierenmark sichtbar. Die Konsistenz ist weich, die Schnittfläche graurötlich oder gelblichgrau. Häufig kommen bei der ausgeprägten Vaskularisation und dem Blutreichtum Hämorrhagien vor, ferner bei größeren Tumoren auch Nekrosen, kleine Zystenbildungen mit dunkelbrauner Flüssigkeit und vereinzelt Verkalkungen. Differentialdiagnotisch kann die Abgrenzung gegenüber einem Nebennierenrindenadenom mit Hämorrhagien schwierig oder unmöglich sein. Das angrenzende Rindengewebe ist komprimiert und umgibt als schmale, gelegentlich nur herdförmig nachweisbare gelbe Zone den Tumor; manchmal ist Rindengewebe nur herdförmig an einem Tumorpol erhalten.

Farblose Fixationslösungen wie Formalin verfärben sich nach Einlegen von Phäochromozytomanteilen gelblichbraun, wodurch bereits makroskopisch eine Verdachtsdiagnose gestellt werden kann. Diese verfärbte Lösung fluoresziert im UV-Licht grünlich (REMINE et al. 1974).

5. Histologie

Die Tumorzellen sind groß mit einem Durchmesser von über 20 μ, mit breitem granulärem basophilem oder auch eosinophilem Zytoplasma. Im Phasenkontrastmikroskop ähneln gut differenzierte Tumorzellen weitgehend den normalen Markzellen (BÄSSLER u. HABIGHORST 1964). Im Vergleich zu normalen Phäochromozyten ist jedoch außer einer Größenzunahme häufig eine Pleomorphie mit deutlicher Anisozytose auffallend. Mehrkernige Riesenzellen kommen vor, im Zytoplasma auch kolloidale hyaline Tropfen (LIEBEGOTT 1952), die früher als Substrat einer Katecholbindung angesehen wurden. LIEBEGOTT (1952) beschrieb ein Abstoßen derartiger Tropfen in drüsenartige Lichtungen und vermutete hierin das Substrat der Katecholaminsekretion.

Die Tumorzellen sind häufig in Form alveolärer Komplexe angeordnet, die aus 3–20 Zellen bestehen. Dazwischen liegt ein reich entwickeltes sinusoidales Gefäßnetz. Vom Zellmuster her unterschieden SYMINGTON u. GOODALL (1953) folgende Untergruppen:

a) einen großalveolären Typ,
b) einen kleinalveolären Typ,
c) einen seltenen intermediären Typ und
d) die maligne Tumorform.

Der großalveoläre Typ (Abb. 10, 11) besteht aus gut differenzierten Zellen mit basophil-granulärem Zytoplasma; es kommen auch trabekuläre Formen mit Übergängen in alveoläre Komplexe vor. Dazwischen liegen sehr dünnwandige Sinusoide, wobei vereinzelt Spaltbildungen lediglich von Tumorzellen begrenzt werden. Diese Gebilde wurden auch als degenerative Veränderungen mit Einblutungen angesehen (SHERWIN 1959). Vereinzelt kommen in diesen Spalten wie auch in den Sinus osmiophile Kugeln vor.

Der kleinalveoläre Typ (Abb. 12) ist kompakter aufgebaut, ohne weite Sinusoide. Die Tumoren sind in der Regel auch kleiner, die Zellen sind Zytoplasmaärmer. Innerhalb dieser Formen kommen dickwandige Venen vor; das Stroma kann pseudomyxomatös unter Einschluß von Hämosiderinpigment aufgelockert sein.

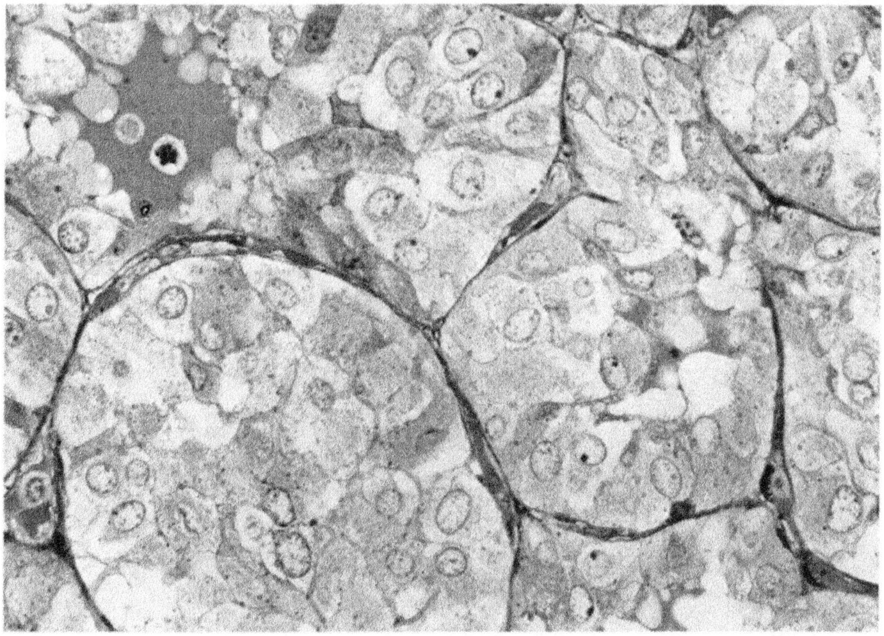

Abb. 10. Großalveolärer Typ eines Phäochromozytoms mit großen monomorphen, locker strukturierten Kernen, kleinen Nukleolen und feingranulär-basophilem Zytoplasma. Hämatoxylin-Eosin, 630×

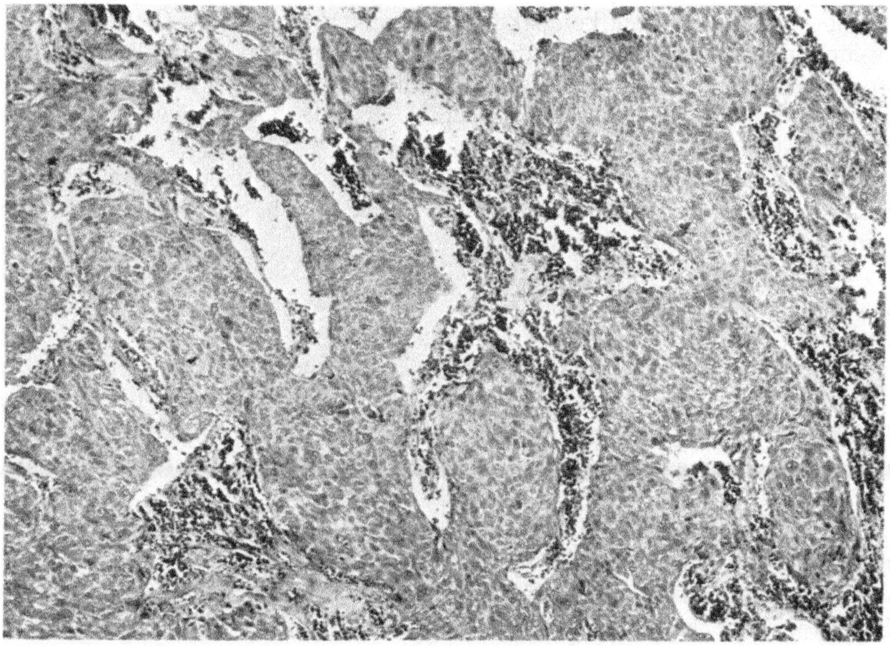

Abb. 11. Phäochromozytom mit überwiegend großalveolärem Aufbau und multiplen weiten Sinusoiden. Hämatoxylin-Eosin, 100×

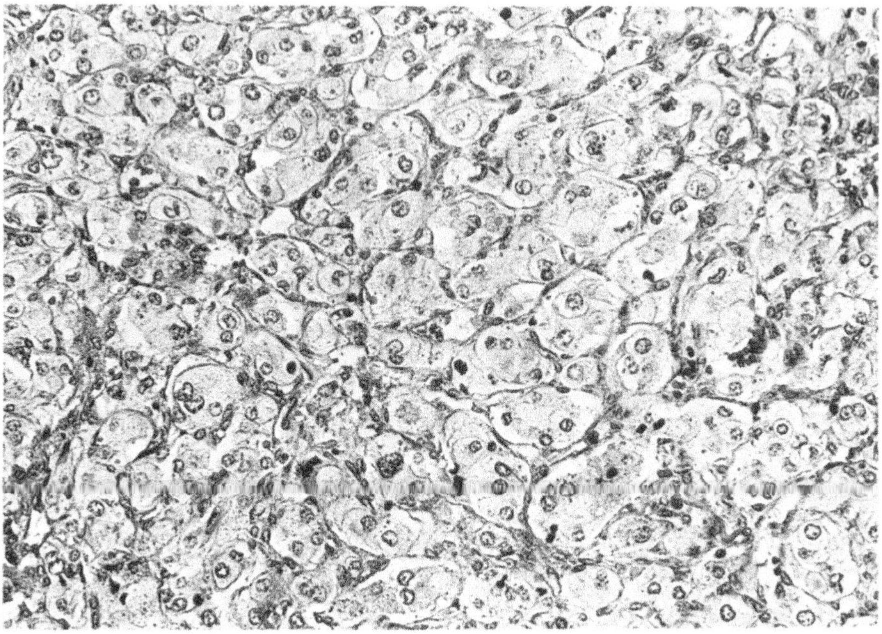

Abb. 12. Phäochromozytom vom kleinalveolären Typ. Hämatoxylin-Eosin, 250×

Beim intermediären Typ kommen groß- und kleinalveoläre Komplexe nebeneinander vor, ferner auch kompakte Zellverbände mit kleineren Zellen, die ein eosinophiles Zytoplasma ohne distinkte Granulierung besitzen. Diese Zellen werden als primitiverer Typ angesehen. Häufig sind die Zellen hierbei trabekulär angeordnet. Der Gefäßreichtum ist deutlich reduziert. Die maligne Tumorform besitzt histologisch kein spezifisches Substrat.

Remine et al. (1974) differenzierten die Phäochromozytome der Mayo-Klinik in 3 Typen, wobei in 55% ein epithelialer Typ, in 43% ein pleomorpher Typ und in 2% ein Spindelzelltyp vorlag.

Der epitheliale Typ besteht aus Zellnestern und Strängen mit reichlichem granulärem Zytoplasma, großen ovoiden Kernen sowie auch degenerativ veränderten hyperchromatischen Riesenkernen (Abb. 13).

Beim pleomorphen Typ (Abb. 14) fallen zahlreiche mehrkernige Riesenzellen neben einkernigen Zellen mit großen pleomorphen Kernen auf. Das histologische Bild kann wie ein niedrig differenziertes Neoplasma imponieren, wobei die Kernpolymorphie hier jedoch nicht als Zeichen eines malignen Wachstums angesehen werden darf.

Beim seltenen Spindelzelltyp kommen plumpe spindelige Zellen vor, jedoch nur selten Mitosen (Abb. 15).

Weiterhin werden vorwiegend angiomatöse Formen mit kapillarreichem Stroma beschrieben (Shin et al. 1977).

Die Zellkerne sind in allen Phäochromozytomen meist groß, mit lockerer feingranulärer bis vesikulärer Chromatinstruktur und meist prominentem Nu-

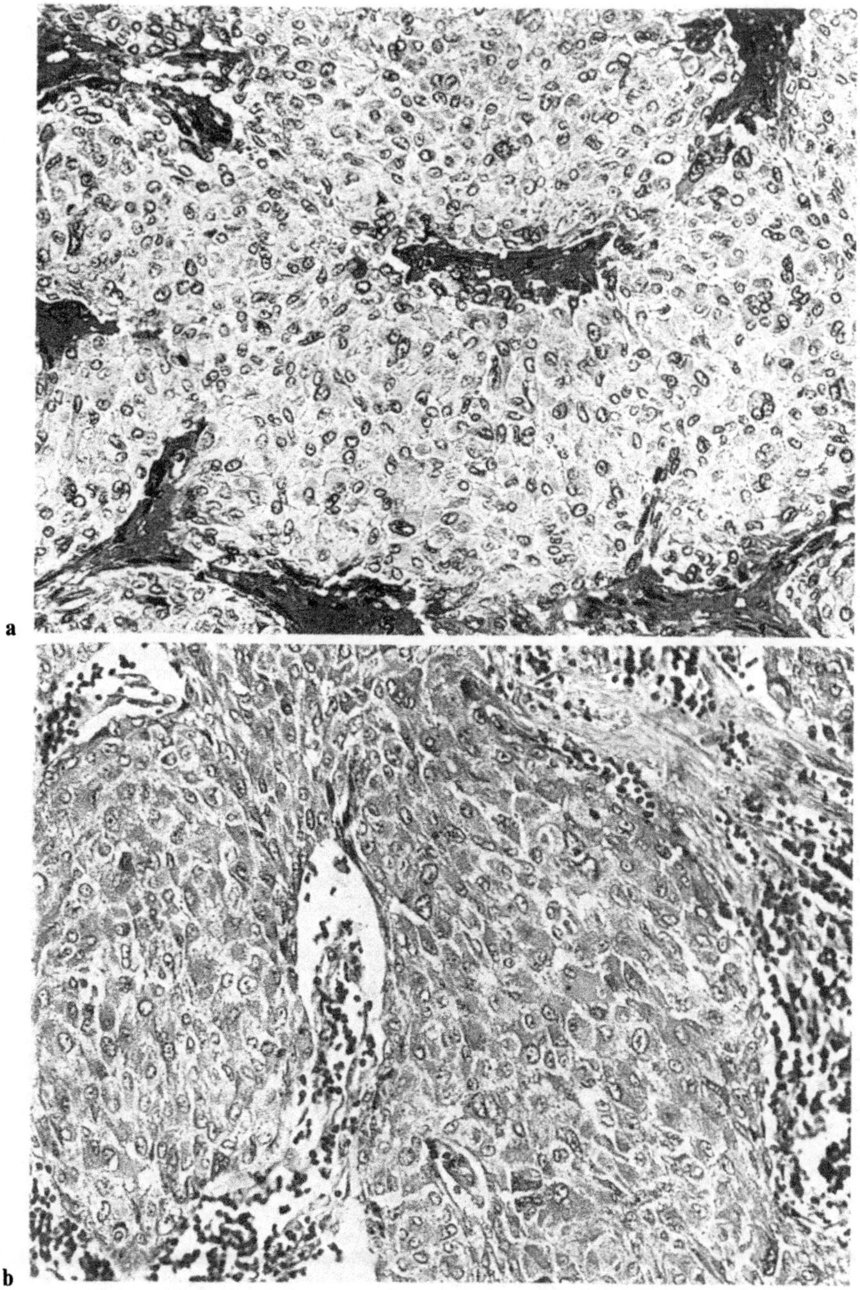

Abb. 13a, b. Ausschnitte eines Phäochromozytoms vom epithelialen Typ; sie entsprechen hier weitgehend dem großalveolären Typ mit konfluierten größeren Zellnestern. **a** Hämatoxylin-Eosin nach Glutaraldehydfixation, 250×, **b** Hämatoxylin-Eosin nach Bouin-Fixation, 250×

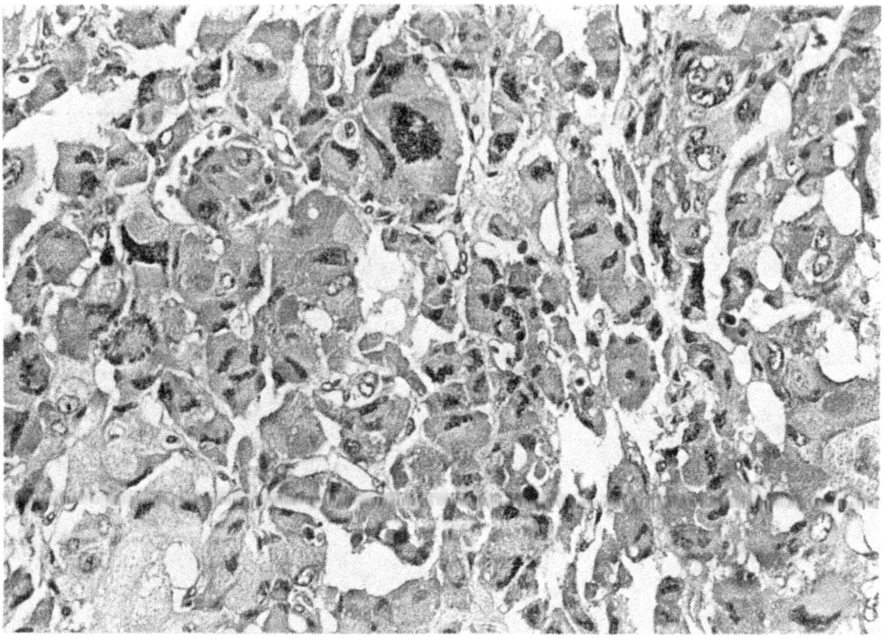

Abb. 14. Phäochromozytom vom pleomorphen Typ mit deutlicher Zell- und Kernpolymorphie sowie einzelnen mehrkernigen Riesenzellen. Hämatoxylin-Eosin, 250×

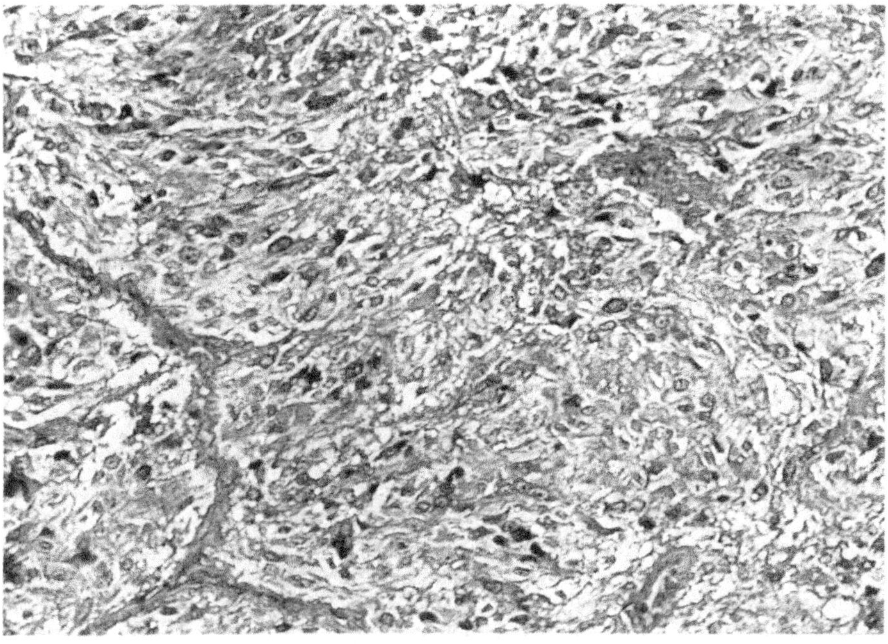

Abb. 15. Phäochromozytom mit angedeutet spindelzelliger Differenzierung. Teilweise ist das alveoläre Muster noch erkennbar. Hämatoxylin-Eosin, 250×

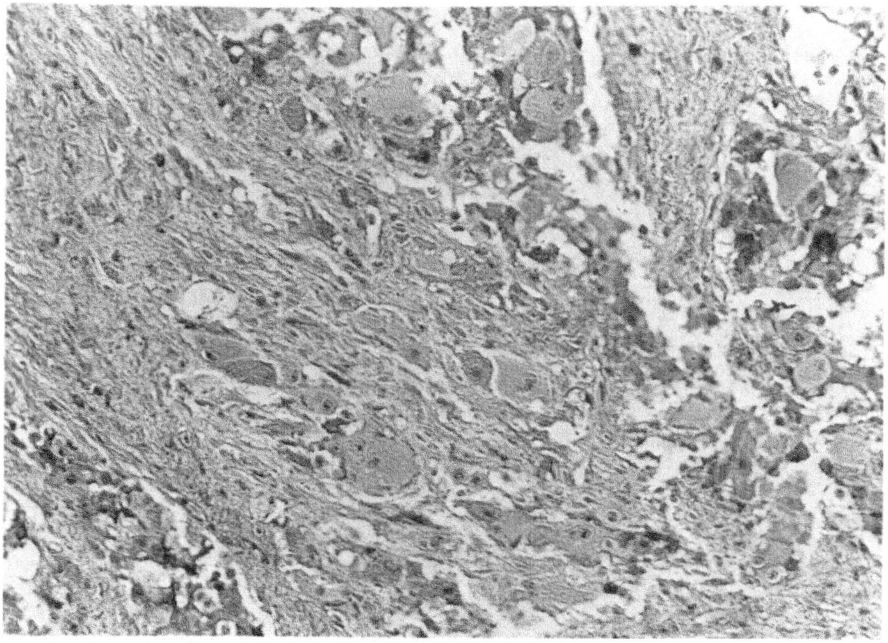

Abb. 16. Kombination eines Phäochromozytoms mit einem Ganglioneurom. Hämatoxylin-Eosin, 100×

kleolus sowie gelegentlichen Kerneinschlüssen. Eine Anisonukleose ist sehr häufig, ferner auch eine exzentrische Lagerung der Kerne. Diese erreichen Durchmesser von 40–60 μ, entsprechend einem bis zu 20fachen des diploiden Satzes, wobei die Variabilität des DNS-Gehaltes und damit die Riesenkernbildungen auch als Zeichen einer gesteigerten funktionellen Aktivität angesehen wurden (Lewis 1971).

Sherwin (1959) beschrieb unterschiedliche Granulierungen der Tumorzellen:

a) kleinste kaum sichtbare, leicht azidophile oder amphophile Granula,

b) grobe Granula, die häufiger basophil sind und die positiv mit Orange G, PTAH und Giemsa reagieren,

c) seltener melanoide Granula, die differentialdiagnostisch eine Abgrenzung gegenüber Zellen der Zona reticularis erforderlich machen,

d) artefizielle Granula, Kerntrümmer oder Hämosiderinpigment und

e) tropfige Einschlüsse, die teilweise argentaffin, eosinophil, fuchsinophil und osmiophil sind.

Das Zytoplasma kann vereinzelt auch stärkergradig vakuolisiert sein.

Innerhalb der Phäochromozytome kommen vereinzelt primitive neuroblastenartige Zellen sowie auch Ganglienzellen bis hin zur Kombination mit Ganglioneuromen vor (Dietrich u. Siegmund 1926) (Abb. 16). Nicht selten sind besonders in größeren Tumoren degenerative Veränderungen wie Blutungen, Nekrosen, Pseudozystenbildungen und Verkalkungen (Melicow 1977). Manche großen Tumoren können sogar als sackförmige Gebilde imponieren, wobei rand-

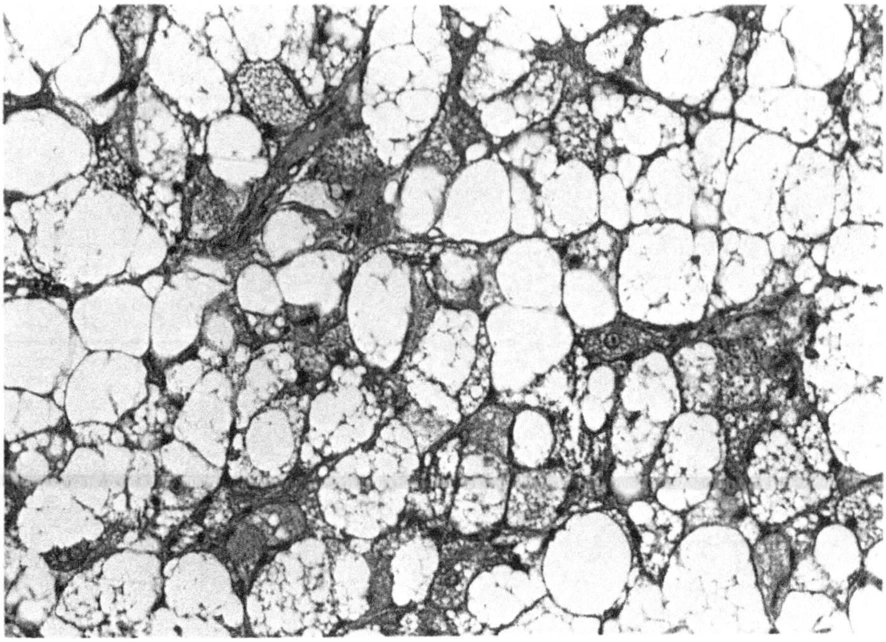

Abb. 17. Plurivakuoläre Umwandlung des periadrenalen Fettgewebes in der Umgebung eines Phäochromozytoms. Hämatoxylin-Eosin, 250 ×

lich nur noch spärlich erhaltenes Tumorgewebe vorliegt. Differentialdiagnostisch muß hierbei auf der linken Seite eine Abgrenzung gegenüber Pankreaspseudozysten erfolgen. In Einzelfällen wurde sogar eine Verblutung aus derartigen zystischen Tumoren nach Ruptur der Zystenwand beobachtet (MELICOW 1977). In den Randbereichen liegen Tumorzellen zwischen den kollagenen Fasern, so daß das Bild einer Invasion resultiert. Im Kapselbereich kommen auch lipidreiche Rindenzellen vor; vereinzelt liegen Rindenzellen auch unterhalb der Kapsel sowie herdförmig innerhalb der Phäochromozytome (NEVILLE 1969).

Das periadrenale Fettgewebe zeigt um die Phäochromozytome häufig eine Umwandlung in sog. braunes Fettgewebe (Abb. 17) mit multivakuolärem eosinophilem Zytoplasma (adrenolipoides Syndrom nach FEYRTER 1961; MELICOW 1957); von SHERWIN (1959) wurde dies in etwa 50% der Tumoren gefunden.

Die Chromierung der Phäochromozytomzellen ist diffuser als die normaler Markzellen, was mit einer mangelnden ATP-Bindungskapazität für Katecholamine erklärt wird. Der Erfolg einer positiven Chromatreaktion (Abb. 18) nimmt mit zunehmendem Intervall zwischen Entnahme und adäquater Fixierung ab (MELICOW 1977). SHERWIN (1959) fand in $^1/_3$ der Tumoren eine granuläre Chromatreaktion, in $^2/_3$ eine diffuse oder negative Reaktion.

Die Katecholaminfluoreszenz ist in den Tumorzellen bei höherem Hormongehalt intensiv gelb im Vergleich zu den grünlicher fluoreszierenden Markzellen. Die angrenzende Zona reticularis zeigt eine gelbliche Autofluoreszenz durch Lipofuscin. Das peritumoröse multivakuoläre Fettgewebe enthält zahlreiche

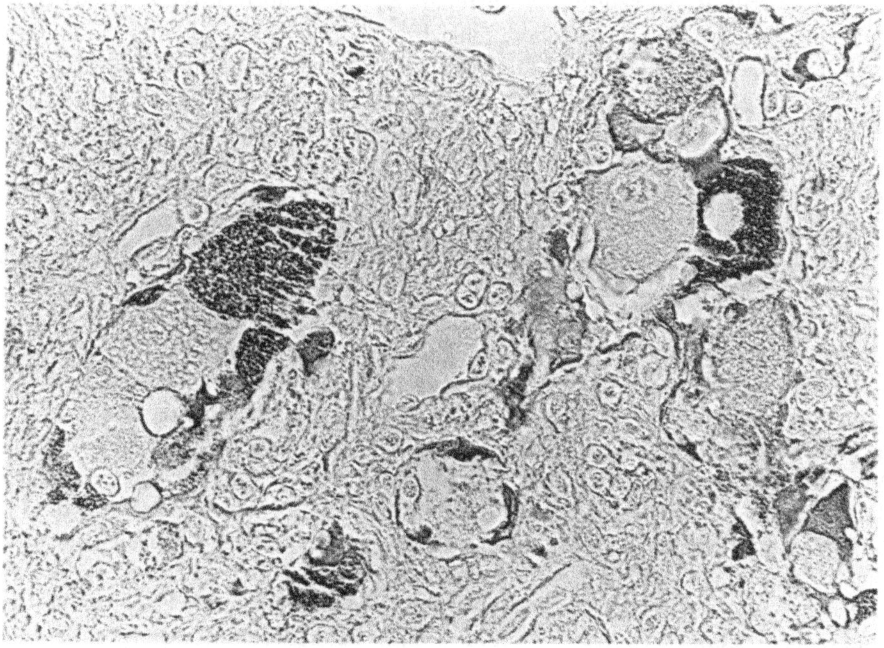

Abb. 18. Positive Chromatreaktion in mehreren Phäochromozytomzellen. 630×

fluoreszierende Nervenfasern und gleichfalls Lipofuscinpigment (BECKER et al. 1971).

Reaktionen zum Nachweis saurer oder alkalischer Phosphatase fallen in den Tumorzellen negativ, für ATPase positiv aus.

Differentialdiagnostisch müssen in erster Linie Rindentumoren abgegrenzt werden. Für einen Marktumor sprechen die Beziehung zum Mark, pseudoazinöse oder angiomatöse Muster durch Nekrosen, breite Zytoplasmasäume mit Granulierung und zytoplasmatischen Einschlüssen, die geringe Zahl oder das Fehlen von Mitosen und die Ausbildung des braunen Fettgewebes. Vom histologischen Bild her müssen auch Melanome abgegrenzt werden, ferner bei den äußerst seltenen intrakraniellen Phäochromozytomen (Paragangliomen) ein Meningeom oder ein gemistozytisches Astrozytom (DICK et al. 1955).

6. Ultrastruktur

Die erste elektronenmikroskopische Untersuchung eines Phäochromozytoms erfolgte durch KLEINSCHMIDT u. SCHÜMANN (1961). In der Folgezeit wurde eine größere Zahl derartiger Tumoren hinsichtlich ihrer Ultrastruktur untersucht (BÄSSLER u. HABIGHORST 1964; BENEDECZKY u. LAPIS 1968; BLASCHKO et al. 1968; CERVÓS-NAVARRO et al. 1973; GOULD u. BENDITT 1973; MISUGI et al. 1968; OLIVA u. USERA 1974; TANNENBAUM 1970; TANNENBAUM et al. 1966; WINKLER u. SMITH 1968; WRZOLKOWA et al. 1975).

Der Gehalt an Sekretgranula korreliert hiernach gut mit der Katecholaminkonzentration des Tumorgewebes; hinsichtlich der Morphologie der Sekretgranula bestehen jedoch Differenzen in den verschiedenen Arbeiten. Teilweise sind die Granula größer als in normalen Markzellen, teils mit annähernd 100–200 nm in beiden etwa gleich (Bässler u. Habighorst 1964); nach Benedeczky u. Lapis (1968) sind diese in Tumorzellen sogar kleiner als in Markzellen. Mehrfach wird der variable Durchmesser der Granula betont (Blaschko et al. 1968; Gould u. Benditt 1973; Misugi et al. 1968; Wrzolkowa et al. 1975).

Tumoren, die fast ausschließlich Noradrenalin sezernieren, enthalten sehr osmiophile Granula mit breitem Halo, wobei allerdings auch hellere vakuoläre Granulaabschnitte vorkommen. Die Adrenalingranula sind rund und gleichmäßiger feingranulär von geringerer Dichte. 5 der 6 Tumoren, die Oliva u. Usera (1974) untersuchten, enthielten nur Noradrenalin(NA-)Granula, ein Tumor auch Adrenalin(A-)Granula. Auch in den Untersuchungen von Tannenbaum (1970) korreliert der Granulumtyp zur jeweiligen Katecholaminsekretion. Von Blaschko et al. (1968) und Wrzolkowa et al. (1975) wird jedoch in den Tumorzellen die gemischte Granulumpopulation betont. Yokoyama u. Takayasu (1969) fanden in 5 Tumoren weitgehend gleichartige Granula, die rund und feingranulär waren; einzelne Tumorzellen waren auch praktisch agranulär. Die Sekretgranula werden in den Tumorzellen in gleicher Weise wie in den Markzellen gebildet (Blaschko et al. 1968). Bei Adrenalinbildung sollen die Granula weniger dicht liegen (Brown et al. 1972). Nach Tannenbaum (1970) enthalten die Zellen entweder NA- oder A-Granula. Es sollen jedoch auch gemischte Granulapopulationen vorkommen. Die Anzahl der Granula ist umgekehrt proportional dem Organellenreichtum der Zellen, ferner sind in Mitochondrienreichen Zellen die Granula auch kleiner (Wrzolkowa et al. 1975). Lysosomen mit Autophagie der Granula wurden gelegentlich beschrieben (Ratzenhofer et al. 1968; Oliva u. Usera 1974).

Die Mitochondrien sind in den Tumorzellen vergrößert, teils vermehrt, polymorph und auch vakuolär (Benedeczky u. Lapis 1968; Misugi et al. 1968). Das GER ist gut entwickelt, vielfach zeigt das GER eine zisternale Dilatation (Shin et al. 1977). Es kommen auch mehrere Golgikomplexe innerhalb einer Tumorzelle vor.

Vereinzelt wurden intrazelluläre Canaliculi mit Mikrovilli sowie auch interzelluläre Kanälchen beschrieben (Oliva u. Usera 1975; Wrzolkowa et al. 1975), die möglicherweise der Hormonausscheidung dienen.

Die Kapillaren zeigen zahlreiche Fenestrationen, gelegentlich fehlt das Endothel entlang der Sinusoide. Es wurden auch Zellextrusionen durch Endothellücken in die Gefäßlumina hinein beschrieben (Tannenbaum 1970), ferner die Ausschleusung ganzer Granula (Ratzenhofer et al. 1968). Der Interzellularraum wird teilweise als weit, teils als eng beschrieben. Es kommen Desmosomen und interdigitierende Zytoplasmafortsätze vor (Benedeczky u. Lapis 1968; Brown et al. 1972). Letztere enthalten Mikrotubuli und Filamente (Wrzolkowa et al. 1975).

In angiomatösen Phäochromozytomen finden sich besonders viele Kapillaren mit typischen Endothelzellen, Perizyten, Kollagenfibrillen und seltener auch Mastzellen. In den Tumorzellen wurden hierbei auch reichlicher β-Glykogenpartikel beschrieben (Shin et al. 1977).

Synapsen wie an normalen Markzellen sind an den Tumorzellen nicht nachweisbar (BROWN et al. 1972), in Tumoren wurden auch keine Nervenfasern gefunden (RATZENHOFER et al. 1968).

Eine Korrelation zwischen ultrastrukturellem Bild und klinischer Symptomatologie besteht nicht. Ultrastrukturell läßt sich nicht entscheiden, ob zum Beispiel ein Tumor mit paroxysmaler oder persistierender Hypertonie vorliegt oder ob es sich um einen klinisch stummen Tumor handelt.

In der Gewebekultur wird das unterschiedliche Verhalten der Phäochromozytome im Vergleich zu den Neuroblastomen hinsichtlich ihrer nervalen Beziehung deutlich. Phäochromozytomzellen bilden im Gegensatz zum Neuroblastom oder auch zu sympathischen Ganglienzellen keine Neuriten oder synaptische Komplexe; alle Zellformen enthalten jedoch Katecholamine. Phäochromozytomzellen zeigen in der Kultur unscharfe Zellgrenzen wie auch Riesenzellen; gelegentlich enthalten sie kleine Lipidtropfen oder Granula. In Granula-armen Zellen kommen auch in vitro mehr Mitochondrien und reichlicher GER vor (KADIN u. BENSCH 1971).

7. Malignes Phäochromozytom

Sie werden gelegentlich auch als Phäochromoblastome bezeichnet.

Die Beurteilung der Dignität von Marktumoren ist wie auch bei Tumoren anderer endokriner Organe problematisch. Allein vom histologischen Bild her ist eine Entscheidung in der Regel nicht möglich. Der zytologische Befund mit der oft ausgeprägten Kernpolymorphie und Hyperchromasie ist hierfür praktisch wertlos. Kernatypien, einzelne Mitosen oder allgemeine Zellpleomorphie kommen auch in benignen Tumoren vor. Auch Kapseleinbrüche oder Gefäßeinbrüche sollen keine sicheren Zeichen eines malignen Wachstums darstellen; der Verlauf kann auch hiernach benigne sein.

Das einzige sichere Kriterium ist nach NEVILLE (1969) das Auftreten metastatischer Tumoren an Stellen, an denen normalerweise kein chromaffines Gewebe entwickelt ist, um ein gleichzeitiges Vorkommen eines Phäochromozytoms mit einem Paragangliom auszuschließen.

Die Angaben über den Anteil maligner Tumoren unter den Phäochromozytomen sind daher auch sehr variabel, da nicht immer die strengen Kriterien nach NEVILLE (1969) zugrunde gelegt wurden. Nach SJOERDSMA et al. (1966) oder MANGER u. GIFFORD (1977) sind etwa 6–10%, nach REMINE et al. (1974) maximal 13% der Phäochromozytome maligne.

GIFFORD et al. (1964) gaben unter Berücksichtigung strenger Kriterien sogar einen Wert von 14,5% an. Nach HUME (1960) liegt der Wert beim Erwachsenen jedoch nur bei 2,8%, bei Kindern bei 2,4%. Auch SYMINGTON u. GOODALL (1953) gaben einen Wert von 2,5% an, MELICOW (1977) von 2,4%. Nach NEVILLE (1969) sollen weniger als 1% der Phäochromozytome maligne sein.

Nach REMINE et al. (1974) sind 11,3% der intraadrenalen Tumoren, jedoch 26% der Paragangliome maligne. Bei familiären Tumoren liegt das Malignitätsrisiko mit 26% gleichfalls deutlich höher.

Maligne Formen sollen auch häufiger bei größeren Tumoren vorkommen. REMINE et al. (1974) gaben das Durchschnittsgewicht der malignen Phäochromozytome mit etwa 176 g bei 10 Fällen an.

Bei dem meist gleichen histologischen Bild benigner und maligner Phäochromozytome muß gelegentlich die primäre Diagnose eines benignen Tumors nach dem Auftreten von Metastasen revidiert werden. Metastasen kommen bevorzugt in den regionären paraaortalen Lymphknoten vor, ferner in der Leber und im Skelett – hier besonders als osteolytische Herde isoliert in den Wirbelkörpern (MINNO et al. 1954). Seltener sind Metastasen in Gehirn, Rückenmark, Prostata (MELICOW 1977), Magen oder Pankreas (SHERWIN 1959).

Bei Tumoren in der kontralateralen Nebenniere oder in Paraganglien ist ein syn- oder metachroner Zweittumor oder eine Kombination mit einem Paragangliom zu bedenken.

Ein Tumorrezidiv oder auch Metastasen sind noch mit einer längeren Überlebenszeit vereinbar; die Tumoren zeigen eine relativ langsame Progredienz. Nach Operation eines benigne erscheinenden Phäochromozytoms ist das Auftreten inaktiver Metastasen möglich. Die Adrenalin- beziehungsweise Noradrenalinsekretion kann zwischen Primärtumor und Metastasen different sein. Tumoren mit paroxysmaler Hypertonie sind selten maligne, sie gehen auch seltener mit Rezidiven einher. In malignen Phäochromozytomen soll häufiger Dopa und Dopamin nachweisbar sein; dies ist jedoch nicht beweisend.

Auffallend ist bei den malignen Formen die Bevorzugung des weiblichen Geschlechts mit etwa 70%. Man vermutet hierbei hormonale Einflüsse zum Beipiel durch Östrogene, die ja auch experimentell eine Markhyperplasie induzieren können.

Die 5-Jahres-Überlebensrate wird beim malignen Phäochromozytom mit 44% angegeben (REMINE et al. 1974).

Das erneute Auftreten der charakteristischen klinischen Symptome nach Exstirpation eines Phäochromozytoms ist selten. Meistens liegt hierbei ein maligner Tumor oder ein metachroner Zweittumor vor. Selten handelt es sich um Lokalrezidive, wobei in diesen Fällen im Operationsbereich kleine Knötchen nachweisbar sind, die als Implantationstumoren aufgefaßt werden (SELLWOOD et al. 1970). Rezidive primär benigner Tumoren sind seltener als maligne Phäochromozytome (CONE 1958; REMINE et al. 1974). Von LANG et al. (1977) wurde jedoch eine Rezidivquote von 9% angegeben, wobei die Rezidive meist erst nach etwa 8 Jahren klinisch manifest wurden. In einem Fall wurde innerhalb und neben dem Rezidiv ein Fremdkörpergranulom gefunden. Ein Rezidiv mit 8 mm Durchmesser war 11 Jahre nach der Primäroperation entwickelt.

8. Pathophysiologie

Die für die Katecholaminsynthese erforderlichen Enzyme wurden in teilweise hohen Konzentrationen in Phäochromozytomen nachgewiesen (LANGEMANN et al. 1962; BURGER u. LANGEMANN 1956). Die biologische Halbwertszeit des Tumor-Noradrenalin beträgt 8–12 Stunden. Die meisten Tumoren enthalten weniger Katecholamine pro Gewichtseinheit als das normale Nebennierenmark (BURGER u. LANGEMANN 1956).

$^2/_3$ der Tumoren bilden Noradrenalin und Adrenalin, $^1/_3$ nur Adrenalin (GOODALL u. STONE 1960). Sehr selten sind rein Adrenalin-sezernierende Tumoren.

Die Zusammensetzung der Katecholamine ist bedeutsam für die klinische Symptomatik und auch die Topographie der Tumoren. Nach MANGER u. GIFFORD (1977) produzieren 84,6% der Phäochromozytome mit persistierendem Hypertonus nur Noradrenalin, während alle Tumoren mit paroxysmaler Hypertonie beide Katecholamine sezernieren.

Phäochromozytome, die auch nur geringe Mengen Adrenalin sezernieren, sind – mit seltenen Ausnahmen – intraadrenal lokalisiert. Finden sich im Urin erhöhte Adrenalinwerte, so liegt der Tumor im Nebennierenmark oder unmittelbar in der Nebennierenregion. Enthält der Urin allein Noradrenalin, so liegt der Tumor in $^{2}/_{3}$ dieser Fälle in der Nebennierenregion, in $^{1}/_{3}$ extraadrenal. Bei dieser letzteren Gruppe kommt in 6% auch eine extraabdominelle Lokalisation in Betracht (CROUT u. SJOERDSMA 1960).

Es besteht keine Korrelation zwischen der Tumorgröße, dem Katecholamingehalt und der klinischen Symptomatologie. Nach CROUT u. SJOERDSMA (1964) lassen sich zwei große Tumorgruppen differenzieren:

a) relativ kleine Phäochromozytome, die wenig Hormon speichern, meist Noradrenalin und weniger Adrenalin sezernieren und die Katecholamine rasch ohne Degradation ausschütten,

b) relativ große Tumoren, die reichlicher Katecholamine speichern, diese zum großen Teil auch bereits intrazellulär abbauen und die auch inaktive Metaboliten sezernieren, so daß eine erhebliche Größenzunahme dieser Tumoren resultiert, bevor diese klinisch manifest werden.

Neben Noradrenalin und Adrenalin kommen seltener auch Dopamin, Dopa und 5-Hydroxytryptamin vor. Der Nachweis von Dopa wird teilweise auch als Zeichen eines malignen Phäochromozytoms angesehen. Dopa kommt jedoch – wenn auch selten – in benignen Tumoren vor (LOUIS et al. 1972).

Die plötzliche Hormonausschüttung oder auch die persistierend hohe Sekretion der Katecholamine in diesen Tumoren ist schwierig zu erklären. Nervenfasern wurden in den Tumoren nur ganz vereinzelt nachgewiesen, eine Hormonsekretion als Folge einer Sympathikusstimulation wird nicht angenommen. Nach BLASCHKO et al. (1968) und WINKLER u. SMITH (1968) bestehen hinsichtlich der Granuladichte und Konfiguration weitgehende Analogien zu den Sekretgranula der normalen Phäochromozyten, ferner auch hinsichtlich des Protein- und Lysolezithingehaltes. Diese Autoren fanden auch normale ATP-Werte beziehungsweise eine normale ATP-Katecholaminrelation. Die hohe Sekretionsrate wird hierbei erklärt als Umgehung der Speicherphase mit Diffusion und Granulolyse der Katecholaminspeicher, wobei diese bereits teilweise mitochondrial metabolisiert werden oder lysosomal digestiert werden und teilweise auch von Nervenendigungen aufgenommen werden.

Nach SCHÜMANN (1960) und HILLARP et al. (1961) ist jedoch in den Tumorzellen das Katecholamin-Nukleotid-Verhältnis zuungunsten des ATP verschoben; dieses beträgt normalerweise 4:1, unter pathologischen Verhältnissen 10–30:1.

Die Tumorzellen bilden weniger energiereiches Phosphat. Dieser relative ATP-Mangel der Phäochromozytomzellen könnte dafür verantwortlich sein, daß Katecholamine leichter freigesetzt werden oder daß ein permanenter Hormonüberschuß bei fehlender Bindungskapazität vorliegt. Die Syntheserate ist somit von der Speicherkapazität dissoziiert.

9. Ätiologie

Histogenetisch sind die Phäochromozytome wie auch die normalen Phäochromozyten neurektodermaler Genese (BOLANDE 1974; WEICHERT 1970). Die Entstehung aus einer diffusen oder auch nodulären Hyperplasie ist im Rahmen des MEN Typ II belegt, jedoch nicht bei den häufigeren sporadischen Tumoren.

Phäochromozytome werden als Spontantumoren bei Hunden, bei Ratten in höherem Lebensalter, gelegentlich auch bei anderen Spezies wie Rind und Pferd beobachtet, wo sie teilweise als Phäoblastome beschrieben werden (COUPLAND 1965). Bei Ratten entstehen sie durch Konfluenz kleiner Knoten (GILLMAN et al. 1953) und sind kombiniert mit Adenomen der Hypophyse, der Inselzellen und mit Leydigzelltumoren (DELELLIS et al. 1976). MOON et al. (1956) induzierten derartige Marktumoren oder auch Markhyperplasien durch Langzeitinjektionen von Wachstumshormon.

Beim Menschen wird das Auftreten dieser Tumoren einmal als dysgenetisch oder als Hamartom angesehen (DIETRICH u. SIEGMUND 1926), von anderen auch als tumorartige Anpassungshyperplasie nach chronisch erhöhter Leistung aufgefaßt (BRASS 1956; LIEBEGOTT 1952; „Reizphäochromozytome" nach KLOOS 1948).

Interessante Beziehungen dieser Tumoren zu nervalen Differenzierungen ergaben die Befunde von TISCHLER u. GREENE (1978) unter Zusatz des nervalen Wachstumsfaktors zu Ratten-Phäochromozytomzellen PC 12 in der Gewebekultur. Normalerweise zeigen diese Tumorzellen in vitro gleichartige zytologische Merkmale wie in vivo. Durch Hinzugabe des Wachstumsfaktors nimmt die Katecholaminfluoreszenz ab, es treten kleine Granula und Vesikel wie in adrenergen und cholinergen Neuronen auf, ferner kommt es zu Alterationen der Zelloberfläche sowie der zytoplasmatischen filamentären Strukturen mit Ausbildung Neuriten-artiger Fortsätze.

Bedeutsam für die Entwicklung von Phäochromozytomen sind auch genetische Faktoren. HUME (1960) berichtete über 22 Patienten mit familiärem Phäochromozytom. Im Gegensatz zu sporadischen Tumoren, die eine Bevorzugung der rechten Seite aufweisen, treten etwa 50% der familiären Fälle bilateral auf. Insgesamt sind etwa 10% der Phäochromozytome bilateral, 50% dieser Fälle familiär. Hierbei wird ein autosomaler Erbgang mit hoher Penetranz angenommen, so daß ein Screening von Verwandten bei Patienten mit bilateralen Tumoren sinnvoll erscheint.

In diesem Zusammenhang ist auch das Auftreten des Phäochromozytoms beim MEN Typ II mit medullärem Schilddrüsenkarzinom und mit Epithelkörperchenhyperplasien zu erwähnen. Unter 59 Fällen der Kombination eines Phäochromozytoms mit einem medullären Karzinom waren 66% der Marktumoren bilateral, 30% multizentrisch in Verbindung mit Paragangliomen. Auch Kombinationen mit einem Cushing-Syndrom kommen vor (STEINER et al. 1968). Die Marktumoren bilden bei diesem sogenannten Sipple-Syndrom eher Adrenalin als Noradrenalin.

Phäochromozytome kommen auch gelegentlich beim von Hippel-Lindau-Syndrom mit retinaler und zerebellarer Angiomatose als gemischt neurektodermal-mesodermales Syndrom vor (WISE u. GIBSON 1971), ferner bei anderen neurokutanen Dysplasieformen wie tuberöser Sklerose, Sturge-Weber-Syndrom und bei der Neurofibromatose (ARENDT u. HERRMANN 1960). 5% aller Phäochromocytome sind mit einer Neurofibromatose kombiniert (GLUSHIEN et al. 1953; HUME 1960). Sie treten ferner in Verbindung mit brachymetakarpalem Zwergwuchs (LABHART 1971), bei aganglionärem Megakolon (SHOCKET u. TELOH 1957) und bei zyanotischen kongenitalen Herzvitien (REYNOLDS u. GILCHRIST 1966) auf.

Die hohe Inzidenz bilateraler, multipler und auch extraadrenaler Tumoren im Kindesalter mit intensiverer klinischer Symptomatik läßt vermuten, daß in der Genese der Marktumoren im Kindesalter noch zusätzliche besondere Faktoren involviert sind (HUME 1960).

III. Neurale Tumoren: Neuroblastome, Ganglioneurome

Die Tumoren des sympathischen Nervensystemes mit nervaler Differenzierung werden nach ihrem zytologischen Reifegrad eingeteilt. Früher wurden den unreifen Sympathogoniomen die reiferen Sympathoblastome und die aus ausgereiften Ganglienzellen bestehenden Ganglioneurome gegenübergestellt (FASSBENDER 1956). Eine andere Einteilung unterscheidet nach zunehmender Ausreifung die Neuroblastome, die Ganglioneuroblastome und die Ganglioneurome (KISSANE 1975). Heute wird lediglich eine Klassifikation in die malignen Neuroblastome und die benignen Ganglioneurome vorgenommen. Diese beiden Entitäten unterscheiden sich nicht nur in der Prognose, sondern auch in den bevorzugten Lokalisationen und Lebensaltern. Zur Bestimmung des histologischen Differenzierungsgrades innerhalb der Gruppe der Neuroblastome sind verschiedene Grading-Systeme beschrieben worden, welche prognostische Rückschlüsse erlauben (s.S. 1032). Das Nebennierenmark ist einer der wichtigsten Primärsitze des Neuroblastomes und des Ganglioneuromes. Ein prinzipieller pathologisch-anatomischer Unterschied zwischen den adrenalen und extraadrenalen Tumoren besteht nicht. Deshalb soll an dieser Stelle eine kurze Übersicht über beide Tumorformen gegeben werden. Für eine eingehendere Darstellung sei auf den Band „Nervensystem“ verwiesen.

1. Häufigkeit

Tumoren des sympathischen Nervensystemes sind nach Leukämien, nichtleukämischen retikuloendothelialen und gliomatösen Tumoren die vierthäufigsten malignen Tumoren im Kindesalter. Unter 1589 Kindertumoren der Manchester-Serie fanden sich 114 Tumoren (=7,2%) des sympathischen Nervensystemes (MARSDEN u. STEWARD 1976). 101 Fälle davon (=6,3%) waren Neuroblastome, 10 Fälle (=0,6%) Ganglioneurome. Die Inzidenz des Neuroblastomes wird für die USA mit 9,6 weißen und 7 farbigen Kindern pro Million und Jahr angegeben (ALTMAN u. SCHWARTZ 1978). SUTOW (1973) nennt für das Neuroblastom eine Morbidität von 0,9 pro 100000 Kindern und Jahr.

2. Alters- und Geschlechtsverteilung; Heredität

Aus den vorliegenden Statistiken zur *Altersverteilung* ist ersichtlich, daß das Neuroblastom ein Tumor vorwiegend des Kindesalters ist. Die Mehrzahl der

Fälle wird bis zum 5. Lebensjahr diagnostiziert (ALTMANN u. SCHWARTZ 1978). Fälle mit einem Alter über 8 Jahren sind selten, obwohl in den Kollektiven durchaus Fälle bis zum Alter von 15 Jahren auftreten (MARSDEN u. STEWARD 1975). Auch im Erwachsenenalter sind einzelne Fälle beschrieben worden; es handelt sich dabei allerdings um Raritäten (KILTON et al. 1976; MACKAY et al. 1976). Der älteste publizierte Neuroblastom-Fall ist 72 Jahre alt. Kongenitale Neuroblastome dagegen sind durchaus geläufig (SCHNEIDER et al. 1965). MARSDEN u. STEWARD (1976) fanden in ihrer Serie von 101 Neuroblastomen 4 kongenitale Tumoren. WELLS (1940) stellte in einer Übersicht 33 kongenitale Neuroblastome zusammen. Damit wird das Neuroblastom als der häufigste solide kongenitale Tumor angesehen (KISSANE 1975).

Die Altersverteilung der Ganglioneurome zeigt eine größere Altersstreuung. In ihrer Zusammenstellung der Kindertumoren fanden MARSDEN u. STEWARD (1976) eine geringe Häufung um das 5. Lebensjahr. Meist ist jedoch das junge Erwachsenenalter betroffen (STOUT 1947; SLOPER u. FOX 1978). Dabei mag eine Rolle spielen, daß vorher klinisch latente Neuroblastome zu Ganglioneuromen ausreifen können und als solche dann in späterem Lebensalter entdeckt werden.

Die *Geschlechtsverteilung* wird unterschiedlich beurteilt. Einige Autoren geben für Neuroblastom und Ganglioneurom eine gleiche Verteilung auf die Geschlechter an (SLOPER u. FOX 1978). Andere Autoren berichten über einen bevorzugten Befall des männlichen Geschlechtes (DEHNER 1975; ALTMAN u. SCHWARTZ 1978; DELORIMIER et al. 1969; PEREZ et al. 1968). MARSDEN u. STEWARD (1976) fanden in ihrem Kollektiv ein Verhältnis männlich zu weiblich von 1,9.

Eine zunehmende Anzahl von Beobachtungen spricht dafür, daß beim Neuroblastom wenigstens in einigen Fällen eine *Heredität* vorliegt (Lit.: ALTMAN u. SCHWARTZ 1978).

Über ein gehäuftes Vorkommen bei Geschwistern wird oft berichtet (ZIMMERMANN 1951; WONG et al. 1971; WAGGET et al. 1975; PEGELOW et al. 1975; LEE 1953; HELSON et al. 1969; HARDY u. NESBIT 1972; FEINGOLD et al. 1971; CHATTEN u. VOORHESS 1967; ARENSON et al. 1976). CHATTEN u. VOORHESS (1967) schildern eine Familie, in der 4 von 5 Kindern betroffen waren und auch die Mutter einen Katecholamin-produzierenden Tumor im Mediastinum aufwies. In anderen Berichten über Kinder mit Neuroblastomen konnten bei der Mutter (BOND 1976) oder dem Vater (ZIMMERMANN 1951) Ganglioneurome identifiziert werden. ARENSON et al. (1976) publizierten das Vorkommen eines Neuroblastomes bei Vater und Sohn. Auch das gehäufte Vorkommen von Neuroblastomen bei Zwillingen ist gut belegt (LEE 1953). Möglicherweise ist die Rate an familiär vorkommenden Neuroblastomen wesentlich höher als bisher angenommen, da die Tumoren eine Neigung zu spontaner Rückbildung oder Ausdifferenzierung zu Ganglioneuromen aufweisen und damit klinisch unerkannt bleiben können (ALTMAN u. SCHWARTZ 1978). Nach einem genetischen Modell von KNUDSON u. STRONG (1972) sollen bei nicht-hereditären Fällen von Neuroblastom zwei somatische Mutationen eintreten, was zur Entwicklung eines solitären Tumors führt. Bei hereditären Fällen soll eine weitervererbbare Mutation in den Keimzellen und eine zweite in somatischen Zellen erfolgen. An genetisch faßbaren Anomalien (WHANG-PENG u. BENNETT 1968; WAKONIG-VAARTAJA et al. 1971; NAGANO et al. 1980) wurden bei einzelnen Neuroblastom-Fällen u.a. eine Trisomie (FEINGOLD et al. 1971) bzw. Anomalie (PEGELOW et al. 1975) des Chromosoms 21 und eine Atypie des Chromosoms 11 (PEGELOW et al. 1975) gefunden. Bei 3 von 6 menschlichen Neuroblastomen konnte mit Hilfe der Banding-Technik eine Deletion des kurzen Armes von Chromosom I (1p−) nachgewiesen werden (BACHMANN

1979). Ob es sich bei diesen Einzelfällen um ein zufälliges Zusammentreffen mit den Chromosomendefekten oder um eine kausale Beziehung handelt, ist bisher offen.

Gelegentlich wird über die Kombination von Neuroblastomen bzw. Ganglioneuromen mit anderen Anomalien berichtet, wobei gemeinsame genetische oder teratogene Einflüsse diskutiert werden. Bei der Kombination von Neuroblastom und Hypoglykämie wurden als Ursache teils eine Hyperplasie der Pankreasinseln bzw. Nesidioblastose (GROTTING et al. 1979; SHUANGSHOTI u. EKARAPHANICH 1972; SHAPIRO et al. 1966; SHOWN u. DURFEE 1970), teils ein Inselzell-Adenom gefunden (RAWSON u. GITTLER 1962). Dabei wurde immunzytochemisch eine Insulinproduktion durch das Neuroblastom selbst ausgeschlossen. Vielmehr wurde von den Autoren auf eine spezielle komplexe Neurokristopathie mit Beteiligung von Neuroblasten und Inselzellen geschlossen (GROTTING et al. 1979). Von anderen Autoren werden gelegentliche Koinzidenzen mit kongenitalen Herzfehlern, Schädel- und Gehirndefekten (MILLER et al. 1968; REISMAN et al. 1966) sowie Beziehungen zur Recklinghausenschen Neurofibromatose (KNUDSON u. AMROMIN 1966; WITZLEBEN u. LANDY 1974) oder zu den vaskulären Fehlbildungen beim Sturge-Kalischer-Weber-Syndrom (SLOPER u. FOX 1978) herausgestellt. Bei 2 Kindern, deren Mütter in der Schwangerschaft Hydantoin-Präparate erhalten hatten, entwickelten sich neben einem sog. fetalen Hydantoin-Syndrom Neuroblastome (RICHARDS et al. 1976; PENDERGRASS u. HANSON 1976); diese Veränderungen werden als Folge einer teratogenen und onkogenen Wirkung des Hydantoins aufgefaßt (ALTMAN u. SCHWARTZ 1978).

3. Lokalisation

Im Laufe der Embryonalentwicklung wandern die Neuroblasten von der Neuralleiste in die sympathischen Ganglien und in das Nebennierenmark aus. Da Neuroblastome und Ganglioneurome überall auf dieser Wanderstrecke entstehen können, sind die möglichen Primär-Lokalisationen entsprechend vielseitig.

Beim *Neuroblastom* steht die Nebenniere als Ausgangsort ganz im Vordergrund; es folgen die sympathischen Ganglien des Grenzstranges. In einer Zusammenstellung von 1 580 Kindern mit Neuroblastom ergaben sich für die verschiedenen Sitze des Primärtumors folgende Häufigkeiten (BACHMANN 1979): Kopfregion 2%, Halsregion 5%, Thorax 13%, Abdomen 55% (37% in der Nebenniere, 18% in den abdominalen sympathischen Ganglien), Becken 4%, andere Lokalisationen 9%; bei 12% war die Lokalisation des Primärtumors unbekannt. In anderen Statistiken wird der Anteil der adrenalen Neuroblastome mit 60 bis 70% angegeben (Lit.: DEHNER 1975).

KISSANE (1975) weist dabei auf eine Altersabhängigkeit hin: Im 1. Lebensjahr gehen praktisch alle Neuroblastome von der Nebenniere aus, während danach die extraadrenalen Primärlokalisationen zunehmen. Die linke Nebenniere ist häufiger betroffen als die rechte (KISSANE 1975). Bei den genannten Zahlen ist zu berücksichtigen, daß bei großen retroperitonealen Tumoren oft eine Unterscheidung von Nebenniere oder benachbartem Grenzstrang als Ausgangsort nicht mehr möglich ist. Im Thorax sind die Primärtumoren im hinteren Mediastinum, am Hals in der Grenzstrangregion lokalisiert. Alle paravertebralen Neuroblastome haben eine Neigung zur Infiltration des Wirbelkanales. Im Kopfbereich gehen die Tumoren bevorzugt von der Fossa pterygopalatina und von der Orbita aus (KISSANE 1975). Davon abzugrenzen sind die intrakraniellen Neuroblastome (RUBINSTEIN 1972). Eine Sonderform stellen die Ästhesioneuroblastome der Nase und Nebenhöhlen dar (ELKON et al. 1979; CHAUDRY et al. 1979; SINGH et al. 1980). Sie unterscheiden sich von den übrigen Neuroblastomen u.a. durch ihr Auftreten im Erwachsenenalter und durch ihre geringe Neigung zur Metastasierung. Gelegentlich wird über Neuroblastome in Teratomen überwiegend der Steißregion berichtet (IZANT u. FILSTON 1975). Schließlich wurden in Einzelfällen auch Neuroblastome in inneren Organen bekannt (KISSANE 1975); hier sind als Ausgangspunkt die autonomen Ganglien in diesen Organen anzusehen. Die Frage, ob multiple Primärtumoren vorkommen, läßt sich nur schwer beantworten, da Primärtumoren und Metastasen meist nicht zu unterscheiden sind. Das gilt auch für den bilateralen Befall beider Nebennieren, der jedoch im Gegensatz zur Bilateralität von Wilmstumoren beim Neuroblastom äußerst selten ist (KRAMER et al. 1980). In einzelnen anderen Fällen konnte ein multifokaler Ursprung des Neuroblastomes z.B. in beiden Nebennieren und im Mediastinum oder an mehreren Stellen des abdominalen und thorakalen Grenzstranges beidseits wahrscheinlich gemacht werden (MARSDEN u. STEWARD 1976; POTTER u. PARRISH 1942).

Metastasen liegen zum Zeitpunkt der Primärdiagnose bereits in 60–70% der Fälle vor (SWANK et al. 1971), beim kongenitalen Neuroblastom dagegen nur in 30–40% (SHOWN u. DURFEE 1970; SCHWARTZ et al. 1974; HAWTHORNE et al. 1970). An 976 Patienten stellten sich die typischen Metastasenorte mit folgender Häufigkeit dar (BACHMANN 1979): Skelett (31,3%), Lymphknoten (26,8%), Schädel (17,8%), Leber (14,9%), Orbita (13,8%), Lungen (10,9%), Haut (5,6%), Nieren (2,4%) und Nervensystem (5,1%). Die Angaben über die Knochen beziehen sich auf röntgenologisch sichtbare Metastasen. Davon abzugrenzen ist eine Tumorinfiltration des Knochenmarkes ohne röntgenologisch sichtbare Knochendefekte; diese ist an Knochenmarkspunktaten bei etwa der Hälfte der Fälle vorhanden (BACHMANN 1979), läßt sich diagnostisch nutzen und ist ein prognostisch wesentlich weniger ungünstiges Zeichen als die röntgenologisch sichtbaren Knochenmetastasen. Bemerkenswert ist beim Neuroblastom das im Gegensatz zum Wilmstumor relativ seltene Vorkommen von Lungenmetastasen. Vier Metastasierungstypen sind unterschieden worden (BACHMANN 1979):

1. Typ Pepper: ausschließliche Metastasierung in die Leber,
2. Typ Smith: ausschließliche Metastasierung in die Haut,
3. Typ Hutchinson: isolierte Skelettmetastasen,
4. generalisierte Ausbreitung.

Nach Angaben einiger Autoren kommen die Typen Pepper und Smith vorwiegend bei weniger als einem halben Jahr alten Kindern, der Typ Hutchinson vor allem bei älteren Kindern vor (WIEBERDING 1957; SOFFER et al. 1961; BACHMANN 1979). Die günstigere Prognose der Typen Pepper und Smith schlägt sich in der Stadieneinteilung nach EVANS et al. (1971) in der gesonderten Einrichtung der Gruppe IV S nieder (s. S. 1032).

Ganglioneurome können durch Ausreifung an allen Orten entstehen, an denen Neuroblastome vorkommen. In der Nebenniere werden sie im Gegensatz zum Neuroblastom allerdings relativ selten, im hinteren Mediastinum und paravertebral besonders häufig nachgewiesen (STOUT 1947; STOWENS 1957; KISSANE 1975).

Diese Tatsache spricht dafür, daß die thorakalen neuroblastischen Tumoren eine besonders starke Ausreifungstendenz aufweisen (HARMS u. WILKE 1977). Der Übergang eines unreifen Neuroblastoms in ein Ganglioneurom ist in der Literatur an zahlreichen Beispielen belegt (Lit.: HARMS u. WILKE 1977). Die paravertebralen Ganglioneurome besitzen oft einen intraspinalen und einen extraspinalen Anteil (KISSANE 1975). Unter den 10 Ganglioneuromen der Manchester-Kindertumor-Serie waren 6 im Thorax, 3 im Abdomen und 1 im Hals lokalisiert (MARSDEN u. STEWARD 1976). Als weitere mögliche Lokalisationen seien das Gehirn (CANCILLA u. ASCHENBRENNER 1978), das Kolon (BIBRO et al. 1980; CRYSTAL 1980) und als Rarität die Zervix (FARRAR u. NEDOSS 1961) genannt. Bemerkenswert ist außerdem die im Rahmen einer multiplen endokrinen Adenomatose (Sipple-Syndrom, Typ 2b bzw. 3) beschriebene Ganglioneuromatose des Verdauungstraktes, die sich vom

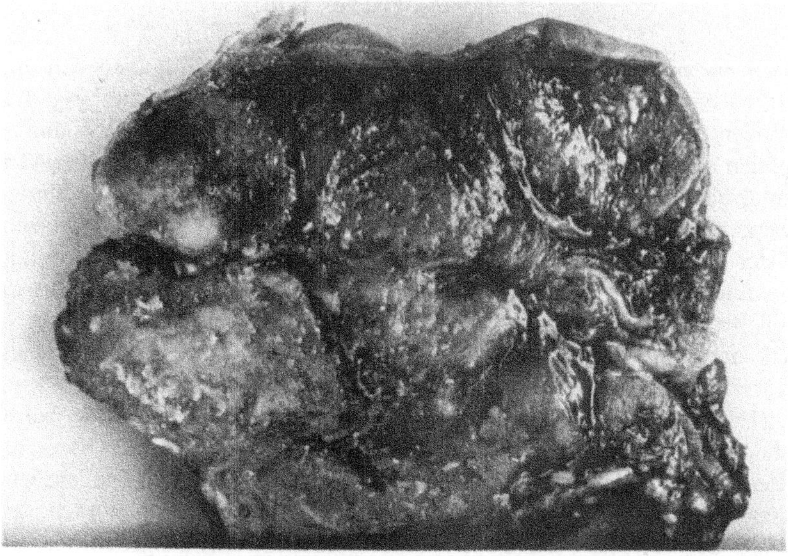

Abb. 19. Neuroblastom der Nebenniere. Gelappt aufgebauter Tumor. Bunte Schnittfläche mit Nekrosen und Einblutungen. Besonders in der unteren Tumorhälfte multiple fleckförmige Verkalkungen. An einigen Stellen (oben rechts) Pseudokapsel aus komprimiertem Gewebe

Mund bis zum Rektum erstrecken kann (Carney et al. 1976; Khairi et al. 1975). Ein anderes seltenes Syndrom mit einer multiplen subkutanen Ganglioneuromatose ähnelt der Recklinghausenschen Erkrankung (Kissane 1975).

4. Makroskopischer Befund

Die *Neuroblastome* zeigen bei der Operation eine sehr unterschiedliche Größe. Als Durchschnittsgröße wird 6–8 cm angegeben (Dehner 1975). Thorakale und zervikale Neuroblastome entwickeln meist früher eine klinische Symptomatik und sind deshalb bei der Operation kleiner. Die Tumoren haben eine weiche fleischige Konsistenz und zeigen oft einen gelappten Aufbau (Abb. 19). An der Oberfläche ist oft eine Pseudokapsel aus komprimiertem Gewebe vorhanden, die jedoch infiltriert sein kann. Auf der Schnittfläche erscheint das vitale Tumorgewebe grauweiß; charakteristisch sind ausgedehnte teils leuchtend gelbe Nekrosen und dunkelrote Einblutungsbezirke. Daneben sind bereits makroskopisch sichtbare granuläre Verkalkungen typisch, die für die röntgenologische Diagnostik bedeutsam sind.

Die *Ganglioneurome* sind meist runde Tumoren, die eine deutliche Kapsel besitzen. Die Konsistenz ist im Gegensatz zum Neuroblastom fest. Die Schnittfläche ist grauweiß mit einer faserig-geflechtartigen Struktur. Nekrosen und Einblutungen sind selten. Kleinherdige fleckförmige Verkalkungen sind gelegentlich vorhanden.

5. Histologisches Bild

Das *Neuroblastom* ist histologisch durch dichte Ansammlungen von unreifen atypischen Neuroblasten charakterisiert. Dieses sind kleine runde bis polyhedrische Zellen mit rundlich-ovalem, sehr chromatindichtem Zellkern und einem basophilen schmalen Zytoplasmasaum (Abb. 20). Die Zellkomplexe, welche einen unterschiedlichen Mitosereichtum aufweisen, sind durch schmale bindegewebige Septen lobulär gegliedert. Diagnostisch wichtig ist der Nachweis von zwischen den Tumorzellen gelegenem fein-fibrillärem eosinophilem Material, welches schmalen Zellfortsätzen der Neuroblasten entspricht (Abb. 21). Dieses Material ließ sich in der Neuroblastom-Serie von MARSDEN u. STEWARD (1976) in 80% der Fälle nachweisen. Von Bedeutung ist ferner der Nachweis von Pseudorosetten vom Homer-Wright-Typ (Abb. 20b), der nach MARSDEN u. STEWARD (1976) in etwa einem Drittel der Fälle gelingt und der auch in befallenen Knochenmarkspunktaten pathognomonisch ist (HEAD 1979). Das Zentrum der Rosetten wird von einem Filz aus Zellfortsätzen gebildet. Gelegentlich sind mehrkernige Riesenzellen mit deutlicher Kernpolymorphie vorhanden. In etwa der Hälfte der Fälle läßt sich in teils umschriebenen, teils ausgedehnten Arealen eine partielle oder komplette Ausreifung zu Ganglienzellen beobachten. Die partiell differenzierten Zellen zeigen ein breiteres Zytoplasma und vergrößerte vesikuläre Zellkerne mit randständigem Chromatin und zentralem Nukleolus (Abb. 21). Das Zytoplasma weist oft bipolare Fortsätze auf. In noch höher ausdifferenzierten Neuroblastomen finden sich vollausgereifte Ganglienzellen (Abb. 22), neben denen im Gegensatz zum Ganglioneurom jedoch immer auch unreife Anteile mit Neuroblasten vorhanden sind. Diese Tumoren wurden früher als Ganglioneuroblastom bezeichnet. Heute wird der unterschiedliche Differenzierungsgrad der Neuroblastome durch die Einstufung in eine Grading-Skala (s.S. 1032) zum Ausdruck gebracht. Bei der Vornahme des Grading sollten jedoch ausreichend viele Gewebsproben aus dem Tumor untersucht werden, da die für die Abschätzung der Prognose wichtigen Differenzierungsvorgänge nur in umschriebenen Tumorabschnitten nachweisbar sein können. Wie makroskopisch beschrieben, enthält der Tumor meist ausgedehnte Nekrosen, welche Verkalkungen aufweisen. Die Kalkpartikel entsprechen in der Größe einzelnen nekrotischen und verkalkten Tumorzellen, welche zu größeren Kalkschollen konfluieren können (Abb. 23). Zu erwähnen sind ferner unterschiedlich ausgeprägte lymphozytäre Stromainfiltrate, denen von LAUDER u. AHERNE (1972) eine prognostische Bedeutung beigemessen wurde.

Differentialdiagnostisch ist die histologische Abgrenzung des Neuroblastomes zu anderen malignen unreifen Rundzell-Tumoren bisweilen schwierig; dies gilt besonders, wenn die typischen Kriterien wie Rosetten, neurofibrilläre Matrix und ganglienzellartige Differenzierungen fehlen oder wenn nur Metastasen ohne Hinweis auf den Sitz des Primärtumors zur Einsendung gelangen. Differentialdiagnostisch zu erwägen sind vor allem das Ewing-Sarkom, das embryonale oder alveoläre Rhabdomyosarkom, maligne Lymphome, leukämische Infiltrate, das eosinophile Granulom und bei entsprechender Herkunft der Exzision das Medulloblastom, Retinoblastom, ein unreifer Wilmstumor oder ein embryonales Karzinom.

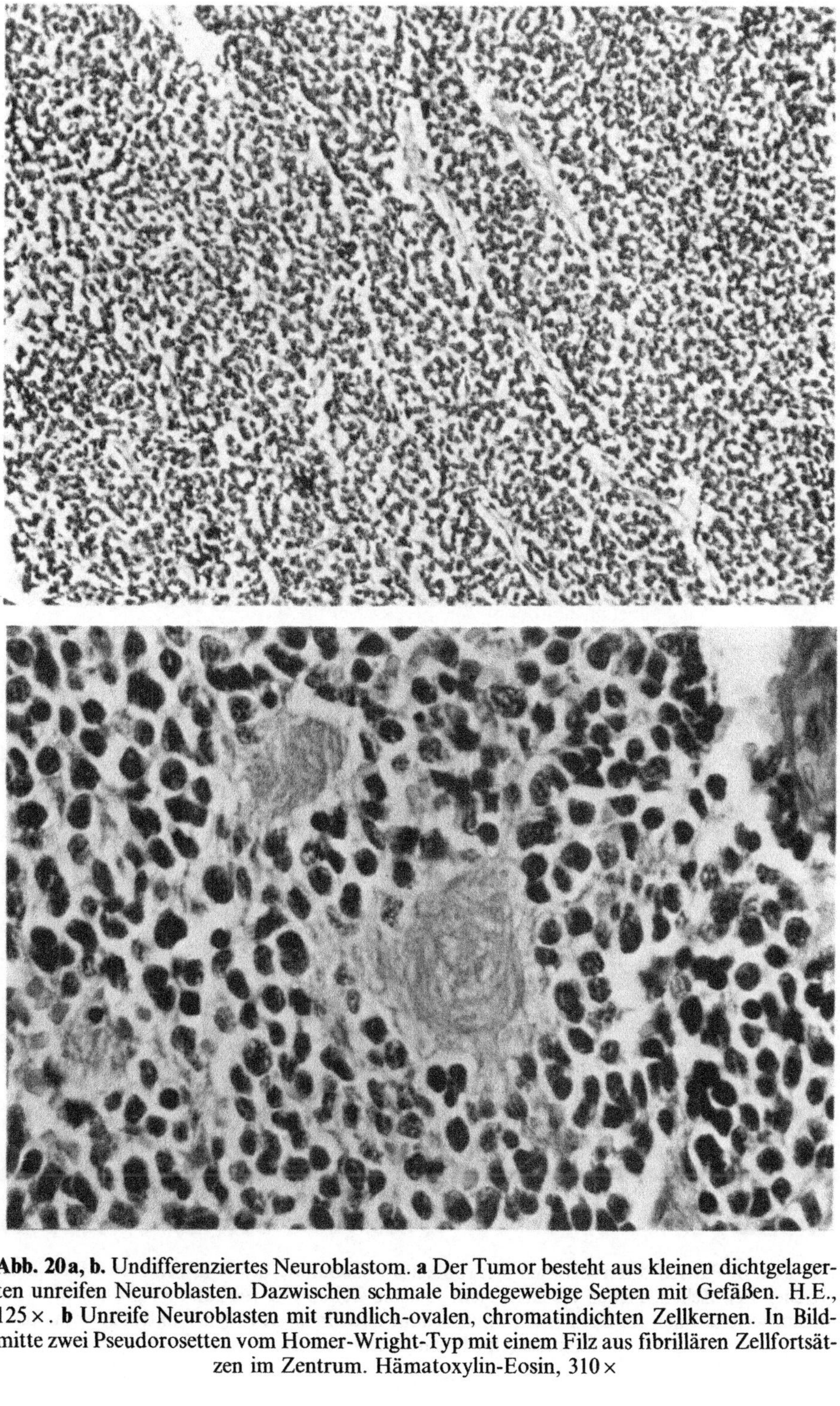

a

b

Abb. 20a, b. Undifferenziertes Neuroblastom. **a** Der Tumor besteht aus kleinen dichtgelagerten unreifen Neuroblasten. Dazwischen schmale bindegewebige Septen mit Gefäßen. H.E., 125×. **b** Unreife Neuroblasten mit rundlich-ovalen, chromatindichten Zellkernen. In Bildmitte zwei Pseudorosetten vom Homer-Wright-Typ mit einem Filz aus fibrillären Zellfortsätzen im Zentrum. Hämatoxylin-Eosin, 310×

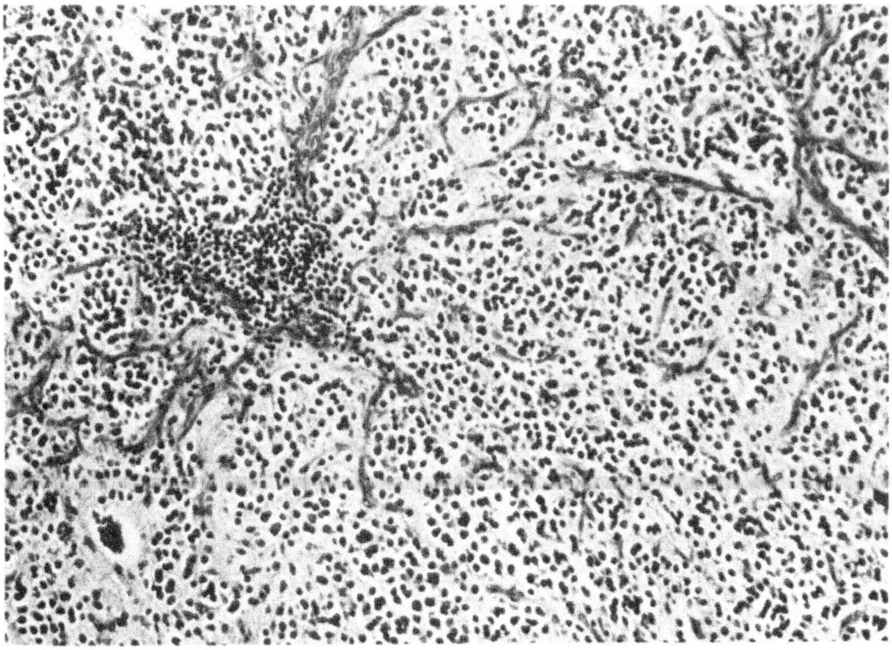

a

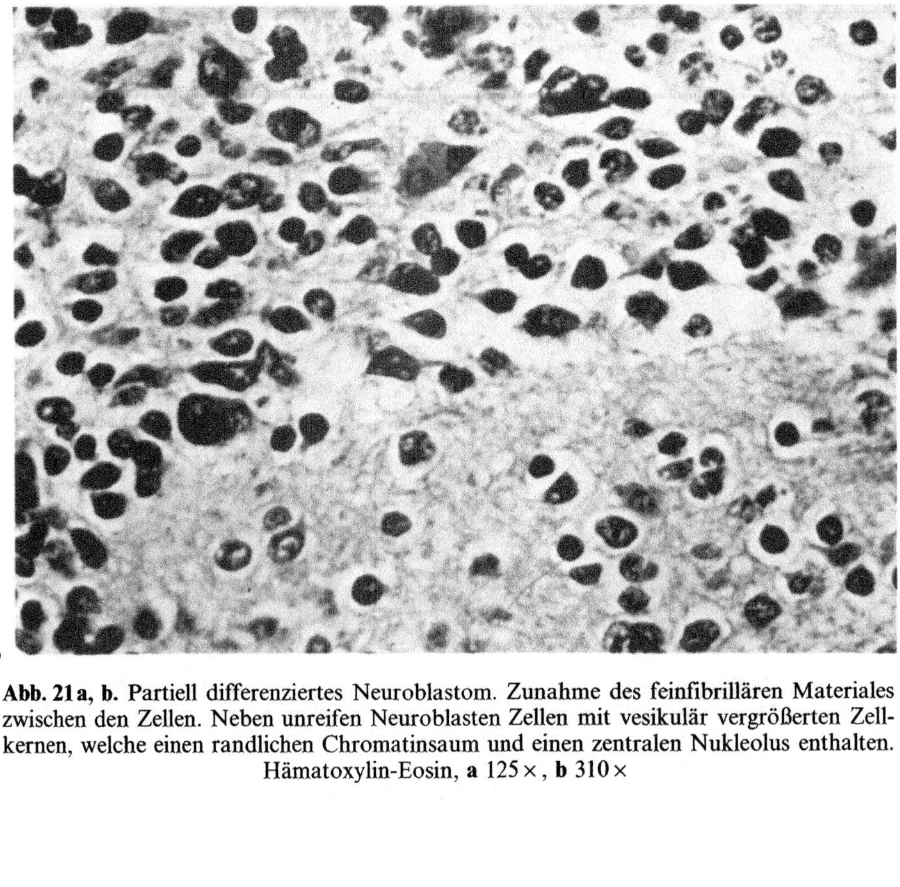

b

Abb. 21 a, b. Partiell differenziertes Neuroblastom. Zunahme des feinfibrillären Materiales zwischen den Zellen. Neben unreifen Neuroblasten Zellen mit vesikulär vergrößerten Zellkernen, welche einen randlichen Chromatinsaum und einen zentralen Nukleolus enthalten. Hämatoxylin-Eosin, **a** 125×, **b** 310×

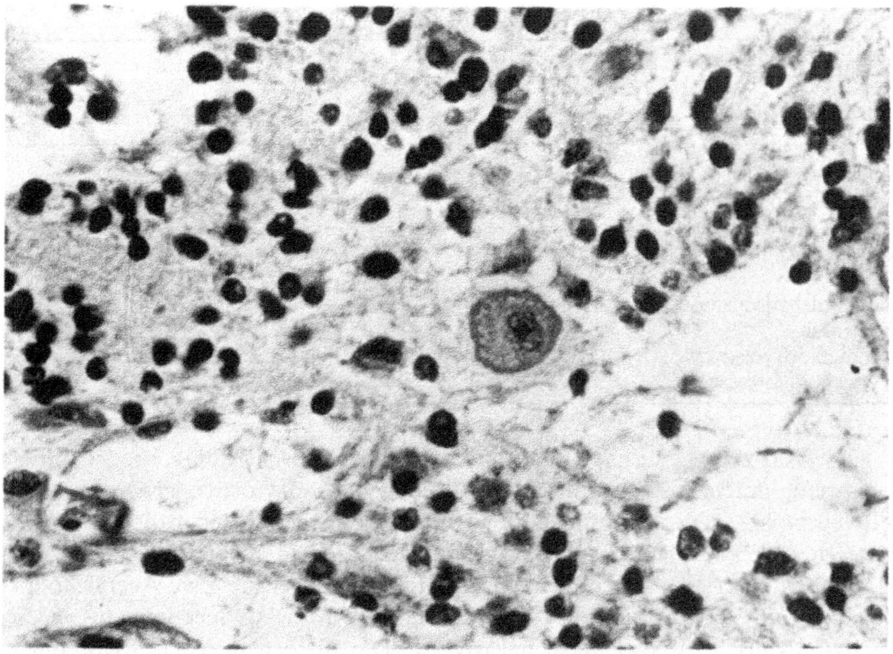

Abb. 22. Differenziertes Neuroblastom. Neben unreifen Neuroblasten ausgereifte Ganglienzellen mit großen Zellkernen, prominentem zentralem Nukleolus und einem breiten Zytoplasma. Hämatoxylin-Eosin, 310×

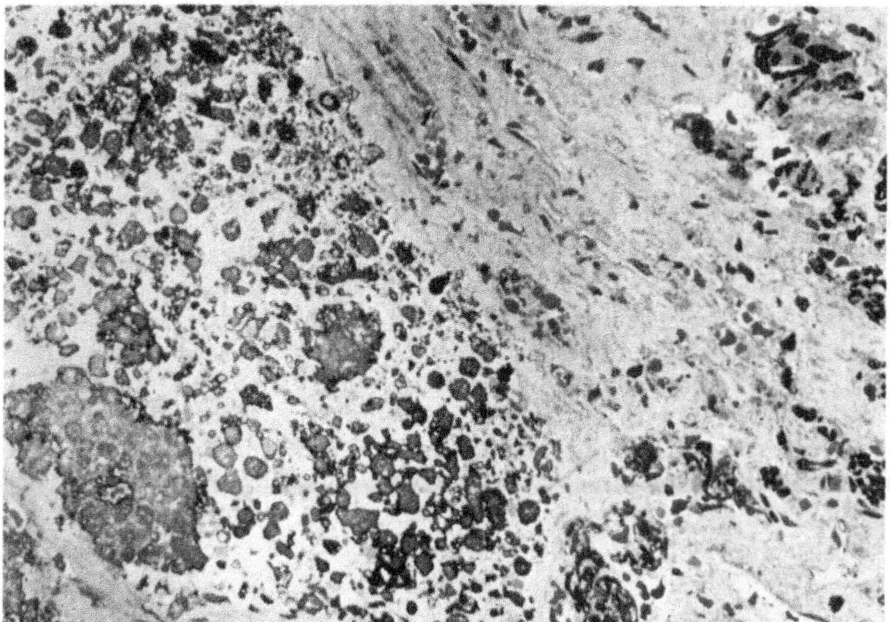

Abb. 23. Neuroblastom mit Verkalkungen (linke Bildhälfte). Die Kalkgranula, welche zu größeren Schollen konfluieren können, entsprechen in der Größe nekrotischen mineralisierten Tumorzellen. Semidünnschnitt, Toluidinblau, 310×

Tabelle 2. Enzymzytochemische Befunde an Neuroblastomen

Enzym-nachweis	Unreife Neuroblasten	Partiell differenzierte Zellen	Reife Ganglienzellen
Saure Phosphatase	−	++	+++
Unspezifische Esterase	−	−	+
Alkalische Phosphatase	−	−	−
ASD-CL-Acetat-Esterase	−	−	−
Ca-ATPase	−	−	(+)
Succinatdehydrogenase	(+)	+	++
Tyrosinase	−	−	−
Monoaminoxydase	+	++	++
Azetylcholinesterase	+	++	++

Der Wert zytochemischer Reaktionen bei der Differentialdiagnose ist bisher noch wenig untersucht. In Tabelle 2 sind einige enzymzytochemischen Befunde bei Neuroblastomen zusammengestellt. Hervorzuheben ist der in den differenzierteren Zellen deutlich positive Nachweis der sauren Phosphatase (Abb. 24b) (HARMS u. WILKE 1979) und die auch in unreiferen Zellen positive Acetylcholinesterase (Abb. 24a) (KIMHI et al. 1980), während die in Ewing-Sarkomen bisweilen positive alkalische Phosphatase negativ ist. Die histochemischen Reaktionen auf Katecholamine (s.S. 975ff.) helfen bei der Differenzierung nicht weiter, da sie bei Neuroblastomen aufgrund des geringen Gehaltes an Katecholamin-Granula negativ sind. Wichtig hingegen erscheint die PAS-Reaktion, die im Zytoplasma der Neuroblastom-Zellen in der Regel negativ ist. Damit ist oft eine Abgrenzung gegenüber dem glykogenreichen, PAS-positiven Ewing-Sarkom und dem oft ebenfalls PAS-positiven Rhabdomyosarkom möglich. Allerdings sind auch eindeutige Fälle von PAS-positivem Neuroblastom beschrieben (TRICHE u. ROSS 1978; MARSDEN u. STEWARD 1976; KOPPERSMITH et al. 1980). PRICE (1973) berichtet sogar über einen PAS-positiven Befund bei 18% der Neuroblastomfälle, während nach seinen Angaben beim Ewing-Sarkom die Rate positiver Fälle 59% betrug.

Das *Ganglioneurom* zeigt ein unverwechselbares Bild. Es enthält ausdifferenzierte sympathische Ganglienzellen, welche teils locker und diffus, teils in Nestern mit lobulärer dichter Anordnung gelagert sind (Abb. 25). Im Gegensatz zum hochdifferenzierten Neuroblastom fehlen unreife Neuroblasten vollständig. Das gelegentliche Vorhandensein lymphozytärer Stromainfiltrate darf nicht mit Neuroblasten-Inseln verwechselt werden. Neben normalen Ganglienzellen sieht man vielkernige und multipolare Ganglienzellformen. Außer neurofibrillärem Material enthält der Tumor Schwannsche Zellen mit Ausbildung von Nervenfaserbündeln. Gelegentlich sind Verkalkungen vorhanden. Die Tumoren sind abgekapselt ohne Zeichen eines infiltrativen Wachstums.

6. Ultrastruktur

Das ultrastrukturelle Bild der *Neuroblastome* weist Charakteristika auf, die bisweilen auch bei undifferenzierten, lichtmikroskopisch nicht sicher einzuord-

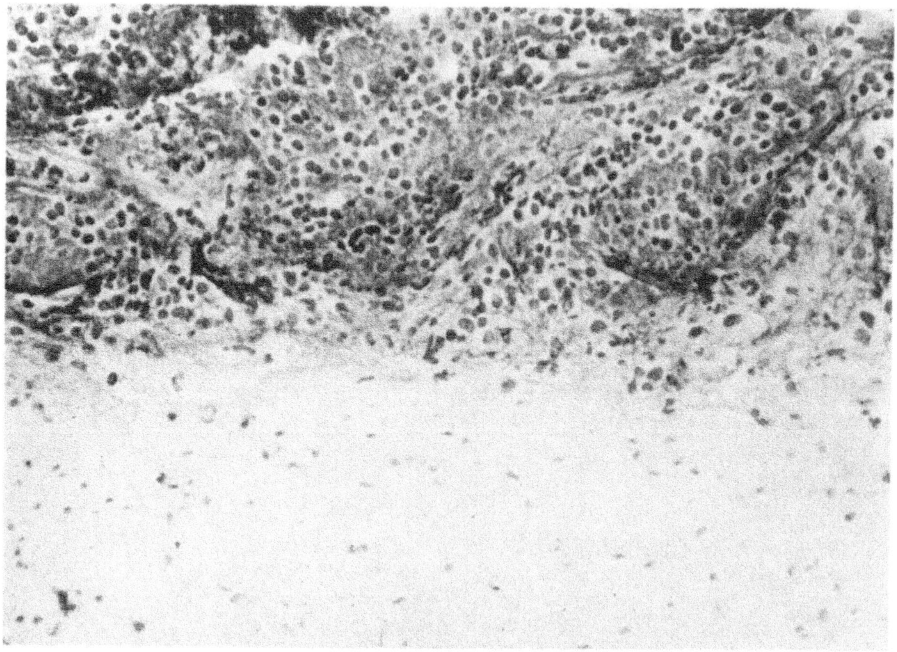

a

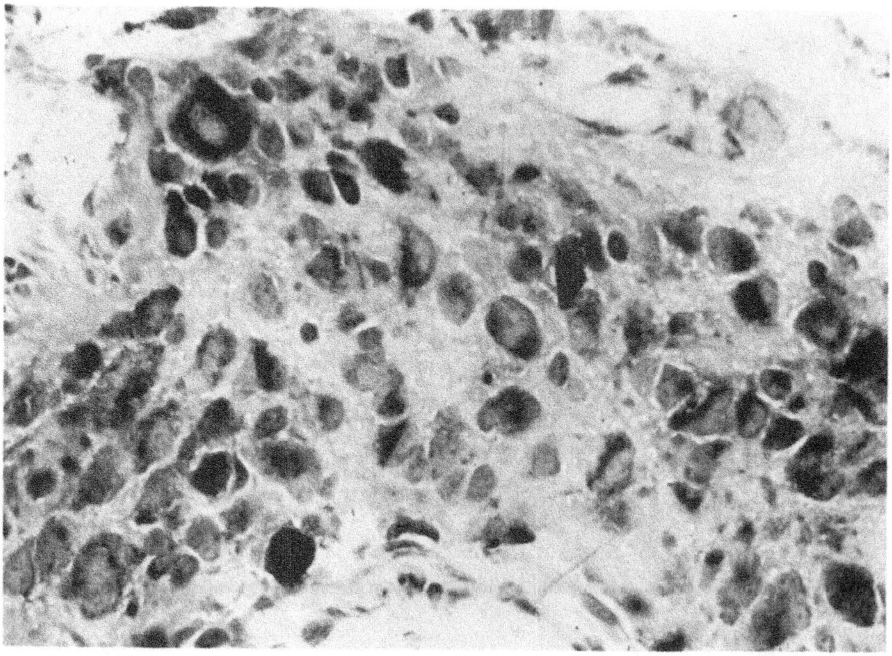

b

Abb. 24a, b. Enzymreaktionen beim Neuroblastom. **a** Positive Azetylcholinesterase-Reaktion der Tumorzellen (obere Bildhälfte); Stroma negativ, 125 ×. **b** Deutlich positive Reaktion auf saure Phosphatase im Zytoplasma der partiell differenzierten und ausgereiften Tumorzellen. Azo-Kupplungsreaktion, 310 ×

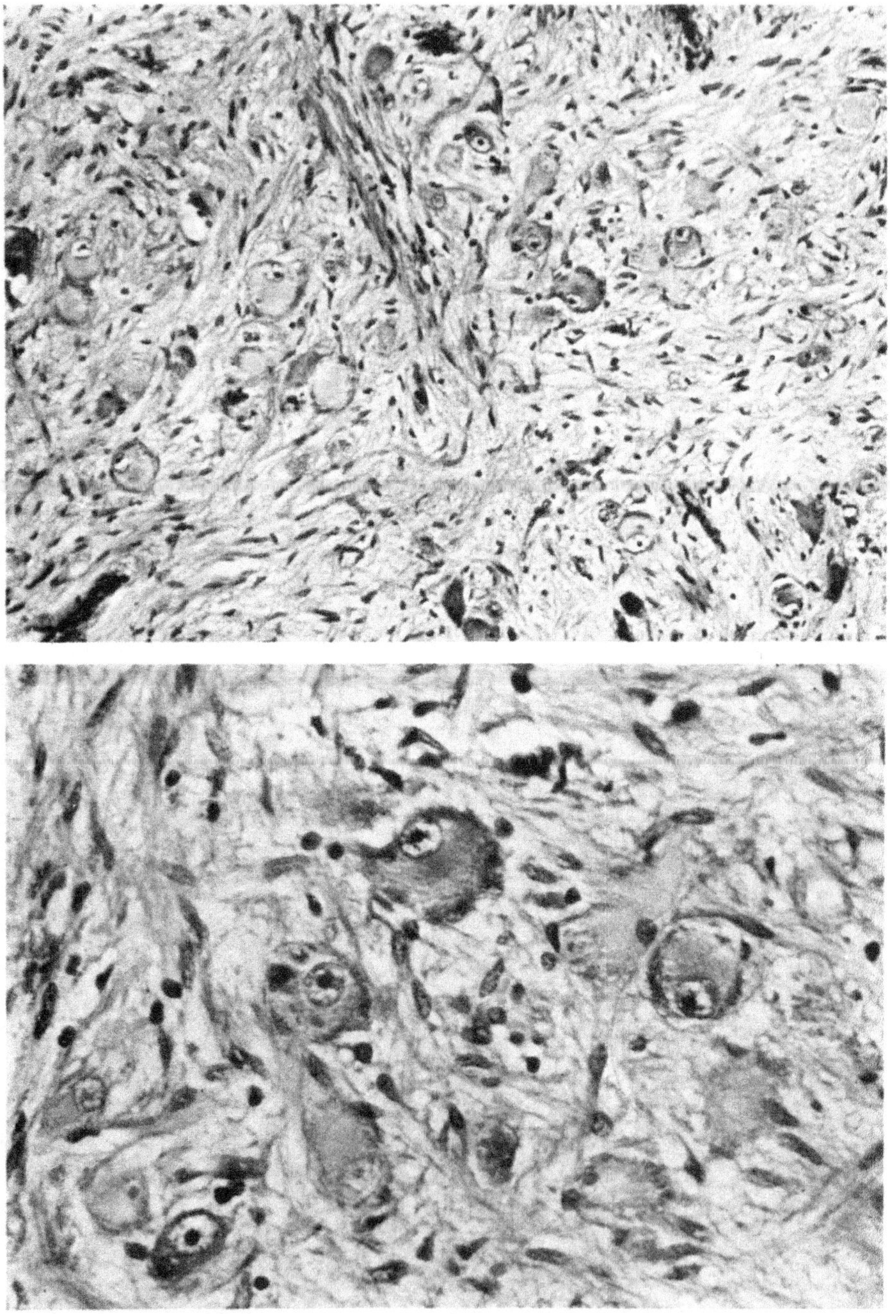

a

b

Abb. 25 a, b. Ganglioneurom. Unterschiedlich dichte Ansammlungen von reifen Ganglienzellen. Dazwischen Nervenfasern, die teils geflechtartig, teils in Bündeln orientiert sind und zahlreiche Schwannsche Zellen enthalten. Keine Neuroblasten-Herde vorhanden. Hämatoxylin-Eosin, **a** 125×, **b** 310×

nenden Tumoren eine eindeutige Diagnose erlauben (Lit.: Taxy u. Battifora 1980; Ghadially 1980; Damjanov 1979). Dabei bestehen keine wesentlichen Unterschiede zwischen den elektronenmikroskopischen Bildern bei zerebralen Neuroblastomen (Shin et al. 1978; Rhodes et al. 1978; Azzarelli et al. 1977; Ojeda et al. 1980), Ästhesioneuroblastomen des Olfactorius (Taxy u. Hidvegi 1977; MacKay et al. 1976; Kahn 1974) und den Neuroblastomen der Nebenniere und des Grenzstranges (Greenberg et al. 1969; Yokoyama et al. 1971; Tazawa et al. 1971; Misugi et al. 1968; Gonzalez-Angulo et al. 1965; Staley et al. 1967; Rosenthal et al. 1969; Bender u. Ghatak 1977; Kadin u. Bensch 1971). Die unreifen Neuroblasten zeigen ein schmales Zytoplasma, welches relativ spärliche Mitochondrien, rauhes endoplasmatisches Retikulum und zahlreiche Ribosomen enthält (Abb. 26). Disseminierte Glykogengranula sind bisweilen vorhanden; sie sind jedoch nie so haufenförmig konzentriert wie beim Ewing-Sarkom (Nakayama et al. 1975). Bei fortschreitender Ausdifferenzierung der Tumorzellen zu Ganglienzellen nimmt die Breite und der Organellengehalt des Zytoplasmas zu, wobei von Azzarelli (1977) vier verschiedene Zellformen unterschieden werden. Charakteristisch ist der Nachweis von nervalen Zellfortsätzen, welche Mikrotubuli, Mikrofilamente, Mitochondrien, Neurosekretgranula (Durchmesser 60–170 nm) und elektronenoptisch leere Vesikel (Durchmesser 50–150 nm) enthalten (Abb. 27). Die Neurosekretgranulum-Komplexe, die als Ort der Umwandlung von Dopamin zu Adrenalin angesehen werden, enthalten zwischen dem dichten zentralen Granulum und der begrenzenden Membran einen 3–5 nm breiten Spaltraum. Auch in den perinukleären Anteilen des Zytoplasmas können Neurosekretgranula, Mikrofilamente und Mikrotubuli nachweisbar sein. Zwischen den benachbarten Zellen und deren Zellfortsätzen sind synapsenartige Strukturen (Luse 1964) und Desmosomen-ähnliche Körper entwickelt (Abb. 26b u. 27a). Die Anzahl der Neurosekretgranula und nervalen Zellfortsätze wächst mit zunehmendem Differenzierungsgrad des Tumors, was in einem speziellen elektronenmikroskopischen Grading-System (Romansky et al. 1978) genutzt wird (s.S. 1033). In höherdifferenzierten Neuroblastomen und vor allem beim *Ganglioneurom* ordnen sich die Zellfortsätze oft in parallelen Bündeln an, welche von lang ausgezogenen Schwannschen Zellen mit einer dünnen Basalmembran an der Außenseite umscheidet werden. Synaptische Verbindungen sind in Ganglioneuromen besonders häufig. Auffällig sind außerdem neurofilamentäre Einschlußkörper (sog. Hirano-Körper), die bis zu Zellkerngröße erreichen können (Bender u. Ghatak 1978; Powers et al. 1976).

Der differentialdiagnostische Wert der elektronenmikroskopischen Untersuchung, die an einigen Zentren sogar bei neuroblastomverdächtigen Knochenmarkspunktaten eingesetzt wird (Head 1979), liegt in der Abgrenzung unreifer Neuroblastome von anderen undifferenzierten Rundzelltumoren. Die wichtigsten Kriterien für ein Neuroblastom sind der Nachweis von Neurosekretgranula und nervalen Zellfortsätzen, was in unreifen Neuroblastomen oft erst nach längerem Suchen gelingt. Ferner schließen die beim Neuroblastom vorhandenen desmosomenartigen Körper ein malignes Lymphom aus (Ghadially 1980). Auf die unterschiedliche Glykogenverteilung bei Neuroblastom und Ewing-Sarkom wurde bereits hingewiesen (Nakayama et al. 1975).

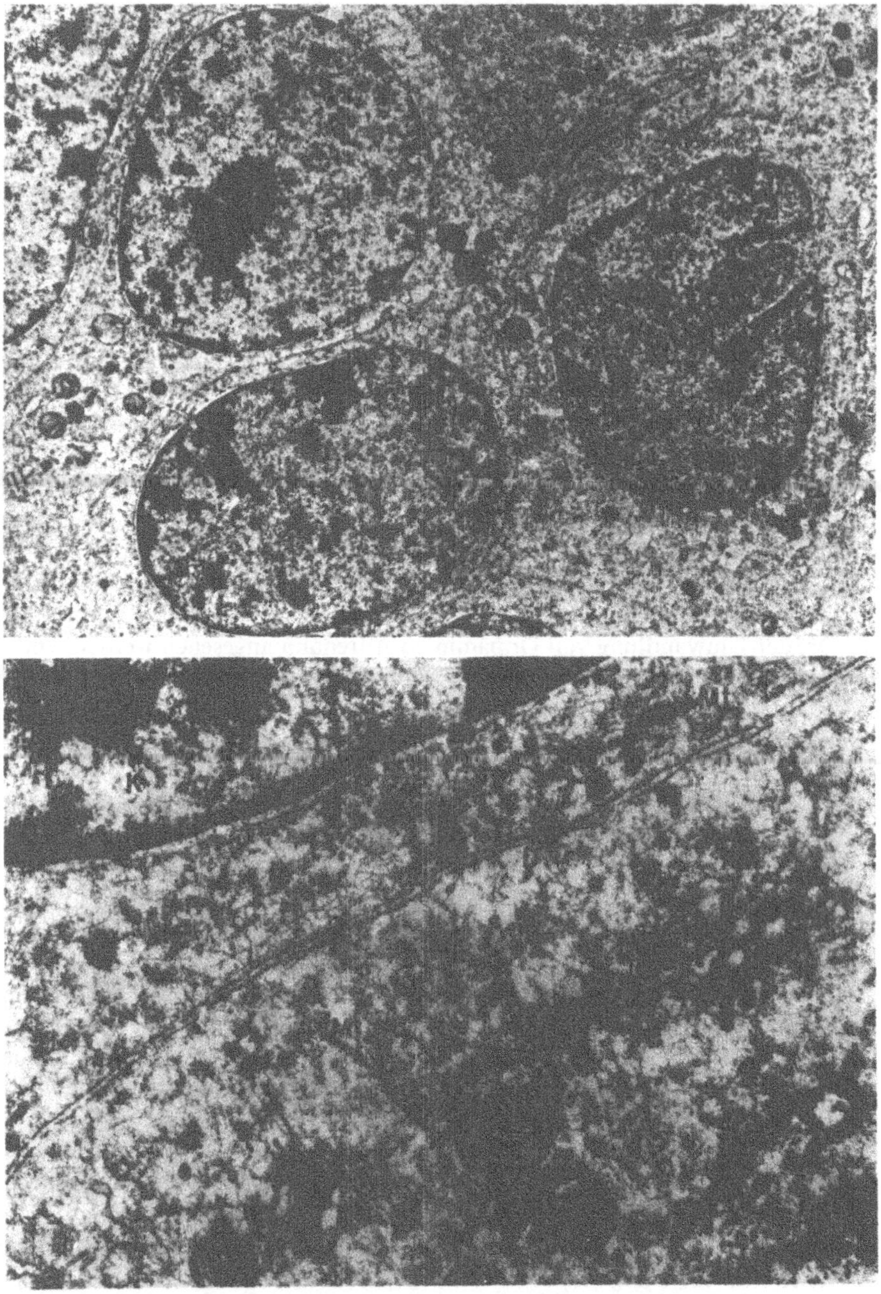

a

b

Abb. 26a, b. Ultrastruktur des Neuroblastomes. Die unreifen Neuroblasten zeigen rundlich-ovale, teils eingebuchtete Zellkerne (*K*) und ein schmales organellenarmes Zytoplasma mit Mitochondrien (*M*), Mikrotubuli (*Mt*), Ribosomen (*R*) und einem Golgiapparat (*G*). Differentialdiagnostisch wichtig ist der Nachweis von Desmosomen-artigen Körpern (*D*) und Neurosekret-Granula (↗). Fixierung mit Glutaraldehyd und Osmiumsäure; Kontrastierung mit Uranylacetat und Bleizitrat. **a** 7650 ×, **b** 27500 ×

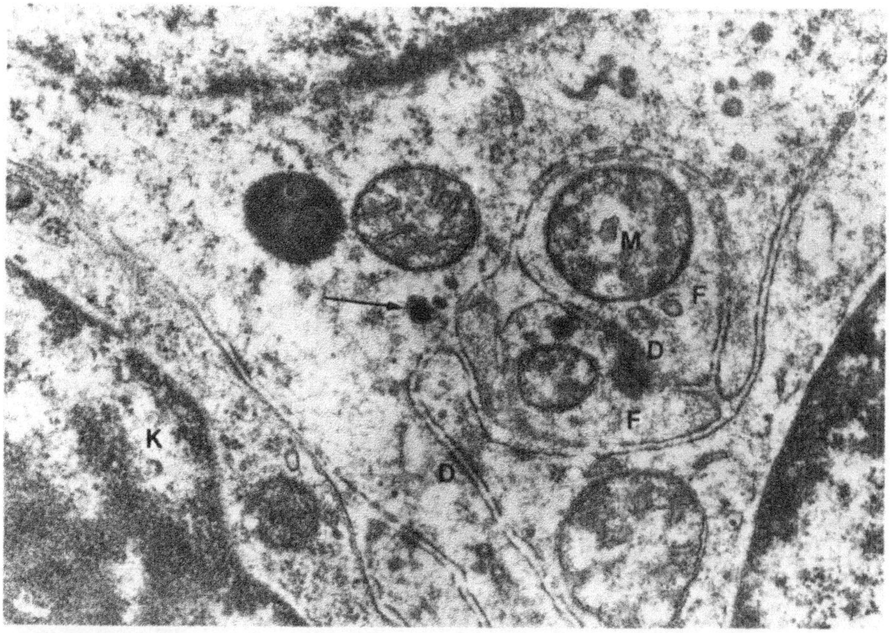

a

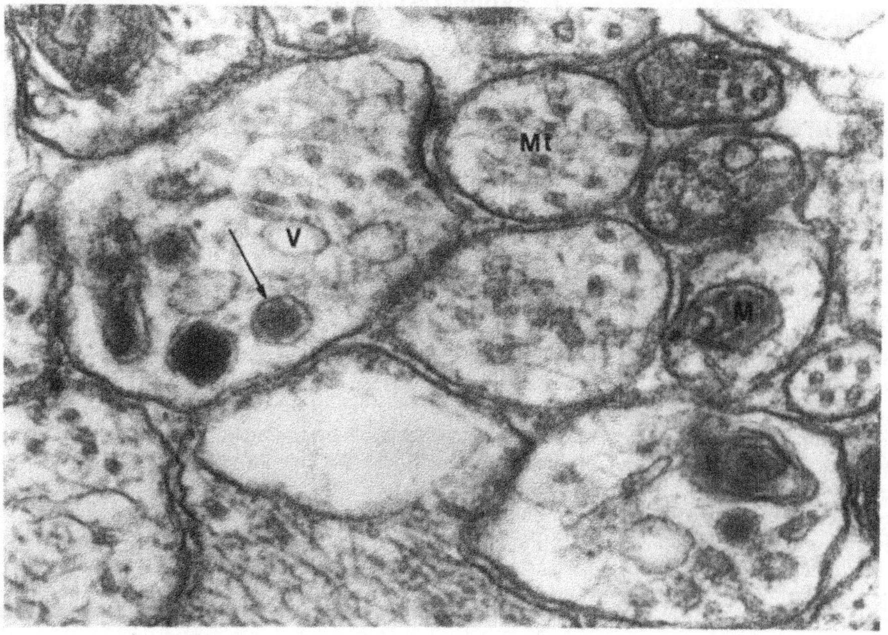

b

Abb. 27a, b. Ultrastruktureller Nachweis von Nervenzell-Fortsätzen in Neuroblastomen (Abkürzungen und Präparations-Technik s. Abb. 26). **a** Nervenzell-Fortsätze (*F*) mit Mitochondrien (*M*) und vereinzelten Neurosekret-Granula (↗) in niedrig differenzierten Tumorzellen. 26000×. **b** Bündel von Zellfortsätzen in höherdifferenziertem Neuroblastom mit mehreren Neurosekret-Granula (↗), leeren Vesikeln (*V*), Mikrotubuli (*Mt*) und Mitochondrien (*M*). 78500×

Tabelle 3. Schematische Darstellung des Katecholamin-Abbaus

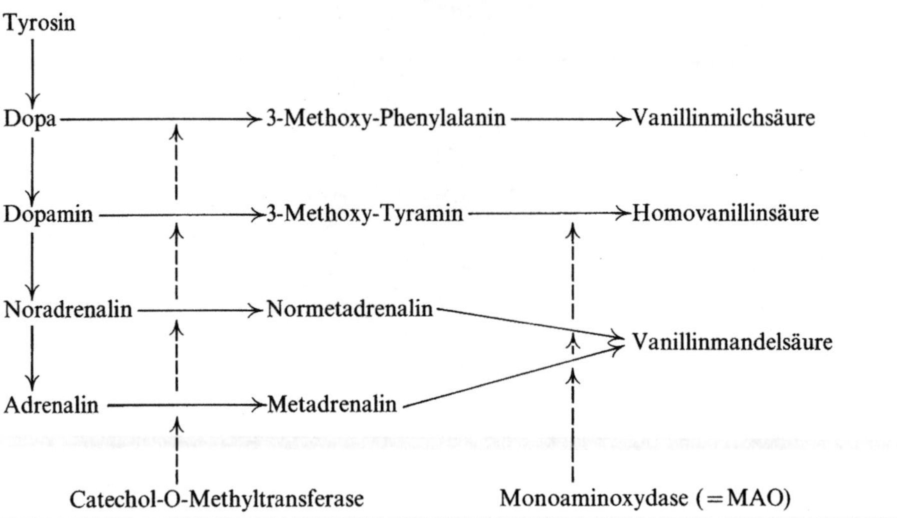

7. Pathophysiologie

Aus der umfangreichen Literatur über die Pathophysiologie und Pathobiochemie bei Neuroblastom bzw. Ganglioneurom (Lit.: Marsden u. Steward 1976; Bodansky 1975) seien hier nur einige für den Pathologen wichtige Fakten herausgegriffen (s.S. 980ff. u. S. 1012). Seit Mason et al. (1957) erstmals eine erhöhte Adrenalinausscheidung im Urin eines Kindes mit Neuroblastom nachgewiesen haben, ist die Ausscheidung der Katecholamine und ihrer Metaboliten systematisch untersucht worden. Unter den am häufigsten bestimmten Metaboliten mit erhöhter Ausscheidung befinden sich das Norepinephrin, Dopa, Dopamin, Normetanephrin, Homovanillinsäure (HVA) und Vanillinmandelsäure (VMA). Seither gehört die Bestimmung eines oder möglichst mehrerer Katecholaminmetabolite im Urin zu den aussagekräftigsten diagnostischen Verfahren, die in Ergänzung zur histologischen Untersuchung bei jedem Neuroblastom-Verdacht eingesetzt werden sollte und auch bei der Verlaufskontrolle wertvoll sein kann. Die Treffsicherheit wird als hoch angegeben. Williams u. Greer (1963) fanden bei 95% der Neuroblastompatienten eine erhöhte Ausscheidung von VMA, HVA oder beidem. Die Zahlen von Marsden u. Steward (1976) liegen etwa im gleichen Bereich. Es muß jedoch hervorgehoben werden, daß eine normale Katecholaminausscheidung die Diagnose eines Neuroblastomes nicht vollständig ausschließt (Voorhess 1971). Die Frage, ob sich aus dem Spektrum der ausgeschiedenen Metabolite eine prognostische Aussage machen läßt, wird unterschiedlich beurteilt. Gutierrez-Moyano et al. (1970) fanden keine Korrelation zwischen Art der Metabolite und Symptomatologie, histologischem Bild und Alter der Patienten. Demgegenüber berichten Laug et al. (1978) über eine besonders schlechte Prognose bei solchen Patienten, die vermehrt Vanillinmilchsäure, Methoxytyrosin und im Verhältnis zur Vanillinmandelsäure besonders viel Homovanillinsäure ausscheiden; das Vorherrschen dieser Metabolite (s. Tabelle 3) spricht für eine Reifungsstörung des Sekretmateriales bei prognostisch ungünstigen Neuroblastomen, was auch durch elektronenmikroskopische Untersuchungen untermauert werden konnte (Romansky et al. 1978). Unterschiedliche Angaben bestehen über die Katecholamin-Ausscheidung bei Patienten mit Ganglioneuromen; einige Autoren berichten über eine normale Ausscheidung, die meisten jedoch über regelmäßig erhöhte Werte (Lit.: Marsden u. Steward 1976).

Biochemische Analysen von Tumorgewebe erbrachten, daß sowohl Neuroblastome als auch Ganglioneurome gegenüber dem Phäochromozytom nur wenig Katecholamine enthalten (MARSDEN u. STEWARD 1976; BODANSKY 1975). Diese Befunde sprechen für die stark eingeschränkten Katecholamin-Speicher-Mechanismen im Tumorgewebe. Sie korrelieren mit den weitgehend negativen histochemischen Reaktionen auf Katecholamine und dem im Vergleich zum Phäochromozytom geringen ultrastrukturellen Besatz mit Sekretgranula. Schließlich sei noch erwähnt, daß beim Neuroblastom im Gegensatz zum Ganglioneurom und zum benignen Phäochromozytom eine vermehrte Ausscheidung von Zystathionin auftreten soll, die als prognostisch ungünstiges Zeichen gilt (Lit.: MARSDEN u. STEWARD 1976; ALTMAN u. SCHWARTZ 1978). Für immunhistochemische Untersuchungen am Tumorgewebe ist von Interesse, daß beim Neuroblastom hohe Serumwerte von Dopamin-β-Hydroxylase (GOLDSTEIN et al. 1972) und carcinoembryonalem Antigen (REYNOSO et al. 1972; ALTMAN u. SCHWARTZ 1978) gefunden werden. Andere durch den Tumor gebildete Substanzen erklären einige typische beim Neuroblastom vorkommende paraneoplastische Symptome (WINKLER 1976). Das im Tumor und im Serum von Patienten mit Neuroblastom (BACHMANN 1979) und Ganglioneurom (HANSEN et al. 1980) gelegentlich nachzuweisende vasoaktive Polypeptid (VIP) ist wahrscheinlich für das Vorkommen chronischer Diarrhöen verantwortlich. Das kombinierte Vorkommen von Neuroblastom und Nebennierenrinden-Hyperplasie mit Cushing-Syndrom (DAHMS et al. 1973; KOGUT u. DONNELL 1961; KENNY et al. 1967) sowie das Verschwinden der Nebennierenrinden-Stimulation nach Entfernung des Neuroblastomes sprechen dafür, daß die Tumoren außerdem bisher nicht näher identifizierte adrenokortikotrope Substanzen zu produzieren vermögen (MARSDEN u. STEWARD 1976). Ferner wurde kürzlich über einen hohen Arginin-Vasopressin-Gehalt in einem Olfactorius-Neuroblastom mit Hypertonie und Hyponatriämie berichtet (SINGH et al. 1980).

8. Abschätzung der Prognose

Das Ganglioneurom ist ein benigner Tumor mit guter Prognose. Vorsicht ist jedoch geboten bei der Diagnose eines Ganglioneuromes nach vorangegangener Therapie, da unter der Behandlung der neuroblastische Anteil des Tumors verschwinden kann.

Die Prognose des Neuroblastomes ist, insgesamt gesehen, schlecht. Die 101 Fälle der Manchester-Serie zwischen 1954 und 1968 zeigten eine 2-Jahres-Überlebensrate von 15% (MARSDEN u. STEWARD 1976). Praktisch alle Todesfälle traten innerhalb von 2 Jahren nach Diagnosestellung auf. Eine moderne Therapie dürfte diese Zahlen günstig beeinflussen. So geben BRESLOW u. MCCANN (1971) an 234 Neuroblastom-Fällen bereits eine 2-Jahres-Überlebensrate von 32% an. Im Einzelfall ist jedoch zu bedenken, daß einerseits schnell progrediente Verläufe, andererseits aber auch spontane Tumor-Regressionen selbst bei ausgedehnt metastasierten Tumoren vorkommen. Eine spontane Tumor-Regression bzw. Ausreifung zu benignen Ganglioneuromen wird in ca. 5% der klinisch manifesten Neuroblastom-Fälle angegeben (DEHNER 1975). Von folgenden Faktoren wird die Prognose beeinflußt: Lebensalter, Lokalisation des Primärtumors, Tumorausdehnung zum Zeitpunkt der Diagnose (Staging) und histologische Tumordifferenzierung (Grading). Diese Faktoren sollten jedoch im Einzelfall nicht isoliert, sondern gemeinsam betrachtet werden.

Der Einfluß des *Lebensalters* zeigt sich an folgenden bei 234 Neuroblastom-Patienten ermittelten Zahlen (BRESLOW u. MCCANN 1971): bei den bis zu 1 Jahr alten Patienten betrug die 2-Jahres-Überlebensrate 71%; bei den 1–2 Jahre alten überlebten 27%, bei den übrigen 12%. Daraus ergibt sich, daß trotz oft ausgedehnten initialen Tumorbefalles die Prognose im 1. Lebensjahr relativ gut ist, sich danach jedoch schnell beträchtlich verschlechtert.

Die *Lokalisation des Primärtumors* hat insofern prognostische Bedeutung, als die 2-Jahres-Überlebensrate beim thorakalen Neuroblastom mit 49% wesentlich günstiger ist als bei abdominellem (vor allem adrenalem) Sitz, wo nur 17% überleben (HARMS u. WILKE 1977). Die Ursache dafür liegt nicht nur darin, daß die thorakalen Neuroblastome aufgrund der frühen klinischen Symptomatik bei der Entdeckung kleiner und umschriebener sind, sondern auch in ihrer stärkeren Neigung zu partieller oder vollständiger Ausdifferenzierung. Die schlechte Prognose der abdominellen Neuroblastome hebt sich auch deutlich von den wesentlich günstigeren zervikalen Neuroblastomen ab (DEHNER 1975).

Der entscheidende Einfluß der *im Staging erfaßten Tumorausdehnung* auf die Prognose ist durch zahlreiche Statistiken belegt. Die Kriterien für die gebräuchlichste Stadieneinteilung nach EVANS et al. (1971) ist in Tabelle 4 wiedergegeben. Die aus den Statistiken von MARSDEN u. STEWARD (1976) und BRESLOW u. MCCANN (1971) zusammengefaßten Überlebensraten betragen für Stadium I = 80%, Stadium II = 63%, Stadium III = 29%, Stadium IV = 4% und Stadium IV S = 73%.

Bemerkenswert ist das vom Stadium IV abgegrenzte Stadium IV S, welches trotz Metastasen in Leber, Haut und Knochenmark (ohne röntgenologisch sichtbare Knochendestruktion) eine erstaunlich gute Prognose aufweist (EVANS et al. 1980). Meist handelt es sich dabei um weniger als 1 Jahr alte Kinder.

Beim *Grading* wird der Versuch unternommen, aus dem histologischen Bild prognostische Rückschlüsse zu ziehen.

LAUDER u. AHERNE (1972) bewerteten das Ausmaß der lymphozytären Stromainfiltration im Tumor als prognostisch günstiges Zeichen. Diese Ansicht konnte von HUGHES et al. (1974) nicht bestätigt werden. Andere Grading-Systeme beurteilen den Differenzierungsgrad der Tumorzellen. BECKWITH u. MARTIN (1968) bestimmten den Anteil differenzierter Zellelemente im Neuroblastom. Kriterien für eine Differenzierung waren Kernvergrößerung, Zytoplasma-Verbreiterung mit klaren Zellgrenzen, Eosinophilie und Nervenfortsätze. Sie unterschieden: Grad 1 = mindestens 50% differenziert; Grad 2 = 5–50% differenziert; Grad 3 = weniger als 5% differenziert; Grad 4 = keine erkennbare Neurogenese. Der Nachteil dieser gut mit der Überlebensrate korrelierenden Einteilung ist, daß eine Quantifizierung wegen der im selben Tumor herdförmig unterschiedlichen Differenzierung problematisch ist und zahlreiche Schnittpräparate erfordert. Es war deshalb ein Gewinn, als MÄKINEN (1972) fand, daß auf die Quantifizierung verzichtet werden kann und daß bereits der qualitative Nachweis differenzierter Zellelemente eine günstigere Prognose beinhaltet. Als Differenzierungszeichen wurden gewertet: 1. Kernvergrößerung und Auftreten eines vesikulären Kernes; 2. reichere Zytoplasma-Entwicklung; 3. zytoplasmatische Fortsätze; 4. Nukleolen-Prominenz; 5. Stromabänder; 6. Rosetten; 7. Zellzusammenballungen; 8. reife Ganglienzellen. In der Folge stellte sich heraus, daß bei Zugrundelegung dieser Kriterien die Gruppe der undifferenzierten Neuroblastome zu klein wurde, so daß sie zahlenmäßig den letal verlaufenden Neuroblastomfällen nicht mehr entspricht (HARMS u. WILKE 1979).

Heute wird das Grading-Verfahren von HUGHES et al. (1974) bevorzugt (HARMS u. WILKE 1979), dessen Kriterien in Tabelle 5 aufgeführt sind. Der wesentliche Unterschied zu der Einteilung von MÄKINEN (1972) besteht darin, daß der Nachweis von Rosetten nicht als Differenzierungszeichen gewertet wird. Mit dieser Einteilung fallen etwa 50% der Neuroblastomfälle unter den undifferenzierten Grad 3, was den prognostischen Erwartungen entspricht (HARMS u. WILKE 1979). Außerdem konnte die Korrelation zwischen histologischem Differenzierungsgrad, Stadieneinteilung und Prognose gesichert werden (HUGHES et al. 1974). Offen ist bisher noch, ob die zusätzliche Einführung eines Grad 4

Tabelle 4. Stadieneinteilung beim Neuroblastom. (Nach Evans et al. 1971)

Stadium	Tumorausbreitung
I	Tumor auf Organ oder Ausgangsstruktur begrenzt
II	Tumorausbreitung über Organstruktur hinaus ohne Überquerung der Mittellinie. Lymphknoten auf gleicher Seite können befallen sein
III	Tumorausbreitung über Mittellinie hinaus. Lymphknoten können bilateral befallen sein
IV	Fernmetastasen in Skelett, Organen oder entfernten Lymphknoten
IV S	Tumorausbreitung wie Stadium I oder II, jedoch zusätzliche Metastasen in Leber, Haut und/oder Knochenmark (ohne röntgenologische Knochendestruktion)

Tabelle 5. Grading von Neuroblastomen. (Nach Hughes et al. 1974; Harms u. Wilke 1979)

Grad	Zellbild
1	Nachweis von undifferenzierten Zellen, partiell differenzierten Zellen und reifen Ganglienzellen
2	Nachweis von undifferenzierten Zellen und Zellen mit partieller Differenzierung zu Ganglienzellen (Kerne vesikulär mit deutlichen Nukleolen, verbreitertes Zytoplasma, zytoplasmatische Fortsätze)
3	Tumoraufbau nur aus undifferenzierten kleinen Zellen (Rosetten können vorhanden sein)
4	anaplastisches, relativ großzelliges, stark polymorphes Zellbild; besonders viele Mitosen

Tabelle 6. Ultrastrukturelles Grading von undifferenzierten Neuroblastomen: Korrelation mit Gehalt an neurosekretorischen Granula. (Nach Romansky et al. 1978)

Granulumgehalt	Merkmale
+++	Granula reichlich; oft in Gruppen von 5 bis vielen innerhalb eines Neuriten-Fortsatzes
++	Granula nicht schwer zu finden; gewöhnlich einzelne isolierte Granula oder kleine Gruppen von 3–4 Granula. Meist in Neuriten-Fortsätzen gelegen
+	seltene isolierte Granula; schwer zu finden; mit gleicher Häufigkeit in perinukleärem Zytoplasma oder in Neuriten-Fortsätzen gelegen

für eine prognostisch besonders ungünstige anaplastische Gruppe gerechtfertigt ist (Harms u. Wilke 1979). Abschließend sei auf ein kürzlich veröffentlichtes elektronenmikroskopisches Gradingverfahren hingewiesen (Romansky et al. 1978), das den Neurosekretgranulum-Gehalt der Neuriten-Fortsätze bewertet (s. Tabelle 6). Die prognostische Aussagefähigkeit der 3 auf diese Weise gebildeten Gruppen wurde von den Autoren an 7 undifferenzierten Neuroblastomen geprüft. Alle Fälle der granulumreichen Gruppe überlebten, während alle 3 Fälle der granulumarmen Gruppe starben. Möglicherweise lassen sich also mit diesem Zusatzverfahren aus der Gruppe der lichtmikroskopisch undifferenzierten Neuroblastome noch einige prognostisch günstigere Fälle ausgliedern. Ob sich diese von bisher nur wenigen Fällen abgeleitete Erwartung bestätigt, bleibt abzuwarten.

9. Neuroblastoma in situ

Hierunter versteht man in der Nebenniere des Neugeborenen und jungen Säuglings vorkommende mikroskopisch kleine Herde, die vom zytologischen Aufbau her einem Neuroblastom entsprechen (Lit.: HARMS et al. 1979). Die makroskopisch unsichtbaren, im Nebennierenmark im Bereich der Zentralvenen gelegenen Knötchen bestehen histologisch aus kleinen unreifen Neuroblasten, die lokal infiltrativ wachsen können. Je nach Gründlichkeit der histologischen Aufarbeitung schwanken die Häufigkeitsangaben bezogen auf die Zahl der kindlichen Obduktionen zwischen 1:68 (HARMS et al. 1979) und 1:500 (MORISON 1963). Das Neuroblastoma in situ ist damit ca. 40mal häufiger als das manifeste Neuroblastom. Es bildet sich meist spurlos oder mit kleinen Narben zurück. Vereinzelt kann eine Ausreifung zu Ganglioneuromen oder Neurofibromen, eine Umdifferenzierung zu einem Phäochromozytom oder die Entwicklung eines manifesten Neuroblastomes erfolgen. Die Herde sind als Inseln von überschießend gebildetem oder verzögert weiterentwickeltem neuroblastischem Gewebe aus der Fetalzeit aufzufassen.

IV. Sonstige Tumoren

Die primären Tumoren des Nebennierenmarkes werden fast ausschließlich von den geschilderten neuroendokrinen und neuralen Tumoren gebildet, zu denen auch die Neurofibrome (Abb. 28) gehören. Von diesen Tumorgruppen existieren auch Kombinationsformen, die von der WHO unter den gemischt neuroendokrin-neuralen Tumoren zusammengefaßt werden. Andersartige primäre Tumoren und tumorartige Läsionen des Nebennierenmarkes sind eine ausgesprochene Rarität. Zu erwähnen sind einfache fibromatöse Knötchen, Lipome, welche Inseln von myelopoetischem Gewebe enthalten können (Lit.: FASSBENDER 1956), sowie Hämangiome und Lymphangiome (SLOPER u. FOX 1978; FASSBENDER 1956; WEISS u. SCHULTE 1966). Diese sind fast immer einseitig und können bis kleinapfelgroß werden. Sie sind oft nur schwer von umschriebenen älteren Blutungen zu unterscheiden (WAISMAN 1978). Einzelmitteilungen berichten in der Nebenniere über ein Fibrosarkom (CRAN 1933), über ein Hämangioendotheliosarkom und über polymorphzellige und rundzellige Sarkome (DARUGNA 1950; FASSBENDER 1956). Die 11 berichteten Fälle von angeblichem primärem Melanom der Nebenniere (KNISELEY u. BAGENSTOSS 1946) sind mit Vorsicht zu bewerten (WAISMAN 1978), da ein extraadrenaler Primärtumor nicht mit ausreichender Sicherheit ausgeschlossen wurde.

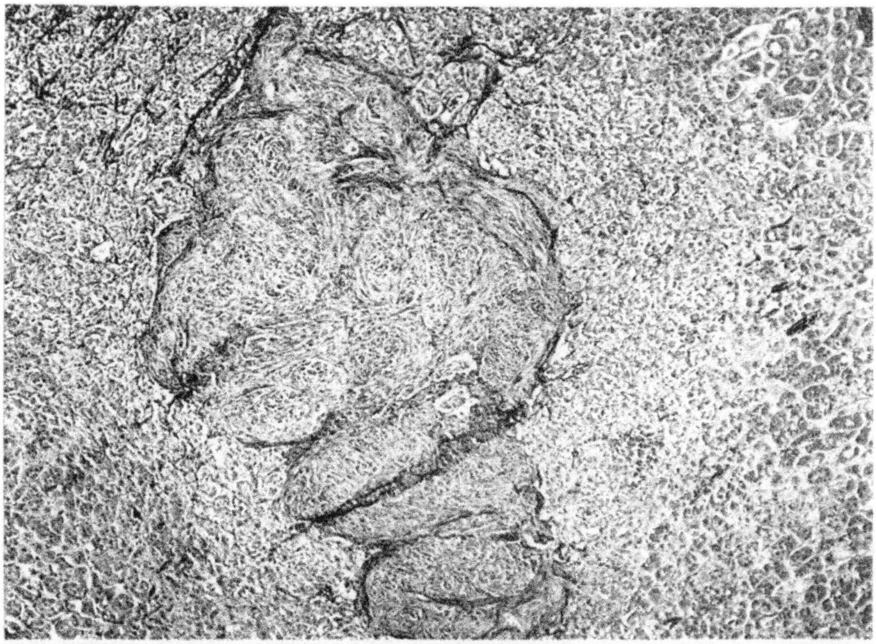

a

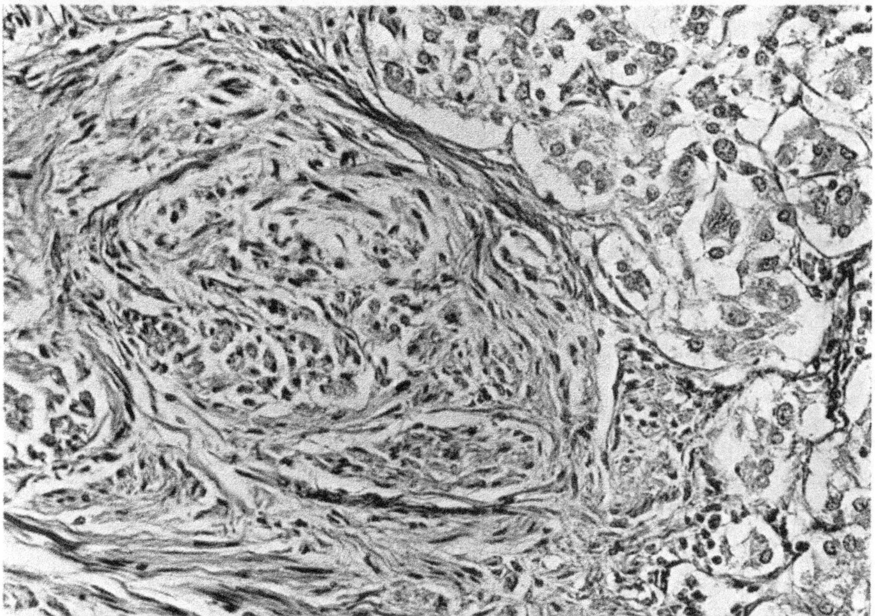

b

Abb. 28a, b. Im Mark gelegenes scharf begrenztes Neurofibrom, Zufallsbefund bei einem 89jährigen Mann mit obstruktivem Lungenemphysem und Myokardinfarkt. Elastica-van Gieson, **a** 45×, **b** 250×

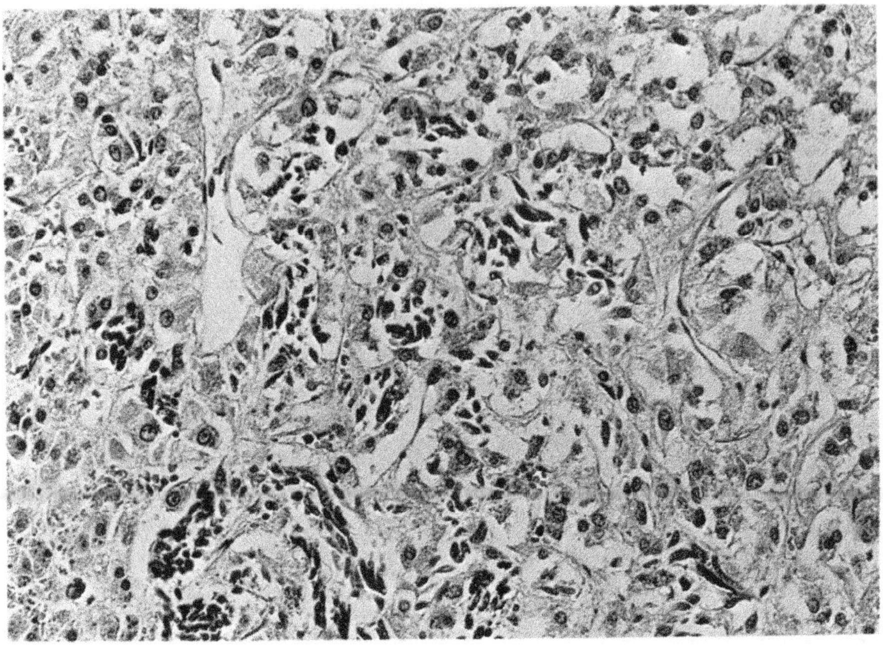

Abb. 29. Mikrometastase eines kleinzelligen anaplastischen Bronchialkarzinoms mit vorwiegend intrasinusoidal gelegenen Tumorzellen an der Rinden-Markgrenze. Hämatoxylin-Eosin, 250×

Bei den häufigen sekundären Tumoren kann es sich um Metastasen (Abb. 29) einer Vielzahl von malignen Tumoren handeln (KITAIN 1922). Nach Angaben von EJECKAM u. ATTAH (1975) sollen bei systematischen Untersuchungen in ca. 10% der Karzinom-Todesfälle Nebennieren-Metastasen nachweisbar sein. Am häufigsten handelt es sich um Karzinome der Lunge, der Mamma, des Gastrointestinaltraktes und um Melanome (BULLOCK u. HIRST 1953; WILLIS 1973).

Die unter den tumorartigen Läsionen einzuordnenden Hyperplasien des Nebennierenrindenmarkes wurden bereits in Kapiel H behandelt.

Literatur

Abrahams, S.J., Holtzman, E.: Secretion and endocytosis in insulin-stimulated rat adrenal medulla cells. J. Cell Biol. **56**, 540–558 (1973)

Ahlquist, R.P.: Development of the concept of alpha and beta adrenotropic receptors. Ann. N.Y. Acad. Sci. **139**, 549–552 (1967)

Aldrich, T.B.: A preliminary report on the active principle of the suprarenal gland. Amer. J. Physiol. **5**, 457–461 (1901)

Alpert, L.K.: The innervation of the suprarenal glands. Anat. Rec. **50**, 221–233 (1931)

Altman, A.J., Schwartz, A.D.: Tumors of the sympathetic nervous system. In: Malignant diseases of infancy, childhood and adolescence. Philadelphia-London-Toronto: W.B. Saunders Company 1978

Arendt, A., Herrmann, W.: Phäochromocytom des Nebennierenmarks bei Neurofibromatose mit Spongioblastom. Z. allg. Path. **101**, 243–249 (1960)

Arenson, E.B., Hutter, J.J., Jr., Restuccia, R.D., Holton, C.P.: Neuroblastoma in father and son. J. Amer. med. Ass. **235**, 727–729 (1976)

Asamer, H., Hörtnagl, H., Winkler, H.: Immunohistochemical demonstration of a membrane protein of chromaffin granules in adrenal medulla and sympathetic nerve. Naunyn-Schmiedebergs Arch. Pharmak. **270**, 87–89 (1971)

Axelrod, J.: The metabolism of catecholamines in vitro and in vivo. Pharmacol. Rev. **11**, 402–408 (1959)

Axelrod, J., Weinshilbaum, R.: Catecholamines. New Engl. J. Med. **287**, 237–242 (1972)

Azzarelli, B., Richards, D.E., Anton, A.H., Roessmann, U.: Central neuroblastoma. Electron microscopic observations and catecholamine determinations. J. Neuropath. exp. Neurol. **36**, 384–397 (1977)

Bachmann, K.D.: Neuroblastoma sympathicum. Dtsch. Ärztebl. **76**, 339–344 (1979)

Bachmann, K.D., Ziadi, J.: Über das Phäochromocytom im Kindesalter. Fortschr. Med. **89**, 743–745 (1971)

Bachmann, R.: Normale Anatomie der Nebennieren. Verh. dtsch. Ges. Path. **36**, 68–90 (1952)

Bargmann, W.: Über den Bau der Nebennieren des Menschen und der Säugetiere. Z. Zellforsch. **17**, 118–138 (1933)

Bargmann, W.: Funktionelle Morphologie des inkretorischen Regulationssystems. In: Handbuch der allgemeinen Pathologie, Bd. VIII/1. Berlin-Heidelberg-New York: Springer 1971

Barontini De Gutiérrez, M.B., Bergadá, C., Becú, L.: Catecholamine excretion in forty children with sympathoblastoma. J. Pediat. **77**, 239–244 (1970)

Bässler, R., Habighorst, L.V.: Vergleichende licht- und elektronenmikroskopische Untersuchungen am Nebennierenmark und Phäochromocytom. Beitr. path. Anat. **130**, 446–488 (1964)

Becker, H., Cesnik, H., Kukovetz, W., Pöch, G.: Fluoreszenzhistochemische Untersuchungen von Phäochromocytomen. Verh. dtsch. Ges. Path. **55**, 709–716 (1971)

Beckwith, J.B., Martin, R.F.: Observations on the histopathology of neuroblastomas. J. Pediat. Surg. **3**, 106–110 (1968)

Bender, B.L., Ghatak, N.R.: Light and electron microscopic observations on a ganglioneuroma. Acta Neuropath. **42**, 7–10 (1977)

Benedeczky, I., Lapis, K.: Vergleichende elektronenmikroskopische Untersuchungen am Nebennierenmark und Phäochromocytom des Menschen. Beitr. path. Anat. **137**, 403–438 (1968)

Benedeczky, I., Smith, A.D., Dubois, F.: A cytochemical study of the calcium-activated adenosintriphosphatase in hamster adrenal medulla: its occurrence in the golgi region of chromaffin cells. Histochemie **29**, 16–27 (1972)

Bennet, H.S.: Cytological manifestations of secretion in the adrenal medulla of the cat. Amer. J. Anat. **69**, 333–381 (1941)

Bialestock, D.: Hyperplasia of the adrenal medulla in hypertension of children. Arch. Dis. Childh. **36**, 465–473 (1961)

Bibro, M.C., Houlihan, R.K., Sheahan, D.G.: Colonic ganglioneuroma. Arch. Surg. **115**, 75–80 (1980).

Björklund, A., Ehinger, B., Falck, B.: Analysis of fluorescence excitation peak ratios for the cellular identification of noradrenalin, dopamine or their mixtures. J. Histochem. Cytochem. **20**, 56–64 (1972)

Blacklock, J.W.S., Ferguson, J.W., Mach, W.S., Shafar, J., Symington, T.: Phaeochromocytoma. Brit. J. Surg. **35**, 179–197 (1947)

Blaschko, H.: Metabolism of epinephrine and norepinephrine. Pharmacol. Rev. **6**, 23–28 (1954)

Blaschko, H.: The specific action of l-dopa decarboxylase. J. Physiol. **96**, 50 – 51 (1939)

Blaschko, H., Comline, R.S., Schneider, F.H., Silver, M., Smith, A.D.: Secretion of a chromaffin granule protein, chromogranin, from the adrenal gland after splanchnic stimulation. Nature **215**, 58–59 (1967)

Blaschko, H., Hagen, J.M., Hagen, P.: Mitochondrial enzymes and chromaffin granules. J. Physiol. **139**, 316–322 (1957)
Blaschko, H., Jerrome, D.W., Robb-Smith, A.H.T., Smith, A.D., Winkler, H.: Biochemical and morphological studies on catecholamine storage on human phaeochromocytoma. Clin. Sci. **34**, 453–465 (1968)
Blessing, M.H., Sadony, V., Schöfer, P., Wagner, H.E.: Riesenphäochromocytome. Klinische und pathologisch-anatomische Befunde. Med. Welt **22**, 1668–1671 (1971)
Bodansky, O.: Biochemistry of human cancer. New York-San Francisco-London: Academic Press 1975
Bolande, R.P.: The neurocristopathies. A unifying concept of disease arising in neural crest maldevelopment. Human Path. **5**, 409–429 (1974)
Bond, J.V.: Familial neuroblastoma and ganglioneuroma. J. Amer. med. Ass. **236**, 561–562 (1976)
Brass, K.: Beitrag zur Frage der Nebennierenmarktumoren als Anpassungsgeschwülste. Frankfurt Z. Path. **67**, 347–350 (1956)
Breslow, N., McCann, B.: Statistical estimation of prognosis for children with neuroblastoma. Cancer Res. **31**, 2098–2103 (1971)
Brown, W.J., Barajas, L., Waisman, J., DeQuatro, V.: Ultrastructural and biochemical correlates of adrenal and extraadrenal pheochromocytoma. Cancer (Philad.) **29**, 744–759 (1972)
Brown, R.B., Borowsky, M.: Further observations on intestinal lesions associated with pheochromocytomas. A case of malignant pheochromocytoma in pregnancy. Ann. Surg. **151**, 683–692 (1960)
Bullock, W.K., Hirst, A.E., Jr.: Metastatic carcinoma of the adrenal. Amer. J. med. Sci. **226**, 521–524 (1953)
Burger, M., Langermann, H.: Bestimmungen von Adrenalin und Noradrenalin sowie von Decarboxylase- und Aminooxydase-Aktivitäten in Zellfraktionen von Phäochromocytomen. Klin. Wschr. **34**, 941–944 (1956)
Cancilla, P.A., Aschenbrenner, C.A.: The nervous system. In: Surgical pathology, ed. Coulson, W.A. Philadelphia-Toronto: J.B. Lippincott Company 1978
Cannon, W.B.: Die Notfallsfunktionen des sympathicoadrenalen Systems. Ergebn. Physiol. **27**, 380–406 (1928)
Carney, J.A., Go, V.L.W., Sizemore, G.W., Hayles, A.B.: Alimentary tract ganglioneuromatosis. A major component of the syndrome of multiple endocrine neoplasia, type 2b. New Engl. J. Med. **295**, 1287–1291 (1976a)
Carney, J.A., Sizemore, G.W., Lovestedt, S.A.: Mucosal ganglioneuromatosis, medullary thyroid carcinoma, and pheochromocytoma: multiple endocrine neoplasia, type 2b. Oral Surg. **41**, 739–752 (1976b)
Carney, J.A., Sizemore, G.W., Sheps, S.G.: Adrenal medullary disease in multiple endocrine neoplasia, Type 2. Amer. J. clin. Path. **66**, 279–290 (1976c)
Cathro, D.M.: Adrenal cortex and medulla. In: Paediatric endocrinology, ed. D. Hubble. Oxford-Edinburgh: Blackwell 1969
Cervós-Navarro, J., Bayer, J.M., Kässer, H.: Ultrastrukturelle Differenzierung der Phäochromocytome. Virchows Arch. Abt. A Path. Anat. **361**, 51–69 (1973)
Chatten, J., Voorhess, M.L.: Familial neuroblastoma. Report and a kindred with multiple disorders, including neuroblastomas in four siblings. New Engl. J. Med. **277**, 1230–1236 (1967)
Chaudry, A.P., Haar, J.G., Koul, A., Nickerson, P.A.: Olfactory neuroblastoma (esthesioneuroblastoma). A light and ultrastructural study of two cases. Cancer (Philad.) **44**, 564–579 (1979)
Cone T.E.: Recurrent pheochromocytome: Report of a case in a previous treated child. Pediatrics **21**, 994–999 (1958)
Corrodi, H., Jonsson, G.: The formaldehyde fluorescence method for the histochemical demonstration of biogenic monoamines. A review on the methodology. J. Histochem. Cytochem. **15**, 65–78 (1967)
Coupland, R.E.: Electron microscopic observations on the structure of the rat adrenal medulla. I: The ultrastructure and organization of chromaffin cells in the normal adrenal medulla. J. Anat. **99**, 231–254 (1965)

Coupland, R.E.: The natural history of the chromaffin cell. London: Longmans, Green and Co. 1965
Coupland, R.E., Hopwood, D.: The mechanism of the differential staining reaction for adrenalin- and noradrenalin-storing granules in tissues fixed in glutaraldehyde. J. Anat. **100**, 227–243 (1966)
Coupland, R.E., Selby, J.E.: The blood supply of the mammalian adrenal medulla: A comparative study. J. Anat. **122**, 539–551 (1976)
Cran, B.S.: Fibrosarcoma of the suprarenal gland. Brit. med. J. **2**, 1018–1019 (1933)
Crout, J.R., Sjoerdsma, A.: Catecholamines in the localization of pheochromocytoma. Circulation **22**, 516–525 (1960)
Crout, J.R., Sjoerdsma, A.: Turnover and metabolism of catecholamine in patients with pheochromocytoma. J. clin. Invest. **43**, 94–102 (1964)
Crystal, R.F.: Colonic ganglioneuroma. Arch. Surg. **115**, 676–677 (1980)
Cushman, P.: Familial endocrine tumors. Amer. J. Med. **32**, 352–360 (1962)
Dahms, W.T., Gray, G., Vrana, M., New, M.I.: Adrenocortical adenoma and ganglioneuroblastoma in a child. A case presenting as Cushing syndrome with virilization. Amer. J. Dis. Child. **125**, 608–611 (1973)
Damjanov, I.: Ultrastructural pathology of human tumors, Vol. 1. Edinburgh: Churchill Livingstone 1979
DaPrada, M., Berneis, K.H., Pletscher, A.: Storage of catecholamines in adrenal granules: formation of aggregates with nucleotides. Life Sci. **10**, 639–646 (1971)
Da Rugna, D.: Über 2 Fälle doppelseitiger Nebennieren-Sarkome mit zentralnervösen Symptomen. Oncologia (Basel) **3**, 219–232 (1950)
Dehner, L.P.: Pediatric surgical pathology. St. Louis: C.V. Mosby Company 1975
Dekker, A., Oehrle, J.S.: Hyaline globules of the adrenal medulla of man: a product of lipid peroxidation? Arch. Path. **91**, 353–365 (1971a)
Dekker, A., Oehrle, J.S.: Light and electron microscopic study of hyaline globules occuring in adrenal medulla and in an anterior pituitary tumor. Lab. Invest. **24**, 428 (1971b)
DeLellis, R.A., Wolfe, H.J., Gagel, R.F., Feldman, Z.T., Miller, H.H., Gang, D.L., Reichlin, S.: Adrenal medullary hyperplasia. Amer. J. Path. **83**, 177–190 (1976)
DeLorimier, A.A., Bragg, K.V., Linden, G.: Neuroblastoma in childhood. Amer. J. Dis. Child. **118**, 441–450 (1969)
DeRobertis, E., Vazferreira, A.: Electron microscope study of the excretion of catechol-containing droplets in the adrenal medulla. Exp. Cell Res. **12**, 568–574 (1957)
Dick, J.C., Ritchie, G.M., Thompson, H.: Histological differentiation between phaeochromocytoma and melanoma of suprarenal gland. J. clin. Path. **8**, 89–98 (1955)
Dietrich, A., Siegmund, H.: Die Nebenniere und das chromaffine System (Paraganglien, Steißdrüse, Karotisdrüse). In: Handbuch der speziellen pathologischen Anatomie und Histologie, Bd. VIII, Hrsg. F. Henke, O. Lubarsch. Berlin: Springer 1926
Dobbie, J.W., Symington, T.: The human adrenal gland with special reference to the vasculature. J. Endocr. **34**, 479–489 (1966)
Douglas, W.W.: Stimulus-secretion coupling: the concept and clues from chromaffin and other cells. Brit. J. Pharmacol. **34**, 451–474 (1968)
Drukker, W., Formijine, P., van der Schoot, J.B.: Hyperplasia of adrenal medulla. Brit. med. J. **1**, 186–189 (1957)
Ejeckam, G.C., Attah, E.B.: Pattern of secondary adrenal tumors in Ibidan, Nigeria. Int. Surg. **60**, 368–369 (1975)
Elkon, D., Hightower, S.I., Lim, M.L., Cantrelli, R.W., Constable, W.C.: Esthesioneuroblastoma. Cancer (Philad.) **44**, 1087–1094 (1979)
Eränkö, O.: On the histochemistry of the adrenal medulla of the rat, with special reference to acid phosphatase. Acta anat. (Basel) **16**, Suppl. 17, 1–60 (1952)
Eränkö, O.: Nodular hyperplasia and increase of noradrenaline content in the adrenal medulla of nicotine-treated rats. Acta physiol. scand. **36**, 210–218 (1955)
Eränkö, O.: Histochemistry of noradrenaline in the adrenal medulla of rats and mice. Endocrinology **57**, 363–368 (1955)
Eränkö, O.: Radioautographic demonstration of noradrenaline and adrenaline in the adrenal medulla with J^{131} labelled iodate and iodate formalin. J. Histochem. Cytochem. **5**, 408–413 (1957)

Eränkö, O., Räisänen, L.: Cytophotometric study on the chromaffine reaction, the iodate reaction and formalin induced fluorescence as indicators of adrenaline and noradrenaline concentrations in the adrenal medulla. J. Histochem. Cytochem. **9**, 54–58 (1961)

Euler, U.S. von: Adrenaline and noradrenaline. Pharmacol. Rev. **6**, 15–22 (1954)

Evans, A.E., D'Angio, G.J., Randolph, J.: A proposed staging for children with neuroblastoma. Cancer (Philad.) **27**, 374–378 (1971)

Evans, A.E., Chatten, J., D'Angio, G.J., Gerson, J.M., Robinson, J., Schnaufer, L.: A review of 17 IV-S neuroblastoma patients at the children's hospital of Philadelphia. Cancer (Philad.) **45**, 833–839 (1980)

Falck, B.: Observations on the possibilities of the cellular localization of monoamines by a fluorescence method. Acta physiol. scand. **56**, Suppl. 197, 1–25 (1962)

Falck, B., Hillarp, N.-A.: A note on the chromaffine reaction. J. Histochem. Cytochem. **7**, 149 (1959)

Farrar, H.K., Nedoss, B.R.: Benign tumors of the uterine cervix. Amer. J. Obstet. Gynecol. **81**, 124–137 (1961)

Fassbender, H.G.: Tumoren des Nebennieren-Markes. In: Lehrbuch der Speziellen Pathologischen Anatomie, Bd. I/2, Hrsg. Kaufmann, E., Staemmler, M. Berlin: de Gruyter 1956

Fassbender, H.G.: Pathologische Anatomie der endokrinen Drüsen. In: Lehrbuch der speziellen pathologischen Anatomie, Hrsg. E. Kaufmann, M. Staemmler. Berlin: de Gruyter 1956

Feingold, M., Gheradi, G., Simons, C.: Familial neuroblastoma and trisomy 13. Am. J. Dis. Child. **121**, 451 (1971)

Feyrter, F.: Über die Entartung des braunen Fettgewebes beim Phäochromocytom. Wien. med. Wschr. **111**, 648–649 (1961)

Flint, L.D., Bartels, C.C.: Ten years experience with 15 operated cases of pheochromocytoma. Surg. Clin. N. Amer. **42**, 721–732 (1962)

Fränkel, F.: Ein Fall von doppelseitigem, völlig latent verlaufenem Nebennierentumor und gleichzeitiger Nephritis mit Veränderungen am Cirkulationsapparat und Retinitis. Virchows Arch. path. Anat. **103**, 244–263 (1886)

Frege, J.: Phäochromocytom bei einem Säugling. Zugleich ein Beitrag zum plötzlichen Kindstod. Zbl. allg. Path. path. Anat. **112**, 409–412 (1969)

Fries, J.G., Chamberlin J.A.: Extraadrenal pheochromocytoma: literature review and report of a cervical pheochromocytoma. Surgery **63**, 268–279 (1968)

Fujita, T., Kobayashi, S.: Current views on the paraneurone concept. Trends Neurosciences **2**, 27–30 (1979)

Fuxe, K., Jonsson, G.: The histochemical fluorescence method for the demonstration of catecholamines. J. Histochem. Cytochem. **21**, 293–311 (1973)

Ghadially, F.N.: Diagnostic electron microscopy of tumours. London-Boston: Butterworths 1980

Gifford, R.W., Kvale, W.F., Maher, F.T., Roth, G.M., Pristley, J.T.: Clinical features, diagnosis and treatment of pheochromocytoma: a review of 76 cases. Mayo Clin. Proc. **39**, 281–302 (1964)

Gillman, J., Gilbert, C., Spence, I.: Pheochromocytoma in the rat: Pathogenesis and collateral reactions and its relation to comparable tumors in man. Cancer (Philad.) **6**, 494–511 (1953)

Glushien, A.S., Mansky, M.M., Littman, D.S.: Pheochromocytoma: its relationship to the neurocutaneous syndromes. Amer. J. Med. **14**, 318–327 (1953)

Goldstein, M., Freedman, L.S., Bohuon, A.C., Guerinot, F.: Serum dopamine-beta-hydroxylase activity in neuroblastoma. New Engl. J. Med. **286**, 1123–1125 (1972)

Gonzalez-Angulo, A., Reyes, H.A., Reyna, A.N.: The ultrastructure of ganglioneuroblastoma: Observations on neoplastic ganglion cells. Neurology (Minneap.) **15**, 242–252 (1965)

Goodall, Mc.C., Kirshner, N.: Biosynthesis of adrenaline and noradrenaline in vitro. J. biol. Chem. **226**, 213–221 (1957)

Goodall, Mc.C., Stone, C.: Adrenaline and noradrenaline producing tumors of the adrenal medulla and sympathetic nerves. Ann. Surg. **151**, 391–398 (1960)

Gorgas, K., Böck, P.: Morphology and histochemistry of the adrenal medulla. I. Various types of primary catecholamine-storing cells in the mouse adrenal medulla. Histochemistry **50**, 17–31 (1976)
Gould, V.E., Benditt, E.P.: Ultrastructural and functional relationships of some human endocrine tumors. Pathology annual **8**, 205–230 (1973)
Graham, J.B.: Collective review: Pheochromocytoma and hypertension. An analysis of 207 cases. Int. Abstr. Surg. **92**, 105–121 (1951)
Greenberg, R., Rosenthal, I., Falk, G.S.: Electron microscopy of human tumors secreting catecholamines: Correlation with biochemical data. J. Neuropath. exp. Neurol. **28**, 475–500 (1969)
Greer, W.E.R., Robertson, C.W., Smithwick, R.H.: Pheochromocytoma – diagnosis, operative experience and clinical results. Amer. J. Surg. **107**, 192–201 (1964)
Grotting, J.C., Kassel, S., Dehner, L.P: Nesidioblastosis and congenital neuroblastoma. A histologic and immunocytochemical study of a new complex neurocristopathy. Arch. Path. Lab. Med. **103**, 642–646 (1979)
Hakanson, R., Sundler, F.: Formaldehyde condensation at reduced temperature. Increased sensitivity and specificity of the fluorescence microscopic method for demonstrating primary catecholamines. J. Histochem. Cytochem. **22**, 887–894 (1974)
Hansen, L.P., Lund, H.T., Fahrenkrug, J., Søgaard, H.: Vasoactive intestinal polypeptide (Vip)-producing ganglioneuroma in a child with chronic diarrhea. Acta paediat. scand. **69**, 419–424 (1980)
Hardy, P.C., Nesbit, M.E.: Familial neuroblastoma: Report of a kindred with a high incidence of infantile tumors. J. Pediat. **80**, 74–77 (1972)
Harms, D., Wilke, H.: Pathologische Anatomie des Neuroblastoms. Histologisches Grading and Prognose. Besonderheiten thorakaler Neuroblastome. Z. Kinderchir. **22**, 122–130 (1977)
Harms, D., Wilke, H.: Neuroblastom-Grading. Klin. Paediat. **191**, 228–231 (1979)
Harms, D., Wilke, E., Wilke H.: Neuroblastomvorstadien – Morphologie und prospektive Potenz. Verh. dtsch. Ges. Path. **63**, 339–343 (1979)
Hawthorne, H.C., Jr., Nelson, J.S., Witzleben, C.L., Giangiocomo, J.: Blanching subcutaneous nodules in neonatal neuroblastoma. J. Pediat. **77**, 297–300 (1970)
Head, D.R.: Metastatic neuroblastoma in bone marrow aspirate smears. Amer. J. clin. Path. **72**, 1008–1010 (1979)
Helle, K.B., Lagercrantz, H., Stjärne, L.: Biochemistry of catecholamine storage: some similarities between whole sympathetic nerve trunk vesicles and the membranes of adrenomedullary vesicles. Acta physiol. scand. **81**, 565–567 (1971)
Helly, C.: Zur Pathologie der Nebenniere. Münch. med. Wschr. **60**, 1811–1812 (1913)
Helson, L., Blasco, P., Murphy, M.L.: Familial neuroblastoma. Clin. Res. **17**, 614 (1969)
Hervonen, A.: Development of catecholamine-storing cells in human fetal paraganglia and adrenal medulla: A histochemical and electron microscopical study. Acta physiol. scand. (Suppl.) **368** (1971)
Hillarp, N.A., Hökfelt, B.: Evidence of adrenaline and noradrenaline in separate adrenal medullary cells. Acta physiol. scand. **30**, 55–68 (1953)
Hillarp, N.A., Hökfelt, B.: Cytological demonstration of noradrenaline in suprarenal medulla under conditions of varied secretory activity. Endocrinology **55**, 255–260 (1954a)
Hillarp, N.A., Hökfelt, B.: Histochemical demonstration of noradrenaline and adrenaline in the adrenal medulla. J. Histochem. Cytochem. **3**, 1–5 (1955)
Hillarp, N.A., Hökfelt, B., Nilson, B.: The cytology of the adrenal medullary cells with special reference to the storage and secretion of the sympathomimetic amines. Acta anat. (Basel) **21**, 155–167 (1954b)
Hillarp, N.A., Lindquist, M., Vendsalu, A.: Catecholamines and nucleotides in pheochromocytoma. Exp. Cell Res. **22**, 40–44 (1961)
Hillarp, N.A., Nilson, B.: The structure of the adrenaline and noradrenaline containing granules in the adrenal medullary cells with reference to the storage and release of the sympathomimetic amines. Acta physiol. scand. **31**, Suppl. 113, 79–107 (1954c)
Hökfelt, B., Fuxe, K., Goldstein, M., Joh, T.H.: Immunohistochemical localization of

the catecholamine synthetizing enzymes: aspects on methodology. Histochemie **33**, 231–254 (1973)

Holtzman, E., Teichberg, S., Abrahams, S.J., Citkowitz, E., Crain, S.M., Kawai, N., Peterson, E.R.: Notes on synaptic vesicles and related structures, endoplasmic reticulum, lysosomes and peroxisomes in nervous tissue and the adrenal medulla. J. Histochem. Cytochem. **21**, 349–385 (1973)

Hopwood, D.: Adrenal medullary basophilia in ox, pig and sheep. A histochemical, immunohistochemical and cell fractionation study. Histochem. **11**, 268–279 (1967)

Hörtnagl, H., Winkler, H., Schöpf, J.A.L., Hohenwallner, W.: Membranes of chromaffin granules. Isolation and partial characterization of two proteins. Biochem. J. **122**, 299–304 (1971)

Hughes, M., Marsden, H.B., Palmer, M.K.: Histologic patterns of neuroblastoma related to prognosis and clinical staging. Cancer (Philad.) **34**, 1706–1711 (1974)

Hume, D.M.: Pheochromocytoma in the adult and in the child. Amer. J. Surg. **99**, 458–496 (1960)

Hürlimann, A.: Zur Aufnahme, Speicherung und Freisetzung von Katecholaminen im Nebennierenmark und peripheren adrenergen Nerven. Schweiz. med. Wschr. **100**, 537 (1970)

Izant, R.J., Jr., Filston, H.C.: Sacrococcygeal teratomas: Analysis of forty-three cases. Amer. J. Surg. **130**, 617–621 (1975)

Kadin, M.E., Bensch, K.G.: Comparison of pheochromocytoma with ganglion cells and neuroblasts grown in vitro. An electron microscope and histochemical study. Cancer (Philad.) **27**, 1148–1160 (1971)

Kahn, L.B.: Esthesioneuroblastoma: A light and electron microscopic study. Hum. Path. **5**, 364–371 (1974)

Kajihara, H., Hirata, S., Miyoshi, N.: Changes in blood catecholamine levels and ultrastructure of dog adrenal medullary cells during hemorrhagic shock. Virchows Arch. Abt B **23**, 1–16 (1977)

Karsner, H.T.: Tumors of the adrenal. In: Atlas of tumor pathology, Sect. VIII, Fasc. 29. Armed Forces Institute of Pathology, Washington 1950

Kennedy, J.S., Symington, T., Woodger, B.A.: Chemical and histochemical observations in benign and malignant phaeochromocytoma. J. Path. Bact. **81**, 409–418 (1961)

Kenny, F.M., Stavrides, A., Voorhess, M.L., Klein, R.: Cushing's syndrome associated with an adrenal neuroblastoma. A case in an infant with clinical, pathological, and adrenal cortical and medullary hormone excretion studies. Amer. J. Dis. Child. **113**, 611–615 (1967)

Khairi, M.R.A., Dexter, R.N., Burzynsky, N.J., Johnston, C.C., Jr.: Mucosal neuroma, pheochromocytoma and medullary thyroid carcinoma: multiple endocrine neoplasia, type 3. Medicine (Baltimore) **54**, 89–112 (1975)

Kilton, L.J., Aschenbrenner, C., Burns, C.P.: Ganglioneuroblastoma in adults. Cancer (Philad.) **37**, 974–983 (1976)

Kimhi, Y., Mahler, A., Saya, D.: Acetylcholinesterase in mouse neuroblastoma cells: intracellular and released enzyme. J. Neurochem. **34**, 554–559 (1980)

King, M.P., Angelakos, E.T.: Differentiation of noradrenaline and adrenaline containing cells in the adrenal medulla by the trihydroxy-indole histochemical reaction. Acta histochem. (Jena) **45**, 61–70 (1973)

Kirshner, N.: Biosynthesis of adrenaline and noradrenaline. Pharmacol. Rev. **11**, 350–357 (1959)

Kissane, J.M.: Pathology of infancy and childhood. St. Louis: C.V. Mosby Company 1975

Kitain, H.: Zur Kenntnis der Häufigkeit und der Lokalisation von Krebsmetastasen mit besonderer Berücksichtigung ihres histologischen Baus. Virchows Arch. path. Anat. **238**, 289–309 (1922)

Kleinschmidt, A., Schümann, H.J.: Strukturuntersuchungen über die Adrenalin- und Noradrenalin-speichernden Granula des Nebennierenmarks. Naunyn-Schmiedebergs Arch. exp. Path. Pharmak. **241**, 260–272 (1961)

Kloos, K.: Die Morphologie der Nebennierenrinde bei Inanitionszuständen. Verh. dtsch. Ges. Path. **32**, 176–178 (1948)

Kniseley, R.M., Bagenstoss, A.H.: Primary melanoma of the adrenal gland. Arch. Path. **42**, 345–349 (1946)

Knudson, A.G., Jr., Amromin, G.D.: Neuroblastoma and ganglioneuroma in a child with multiple neurofibromatosis. Cancer (Philad.) **19**, 1032–1037 (1966)

Knudson, A.G., Jr., Strong, L.C.: Mutation and cancer: neuroblastoma and pheochromocytoma. Amer. J. hum. Genet. **24**, 514–532 (1972)

Kobayashi, S.: Adrenal medulla: chromaffin cells as paraneurons. Arch. histol. jap. **40**, Suppl., 61–79 (1977)

Kobayashi, S., Watanabe, Y.: Selective staining of the A-cells in the freeze-dried and formaldehyde-fixed adrenal medulla with toluidine blue. Arch. histol. jap. **33**, 59–66 (1971)

Kogut, M.D., Donnell, G.N.: Cushing's syndrome in association with renal ganglioneuroblastoma. Pediatrics **28**, 566–577 (1961)

Kohn, A.: Das chromaffine Gewebe. Z. ges. Anat. Ergebn. Anat. Entwickl.-Gesch. **12**, 253–348 (1902)

Kohn, A.: Die Paraganglien. Arch. mikr. Anat. **62**, 263–365 (1903)

Koppersmith, D.L., Powers, J.M., Hennigar, G.R.: Angiomatoid neuroblastoma with cytoplasmic glycogen: a case report and histogenetic consideration. Cancer (Philad.) **45**, 553–560 (1980)

Kramer, S.A., Bradford, W.D., Anderson, E.E.: Bilateral adrenal neuroblastoma. Cancer (Philad.) **45**, 2208–2212 (1980)

Kranz, D.: Riesenphäochromocytom des Nebennierenmarks. Zbl. allg. Path. **110**, 240–245 (1967)

Kühnau, J.: Physiologie und Biochemie der endokrinen Regulationen. In: Handbuch der allgemeinen Pathologie, Bd. VIII/1. Berlin-Heidelberg-New York: Springer 1971

Kvale, W.F., Roth, G.M., Manger, W.M., Priestley, J.T.: Pheochromocytoma. Circulation **14**, 622–630 (1956)

Labhart, A.: Das Nebennierenmark. In: Klinik der inneren Sekretion. Berlin-Heidelberg-New York: Springer 1971

Lang, R., Meurer, K.A., Kaufmann, W.: Recidivierendes Phäochromocytom. Med. Welt **28** N.F., 157–165 (1977)

Langemann, H., Boner, A., Müller, P.B.: Aminosäuredecarboxylase in Phäochromocytom- und Karzinoidgewebe. Schweiz. med. Wschr. **92**, 1621–1623 (1962)

Lauder, I., Aherne, W.: The significance of lymphocytic infiltration in neuroblastoma. Brit. J. Cancer **26**, 321–330 (1972)

Laug, W.E., Siegel, S.E., Shaw, K.N.F., Landing, B., Baptista, J.: Initial urinary catecholamine metabolites and prognosis in neuroblastoma. Pediatrics **62**, 77–83 (1978)

Lee, C.M., Jr.: The surgical significance of tumors in identical twins: A short review of the literature and a report of sympathico-blastoma occurring in monocygotic twins. Amer. Surg. **19**, 803–811 (1933)

Lever, J.D.: Electron microscopic observation on the normal and denervated adrenal medulla of the rat. Endocrinology **57**, 621–635 (1955)

Lewis, P.D.: A cytophotometric study of benign and malignant phaeochromocytomas. Virchows Arch. Abt. B **9**, 371–376 (1971)

Liebegott, G.: Die Pathologie der Nebennieren. Verh. dtsch. Ges. Path. **36**, 21–68 (1952)

Lima, J.B., Smith, P.D.: Sipple's syndrome (pheochromocytoma and thyroid carcinoma) with bilateral breast carcinoma. Amer. J. Surg. **121**, 732–735 (1971)

Lishajko, F.: Releasing effect of calcium and phosphate on catecholamines, ATP and protein from chromaffin cell granules. Acta physiol. scand. **79**, 575–584 (1970)

Louis, W.J., Doyle, A.E., Heath, W.C., Robinson, M.J.: Secretion of dopa in phaeochromocytoma. Brit. Med. J. **4**, 325–327 (1972)

Luse, S.A.: Synaptic structures occurring in neuroblastoma. Arch. Neurol. **11**, 185–190 (1964)

MacKay, M.B., Masse, S.R., King, O.Y., Butler, J.J.: Diagnosis of neuroblastoma by electron microscopy of bone marrow aspirates. Pediatrics **56**, 1045–1049 (1975)

MacKay, B., Luna, M.A., Butler, J.J.: Adult neuroblastoma: electron microscopic observations in nine cases. Cancer (Philad.) **37**, 1334–1351 (1976)

Mäkinen, J.: Microscopic patterns as a guide to prognosis of neuroblastoma in childhood. Cancer (Philad.) **29**, 1637–1646 (1972)
Manasse, P.: Über die hyperplastischen Tumoren der Nebennieren. Virchows Arch. path. Anat. **133**, 391–404 (1893)
Manasse, P.: Zur Histologie und Histogenese der primären Nierengeschwülste. Virchows Arch. path. Anat. **145**, 113–157 (1896)
Manger, W.M., Gifford, R.W.: Pheochromocytoma. Berlin-Heidelberg-New York: Springer 1977
Marine, D., Baumann, E.J.: Hypertrophy of the adrenal medulla of white rats in chronic thiouracil poisoning. Amer. J. Physiol. **144**, 69–73 (1945)
Marsden, H.B., Steward, J.K.: Tumors in children. Berlin-Heidelberg-New York: Springer 1976
McNeill, A.D., Groden, B.M., Neville, A.M.: Inthrathoracic phaeochromocytoma. Brit. J. Surg. **57**, 457–462 (1970)
Melicow, M.M.: Hibernating fat and pheochromocytoma. Arch. Path. **63**, 367–372 (1957)
Melicow, M.M.: One hundred cases of pheochromocytoma (107 tumors) at the Columbia-presbyterian medical center, 1926–1976. A clinicopathological analysis. Cancer (Philad.) **40**, 1987–2004 (1977)
Merklin, R.J.: Suprarenal gland lymphatic drainage. Amer. J. Anat. **119**, 359–374 (1966)
Miller, R.W., Fraumeni, J.F., Jr., Hill, J.A.: Neuroblastoma: epidemiologic approach to its origin. Amer. J. Dis. Child. **115**, 253–261 (1968)
Minno, A.M., Bennett, W.A., Kvale, W.F.: Pheochromocytoma. A study of 15 cases diagnosed at autopsy. New Engl. J. Med. **251**, 959–965 (1954)
Misugi, K., Misugi, N., Newton, W.A.: Fine structural study of neuroblastoma, ganglioneuroblastoma, and pheochromocytoma. Arch. Path. **86**, 160–170 (1968)
Mitschke, H., Altenähr, E., Delling, G., Wiebel, J.: Das pluriglanduläre Insuffizienzsyndrom: Hypoparathyreoidismus-Morbus Addison – Moniliasis. Dtsch. med. Wschr. **98**, 1666–1669 (1973)
Montalbano, F.P., Baronofsky, I.D., Ball, H.H.: Hyperplasia of the adrenal medulla. A clinical entity. J. Amer. med. Ass. **182**, 264–267 (1962)
Moon, H.D., Koneff, A.A., Li, C.H., Simpson, M.E.: Pheochromocytomas of adrenals in male rats chronically injected with pituitary growth hormone. Proc. Soc. exp. Biol. Med. (N.Y.) **93**, 74–77 (1956)
Moon, H.D., Simpson, M.E., Li, C.H., Evans, H.M.: Neoplasms in rats treated with pituitary growth hormone. II. Adrenal glands. Cancer Res. **10**, 364–370 (1950)
Morison, J.E.: Foetal and neonatal pathology. London: Butterworths 1963
Moslener, J.: Über Kolloidkörperchen in Markzellen der menschlichen Nebenniere. Endokrinologie **31**, 302–318 (1954)
Nagano, H., Kano, Y., Kobuchi, S., Kajitani, T.: A case with 2p trisomy with neuroblastoma. Jap. J. Human Gen. **25**, 39–46 (1980)
Nakayama, I., Tsuda, N., Muta, H., Fujii, H., Tsuji, K., Matsuo, T., Takahara, O.: Fine structural comparison of Ewing' sarcoma with neuroblastoma. Acta path. jap. **25**, 251–268 (1975)
Neville, A.M.: The adrenal medulla. In: Symington, T.: Functional pathology of the human adrenal gland. Edinburgh-London: Livingstone 1969
Ogata, T., Ogata, A.: Über die Henle'sche Chromreaktion der sogenannten chromaffinen Zellen und den mikroskopischen Nachweis des Adrenalins. Beitr. path. Anat. **71**, 376–387 (1923)
Ojeda, V.J., Jacobsen, P.F., Papadimitriou, J.M.: Primary cerebral neuroblastoma. Case report with light microscopy, tissue culture and electron microscopy study. Pathology **12**, 269–274 (1980)
Oliva, H., Usera, G.: Etude ultrastructurale de six phéochromocytomes. Ann. Anat. path. (Paris) **19**, 287–298 (1974)
Pegelow, C.H., Ebbin, A.J., Powars, D., Towner, J.W.: Familial neuroblastoma. J. Pediat. **87**, 763–765 (1975)
Pendergrass, T.W., Hanson, J.W.: Fetal hydantoin syndrome and neuroblastoma. Lancet **1976/II**, 150

Perez, C.A., Vietti, T.J., Ackerman, L.V., Kulapongs, P., Powers, W.E.: Treatment of malignant sympathetic tumors in children: Clinicopathological correlations. Pediatrics **41**, 452–462 (1968)

Pick, L.: Das Ganglioma embryonale sympathicum (Sympathoma embryonale), eine typische bösartige Geschwulstform des sympathischen Nervensystems. Berl. klin. Wschr. **49**, 16–22 (1912)

Potter, E.L., Parrish, J.M.: Neuroblastoma, ganglioneuroma and fibroneuroma in stillborn fetus. Amer. J. Path. **18**, 141–151 (1942)

Powers, J.M., Balentine, J.D., Wiśniewski, H.M., Terry, R.D.: Retroperitoneal ganglioneuroblastoma: A kaleidoscope of neuronal degeneration. A light and electron microscopic study. J. Neuropath. exp. Neurol. **35**, 14–25 (1976)

Price, C.H.G.: In: Colston papers No. 24. Bone-Certain aspects of neoplasia, eds. Price, C.H.G., Ross, F.G.M. London: Butterworths 1973

Propst, A.: Über Regulationen bei Geschwülsten endokriner Drüsen. Krebsarzt **11**, 275–292 (1956)

Quinan, C., Berger, A.A.: Observations on human adrenals with special reference to the relative weight of the normal medulla. Ann. intern. Med. **6**, 1180–1192 (1933)

Ratzenhofer, M., Auböck, L., Müller, O.: Zur Kenntnis vom Feinbau und Sekretionsmechanismus der Phäochromocytome. Beitr. path. Anat. **137**, 36–64 (1968)

Ravazzola, M.: Intracellular localization of calcium in the chromaffin cells of the rat adrenal medulla. Endocrinology **98**, 950–953 (1976)

Rawson, R.W., Gittler, R.D.: Hypoglycemia and an intrathoracic mass. N.Y. State J. Med. **62**, 2005–2015 (1962)

Reisman, M., Goldenberg, E.D., Gordon, J.: Congenital heart disease and neuroblastoma: Case report and brief comment. Amer. J. Dis. Child. **111**, 308–310 (1966)

Remine, W.H., Chong, G.C., Heerden, J.A. van, Sheps, S.G., Harrison, E.G.: Current management of pheochromocytoma. Ann. Surg. **179**, 740–748 (1974)

Reynolds, J.L., Gilchrist, T.F.: Congenital heart disease and pheochromocytoma. Amer. J. Dis. Child. **112**, 251–255 (1966)

Reynoso, G., Chu, T.M., Holyoke, D., Cohen, E., Nemoto, T., Wang, J.-J., Chuang, J., Guinan, P., Murphy G.P.: Carcinoembryonic antigen in patients with different cancers. J. Amer. med. Ass. **220**, 361-365 (1972)

Richards, M.J.S., Joo, P., Gilbert, E.F.: The rare problem of late recurrence in neuroblastoma. Cancer (Philad.) **38**, 1847–1852 (1976)

Romansky, S.G., Crocker, D.W., Shaw, K.N.F.: Ultrastructural studies on neuroblastoma. Evaluation of cytodifferentiation and correlation of morphology and biochemical and survival data. Cancer (Philad.) **42**, 2392–2398 (1978)

Rosenthal, I.M., Greenberg, R., Kathan, R., Falk, G.S., Wong, R.: Catecholamine metabolism of a ganglioneuroma: Correlation with electron micrographs. Pediat. Res. **3**, 413–424 (1969)

Roth, G.M., Hightower, N.C., Barker, N.W., Priestley, J.T.: Familial pheochromocytoma: report on three siblings with bilateral tumors. Arch. Surg. **67**, 100–109 (1953)

Rubinstein, L.J.: Neuroblastoma. In: Atlas of tumor pathology, fascicle 6. Tumors of the central nervous system. Washington: Armed Forces Institute of Pathology 1972

Schäfer, E.L.: Hypertonie bei hormonalen Erkrankungen und ihre Therapie. Med. Welt **39**, 1824 (1959)

Schäfer, H.: Zellcalcium und Zellfunktion. Cytochemische, ultrastrukturelle und röntgenmikroanalytische Untersuchungen. Veröffentl. Path., Bd. 109. Stuttgart-New York: Gustav Fischer 1979

Schlegel, G.G.: Neurofibromatose Recklinghausen und Phäochromocytom. Schweiz. med. Wschr. **90**, 31–39 (1960)

Schneider, K.M., Becker, J.M., Krasna, I.H.: Neonatal neuroblastoma. Pediatrics **36**, 359–366 (1965)

Schümann, H.J.: Hormon- und ATP-Gehalt des menschlichen Nebennierenmarks und des Phäochromocytomgewebes. Klin. Wschr. **38**, 11–13 (1960)

Schwartz, A.D., Dadash-Zadeh, M., Lee, H., Swaney, J.J.: Spontaneous regression of disseminated neuroblastoma. J. Pediat. **85**, 760–763 (1974)

Sellwood, R.A., Wagenick, S., Breckenridge, A., Williams, E.D., Welbourn, R.B.: Recurrent pheochromocytoma. Brit. J. Surg. **57**, 309–312 (1970)

Shapiro, M., Simcha, A., Rosenmann, E., Shafrir, E.: Hypoglycemia associated with neonatal neuroblastoma and abnormal responses of serum glucose and free fatty acids to epinephrine injection. Israel J. med. Sci. **2**, 705–714 (1966)

Sherwin, R.P.: Histopathology of pheochromocytoma. Cancer (Philad.) **12**, 861–877 (1959)

Sherwin, R.P.: Present status of the pathology of the adrenal gland in hypertension. Amer. J. Surg. **107**, 136–143 (1964)

Shin, W.-Y., Groman, G.S., Berkman, J.I.: Pheochromocytoma with angiomatous features. Cancer (Philad.) **40**, 275–283 (1977)

Shin, W.Y., Laufer, H., Lee, Y.C., Aftalion, B., Hirano, A., Zimmerman, H.M.: Fine structure of a cerebellar neuroblastoma. Acta neuropath. (Berl.) **42**, 11–13 (1978)

Shochet, E., Teloh, H.A.: Aganglionic megacolon, pheochromocytoma, megalureter and neurofibroma; co-occurence of several neural abnormalities. Amer. J. Dis. Child. **94**, 185–191 (1957)

Shown, T.E., Durfee, M.F.: Blueberry muffin baby: neonatal neuroblastoma with subcutaneous metastases. J. Urol. (Baltimore) **104**, 193–195 (1970)

Shuangshoti, S., Ekaraphanich, S.: Congenital neuroblastoma and hyperplasia of islets of Langerhans in an infant. Clin. Pediat. (Philad.) **11**, 241–243 (1972)

Siegenthaler, W., Endres, P.: Nebennierenmark. In: Klinische Pathophysiologie, Hrsg. W. Siegenthaler. Stuttgart: Thieme 1973

Singh, W., Ramage, C., Best, P., Angus, B.: Nasal neuroblastoma secreting vasopressin. A case report. Cancer (Philad.) **45**, 961–966 (1980)

Sivaram, S.: Histochemistry of the developing adrenal gland of the chick. Anat. Rec. **148**, 336 (1964)

Sjoerdsma, A., Engelman, K., Waldman, T.A., Cooperman, L.H., Hammond, W.G.: Pheochromocytoma: current concepts of diagnosis and treatment. Ann. intern. Med. **65**, 1302–1325 (1966)

Sloper, J.C., Fox, B.: The adrenal glands and the extra-adrenal chromaffin tissues. In: Systemic pathology, Vol. 2, ed. Symmers, W.S. Edinburgh-London-New York: Churchill Livingstone 1978

Smith, D.J., Redick, J.A., Orden, D.E. van, Orden, L.S. van: Immunocytochemical localization of soluble protein in the adrenal medulla. Histochem. J. **5**, 255–264 (1973)

Smithwick, R.H., Greer, W.R.R., Robertson, C.W., Wilkins, R.W.: Pheochromocytoma: a discussion of symptoms, signs and procedures of diagnostic value. New Engl. J. Med. **242**, 252–257 (1950)

Soffer, L.J., Dorfman, R.I., Gabrilove, J.L.: The human adrenal gland. London: Kimpton 1961

Stackpole, R.H., Melicow, M.M., Uson, A.C.: Pheochromocytoma in children. Report of 9 cases and review of the first 100 published cases with follow-up studies. J. Pediat. **63**, 315–330 (1963)

Staemmler, M.: Die Funktion des Nebennierenmarkes und ihr histologischer Ausdruck. Beitr. path. Anat. **91**, 30–58 (1933)

Staemmler, M.: Die chronische Vergiftung mit Nikotin. Ergebnisse experimenteller Untersuchungen an Ratten. Virchows Arch. path. Anat. **295**, 366–393 (1935)

Staley, N.A., Polesky, H.F., Bensch, K.G.: Fine structural and biochemical studies on the malignant ganglioneuroma. J. Neuropath. exp. Neurol. **26**, 634–653 (1967)

Steiner, A.L., Goodman, A.D., Powers, S.R.: Study of a kindred with pheochromocytoma, medullary thyroid carcinoma, hyperparathyreoidism and Cushing's disease: Multiple endocrine neoplasia, type 2. Medicine (Baltimore) **47**, 371–409 (1968)

Stöhr, P.: Zur Innervation der menschlichen Nebenniere. Z. ges. Anat. Entwickl.-Gesch. **104**, 475–490 (1935)

Stout, A.P.: Ganglioneuroma of the sympathetic nervous system. Surg. Gynec. Obstet. **84**, 101–110 (1947)

Stowens, D.: Neuroblastoma and related tumors. Arch. Path. **63**, 451–459 (1957)

Sutow, W.W.: General aspects of childhood cancer. In: Clinical pediatric oncology, eds. Sutow, W.W., Vietti, T.J., Fernbach, D.J. St. Louis: Mosby 1973

Suzuki, S.: Über 2 Tumoren aus Nebennierenmarkgewebe. Klin. Wschr. **47**, 1623–1625 (1910)
Swank, R.L., Fetterman, G.H., Sieber, W.K., Kiesewetter, W.B.: Prognostic factors in neuroblastoma. Ann. Surg. **174**, 428–435 (1971)
Symington, T.: Functional pathology of the human adrenal gland. Edinburgh-London: Livingstone 1969
Symington, T., Goodall, A.L.: Studies in phaeochromocytoma. I. Pathological aspects. Glasg. med. J. **34**, 75–96 (1953)
Takamine, J.: Adrenaline, the active principle of the suprarenal glands and its mode of preparation. Amer. J. Pharm. **73**, 523–531 (1901)
Tannenbaum, M.: Ultrastructural pathology of adrenal medullary tumors. In: Pathology annual, ed. S.C. Sommers. New York: Appleton-Century-Croft 1970
Tannenbaum, M., Spiro, D., Lattimer, J.R.: Norepinephrine and epinephrine secreting tumors of the adrenal medulla. An electron microscopic and biochemical study. Amer. J. Path. **48**, 48a (1966)
Taxy, J.B., Hidvegi, D.F.: Olfactory neuroblastoma: An ultrastructural study. Cancer (Philad.) **39**, 131–138 (1977)
Taxy, J.B., Battifora, H.: The electron microscope in the study and diagnosis of soft tissue tumors. In: Diagnostic electron microscopy, Vol. 3, eds. Trump, B.F., Jones, R.T. New York-Chichester-Brisbane-Toronto: John Wiley & Sons 1980
Tazawa, K., Soga, J., Ito, H.: Fine structure of neuroblastoma – a case report. Acta path. jap. **21**, 257–270 (1971)
Tischler, A.S., Greene, L.A.: Morphologic and cytochemical properties of a clonal line of rat adrenal pheochromocytoma cells which respond to nerve growth factor. Lab. Invest. **39**, 77–89 (1978)
Tonutti, E.: Normale Anatomie der endokrinen Drüsen und endokrine Regulationen. In: Lehrbuch der speziellen pathologischen Anatomie, Hrsg. E. Kaufmann, M. Staemmler. Berlin: de Gruyter 1956
Tramezzani, J.H., Chiocchio, S., Wassermann, G.T.: A technique for light and electron microscopic identification for adrenaline- and noradrenaline-storing cells. J. Histochem. Cytochem. **12**, 890–899 (1964)
Triche, T.J., Ross, W.E.: Glycogen-containing neuroblastoma with clinical and histopathological features of Ewing's sarcoma. Cancer (Philad.) **41**, 1425–1432 (1978)
Visser, J.W., Axt, R.: Bilateral adrenal medullary hyperplasia: a clinicopathological entity. J. clin. Path. **28**, 298–304 (1975)
Viveros, O.H., Arqueros, L., Kirshner, N.: Release of catecholamines and dopamine-β-oxidase from the adrenal medulla. Life Sci. **7**, 609–618 (1968)
Voorhess, M.L.: Neuroblastoma with normal urinary catecholamine excretion. J. Pediat. **78**, 680–683 (1971)
Wacker, P., Forssmann, W.G.: Immersion and perfusion fixed rat adrenal medulla: the problem of mixed cells, clear cells and the mode of secretion. Z. Zellforsch. **126**, 261–277 (1972)
Wagget, J., Aherne, G., Aherne, W.: Familial neuroblastoma. Report of two sib pairs. Arch. Dis. Child. **48**, 63–66 (1973)
Waisman, J.: The adrenal glands. In: Surgical pathology, Vol. 2, ed. Coulson, W.F. Philadelphia-Toronto: J.B. Lippincott Company 1978
Wakonig-Vaartaja, T., Helson, L., Baren, A., Koss, L.G., Murphy, M.L.: Cytogenetic observations in children with neuroblastoma. Pediatrics **47**, 839–843 (1971)
Weichert, R.F.: The neural ectodermal origin of the peptide-secreting endocrine glands. Amer. J. Med. **49**, 232–241 (1970)
Weiss, J.M., Schulte, J.W.: Adrenal hemangioma: A case report. J. Urol. (Baltimore) **95**, 604–606 (1966)
Wells, H.: Occurrence and significance of congenital malignant neoplasms. Arch. Path. **30**, 535–601 (1940)
West, G.B., Shepherd, D.M., Hunter, R.B.: Adrenaline and noradrenaline concentrations in adrenal glands at different ages and in some diseases. Lancet **261**, 966–969 (1951)

Wetzstein, R.: Elektronenmikroskopische Untersuchungen am Nebennierenmark von Maus, Meerschweinchen und Katze. Z. Zellforsch. **46**, 517–526 (1957)
Whang-Peng, J., Bennett, J.M.: Cytogenetic studies in metastatic neuroblastoma. Amer. J. Dis. Child. **115**, 703–708 (1968)
Wieberding, J.: Foetal haemic metastasis. An explanation of the "Pepper type" of metastasis in adrenal neuroblastoma. Brit. J. Cancer **11**, 378–383 (1957)
Wiener, M.F., Dallgaard, S.A.: Intracranial adrenal gland. A case report. Arch. Path. **67**, 228–233 (1959)
Williams, C.M., Greer, M.: Homovanillic acid and vanilmandelic acid in diagnosis of neuroblastoma. J. Amer. med. Ass. **183**, 836–840 (1963)
Williams, V., Morriss, F.: Formaldehyde-induced fluorescence as a means for differentiating epinephrine cells from norepinephrine cells in adrenal medulla. Stain Technol. **45**, 205–213 (1970)
Willis, R.A.: The spread of tumors in the human body. London: Butterworths 1973
Winckler, J., Hempel, K.: Histochemischer und autoradiographischer Katecholaminnachweis an einem Gewebsschnitt. Histochemie **25**, 130–142 (1971)
Winkler, H., Hörtnagl, H., Schöpf, J.A.L., Nedden, G. zur: Bovine adrenal medulla: Synthesis and secretion of radioactively labelled catecholamines and chromogranins. Naunyn-Schmiedebergs Arch. Pharmak. **271**, 193–203 (1971)
Winkler, H., Smith, A.D.: Catecholamines in phaeochromocytoma: normal storage but abnormal release? Lancet **1968/I**, 793–795
Winkler, K.: Paraneoplastische Symptome bei Neuroblastom. Mschr. Kinderheilk. **124**, 527–532 (1976)
Wise, K.S., Gibson, J.A.: Von Hippel-Lindau's disease and pheochromocytoma. Brit. med. J. **1971 I**, 441
Witzleben, C.L., Landy, R.A.: Disseminated neuroblastoma in a child with von Recklinghausen's disease. Cancer (Philad.) **34**, 786–790 (1974)
Wong, K.Y., Hanenson, I.B., Lampkin, B.L.: Familial neuroblastoma. Amer. J. Dis. Child. **121**, 415–416 (1971)
Wrzolkowa, T., Mrozowicz, M., Lewinski, A., Pryczkowski, J.: Phaeochromocytoma. Electron microscopic study on catecholamine storage. Path. Europ. **10**, 179–191 (1975)
Wurtman, R.J., Axelrod, J.: Control of enzymatic synthesis of adrenaline in the adrenal medulla by adrenocortical steroids. J. biol. Chem. **241**, 2301–2305 (1966)
Yeakel, E.H.: Medullary hyperplasia of the adrenal gland in aged Wistar albino and grey Norway rats. Arch. Path. **44**, 71–77 (1947)
Yokoyama, M., Okada, K., Tokue, A., Takayasu, M., Yamada, R.: Ultrastructural and biochemical study of neuroblastoma and ganglioneuroblastoma. Invest. Urol. **9**, 156–164 (1971)
Yokoyama, M., Takayasu, M.: An electron microscopic study of the human adrenal medulla and pheochromocytoma. Urol. int. (Basel) **24**, 79–95 (1969)
Young, J.Z.: Partial degeneration of the nerve supply of the adrenal. A study in autonomic innervation. J. Anat. (London) **73**, 540–550 (1939)
Zimmermann, J.: Ganglioneuroblastome als erbliche Systemerkrankung des Sympathicus. Beitr. path. Anat. **111**, 355–372 (1951)

Achtes Kapitel

Paraganglien

G. Klöppel, Hamburg

A. Geschichte, Definition und Embryologie

Als erste paraganglionäre Struktur wird das Paraganglion caroticum 1743 von Haller beschrieben und als Ganglion minutum dem Nervengeflecht zugeordnet. Kohn (1900, 1903) prägte später den Begriff des „Paraganglion", womit er die Zugehörigkeit dieser Struktur zum sympathischen Nervensystem, insbesondere zum Nebennierenmark, zum Ausdruck bringen wollte. Mit der Entdeckung weiterer paraganglionärer Strukturen im Körper und der Anwendung der chromaffinen Reaktion wurde zwischen nicht-chromaffinen Paraganglien vom Typ des Karotiskörpers, die den parasympathischen Nerven zugeordnet wurden, und chromaffinen Paraganglien mit einer Abstammung aus dem sympathischen Nervensystem unterschieden (Watzka 1943; Lit.: Übersicht bei Helpap 1978). Darüberhinaus wurden die Paraganglien des Kopf- und Halsbereiches auch als vaskuläre Chemorezeptoren bezeichnet, da in Durchtrennungsversuchen des N. glossopharyngeus eine Beeinflussung des Atemzentrums durch Hypoxie, Hyperkapnie oder pH-Verschiebung im Blut zu registrieren war (de Castro 1926). Schließlich wurde (und wird) an Stelle von Paraganglien auch von Glomuskörperchen gesprochen, da eine Abstammung der paraganglionären Zellen aus Perizyten (Glomuszellen) vermutet wurde (Grigor'eva 1962).

Heutzutage werden die paraganglionären Hauptzellen (Typ I-Zellen) aufgrund struktureller Kriterien als Mitglieder der APUD-Familie aufgefaßt und als Zellen neuroektodermalen Ursprungs angesehen (Pearse et al. 1973). Nach ihrer Zuordnung zum autonomen Nervensystem und nach ihrer Lokalisation wird zwischen parasympathischen branchiomer-intravagalen und sympathisch-paraaortalen sowie viszeral autonomen Paraganglien unterschieden. Die früher angewandte empirische Unterteilung in chromaffine und nicht-chromaffine Paraganglien erscheint dagegen nur noch bedingt gerechtfertigt, da Substanzen wie Katecholamine, die zur chromaffinen Reaktion befähigt sind, inzwischen auch in nicht-chromaffinen Paraganglien, wenn auch nur in geringer Konzentration, nachgewiesen wurden.

B. Anatomie, Histologie und Ultrastruktur

Das paraganglionäre System setzt sich aus einer Vielzahl von Paraganglien zusammen, die nach ihrer Lokalisation, ihrer Beziehung zum Parasympathikus oder Sympathikus und ihrer chromaffinen bzw. nicht-chromaffinen Reaktion unterschieden werden. Eingehende Beschreibungen zur Anatomie der einzelnen Paraganglien finden sich bei Watzka (1943), Böck (1974), Glenner u. Grimley (1974) sowie Helpap (1978). Hier soll nur kurz auf die wichtigsten Paraganglien-gruppen eingegangen werden.

I. Parasympathische (branchiomere und intravagale, nicht-chromaffine) Paraganglien

Diese Paraganglien sind parasympathischer Natur. Sie besiedeln als mikroskopisch kleine Zellkomplexe (0,3 bis 3 mm) den Kopf-, Hals- und Mediastinalbereich, wobei sie sich an das aus der Kiemenbogenarchitektur hervorgegangene Gefäß- und Nervensystem halten (branchiomere Paraganglien) oder im Verlauf der peripheren Vagusäste (intravagale Paraganglien) zu finden sind. Im einzelnen handelt es sich bezogen auf die Kiemenbogenreihe um das Paraganglion tympanicum jugulare, um orbitale Paraganglien, um das Paraganglion (inter) caroticum, um subclaviale (supra-aortale) Paraganglien, um laryngeale Paraganglien, um aorto-pulmonale Paraganglien, um koronare Paraganglien, um pulmonale Paraganglien und um intravagale Paraganglien.

Das histologische Bild ist in allen diesen Paraganglien gleich (Abb. 1). Sie bestehen aus kleinen innerhalb eines kapillarreichen lockeren Stroma gelegenen Zellballen, die sich aus Hauptzellen (Typ I-Zellen; „epitheloide oder Glomuszellen“) und die sie umfassenden Sustentakular-Zellen (Typ II-Zellen) zusammensetzen. Außerdem enthält das Stroma Nervenfasern mit Schwannschen Zellen und Ganglienzellen.

Die Typ I-Zellen (Größe 10 bis 15 µM) bestehen aus einer häufigen hellen und einer seltenen dunklen Variante. Das Zytoplasma der dunklen Zellen ist organellenreich und enthält pleomorphe teilweise anguläre Sekretgranula, während in den hellen Zellen das Zytoplasma aufgelockert ist und nur von wenigen runden Granula (Durchmesser 100 bis 200 µm) durchsetzt wird. Die Granula, die sich nach Grimelius versilbern lassen, enthalten Katecholamine (Böck und Gorgas 1976). Diese können durch die sehr sensitive Formaldehyd-induzierte Fluoreszenz nachgewiesen werden (Gorgas u. Böck 1976). Die weniger sensitive chromaffine Reaktion fällt dagegen zumeist negativ aus (über Einzelheiten der chromaffinen Reaktion siehe Nebennierenmark-Kapitel), was zur Einteilung in nicht-chromaffine und chromaffine Paraganglien geführt hat (Watzka 1943). Außerdem können unspezifische Esterase und Azetylcholinesterase sowie die Aufnahme und Dekarboxylierung von Katecholaminvorläufern wie Dopamin nachgewiesen werden (Helpap u. Hempel 1969). Die Typ I-Zellen haben wahrscheinlich synaptische Kontakte zu afferenten und efferenten Nervenendingungen (Kobayashi 1971a und b; Kondo 1976). Die Typ II-Zellen (Sustentakular-Zellen) isolieren mit ihren Zellfortsätzen die Typ I-Zellen von benachbarten Zellen und Gefäßen. Die Typ II-Zellen enthalten keine Sekretgranula und nur wenige Mitochondrien. Zwischen Sustentakular-Zellen und markfreien Axonen, die in die Zellballen eindringen, bestehen enge Kontakte.

Die Nervenfasern entstammen Ästen des Nervus vagus oder Nervus glossopharyngeus. Alle Paraganglien zeigen ein gut entwickeltes Gefäßgeflecht, welches eine starke Durchblutung des Organs gewährleistet. Allerdings besteht kein direkter Kontakt zwischen den Kapillaren und den Typ I-Zellen, wie früher vermutet wurde. Die Typ I-Zellen sind durch zwei Basalmembranen sowie den Ausläufern von Perizyten und Typ II-Zellen von den Gefäßen getrennt.

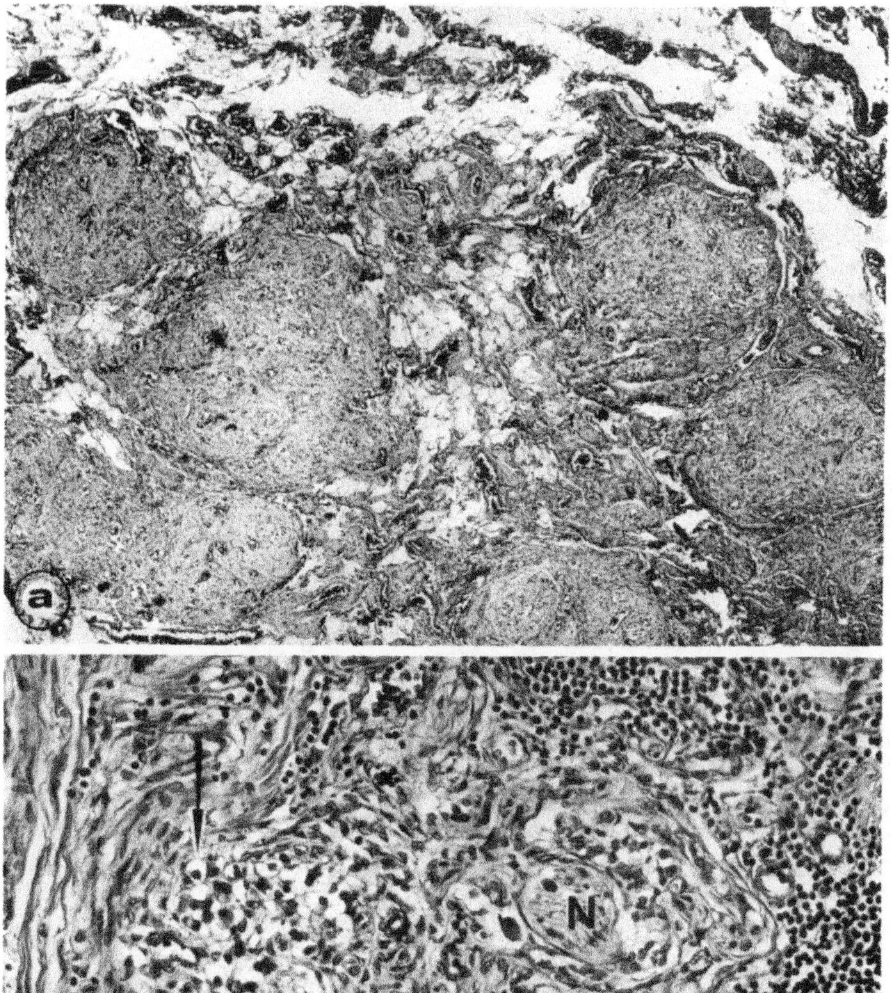

Abb. 1 a u. b. Paraganglion caroticum. **a** Lobulär gegliedertes Organ mit ausgeprägter Vaskularisierung. **b** Alveoläre Zellkomplexe mit hellen Hauptzellen *(langer Pfeil)*, die von Sustentakularzellen *(kurzer Pfeil)* umfaßt werden. Nervenfasern (*N*). HE, 40 × und 252 ×

II. Sympathische (aorto-sympathische, chromaffine) Paraganglien

Diese Paraganglien finden sich in mehr oder weniger engem Zusammenhang mit den Ganglien des Truncus sympathicus, des Grenzstranges, und den davon ausgehenden Nervengeflechten retroperitoneal um die großen abdominalen Gefäße. Sie sind beim Neugeborenen noch zahlreich entwickelt und wie das Zuckerkandlsche Organ auch makroskopisch am Ursprung der Arteria mesenterica inferior darstellbar. Die meisten dieser Paraganglien bilden sich im Erwachsenenalter zurück.

In ihrem histologischen und ultrastrukturellen Aufbau entsprechen sie überwiegend dem Nebennierenmark mit seinen Phäochromozyten (MASCORRO u. YATES 1970). So sind ihre Hauptzellen chromaffin und besitzen heterogenere Sekretgranula als die entsprechenden Zellen in den branchiomeren Paraganglien (BATTAGLIA 1969). Allerdings finden sich auch abdominal gelegentlich branchiomere Differenzierungen, womit verständlich wird, warum sich auch in dieser Region Paragangliome vom Typ der Karotiskörperchen-Tumoren entwickeln können.

III. Viszeral-autonome Paraganglien

Unter den viszeral-autonomen Paranganglien werden bislang wenig definierte Paraganglien in viszeralen Organen wie dem Herzen, der Prostata, der Harnblase, der Gallenblase und der Duodenalwand zusammengefaßt (s. GLENNER u. GRIMLEY 1974).

C. Physiologie

Zahlreiche experimentelle Untersuchungen haben gezeigt, daß die parasympathischen branchiomeren (nicht-chromaffinen) Paraganglien, insbesondere das Paraganglion caroticum, für die Atemregulation eine Rolle spielen und auf einen Sauerstoffabfall und eine pH-Erhöhung im Blut reagieren (Lit.: bei HELPAP 1978). Das funktionelle Zusammenspiel der Katecholamin-tragenden Typ I-Zellen mit dem Typ II-Zellen und synaptischen Nervenendigungen innerhalb dieses Geschehens ist noch nicht gesichert. Als Chemorezeptoren werden vor allem afferente markfreie Axonendigungen diskutiert (BISCOE 1971), die in ihrer Funktion (Neurotransmitter-Abgabe) durch Dopamin aus den Typ I-Zellen („Dopaminerge Interneurone“) moduliert werden (MCDONALD 1977). Ob auch den Katecholaminen eine modulierende Funktion bei der O_2-Rezeption zukommt, ist gegenwärtig unklar. Möglicherweise beeinflussen sie das Gefäßsystem in extremen Anoxiezuständen durch eine massive Sekretion in den Blutkreislauf.

Eine spezifische Funktion der aortico-sympathischen (chromaffinen) Paraganglien ist nicht bekannt. Ihre Aufgabe könnte darin bestehen, als Interneurone die Impulse des visceralen autonomen Nervensystems zu modifizieren.

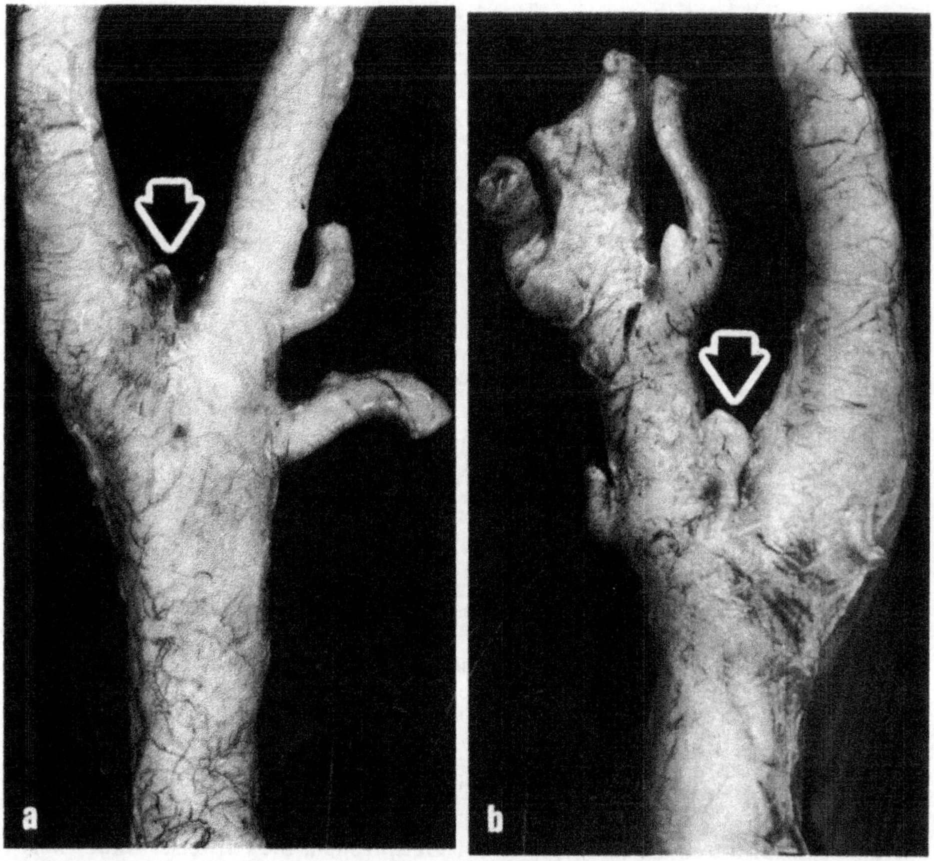

Abb. 2a u. b. Normales Paraganglion caroticum links (**a**) im Vergleich mit einem hyperplastischen Paraganglion caroticum rechts (**b**) eines Patienten mit chronisch obstruktivem Lungenemphysem und Cor pulmonale

D. Hyperplasien

Chronische Hypoxie führt beim Menschen und im Tierexperiment (BLESSING u. KALDEWEIDE 1975; ARIAS-STELLA u. BUSTOS 1976) zu einer Vergrößerung der Paraganglia carotica (LACK 1978) (Abb. 2).

Bei Höhenbewohnern aus den Anden wurden bis zu 1 cm große und 31 mg schwere dunkelbraune Karotiskörper mit Hauptzellhyperplasie gefunden, denen blaßbraune, im Mittel bis zu 12 mg schwere Karotiskörper aus einem in Meereshöhe lebenden Patientenkollektiv gegenüberstanden (ARIAS-STELLA u. VALCARCEL 1976). Gleichartige Hyperplasien mit Gewichten bis zu 89,3 mg (Normalgewicht zwischen 5 und 20 mg) entwickeln sich bei Patienten mit chronischen Lungenerkrankungen (Emphysem, Fibrosen) und Cor pulmonale (HEATH et al. 1970; EDWARDS et al. 1971; JANZER u. SCHNEIDER 1977). Auch eine Korrelation

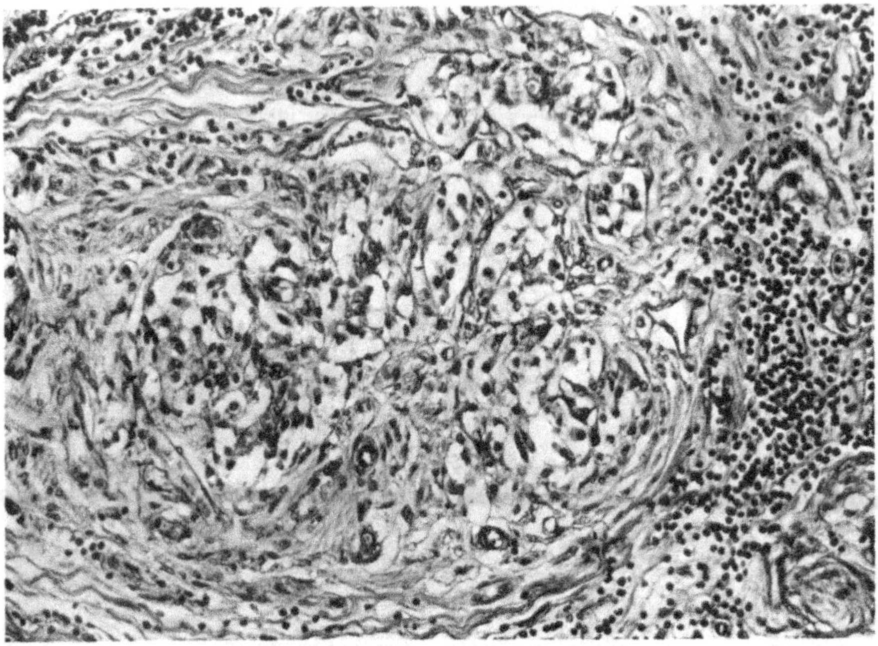

Abb. 3. Hyperplasie des Paraganglion caroticum mit einem hyperplastischen Lobulus, der zahlreiche helle Hauptzellen enthält. HE, 252×

der Karotiskörpergewichte zu linksventrikulären Herzhypertrophien wird angegeben (EDWARDS et al. 1971). In den vergrößerten Paraganglien wird die lobuläre Grundstruktur durch die Hyperplasie der Hauptzellen, die teilweise vakuolisiert und degranuliert erscheinen, verwischt (Abb. 3).

E. Paragangliome

I. Definition und Klassifikation

Der Begriff Paragangliom im weitesten Sinne umfaßt das Phäochromozytom, da das Nebennierenmark ein sympathisches Paraganglion darstellt. Die Paragangliome im engeren Sinne beziehen sich dagegen nur auf die extraadrenalen Paraganglien. Sie wurden früher in *chromaffine* und *nicht-chromaffine Paragangliome* unterteilt. Die nicht-chromaffinen Paragangliome benannte man im Hinblick auf die Chemorezeptorfunktion der wichtigsten Paraganglien, die den Tumoren als Ausgangspunkt dienen, auch als *Chemodektome*. Schließlich wurden die Paragangliome auch mit dem vagen Begriff des *„Glomustumors“* belegt und haben unter dieser Bezeichnung viel zur Verwechslung mit den angiomatösen echten Glomustumoren beigetragen.

Der gegenwärtigen Terminologie liegt die Abstammung und Lokalisation der Paragangliome zugrunde. Es werden *sympathische* bzw. aortico-sympathische und *parasympathische* bzw. branchiomere und (intra)vagale Paragangliome unterschieden. Die *parasympathischen* Paragangliome entsprechen den zumeist nicht-chromaffinen Paraganglien oder Chemodektomen der alten Nomenklatur, die sympathischen Paragangliome der chromaffinen Tumorgruppe. Die *sympathischen* Paragangliome ähneln oder gleichen mit ihren fusiformen granulären Zellen in alveolärer Anordnung den Phäochromocytomen. Sie sind reich an Katecholaminen, insbesondere Norepinephrin (Noradrenalin) und können ein Phäochromozytom-Syndrom zur Folge haben. Im Gegensatz dazu bestehen die parasympathischen Paragangliome aus Haupt- und Sustentakularzellen mit einer Anordnung in Zellballen, einem niedrigen Gehalt an Katecholaminen und einer nur ausnahmsweise in Erscheinung tretenden hormonalen Aktivität.

II. Häufigkeit, Alters- und Geschlechtsverteilung

Die meisten Paragangliome finden sich in der Karotisgabel gefolgt von dem Paraganglioma tympanicum jugulare, den intravagalen Paragangliomen und den retroperitonealen Paragangliomen. Nach HELPAP (1978) sind etwa 700 Fälle mit Paraganglioma caroticum und 450 mit Paraganglioma typmanicum jugulare beschrieben worden.

Paragangliome sind Tumoren der Erwachsenen im Alter zwischen 30 und 60 Jahren. HELPAP u. GROULS (1971) sammelten 36 Fälle bei Kindern bis zum 15. Lebensjahr. Über die Alters- und Geschlechtsverteilung bezogen auf die Lokalisation der Paragangliome unterrichtet Tabelle 1. Bei den retroperitonealen Paragangliomen ist aufgrund der geringen Fallzahl (27 bis 1973; GLENNER u. GRIMLEY 1974) keine nähere Alters- und Geschlechtsverteilung möglich. Der Häufigkeitsgipfel liegt aber offensichtlich früher als bei den sympathischen Para-

Tabelle 1. Geschlechts- und Altersverteilung parasympathischer Paragangliome. (Nach HELPAP 1978)

Lokalisation	Geschlechtsverteilung		Altersverteilung	
	♂	♀	♂	♀
P. caroticum (*n*=516)	53,1%	46,9%	44,1 (3 M. bis 89 J.)	45,3
P. tympanicum jugulare (*n*=364)	26,7%	73,3%	43,6 (8 M. bis 87 J.)	46,4
P. vagale (*n*=44)	8/44	36/44	48,8 (20 J. bis 79 J.)	47,2
Intrathorakale P. (*n*=46)	19/46	27/46	40,1 (6 M. bis 79 J.)	43,4
Larnygeale P. (*n*=25)	14/25	11/25	zwischen 40 u. 60 J. (14 J. bis 67 J.)	

gangliomen, nämlich um das 32. Lebensjahr. Die Paragangliome der Harnblase kulminieren um das 41. Lebensjahr (LEESTMA u. PRICE 1971).

Multizentrisches synchrones und asynchrones Auftreten von Paragangliomen, vor allem in den paarig angelegten parasympathischen Paraganglien (P. caroticum, tympanicum, vagale), wird in etwa 3 bis 4% der Fälle beobachtet (ALFORD u. GUILFORD 1962; HELPAP 1971; 1978). Mitteilungen über ein familiär gehäuftes Auftreten von Paragangliomen beziehen sich ebenfalls auf parasympathische und hier besonders auf Paragangliome der Karotiskörper (CHASE 1933; WILSON 1970; LACK et al. 1978).

Eine geographische Häufung von Paragangliomen ist offensichtlich bei Bewohnern extremer Höhenlagen, wie sie in den Anden, Colorado und Mexiko gegeben sind, zu beobachten (SALDANA et al. 1973). Hier wurden bis zu 10mal häufiger Paragangliome des Karotiskörpers gefunden als in einem Flachland-Kollektiv, was zu der Theorie führte, daß chronische Hypoxie über eine Hyperplasie zur Paragangliombildung disponiert (ARIAS-STELLA u. VALCARCEL 1976).

III. Allgemeine Morphologie

Die Paragangliome sind in Abhängigkeit von Ihrer Lokalisation von sehr variabler Größe. Die Durchmesser schwanken zwischen Millimetern und mehreren Zentimetern (etwa 6 mm bis 15 cm). Obwohl sie mit zapfenförmigen Ausläufern in die Umgebung vorwachsen, sind sie bis auf die Ausnahme der tympanischen Paragangliome gut vom umliegenden Gewebe abzugrenzen. Die Schnittfläche ist von grauer bis braunroter Farbe und von meist erheblichem Blutreichtum mit fokalen Hämorrhagien.

Histologisch zeigen die *parasympathischen Paragangliome* ein lobuläres Zellballenmuster, welches wie ein Hyperplasieprodukt der jeweiligen Paraganglien anmutet (Abb. 4). Die nodulären Zellkomplexe, die im Mittel aus etwa 20 Zellen bestehen, werden zumeist durch ein dünnes Kollagen- und gut versilberbares Retikulinfasernetz konzentrisch eingehüllt (Abb. 5). Dieses Stroma ist reich an unterschiedlich weiten Kapillaren mit teilweise glomusartiger Anordnung. Bei größeren Tumoren finden sich auch breite Stromahyalinosen (Abb. 6) und Hämosiderinablagerungen als Folge von Einblutungen. Außerdem enthalten die Tumoren größere venöse und auch arterielle Gefäße (Abb. 6). Als Strukturvarianten der Tumoren werden der „angiomatöse Typ" mit prominenter Vaskularisation und gelegentlich etwas spindelzelliger epithelialer Komponente und der „adenomatöse Typ" mit angedeuteter trabekulärer Anastomosierung der Zellkomplexe und diskreter Vaskularisierung angesehen (LE COMPTE 1948) (Abb. 7). Im Stroma kann es zu Lymphozyten- und Plasmazellaggregaten kommen. An der Peripherie liegen Nervenfasern und Gefäße.

Zytologisch bestehen die Tumoren ganz überwiegend aus Hauptzellen (Typ I-Zellen). Die ovalen bis runden Zellkerne liegen in einem homogenen, meist hellen Zytoplasma mit unscharfen Zellgrenzen (Abb. 8). Das Zytoplasma ist PAS-negativ. Neben diesem uniformen Zelltyp treten auch häufig bei fortgeschrittenem Tumorwachstum Zellen mit verstärktem Kernpolymorphismus (Abb. 9), Mehrkernigkeit, Mitosefiguren oder eosinophilem onkozytärem Zyto-

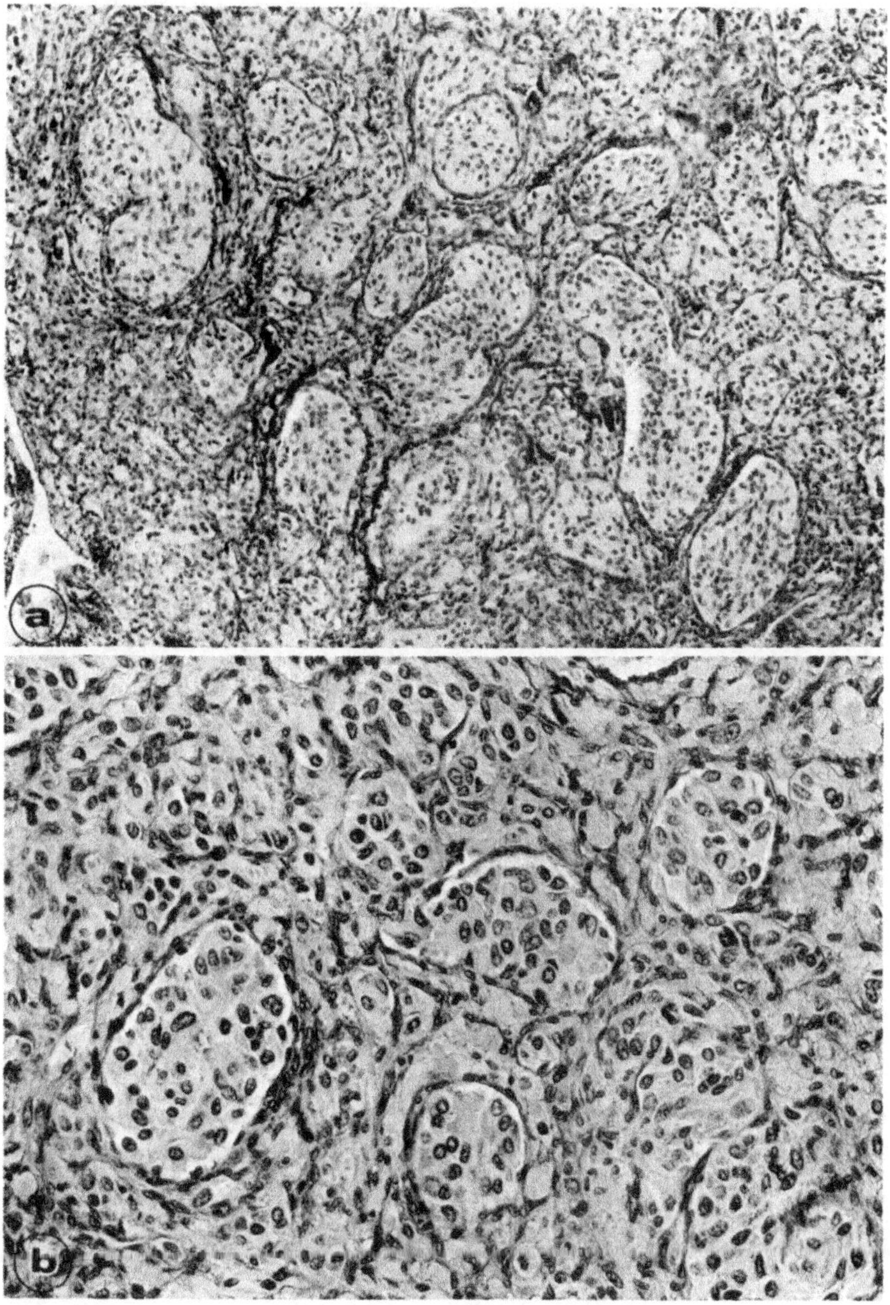

Abb. 4. a Grob noduläres Zellballenmuster in einem Paraganglioma caroticum. **b** Unregelmäßige Anordnung der Hauptzellen innerhalb der alveolären Zellkomplexe, die von dünnen Kapillaren umgeben werden. HE, 115× und 252×

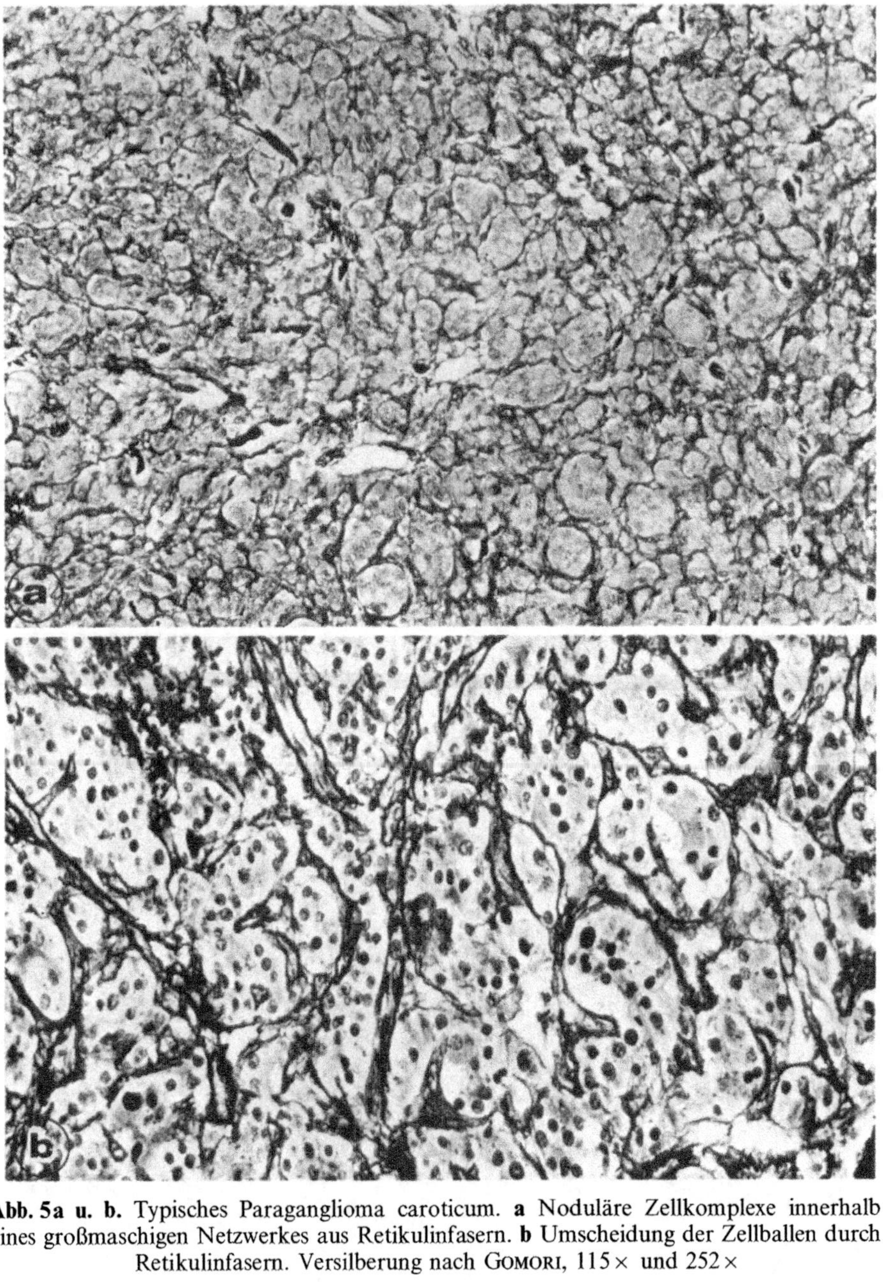

Abb. 5a u. b. Typisches Paraganglioma caroticum. **a** Noduläre Zellkomplexe innerhalb eines großmaschigen Netzwerkes aus Retikulinfasern. **b** Umscheidung der Zellballen durch Retikulinfasern. Versilberung nach GOMORI, 115× und 252×

plasma auf. Sustentakularzellen (Typ II-Zellen) sind nur selten nachzuweisen. Die meisten Tumorzellen sind nicht oder nur schwach chromierbar, obwohl mit der Formalin-induzierten Fluoreszenz Katecholamine nachgewiesen werden können (Lit.: bei HELPAP 1978). Konstanterweise finden sich GRIMELIUS-positive cytoplasmatische Granula (CAPELLA u. SOLCIA 1971) (Abb. 10).

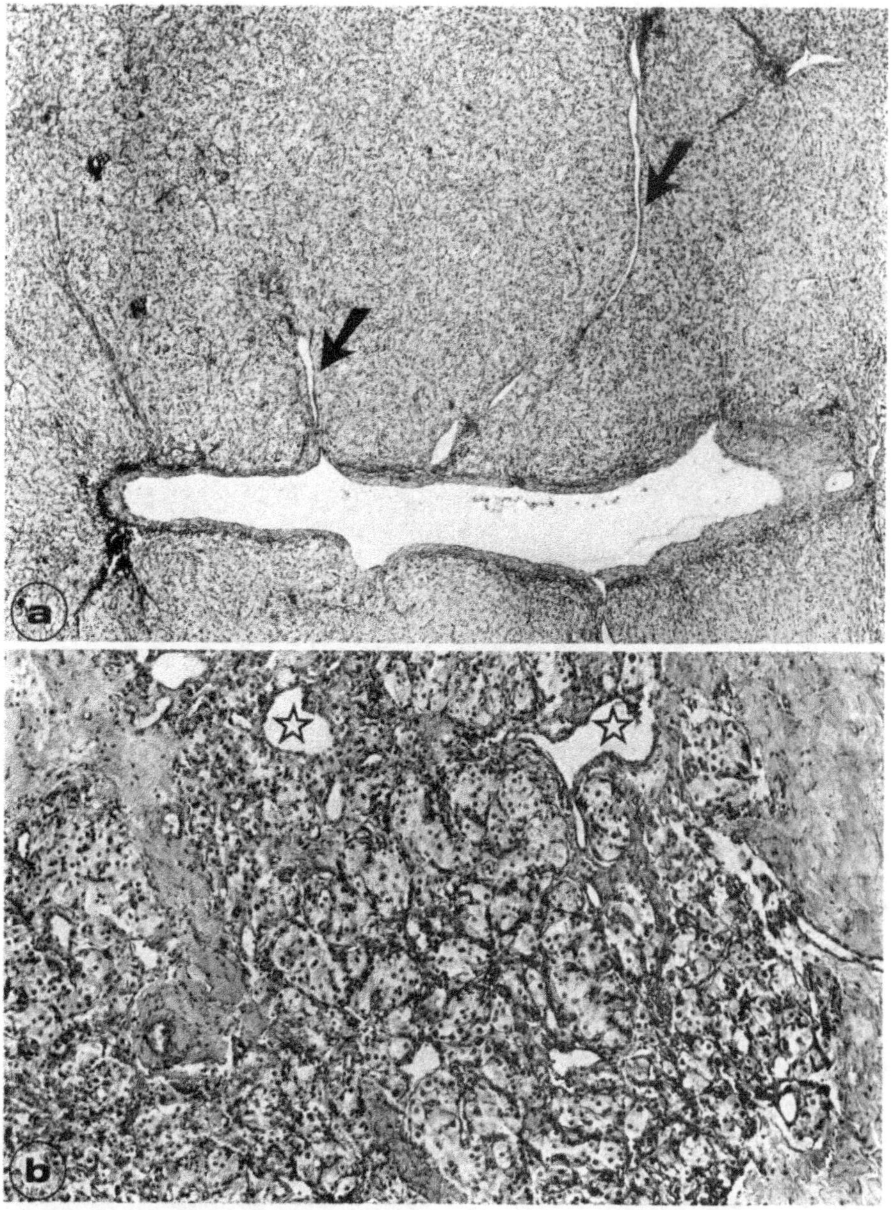

Abb. 6. a Paraganglioma caroticum mit einem großen Gefäß in der Peripherie, von dem mehrere nur noch mit Endothel ausgekleidete Gefäße abgehen *(Pfeile)*. **b** Paraganglioma vagale mit fokaler Stromahyalinose und dilatierten Gefäßsinus *(Sterne)*. HE, 115× und 252×

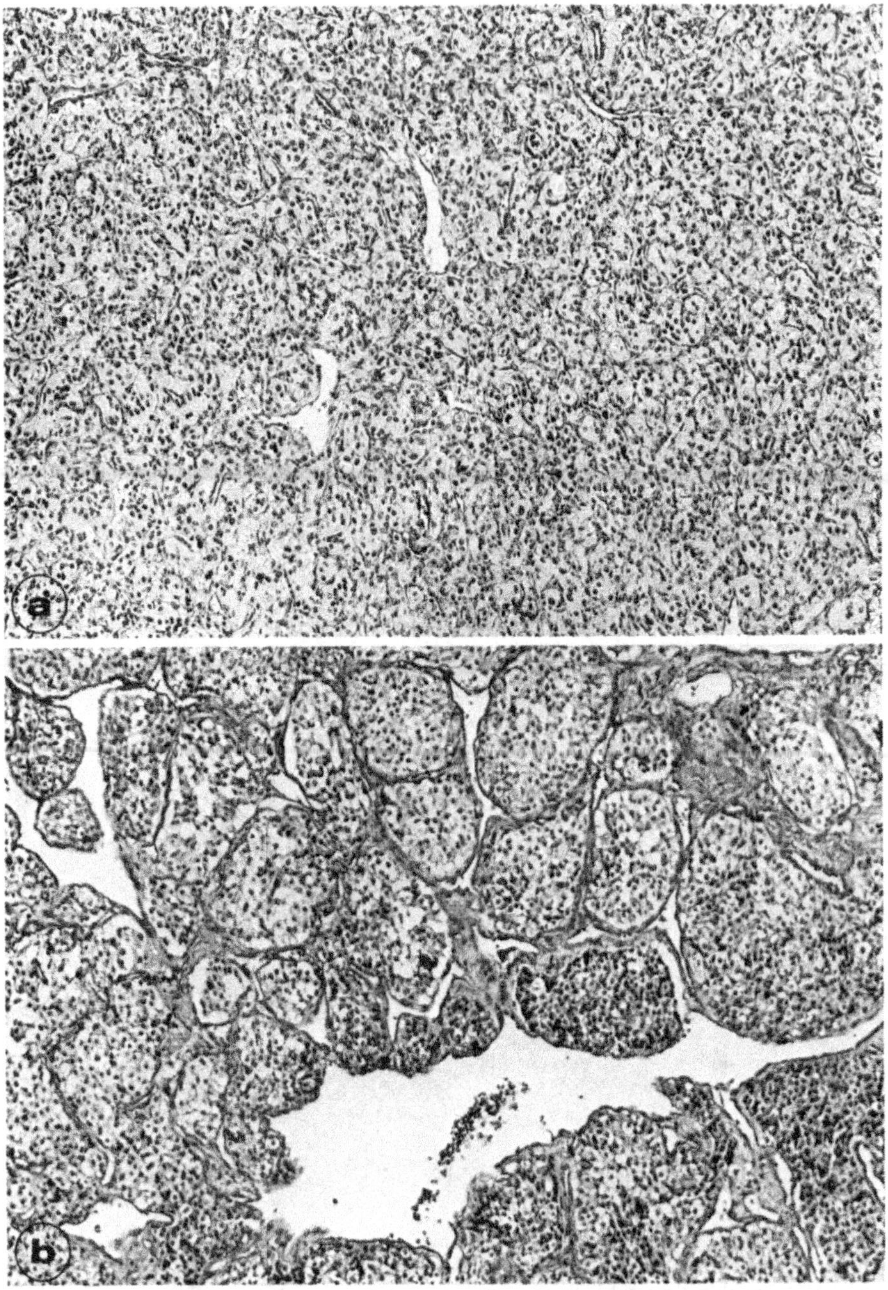

Abb. 7. a Adenomatöser Typ des Paragangliomas mit dicht gelagerten epitheloiden Zellkomplexen. **b** Angiomatöser Typ des Paraganglioms mit weiten sinusoidalen Gefäßen. HE, 115×

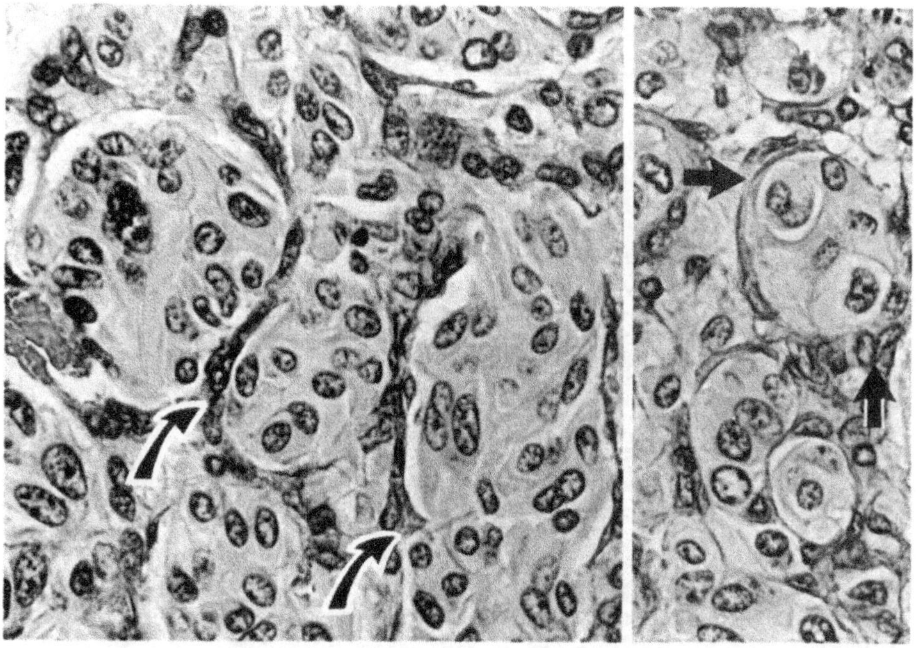

Abb. 8. Linke Seite: PAS-negative helle Paragangliomzellen in unregelmäßiger alveolärer Anordnung und unscharfen Zellgrenzen. Zwischen den Zellballen schmale Kapillaren *(Pfeile)*. Rechte Seite: Zellballen mit hellen Zellen, die teilweise von dunklen Zellen umfaßt werden *(Pfeile)*. PAS, 640 ×

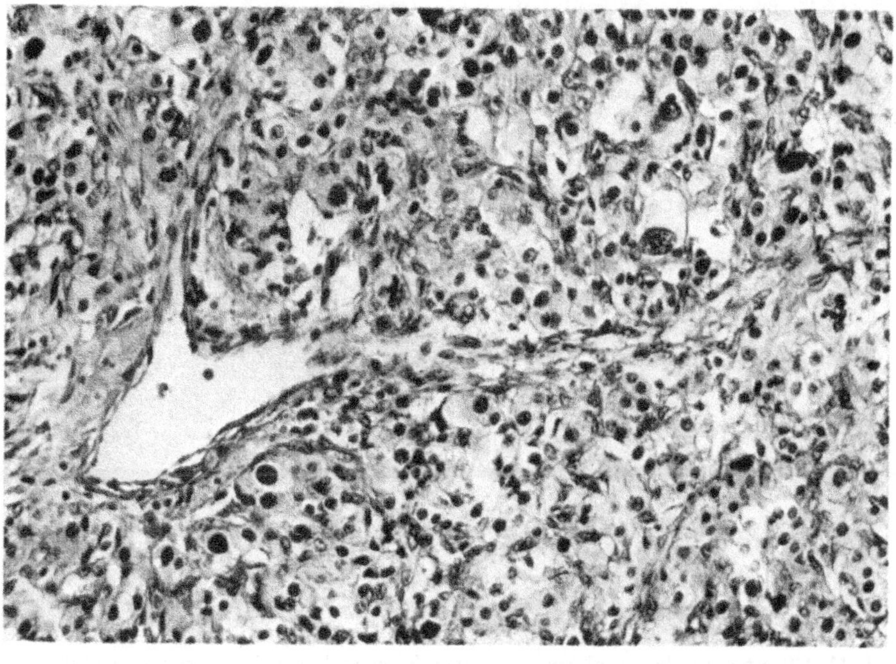

Abb. 9. Kernpolymorphismus innerhalb eines Paraganglioma vagale. PAS, 252 ×

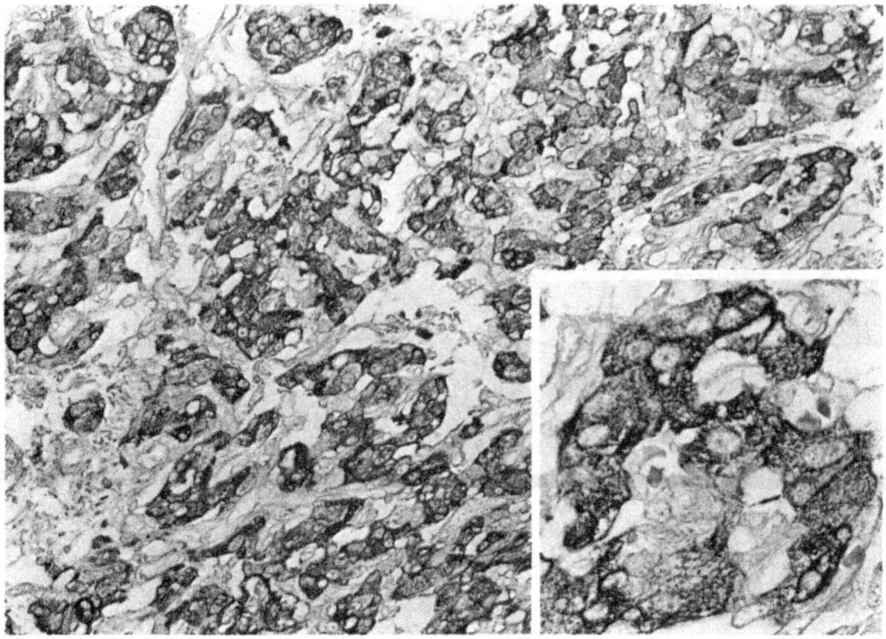

Abb. 10. Positive granuläre Versilberung des Zytoplasmas nach Grimelius in einem Paraganglioma caroticum. Grimelius, 252× und 640×

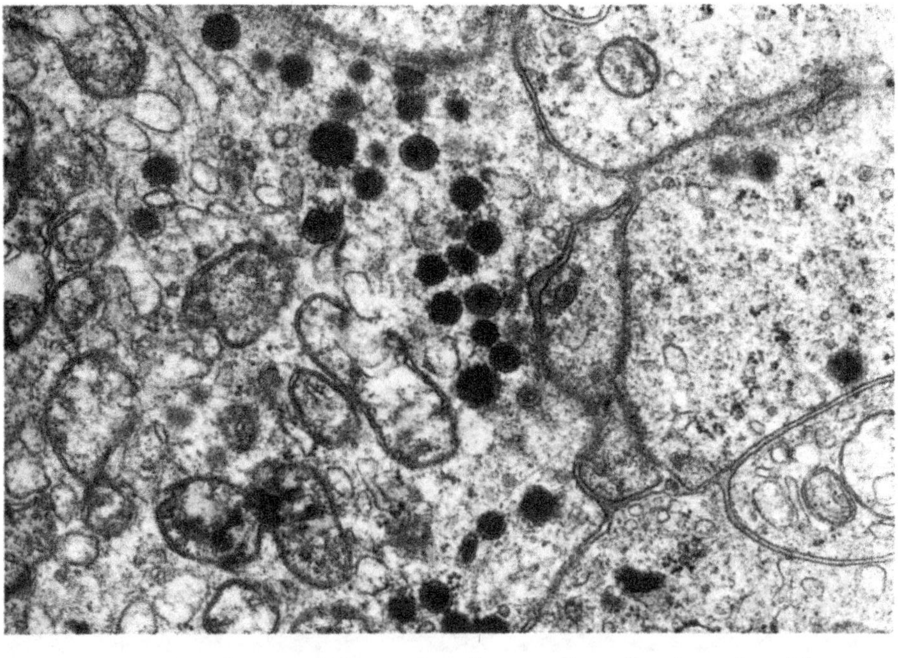

Abb. 11. Ultrastruktureller Ausschnitt aus einer Paragangliomzelle mit runden elektronendichten Granula. 35000×

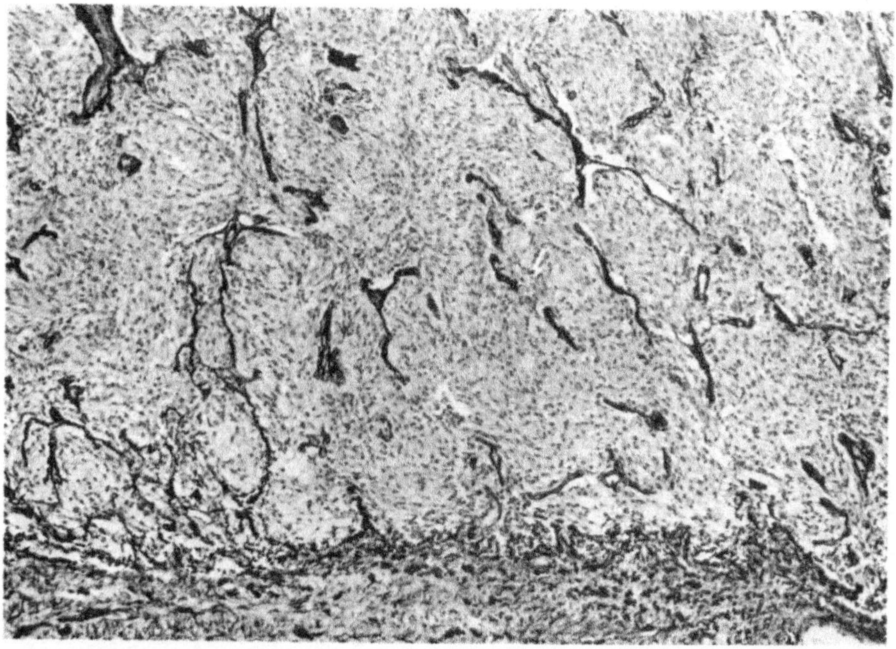

Abb. 12. Randbereich eines aortico-sympathischen Paraganglioms mit breit anastomosierenden Zellformationen, die weitgehend Phäochromozytomstrukturen entsprechen. PAS, 115×

Ultrastrukturell sind die Zellen ganz überwiegend durch runde elektronendichte Sekretgranula (100 bis 300 nm; Abb. 11) charakterisiert (GRIMLEY u. GLENNER 1967, 1968; GULLOTTA u. HELPAP 1976; CAPELLA u. SOLCIA 1971), die von einer eng anliegenden Membran umgeben werden. Daneben finden sich auch einzelne größere Granulakonglomerate. Mitochondrien sind in den dunklen Zellformen häufig. Durch interdigitierende Zellfortsätze wird der Eindruck eines synzytialen Zellverbandes erreicht.

Die *sympathischen Paragangliome* wiederholen in ihrer histologischen, zytologischen und elektronenmikroskopischen Struktur entweder weitgehend das Bild der Phäochromocytome (Abb. 12; s. Nebennierenmark-Kapitel) oder sie gleichen den parasympathischen Paragangliomen.

IV. Lokalisation, Malignität und Symptomatik

1. Parasympathische (branchiomere und intravagale nicht-chromaffine) Paragangliome

Die parasympathischen Paragangliome, auch Chemodektome genannt, umfassen in abnehmender Häufigkeit die Tumoren des Paraganglion caroticum und der jugularen, (intra-)vagalen, laryngealen, supraaortalen, aortico-pulmonalen, pulmonalen und orbitalen sowie nasalen Paraganglien (Abb. 13).

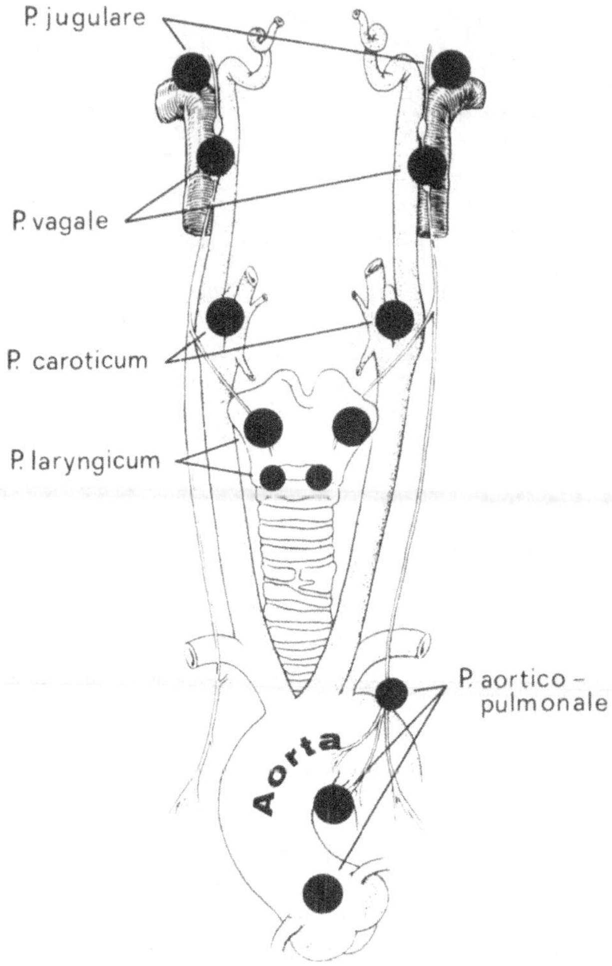

Abb. 13. Lokalisation der wichtigsten parasympathischen (nicht-chromaffinen) Paragangliome (*P*) des Kopf- und Halsbereichs. (Modifiziert nach LACK et al.. 1979)

a) Paraganglioma caroticum

Das Paragangliom des Karotiskörpers (Glomus-caroticum-Tumor) erreicht im Durchschnitt 3 bis 6 cm und findet sich als abgerundeter bis gelappter, nur horizontal verschieblicher Tumor vor oder hinter dem Musculus sternocleidomastoideus an der Karotisgabel, die nach lateral verdrängt, gespreizt (Abb. 14) oder vom Tumor umwachsen wird. Der Tumor kann zur Schädelbasis, dem Pharynx und dem Gaumen vorwachsen. Die Blutversorgung erfolgt durch Äste der Arteria carotis. Die Schnittfläche des konsistenten Tumors ist grau-rötlich bis braun-rötlich und kann von Hämorrhagien durchsetzt sein. In 3 bis 5% der Fälle sind die Tumoren bilateral angelegt und in 3,8% mit jugularen Paragangliomen vergesellschaftet (ALFORD u. GUILFORD 1962).

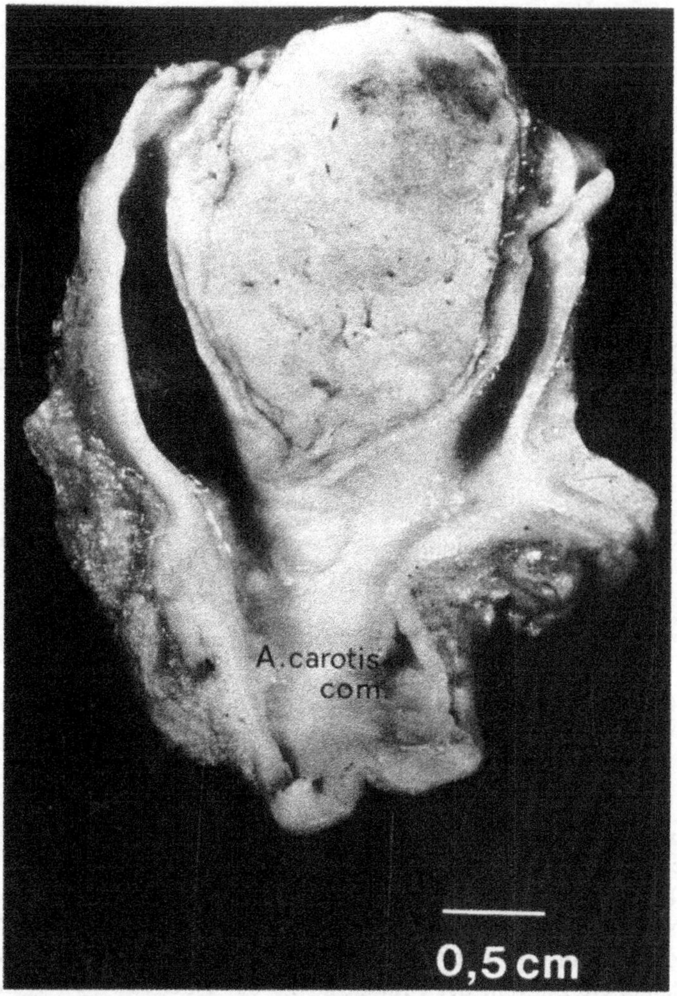

Abb. 14. Linksseitiges Paragangliom. Autopsiebefund bei einer 52jährigen Frau, der ein ähnlicher Tumor auf der Gegenseite entfernt worden war. (Aus LACK et al. 1979)

Histologisch findet sich öfters bei typischer Zellballenstruktur ein erheblicher Zellpleomorphismus mit zentralen Nekrosen (Abb. 15). Histochemisch und biochemisch können geringe Mengen an Norepinephrin, Dopamin und gelegentlich auch 5-Hydroxytryptamin nachgewiesen werden.

Eine funktionelle endokrinologische Aktivität ist nur in wenigen Fällen bekannt geworden (FRIES u. CHAMBERLIN, 1968; weitere Lit. bei HELPAP 1978). Beim Nachweis von Norepinephrin bestand eine Phäochromozytom-Symptomatik mit Hypertension (zur Pathophysiologie des Phäochromozytom-Syndroms s. Kapitel Nebennierenmark).

Die funktionell nicht aktiven Tumoren imponieren klinisch durch eine teilweise pulsierende Halsschwellung sowie eine wachstumsbedingte Verdrängungs-

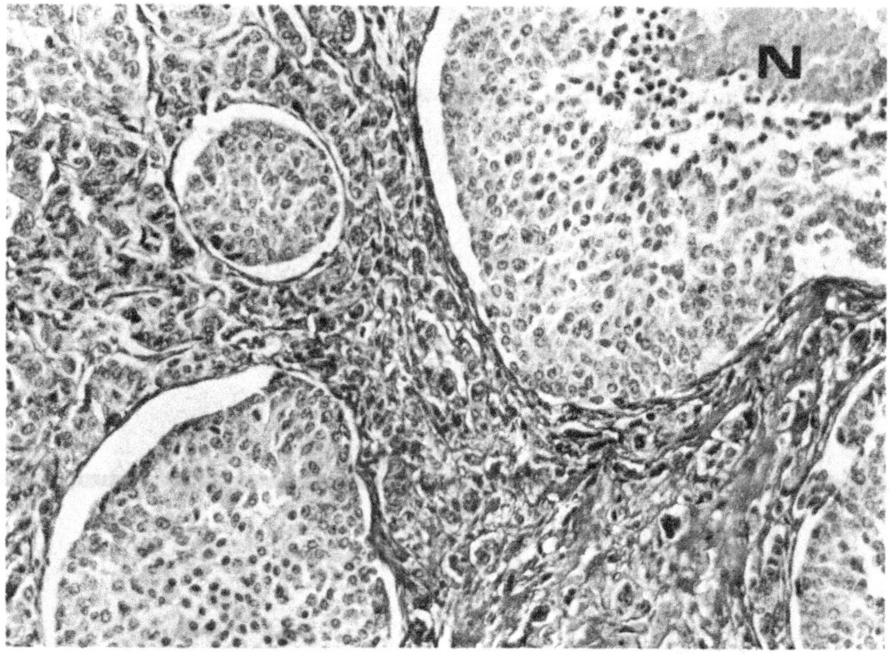

Abb. 15. Alveoläre Zellkomplexe mit zentraler Nekrose (*N*) und vermehrtem Nachweis von Mitosen in einem malignen aortico-pulmonalen Paragangliom. PAS, 252×

symptomatik (Dysphagie, Husten, Heiserkeit). Gelegentlich kann durch Druck auf den Tumor ein Karotissinussyndrom (Kreislaufkollaps bei Bradykardie und Hypotonie) ausgelöst werden.

Die Malignitätsrate der Karotiskörper-Paragangliome liegt zwischen 2 und 9% (STAATS et al. 1966; SHAMBLIN et al. 1971; LACK et al. 1979) und bei Nachkontrolle durchschnittlich über 11 Jahre sogar bei 23% (MARTIN et al. 1973). Einziges sicheres Kriterium der Malignität ist der Nachweis von lymphogenen und hämatogenen Metastasen, die allerdings von primär multizentrisch angelegten Paragangliomen und Rezidiven abgegrenzt werden müssen. Eindeutige histologische Malignitätsmerkmale existieren nicht, allerdings werden von LACK et al. (1979) das Zusammentreffen von zentralen Nekrosen in Zellballen, vaskulärer Invasion und Mitosen als prognostisch ungünstiges Zeichen gewertet. Die Metastasierung, die nach erheblichen Zeitintervallen erst einsetzen kann, erfaßt in 50% die regionalen Lymphknoten gefolgt von den Lungen (ca. 20%) und dem Skelettsystem (ca. 10%) (BROWN et al. 1967). Rezidive wurden in zwei größeren Serien mit insgesamt 87 Fällen nicht beobachtet (CHAMBERS u. MAHONEY 1968; SHAMBLIN et al. 1971). In einer weiteren Serie von 45 Tumoren kam es in 10% zu einem Rezidiv nach versuchter Resektion (LACK et al. 1979). Die Therapie der Wahl ist die chirurgische Resektion, deren Erfolg von der Ausdehnung und der Gefäßbeziehung des Tumors abhängt. Eine Bestrahlung kann trotz der hohen Differenzierung der Paragangliome durch Gefäßthrombosierung zur Tumorreduktion führen.

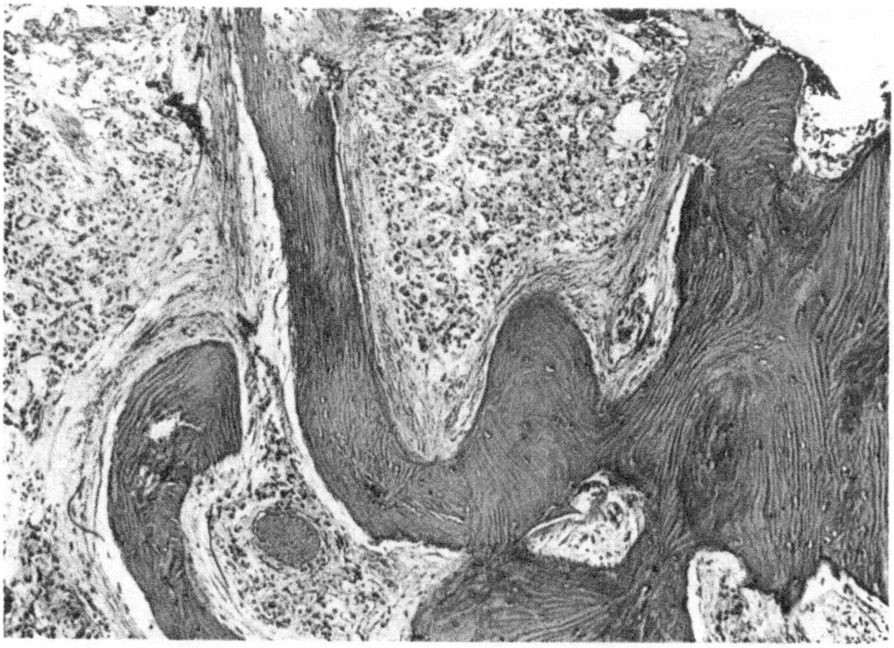

Abb. 16. Paraganglioma jugulare mit Einwachsen in das Os temporale. HE, 40×

b) Paraganglioma jugulare

Die jugularen Paragangliome (Glomus jugulare, bzw. tympanicum-Tumoren) sind die häufigsten Mittelohrtumoren. Ausgangspunkte sind der Ramus tympani des Nervus glossopharyngeus oder der Truncus auricularis des Nervus vagus. Zumeist präsentiert sich das Paraganglioma jugulare als Tumormasse im Mittelohr mit Vorwachsen zur mittleren und hinteren Schädelgrube (Abb. 16). An weiteren speziellen Lokalisationen kommt der Bulbus der Vena jugularis interna mit Ausweitung des Foramen jugulare und gelegentlichem Gefäßeinbruch in Frage (Chretien et al. 1971; Hatfield et al 1972).

Das grau-rötliche Tumorgewebe ist von Einblutungen durchsetzt, die meist bei Herausnahme entstehen und durch die starke Vaskularisierung dieser Tumoren bedingt ist. Das alveoläre Muster kann zudem zu Gunsten einer mehr trabekulär-adenomatösen Formation zurücktreten.

In wenigen Fällen kam es zu einer funktionellen endokrinen Aktivität (de Lellis u. Roth 1971; weitere Lit.: Helpap 1978) mit Phäochromozytom-Syndrom. Die Klinik wird ansonsten durch Mittelohrsymptomatik und neurologische Symptome bestimmt. Bedingt durch die anatomischen Gegebenheiten ist die vollständige Tumorresektion oft nicht möglich, so daß Rezidive häufig sind (ca. 50% nach Lack et al. 1979). Metastasierende Tumoren wurden beschrieben (Taylor et al. 1965; Welsh et al. 1976).

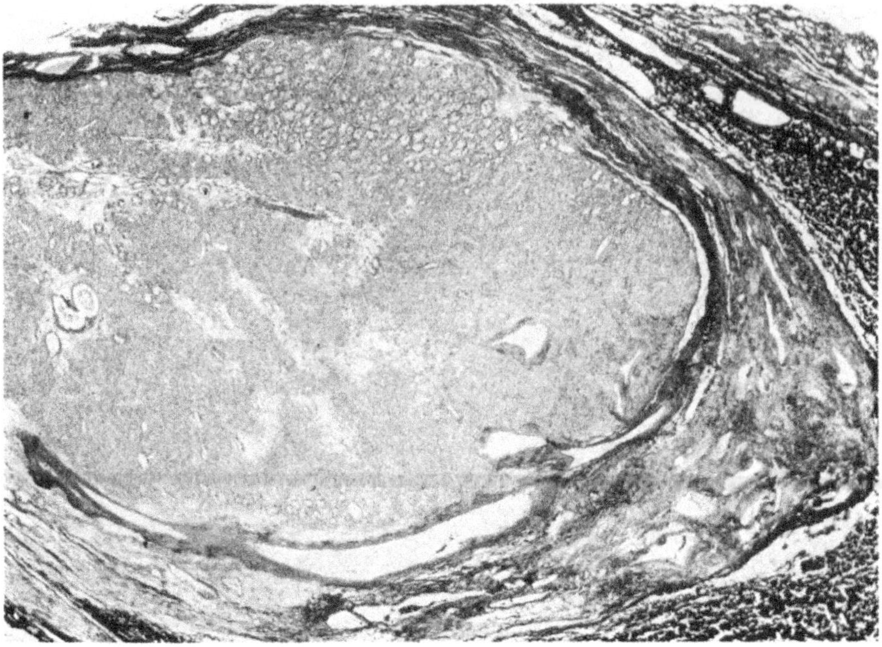

Abb. 17. Intravagales Paragangliom. HE, 20 ×

c) Paraganglioma (intra)vagale

Die (intra)vagalen Paragangliome (KLEINSASSER 1957; TRAIL u. CHAMBERS 1970; MURPHY et al. 1970; CONLEY u. CLAIRMONT 1977; MÜNZEL et al. 1979) liegen überwiegend im Bereich des Ganglion nodosum in der Nähe des Foramen jugulare, können sich aber auch an anderen Stellen des Nervus vagus entwickeln. Nach KLEINSASSER (1963) werden ein intravagaler spindelförmiger Typ (Abb. 17), ein juxtavagaler Typ und ein sogenannter Sanduhrtyp mit extra- und intrakranieller Ausdehnung über das Foramen jugulare unterschieden. Die Tumoren sind von eiförmiger Gestalt und haben einen Durchmesser zwischen 2 und 6 cm. Sie treten überwiegend bei Frauen auf. Histologisch finden sich in der faserreichen Bindegewebskapsel oft Nervenfasern und auch Ganglienzellen sowie Nervenstümpfe. Das Tumorstroma ist verstärkt hyalinisiert.

Eine endokrinologische Symptomatik wurde bislang nicht mitgeteilt. Primäres Symptom ist die schmerzlose Schwellung im Kieferwinkelbereich mit nachfolgenden Schluckbeschwerden und manchmal sich einstellender Heiserkeit. Eine enge Beziehung zum Gefäßsystem ist nicht gegeben.

Die Malignitätsrate liegt mit 17% höher als bei anderen Paragangliomen (DRUCK et al. 1976; KAHN 1976; SOMEREN u. KARCIOGLU 1977). Ebenfalls 17% beträgt die Rezidivrate (LACK et al. 1979).

d) Paraganglioma laryngicum

Die laryngealen Paragangliome (HOHBACH u. MOOTZ 1978; GALLIVAN et al. 1979) liegen überwiegend im supra- und nur vereinzelt im subglottischen Bereich.

Die Tumordurchmesser variieren zwischen 0,6 bis 6 cm, und die Tumoren sind von weicher Konsistenz. Histologisch ist ein typisch alveoläres Muster entwikkelt. Die klinisch hervorstechendsten Symptome sind Schmerzen in der Kehle, vor allem beim Schlucken, Heiserkeit und Blutungen. Malignität ist im Einzelfall beschrieben.

e) Supraaortale und aortico-pulmonale Paragangliome

Die supraaortalen und aortico-pulmonalen (intrathorakalen) Paragangliome präsentieren sich als lobulierte Tumoren von 2 bis 12 cm Durchmesser im vorderen Mediastinum (GLENNER u. GRIMLEY 1974). Sie liegen über der Aorta ascendens und am Truncus pulmonalis, über dem Aortenbogen mit den Abgängen der großen Halsgefäße und über dem Perikard. Weitere Lokalisationen im vorderen Mediastinum ohne Beziehung zur Aorta wurden beschrieben (Lit.: HELPAP 1978). Histologisch entsprechen sie den Karotiskörper-Paragangliomen. Aufgrund ihrer Lage müssen sie von Bronchialkarzinoiden, Thymomen, Nebenschilddrüsentumoren sowie mesenchymalen Tumoren dieser Region abgegrenzt werden.

Inkretorisch-aktive Tumoren mit Hypertension und maligne Formen sind vereinzelt mitgeteilt worden (ENQUIST et al. 1974). Die Klinik wird ansonsten geprägt durch Atemnot und retrosternale Schmerzen.

f) Pulmonale Paragangliome

Die sehr seltenen pulmonalen Paragangliome liegen als solitäre bis zu 5 cm starke Tumoren subpleural in den Lungen, besonders in der rechten Lunge (BLESSING et al. 1973; SINGH et al. 1977). Die Tumoren sind an Gefäße assoziiert und zeigen keine Beziehungen zu Bronchien, was sie von den Bronchialkarzinoiden unterscheidet. Histologisch findet sich ein kleinalveoläres bis angedeutet trabekuläres Muster mit einem Retikulinfasermaschenwerk. Klinisch stellen die pulmonalen Paragangliome Zufallsbefunde dar. In einigen Fällen lag eine Hypertonie vor. Malignität wurde bislang nicht beobachtet.

Von den echten pulmonalen Paragangliomen müssen die multiplen kleinen pulmonalen Chemodektome (minute pulmonary chemodectomas; KORN et al. 1960) abgegrenzt werden. Sie sind meistens Zufallsbefunde im Lungengewebe von Frauen mittleren und höheren Alters. Gelegentlich fallen sie bereits makroskopisch als grau-weiße stecknadelkopfgroße subpleurale Knötchen auf. Histologisch bestehen sie aus interalveolär gelegenen spindeligen Zellen in gruppierter Anordnung in der Nähe von größeren Gefäßen, ohne daß ein typisches alveoläres Muster und ein charakteristisches Retikulinfasernetzwerk entwickelt wäre (Abb. 18). Da die Zellen weder versilberbar sind noch elektronenmikroskopisch sekretorische Granula enthalten, sondern an Mesothelzellen erinnern, werden die Tumoren heute als hamartomatöse Pleurareste angesehen (COSTERO et al. 1972; CHURG u. WARNOCK 1976).

g) Nasale und orbitale Paragangliome

Die nasalen und orbitalen Paragangliome (THACKER u. DUCKWORTH 1969; GODER 1970; HELPAP 1978; LACK et al. 1979) sind wie die pulmonalen Paragan-

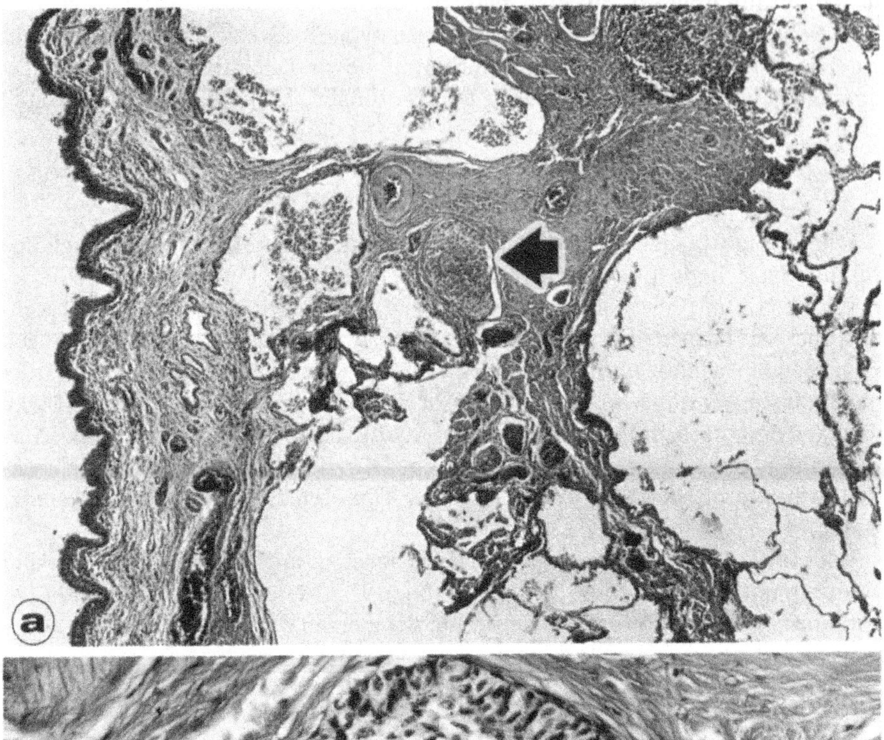

Abb. 18 a u. b. Sogenanntes „minute pulmonary chemodectoma" (Pleuraanlage) der Lunge. **a** In der Übersicht *(Pfeil)* und **b** als interalveolärer Zellkomplex. HE, 40× und 115×

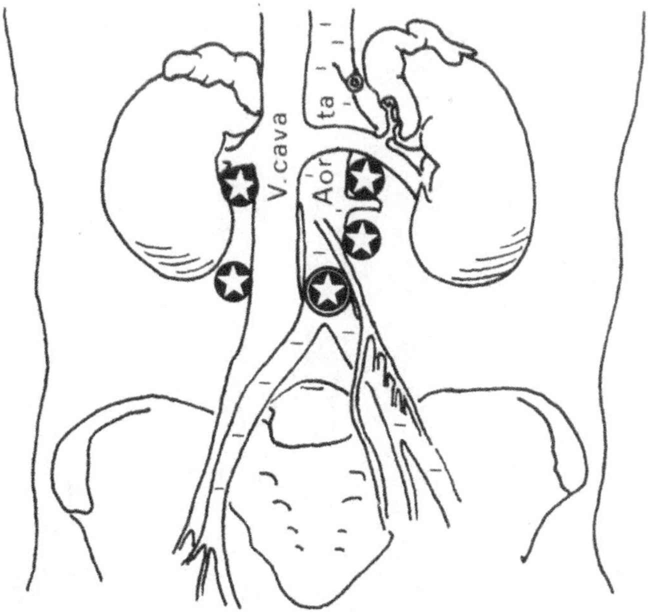

Abb. 19. Lokalisation der wichtigsten abdominalen Paragangliome (*P*). (Modifiziert nach LACK et al. 1980)

gliome extrem selten. Sie liegen in der Nase, am Jacobsonschen Organ, den Nasennebenhöhlen und retrobulbär. Im Orbitabereich ist vor allem die Differentialdiagnose zum alveolären Weichteilsarkom gegeben (WÖCKEL 1972). Klinisch imponieren die orbitalen Paragangliome durch einen sich langsam einstellenden Exophthalmus.

2. Sympathische (aorto-sympathische chromaffine und nicht-chromaffine) Paragangliome

Die meisten dieser Tumoren liegen retroperitoneal über oder neben der terminalen Aorta oder ihrer Bifurkation (Abb. 19). Sie sind von lobulärer bis eiförmiger Gestalt, gut abgekapselt, mit gelegentlichen Nekrosen und Einblutungen auf der Schnittfläche und von erheblicher Größe (6 bis 20 cm; LACK et al. 1980).

Histologisch und elektronenmikroskopisch finden sich meist Phäochromozytom-ähnliche Strukturen (Abb. 20), daneben aber auch Bilder wie bei parasympathischen Paragangliomen.

Über 50% der Tumoren gehen mit einem Phäochromozytom-Syndrom mit überwiegender Sekretion von Norepinephrin einher (GLENNER u. GRIMLEY 1974). Die funktionelle Aktivität ist unabhängig von einer Chromaffinität oder Nicht-Chromaffinität des Tumors.

Die Malignitätsrate liegt mit 38–42% deutlich höher als bei den parasympathischen Paragangliomen (COOK et al. 1960; OLSON u. ABELL 1969; LACK et al. 1980), wobei vor allem jüngere Patienten betroffen sind (22 Jahre gegenüber

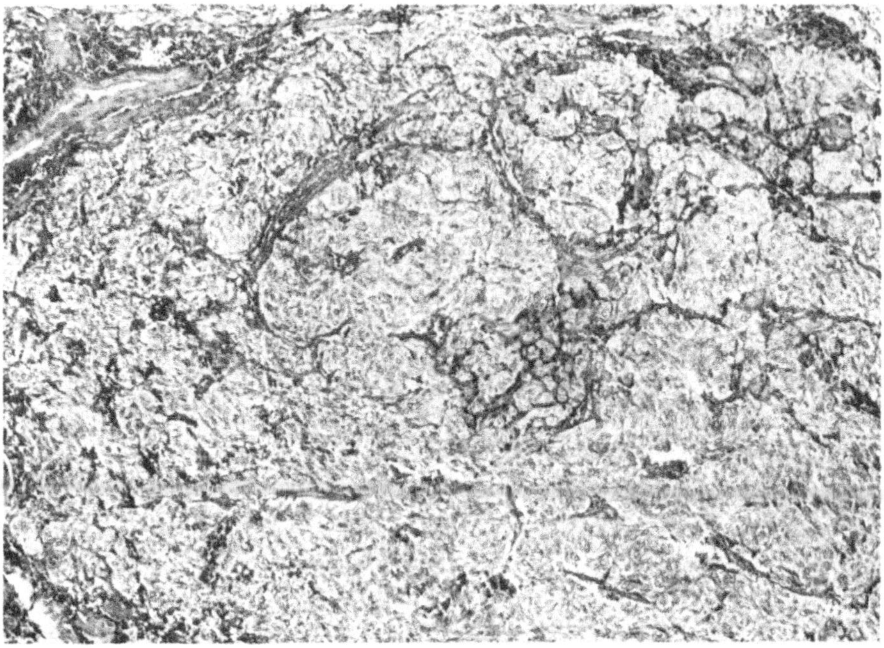

Abb. 20. Aorto-sympathisches Paragangliom vom Phäochromozytomtyp. HE, 115×

36 Jahre). Differentialdiagnostisch müssen bei den retroperitonealen Paragangliomen vor allem Metastasen eines Phäochromozytoms ausgeschlossen werden. Die Malignitätskriterien sind die gleichen wie beim Paraganglioma caroticum (LACK et al. 1980).

3. Viszerale Paragangliome

Unter den viszeralen Paragangliomen ist das Harnblasenparagangliom am häufigsten anzutreffen. Es liegt in der Blasenwandmuskulatur, häufig im Trigonum- und Ureterostienbereich, und wächst entweder in die Submukosa oder seltener in das paravesikale Gewebe vor. Sein mittlerer Durchmesser beträgt 4 cm (BARWICH 1974; HELPAP u. BÜTTNER 1972; GLENNER u. GRIMLEY 1974; FUSELIER 1975). Histologisch entsprechen sie den Phäochromozytomen (Abb. 21). Dementsprechend ist in über 50% der Fälle ein Phäochromozytom-Syndrom entwickelt, welches vor allem bei Blasenentleerung ausgelöst wird und mit einer reinen Norepinephrin-Sekretion einhergeht. Die Malignitätsrate liegt bei 5%, die Rezidivrate bei 18%.

Weitere sehr seltene Lokalisationen sind der Intestinaltrakt mit Magen und Duodenum, die Gallenblase, die Schilddrüse und das zentrale Nervensystem (Lit.: HELPAP 1978). Speziell im Duodenum werden polypoide Tumoren beobachtet, die sich aus neuroblastischen und gangliozytischen Elementen zusammensetzen (TAYLOR u. HELWIG 1962; KEPES u. ZACHARIAS 1971; FRIESEN et al. 1974; REED et al. 1977; BABARYKA 1978).

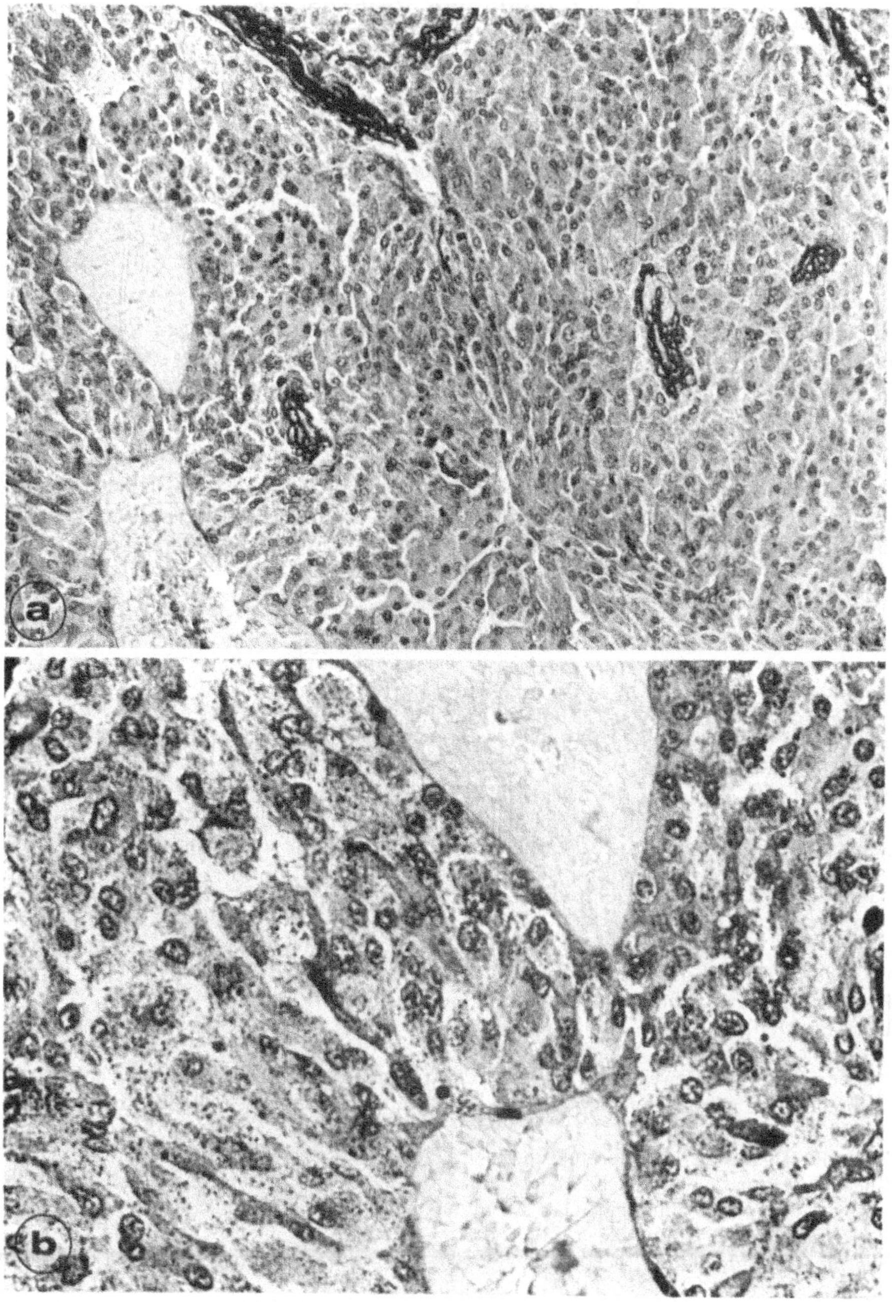

Abb. 21 a u. b. Paragangliom der Harnblase (sogenanntes Phäochromozytom der Harnblase) bei 37jähriger Frau. **a** Medulläre Zellformationen in fusiformer Anordnung. **b** Granuläre Zytoplasmastruktur (Präparat Priv.-Doz. Dr. Ph. HEITZ, Universität Basel), PAS, 252× und 640×

V. Ätiologie und Pathogenese

Zwei ätiologische Faktoren werden für die Paragangliome vor allem diskutiert: Chronische Hypoxie und eine genetische Disposition.

Hinweise für eine chronische Hypoxie als ursächlicher Faktor eines Paraganglioms des Karotiskörpers ergeben sich aus der erhöhten Inzidenz dieser Tumoren bei Bewohnern extremer Höhenlagen (ARIAS-STELLA u. VALCARCEL 1976), die mit einer erhöhten Hyperplasierate der Karotiskörper in der gleichen Bevölkerungsgruppe korreliert. Pathogenetisch wird aufgrund dieser Befundkorrelation eine Tumorentwicklung über das Zwischenstadium einer Hyperplasie diskutiert. Offen bleibt, warum vor allem die Karotiskörper unter den Paraganglien mit Chemorezeptorfunktion von dieser Tumorbildung betroffen werden.

Eine genetische Disposition ergibt sich für jene Fälle, die familiär gehäuft (SUGARBAKER et al. 1971; CHEDID u. JAO 1974) oder in Verbindung mit anderen Tumoren des APUD-Systems auftreten (REVAK et al. 1971; SATO et al. 1974; FARHI et al. 1976). Damit ist möglicherweise auch ein wesentlicher Hinweis für die Zugehörigkeit der Paraganglien zum APUD-System gegeben (PEARSE et al. 1973).

Literatur

Alford, B.R., Guilford, F.R.: A comprehensive study of tumors of the glomus jugulare. Laryngoscope (St. Louis) **72**, 765–787 (1962)

Arias-Stella, J., Bustos, F.: Chronic hypoxia and chemodectomas in bovines at high altitudes. Arch. Path. Lab. Med. **100**, 636–639 (1976)

Arias-Stella, J., Valcarcel, J.: Chief cell hyperplasia in the human carotid body at high altitudes. Physiologic and pathologic significance. Hum. Pathol. **7**, 361–373 (1976)

Babaryka, I.: Polypoid nonchromaffin paraganglioma of the duodenum. Virchows Arch. Abt. A **377**, 181–187 (1978)

Barwich, D.: Das Phäochromozytom der Harnblase. Dtsch. med. Wschr. **99**, 1506–1509 (1974)

Battaglia, G.: Ultrastructural observations on the biogenic amines in the carotid and aortic-abdominal bodies of the human fetus. Z. Zellforsch. **99**, 529–537 (1969)

Biscoe, T.J.: Carotid body: structure and function. Physiol. Rev. **51**, 437–495 (1971)

Blessing, M.H., Borchard, F., Lenz, W.: Glomustumor (sog. Chemodectom) der Lunge. Virchows Arch. Abt. A Path. Anat. **359**, 315–329 (1973)

Blessing, M.H., Kaldeweide, J.: Light and electron microscopic observations on the carotid bodies of rats following adaptation to high altitude. Virchows Arch. Abt. B **18**, 315–329 (1975)

Böck, P.: Das System der chromaffinen Paraganglien. Wien. klin. Wschr. **86**, 95–97 (1974)

Böck, P., Gorgas, K.: Catecholamines and granule content of carotid body type. I cells. In: Chromaffin, enterochromaffin and related cells (R.E. Coupland, T. Fujita, eds.). Amsterdam: Elsevier 1976

Brown, J.W., Burton, R.C., Dahlin, D.C.: Chemodectoma with skeletal metastasis: Report of two cases. Mayo Clin. Proc. **42**, 551–555 (1967)

Capella, C., Solcia, E.: Optical and electronmicroscopical study of cytoplasmic granules in human carotid body, carotid body tumours and glomus jugulare tumours. Virchows Arch. Abt. B **7**, 37–53 (1971)

Castro, F. de: Sur la structure et l'innervation de la glande intercarotidienne (glomus caroticum) de l'homme et des mammifères, et sur un nouveau système d'innervation autonome du nerf glossepharyngien. Ètudes anatomiques et expèrimentales. Trab. Lab. Invest. biol. Univ. Madr. **24**, 365–432 (1926)

Chambers, R.G., Mahoney, W.D.: Carotid body tumors. Amer. J. Surg. **116**, 554–558 (1968)
Chase, W.H.: Familial and bilateral tumors of the carotid body. J. Path. Bact. **36**, 1–13 (1933)
Chedid, A., Jao, W.: Hereditary tumors of the carotid bodies and chronic obstructive pulmonary disease. Cancer (Philad.) **33**, 1635–1641 (1974)
Chretien, P.B., Engelmann, K., Hoye, R.C., Geelhoed, G.W.: Surgical management of intravascular glomus jugulare tumor. Amer. J. Surg. **122**, 740–743 (1971)
Churg, A.M., Warnock, M.L.: So called "minute pulmonary chemodectoma". A tumor not related to paragangliomas. Cancer (Philad.) **37**, 1759–1769, (1976)
Compte, P.M. Le: Tumors of the carotid body. Amer. J. Path. **24**, 305–321 (1948)
Conley, J.J., Clairmont, A.A.: Glomus intravagale. Laryngoscope (St. Louis) **87**, 2096 (1977)
Cook, J.E., Urich, R.W., Sample, H.G., Jr., Fawcett, N.W.: Peculiar familial and malignant pheochromocytomas of the organs of Zuckerkandl. Ann. intern. Med. **52**, 126–133 (1960)
Costero, I., Barroso-Moguel, R., Martinez-Palomo, A.: Pleural origin of some of the supposed chemodectoid structures of the lung. Beitr. Path. **146**, 351–365 (1972)
Druck, N.S., Spector, G.J., Ciralsky, R.H., Ogura, J.H.: Malignant Glomus vagale. Report of a case and review of the literature. Arch. Otolaryng. **102**, 634–636 (1976)
Edwards, C., Heath, D., Harris, P.: The carotid body in emphysema and left ventricular hypertrophy. J. Path. Bact. **104**, 1–13 (1971)
Enquist, R.W., Tormey, D.C., Jenis, E.H., Warkel, R.L.: Malignant chemodectoma of the superior mediastinum with elevated urinary homovanilic acid. Chest Dis. Index **66**, 209–211 (1974)
Farhi, F., Dikman, St. H., Lawson, W., Cobin, R.H., Zak, F.G.: Paragangliomatosis associated with multiple endocrine adenomas. Arch. Path. Lab. Med. **100**, 495–498 (1976)
Fries, J.G., Chamberlin, J.A.: Extra-adrenal pheochromocytoma: Literature review and report of a cervical pheochromocytoma. Surgery **63**, 268–279 (1968)
Friesen, S.R., Hermreck, A.S., Mantz, F.A.: Glucagon, gastrin, and carcinoid tumors of the duodenum, pancreas and stomach: polypeptide "apudomas" of the foregut. Amer. J. Surg. **127**, 90–101 (1974)
Fuselier, H.A.: Paraganglioma of the bladder: report of a case. J. Urol. (Baltimore) **113**, 42–44 (1975)
Gallivan, M.V.E., Chun, B., Rowden, G., Lack, E.E.: Laryngeal paraganglioma. Case report with ultrastructural analysis and literature review. Amer. J. Surg. Path. **3**, 85–92 (1979)
Glenner, G.G., Grimley, P.M.: Tumors of the extra-adrenal paraganglion system (including chemoreceptors). Atlas of tumor pathology, second series, Fasc. 9. Washington: Armed Forces Institute of Pathology, 1974
Goder, G.: Das nicht-chromaffine Paragangliom der Orbita. Zbl. allg. Path. path. Anat. **113**, 167–172 (1970)
Gorgas, K., Böck, P.: Formaldehyd induced catecholamine fluorescence in the mouse inferior laryngial paraganglion. Cell Tiss. Res. **173**, 139–142 (1976)
Grigor'eva, T.A.: The innervation of blood vessels. In: Paraganglia and glomi, Chap. VI, pp. 214–283 (translated from the Russian by Matthews, C., and Pringle, CR.). New York: Pergamon Press 1962
Grimley, P.M., Glenner, G.G.: Histology and ultrastructure of carotid body paragangliomas. Comparison with the normal gland. Cancer (Philad.) **20**, 1473–1488 (1967)
Grimley, P.M., Glenner, G.G.: Ultrastructure of the human carotid body. A perspective on the mode of chemoreception. Circulation **37**, 648–665 (1968)
Gullotta, F., Helpap, B.: Tissue culture, electron microscopic and enzyme histochemical investigations of extraadrenal paragangliomas. Path. europ. **11**, 257–264 (1976)
Haller, A. von: De vera origine nervi intercostalis. Göttingen 1743
Hatfield, Ph.M., James, A.E., Schulz, M.D.: Chemodectomas of the glomus jugulare. Cancer (Philad.) **32**, 1164–1168 (1972)
Heath, D., Edwards, C., Harris, P.: Postmortem size and structure of the human carotid

body. Its relation to pulmonary disease and cardiac hypertrophy. Thorax **25**, 129–140 (1970)

Helpap, B.: Extraadrenale, nichtchromaffine hormonalaktive und -inaktive Paragangliome. Schweiz. Rdsch. Med. Praxis **34**, 1126–1134 (1971)

Helpap, B.: Extraadrenale Paraganglien und Paragangliome. Normale und pathologische Anatomie, Bd. 37 (W. Bargmann, W. Doerr, eds.) . Stuttgart: Thieme 1978

Helpap, B., Büttner, W.: Über ein nicht-chromaffines Paragangliom im Harnblasenperitoneum. Geburtsh. u. Frauenheilk. **32**, 309–311 (1972)

Helpap, B., Grouls, V.: Nicht-chromaffine Paragangliome im Kindesalter. Z. Kinderheilk. **109**, 333–348 (1971)

Helpap, B., Hempel, K.: Über den Katecholaminstoffwechsel des Carotiskörperchens der Ratte. (Autoradiographische Untersuchungen mit 3-H-Dopa.) Virchows Arch. Abt. B **3**, 270–281 (1969)

Hohbach, Ch., Mootz, W.: Chemodectoma of the larynx. A. clinicpathological study. Virchows Arch. A Path. Anat. and Histol. **378**, 161–192 (1978)

Janzer, R.C., Schneider, J.: The influence of chronically hypoxemic states on human carotid body structure and cardiac hypertrophy. Virchows Arch. Abt. A **376**, 75–87 (1977)

Kahn, L.B.: Vagal body tumor (nonchromaffin paraganglioma, chemodectoma and carotid body-like tumor) with cervical lymph node metastasis and familial association. Ultrastructural study and review. Cancer (Philad.) **38**, 2367–2377 (1976)

Kepes, J.J., Zacharias, D.L.: Gangliocytic paragangliomas of the duodenum. A report of two cases with light and electron microscopic examination. Cancer (Philad.) **27**, 61–70 (1971)

Kleinsasser, O.: Die Tumoren des Glomus jugulare und der anderen nicht-chromaffinen Paraganglien im Bereich der Schädelbasis. Zbl. Neurochir. **17**, 155–168 (1957)

Kleinsasser, O.: Über Glomustumoren (nicht-chromaffine Paragangliome) am Halsteil des Nervus vagus. H.N.O. **11**, 97–103 (1963)

Kobayashi, S.: Comparative cytological studies of the carotid body. 1. Demonstration of monoamine storing cells by correlated chromaffin reaction and fluorescence histochemistry. Arch. histol. jap. **33**, 319–339 (1971 a)

Kobayashi, S.: Comparative cytological studies of the carotid body. 2. Ultrastructure of the synapsis on the chief cell. Arch. histol. jap. **33**, 397–420 (1971 b)

Kohn, A.: Über den Bau und die Entwicklung der sog. Carotisdrüse. Arch. mikr. Anat. **56**, 81–148 (1900)

Kohn, A.: Die Paraganglien. Arch. Mikrobiol. **62**, 263–365 (1903)

Kondo, H.: Innervation of the carotid body of the adult rad. A serial ultrathin section analysis. Cell Tiss. Res. **173**, 1–15 (1976)

Korn, D., Bensch, K., Liebow, A.A., Castleman, B.: Multiple minute pulmonary tumors resembling chemodectomas. Amer. J. Path. **37**, 641–672 (1960)

Lack, E.E.: Hyperplasia of vagal and carotid body paraganglia in patients with chronic hypoxia. Amer. J. Path. **91**, 119–142 (1978)

Lack, E.E., Cubilla, A.L., Woodruff, J.M.: Paragangliomas of the head and neck region. A pathologic study of tumors from 71 patients. Hum. Pathol. **10**, 191–218 (1979)

Lack, E.E., Cubilla, A.L., Woodruff, J.M., Lieberman, P.H.: Extra-adrenal paragangliomas of the retroperitoneum. A clinicopathologic study of 12 tumors. Amer. J. Surg. Pathol. **4**, 109–120 (1980)

Leestma, J.E., Price, E.B.: Paraganglioma of the urinary bladder. Cancer (Philad.) **28**, 1063–1073 (1971)

Lellis, R.A. de, Roth, J.A.: Norepinephrine in a glomus jugulare tumor. Arch. Path. **92**, 73–75 (1971)

Martin, C.E. Rosenfeld, L., McSwain, B.: Carotid body tumors: a 16-year follow-up of seven malignant cases. Sth. med. J. (Bgham, Ala.) **66**, 1236–1243 (1973)

Mascorro, J.A., Yates, R.D.: Sympathetic paraganglia. Tex. Rep. Biol. Med. **28**, 363–372 (1970)

McDonald, D.M.: Role of glomus cells as dopaminergic interneurons in the chromoreceptive function of the carotid body. Advanc. Biochem. Psychopharmacol. **16**, 265–274 (1977)

Münzel, M., Kastendieck, H., Mitschke, H.: Zur Klinik und Pathologie des intravagalen Paraganglioms. Arch. Oto-Rhino-Laryng. **223**, 437–439 (1979)
Murphy, Th.E., Huvos, A.G., Frazel, E.L.: Chemodectomas of the glomus intravagale. Ann. Surg. **172**, 246–255 (1970)
Olson, J.R., Abell, M.R.: Nonfunctional non-chromaffin paragangliomas of the retroperitoneum. Cancer (Philad.) **23**, 1358–1367 (1969)
Pearse, A.G.E., Polak, J.M., Rost, R.W.D., Fontaine, J., le Lievre, C., le Dourain, N.: Demonstration of the neural crest origin of type I (Apud) cells in the avian carotid body, using a cytochemical marker system. Histochemie **34**, 191–203 (1973)
Reed, R.J., Daroca, Ph.J., Harkin, J.C.: Gangliocytic paraganglioma. Amer. J. Surg. Path. **1**, 207–216 (1977)
Revak, C.S., Morris, S.E., Alexander, G.A.: Pheochromocytoma and recurrent chemodectomas over a twentyfive-year period. Radiology **100**, 53–54 (1971)
Saldana, M.J., Salem, L.E., Travezan, R.: High altitude hypoxia and chemodectomas. Hum. Pathol. **4**, 251–263 (1973)
Sato, T., Saito, H., Yoshinaga, K., Shibota, Y., Sasano, N.: Concurrence of carotid body tumor and pheochromocytoma. Cancer (Philad.) **34**, 1787–1795 (1974)
Shamblin, W.R., ReMine, W.H., Sheps, S.G., Harrison, E.G., Jr.: Carotid body tumor (chemodectoma). Clinocopathologic analysis of ninety cases. Amer. J. Surg. **122**, 732–739 (1971)
Singh, G., Lee, R.E., Brooks, D.H.: Primary paraganglioma. Cancer (Philad.) **40**, 2286–2289 (1977)
Someren, A., Karcioglu, Z.: Malignant vagal paraganglioma. Report of a case and review of literature. Amer. J. clin. Path. **68**, 400–408 (1977)
Staats, E.F., Brown, R.L., Smith, R.R.: Carotid body tumors, benign and malignant. Laryngoscope (St. Louis) **76**, 907–916 (1966)
Sugarbaker, E.V., Chretien, P.B., Jacobs, J.B.: Bilateral familial carotid body tumors: Report of a patient with an occult contralateral tumor and postoperativ hypertension. Ann. Surg. **174**, 242–247 (1971)
Taylor, D.M., Alford, B.R., Greenberg, S.D.: Metastases of glomus jugulare tumors. Arch. Otolaryng. **82**, 5–13 (1965)
Taylor, H.B., Helwig, E.B.: Benign non-chromaffin paragangliomas of the duodenum. Virchows Arch. path. Anat. **335**, 356–366 (1962)
Thacker, W.C., Duckworth, J.K.: Chemodectomas of the orbit. Cancer (Philad.) **23**, 1233–1238 (1969)
Trail, M.L., Chambers, R.G.: Chemodectoma of the vagal body. Laryngoscope (St. Louis) **80**, 568–577 (1970)
Watzka, M.: Die Paraganglien. In: Handbuch der mikroskopischen Anatomie des Menschen (W. von Möllendorff, Hrsg.), Bd. VI/4, S. 262–308. Berlin: Springer 1943
Welsh, L.W., Welsh, J.J., Huck, G.F.: Glomus jugulare tumor. Disseminated form in the central nervous system. Arch. Otolaryng. **102**, 507–510 (1976)
Wilson, H.: Carotid body tumors: Familial and bilateral. Ann. Surg. **171**, 843–848 (1970)
Wöckel, W.: Zur Differentialdiagnose zwischen Chemodectom und alveolärem Weichteilsarkom. Zbl. allg. Path. path. Anat. **115**, 87–92 (1972)

Neuntes Kapitel

Die disseminierten (diffusen) endokrinen Zellen

G. Klöppel und Ph.U. Heitz

A. Einleitung

Das System der disseminierten (diffusen) endokrinen Zellen des Körpers besteht im Gegensatz zu den klassischen endokrinen Drüsen aus verstreut liegenden Einzelzellen oder Zellgruppen. Diese besiedeln in sehr unterschiedlicher Dichte den Bronchial- und Gastrointestinaltrakt, kommen in sehr spezialisierter Form im Pankreas vor und finden sich auch gelegentlich im Urogenitaltrakt.

Funktionell sind die gastroenteropankreatischen Zellen gemeinsam mit cholinergen, adrenergen und peptidergen Nerven als *neuroendokrines System* an der Steuerung von Nahrungsaufnahme, am Transport im Magen-Darm-Trakt, an Digestion, Resorption und am Intermediärstoffwechsel beteiligt. Vergegenwärtigt man sich die Ausdehnung der Resorptions- und Sekretionsfläche des Magen-Darm-Traktes, den enormen Zellumsatz und die Stoffwechselaktivität von Leber, Fettgewebe und Skelettmuskulatur sowie die besondere endokrine und exokrine Steuerung und Funktion des Pankreas, so liegt die vitale Bedeutung der koordinierten Aktivität dieser Organe auf der Hand (Creutzfeldt 1977; Creutzfeldt 1979; Heitz 1979).

Die Funktion der disseminierten endokrinen Zellen des Bronchialbaumes ist derzeit noch nicht geklärt.

B. Geschichte

Heidenhain beschrieb bereits 1870 chromaffine Zellen in der Magenmukosa von Hund, Katze, Kaninchen und weiteren Tierarten, Zellen, die später den Namen von Kultschitzky tragen sollten (Kultschitzky 1897). Ciaccio (1906) schrieb diesen „enterochromaffinen“ Zellen eine endokrine Funktion zu. Masson (1914), der den Begriff „Glande endocrine de l'intestin“ prägte, entdeckte die Argentaffinität der chromaffinen Zellen. Nach langjähriger Arbeit entwickelte Feyrter (1953) das Konzept der *Hellen Zellen,* welches sowohl argentaffine wie auch argyrophile Zellen (Hamperl 1932, 1952) umfaßt. Froelich (1949) hatte zuvor Helle Zellen in der Bronchialschleimhaut beschrieben, die 1965 als Kultschitzky-Zellen des Bronchialbaumes bezeichnet wurden (Bensch et al. 1965).

Pearse (1969, 1977) entdeckte in einer Reihe von endokrinen Zellen die Eigenschaft, biogene Amine zu enthalten (argentaffine Zellen) oder deren Vorläufer in vivo bzw. in vitro aufzunehmen und zu Aminen zu dekarboxylieren (nicht-argentaffine Zellen). Er prägte das Akronym APUD-System (*A*mine *P*recursor *U*ptake and *D*ecarboxylation), dessen Herkunft er von der Neuralleiste ableitete. Obwohl heute vieles auf die neurale Herkunft der endokrinen Zellen des Magen-Darm-Traktes und des Bronchialbaumes hinweist, steht derzeit jedoch noch der Beweis aus (Pearse et al. 1977).

Die Entdeckung einer chemischen Substanz im Duodenum, welche die Pankreassekretion stimuliert (Sekretin), führte zum Begriff des „Hormons" (BAYLISS u. STARLING 1902). Danach wurde eine ganze Reihe von weiteren Substanzen, wie z.B. Gastrin (EDKINS 1905), Cholezystokinin (IVY u. OLDBERG 1928) u.a. beschrieben und in ihrer Funktion charakterisiert. Insgesamt ging die Erforschung des Systems der disseminierten endokrinen Zellen in den Jahren bis etwa 1965 nur langsam voran, um danach erst ihren explosionsartigen Aufschwung zu nehmen. Dies beruhte auf experimentell-technischen Problemen, bedingt durch die ausgedehnte Verteilung der endokrinen Zellen im Intestinum, denn eine Exzision einer endokrinen Drüse mit Beobachtung der dadurch verursachten Insuffizienzerscheinungen als klassisches Experiment der Endokrinologie ist am disseminierten System des Magen-Darm-Traktes nicht durchführbar.

C. Morphologische Methodik

Erst mit Hilfe der modernen Technologie wurden rasche und entscheidende Fortschritte erzielt. Der heutige Stand der Endoskopie und Bronchoskopie ermöglicht eine gezielte Entnahme von Biopsien sowie eine Analyse des Darminhaltes und Bronchialsekretes. Moderne experimentelle Operationsverfahren erlauben die Testung von Substanzen in physiologischer und pharmakologischer

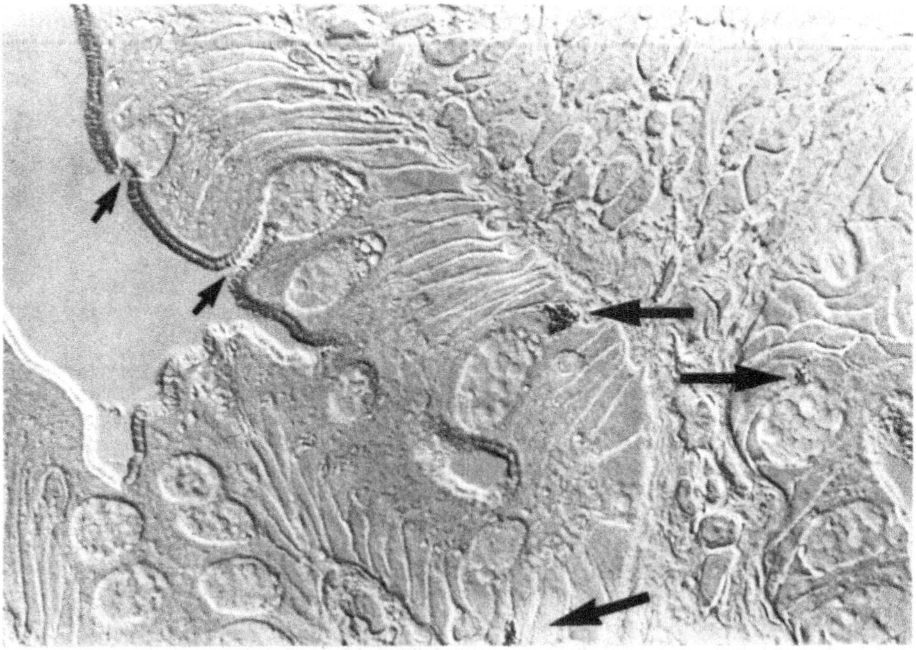

Abb. 1. Argentaffine Zellen im menschlichen Duodenum (*große Pfeile*). Becherzellen mit Unterbrechung des Bürstensaums (*kleine Pfeile*) zwischen Enterozyten. Fixation in Paraformaldehyd, Epon-Einbettung, Semidünnschnitt gefärbt nach Masson-Fontana, Differential Interferenz Kontrast Optik, 832×

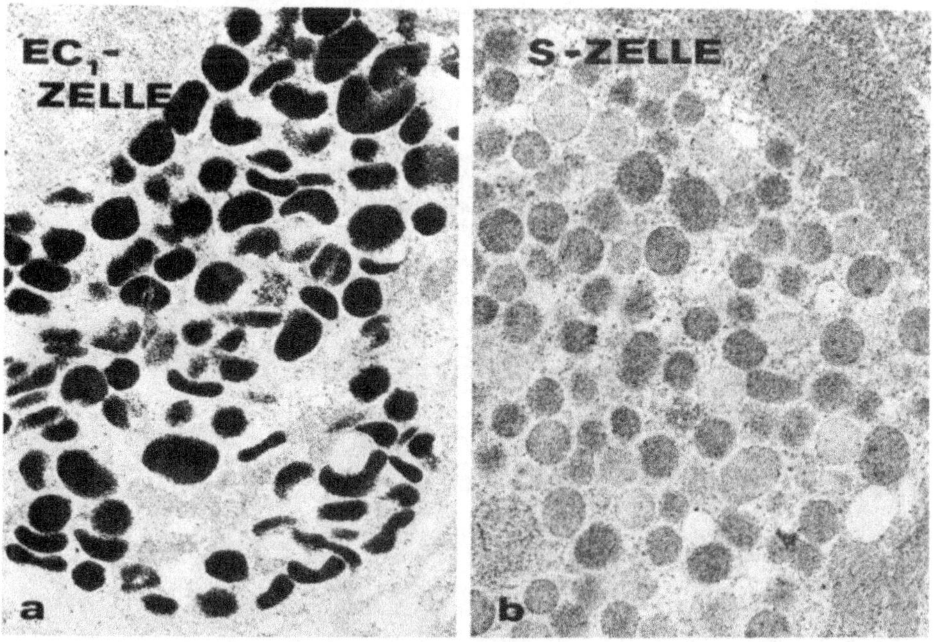

Abb. 2. a Polymorphe intrazytoplasmatische Sekretgranula einer argentaffinen Zelle (EC_1) des menschlichen Jejunum. 15950×. **b** Nicht-argentaffine S-Zelle (*S*) des gleichen Schnittes. Fixation in Paraformaldehyd, Eponeinbettung, Versilberung nach Masson-Fontana am Dünnschnitt. 25230×

Konzentration. Schließlich gestatten hochentwickelte Extraktions- und Reinigungsverfahren (Chromatographie, Elektrophorese usw.) und die moderne Peptidchemie die Analyse der Aminosäuresequenzen von gereinigten Proteinen. Dies stellte die Voraussetzung dar, um Antikörper gegen hochgereinigte oder synthetisch hergestellte Peptide zu erzeugen und in radioimmunologischen Bestimmungsverfahren sowie in immunhistologischen Techniken einzusetzen, – Methoden, welche eine sekretorische und morphologische Quantifizierung der disseminierten endokrinen Zellen ermöglichten.

Es existieren derzeit eine ganze Reihe spezieller morphologischer Methoden zur Darstellung disseminierter endokriner Zellen:

Zur Übersichtsfärbung dienen die maskierte Metachromasie (Karboxylgruppen) nach SOLCIA et al. (1968) und die Blei-Hämatoxylin-Färbung (Karboxylgruppen) nach SOLCIA et al. (1969). Die Darstellung der argyrophilen Zellen erfolgt nach der Versilberung von GRIMELIUS (1968) und die Darstellung der argentaffinen Zellen in der Versilberung nach MASSON-FONTANA am Paraffinschnitt (Abb. 1) oder am Ultradünnschnitt (Abb. 2) (HÅKANSON et al. 1971). An weiteren Färbungen bieten sich an die Diazoniumreaktion (PEARSE 1972), die Formaldehyd-induzierte Fluoreszenz (FIF) (FALCK et al. 1962) (Abb. 6a) und die Glyoxylsäure-Methode (LINDVALL et al. 1974; DE LA TORRE u. SURGEON 1976). Zur beschreibenden Charakterisierung der Hormongranula wird die Elek-

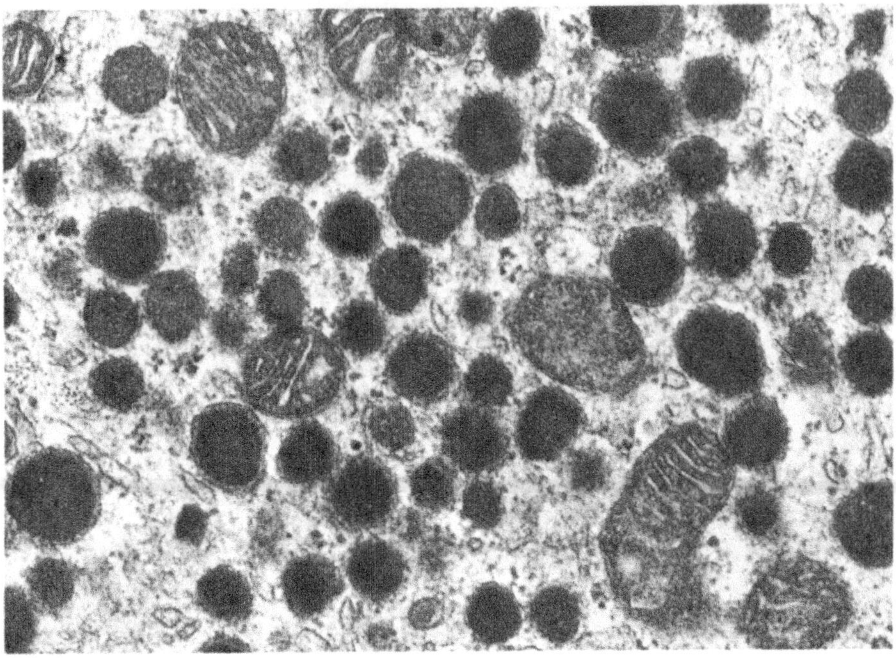

Abb. 3. Zytoplasmatische Sekretgranula mit elektronendichtem Kern und mäßig elektronendichtem schmalen Hof zwischen Kern und Granulummembran einer S-Zelle des menschlichen Duodenums. Glutaraldehyd-Osmiumtetroxyd, Uranylazetat und Bleizitrat. 37120×

tronenmikroskopie eingesetzt (Abb. 3). Der spezifische Hormonnachweis gelingt mit der Immunfluoreszenz oder Immunzytochemie auf licht- und elektronenmikroskopischer Ebene (STERNBERGER 1979) (Abb. 4 u. 6b).

D. Embryologie

Die endokrinen Zellen des Magen-Darm-Traktes erscheinen beim Menschen in der Zeit zwischen der 10. und 14. Schwangerschaftswoche (SINGH 1966; LARSSON et al. 1975; DUBOIS u. PAULIN 1976; DUBOIS et al. 1976; MOXEY u. TRIER 1977). Wahrscheinlich entstammen sie der Neuralleiste (PEARSE 1977) (Abb. 7). Es ist möglich, daß die Peptide dieser endokrinen Zellen in die Steuerung der Entwicklung des Magen-Darm-Traktes eingreifen. In der Lunge des menschlichen Fötus (ab ca. 10. Woche) können 3 endokrine Zelltypen (Typ P_1–P_3) nachgewiesen werden. Die Sekretgranula der P_1-Zelle sind argentaffin (HAGE 1976; CAPELLA et al. 1978).

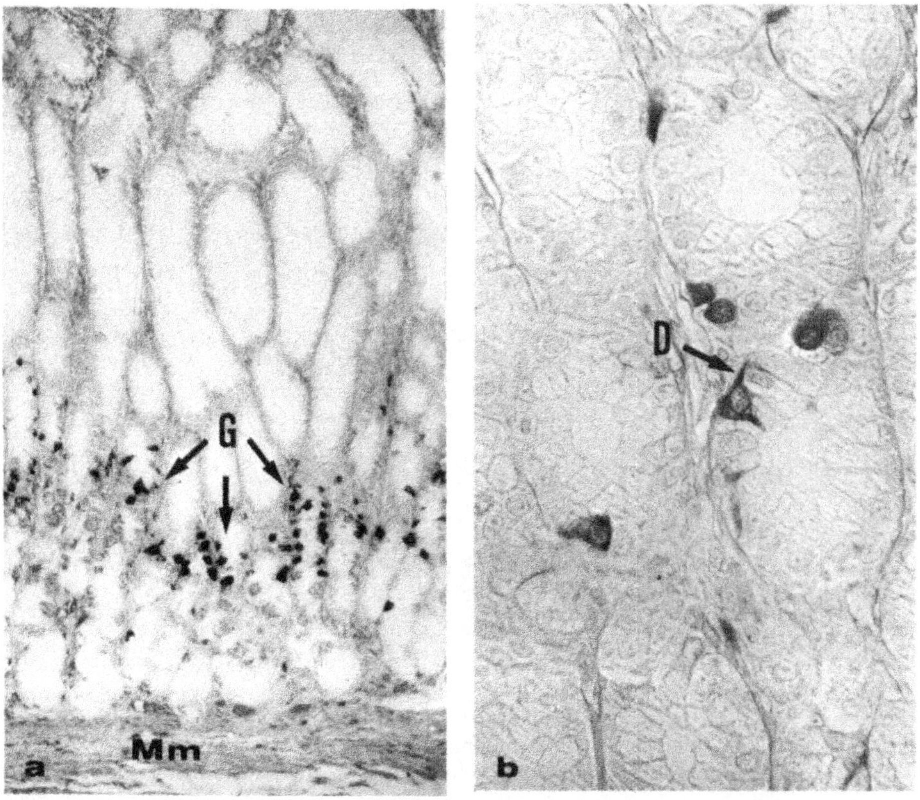

Abb. 4. a Gastrinzellen (G-Zellen) in der mittleren Zone der menschlichen Magenantrumschleimhaut. Muscularis mucosae (*Mm*). Fixation in Paraformaldehyd, Immunzytochemie (PAP-Methode) für Gastrin. 133 ×. **b** Somatostatinzellen (D-Zellen) des menschlichen Magenantrum mit deutlich sichtbaren Zellausläufern (*Pfeil*). Fixation in Bouinscher-Lösung, Immunzytochemie (PAP-Methode) für Somatostatin. 333 ×

E. Klassifikation und Lokalisation der disseminierten endokrinen Zellen

Die derzeitig gültige Klassifikation gastrointestinaler endokriner Zellen ist aus Tabelle 1 ersichtlich (Solcia et al. 1978). Sie wird vermutlich in absehbarer Zeit durch eine funktionellere Einteilung ersetzt werden können, wobei jede Zelle nach ihrem Produkt bezeichnet werden sollte.

Die gastrointestinalen endokrinen Zellen sind elektronenmikroskopisch durch ein Zytoplasma mit geringer optischer Dichte, supranukleärer Lokalisation des Proteinsyntheseapparates und retronukleär (basal) gelagerte Sekretgranula charakterisiert (Mitschke 1977; Grube u. Forssmann 1979). Form, Größe und Elektronendichte der Sekretgranula sind abhängig von der komplexen che-

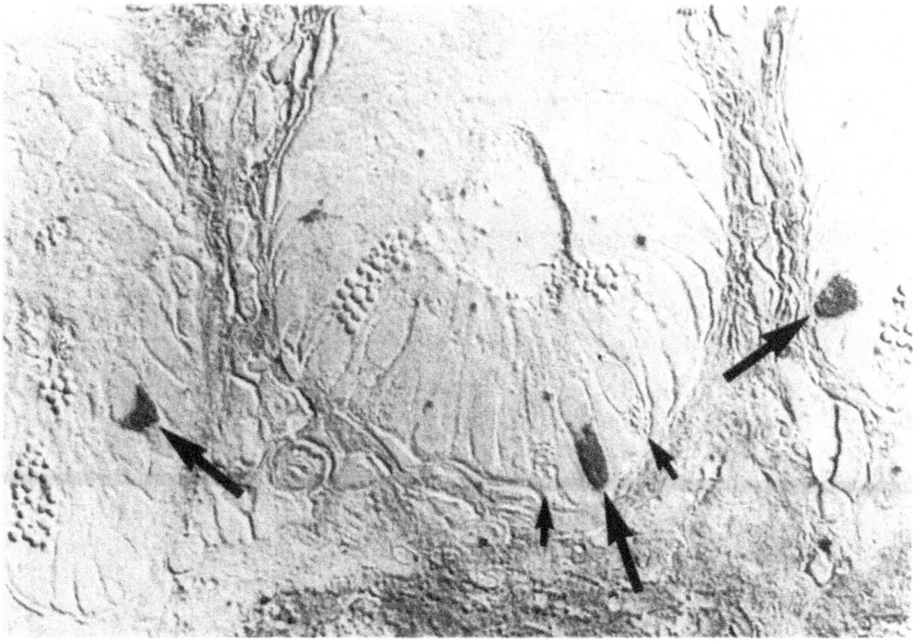

Abb. 5. Kryptenbasis des menschlichen Duodenum mit 3 Cholezystokinin-Zellen (*große Pfeile*), 2 nicht Cholezystokinin-haltige endokrine Zellen mit basalen Sekretgranula (*kleine Pfeile*) und Paneth-Zellen mit großen ungefärbten apikalen Sekretgranula. Fixation in Paraformaldehyd, Einbettung in Epon, Semidünnschnitt, Immunzytochemie (PAP-Methode) für Cholezystokinin, Differential Interferenz Kontrast Optik. 832×

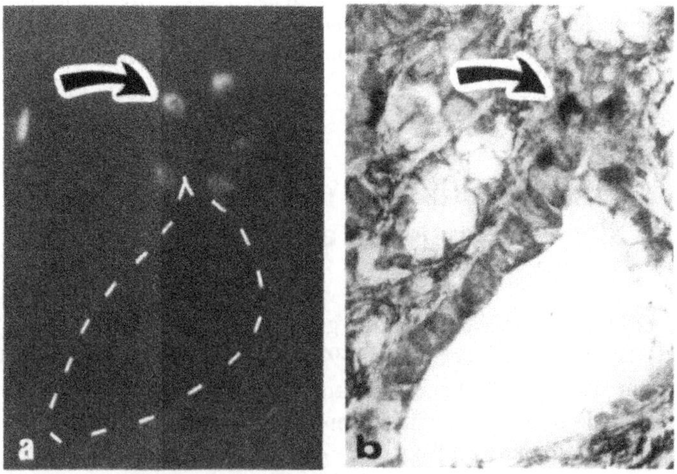

Abb. 6a, b. Enterochromaffine Zellen des menschlichen Duodenum (EC_1). **a** Darstellung biogener Amine mit der Formaldehyd-induzierten Fluoreszenz (*Pfeil*). **b** Darstellung von Substanz P in denselben Zellen (*Pfeil*) am gleichen Gewebsschnitt mit Hilfe der indirekten Immunperoxydase-Methode. Formalin-Dampf-Fixation, Paraffineinbettung. 710×

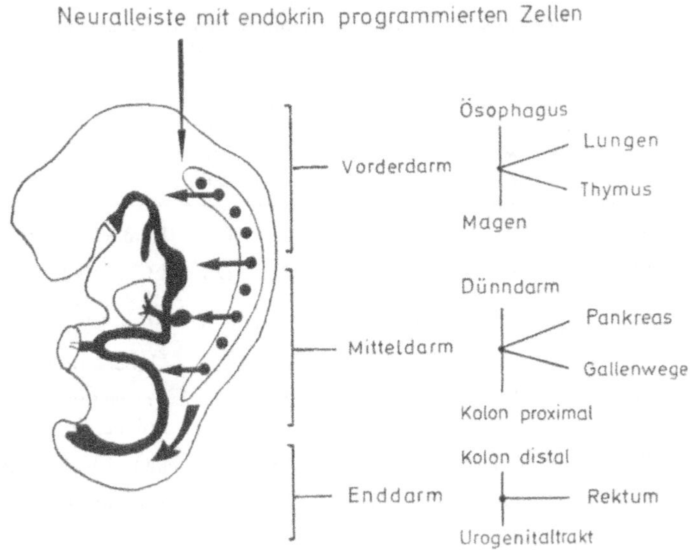

Abb. 7. Hypothetisches Schema zur neuroektodermalen Abstammung des disseminierten (diffusen) endokrinen Zellsystems

mischen Zusammensetzung des Granuluminhaltes. Dieser besteht aus (Pro-) Peptiden, teilweise biogenen Aminen, Proteinen (Trägersubstanzen), ATP, Metallionen u.a.

Die Verteilung der derzeit bekannten Peptide im Magen-Darm-Trakt ist in Abb. 8 dargestellt. Es fällt dabei auf, daß sich die Lokalisation verschiedener Peptide überlappt. Zusätzlich zu den aufgeführten Substanzen sind 10 sog. „Hormonkandidaten" bekannt, die jedoch weder chemisch noch funktionell charakterisiert sind.

In der Bronchialschleimhaut ist beim erwachsenen Menschen bislang nur eine Zelle beschrieben worden, die als K-Zelle (Kultschitzky-Zelle: BENSCH et al. 1965) oder als P_a-Zelle (HAGE et al. 1977; CAPELLA et al. 1978) bezeichnet wird. Sie enthält nicht-argentaffine runde Sekretgranula mit dichtem Kern (Durchmesser 100–200 µm). Die Zellen sind spärlich, ein zellspezifisches Produkt ist bisher nicht bekannt (BONIKOS u. BENSCH 1977). Aus der Lunge wurden ein Angiotensin-ähnliches Peptid (BERKOV 1974; SAID 1974; ALLISON u. CLAY 1976), ein dem Vasoactive Intestinal Peptide-(VIP) ähnliches Peptid (SAID u. MUTT 1969) sowie ein Bombesin-ähnliches Peptid (ERSPAMER u. MELCHIORRI 1975) extrahiert. Die Zuordnung eines dieser Peptide zu einem bestimmten Zelltyp gelang bisher noch nicht.

F. Sekretion und Wirkung

Die Peptide der disseminierten (diffusen) endokrinen Zellen entfalten ihre Wirkung nach Exozytose des Hormongranulums auf verschiedene Weise.

Tabelle 1. Gegenwärtig bekannte Zelltypen des disseminierten (diffusen) endokrinen Zellsystems. (Nach SOLCIA et al. 1978)

Lunge, Trachea, Larynx	Thymus	Pankreas	Magen		Dünndarm		Dickdarm	Urethra, Prostata	Produzierte Substanzen
			Corpus	Antrum	proximal	distal			
[P][a]	(P)	P	P	P	P	?		P	Bombesin-ähnlich (?)
(EC)[b]	EC	EC	EC	EC	EC	EC	EC	EC	EC_1: 5-HT[c], Substanz P[c] EC_2: 5-HT[c], Motilin EC_n: 5-HT[c], andere (?)
(X)[b]	(X)[b]	?	X	(X)	X	X	X		Unbekanntes Peptid
		D_1	D_1	D_1	D_1	D_1	D_1		Vasoactive intestinal Polypeptide (?)
		PP	(PP)[b]	(PP)[b]	(PP)[b]	(PP)[b]	(PP)[b]		Pancreatic Polypeptide
		D	D	D	D	D	D		Somatostatin[c]
		B							Insulin
		A	[(A)][a,b]		?				Glukagon
			ECL						Unbekanntes Peptid, H[c] oder 5-HT[c]
		[(G)][a,b]		G	G				Gastrin[c]
					S	S			Sekretin
					I	I			Cholezystokinin[c]
					K	K			Gastric Inhibitory Peptide
						N			Neurotensin
					L	L	L		Enteroglukagon

[a] Beim Fötus oder Neugeborenen, nicht oder selten beim Erwachsenen
[b] Nur bei Tieren
[c] Diese Substanzen kommen auch im Nervensystem vor
H = Histamin; 5-HT = 5 Hydroxytryptamin = Serotonin

Der klassische Weg geht über die *Sekretion in die Blutbahn*. Hormone, die ins Blut gelangen, werden via systemischer Zirkulation vom Sekretionsort zur Zielzelle transportiert. Als solche Hormone gelten Gastrin, Sekretin, Cholezystokinin, Gastric Inhibitory Peptide (GIP), Motilin, Enteroglukagon (Glicentin) und 5-Hydroxytryptamin.

Weiterhin kann angenommen werden, daß sog. *parakrine (lokal wirkende) Substanzen* existieren, welche von der produzierenden Zelle entweder direkt an die Zielzelle abgegeben werden (LARSSON et al. 1979) oder über einen lokalen Kreislauf zur Zielzelle gelangen. Der Beweis dieses durch FEYRTER (1953) eingeführten Konzeptes steht derzeit noch aus. Es ist aber kaum denkbar, daß Substanzen mit extrem kurzer Halbwertzeit (weniger als 1 min) über den Blutkreislauf zum Zielorgan gelangen können. Somatostatin ist das bekannteste Beispiel einer vermutlich parakrin wirkenden Substanz (Abb. 4b). Weitere Kandidaten sind Substanz P, VIP und Neurotensin.

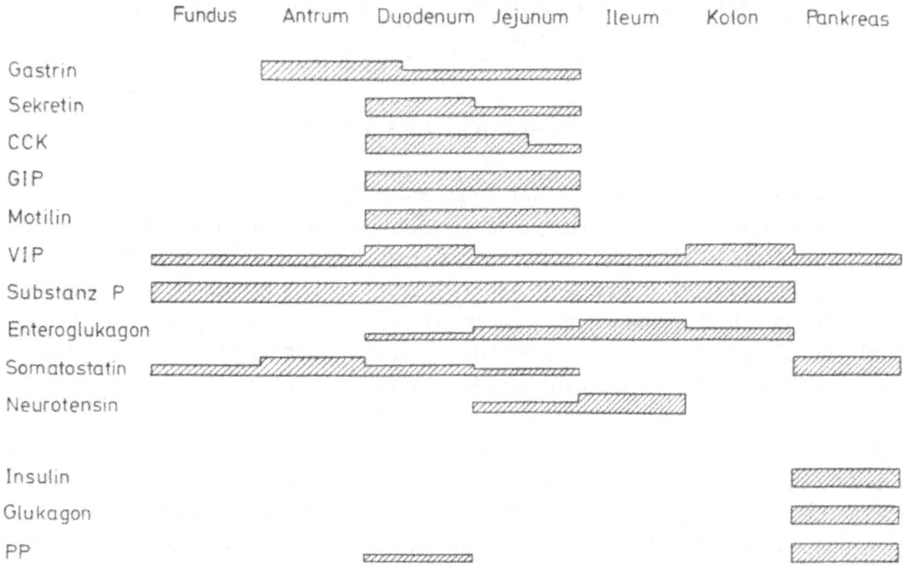

Abb. 8. Verteilung von Peptiden des disseminierten endokrinen Zellsystems im Gastrointestinaltrakt des Menschen. Die Breite der Balken gibt einen Anhalt für die jeweilige Konzentration der Substanzen. Cholezystokinin (CCK), Gastric Inhibitory Polypeptide (GIP), Vasoactive Intestinal Polypeptide (VIP), Pancreatic Polypeptide (PP). (Modifiziert nach GROSSMAN 1977)

Es ist charakteristisch und für das Konzept eines umfassenden neuroendokrinen Regulationssystems von erstrangiger Bedeutung, daß gewisse, in endokrinen Zellen nachgewiesene Substanzen auch in Ganglienzellen und Axonen gefunden werden konnten. In Ganglienzellen und Axonen sind sie vermutlich als *Neurotransmitter* aktiv. Es handelt sich dabei nicht unbedingt um identischeMoleküle, aber um Teilsequenzen von Hormonen. Nebst den als Transmitter akzeptierten Substanzen wie Katecholaminen und Acetylcholin sind 5-Hydroxytryptamin und Peptide, wie Substanz P, VIP, Neurotensin, Cholezystokinin und Cholezystokinin-Teilsequenzen (REHFELD et al. 1980) (sowie wahrscheinlich Endorphine) in Nerven und endokrinen Zellen nachgewiesen worden (HÖKFELT et al. 1980). Interessant ist in diesem Zusammenhang, daß sowohl in argentaffinen Zellen als auch in Ganglienzellen biogene Amine (5-Hydroxytryptamin) und Substanz P in derselben Zelle (Abb. 6), in argentaffinen Zellen (EC_2-Zellen) möglicherweise zusätzlich noch Motilin nachgewiesen werden können (HEITZ et al. 1976, 1978; HÖKFELT et al. 1980)

Schließlich ist es möglich, daß einzelne Peptide auch in das Lumen des Magen-Darm-Traktes *ekkrin* sezerniert werden und auf diese Weise ihre Wirkung entfalten. Für diese Möglichkeit könnte die Beobachtung sprechen, daß manche endokrinen Zellen mit ihrem apikalen Zellpol das Drüsenlumen erreichen und Mikrovilli an der Oberfläche tragen. Ein Beweis für einen derartigen Wirkungsmechanismus steht derzeit jedoch noch aus (Übersichten: GROSSMAN 1977; MITSCHKE 1977; BLOOM u. POLAK 1978; BUCHANAN 1979).

G. Reaktive Veränderungen der disseminierten endokrinen Zellen

I. Ulcus duodeni und ventriculi

Da beim Duodenalulkus in der Regel eine Hyperchlorhydrie besteht, wäre unter einer intakten Regulation eine verminderte Gastrinsekretion, evtl. auch eine reduzierte G-Zellmasse zu erwarten. Die vorliegenden Untersuchungen hierfür lieferten bis jetzt jedoch sehr widersprüchliche Ergebnisse (Lit.: MITSCHKE 1977; HEITZ 1977). Neben einer gesteigerten Gastrinfreisetzung, vor allem nach Mahlzeiten und anderen Reizen, wurden normale oder sogar erniedrigte Werte mitgeteilt. Auch die G-Zellzahl wurde erhöht (POLAK et al. 1972; MITSCHKE u. BECKER 1973) bis normal gefunden (CREUTZFELDT et al. 1976a). Wahrscheinlich sind diese unterschiedlichen Ergebnisse auf methodische Probleme und eine uneinheitliche Ulkusätiologie zurückzuführen. Morphologischerseits ist es beispielsweise schwierig, quantitativ den Normalzustand der G-Zellmasse zu erfassen, da offensichtlich bereits beim Gesunden eine enorme Streubreite existiert (KEUPPENS et al. 1980; HEITZ u. OBERHOLZER, unveröffentl. Beob.). Die genaue Rolle des Gastrins in der Pathogenese des Ulcus duodeni gilt es daher noch abzuklären. Für das Ulcus ventriculi gelten prinzipiell dieselben Feststellungen wie für das Duodenalulkus.

II. Chronische Gastritis mit Achlorhydrie und perniziöser Anämie

Bei atrophischer Fundusgastritis mit erhaltenem Antrum, wie sie bei der perniziösen Anämie vorliegt, kommt es zu einer Hypergastrinämie infolge einer fehlenden HCL-Inhibition. Korrelierend zur Hypergastrinämie findet sich eine G-Zellhyperplasie im Antrum (POLAK et al. 1972, 1973a) mit erhöhter Gastrinkonzentration (CREUTZFELDT et al. 1971) (Abb. 9 u. 10). In der atrophischen und intestinalisierten Corpusschleimhaut ist ebenfalls eine endokrine Zellproliferation nachzuweisen (HAMPERL 1927), wobei es sich überwiegend (75%) um ECL-Zellen handelt (RUBIN 1969; SOLCIA 1972) (Abb. 11). Weiterhin beteiligen sich EC-Zellen (10%), D-Zellen (4%) und nicht klassifizierbare Zellen (11%; RUBIN 1973) an dem Proliferationsvorgang. Die ECL-Zellproliferation kann offensichtlich nach längerem Bestehen zu multiplen ECL-Karzinoiden Anlaß geben (s.S. 1110). Eine ähnliche ECL-Hyperplasie findet sich auch in der hypertrophierten Corpusschleimhaut beim Zollinger-Ellison-Syndrom (SOLCIA et al. 1970; BORDI et al. 1974; BHAGAVAN et al. 1974).

III. Magenkarzinom

Beim Corpuskarzinom des Magens mit Hypochlorhydrie kommt es zu den gleichen Veränderungen der gastralen endokrinen Zellen in der erhaltenen

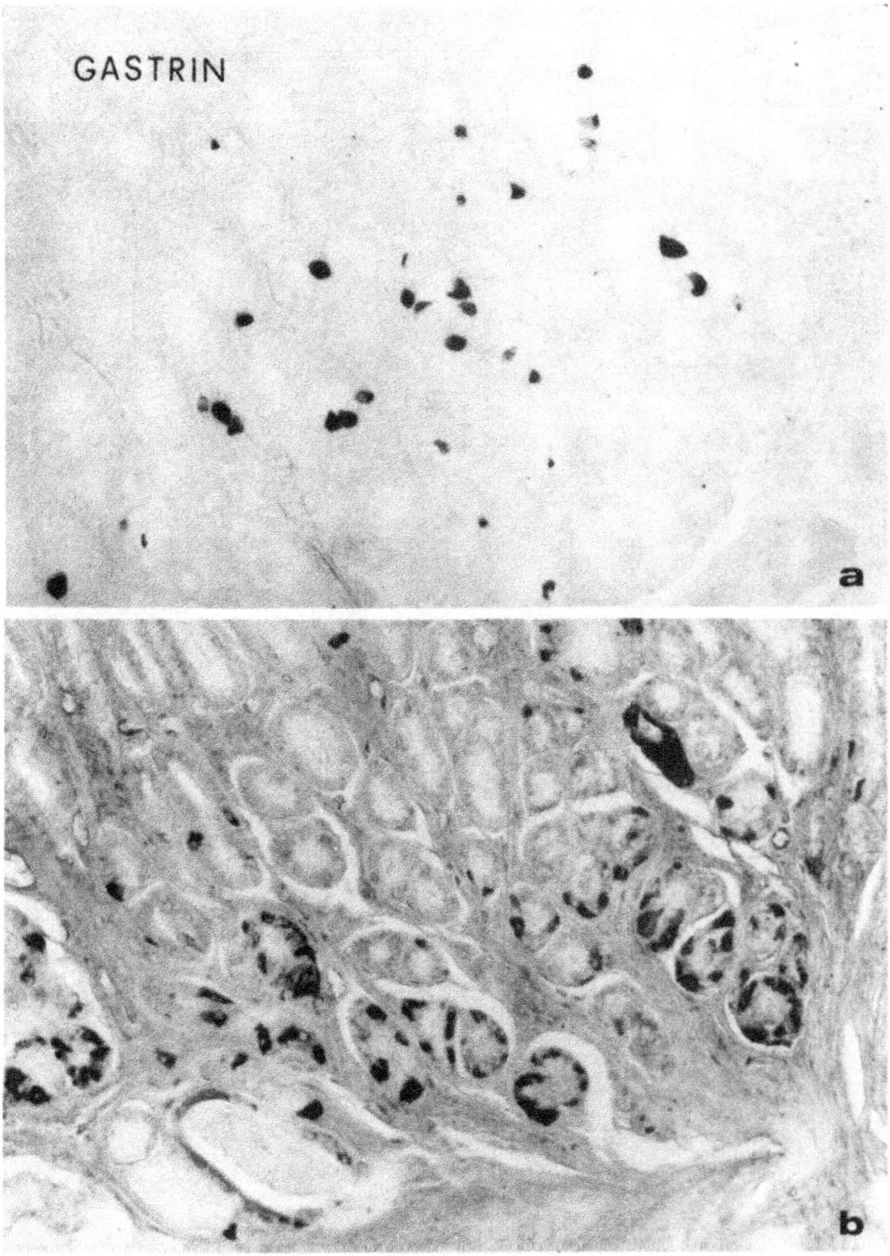

Abb. 9. a Normale G-Zellzahl und **b** G-Zellhyperplasie im Magenantrum eines Perniziosamagens mit intestinalisierter atrophischer Corpusgastritis. Immunzytochemie (PAP) für Gastrin. 213×

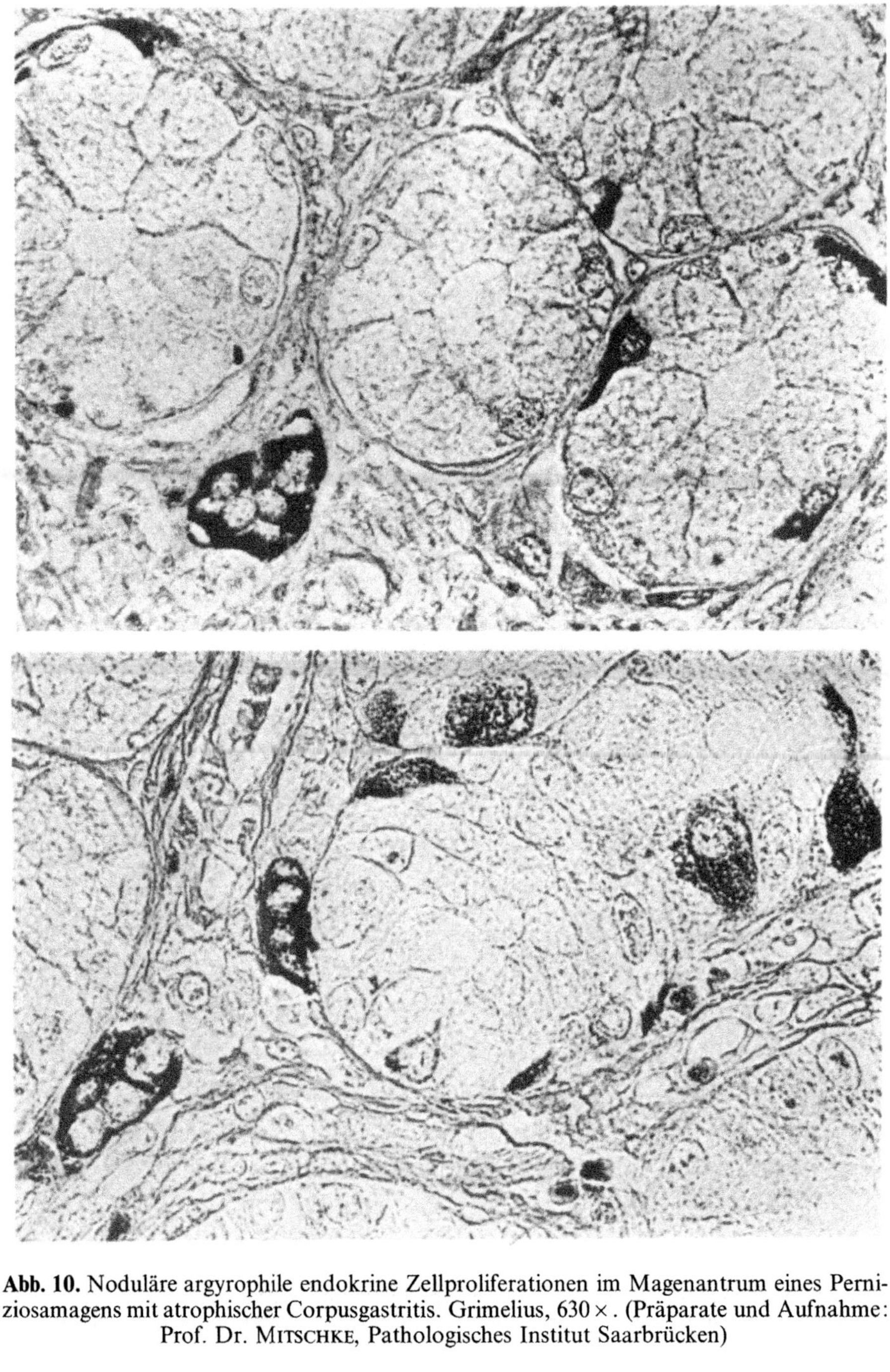

Abb. 10. Noduläre argyrophile endokrine Zellproliferationen im Magenantrum eines Perniziosamagens mit atrophischer Corpusgastritis. Grimelius, 630×. (Präparate und Aufnahme: Prof. Dr. MITSCHKE, Pathologisches Institut Saarbrücken)

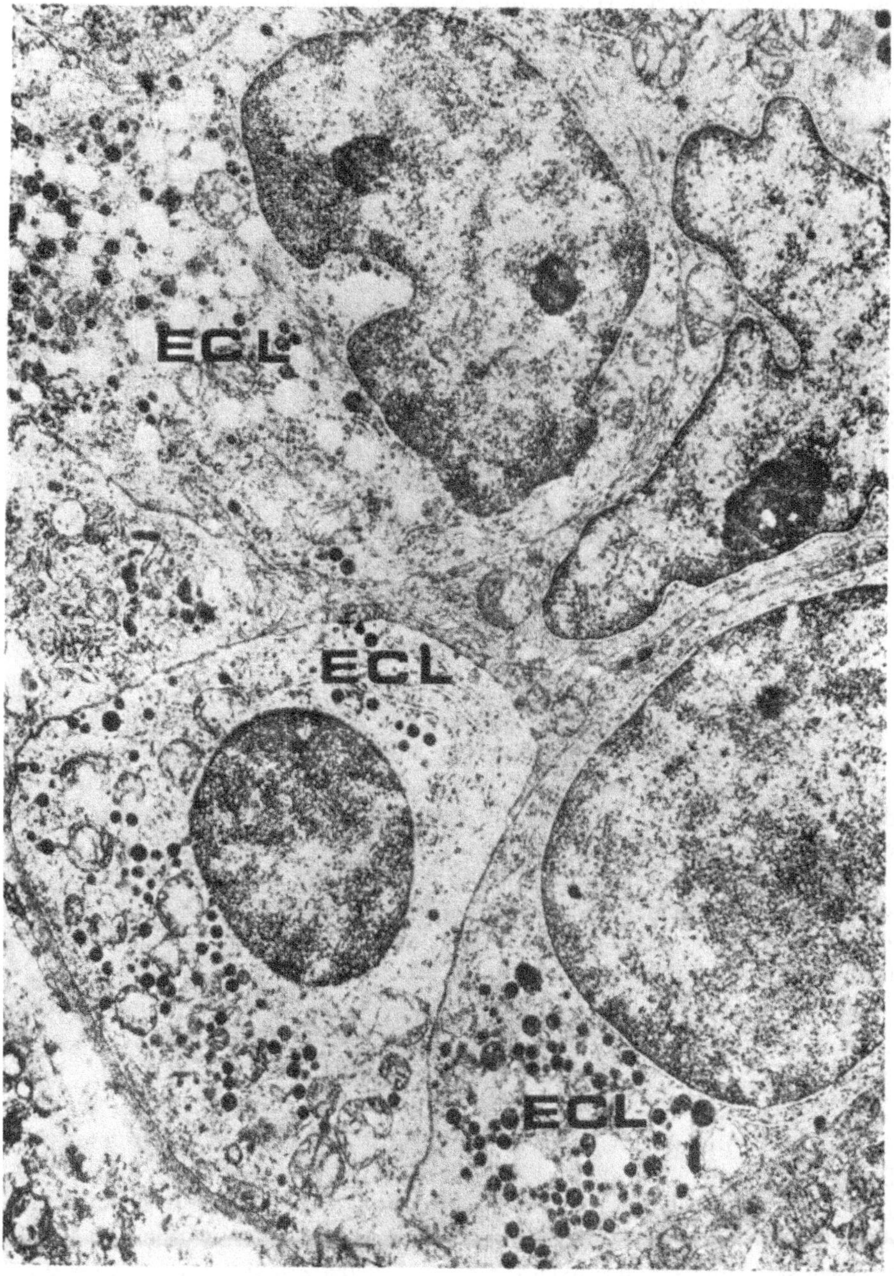

Abb. 11. Endokrine ECL-Zellkomplexe im Corpusbereich eines Perniziosamagens. 6400 ×. (Präparat und Aufnahme: Prof. Dr. MITSCHKE, Pathologisches Institut Saarbrücken)

Schleimhaut wie unter Hypochlorhydrie bei chronischer Gastritis (POLAK et al. 1971b). Als eine von der Chlorhydrie unabhängige Reaktion ist das vermehrte Auftreten von endokrinen Zellen bei 3–8% der Magenkarzinome zu werten (AZZOPARDI u. POLLOCK 1963; KUBO u. WATANABE 1971). Wahrscheinlich wird die Proliferation dieser endokrinen Zellen durch das Tumorwachstum ausgelöst und stellt keine echte Neoplasie dar.

IV. Der operierte Magen

Im zurückgelassenen Antrumrest nach Billroth-II-Resektion ist eine ausgeprägte G-Zellhyperplasie nachweisbar (SOLCIA 1972), da durch den Fortfall der Säureinhibierung die Gastrinproduktion der G-Zellen ständig stimuliert bleibt. Die Folge sind postanastomotische Ulzera.

Nach Vagotomie ohne Antrektomie wird die Ansprechbarkeit der Parietalzellen für Gastrin herabgesetzt. Die verminderte HCL-Produktion führt wiederum zu erhöhten Gastrinspiegeln. Ultrastrukturell findet sich in Abhängigkeit von der HCL-Suppression eine Aktivierung der G-Zellen (MITSCHKE 1977).

V. Endokrinopathien

Eine primäre Hyperplasie der antralen G-Zellen (antrale Gastrinose) wurde beim Zollinger-Ellison-Syndrom Typ I beschrieben (POLAK et al. 1972). Der Beweis einer Hyperplasie der G-Zellen und des kausalen Zusammenhanges mit dem klinischen Bild steht bislang jedoch noch aus. Im Magencorpus kommt es zu einer ECL-Zellvermehrung (BORDI et al. 1974).

Beim primären Hyperparathyreoidismus und bei Akromegalie sind die G-Zellen der Antrumschleimhaut vermehrt (CREUTZFELDT et al. 1971; POLAK et al. 1971a). Allerdings fanden CREUTZFELDT et al. (1975) in weiteren Untersuchungen beim Hyperparathyreoidismus normale G-Zellzahlen.

VI. Darmerkrankungen

Endokrine Regulationsstörungen im Darmtrakt sind noch wenig untersucht. Bei Zöliakie wiesen POLAK et al. (1973b) immunhistologisch eine S-(Sekretin)-Zellhyperplasie nach. Die Zellen erschienen ultrastrukturell gut granuliert, so daß eine verminderte Freisetzung des Sekretins diskutiert wurde. Außer den S-Zellen sind offensichtlich auch die EC-Zellen bei Zöliakie vermehrt (WALTER u. ROSSIPAL 1977). Die GIP- und G-Zellzahl wurde als normal beschrieben (CREUTZFELDT et al. 1976b).

AHONEN et al. (1976) fanden semiquantitativ bei Colitis ulcerosa eine verminderte, beim Colon irritable dagegen eine hohe Zahl an EC-Zellen in der Kolonmukosa. Eine Korrelation in der Abnahme der EC-Zellzahl zur Intensität oder Dauer der Colitis ulcerosa fand sich nicht (SKINNER et al. 1971).

Morphometrische, immunhistologische und ultrastrukturelle Untersuchungen der endokrinen Zellen des Kolons bei Hirschsprungscher Erkrankung ergaben keine Unterschiede in der Häufigkeit und Verteilung im ganglionären und im aganglionären Segment sowie im Vergleich zu Kontrollen (CRISTINA et al. 1978).

H. Karzinoide

I. Geschichte

An Appendix- und Dünndarmkarzinoiden erfolgten die klassischen Erstbeschreibungen dieser besonderen Tumorgruppe (s. Zeittafel Tabelle 2). Ihre endokrinologische Natur und ihre Abstammung von den gelben chromaffinen und argentaffinen Zellen der Lieberkühnschen Krypten, den Kultschitzky-Zellen wurde von HUEBSCHMANN 1910 vermutet und 1914 von GOSSET u. MASSON bewiesen. CASSIDY teilte 1930 die erste Beobachtung eines Karzinoidsyndroms mit. Dieser Bericht geriet in Vergessenheit, und es dauerte weitere 20 Jahre ehe in engem Zusammenhang mit der Isolierung und Synthese des Serotonins (RAPPORT et al. 1948; HAMLIN u. FISCHER 1951) und seiner Lokalisation in den Kultschitzky-Zellen (ERSPAMER u. ASERO 1952) die endokrinologische Symptomatik der Karzinoide eindeutig erkannt wurde (Erstbeschreibungen s. Tabelle 2). Das Karzinoid-Syndrom war gebo-

Tabelle 2. Zeittafel zum klassischen Karzinoid und Karzinoid-Syndrom (Lit. bei SANDERS 1973; OTTO et al. 1976)

Befund	Autoren
Erstbeschreibungen von Appendixkarzinoiden	MERLING (1838), LANGHANS (1867), BEGER (1882)
Erstbeschreibung von multiplen Ileumkarzinoiden und Beziehung zu Lieberkühnschen Krypten	LUBARSCH (1888)
Prägung des Begriffs Karzinoid an Dünndarmtumoren. Einschätzung als vornehmlich benigner Tumor	OBERNDORFER (1907)
Abstammung der Karzinoide aus den enterochromaffinen Kultschitzky-Zellen vermutet	HUEBSCHMANN (1910)
Nachweis gleichartiger Argentaffinität in enterochromaffinen Zellen und Dünndarmkarzinoiden (Argentaffinome)	GOSSET u. MASSON (1914)
Erstbeschreibungen des klassischen Karzinoid-Syndroms	ISLER u. HEDINGER (1953), ROSENBAUM et al. (1953), THORSON et al. (1954)
Nachweis von Oxytryptamin in Darmkarzinoiden	RATZENHOFER u. LEMBECK (1954)
Serotoninsekretion	SJOERDSMA et al. (1960)
Kallikreinsekretion	OATES et al. (1964)
Substanz-P-Bildung u.a.	HAKANSON et al. (1977)

ren. In den Jahren darauf wurde die ursächliche Bedeutung des Serotonins und weiterer Peptide (Kallikrein, Substanz P u.a.) für die Pathophysiologie des Karzinoid-Syndroms aufgeklärt und eine Reihe von biochemischen und endokrinologischen Besonderheiten herausgestellt (OATES u. SJOERDSMA 1962; FELDMAN 1978).

II. Definition und Klassifikation

Der Begriff des Karzinoids definiert in klassischem und spezifischem Sinne den Tumor der enterochromaffinen Zellen (EC-Zellen) des Dünndarms und der Appendix, der von GOSSET u. MASSON (1914) auch als Argentaffinom bezeichnet wurde. Dieser langsam wachsende aber eindeutig maligne Tumor kann nach ausgedehnter Metastasierung in die Leber die Ursache eines klassischen Karzinoid-Syndroms werden, welches durch Flushsymptomatik, Diarrhö, Zyanose, Asthma und Veränderungen des rechten Herzens geprägt wird (GRAHAME-SMITH 1974).

Mit der Erkenntnis, daß die EC-Zellen nur ein Teil des umfassenden disseminierten (diffusen) endokrinen Zellsystems sind (Helle Zellen-System von FEYRTER; APUD-Zellsystem von PEARSE), welches weit über den Gastrointestinaltrakt hinausreicht, muß heutzutage der Karzinoidbegriff weiter gefaßt werden. Das Karzinoid gehört teleologisch gesehen zu den Neurokristomen[1] und den Apudomen, – Begriffe, die der vermuteten neuroektodermalen Abstammung dieses Zellsystems und ihren charakterisierenden biochemischen Eigenschaften Rechnung tragen (PEARSE 1977). Innerhalb dieser Geschwülste bezeichnen die *Karzinoide jene Tumoren, die histogenetisch aus den disseminierten endokrinen Zellen des gesamten Primitivdarms hervorgehen und in Abhängigkeit von Lokalisation und Tumorgröße eine unterschiedliche Malignitätsrate und endokrine Symptomatik aufweisen.* Ausgenommen vom Begriff der Karzinoide bleiben die medullären (C-Zellen) Karzinome der Schilddrüse und die endokrinen Pankreastumoren. Im letzteren Fall gibt es allerdings Überschneidungen, was vor allem für die Gastrin-produzierenden Tumoren (Gastrinome) gilt. Diese kommen sowohl im Pankreas als auch im Magen und Duodenum vor und gaben daher Anlaß zu dem Begriff Karzinoid-Inselzelltumor (WEICHERT et al. 1971).

Eine differenzierte histogenetische Klassifizierung unterscheidet zwischen *Vorder-, Mittel- und Enddarmkarzinoiden* (WILLIAMS u. SANDLER 1963). Zu den *Vorderdarmkarzinoiden* gehören die Karzinoide des Tracheobronchialbaums, Thymus, Ösophagus, Magens proximalen Duodenums, der Gallenwege und des Pankreas; zu den *Mitteldarmkarzinoiden* die Karzinoide des distalen Duodenums, Jejunums, Ileums, der Appendix, des Zökums und des Colon ascendens; und zu den *Enddarmkarzinoiden* die Karzinoide des linksseitigen Kolons und des Rektums. Eine weitere Gruppe der Karzinoide besiedelt den Urogenitaltrakt, insbesondere die Cervix uteri und die Gonaden. Die hormonelle Symptomatik der verschiedenen Karzinoide ist zumeist durch die Produktion jener Hormone bestimmt, die auch in den orthologen endokrinen Zellen der jeweiligen Region nachgewiesen werden können. Darüber hinaus ist jedoch auch eine ektope Hor-

[1] Neurokristome: Zellen dieser Tumoren entstammen der „crista neuralis“ (Neuralleiste)

monproduktion (insbesondere ACTH-Produktion) möglich, wie dies vor allem für die Bronchuskarzinoide gilt.

Problematisch hinsichtlich Abstammung und Nomenklatur bleiben Zwischenformen zwischen exokrinen Karzinomen und endokrinen Karzinoiden (RATZENHOFER 1977; RATZENHOFER u. AUBÖCK 1980), die als Mukokarzinoide, Adenokarzinoide, Becherzellkarzinoide oder auch amphikrine Karzinoide geführt werden. RATZENHOFER (1977) stellte fließende Übergänge zwischen reinen Adenokarzinomen, amphikrinen Karzinoiden und reinen Karzinoiden fest und wertet diese Befunde als Hinweis für die entodermale Natur der enteralen endokrinen Zellen.

III. Häufigkeit, Alters- und Geschlechtsverteilung

Die genaue Inzidenz der Karzinoide ist nicht bekannt, da sich nur ein Teil klinisch bemerkbar macht, während der andere Teil asymptomatisch ist und auch autoptisch wegen der Unscheinbarkeit des Befundes oft nicht abgeklärt wird. In Obduktionsserien schwanken die Zahlen zwischen 0,14 und 0,34% (Lit.: OTTO et al. 1976). Appendixkarzinoide wurden in über 200000 Appendektomie-Präparaten in 0,17% gefunden (Lit.: SANDERS 1973).

Von 3600 Karzinoiden lagen 44% in der Appendix, 28% im Dünndarm und 20% im Dickdarm (SANDERS 1973). WILSON et al. (1970) stellten 3718 abdominale Karzinoide zusammen, wovon 45% in der Appendix, 28% im (Jejunum-) Ileum, 16% im Rektum, 5% im Duodenum, 2% im Magen und 2% im Kolon

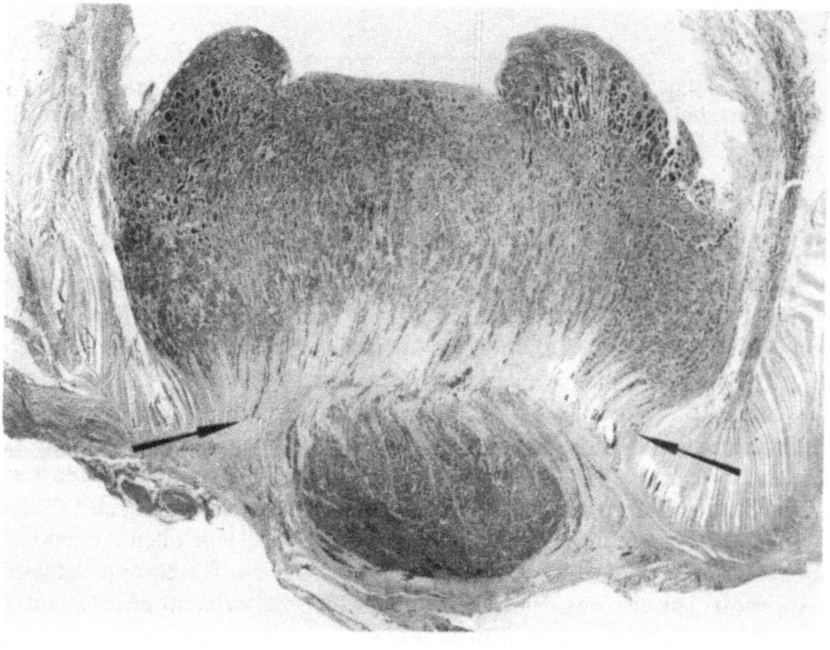

Abb. 12. Dünndarmkarzinoid mit Infiltration der Muscularis propria (*Pfeile*). HE, 4×

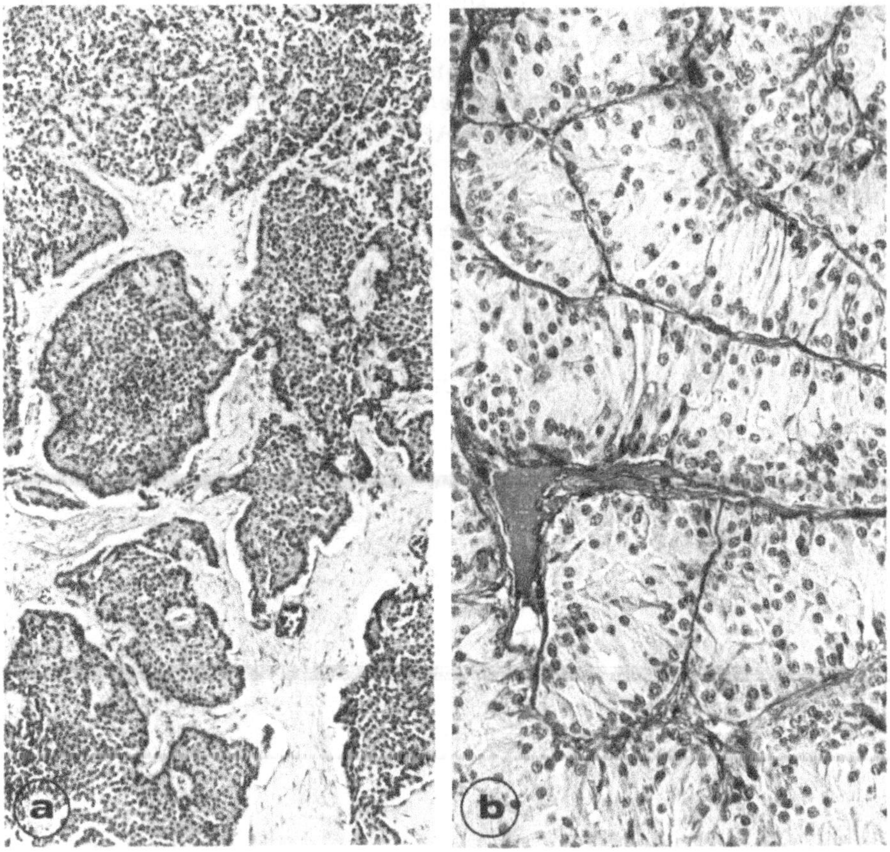

Abb. 13a–d. Histologische Differenzierung in Karzinoiden. **a** Nodulär-solides, **b** trabekulär-bandartiges, **c** tubulo-glanduläres und **d** niedrig-differenziertes plexiformes bis faszikuläres Muster. **a** HE, 115×, **b** PAS, 252×, **c** HE, 115×, **d** PAS, 252×

lokalisiert waren und der Rest von etwa 3% sich auf das Ovar, das Gallengangsystem, das Pankreas und den Ösophagus verteilte. In der Appendix und im Dünndarm stellt das Karzinoid den häufigsten Tumor überhaupt dar. Das Verhältnis von abdominellen Karzinoiden zu Bronchialkarzinoiden betrug in einer Serie von 2837 Karzinoiden etwa 10:1 (Godwin 1975).

Das klassische Karzinoid-Syndrom wird mit einer Häufigkeit von 1,6% bezogen auf alle Karzinoidfälle angegeben (Sanders 1973). Davon entfielen 72% auf Dünndarmkarzinoide, 12% auf ovarielle Karzinoide, 5% auf Dickdarmkarzinoide, 6% auf Magenkarzinoide, 2% auf Appendixkarzinoide und 1% auf Pankreaskarzinoide (Wilson et al. 1970). Karzinoide treten in allen Altersklassen ohne eindeutige Geschlechtsbevorzugung auf, wobei die Karzinoide außerhalb der Appendix jenseits des 50. Lebensjahrs, die Appendixkarzinoide um das 30. Lebensjahr kulminieren (Sanders 1973). Ein familiäres Auftreten ist nur vereinzelt mitgeteilt worden (Eschbach u. Rinaldo 1962; Anderson 1966).

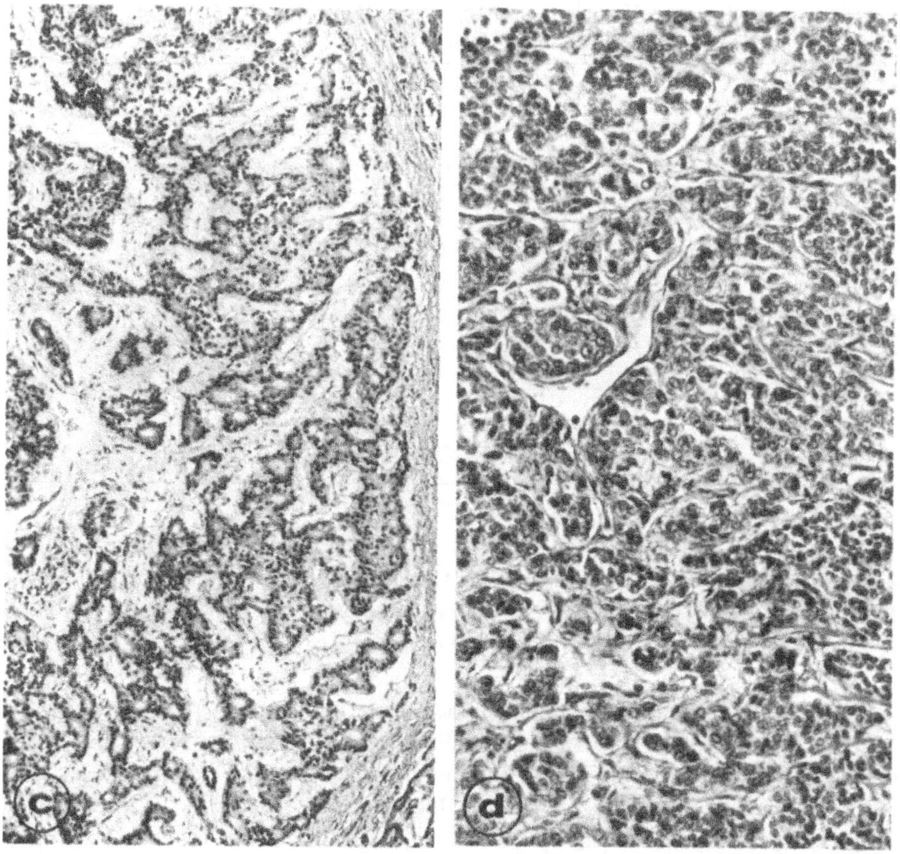

Abb. 13c und d

IV. Allgemeine Morphologie

Das makroskopische Bild der meisten Karzinoide wird durch ihre submuköse Lage bestimmt. Im einzelnen ist es abhängig von ihrer Lokalisation, so daß es daher im nächsten Abschnitt besprochen wird. Gemeinsam ist allen Tumoren eine feste bis ausgesprochen derbe Konsistenz und eine grau-weiße oder – im Falle der Ileum- und Appendixkarzinoide – gelb-graue Farbe ohne gröbere Einblutungen. Alle Karzinoide sind langsam aber infiltrativ wachsende maligne Tumoren (Abb. 12), die in Abhängigkeit von der Infiltrationstiefe (HAJDU et al. 1974) und der Lokalisation zu lymphogenen und später hämatogenen Metastasen führen. Diese übertreffen den Primärtumor häufig an Größe.

Das histologische Bild der Karzinoide unterscheidet zwischen nodulär-soliden, trabekulär-bandartigen, tubulär-glandulären bis pseudo-glandulären und niedrig differenzierten trabekulären, medullären oder faszikulären Tumorformationen (SOGA u. TAZAWA 1971; DAWSON 1976; SOGA 1976) (Abb. 13). Die

Tabelle 3. Häufigkeit und Verteilung (%) der verschiedenen histologischen Karzinoidtypen (n=62) auf die einzelnen Darmabschnitte. (Nach SOGA 1974)

Lokalisation	Histologischer Typ				
	A lobulär-solid	B trabe-kulär	C tubulär	D atypisch	E gemischt
Vorderdarm (Ösophagus bis Duodenum)	1,6	21,0	3,2	6,5	17,7
Mitteldarm (Ileum bis Colon ascend.)	21,0	0	0	0	11,3
Enddarm (Colon transv. bis Rektum)	0	0	0	3,2	14,5
Total	22,6	21,0	3,2	9,7	43,5

meisten Karzinoide zeigen jedoch eine Mischung dieser einzelnen histologischen Muster. Bei den lobulär-soliden Formationen sind die randständigen Zellen oft palisadenartig angeordnet. Unter den niedrig differenzierten Karzinoiden kommen spindelzellige und kleinzellige Tumoren vor. Aufgrund der unterschiedlichen histologischen Muster unterscheiden SOGA u. TAZAWA (1971) sowie MARTIN u. POTET (1974) 5 Typen einschließlich der Mischformen. Von den japanischen Autoren wurde die Häufigkeit dieser histologischen Typen in Beziehung zur Lokalisation analysiert (Tabelle 3). Dabei ergibt sich, daß der Mischformtyp insgesamt gesehen am häufigsten ist.

Die reinen lobulär-soliden Karzinoide liegen ganz bevorzugt im Mitteldarm, die trabekulären und tubulären sowie die niedrig differenzierten bis atypischen Karzinoide dagegen im Vorderdarm, worunter sich manche Formen des kleinzelligen Bronchialkarzinoms und des anaplastischen Magenkarzinoms verbergen.

Das zytologische Bild wird durch die geringe Zellpleomorphie bestimmt. Die sehr uniformen runden bis ovalen Zellkerne liegen in einem breiten Zytoplasma mit feiner Granulierung (Abb. 14) und Eosinophilie. Mitosen sind selten. Bei den niedrig differenzierten atypischen Karzinoiden ist die Zellpleomorphie und die Mitoserate ausgeprägter und das Zytoplasma nur schwach granulär-eosinophil. Teilweise erscheint es sogar klar.

Zur näheren Differenzierung und Charakterisierung der Karzinoide werden die Versilberungsmethode ohne Zusatz einer reduzierenden Substanz (Bestimmung der Argentaffinität) nach MASSON-HAMPERL (SINGH 1964) (Abb. 15a) und die Versilberung mit Zusatz einer reduzierenden Substanz (Bestimmung der Argyrophilität) nach GRIMELIUS (1968) (Abb. 15b) durchgeführt. An weiteren Färbungen seien die Bleihämatoxylinreaktion nach SOLCIA et al. (1969) (Abb. 15c) und die Formalin-induzierte Fluoreszenz (ENERBÄCK 1973) erwähnt. Zum spezifischen Hormonnachweis müssen immunhistologische Methoden eingesetzt werden. Mit ihrer Hilfe wurden Serotonin, Substanz P, Enteroglukagon, Somatostatin, Enkephalin, β-Endorphin, PP, Kalzitonin und Gastrin in Karzi-

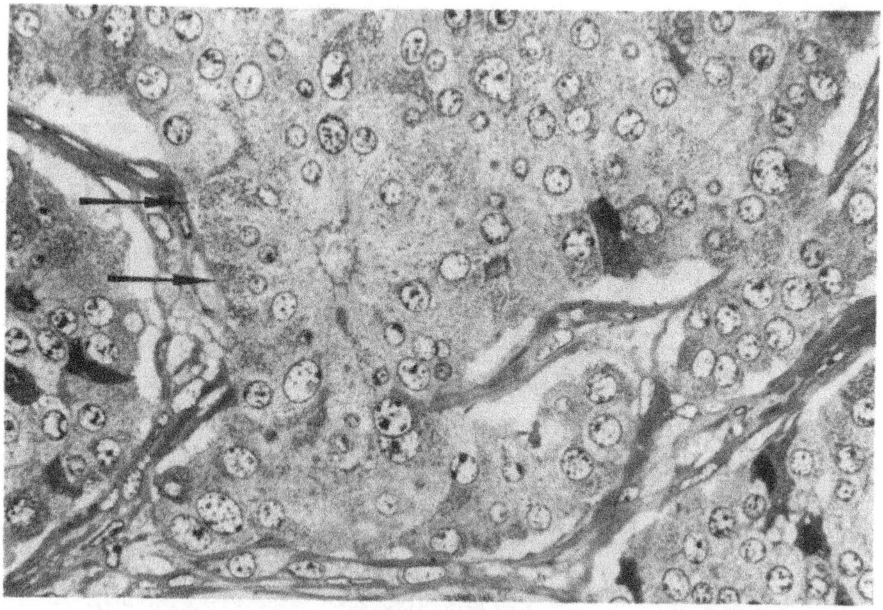

Abb. 14. Karzinoid mit typischer Zytologie: Ovale bis runde Zellkerne in einem breiten basal granulierten Zytoplasma (*Pfeile*). Semidünnschnitt, Toluidinblau, 533×

noiden nachgewiesen (HÅKANSON et al. 1977; SHERMAN et al. 1979; WILANDER et al. 1979a, b; DAYAL et al. 1980; ALUMETS et al. 1980).

Ultrastrukturell enthalten alle Karzinoide endokrine Sekretgranula, deren Form und Größe abhängig vom realisierten Tumorzelltyp und von der Tumordifferenzierung ist.

V. Lokalisation, Malignität und Syndrome

Einen Überblick über die Häufigkeit, Malignität und endokrinologische Aktivität der Karzinoide in Beziehung zur Lokalisation geht aus den Tabellen 4, 5 u. 6 hervor.

1. Tracheabronchialsystem

Die Bronchialkarzinoide, welche wahrscheinlich erstmals von LAENNEC (1831) und MÜLLER (1882) beschrieben wurden, hat KRAMER (1930) unter dem Begriff des Bronchialadenoms eingereiht. Die Bezeichnung Bronchialadenom sollte jedoch heutzutage vermieden werden, da hierunter auch adenoid-zystische und mukoepidermoide Karzinome fallen (HAMPERL 1937).

Die Bronchialkarzinoide sind überwiegend (75–85%) hilusnahe lokalisiert (SALYER et al. 1975), wo sie, entweder vollständig oder teilweise intrabronchial gelegen, die Schleimhaut vorwölben und damit klinisch durch Husten, Hämoptoe

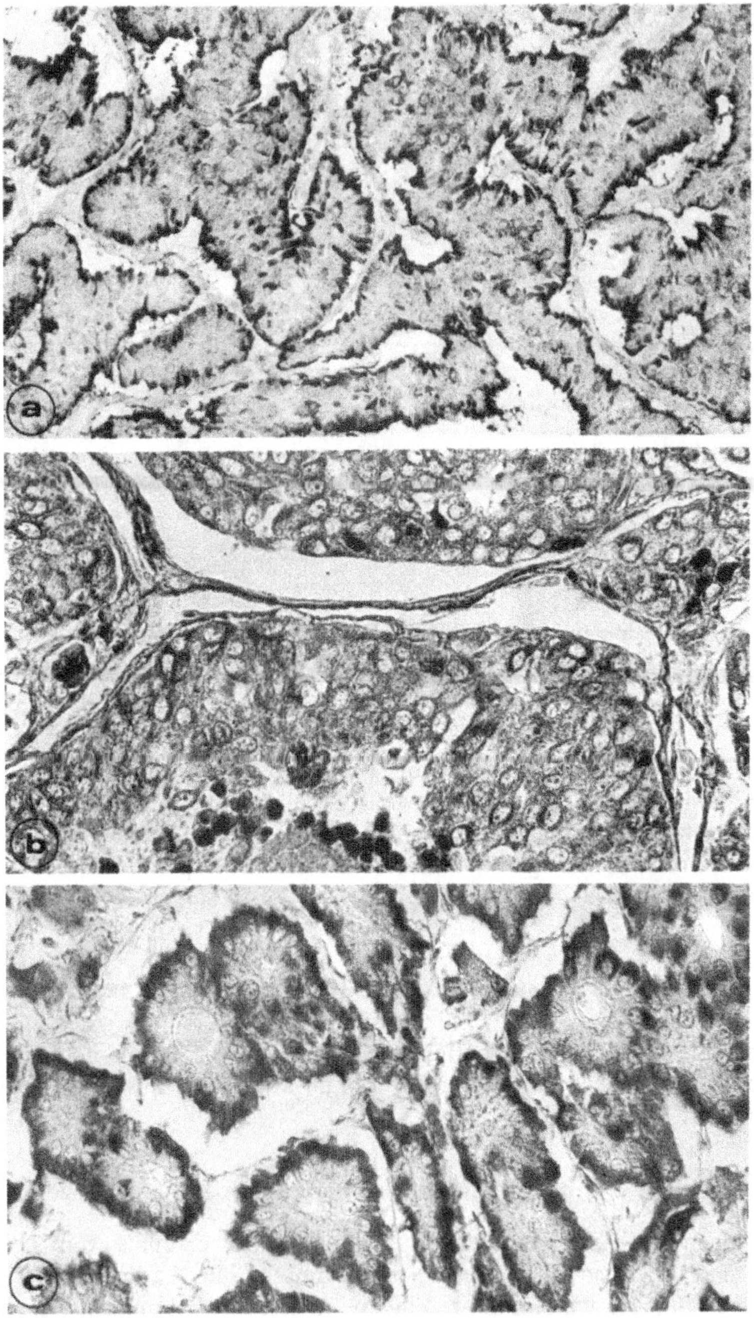

Abb. 15a–c. Spezialfärbungen bei Karzinoiden. **a** Argentaffine Reaktion nach Masson-Hamperl, 252×, **b** Argyrophile Reaktion nach Grimelius, 640×, **c** Bleihämatoxylin-Reaktion, 333× (alles auf 85% verkleinert)

Tabelle 4. Lokalisation, Biologie und Zelltypen gastrointestinaler Karzinoide. (Zusammengestellt nach der Literatur: WILSON et al. 1970; SANDERS 1973; GODWIN 1975; SYRACUSE et al. 1979 u.a.)

Lokalisation	Häufigkeit %	Größe cm	Malignität %	Karzinoid Syndrom % der Fälle[a]	Andere Syndrome	Zelltypen
Appendix	40–45	0,5–1		–[c]	–	EC
typisches Karzinoid			2			
Becherzellkarzinoid			20			
(Jejunum) – Illeum[b]	25–30	1–2	34–37	67	–	EC, D, L
Rektum	10–20	0,5–1	7–18	–[c]	–	EC, D, L,?
Duodenum	1–5	1–2	20–30	3	ZES	G, D, EC
Magen				6	ZES	ECL, EC, G, D,?
typisches Karzinoid	2–3	1–2	23–36		Cushing	
atypisches Karzinoid	?	2	hoch			
Kolon	2–4	1–4	50–60	4	–	EC, L, D

[a] Nach WILSON et al. 1970
[b] Häufig multiples Auftreten
[c] Karzinoidsyndrom nur in Einzelfällen beschrieben
ZES Zollinger-Ellison-Syndrom

Tabelle 5. Relative 5-Jahres-Überlebensrate bei gastrointestinalen Karzinoiden (%). (Nach GODWIN 1975)

Lokalisation des Primärtumors	Lokal	Ausdehnung Regional	Metastasen	Alle Stadien
Magen	93	23	0	52
Dünndarm				
Zökum	75	59	19	54
Kolon	77	65	17	52
Rektum und Rectosigmoid	92	44	7	83
Appendix	99	100	27	99
Alle Lokalisationen	94	64	18	82

oder Pneumonie auffallen. Vielfach wachsen sie infiltrativ in das extrabronchiale Gewebe ein, wobei die Tumoren im Mittel einen Durchmesser von 2 cm (1–5 cm) erreichen (Abb. 16). Die selteneren peripheren Bronchialkarzinoide sind etwa von gleicher Größe. Klinisch sind diese oft nur durch einen uncharakteristischen Brustschmerz gekennzeichnet. Gelegentlich wurden peripher multiple „miliare“ Karzinoide beobachtet (MILLER et al. 1978). Karzinoide im Trachealbaum und paranasalen Sinus sind Raritäten (BRISELLI et al. 1978; KAMEYA et al. 1980).

Tabelle 6. Lokalisation, Biologie und Zelltypen von extragastrointestinalen Karzinoiden. (Zusammengestellt nach der Literatur)

Lokalisation	Relative Häufigkeit +–+++	Größe cm	Malignität %	Syndrome	Zelltypen
Lunge					
typische Karzinoide	+++	1–2	5	Karzinoid-S.	P, C,?
atypische Karzinoide	+	4–5	66	Cushing-S.	
Thymus	(+)	5–15	40	Cushing-S.	?
Ovar	+	5–25	6	Karzinoid-S.	EC, C
Hoden	(+)	1–8	gering	(Karzinoid-S.)	EC, D, A, PP
Zervix	(+)	2	hoch	Hypoglykämie-S.	?
Niere	(+)	3	gering	–	EG, ?

Histologisch finden sich solid paraganglioide und trabekuläre Muster verwirklicht (Salyer et al. 1975; Capella et al. 1979; Cooney et al. 1979) (Abb. 17). Über die Hälfte der Tumoren reagiert argyrophil, jedoch nur ausnahmsweise argentaffin. Das Tumorstroma ist gut vaskularisiert und enthält bei Infiltration des Bronchialknorpels oft metaplastische Knochenherde. Zytologisch finden sich neben dem uniformen Tumorzelltyp mit feingranulärem Zytoplasma und rundem Zellkern gelegentlich spindelzellige und eosinophile (onkozytäre) Varianten. Die spindelzelligen und kleinzelligen Karzinoide mit Pleomorphismus und gesteigerter Mitoserate, welche auch als atypische Bronchialkarzinoide bezeichnet werden und oft große (5–9 cm) peripher gelegene Tumoren bilden (Arrigoni et al. 1972; Okike et al. 1976), stellen die vieldiskutierte Verbindung der Bronchialkarzinoide zu den kleinzelligen Bronchialkarzinomen her. Obwohl epidemiologisch und biologisch große Unterschiede zwischen Karzinoiden und kleinzelligen Bronchialkarzinomen bestehen (Godwin u. Brown 1977), finden sich eine Reihe von endokrinologischen Gemeinsamkeiten, wie der Nachweis von Zellen mit Peptidhormongranula und eine gleichartige Hormonproduktion (Bensch et al. 1968; Gould u. Chejfec 1978), die auf eine gemeinsame Abstammung aus den disseminierten endokrinen Zellen der Bronchialschleimhaut hindeuten (Feyrter 1960; Gould et al. 1978).

Ultrastrukturell finden sich sowohl Zelltypen mit kleinen Peptidhormongranula, die den P-Zellen der fetalen und adulten Lunge entsprechen (Capella et al. 1979) (Abb. 18), als auch Zellen mit großen polymorphen sekretorischen Granula, die den Typ 3-Zellen nach Hage ähneln (Hage 1973) (Abb. 19). Die erstgenannten Zellen wurden vor allem im Zusammenhang mit der Sekretion von ACTH, Vassopressin als auch 5-HT beobachtet, die letztgenannten nur mit 5-HT, obwohl sie keine Ähnlichkeit mit den intestinalen EC-Zellen aufweisen (Capella et al. 1979). Typische EC-Zellkarzinoide scheinen eine Ausnahme darzustellen (Patschefsky et al. 1974).

Immunzytochemisch konnten in Bronchialkarzinoiden und kleinzelligen Bronchialkarzinomen vor allem ACTH (Abb. 17d), Kalzitonin und Serotonin nachgewiesen werden (Havemann u. Gropp 1980). Kalzitonin-positive Karzi-

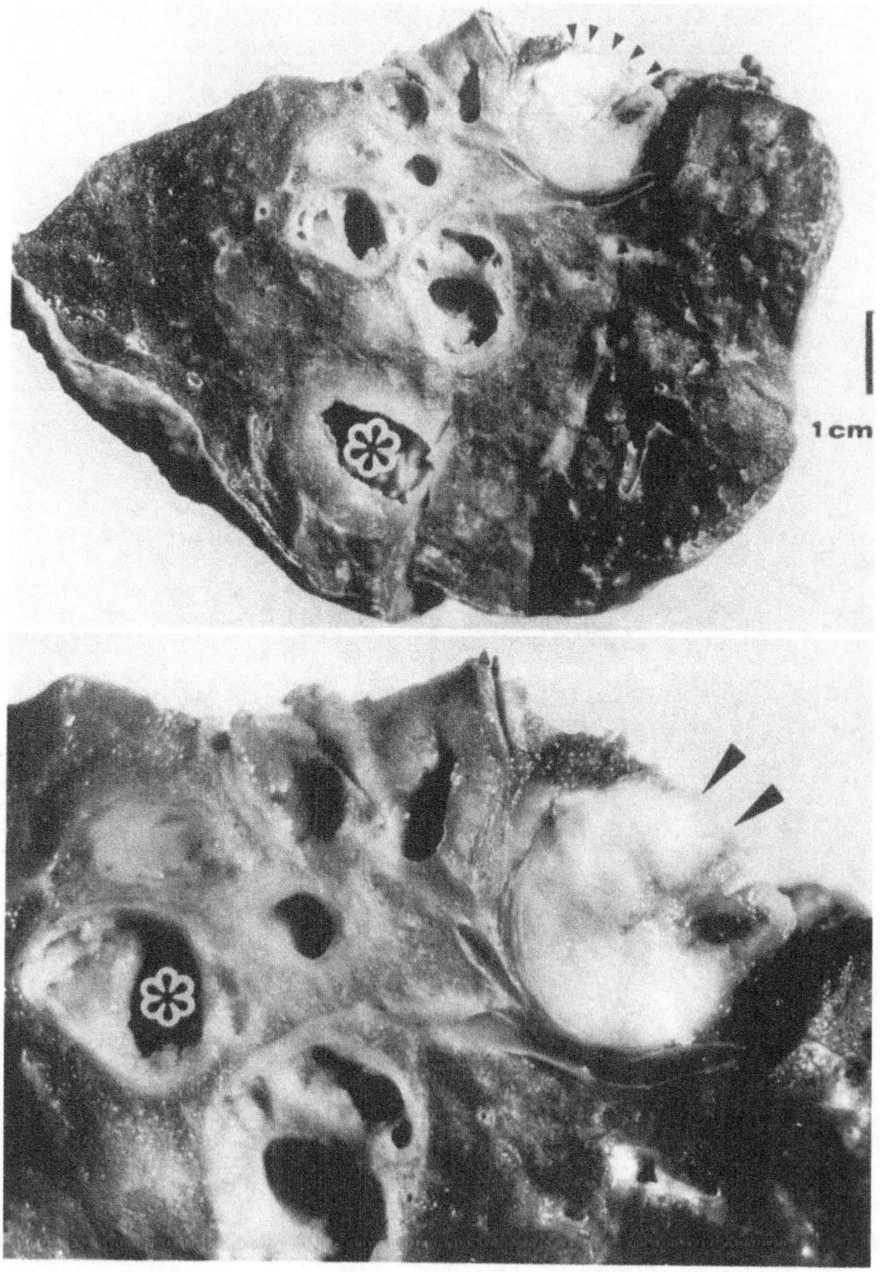

Abb. 16. Lungenquerschnitt mit hilusnahem Bronchialkarzinoid (*Pfeilköpfe*) ohne endokrinologische Symptomatik (16jähriger Junge). Ausgeprägte Bronchiektasenbildung (*Sterne*) durch Bronchuskompression. (Präparate und Aufnahme Dr. HÜSSELMANN und Priv.-Doz. Dr. KASTENDIECK, Pathologisches Institut Hamburg-Harburg)

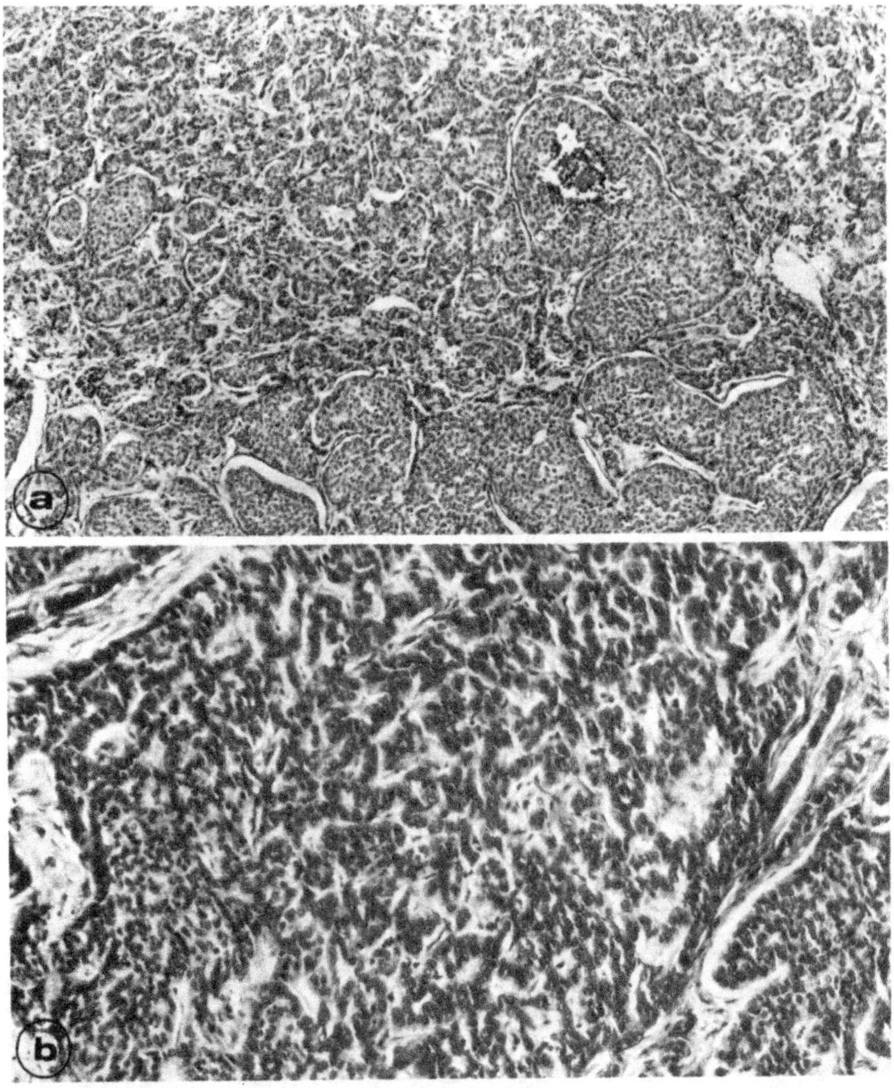

Abb. 17a–d. Histologische Muster in Bronchialkarzinoiden. **a** Solider bis paraganglioider Typ, HE, 115×, **b** trabekulärer Typ, HE, 133×, **c** submuköses solides Wachstum, HE, 333×, **d** immunzytochemischer ACTH-Nachweis in soliden Zellformationen, 333×

noide waren dabei oft mit knöchernen Metaplasien verbunden (Cooney et al. 1979).

Alle Bronchialkarzinoide sind potentiell maligne. Bei den typischen Karzinoiden liegt die Metastasenrate um 5%, bei den atypischen um 66% (Okike et al. 1976). Neben Lymphknotenmetastasen kann es auch zu hämatogenen Metastasen mit Befall des Knochens und der Haut kommen.

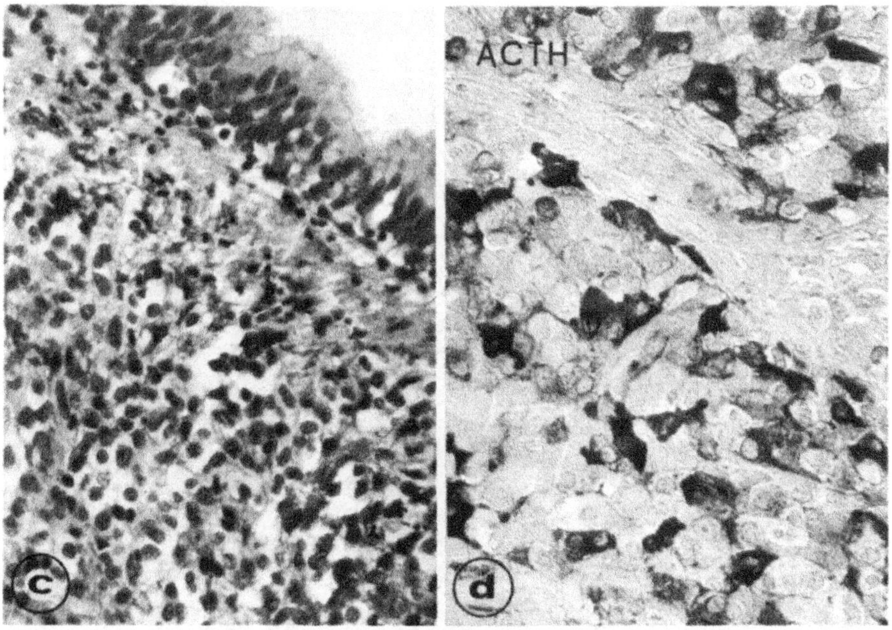

Abb. 17c und d

An endokrinologischen Syndromen, die mit Bronchialkarzinoiden, – zumeist metastasierenden –, assoziiert sind, werden das klassische Karzinoid-Syndrom, das atypische oder bronchiale Karzinoid-Syndrom (GRAHAME-SMITH 1974; SANDERS 1973) und das Cushing-Syndrom beobachtet. Das bronchiale Karzinoid-Syndrom mit extrem langen Flush-Phasen, ausgeprägten Diarrhöen, Hypotonie, fazialem Ödem und Tränenfluß wird vor allem auf eine Kininwirkung zurückgeführt. Außerdem kommt es oft zur 5-Hydroxytryptophan- statt zur 5-Hydroxytryptamin-Produktion. Schließlich kann es, bedingt durch den Sitz des Tumors in der Lunge, zu linksseitigen Endokardfibrosen mit Klappenveränderungen kommen. Zur hormonellen Symptomatik im Zusammenhang mit dem kleinzelligen Bronchialkarzinom sei auf das Kapitel über die paraneoplastischen Syndrome verwiesen (s. Kap. 11).

2. Thymus

Als Ausgangspunkt der Thymuskarzinoide werden die vereinzelt im kindlichen Thymus beschriebenen endokrinen Zellen angesehen (CHALK u. DONALD 1977). Thymuskarzinoide liegen zumeist als große, kapselbegrenzt erscheinende Tumoren im vorderen Mediastinum (ROSAI u. HIGA 1972; OTTO u. HÜSSELMANN 1976). Das histologische Bild wird durch trabekuläre und gelegentlich auch solide Zellformationen bestimmt (Abb. 20). Die Zellen, die argyrophil aber nicht argentaffin reagieren, enthalten runde sekretorische Granula, deren Durchmesser

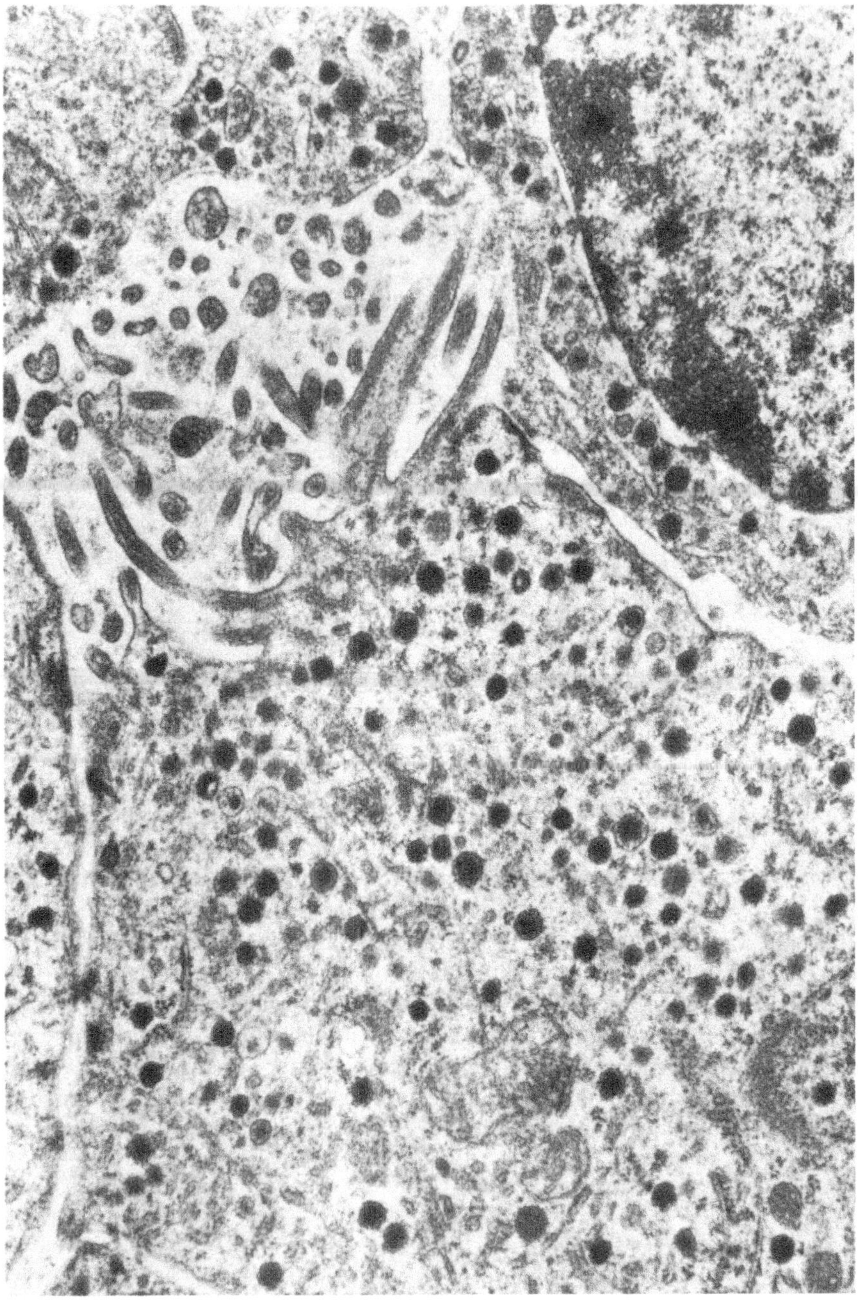

Abb. 18. Bronchialkarzinoid vom P-Zelltyp mit kleinen Granula in einem hellen Hof. (Aus CAPELLA et al. 1979), 28000×

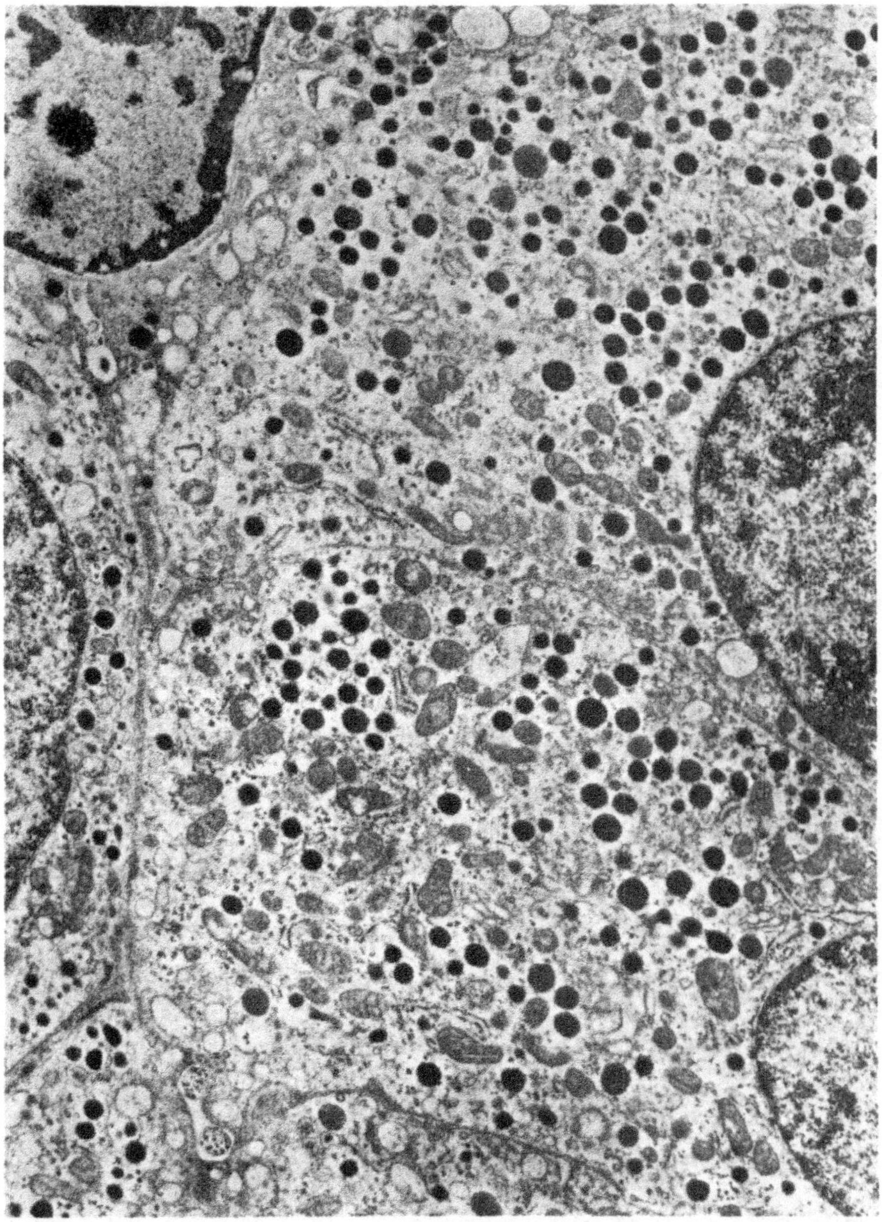

Abb. 19. Bronchialkarzinoid mit Typ 3-Zellen und unterschiedlich großen homogenen Granula. (Aus CAPELLA et al. 1979) 11250×

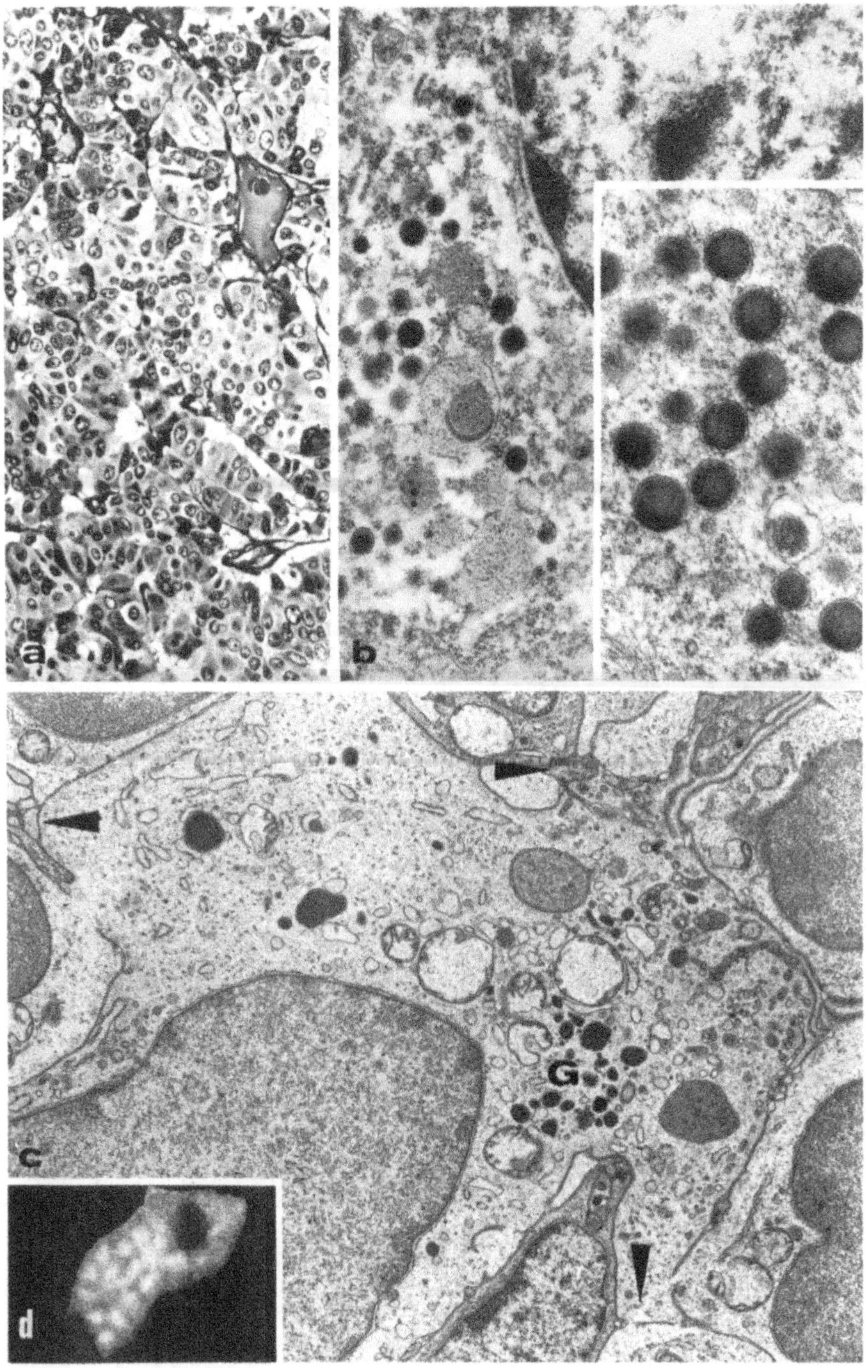

Abb. 20a–d. Thymuskarzinoide mit **a** trabekulärer bis solider Differenzierung HE, 185×, **b** runden bis 150 µm großen Granula (Inset), 6500× und 12200× oder **c** pleomorphen Granula (*G*) und zellulären Interdigitationen (*Pfeile*), 6500× sowie **d** Formaldehyd-induzierter Fluoreszenz, 930×. (Präparate und Aufnahmen: Prof. Dr. OTTO, Path. Inst. Univ. Hamburg)

sehr variabel angegeben wird (60–400 μm) (Rosai et al. 1972; Levine u. Rosai 1976; Otto u. Hüsselmann 1976).

Die Malignität der Thymuskarzinoide wird relativ hoch eingeschätzt. Bei 25 Thymuskarzinoiden kam es trotz radikaler Tumorentfernung in 11 Fällen zu Rezidiven mit lymphogenen und hämatogenen Metastasen (Otto u. Hüsselmann 1976).

Ein kleiner Teil der Thymuskarzinoide ist mit einem Cushing-Syndrom assoziiert (Kay u. Wilson 1970; Pimstone et al. 1972). Immuzytochemisch konnte in solchen Tumoren ACTH nachgewiesen werden (Heitz et al. 1981).

3. Ösophagus

Als Ausgangspunkt der Ösophaguskarzinoide sind die endokrinen Zellen am ösophago-gastralen Übergang anzusehen (Kaduk u. Barth 1978). Die Karzinoide des Ösophagus verbergen sich unter den undifferenzierten Ösophaguskarzinomen, die in einer Serie von 1918 Tumoren 0,5% (Turnbull 1973), in einer weiteren Serie von 928 Tumoren 1,7% ausmachten (Gould et al. 1979). Unter Ausschluß aller epidermoiden Varianten und unter dem Kriterium der Argyrophilie stellten Imai et al. bis 1978 17 Fälle aus der englischsprachigen Literatur zusammen, wobei allein 13 Fälle auf Japan entfielen. Alle Tumoren wuchsen primär submukös, lagen im mittleren und unteren Ösophagus, traten überwiegend bei älteren Männern auf und hatten zu 80% lymphogen und hämatogen metastasiert. Klinisch präsentierten sie sich durch Dysphagie. Eine endokrinologische Symptomatik wurde bislang nicht beschrieben. Allerdings konnte aus einigen Tumoren ACTH extrahiert werden. Chong et al. (1979) beschrieben ein Muzin-produzierendes Karzinoid.

4. Magen

Die meisten der sog. „typischen" Magenkarzinoide liegen als kleine submuköse Tumoren, die gelegentlich multiple auftreten können, in der distalen Magenhälfte. Der Durchmesser geht selten über 2 cm hinaus (Vaughn u. Delancey 1973) (Abb. 21). Gelegentlich finden sich Mikrokarzinoidosen (Feyrter 1959), d.h. multiple mikroskopisch kleine (<0,5 cm) Karzinoide in Verbindung mit einer endokrinen Zellhyperplasie (Abb. 10), die bei atrophischer Fundusgastritis im Perniziosamagen beobachtet werden (Black u. Haffner 1968; Ratzenhofer 1977; Larsson et al. 1978; Wilander et al. 1979b).

Das histologische Muster ist meist komplex und keinem bestimmten Karzinoid-Typ zuzuordnen. Die zytofunktionelle Charakterisierung offenbart ein multihormonales Muster. Die meisten Tumoren reagieren argyrophil nach Grimelius, darüber hinaus auch gelegentlich argyrophil nach Hellerström-Hellman und vereinzelt argentaffin nach Masson (Wilander et al. 1979b). Unter Hinzunahme ultrastruktureller Kriterien kann der größte Teil der argyrophilen Zellen als ECL-Zellen eingestuft werden (Soga et al. 1972; Larsson et al. 1978; Garin Chesa et al. 1979). Diese besitzen unterschiedlich große Sekretgranula mit dichtem, teilweise exzentrisch gelagertem Granulumkern innerhalb eines hellen Hofes. Immunhistologisch konnten darüber hinaus in einigen Tumoren Sub-

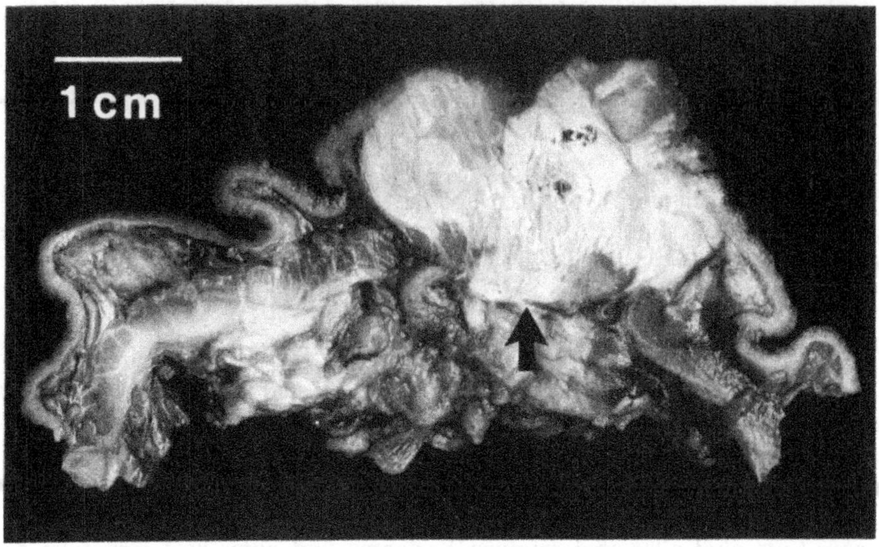

Abb. 21. Endokrinologisch asymptomatisches Magenkarzinoid (51jährige Frau) mit Infiltration der Muscularis propria (*Pfeil*)

stanz-P und Gastrin nachgewiesen werden (ROYSTON et al. 1972; LARSSON et al. 1973; WILANDER et al. 1979a). Mit der Anwesenheit von Substanz-P, welche in den Granula intestinaler EC_1-Zellen zusammen mit Serotonin vorkommt (HEITZ et al. 1976), und mit dem Nachweis argentaffiner Reaktivität läßt sich auch die Produktion von Serotonin wahrscheinlich machen. Die Hellerström-Hellman positiven Zellen stellen D-(Somatostatin) Zellen dar.

Trotz der zytologischen Multihormonalität der Magenkarzinoide sind die meisten dieser Tumoren endokrinologisch asymptomatisch und fallen nur durch uncharakteristische Oberbauchbeschwerden auf (SANDERS 1973). 1–6% der Magenkarzinoide (WILSON et al. 1970; SANDERS 1973), – zumeist metastasierende –, verursachen ein Karzinoid-Syndrom, welches eine Variante des typischen Karzinoid-Syndroms darstellt und infolge eines Dekarboxylase-Mangels mit der Sekretion von 5-HTP statt 5-HT einhergeht (OATES u. SJOERDSMA 1962). Unter der Einnahme von Mahlzeiten tritt ein fleckiger, leuchtend hellroter Flush auf, der wahrscheinlich auf einer Histamin-Ausschüttung durch ECL-Tumorzellen beruht. Außerdem treten vermehrt peptische Ulzera auf; Diarrhöen fehlen. Außer dem Karzinoid-Syndrom ist vereinzelt ein Zollinger-Ellison-Syndrom oder Cushing-Syndrom beschrieben worden (GOODRICK u. DOCKERTY 1963; ROYSTON et al. 1972; LARSSON et al. 1973; MARCUS et al. 1980). Ein Zollinger-Ellison-Syndrom wurde auch bei G-Zellhyperplasie ohne nachweisbaren Tumor beobachtet (POLAK et al. 1972), jedoch bedarf diese Konstellation noch weiterer Bestätigung.

Bei chronisch-atrophischer Gastritis mit intestinaler Metaplasie, wie sie bei Achlorhydrie im Rahmen einer perniziösen Anämie vorliegt, ist seit langem eine ECL-Hyperplasie bekannt (RUBIN 1969). Die in den letzten Jahren vermehrt

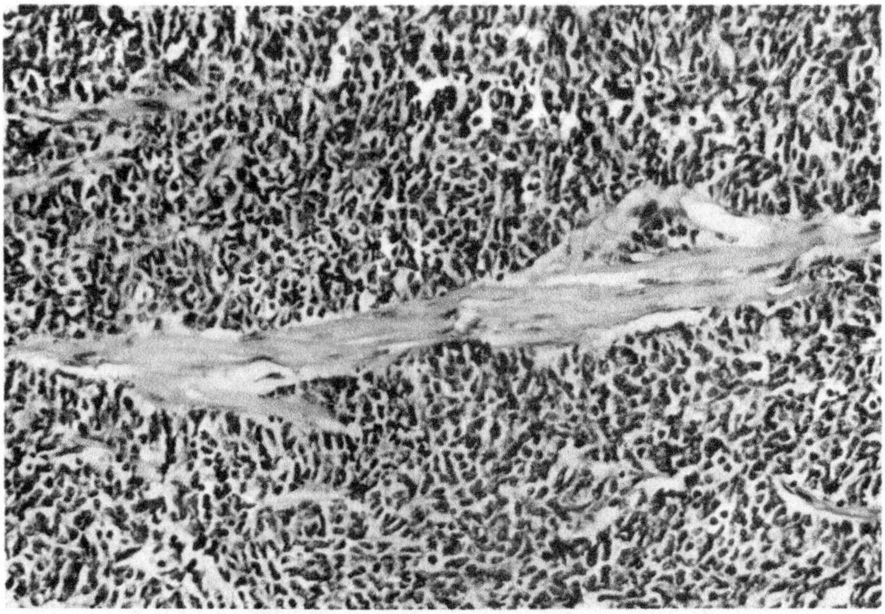

Abb. 22. Atypisches Magenkarzinoid mit pleomorphzelliger solider Struktur. HE, 252×

beobachteten multiplen Magenkarzinoide (Mikrokarzinoidose, FEYRTER 1959; LARSSON et al. 1978; WILANDER et al. 1979b) lassen darüber hinaus vermuten, daß der Perniziosamagen nicht nur ein erhöhtes Risiko für die Entwicklung von Magenkarzinomen sondern auch von Magenkarzinoiden in sich birgt.

Die Metastasenrate wird beim „typischen" Magenkarzinoid mit 23–36% angegeben (WILSON et al. 1970; SANDERS 1973). Beim „atypischen" Karzinoid ist die Prognose wesentlich schlechter, doch scheint sie insgesamt noch günstiger zu sein als beim gewöhnlichen Adenokarzinom des Magens (ROGERS u. MURPHY 1979). Das „atypische" Magenkarzinoid verhält sich in Makroskopie und Metastasierung ähnlich wie das Adenokarzinom des Magens. Histologisch ist es unter den undifferenzierten oder auch niedrig differenzierten tubulären Magenkarzinomen zu suchen (Abb. 22), wobei es sich trotz sehr pleomorpher Zellgestalt anhand seiner Argyrophilie und dem ultrastrukturellen Nachweis von sekretorischen Granula zu erkennen gibt (SOGA et al. 1971; CHEJFEC u. GOULD 1977; SWEENEY u. MCDONNELL 1980).

In einigen Adenokarzinomen des Magens sowie des übrigen Intestinum kann es zu einer Vermehrung argentaffiner und argyrophiler Zellen in direkter Nachbarschaft von neoplastischen Tubuli kommen (AZZOPARDI u. POLLOCK 1963; GIBBS 1967; KUBO u. WATANABE 1971). Diese Tumoren sind jedoch nicht als Karzinoide einzustufen.

5. Duodenum

Duodenalkarzinoide finden sich besonders im proximalen und periampullären Duodenum, wo sie meist als solitäre, submuköse Tumoren mit einem Durch-

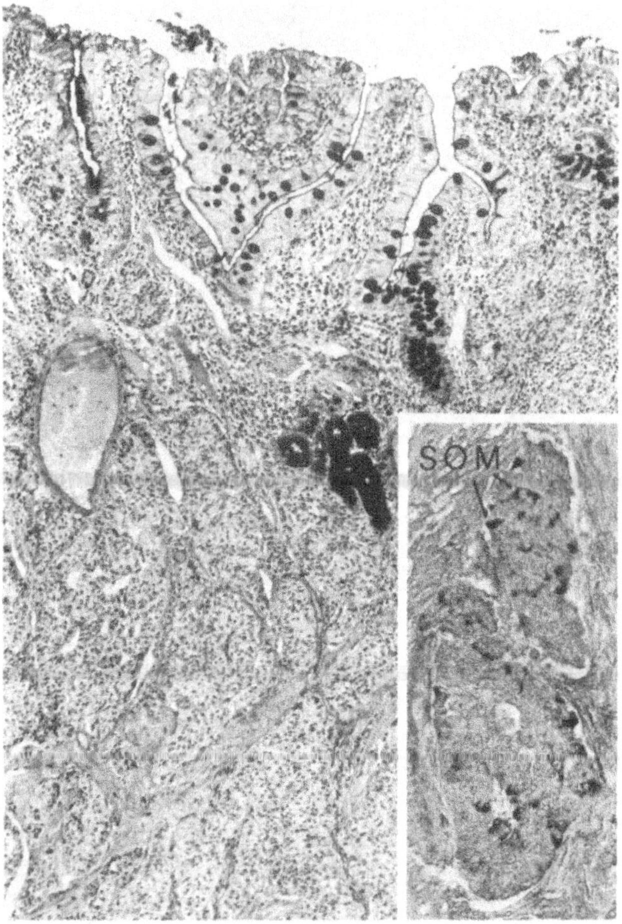

Abb. 23. Metastasiertes Duodenalkarzinoid (72jähriger Mann) ohne endokrinologische Symptomatik. PAS, 115×. Inset: Immunzytochemisch lediglich Nachweis von Somatostatin, 552×

messer zwischen 1–2 cm imponieren (s. Abb. 83, S. 655, im Kapitel über endokrine Pankreastumoren). Histologisch liegt häufig ein solides Zellmuster mit eingestreuten tubulären oder trabekulären Abschnitten vor (Abb. 23). Die meisten Tumoren haben bereits die Muscularis propria infiltriert. Die Zellen sind überwiegend argyrophil nach GRIMELIUS, gelegentlich auch nach HELLERSTRÖM-HELLMAN (MITSCHKE 1973). Über die Hälfte der Tumoren enthält immunhistologisch Gastrin (Abb. 24). Außerdem gibt es Tumoren, die sich vornehmlich aus EC-, D-(Somatostatin) oder PP-Zellen zusammensetzen (HEITZ, KLÖPPEL, POLAK, unveröffentlichte Beobachtungen). Das elektronenmikroskopische Bild vermag nur in geringem Maße zur Differenzierung der einzelnen Zelltypen beizutragen (WEICHERT et al. 1971; MITSCHKE 1973).

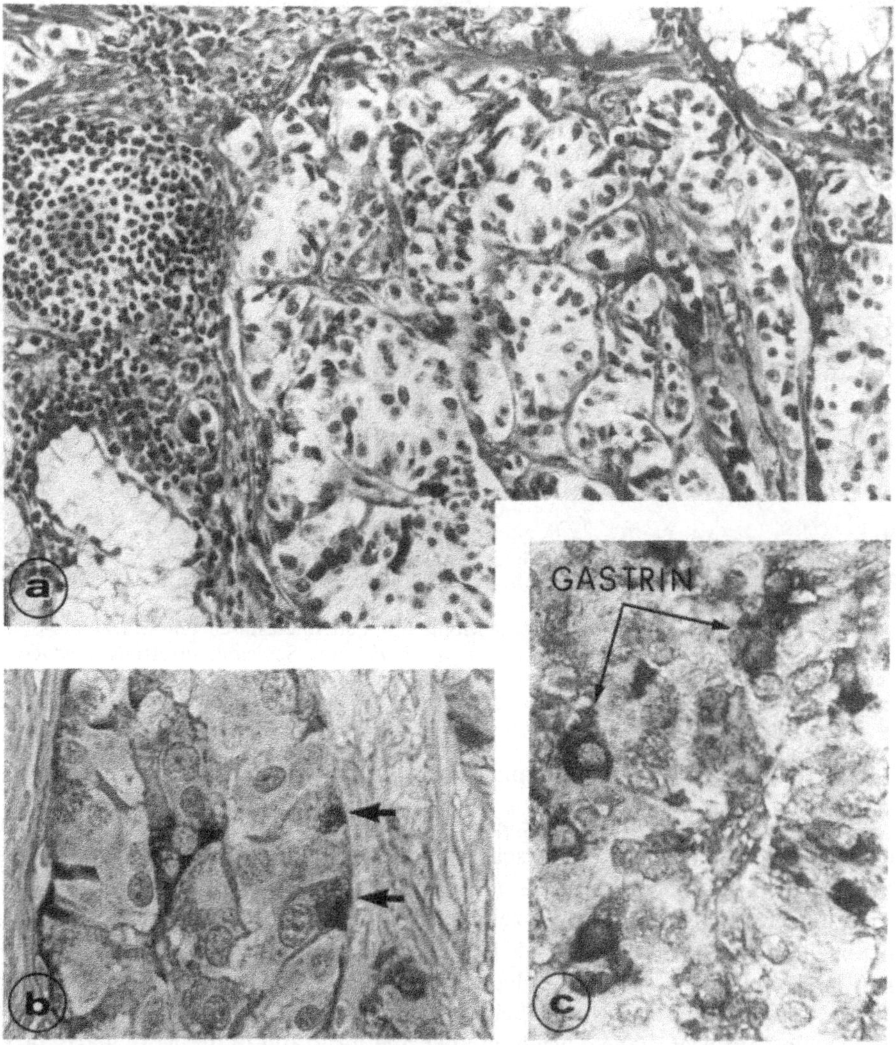

Abb. 24a–c. Metastasiertes Duodenalkarzinoid mit Zollinger-Ellison-Syndrom (60jähriger Mann). **a** Trabekuläre Differenzierung HE, 133 ×, **b** positive Argyrophilie nach Grimelius (*Pfeile*), 333 ×, **c** immunzytochemischer Nachweis von Gastrin (*Pfeile*), 333 ×

Korrelierend mit dem häufigen Gastrinnachweis wird die Mehrheit der duodenalen Karzinoide von einem Zollinger-Ellison-Syndrom mit Magen- oder Duodenalulzera begleitet (s. Kap. 5, endokrine Pankreastumoren). Karzinoid-Syndrome sind dagegen selten. Endokrinologisch asymptomatische Duodenalkarzinoide imponieren durch Verdrängung oder mechanischen Ikterus.

Metastasen kommen in etwa 20–30% aller Duodenalkarzinoide vor (WILSON et al. 1970; SANDERS 1973). Bei Duodenalgastrinomen liegen diese Zahlen höher (KLÖPPEL et al. 1979).

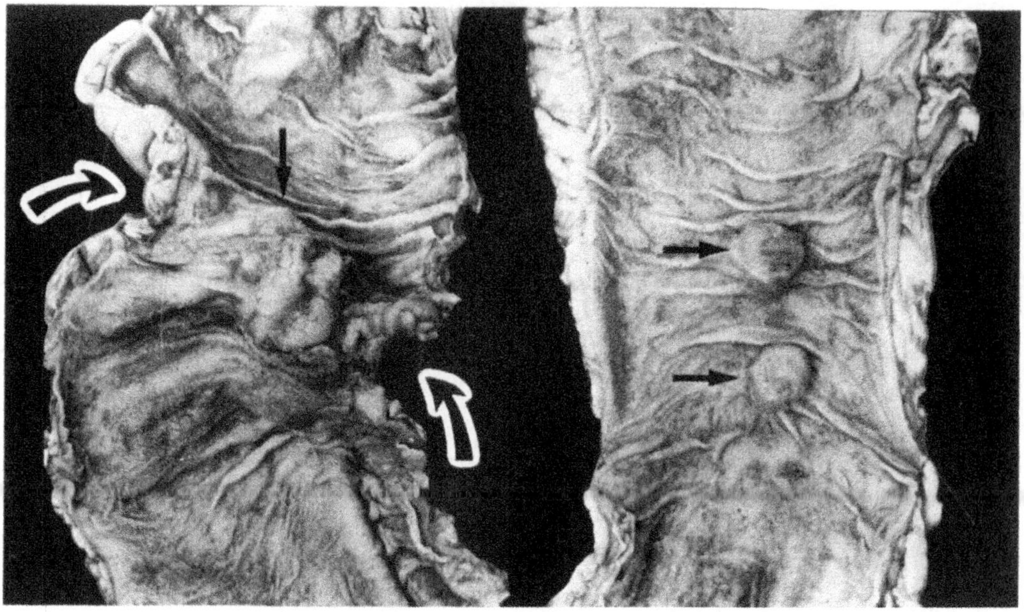

Abb. 25. Ileumkarzinoide bei 64jährigem Mann mit Lebermetastasen und Karzinoid-Syndrom. Multiple submuköse Tumoren (*gerade Pfeile*) mit Schleimhautraffung (*gebogene Pfeile*) durch Infiltration der Muscularis propria

6. Jejunum, Ileum, Meckelsches Divertikel

Die Mehrzahl der Dünndarmkarzinoide liegt im Ileum, nur wenige finden sich im Jejunum oder in einem Meckelschen Divertikel (Feyrter 1934; Ratzenhofer 1961; Sanders 1973). In 25–30% sind sie im Ileum multipel als kleine submuköse Tumoren entwickelt, wobei in Einzelfällen bis über 100 Tumoren makroskopisch beobachtet wurden (Warner et al. 1979). Außerdem wurden Mikroproliferationen in der Nachbarschaft von Ileumkarzinoiden beschrieben (Sherman et al. 1979). Die zwischen 1–3 cm großen derben Tumoren (Abb. 25) führen selten zu Schleimhautulzerationen, wachsen aber alle infiltrativ in die Muscularis propria ein (Abb. 26), die zusätzlich im Tumorbereich durch eine Hypertrophie und Hyperplasie der glatten Muskulatur deutlich verbreitert ist. Beim Eindringen in das subseröse Fettbindegewebe kann eine elastische Sklerose und Lumeneinengung der Mesenterialgefäße eintreten (Anthony u. Drury 1970). Makroskopisch kommt es dabei zu einem Abknicken des Darmrohrs, welches eine Obstruktion nach sich ziehen kann.

Histologisch ist am häufigsten der nodulär-solide Karzinoid-Typ (Dawson 1976; Soga 1976) entwickelt (Abb. 27). Diese Tumoren bestehen ganz überwiegend aus argentaffinen und argyrophilen EC-Zellen (Abb. 28), weshalb sie auch Argentaffinome benannt wurden. Nach Formalin-Fixierung nehmen sie einen gelben Farbton an, der ihnen bereits makroskopisch ein charakteristisches Aussehen gibt. Etwa 20% der Ileumkarzinoide sind nicht-argentaffin, sondern nur argyrophil (Wilander et al. 1977a).

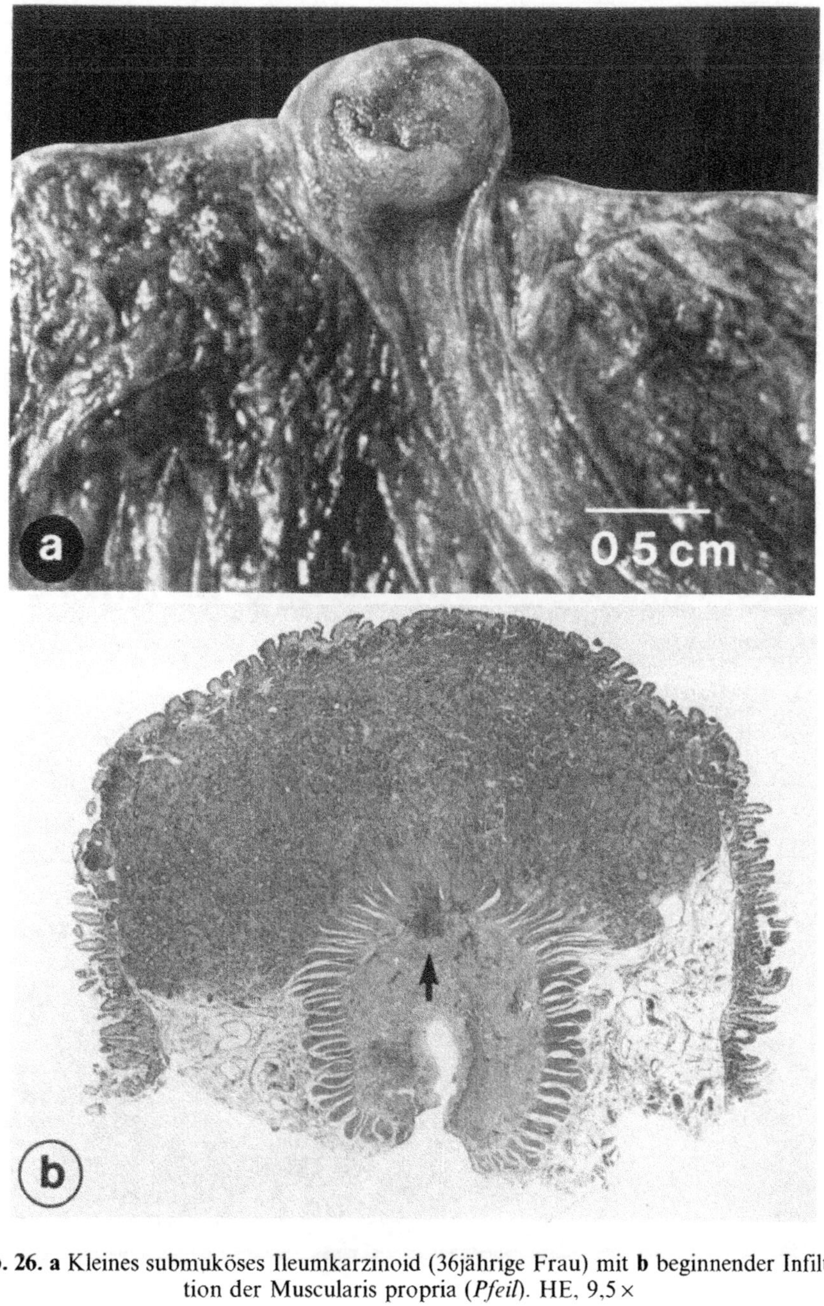

Abb. 26. a Kleines submuköses Ileumkarzinoid (36jährige Frau) mit **b** beginnender Infiltration der Muscularis propria (*Pfeil*). HE, 9,5 ×

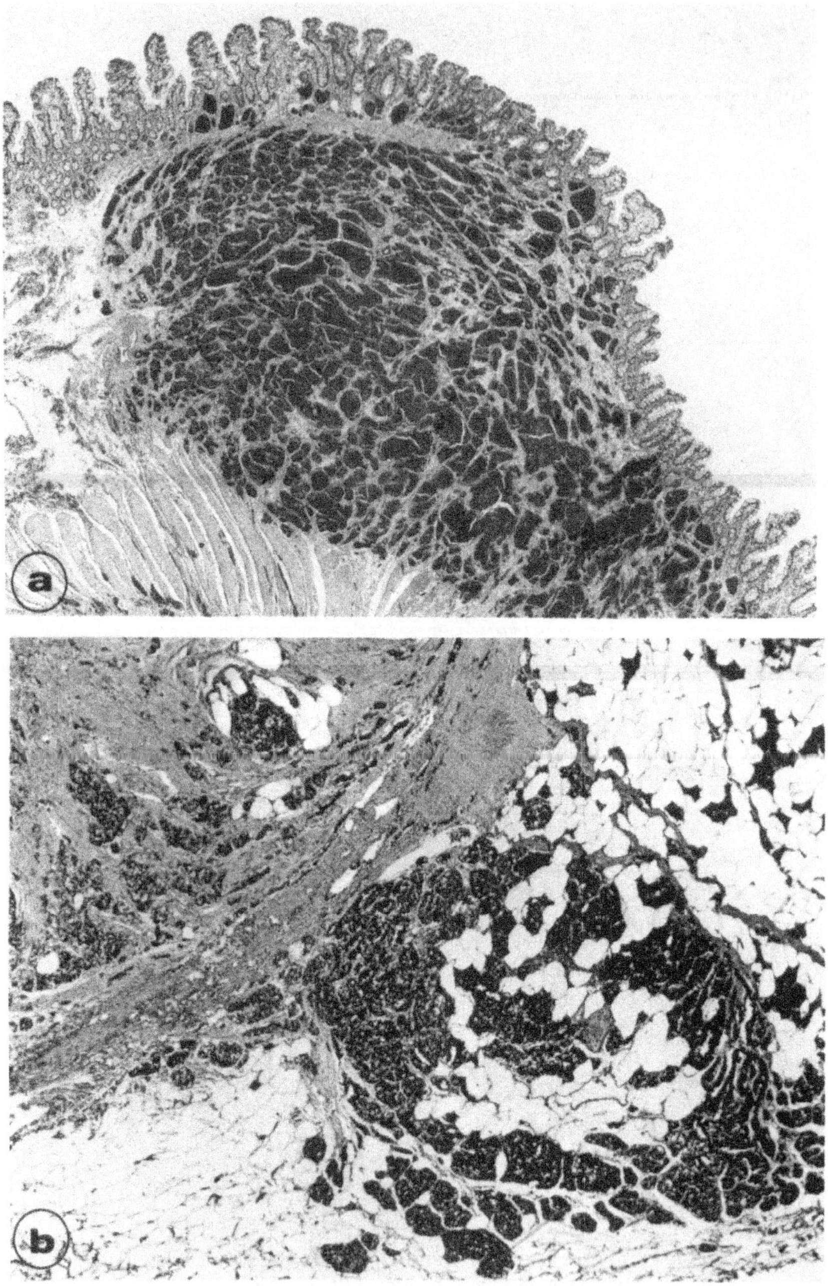

Abb. 27a, b. Ileumkarzinoid (28jähriger Mann) mit **a** nodulär-solidem histologischem Muster sowie **b** ausgeprägter Argentaffinität. HE, 21× und Masson-Hamperl, 115×

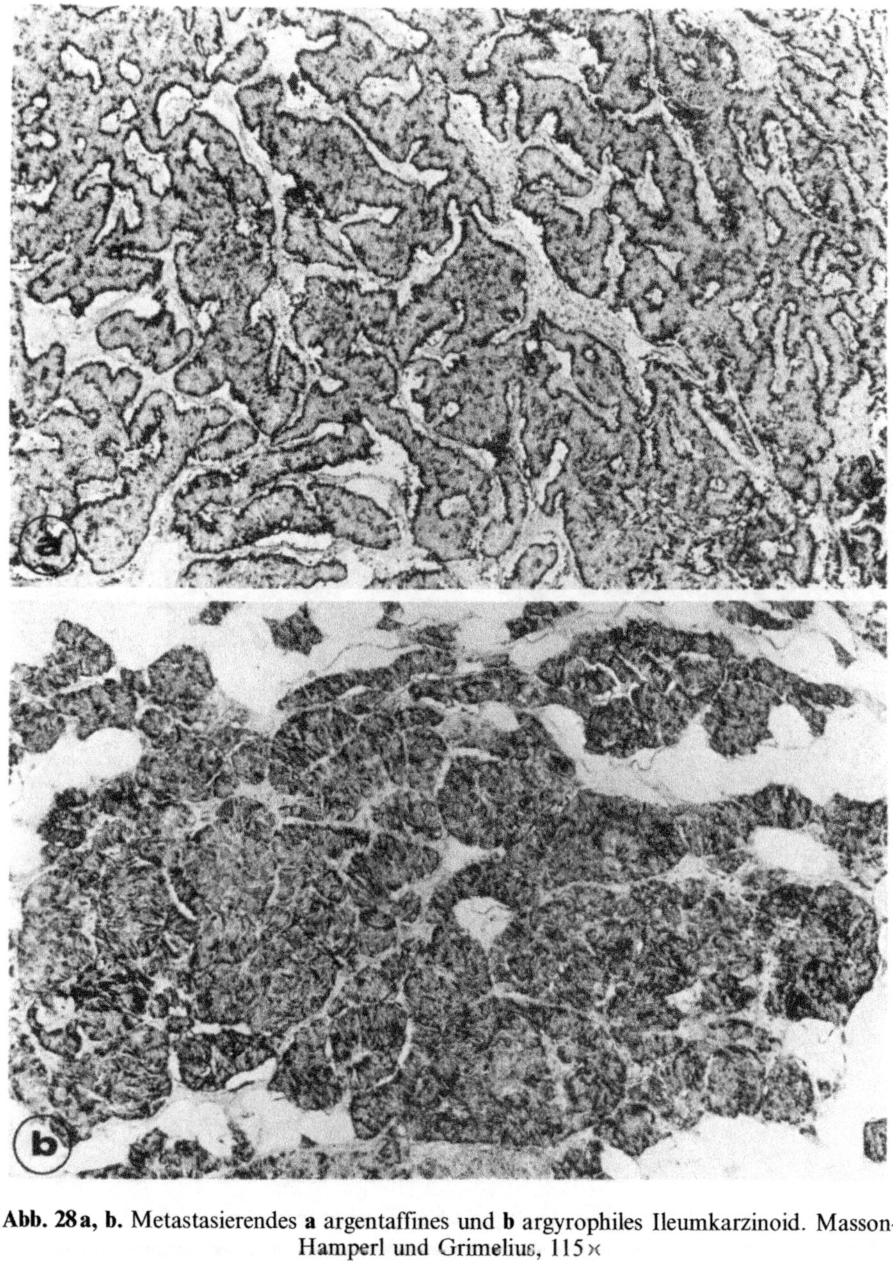

Abb. 28 a, b. Metastasierendes **a** argentaffines und **b** argyrophiles Ileumkarzinoid. Masson-Hamperl und Grimelius, 115×

In den argentaffinen EC-Karzinoidzellen, die ultrastrukturell durch typische pleomorphe Granula charakterisiert sind (Abb. 29), wurde biochemisch (RATZENHOFER u. LEMBECK 1954; ALUMETS et al. 1977), histochemisch (ENERBÄCK 1973) und immunzytochemisch (SHERMAN et al. 1979) Serotonin (5-HT) nachgewiesen. Zusätzlich gelang der immunzytochemische Nachweis von Substanz-P

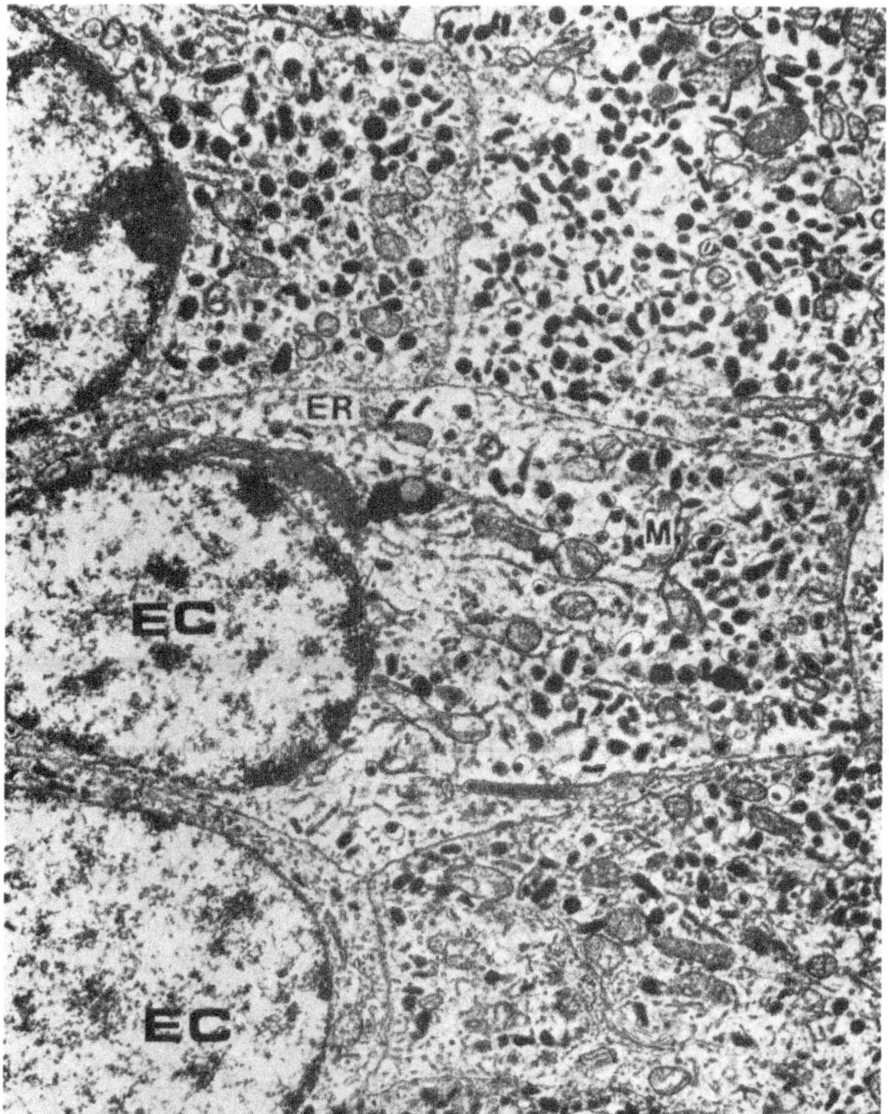

Abb. 29. EC-Zellkarzinoid mit typischen pleomorphen Granula. 9330×

und Enteroglukagon (WILANDER et al. 1979a). Extrahiert wurden außerdem Bradykinin (OATES et al. 1964) und Dopamin sowie Norepinephrin (GOEDERT et al. 1980).

Nicht argentaffine, nicht-argyrophile Ileumkarzinoide sind äußerst selten. Ultrastrukturell wurden in einem solchen Karzinoid auffallende zytoplasmatische Filamente, Fibrillen und caveolae neben runden sekretorischen Granula beschrieben (BECHER CARSTENS et al. 1976).

Metastasen werden in 34–37% der Fälle angegeben (WILSON et al. 1970; SANDERS 1973). Tumoren mit einer Größe unter 1 cm haben in 2%, Tumoren über 2 cm in 100% metastasiert (MOERTEL et al. 1961). Die Metastasierung erfolgt in die regionären Lymphknoten, das Mesenterium sowie hämatogen vor allem in die Leber.

Ein Karzinoid-Syndrom ist nur bei einer Metastasierung in die Leber zu erwarten, da Serotonin normalerweise in der Leber und in der Lunge durch Monoaminoxydase zu 5-Hydroxyindolessigsäure metabolisiert wird und in dieser Form im Urin erscheint. Im Blut ist das Serotonin vor allem in den Thrombozyten konzentriert (LEWIS u. MOERTEL 1978). Das Karzinoid-Syndrom wird durch anfallsweise Flushsymptomatik, fleckige Hautödeme, wäßrige Diarrhöen, kolikartige Leibschmerzen und Bronchuskonstriktion bestimmt. Im Laufe der Erkrankung treten dann bei 50% der Fälle Teleangiektasien und eine Plaque-artige Endokradfibrose (FERRANS u. ROBERTS 1976) besonders im Bereich der Klappen des rechten Herzens mit Pulmonalstenose und Trikuspidalinsuffizienz auf (TRELL et al. 1973). Gelegentlich werden auch Pellagra-artige Hautveränderungen beschrieben (Niacinmangel als Folge einer übermäßigen Serotoninproduktion aus Tryptophan). Dieser weitgefächerte Symptomenkomplex des Karzinoid-Syndroms wird auf die Sekretion von Serotonin (5-HT), Kallikrinin (welches Bradykinin aktiviert) und Prostaglandinen zurückgeführt.

7. Appendix

Die Appendix ist der häufigste Sitz von Karzinoiden, die dort wiederum den häufigsten Tumor überhaupt darstellen (GODWIN 1975). Die Karzinoide bevorzugen in der Appendix das distale Drittel, wo sie meist als submuköse Knoten mit selten mehr als 1 cm im Durchmesser in Erscheinung treten. Gelegentlich findet sich auch ein mehr diffuses submuköses Wachstum (Abb. 30). Fortgeschrittene Fälle zeigen einen vollkommenen Lumenverschluß mit Infiltration der Muskularis und der Mesoappendix.

Histologisch handelt es sich ganz überwiegend um nodulär-solide argentaffine und argyrophile Tumoren, vergleichbar den typischen EC-Zellkarzinoiden des Ileum. Karzinoid-Syndrome im Zusammenhang mit einem Appendixkarzinoid sind nur ganz vereinzelt beschrieben worden (MARKGRAF u. DUN 1964; MARINCEK 1973), was auf die geringe Metastasierungsfrequenz zurückgeführt werden kann.

Metastasen wurden in einer neueren Übersichtsarbeit in 37 von 1700 Fällen (2%) gesehen, wovon in 21 Fällen (1,2%) nur die regionären Lymphknoten betroffen waren. Eine Metastasierung in die Lymphknoten ist offensichtlich nur zu erwarten, wenn es bereits zu einer Infiltration der Mesoappendix gekommen ist (SYRACUSE et al. 1979).

Eine besondere Form der Karzinoide, die am häufigsten in der Appendix, gelegentlich auch im übrigen Intestinum vorkommt, zeigt eine Kombination von schleimbildendem Adenokarzinom und Karzinoid. Diese Karzinoide wurden unter dem Begriff muzinöses Karzinoid (Mukokarzinoid; KLEIN 1974)

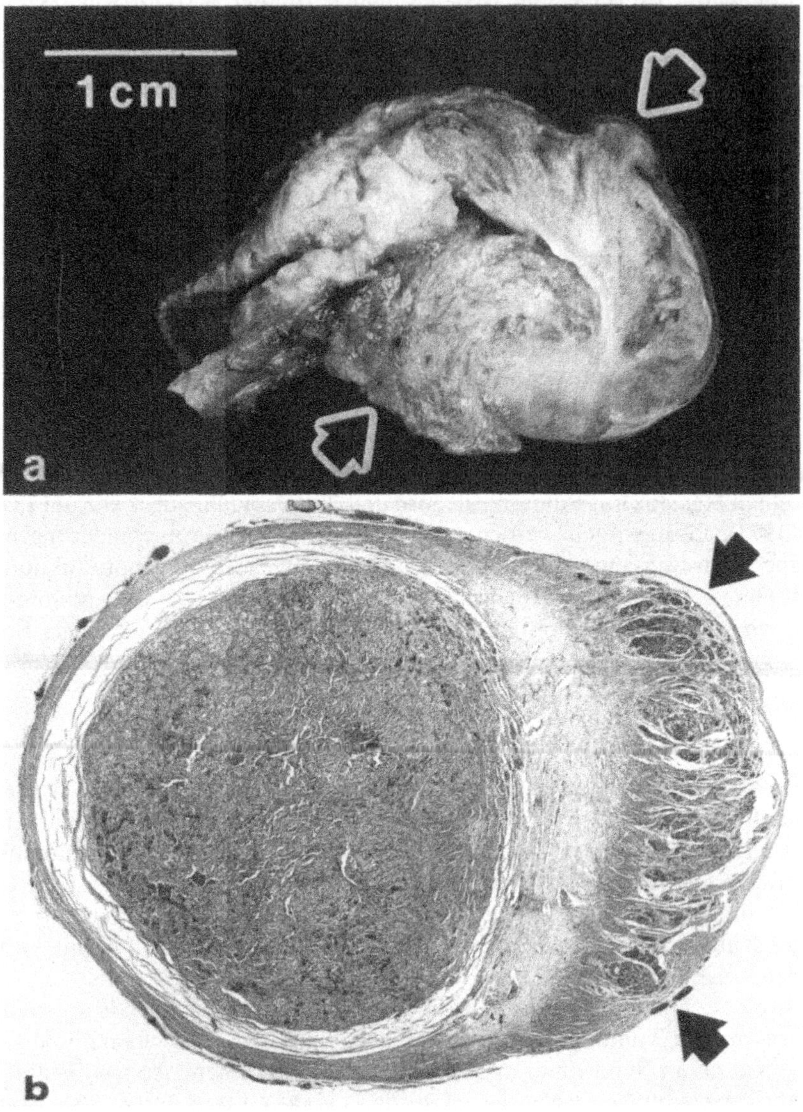

Abb. 30 a, b. Distale Appendix (38jähriger Mann) mit **a** kolbiger Auftreibung durch ein das Lumen verschließendes (*Pfeile*) und **b** in das angrenzende Fettbindegewebe infiltrierendes Karzinoid (*Pfeile*). HE, 11,5 ×

oder Adenokarzinoid zusammengefaßt (WARKEL et al. 1978) und werden von RATZENHOFER u. AUBÖCK (1980) sowie WARKEL et al. (1978) weiterhin in Becherzellkarzinoide (SUBBUSWAMY et al. 1974) und tubuläre oder muko-adenoid Karzinoide unterschieden. Die Tumoren präsentieren sich als umschriebene grauweiße, weiche gelatinöse Tumoren im distalen Wurmfortsatz mit einem Durchmesser bis zu 1,5 cm. Histologisch bestehen sie aus adenoiden Becherzellkomple-

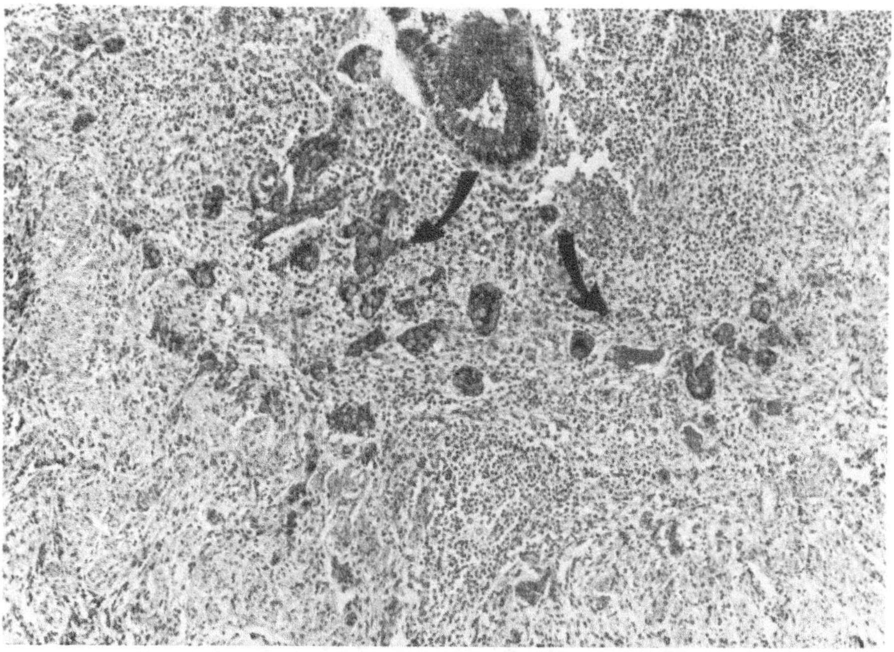

Abb. 31. Becherzellkarzinoid mit Appendizitis. Unter intaktem Kryptenepithel liegende infiltrierend wachsende tubuläre PAS-positive Becherzellkomplexe (*Pfeile*). PAS, 115×

xen oder schmalen tubulären Formationen im basiglandulären Bereich der oberflächlich unveränderten Schleimhaut (Abb. 31). Am Rand dieser Zellnester liegen argentaffine und argyrophile endokrine Zellen, die 30–50% der Tumorzellmasse ausmachen (WARKEL et al. 1978) (Abb. 32). Ultrastrukturell konnten überwiegend 2 gut abgrenzbare Zelltypen beobachtet werden: Muzin-produzierende Zellen und endokrine Zellen vom EC-Zelltyp (ABT u. CARTER 1976; COOPER u. WARKEL 1978). Vereinzelt wurden jedoch auch endokrin-exokrine Mischzellen beschrieben (RATZENHOFER 1977, RATZENHOFER u. AUBÖCK 1980; WARNER u. IN SOOK SEO 1979), die die Diskussion um eine gemeinsame (FEYRTER 1953; RATZENHOFER 1977) oder eine grundsätzlich getrennte Embryogenese (PEARSE 1977) entodermaler Zellen und intestinaler endokriner Zellen neu aufleben ließen.

Die Invasions- und Metastasierungsrate der Adenokarzinoide ist mit etwa 20% höher als bei typischen Appendixkarzinoiden. Klinisch wurden die meisten Patienten durch eine Appendizitis auffällig (WARKEL et al. 1978).

8. Kolon

Die Karzinoide des Zökum und des Colon ascendens entsprechen in ihrem Aufbau ganz überwiegend den EC-Zellkarzinoiden der Appendix und des Ileum, was ihre Zugehörigkeit zu den Mitteldarmkarzinoiden unterstreicht. Die im Vergleich zu den Karzinoiden des Zökum und des Colon ascendens (70%) wesentlich seltener vorkommenden Karzinoide des linksseitigen Kolon (30%;

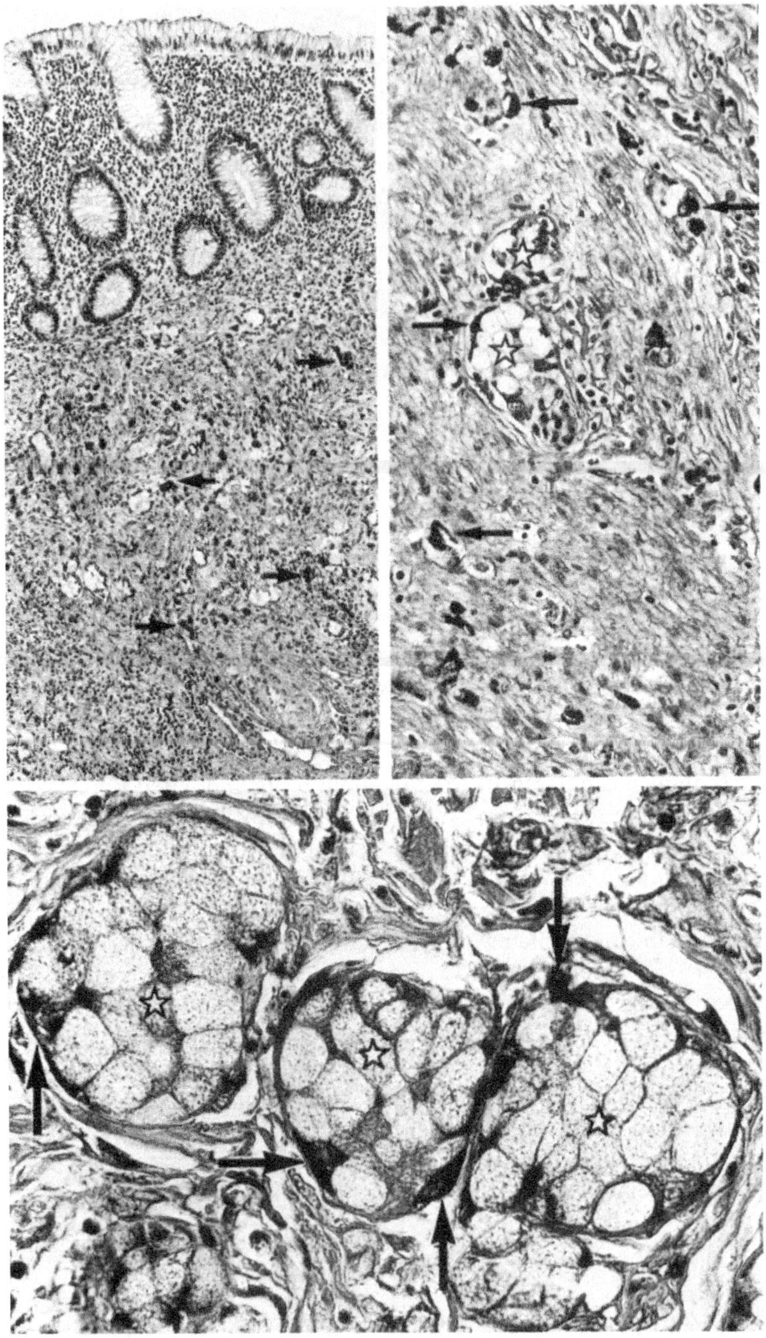

Abb. 32. Becherzellkarzinoid mit zahlreichen argentaffinen Zellen (*Pfeile*) neben mukösen Zellen (*Sterne*). Masson-Hamperl, 115 ×, 252 ×, 640 ×. (Auf 85% verkleinert)

Berardi 1972) gehören wie die Rektumkarzinoide zum Enddarm. Die Kolonkarzinoide können relativ groß werden (3–4 cm). Sie zeigen meist einen gemischt trabekulär-tubulären Aufbau. Die argentaffine Reaktion fällt fast immer negativ aus, während die Argyrophilie gelegentlich noch erhalten ist (Wilander et al. 1977a).

Metastasen sind bei Kolonkarzinoiden zwischen 50 und 60% der Fälle anzutreffen (Wilson et al. 1970; Berardi 1972; Sanders 1973). Ein Karzinoid-Syndrom wurde gelegentlich bei metastasierten Zökum- und Colon ascendens-Karzinoiden mitgeteilt. Ansonsten fallen die Kolonkarzinoide durch eine intestinale Obstruktion oder Blutung auf.

9. Rektum

Im Rektum werden die Karzinoide durch die steigende Frequenz der Rektoskopie häufiger diagnostiziert. Es sind zumeist kleine submuköse Tumoren, die auch als Polypen imponieren können (Rumpf et al. 1976) (Abb. 33). In ihrer histologischen Struktur und Zytochemie entsprechen sie den linksseitigen Kolonkarzinoiden (Abb. 34).

Immunhistologisch wurden Enteroglukagon, Substanz-P (Wilander et al. 1977b), PP und Somatostatin nachgewiesen (Alumets et al. 1980; Dayal et al. 1980). Ansonsten ist für die meisten Rektumkarzinoide die Hormonproduktion noch unklar. Karzinoidsyndrome stellen Ausnahmen dar (Wilson et al. 1970; Sanders 1973). Die Metastasierungsfrequenz und Prognose korreliert mit der Tumorgröße (Tiedemann et al. 1972). Während unter 1 cm Tumordurchmesser kaum eine Tumorinfiltration der Muskularis propria und in nur 1,7% Metastasen gegeben sind, ist bei einer Tumorgröße von 1–2 cm in 10%, bei einer Tumorgröße über 2 cm in 82% mit Lymphknotenmetastasen zu rechnen (Bates 1962).

10. Pankreas und Gallenwege

Wenn die Gastrin-bildenden Pankreastumoren unter die Karzinoide gerechnet werden, so ist das Karzinoid kein seltener endokriner Pankreastumor. Werden aber nur die EC-Zellkarzinoide als Pankreaskarzinoide verstanden, so sind Karzinoide im Pankreas extrem selten (s. Kap. 5). Gleichfalls selten sind die Karzinoide der Gallenblase (Sanders 1973) sowie der extra- (Judge et al 1976) und intrahepatischen Gallenwege (Alpert et al. 1974).

11. Urogenitaltrakt

Karzinoide des Urogenitaltraktes können in den Gonaden, den Nieren, der Zervix, der Harnblase und Urethra lokalisiert sein.

Karzinoide der Ovarien und Hoden sind selten, wobei wiederum die Ovarialkarzinoide wesentlich häufiger angetroffen werden als die Karzinoide des Hodens (Robboy et al. 1975; Talerman et al. 1978). In den meisten Fällen sind diese Karzinoide Bestandteil eines Teratoms, wobei sie in Verbindung mit intestinalen und respiratorischen Gewebsdifferenzierungen gefunden werden; nur selten

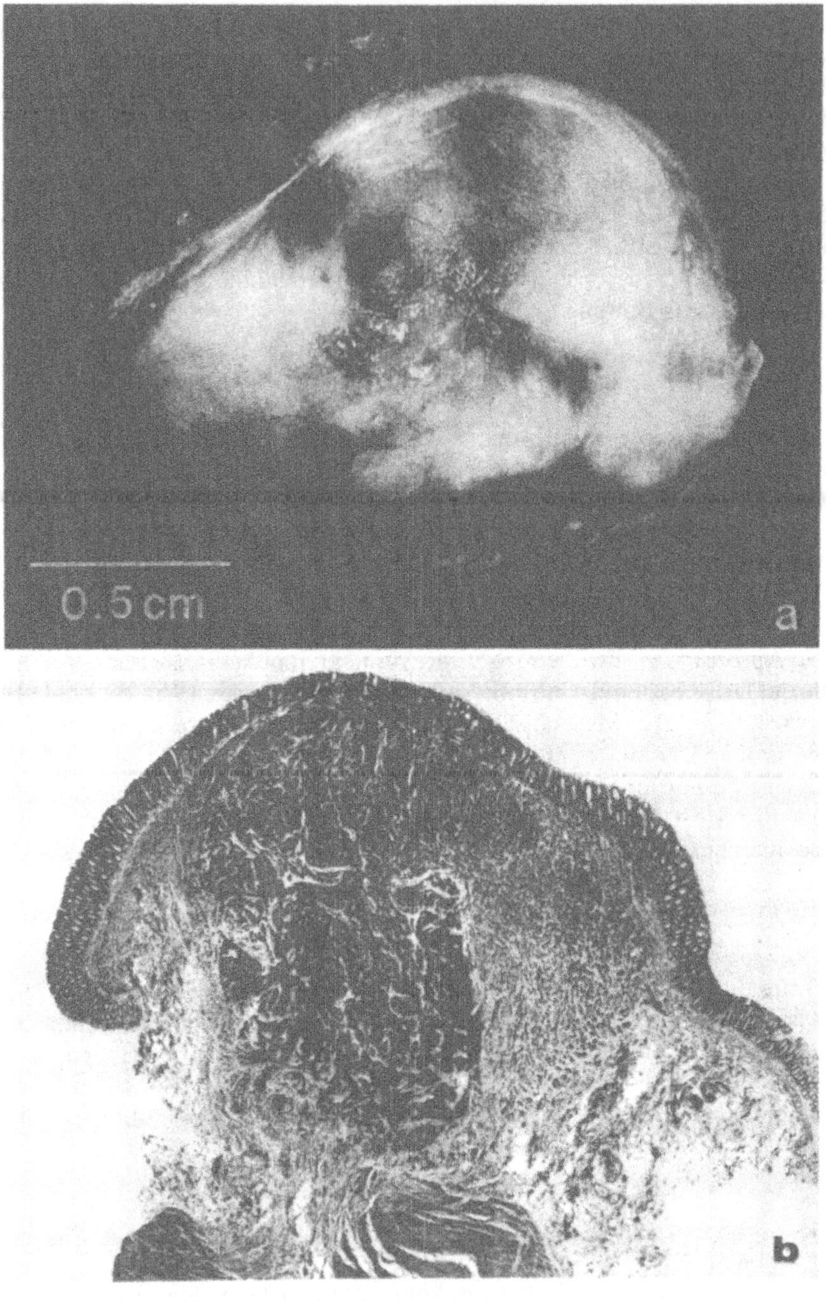

Abb. 33 a, b. Als Polyp mit glatter Schleimhautoberfläche imponierendes Rektumkarzinoid bei 70jähriger Frau: **a** Makroskopie **b** Mikroskopie. HE, 11,5×

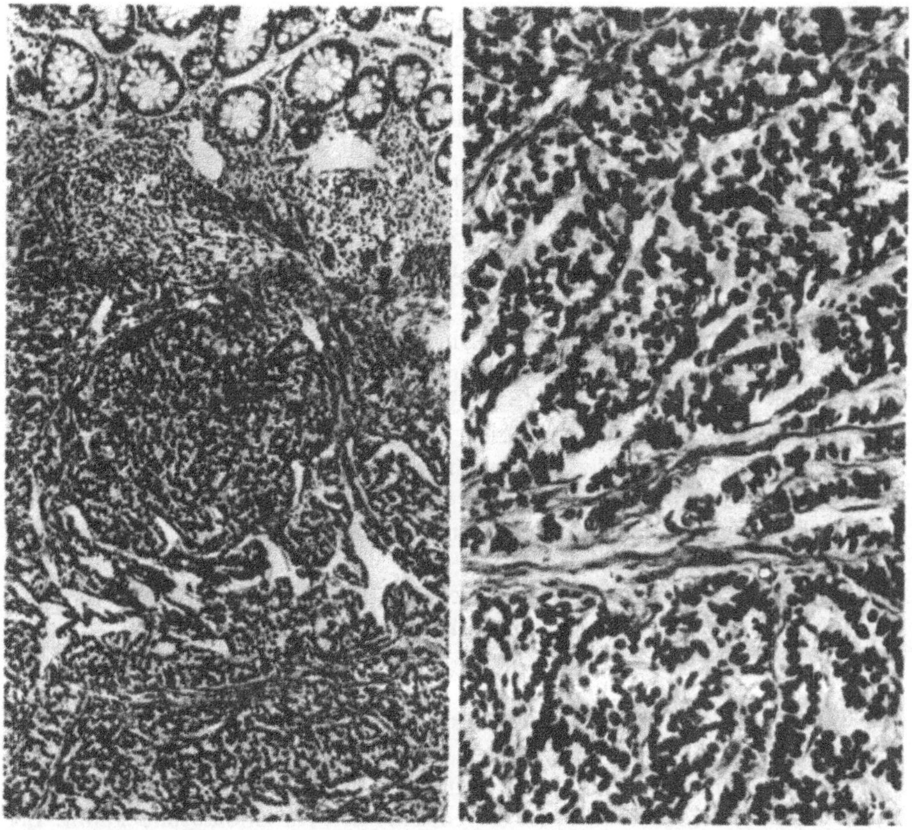

Abb. 34. Nicht-argentaffines, nicht-argyrophiles Rektumkarzinoid vom trabekulär-tubulären Typ. Grimelius, 115× und 252×

kommen sie in reiner Form vor. In alleiniger Kombination mit Schilddrüsengewebe werden sie als Strumakarzinoide geführt.

a) Ovarialkarzinoide präsentieren sich als große Tumoren mit Durchmessern zwischen 5–25 cm und homogen markiger oder auch partiell zystischer Beschaffenheit. Histologisch sieht man zumeist eine Mischung aus trabekulären, nodulären und glandulären Formationen, die sich aus argyrophilen und teilweise auch argentaffinen endokrinen Zellen zusammensetzen. Biochemisch konnte aus solchen Tumoren Serotonin und Kinine extrahiert werden (Kunze et al. 1977). Immunzytochemisch wurde außerdem Kalzitonin insbesondere in Strumakarzinoiden nachgewiesen (Blaustein 1979; Greco et al. 1979).

Etwa ein Drittel der Ovarialkarzinoide ist endokrin aktiv und kann auch ohne Metastasierung durch die direkte venöse Drainage in die Vena cava ein Karzinoid-Syndrom bieten (Robboy et al. 1975). Die Prognose dieser Tumoren ist gut, da in nur 6% der Fälle Metastasen angegeben werden (Wilson et al. 1970).

b) Hodenkarzinoide liegen überwiegend in reiner Form als Tumoren mit einem Durchmesser zwischen 0,8–8 cm vor (Talerman et al. 1978). Diese Karzinoide haben eine gute Prognose. Sind die Karzinoide allerdings Teil eines Teratoms, so ist der Teratomanteil prognostisch führend. In Teratomen kann eine Vielzahl disseminierter Zellen (EC, A, D, PP) nachgewiesen werden (BRODNER et al. 1977). Bislang wurde nur ein Fall mit einem Karzinoid-Syndrom beobachtet (WURSTER et al. 1976).

c) Zervixkarzinoide erscheinen unter dem Bild des undifferenzierten Zervixkarzinoms (TATEISHI et al. 1975; ALBORES-SAAVEDRA et al. 1976). Die Tumorzellen reagieren argyrophil und enthalten kleine endokrine Sekretgranula (HABIB et al. 1979; MACKAY et al. 1979). In einem Fall war ein Hypoglykämie-Syndrom assoziiert (KIANG et al. 1973).

d) Nierenkarzinoide wurden bislang in 5 Fällen beschrieben (STAHL u. SIDHU 1979), wobei teilweise eine Kombination mit einem zystischen Teratom vorlag. Ein Fall war maligne und ein Fall enthielt Enteroglukagon. Alle waren endokrinologisch asymptomatisch.

e) In der *Prostata* wurden in Begleitung von Adenokarzinomen argentaffine Zellen nachgewiesen (AZZOPARDI u. EVANS 1970). Darüber hinaus wurde kürzlich die Kombination eines Adenokarzinoms der Prostata mit einem Karzinoid beschrieben (MONTASSER et al. 1979).

Ein einzelner Fallbericht existiert über ein Karzinoid in der Urethra (SYLORA 1975), ein weiterer über ein Harnblasenkarzinoid (COLBY 1980).

VI. Ätiologie und Pathogenese

Mit Ausnahme der Fälle, welche mit einer multiplen endokrinen Neoplasie Typ I (MEN I) assoziiert sind, ist die Ursache der Karzinoide unbekannt. Bei MEN I ist ein hereditärer Faktor gegeben (s. Kap. 10). Hier finden sich im Zusammenhang mit anderen endokrinologischen Neoplasien vor allem Bronchus-, Thymus- und Dünndarmkarzinoide.

Im Hinblick auf die Entstehung der nicht-familiären Karzinoide ist das gehäufte Auftreten von ECL-Karzinoiden im Magen von Interesse. Diese entwikkeln sich offensichtlich multizentrisch unter dem Bild einer Mikrokarzinoidose nach langer Latenz einer chronisch-atrophischen Fundusgastritis, wie sie für den Perniziosamagen typisch ist.

Betrachtet man die Vielzahl der disseminierten endokrinen Zelltypen, so ist erstaunlich, daß in den Karzinoiden nur ein Teil dieser Zelltypen realisiert wird und ein noch geringerer Teil davon biologisch aktiv ist. Wahrscheinlich werden aber zukünftige Beobachtungen das morphologisch-funktionelle Spektrum der Karzinoide erweitern.

Literatur

Abt, A.B., Carter, S.L.: Goblet cell carcinoid of the appendix. An ultrastructural and histochemical study. Arch. Path. Lab. Med. **100**, 301–306 (1976)

Ahonen, A., Kyösola, K., Penttila, O.: Enterochromaffin cells and macrophages in ulcerative colitis and irritable colon. Ann. Clin. Res. **8**, 1–7 (1976)

Albores-Saavedra, J., Larraza, O., Poucell, S., Rodriguez Martinez, H.A.: Carcinoid of the uterine cervix. Cancer (Philad.) **38**, 2328–2342 (1976)
Allison, D.J., Clay, T.: Angiotensin II release from the hypoxic lobe of the intact dog lung. J. Physiol. (Lond.) 32–33 P (1976)
Alpert, L.I., Zak, F.G., Werthamer, S., Bochetto, J.F.: Cholangiocarcinoma. A clinicopathologic study of five cases with ultrastructural observations. Hum. Path. **5**, 709–728 (1974)
Alumets, J., Falkmer, S., Grimelius, L., Hakanson, R., Ljungberg, O., Sundler, F., Wilander, E.: Immunocytochemical demonstration of enkephalin and β-endorphin in endocrine tumors of the rectum. Acta path. microbiol. scand., Sect. A, **88**, 103–109 (1980)
Alumets, J., Hakanson, R., Ingemansson, S., Sundler, F.: Substance P and 5-HT in granules isolated from an intestinal argentaffin carcinoid. Histochemistry **52**, 217–222 (1977)
Anderson, R.E.: A familial instance of appendiceal carcinoid. Amer. J. Surg. **111**, 738–740 (1966)
Anthony, P.P., Drury, R.A.B.: Elastic vascular sclerosis of mesenteric blood vessels in argentaffin carcinoma. J. clin. Path. **23**, 110–118 (1970)
Arrigoni, M.G., Woolner, L.B., Beruatz, P.E.: Atypical carcinoid tumors of the lung. J. thorac. cardiovasc. Surg. **64**, 413–421 (1972)
Azzopardi, J.G., Evans, D.J.: Argentaffin cells in prostatic carcinoma: differentiation from lipofuscin and melanin in prostatic epithelium. J. Path. Bact. **104**, 247–251 (1970)
Azzopardi, J.G., Pollock, D.J.: Argentaffin and argyrophil cells in gastric carcinoma. J. Path. Bact. **86**, 443–451 (1963)
Bates, H.R., Jr.: Carcinoid tumors of the rectum. Dis. Colon Rect. **5**, 270–280 (1962)
Bayliss, W.M., Starling, E.H.: The mechanism of pancreatic secretion. J. Physiol. (Lond.) **28**, 325–353 (1902)
Becher Carstens, P.H., Broghamer, W.L., Jr., Hire, D.: Malignant fibrillo-caveolated cell carcinoma of the human intestinal tract. Hum. Path. **7**, 505–517 (1976)
Beger, A.: Ein Fall von Krebs des Wurmfortsatzes. Klin. Wschr. (Berl.) **19**, 616–618 (1882)
Bensch, K.G., Corrin, B., Pariente, R., Spencer, H.: Oat-cell carcinoma of the lung. Cancer (Philad.) **22**, 1163–1172 (1968)
Bensch, K.G., Gordon, G.B., Miller, L.R.: Studies on the bronchial counterpart of the Kultschitzky (argentaffin) cell and innervation of bronchial glands. J. Ultrastruct. Res. **12**, 668–686 (1965)
Berardi, R.S.: Carcinoid tumors of the colon (exclusive of the rectum): review of the literature. Dis. Colon Rect. **15**, 383–391 (1972)
Berkov, S.: Hypoxic pulmonary vasoconstriction in the rat. The necessary role of angiotensin II. Circulat. Res. **35**, 256–261 (1974)
Bhagavan, B.S., Hofkin, G.A., Woel, G.M., Koss, L.G.: Zollinger-Ellison syndrome. Ultrastructural and histochemical observations in a child with endocrine tumorlets of gastric antrum. Arch. Path. **98**, 217–222 (1974)
Black, W.C., Haffner, H.E.: Diffuse hyperplasia of gastric agyrophil cells and multiple carcinoid tumors: a histological and ultrastructural study. Cancer (Philad.) **21**, 1080–1099 (1968)
Blaustein, A.: Calcitonin secreting struma-carcinoid tumor of the ovary. Hum. Path. **10**, 222–228 (1979)
Bloom, S.R., Polak, J.M.: Gut hormone overview. In: Gut hormones (Bloom, S.R., ed.), pp. 3–17. Edinburgh-London-New York: Churchill Livingstone 1978
Bonikos, D.S., Bensch, K.G.: Endocrine cells of bronchia and bronchiolar epithelium. Amer. J. Med. **63**, 765 (1977)
Bordi, C., Cocconi, G., Toguri, R., Vezzadini, P., Missale, G.: Gastric endocrine cell proliferation. Arch. Path. **98**, 274–278 (1974)
Briselli, M., Mark, G.J., Grillo, H.C.: Tracheal carcinoids. Cancer (Philad.) **42**, 2870–2879 (1978)
Brodner, O.G., Grube, D., Helmstaedter, V., Kreienbrink, M.E., Wurster, K.: Endokrine Zellen in testikulären Teratomen. Verh. dtsch. Ges. Path. **61**, 148–151 (1977)
Buchanan, K.D.: Gastrointestinal hormones. Clin. Endocr. Metab. **8**, (1979)
Capella, C., Gabrielli, M., Polak, J.M., Buffa, R., Solcia, E., Bordi, C.: Ultrastructural

and histological study of 11 bronchial carcinoids. Virchows Arch. A Pathol. Anat. and Histol. **381**, 313–329 (1979)
Capella, E., Hage, E., Solcia, E., Usellini, L.: Ultrastructural similarity of endocrine-like cells of the human lung and some related cells of the gut. Cell Tiss. Res. **186**, 25–37 (1978)
Cassidy, M.: Abdominal carcinomatosis with probable adrenal involvement. Proc. roy. Soc. Med. **24**, 138–141 (1930)
Chalk, S., Donald, K.J.: Carcinoid tumour of the thymus. A case report including discussion of the morphological diagnosis and the cell of origin. Virchows Arch. A Pathol. Anat. and Histol. **377**, 91–96 (1977)
Chejfec, G., Gould, V.E.: Malignant gastric neuroendocrinomas. Ultrastructural and biochemical characterization of their secretory activity. Hum. Path. **8**, 433–440 (1977)
Chong, F.K., Graham, J.H., Madoff, I.M.: Mucin producing carcinoid ("composite Tumor") of upper third of esophagus. Cancer (Philad.) **44**, 1853–1859 (1979)
Chiaccio, C.: Sur une nouvelle espèce cellulaire dans les glandes de Lieberkühn. C. R. Soc. Biol. (Paris) **60**, 76–77 (1906)
Colby, T.V.: Carcinoid Tumor of the Bladder. Arch. Path. Lab. Med. **104**, 199–200 (1980)
Cooney, T., Sweeney, E.C., Luke, D.: Pulmonary carcinoid tumours: a comparative regional study. J. clin. Path. **32**, 1100–1109 (1979)
Cooper, P.H., Warkel, R.L.: Ultrastructure of the goblet cell type of adenocarcinoid of the appendix. Cancer (Philad.) **42**, 2687–2695 (1978)
Creutzfeldt, W.: Gastrointestinale Endokrinologie. Verh. dtsch. Ges. Path. **61**, 66–78 (1977)
Creutzfeldt, W.: The incretin concept today. Diabetologia **16**, 75–85 (1979)
Creutzfeldt, W., Arnold, R., Creutzfeldt, C., Feurle, G., Ketterer, H.: Gastrin and G-Cells in the antral mucosa of patients with pernicious anemia, acromegaly and hyperparathyroidism and a Zollinger-Ellison tumour of the pancreas. Europ. J. clin. Invest. **1**, 461–479 (1971)
Creutzfeld, W., Arnold, R., Creutzfeld, C., Track, N.S.: Mucosal gastrin concentration, molecular forms of gastrin, number and ultrastructure of G-cells in patients with duodenal ulcer. Gut **17**, 745–754 (1976a)
Creutzfeldt, W., Creutzfeldt, C., Perings, E.: The gastrin-producing cells under normal and pathological conditions. Rendic. Gastroenterol. **7**, 93–109 (1975)
Creutzfeldt, W., Ebert, R., Arnold, R., Frerichs, H., Brown, J.C.: Gastric inhibitory polypeptide (GIP), gastrin and insulin: response to test meal in coeliac disease and after duodenopancreatectomy. Diabetologia **12**, 279–286 (1976b)
Cristina, M.L., Lehy, T., Voillemot, N., Arhan, P., Pellerin, D., Bonfils, S.: Endocrine cells of the colon in Hirschsprung's and control children. Virchows Arch. A Pathol. Anat. and Histol. **377**, 287–300 (1978)
Dawson, I.M.P.: The endocrine cells of the gastro-intestinal tract and the neoplasms which arise from them. Curr. Top. Path. **63**, 221–258 (1976)
Dayal, Y., O'Brian, S., Wolfe, H.J., Reichlin, S.: Carcinoid tumors: a comparison of their immunocytochemical hormonal profile with morphologic and histochemical characteristics. Lab. Invest. **42**, 111 (1980)
Doerr, W.: Cholera pancreatica. Jahrb. Heidelberg. Akad. Wissenschaften. Heidelberg: Winter 1973, S. 120
Dubois, P.M., Paulin, C.: Gastrointestinal somatostatin cells in human fetus. Cell Tiss. Res. **166**, 179–184 (1976)
Dubois, P.M., Paulin, C., Chayvialle, J.A.: Identification of gastrin-secreting cells and cholecystokinin-secreting cells in the gastrointestinal tract of the human fetus and adult man. Cell. Tiss. Res. **175**, 351–356 (1976)
Edkins, J.S.: On the chemical mechanism of gastric secretion. Proc. roy. Soc. (Lond.) (Biol.) **76**, 376 (1905)
Enerbäck, L.: Specific methods for detection of 5-hydroxytryptamine in carcinoid tumors. Virchows Arch. Abt. A **358**, 35–43 (1973)
Erspamer, V., Asero, B.: Identification of enteramine, the specific hormone of the enterochromaffin cell system as 5-hydroxytryptamine. Nature (Lond.) **169**, 800–801 (1952)
Erspamer, V., Melchiorri, R.: Actions of bombesin on secretions and motility of the gastroin-

testinal tract. In: Gastrointestinal hormones (J.C. Thompson, ed.), pp. 575–589. Austin-London: University of Texas Press 1975

Eschbach, J.W., Rinaldo, J.A.: Metastatic carcinoid: a familial occurrence. Ann. intern. Med. **57**, 647–649 (1962)

Falck, B., Hillarp, N.A., Thieme, G., Torp, A.: Fluorescence of catecholamines and related compounds condensed with formaldehyde. J. Histochem. Cytochem. **10**, 348–354 (1962)

Feldman, J.M.: Serotonin metabolism in patients with carcinoid tumors: incidence of 5-hydroxytryptophan-secreting tumors. Gastroenterology **75**, 1109–1114 (1978)

Ferrans, V.J., Roberts, W.C.: The carcinoid endocardial plaque. An ultrastructural study. Hum. Path. **7**, 387–409 (1976)

Feyrter, F.: Carcinoid and Carcinom. Ergebn. allg. Path. path. Anat. **29**, 305–489 (1934)

Feyrter, F.: Über die peripheren endokrinen (parakrinen) Drüsen des Menschen. Wien-Düsseldorf: Maudrich 1953

Feyrter, F.: Über Mikrokarzinoidose. Arch. ital. Pat. **3**, 1 (1959)

Feyrter, F.: Über das bronchiale und pulmonale Carcinoid. Über die bronchiale und pulmonale Mikrocarcinoidose. Wien. klin. Wschr. **72**, 386–392 (1960)

Froelich, F.: Die „Helle Zelle" der Bronchialschleimhaut und ihre Beziehungen zum Problem der Chemoreceptoren. Frankfurt. Z. Path. **60**, 517 (1949)

Garin Chesa, P., Polak, J.M., Timson, C.M., Pearse, A.G.E.: Histochemical and ultrastructural studies on 9 cases of multiple gastric carcinoids. Path. Res. Pract. **164**. 95 (1979)

Gibbs, N.M.: Incidence and significance of argentaffin and Paneth cells in some tumors of the large intestine. J. clin. Path. **20**, 826–831 (1967)

Godwin, J.D.: Carcinoid tumors. An analysis of 2837 cases. Cancer (Philad.) **36**, 560–569 (1975)

Godwin, J.D., Brown, C.C.: Comparative epidemiology of carcinoid and oat-cell tumors of the lung. Cancer (Philad.) **40**, 1671–1673 (1977)

Goedert, M., Otten, U., Suda, K., Heitz, P.U., Stalder, G.A., Obrecht, J.P., Holzach, P., Allgöwer, M.: Dopamine, norepinephrine and serotonin production by an intestinal carcinoid tumor. Cancer (Philad.) **45**, 104–107 (1980)

Goodrick, W.I.M., Dockerty, M.B.: Zollinger-Ellison-syndrome, associated gastric tumor showing islet cell features. Minn. Med. **46**, 634–639 (1963)

Gosset, A., Masson, P.: Tumeurs endocrines de l'appendice. Presse méd. **22**, 237-240 (1914)

Gould, V.E., Chejfec, G.: Ultrastructural and biochemical analysis of "undifferentiated" pulmonary carcinomas. Hum. Path. **9**, 377–384 (1978)

Gould, V.E., Reyes, C.V., Wellingtin, J., Chejfec, G.: Neuroendocrine carcinomas of the esophagus. Path. Res. Pract. **165**, 99 (1979)

Gould, V.E., Yannopoulos, A.D., Sommers, Sh.C., Terzakis, J.A.: Neuroendocrine cells in dysplastic bronchi. Amer. J. Path. **90**, 49–56 (1978)

Grahame-Smith, D.G.: Natural history and diagnosis of the carcinoid syndrome. Clinics Gastroent. **3**, 575 (1974)

Greco, M.A., Li-Volsi, V.A., Pertschuk, L.P., Bigeloe, B.: Strumal carcinoid of the ovary. An analysis of its components. J. Amer. Canc. Soc. **43**, 1380–1388 (1979)

Grimelius, L.: A silver nitrate stain for A_2cells in human pancreatic islets. Acta Soc. Med. upsalien. **73**, 243–270 (1968)

Grossman, M.I.: The gastrointestinal hormones: an overview. In: Endocrinology (V.H.T. James, ed.), Vol. 2, pp. 1–6 Amsterdam-Oxford: Excerpta Medica 1977

Grube, D., Forssmann, W.G.: Morphology and function of the entero-endocrine cells. Horm. Metab. Res. **11**, 589–606 (1979)

Habib, A., Kaneko, M., Cohen, C.J., Walker, G.: Carcinoid of the uterine cervix. A case report with light and electron microscopic studies. Cancer (Philad.) **43**, 535–538 (1979)

Hage, E.: Histochemistry and fine structure of bronchial carcinoid tumours. Virchows Arch. Abt. A **361**, 121–128 (1973)

Hage, E.: Endocrine-like cells of the pulmonary epithelium. Thesis, University of Odense (1976)

Hage, E., Hage, J. Juel, G.: Endocrine-like cells of the pulmonary epithelium of the human adult lung. Cell Tiss. Res. **178**, 39–48 (1977)

Hajdu, St.I., Winawer, S.J., Myers, W.P.L.: Carcinoid tumors. A study of 204 cases. Amer. J. clin. Path. **61**, 521–528 (1974)

Håkanson, R., Bengman, S., Brodin, E., Ingemansson, S., Larsson, L.-I., Nilsson, G., Sundler, F.: Substance P-like immunoreactivity in intestinal carcinoid tumors (U.S. von Euler, B. Pernow, eds.). New York: Ravens Press 1977

Håkanson, R., Owman, Ch., Sporrong, B., Sundler, F.: Electron microscopic classification of amine-producing endocrine cells by selective staining of ultrathin sections. Histochemie **27**, 226–242 (1971)

Hamlin, K.E., Fischer, F.E.: The synthesis of 5-hydroxytryptamine. J. Amer. chem. Soc. **73**, 5007–5008 (1951)

Hamperl, H.: Über die „gelben (chromaffinen)" Zellen im gesunden und kranken Magendarmschlauch. Virchows Arch. path. Anat. **266**, 509–548 (1927)

Hamperl, H.: Was sind argentaffine Zellen? Virchows Arch. path. Anat. **286**, 811–833 (1932)

Hamperl, H.: Über gutartige Bronchialtumoren (Cylindrome und Carcinoide). Virchows Arch. path. Anat. **300**, 46–88 (1937)

Hamperl, H.: Über argyrophile Zellen. Virchows Arch. path. Anat. **321**, 482–507 (1952)

Havemann, K., Gropp, C.: Ektope Hormonproduktion beim kleinzelligen Bronchialkarzinom. Internist **21**, 84–94 (1980)

Heidenhain, R.: Untersuchungen über den Bau der Labdrüsen. Arch. mikr. Anat. **6**, 368–406 (1870)

Heitz, Ph.U.: Endokrines System des Magendarmtraktes und der Respirationsorgane. Verh. dtsch. Ges. Path. **61**, 24–54 (1977)

Heitz, Ph.U.: The neuroendocrine system of the gastrointestinal tract. Path. Res. Pract. **165**, 333–348 (1979)

Heitz, Ph.U., Kasper, M., Krey, G., Polak, J.M., Pearse, A.G.E: Immunoelectron cytochemical localization of motilin in human duodenal enterochromaffin cells. Gastroenterology **74**, 713–717 (1978)

Heitz, Ph.U., Klöppel, G., Polak, J.M., Staub, J.J.: Ectopic hormone production by endocrine tumors. Localization of hormones at the cellular level by immunocytochemistry. Cancer (Philad.) im Druck, 1981

Heitz, Ph.U., Polak, J.M., Timson, C.M., Pearse, A.G.E.: Enterochromaffin cells as the endocrine source of gastrointestinal substance P. Histochemistry **49**, 343–347 (1976)

Hökfelt, T., Johansson, O., Ljungdahl, Å., Lundberg, J.M., Schultzberg, M.: Peptidergic neurones. Nature (Lond.) **284**, 515–521 (1980)

Huebschmann, P.: Sur le carcinome primitif de l'appendice vermiculare. Rev. méd. Suisse rom. **30**, 317–332 (1910)

Imai, T., Sannohe, Y., Okano, H.: Oat cell carcinoma (apudoma) of the esophagus. Cancer (Philad.) **41**, 358–364 (1978)

Isler, P., Hedinger, Chr.: Metastasierendes Dünndarmcarcinoid mit schweren, vorwiegend das rechte Herz betreffenden Klappenfehlern und Pulmonalstenose – ein eigenartiger Symptomkomplex? Schweiz. med. Wschr. **83**, 4–7 (1953)

Ivy, A.C., Oldberg, E.: A hormone mechanism for gallbladder contraction and evacuation. Amer. J. Physiol. **86**, 599–613 (1928)

Judge, D.M., Dickman, P.S., Trapukdi, B.S.: Nonfunctioning agyrophil tumor (APUDoma) of the hepatic duct. Simplified methods of detecting biogenetic amines in tissue. J. clin. Path. **66**, 40–45 (1976)

Kaduk, B., Barth, H.: Die Orthologie der endokrinen Zellen im distalen Ösophagus. Virchows Arch. A Pathol. and Histol. **377**, 311–328 (1978)

Kameya, T., Shimosato, Y., Adachi, I., Abe, K., Ebihara, S., Ono, I.: Neuroendocrine carcinoma of the paranasal sinus. A morphological and endocrinological study. Cancer (Philad.) **45**, 330–339 (1980)

Kay, S., Wilson, M.A.: Ultrastructural studies of an ACTH-secreting thymic tumor. Cancer (Philad.) **26**, 445–452 (1970)

Keuppens, F., Willems, G., DeGraef, J., Woussen-Colle, M.C.: Antral gastrin cell hyperplasia in patients with peptic ulcer. Ann. Surg. **191**, 276–281 (1980)

Kiang, D.T., Bauer, G.E., Kennedy, B.J.: Immunoassayable insulin in carcinoma of the cervix associated with hypoglycemia. Cancer (Philad.) **31**, 801–805 (1973)

Klein, H.Z.: Mucinous carcinoid tumor of vermiform appendix. Cancer (Philad.) **33**, 770–777 (1974)

Klöppel, G., Seifert, G., Heitz, Ph.U.: Endokrine Pankreastumoren. Morphologie und Syndrome. Dtsch. med. Wschr. **104**, 1571–1577 (1979)

Kramer, R.: Adenoma of bronchus. Ann. Otol. (St. Louis) **39**, 689–695 (1930)

Kubo, T., Watanabe, H.: Neoplastic argentaffin cells in gastric and intestinal carcinomas. Cancer (Philad.) **27**, 447–454 (1971)

Kultschitzky, N.: Zur Frage über den Bau des Darmkanals. Arch. mikr. Anat. **49**, 7–35 (1897)

Kunze, E., Schauer, A., Droese, M., Geiger, R., Urbanczyk, H.: Das primär endokrin aktive Ovarialkarzinoid. Verh. dtsch. Ges. Path. **61**, 139–143 (1977)

Laennec, R.T.H.: Traité de l'auscultation médiate et des maladies des poumons et du coeur. 3e. ed. Paris, Chaudé, Vol. **1**, 250 (1831)

Langhans, T.: Über einen Drüsenpolyp im Ileum. Virchows Arch. path. Anat. **38**, 559–560 (1867)

Larsson, L.-I., Goltermann, N., de Magistris, L., Rehfeld, J.F., Schwarzt, T.W.: Somatostatin cell processes as pathways for paracrine secretion. Science **205**, 1393–1395 (1979)

Larsson, L.-I., Håkanson, R., Sjöberg, N.O., Sundler, F.: Fluorescence histochemistry of the gastrin cell in fetal and adult man. Gastroenterology **68**, 1152–1159 (1975)

Larsson, L.-I., Ljungberg, O., Sundler, F., Håkanson, R., Svensson, S.O., Rehfeld, J.F., Stadil, F., Holst, J.: Antro-pyloric gastrinoma associated with pancreatic nesidioblastosis and proliferation of islets. Virchows Arch. Abt. A **360**, 305–314 (1973)

Larsson, L.-I., Rehfeld, J.F., Stockbrügger, R., Blohme, G., Schöön, I.M., Lundqvist, G., Kindblom, L.G., Säve-Söderberg, J., Grimelius, G., Olbe, L.: Mixed endocrine gastric tumors associated with hypergastrinemia of antral origin. Amer. J. Path. **93**, 53–68 (1978)

Levine, G.D., Rosai, J.: A spindel cell variant of thymic carcinoid tumor. A clinical, histologic, and fine structural study with emphasis on its distinction from spindel cell thymoma. Arch. Path. Lab. Med. **100**, 293–300 (1976)

Lewis, J.C., Moertel, C.G.: Platelet 5-hydroxytryptamine storage in the carcinoid syndrome. An electron microscopic autoradiographic study. Amer. J. clin. Path. **70**, 628–631 (1978)

Lindvall, O.,Björklund, A., Svensson, L.-Å.: Fluorophore formation from catecholamines and related compounds in the glyoxylic acid fluorescence histochemical method. Histochemistry **39**, 197–227 (1974)

Lubarsch, O.: Über den primären Krebs des Ileum nebst Bemerkungen über das gleichzeitige Vorkommen von Krebs und Tuberkulose. Virchows Arch. path. Anat. **111**, 280–317 (1888)

Makay, B., Osborne, B.M., Wharton, J.T.: Small cell tumor of cervix with neuroepithelial features. Ultrastructural observations in two cases. Cancer (Philad.) **43**, 1138–1145 (1979)

Marcus, F.S., Friedman, M.A., Callen, P.W., Churg, A., Harbour, J.: Successful therapy of an ACTH-producing gastric carcinoid APUD tumor: Report of a case and review of the literature. Cancer **46**, 1263–1269 (1980)

Marincek, B.: Zur Frage metastasierender Appendixkarzinoide mit Karzinoidsyndrom. Schweiz. med. Wschr. **103**, 1641–1646 (1973)

Markgraf, W.H., Dun, T.M.: Appendiceal carcinoid with carcinoid syndrome. Amer. J. Surg. **107**, 730–732 (1964)

Martin, E.D., Potet, F.: Pathology of endocrine tumours of the GI tract. Clinics Gastroent. **3**, 511–532 (1974)

Masson, M.P.: La glande endocrine de l'intestin chez l'homme. C.R. Acad. Sci. (Paris) **158**, 59–61 (1914)

Merling, F.: Anatomie pathologique de l'appendice du caecum. Experience (Paris) **1**, 337 (1838)

Miller, M.A., Mark, G.J., Kanarek, D.: Multiple peripheral pulmonary carcinoids and tumorlets of carcinoid type, with restrictive and obstructive lung disease. Amer. J. Med. **65**, 373–378 (1978)

Mitschke, H.: Immunhistologische, cytochemische und elektronenoptische Untersuchungen beim Zollinger-Ellison-Syndrom. Virchows Arch. Abt. A **361**, 335–348 (1973)

Mitschke, H.: Funktionelle Pathomorphologie des gastrointestinalen endokrinen Zellsy-systems. Progress in pathology 104 (W. Büngeler, M. Eder, K. Lennert, G. Peters, W. Sandritter, G. Seifert, eds.). Stuttgart-New York: Fischer 1977

Mitschke, H., Becker, M.: Zur Cytopathologie der disseminierten endokrinen Zellen des Magens bei Gastritis, Ulcus und Magencarcinom. Virchows Arch. Abt. A **358**, 81–98 (1973)

Moertel, C.G., Sauer, W.G., Dockerty, M.B., Baggenstoss, A.H.: Life history of the carcinoid tumor of the small intestine Cancer (Philad.) **14**, 901–912 (1961)

Montasser, A.Y., Ong, M.G., Mehta, V.T.: Carcinoid tumor of the prostate associated with adenocarcinoma. Cancer (Philad.) **44**, 307–310 (1979)

Moxey, P.C., Trier, J.S.: Endocrine cells in the human fetal small intestine. Cell Tiss. Res. **183**, 33–50 (1977)

Müller, H.: Zur Entstehungsgeschichte der Bronchialerweiterungen. Ermsleben-Halle: Busch 1882

Oates, J.A., Melmon, K., Sjoerdsma, A., Gillespie, L., Mason, D.T.: Release of a kinin peptide in the carcinoid syndrome. Lancet **1964 I**, 514–517

Oates, J.A., Sjoerdsma, A.: A unique syndrome associated with secretion of 5-hydroxytryptophan by metabolic gastric carcinoids. Amer. J. Med. **32**, 333–342 (1962)

Oberndorfer, S.: Über die kleinen Dünndarmcarcinome. Verh. dtsch. Ges. Path. **11**, 113–116 (1907)

Okike, N., Bernatz, Ph.E., Woolner, L.B.: Carcinoid tumors of the lung. Amer. thorac. Surg. **22**, 270–277 (1976)

Otto, H., Hüsselmann, H.: Thymus-Carcinoid. Fallbericht und Literaturübersicht. Z. Krebsforsch. **88**, 55–67 (1976)

Otto, H.F., Wanke, M., Zeitlhofer, J.: Darm und Peritoneum. Spezielle pathologische Anatomie, Band 2, Teil 2 (W. Doerr, G. Seifert, E. Uehlinger, Hrsg.) Berlin-Heidelberg-New York: Springer 1976

Patschefsky, A.S., Gordon, G., Harrer, W.V., Hoch, W.S.: Carcinoid tumor of the pancreas. Ultrastructural observations of a lymph node metastasis and comparison with bronchial carcinoid. Cancer (Philad.) **33**, 1349–1354 (1974)

Pearse, A.G.E.: The cytochemistry and ultrastructure of polypeptide hormone-producing cells of the APUD series, and the embryologic, physiologic and pathologic implications of the concept. J. Histochem. Cytochem. **17**, 303, 313 (1969)

Pearse, A.G.E.: Histochemistry, theoretical and applied, 3rd. ed. London: Churchill Livingstone 1972

Pearse, A.G.E.: Das diffuse endokrine (parakrine) System: Feyrter's Konzept und seine moderne Geschichte. Verh. dtsch. Ges. Path. **61**, 2–6 (1977)

Pearse, A.G.E., Polak, J.M., Bloom, S.R.: The newer gut hormones. Cellular source, physiology, pathology and clinical aspects. Gastroenterology **72**, 746–761 (1977)

Pimstone, B.L., Uys, C.J., Vogelpoel, L.: Studies in a case of Cushing's syndrome due to a ACTH-producing thymic tumour. Amer. J. Med. **53**, 521–528 (1972)

Polak, J.M., Bussolati, G., Pearse, A.G.E.: Cytochemical, immunofluorescence and ultrastructural investigations on the antral G cells in hyperparathyroidism. Virchows Arch. Abt. B **9**, 187–197 (1971 a)

Polak, J.M., Coulling, I., Doe, W., Pearse, A.G.E.: The G cells in pernicious anaemia. Gut **12**, 319–323 (1971 b)

Polak, J.M., Hoffbrand, A.V., Reed, P.I., Bloom, S., Pearse, A.G.E.: Qualitative and quantitative studies of antral and fundic G cells in pernicious anaemia. Scand. J. Gastroent. **8**, 361–367 (1973 a)

Polak, J.M., Pearse, A.G.E., van Norden, S., Bloom, S., Rossiter, M.A.: Secretin cells in coelic disease. Gut **14**, 870–874 (1973 b)

Polak, J.M., Stagg, B., Pearse, A.G.E.: Two types of Zollinger-Ellison syndrome: immunofluorescent, cytochemical and ultrastructural studies of the antral and pancreatic gastrin cells in different clinical states. Gut **13**, 501–512 (1972)

Rapport, M., Green, A.A., Page, I.H.: Partial purification of the vasoconstrictor in beef serum. J. biol. Chem. **174**, 735–741 (1948)

Ratzenhofer, M.: Dünndarmkarzinoid – vom pathologisch-anatomischen Standpunkt aus. Gastroenterologia (Basel) **95**, 168–188 (1961)

Ratzenhofer, M.: Über enterale Hyperplasien und Geschwülste der disseminierten endokrinen (parakrinen) Hellen Zellen Feyrters unter Berücksichtigung amphikriner Zellwucherungen. Verh. dtsch. Ges. Path. **61**, 7–24 (1977)

Ratzenhofer, M., Auböck, L.: The amphicrine (endo-exokrine) cells in the human gut with a short reference to amphicrine neoplasias. Acta morph. Acad. Sci. hung. **28**, (1–2) 37–58 (1980)

Ratzenhofer, M., Lembeck, F.: Oxytryptamin in Darmcarcinoiden. Zbl. allg. Path. path. Anat. **92**, 129–130 (1954)

Rehfeld, J.F., Larsson, L.-I., Goltermann, N.R., Schwartz, T.W., Holst, J.J., Jensen, S.L., Morley, J.S.: Neural regulation of pancreatic hormone secretion by the C-terminal tetrapeptide of CCK. Nature (Lond.) **284**, 33–38 (1980)

Robboy, S.J., Scully, R.E., Norris, H.J.: Insular carcinoid primary in the ovary. A clinicopathologic analysis of 48 cases. Cancer (Philad.) **36**, 404–418 (1975)

Rogers, L.W., Murphy, R.C.: Gastric carcinoid and gastric carcinoma. Amer. J. Surg. Path. **3**, 195–202 (1979)

Rosai, J., Higa, E.: Mediastinal endocrine neoplasm, of probable thymic origin, releated to carcinoid tumour. Cancer (Philad.) **29**, 1061–1074 (1972)

Rosai, J., Higa, E., Davie, J.: Mediastinal endocrine neoplasm in patients with multiple endocrine adenomatosis. Cancer (Philad.) **29**, 1075–1083 (1972)

Rosenbaum, F.F., Santer, D.G., Claudon, D.B.: Essential telangiectasia, pulmonic and tricuspid stenosis, and neoplastic liver disease. A possible new clinical syndrome. J. Lab. clin. Med. **42**, 941–942 (1953)

Royston, C.M., Brew, D.H.J., Garnham, J.R., Stagg, B.H., Polak, J.M.: The Zollinger-Ellison syndrome due to an infiltrating tumour of the stomach. Gut **13**, 638–642 (1972)

Rubin, W.: Proliferation of endocrine-like (entero-chromaffin) cells in atrophic gastric mucosa. Gastroenterology **57**, 641–648 (1969)

Rubin, W.: A fine structural characterization of the proliferated endocrine cells in atrophic gastric mucosa. Amer. J. Path. **70**, 109–118 (1973)

Rumpf, P., Ulrich, B., Krian, A., Borchard, F.: Rektumkarzinoide. Dtsch. med. Wschr. **101**, 1531–1533 (1976)

Said, S.I.: Endocrine role of the lung in disease. Amer. J. Med. **57**, 453–465 (1974)

Said, S.I., Mutt, V.: Long acting vasodilator peptide from lung tissue. Nature (Lond.) **224**, 699–700 (1969)

Salyer, D.C., Salyer, W.R., Eggleton, J.C.: Bronchial carcinoid tumors. Cancer (Philad.) **36**, 1522–1537 (1975)

Sanders, R.J.: Carcinoids of the gastrointestinal tract. Springfield: C.C. Thomas 1973

Sherman, St., Li, Ch.-Y., Carney, A.: Microproliferation of enterochromaffin cells and the origin of carcinoid tumors of the ileum. Arch. Path. Lab. Med. **103**, 639–641 (1979)

Singh, I.: A modification of the Masson-Hamperl method for the staining of argentaffin cells. Anat. Anz. **115**, 81–82 (1964)

Singh, I.: The distribution of cells of the enterochromaffin system in the gastrointestinal tract of human foetuses. Acta Anat. **64**, 544–558 (1966)

Sjoerdsma, A., Oates, J.A., Zaltzman, P., Udenfriend, S.: Serotonin synthesis in carcinoid patients. Its inhibition by alpha-methyl-DOPA, with measurement of associated increases in urinary 5-hydroxytryptophan. New Engl. J. Med. **263**, 585–588 (1960)

Skinner, J.M., Whitehead, R., Piris, J.: Argentaffin cells in ulcerative colitis. Gut **12**, 636–638 (1971)

Soga, J.: Carcinoids: Their changing concepts and a new histologic classification. In: Gastro-entero-pancreatic endocrine system-A cell-biological approach (T. Fujita, edit.). Stuttgart-Tokyo: Thieme und Igaku Shoin Ltd. 1974

Soga, J.: Neoplasms of GEP endocrine cells: The present-day concept of carcinoids. In: Endocrine gut and pancreas (T. Fujita, ed.), pp. 387–394. Amsterdam-New York: Elsevier 1976

Soga, J., Tazawa, K.: Pathologic analysis of carcinoids. Histologic reevaluation of 62 cases. Cancer (Philad.) **28**, 990–998 (1971)

Soga, J., Tazawa, K., Aizawa, O., Wada, K., Tuto, T.: Argentaffin cell adenocarcinoma of the stomach: an atypical carcinoid? Cancer (Philad.) **28**, 999–1003 (1971)

Soga, J., Tazawa, K., Wada, K., Fujimaki, M., Saito, K., Ckarashi, K.: Agyrophil cell carcinoid of the stomach – a light and electron microscopic observation. Acta path. jap. **22**, 541–553 (1972)

Solcia, E.: The gastrin cell and the secretin cell. Rendic. Gastroent. **4**, 22–30 (1972)

Solcia, E., Capella, C., Vassallo, G.: Lead-haematoxylin as a stain of endocrine cells. Significance of staining and comparison with other selective methods. Histochemie **20**, 116–126 (1969)

Solcia, E., Capella, C., Vassallo, G.: Endocrine cells of the stomach and pancreas in states of gastric hypersecretion. Rendic Gastroent. **2**, 147–158 (1970)

Solcia, E., Polak, J.M., Pearse, A.G.E., Forssmann, W.G., Larsson, L.-I., Sundler, F., Lechago, J., Grimelius, I., Fujita, T., Creutzfeldt, W., Gepts, W., Falkmer, S., Lefranc, G., Heitz, Ph., Hage, E., Buchan, A.M.J., Bloom, S.R., Grossman, M.I.: Lausanne 1977 classification of gastroenteropancreatic endocrine cells. In: Gut hormones (Bloom, S.R., ed.), pp. 40–48. Edinburgh-London-New York: Churchill-Livingstone 1978

Solcia, E., Vassallo, G., Capella, C.: Selective staining of endocrine cells by basic dyes after acid hydrolysis. Stain Technol. **43**, 257–263 (1968)

Stahl, R.E., Sidhu, G.S.: Primary carcinoid of the kidney. Light and electron microscopic study. Cancer (Philad.) **44**, 1345–1349 (1979)

Sternberger, L.A.: Immunocytochemistry, 2nd ed. New York-Chichester-Brisbane-Toronto: J. Wiley 1979

Subbuswamy, S.G., Gibbs, N.M., Ross, C.F., Morson, B.C.: Goblet cells carcinoid of the appendix. Cancer (Philad.) **34**, 338–344 (1974)

Sweeney, E.C., McDonnell, L.: Atypical gastric carcinoids. Histopathology **4**, 215–224 (1980)

Sylora, H.O.: Primary carcinoid tumor of the urethra. J. Urol. **114**, 150–153 (1975)

Syracuse, D.C., Perzin, K.H., Price, J.B., Wiedel, Ph.D., Mesa-Tejada, R.: Carcinoid tumors of the appendix. Mesoappendiceal extension and nodal metastases. Ann. Surg. **190**, 58–63 (1979)

Talerman, A., Gratama, S., Miranda, S., Okagaki, T.: Primary carcinoid tumor of the testis. Case report, ultrastructure and review of the literature. Cancer (Philad.) **42**, 2696–2706 (1978)

Tateishi, R., Wada, A., Hayakawa, K., Hongo, J., Ishii, S., Terakawa, N.: Agyrophil cell carcinomas (apudomas) of the uterine cervix. Light and electron microscopic observations of 5 cases. Virchows Arch. A Pathol. Anat. and Histol. **366**, 257–274 (1975)

Thorson, A., Biorck, G., Bjorkman, G., Waldenstrom, J.: Malignant carcinoid of the small intestine with metastases to the liver, valvular disease of the right side of the heart (pulmonary stenosis and tricuspid regurgitation without septal defects), peripheral vasomotor symptoms, bronchoconstriction, and an unusual type of cyanosis. A clinical and pathologic syndrome. Amer. Heart J. **47**, 795–817 (1954)

Tiedemann, R.N., McDivitt, R.M., Thorbjarnson, B.: Carcinoid tumor of rectum. N.Y. St. J. Med. **72**, 559–563 (1972)

Torre, J.C., De La, Surgeon, J.W.: A methodological approach to rapid and sensitive monoamine histofluorescence using a modified glyoxylic acid technique: SPG method. Histochemistry **49**, 81–93 (1976)

Trell, E., Rausing, A., Ripa, J., Torp, A., Waldenstrom, J.: Carcinoid heart disease. Clinicopathologic findings and follow-up in 11 cases. Amer. J. Med. **54**, 433–444 (1973)

Turnbull, A.D., Rosen, P., Beattie, E.J.: Primary malignant tumors of the esophagus other than typical epidermoid carcinoma. Ann. thorac. Surg. **15**, 463–473 (1973)

Vaughn, J., Delancey, H.: Multiple carcinoid tumors of stomach. S. med. J. **66**, 728–729 (1973)

Walter, G.F., Rossipal, E.: Serotonin-Zellen bei Zöliakie. Verh. dtsch. Ges. Path. **61**, 89–93 (1977)

Warkel, R.L., Cooper, P.H. Helwig, E.B.: Adenocarcinoid, a mucin-producing carcinoid tumor of the appendix. A study of 39 cases. Cancer (Philad.) **42**, 2781–2793 (1978)

Warner, Th.F., O'Reilly, G., Power, L.H.: Carcinoid diathesis of the ileum. Cancer (Philad.) **43**, 1900–1905 (1979)

Warner, T.F.C.S., In Sook Seo: Goblet cell carcinoid of appendix. Ultrastructural features and histogenetic aspects. Cancer (Philad.) **44**, 1700–1706 (1979)

Weichert, R.F., Roth, L.M., Karkin, J.C.: Carcinoid islet cell tumor of the duodenum and associated multiple carcinoid tumors of the ileum. Cancer (Philad.) **27**, 910–918 (1971)

Wilander, E., Portela-Gomes, G., Grimelius, L., Westermark, P.: Argentaffin and agyrophil reactions of human gastrointestinal carcinoids. Gastroenterology **73**, 733–736 (1977a)

Wilander, E., Portela-Gomes, G., Grimelius, L., Lundqvist, G., Skoog, V.: Enteroglucagon and substance P-like immunoreactive in argentaffin and agyrophil rectal carcinoids. Virchows Arch. B Cell Pathol. **25**, 117–124 (1977b)

Wilander, E., Grimelius, L., Portela-Gomes, G., Lundqvist, G., Skoog, V., Westermark, P.: Substance P and enteroglucagon-like immunoreactivity in argentaffin and agyrophil midgut carcinoid tumours. Scand. J. Gastroent. **14**, 19–26 (1979a)

Wilander, E., Grimelius, L., Lundqvist, G., Skoog, V.: Polypeptide hormones in argentaffin and agyrophil gastroduodenal endocrine tumors. Amer. J. Path. **96**, 519–530 (1979b)

Williams, E.D., Sandler, M.: The classification of carcinoid tumors. Lancet **1963 I**, 238–239

Wilson, H., Cheek, R.C., Sherman, R.T., Storer, E.H.: Carcinoid tumors. Curr. Probl. Surg. **7**, 4–31 (1970)

Wurster, K., Brodner, O., Rossner, J.A., Grube, D.: A carcinoid occurring in the testis. Virchows Arch. A Pathol. Anat. and Histol. **370**, 185–192 (1976)

Zehntes Kapitel

Pluriglanduläre endokrine Regulationsstörungen

PH.U. HEITZ und H. STEINER, Basel

A. Einleitung

In jüngster Zeit wurden auf dem Gebiete der Endokrinologie enorme Fortschritte erzielt.

Der Einsatz der modernen Technologie – Purifikationsverfahren (Chromatographie, Isotachyphorese), Aminosäurensequenzanalyse, Synthese von Peptiden, Produktion von Antikörpern, radioimmunologische Bestimmungsmethoden und Immunzytochemie – hat zur Entdeckung, Lokalisation und zur Kenntnis der Sekretion einer Reihe von Peptiden und Aminen geführt. Es ist jetzt bekannt, daß mehrere Peptide und Amine sowohl im Gehirn, im peripheren Nervensystem als auch in endokrinen Zellen vorkommen, wobei es sich teilweise nicht um identische Substanzen, sondern um gemeinsame Teilsequenzen handelt (PEARSE 1976; DOCKRAY 1977; PINGET et al. 1978; REHFELD 1978; ROBBERECHT et al. 1978). Darüber hinaus wurden spezifische neuronale Proteine („Neurone-specific enolase"; SCHMECHEL et al. 1978a, b) und elektrophysiologische Charakteristiken von Neuronen auch in endokrinen Zellen nachgewiesen (TISCHLER et al. 1977).

Das ursprüngliche System der „Hellen Zellen" (FEYRTER 1938, 1969) und das APUD-Konzept (PEARSE 1966) mußten modifiziert werden. Das erweiterte APUD-System umfaßt auch Neurone (PEARSE 1977). Es besteht aus neurokrinen (Peptid-produzierendes Neuron mit Wirkung auf ein anderes Neuron), neuroendokrinen (Neuron mit Peptidsekretion in das Blut), endokrinen und parakrinen Zellen. Dieses *neuroendokrine System* reguliert eine Vielzahl von Aktivitäten des Organismus auf suprazellulärer, zellulärer und subzellulärer Ebene (Übersichten: HEITZ 1979a, b) mit Hilfe von Neurotransmittern, Hormonen und parakrin- (lokal) wirkenden Peptiden bzw. Aminen.

Das *neuroendokrine System* umfaßt nach heutiger Auffassung das zentrale und periphere Nervensystem, die endokrinen Drüsen sowie das disseminierte endokrine System. Letzteres ist vor allem im Magen-Darm-Trakt lokalisiert, Zellen des Systems sind aber auch im Respirationstrakt und im Urogenitaltrakt vorhanden (Übersicht: HEITZ 1977).

Genetisch determinierte oder während der frühen Embryogenese auftretende Störungen des neuroendokrinen Systems oder gegen Komponenten des Systems gerichtete Immunreaktionen müssen sich demnach zwangsläufig auf verschiedene Organe auswirken.

B. Multiple endokrine Adenopathie

I. Definition und Abgrenzung

Die multiple endokrine Adenopathie (MEA) ist eine in bekannten Kombinationen auftretende genetisch determinierte Hyperplasie oder eine Tumorbildung in mehreren endokrinen Organen, welche bei einem Patienten gleichzeitig oder zeitlich gestaffelt in Erscheinung tritt. Besonders charakteristisch sind die Multiplizität der betroffenen Organe sowie die Kombination von Hyperplasie und Tumor. In diesem Kapitel wird daher der Begriff multiple endokrine Adenopathie verwendet, da dieser unseres Erachtens der Kombination von Hyperplasie und Tumoren besser gerecht wird als die Bezeichnungen multiple endokrine Neoplasie (STEINER et al. 1968) oder multiple endokrine Adenomatose (WERMER 1954). Es sei auch angeführt, daß die Differenzierung von Hyperplasie und Tumor in endokrinen Organen nicht immer durchführbar ist.

Die MEA ist selten, dürfte aber im Zeitalter weitgehend automatisierter radioimmunologischer Hormonbestimmungen häufiger gefunden werden. Trotz der Seltenheit ist die Kenntnis der Syndrome wichtig, da einerseits die überschießende Hormonsekretion zu akut lebensgefährlichen Situationen führen kann und andererseits dem Patienten wiederholte und unnötige Operationen dadurch erspart bleiben.

In diesem Kapitel werden nur genetisch determinierte Syndrome abgehandelt. Dabei bleiben evtl. bestehende Störungen des Zentralnervensystems unberücksichtigt, da sie bisher nicht definiert sind. Ebenso wird auf die Darstellung polyendokriner Syndrome als Folge von Elektrolyt- oder Stoffwechselstörungen und auf diejenige dysregulativer Störungen (z.B. Entstehung eines TSH-produzierenden Hypophysenadenoms bei langdauernder Hypothyreose) verzichtet. Es liegt allerdings auf der Hand, daß eine endokrine Störung immer eine komplexe Gegenregulation des übrigen endokrinen Systems auslöst. Schließlich werden multihormonale Syndrome einzelner Organe (z.B. der Hypophyse oder des endokrinen Pankreas) nicht beschrieben, da diese in den vorhergehenden Kapiteln abgehandelt sind.

II. Multiple endokrine Adenopathie Typ 1 (MEA 1)

1. Geschichte

Bereits 1903 beschrieb ERDHEIM einen Patienten mit eosinophilem Hypophysenadenom und Hyperplasie der Nebenschilddrüsen. Ähnliche Mitteilungen folgten in großen Zeitabständen (CLAUDE u. BAUDOUIN 1911; CUSHING u. DAVIDOFF 1927; SHELBURNE u. MCLAUGLIN 1945). Erst ROSSIER u. DRESSLER (1939) sowie UNDERDAHL et al. (1953) wiesen auf die familiäre Häufung von Hyperparathyreoidismus und Hypophysentumoren und auf den Zusammenhang mit der Ulkuskrankheit hin. WERMER (1954) postulierte darauf eine genetisch determinierte Erkrankung.

CROISIER et al. (1971) stellten die Mitteilungen über 169 Patienten zusammen. Bis heute sind Daten von mindestens 40 Sippen mit MEA 1 bekannt (BERDJIS 1952; MATHIS et al.

1958; Schlaeger et al. 1960; Makaresz 1961; Saint et al. 1961; Danowski et al. 1962; Underwood u. Jacobs 1963; Wermer 1963; Ballard et al. 1964; Brown u. Crile 1964; Huizenga et al. 1964; Johnson et al. 1967; Becker u. Schneider 1968; Lulu et al. 1968; Aach u. Kissane 1969; Vance et al. 1969; Friesen et al. 1972; Snyder et al. 1972, 1974; Marx et al. 1977; Samaan et al. 1977; Janson et al. 1978; Lamers et al. 1978; Wilson 1978).

2. Definition

(Tabelle 1)

Die Krankheit wird autosomal-dominant vererbt und wird dominiert durch die Kombination einer Hyperplasie und/oder Tumoren der *Nebenschilddrüsen* (über 90% der Patienten), des *endokrinen Pankreas* (50–85%; die Häufigkeit steigt mit zunehmendem Alter) und der *Adenohypophyse* (30–65%).

Tabelle 1. Multiple Endokrine Adenopathie 1 (MEA 1)

Synonyme: Multiple Endokrine Adenomatose 1, Multiple Endokrine Neoplasie 1 (MEN 1), Wermer-Syndrom

Erbgang: Autosomal-dominant, hohe Penetranz, variable Expressivität, Pleiotropie

Nebenschilddrüsen (≥ 90%)			
Hauptzell-hyperplasie		Parathormon	Hyperparathyreoidismus oft stationär, Komplikationen selten
Endokrines Pankreas (50–85%)			
Hyperplasie		Insulin, Glukagon	Hypoglykämie, Zollinger-Ellison-Syndrom
Mikroadenome		Pancreatic Polypeptide Gastrin	
Gastrinome	50%	Gastrin	Zollinger-Ellison-Syndrom
Insulinome	30%	Insulin	Hypoglykämie
VIPome	12%	VIP	Wässerige Durchfälle, Hypokaliämie, Anämie (WDHA-Syndrom, Verner-Morrison-Syndrom)
Glukagonome	selten	Glukagon	Glukagonom-Syndrom
Oft Kombination Hyperplasie/Mikroadenome/Tumoren			
Adenohypophyse (30–65%)			
„Chromophobes Adenom"	70%	oft inaktiv, GH	Klinisch stumm, lokale Symptome, Hypophyseninsuffizienz, Akromegalie
Azidophiles Adenom	25%	GH, PRL	Akromegalie, Hyperprolaktinämie mit evtl. Amenorrhoe, Impotenz, Galaktorrhoe
Mukoidzelliges Adenom	selten	ACTH	Morbus Cushing

Abkürzungen: VIP: Vasoactive Intestinal Polypeptide, GH: Wachstumshormon, PRL: Prolaktin

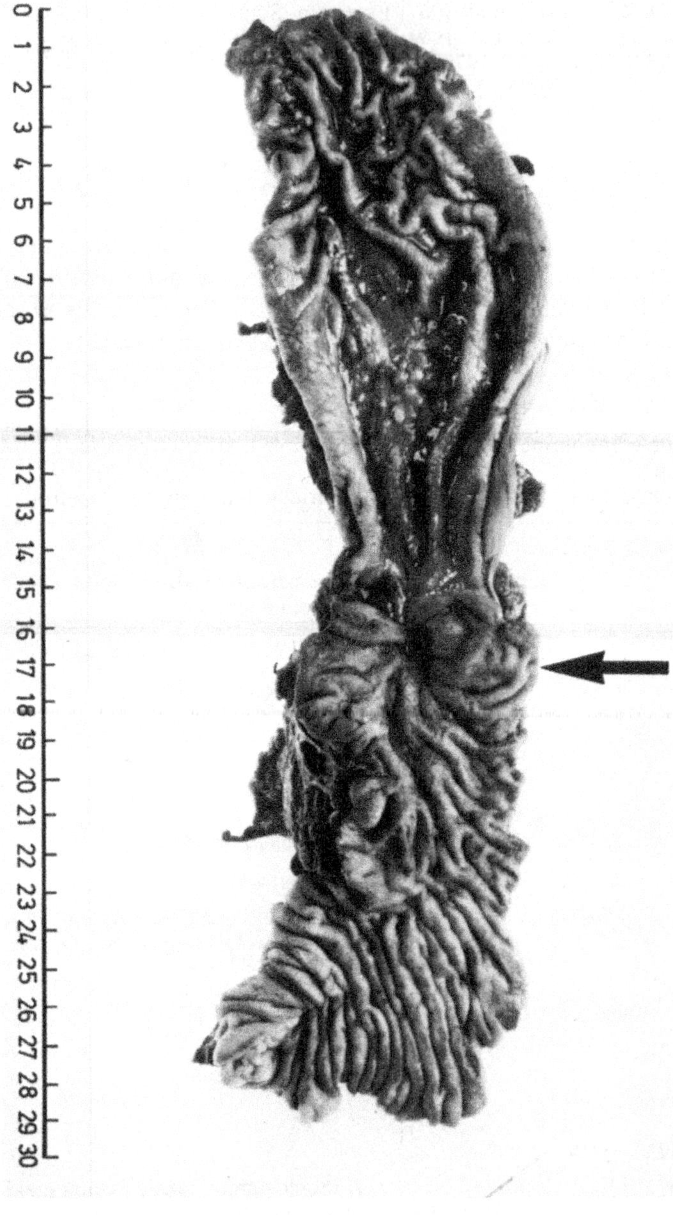

a

Abb. 1a, b. Multiple endokrine Adenopathie 1. **a** 21jährige Frau mit Zollinger-Ellison-Syndrom. Magen-Duodenal-Resektat: Tiefes Ulkus unmittelbar postpylorisch (*Pfeil*). **b** Gleiche Patientin. Tiefes florides Ulcus duodeni, Penetration in den Pankreaskopf (unten), Arrosion einer Arterie (*Pfeil*), HE, 52×

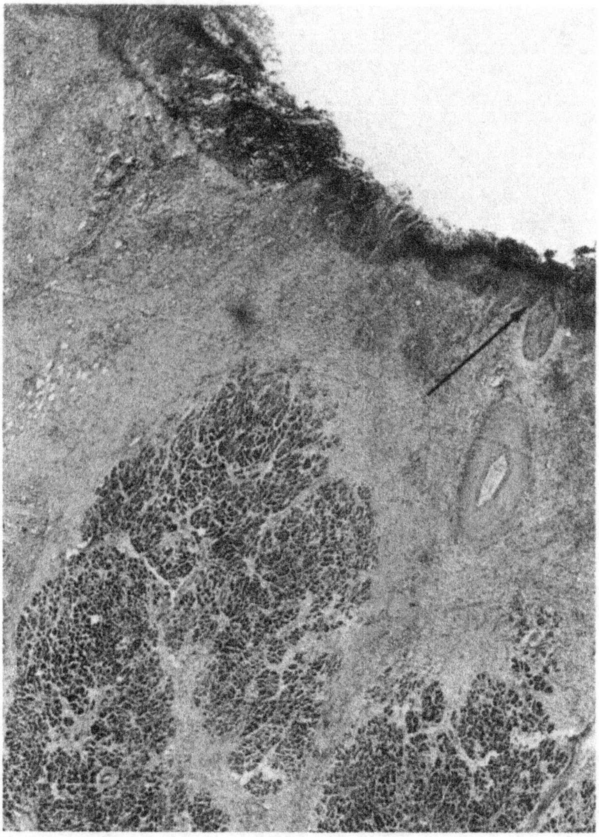

Abb. 1b

Eine Nebennierenrindenhyperplasie ist häufig (30–50%), verläuft aber praktisch immer stumm. Nur sehr selten bestehen ein Cushing-Syndrom oder ein Aldosteronismus (BALLARD et al. 1964). Die Nebennierenrindenhyperplasie wird daher im allgemeinen als sekundär aufgefaßt. Hyperplasie bzw. Tumoren der Schilddrüse, des Nebennierenmarkes und der interstitiellen Zellen des Hodens kommen selten vor und gehören vermutlich ebenfalls nicht zum Syndrom.

Beide Geschlechter sind ungefähr gleich häufig befallen, die Krankheit kann in jedem Alter manifest werden (BALLARD et al. 1964; SNYDER et al. 1974; WILSON 1976, 1978). Sporadisches Auftreten ist häufiger beschrieben worden als ein familiäres Syndrom (CROISIER et al. 1971).

3. Morphologie

Die *Nebenschilddrüsen* zeigen praktisch immer eine (oft noduläre) Hyperplasie oder multiple Adenome (Abb. 3a). Ihr Gesamtgewicht kann bis zu 25 g betragen (ROTH 1971). Histologisch handelt es sich um eine Hauptzellhyperplasie. Unter 66 Patienten mit primärem Hyperparathyreoidismus bei Hauptzellhy-

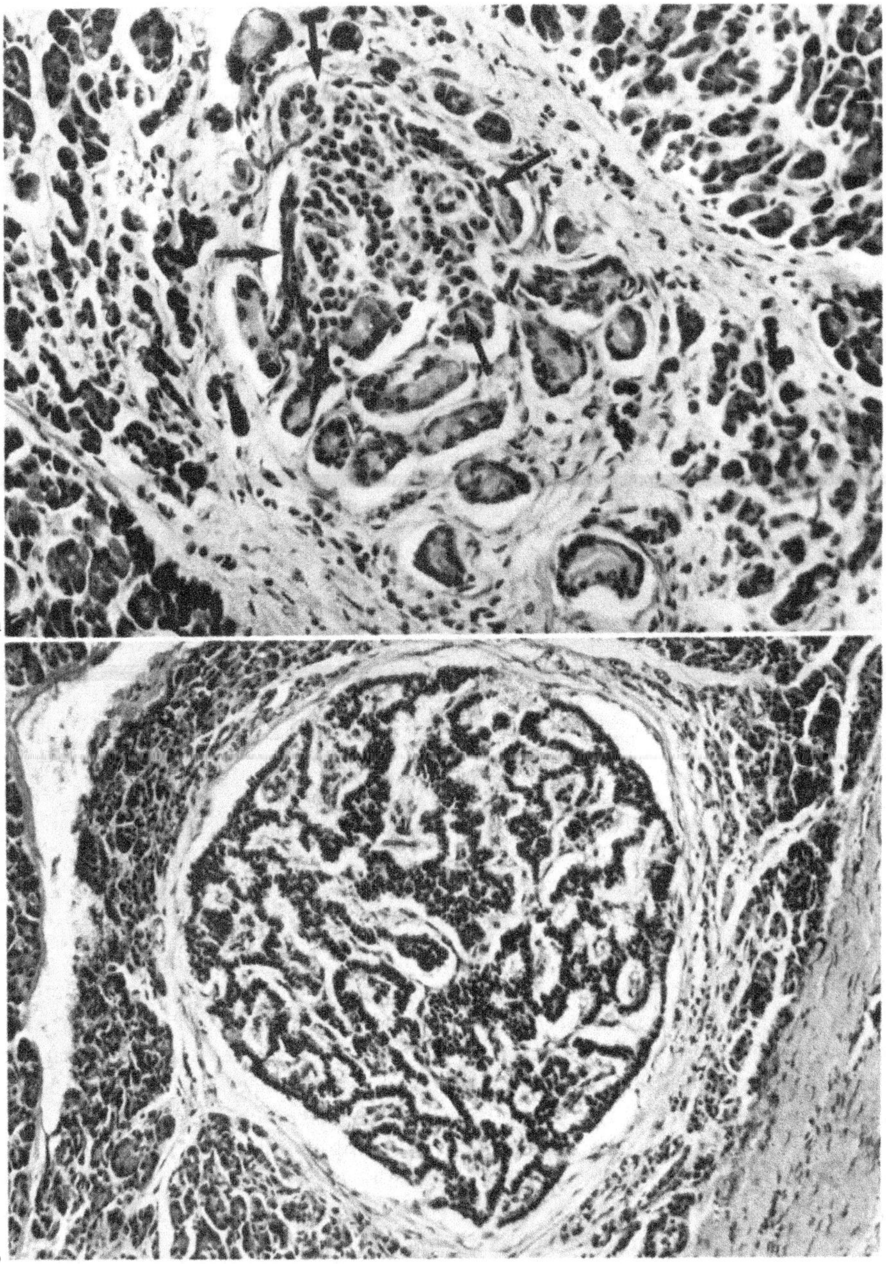

a

b

Abb. 2a–d. Multiple endokrine Adenopathie 1. **a** Gleiche Patientin: Pankreas mit Nesidioblastose (*Pfeile*), HE, 140×. **b** Gleiche Patientin: Mikroadenom des endokrinen Pankreas im Pankreasschwanz, HE, 140×. **c** Gleiche Patientin: Adenom des endokrinen Pankreas mit Bänderstruktur, HE, 224×. **d** Gleicher Tumor wie **c**: Gastrinom. Immunzytochemische Darstellung des Gastrins. Peroxidase-anti-Peroxidase-Komplexmethode. 140×

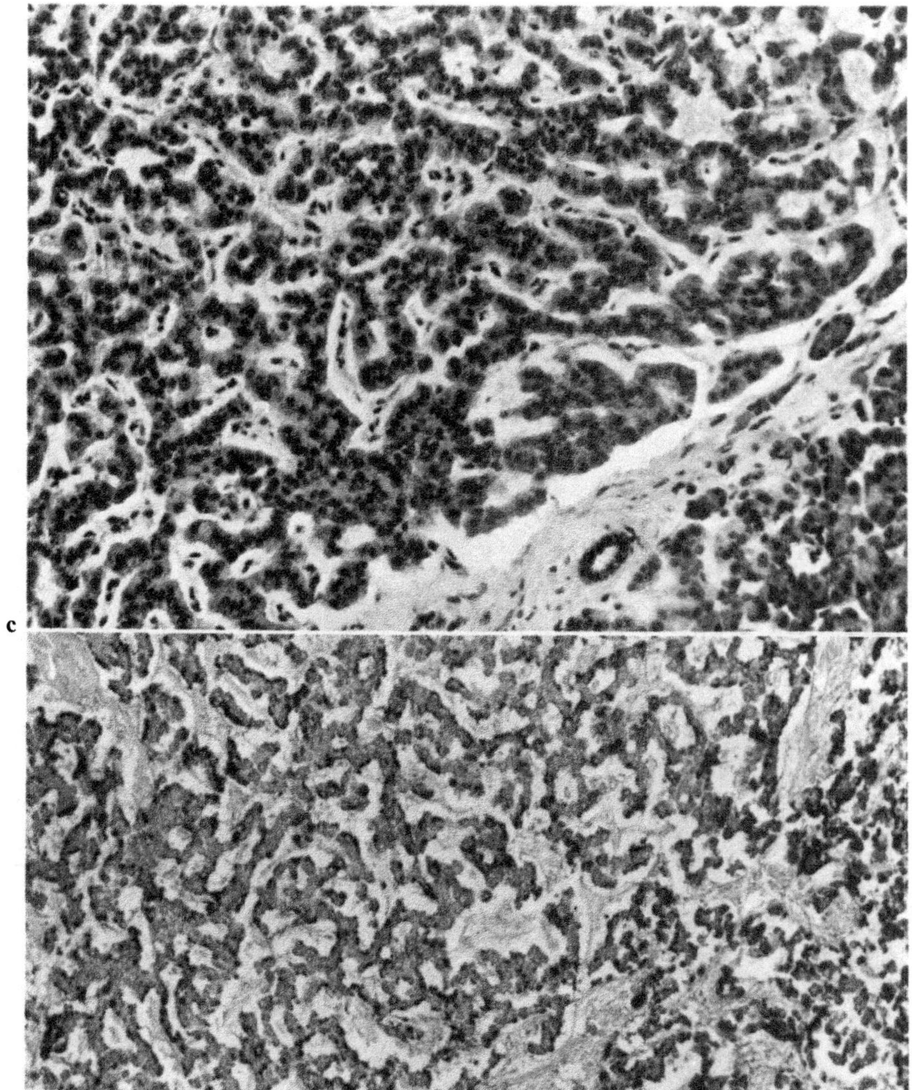

Abb. 2c und d

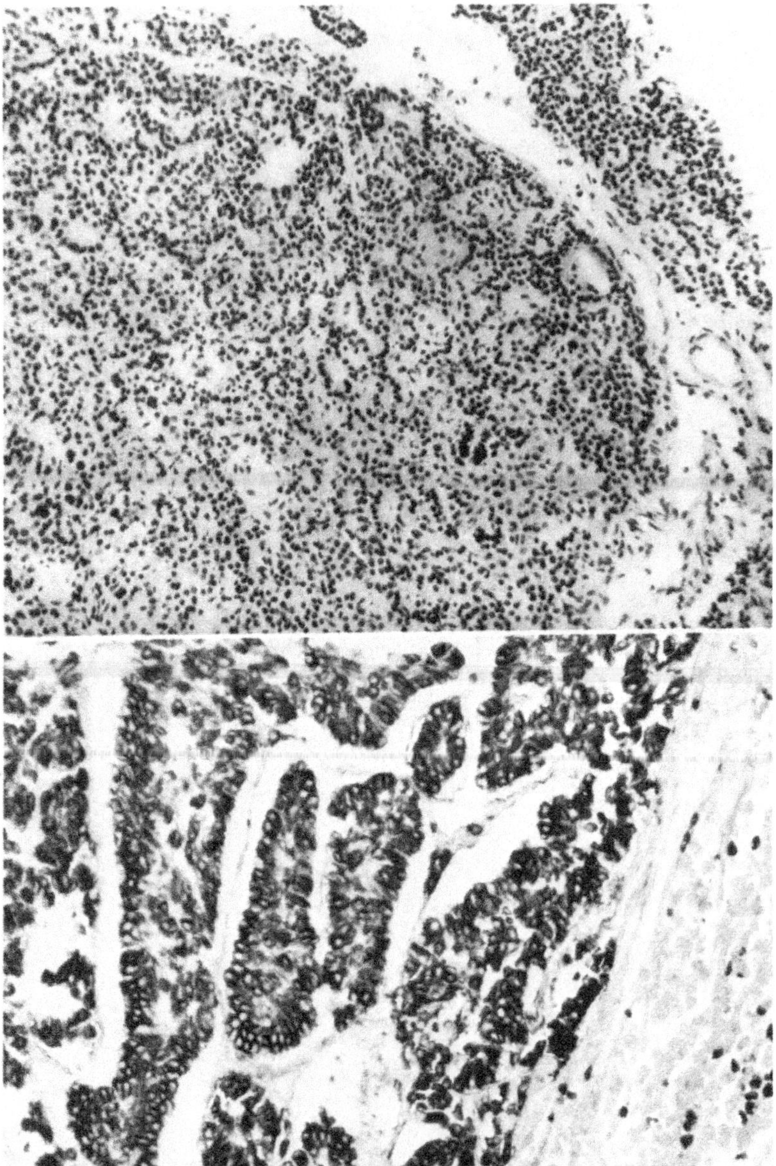

a

b

Abb. 3a, b. Multiple endokrine Adenopathie 1. Gleiche Patientin wie Abb. 1 u. 2. **a** Patientin 2 Jahre nach Gastrektomie und Pankreatektomie: Hyperparathyreoidismus. Hauptzellhyperplasie aller Nebenschilddrüsen, HE, 140×. **b** Patientin 5 Jahre nach Gastrektomie und Pankreatektomie: Gesichtsfeldausfälle durch acidophiles Hypophysenadenom mit Wachstumshormonproduktion. Immunzytochemische Darstellung des Wachstumshormons mit der Peroxidase-anti-Peroxidase-Komplexmethode. 140×

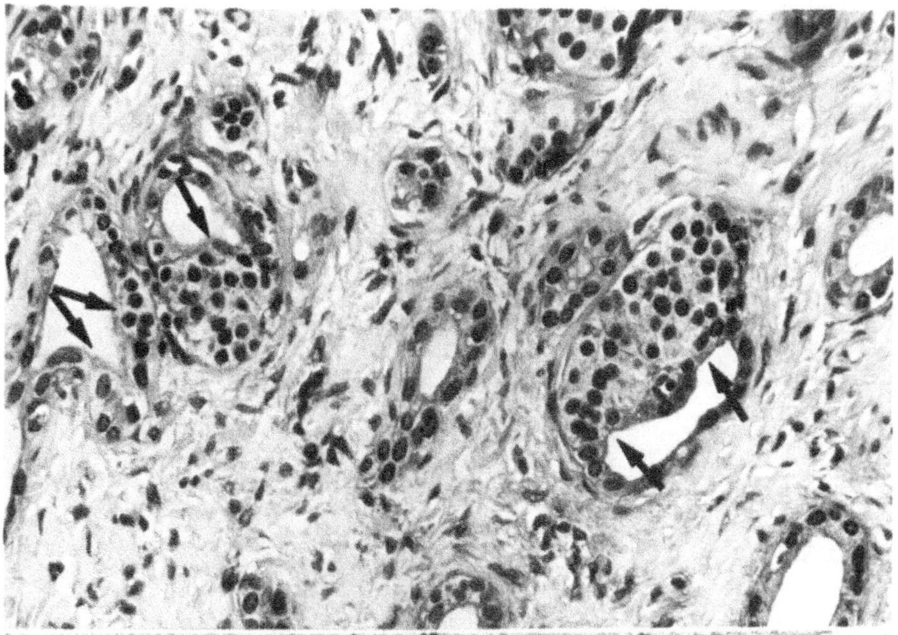

a

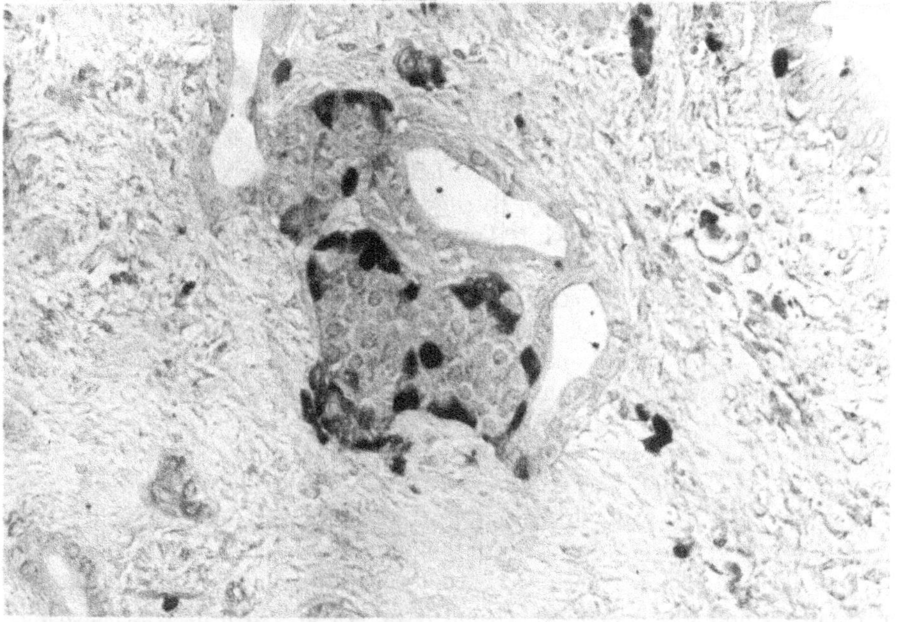

b

Abb. 4a–c. Multiple endokrine Adenopathie 1, 40jähr. Mann. **a** Endokrines Pankreas: Proliferation der Duktuli. Aussprossen endokriner Zellen aus dem Gangepithel (*Pfeile*), HE, 350 ×. **b** Multizelluläre Nesidioblastose. Immunzytochemische Darstellung des Glukagon. 350 ×. **c** Multizelluläre Nesidioblastose. Immunzytochemische Darstellung des Somatostatin. 350 ×. Peroxidase-anti-Peroxidase-Komplexmethode

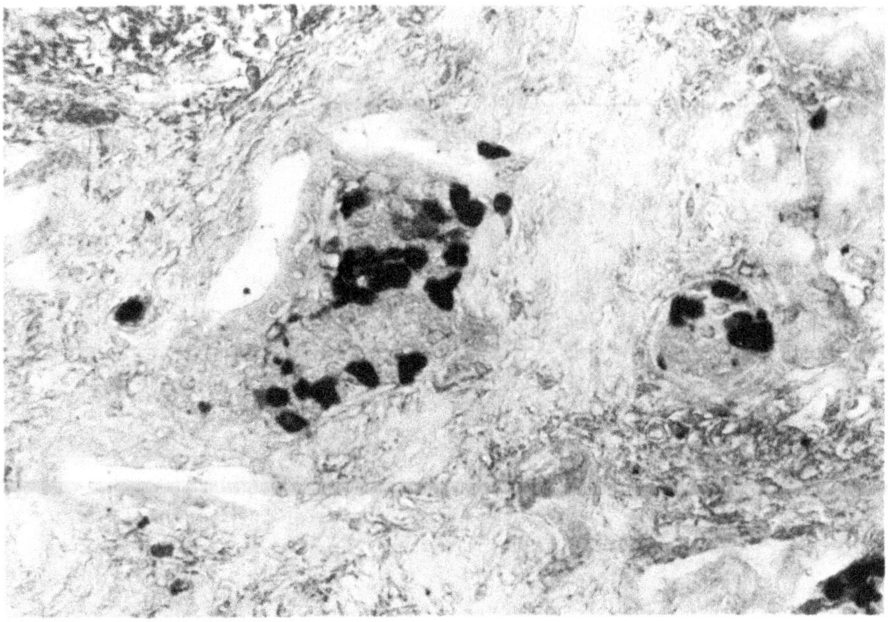

Abb. 4c

perplasie fanden CASTLEMAN et al. (1976) bei 12 (18%) eine MEA 1, bei keinem Patienten hingegen der an einer primären wasserhellen Hyperplasie litt. Gelegentlich sind allerdings Gruppen sog. wasserheller Zellen oder von Onkozyten vorhanden. Meist sind alle 4 Drüsen beteiligt (CROISIER et al. 1971). Eine primäre Hauptzellhyperplasie kann auch isoliert familiär auftreten (CUTLER et al. 1964). Der Befund einer primären Nebenschilddrüsenhyperplasie sollte Verdacht auf das Vorliegen einer MEA 1 erwecken.

Außerordentlich bunt ist die Beteiligung des *endokrinen Pankreas*. Dieses zeigt ebenfalls sehr oft eine multifokale Hyperplasie kombiniert mit multiplen Mikroadenomen und Tumoren (Abb. 2a–c, 4–6). Eine reine Hyperplasie soll in ca. 10% der Patienten mit Beteiligung des endokrinen Pankreas auftreten (LONGMIRE et al. 1968). Der eindeutige Nachweis einer reinen Hyperplasie (Nesidioblastose) des endokrinen Pankreas ist aber sehr schwierig und nur nach eingehender immunzytochemischer Untersuchung überhaupt möglich (HEITZ et al. 1977). Die Hyperplasie ist aufgrund immunzytochemischer Befunde im allgemeinen multizellulär und weist eine Vermehrung von B-Zellen, oft kombiniert mit A- und PP- oder D-Zellen auf (Abb. 4a–c). Auch in *Mikroadenomen* finden sich oft mehrere Zelltypen, sie können jedoch auch monozellulär gebaut sein (Abb. 5; KLOEPPEL et al. 1978).

WERMER (1954) machte bei den Tumoren auf eine speziell stark ausgeprägte mäanderartige Bandstruktur der einzelnen Zellplatten aufmerksam (vgl. Abb. 2c, 5) und postulierte einen „Cord factor“ bei MEA 1. Diese histologische Besonderheit ist aber lediglich als Hinweis auf das Bestehen einer MEA 1, keinesfalls aber als Beweis zu bewerten. Unseres Erachtens existieren keine sicheren histolo-

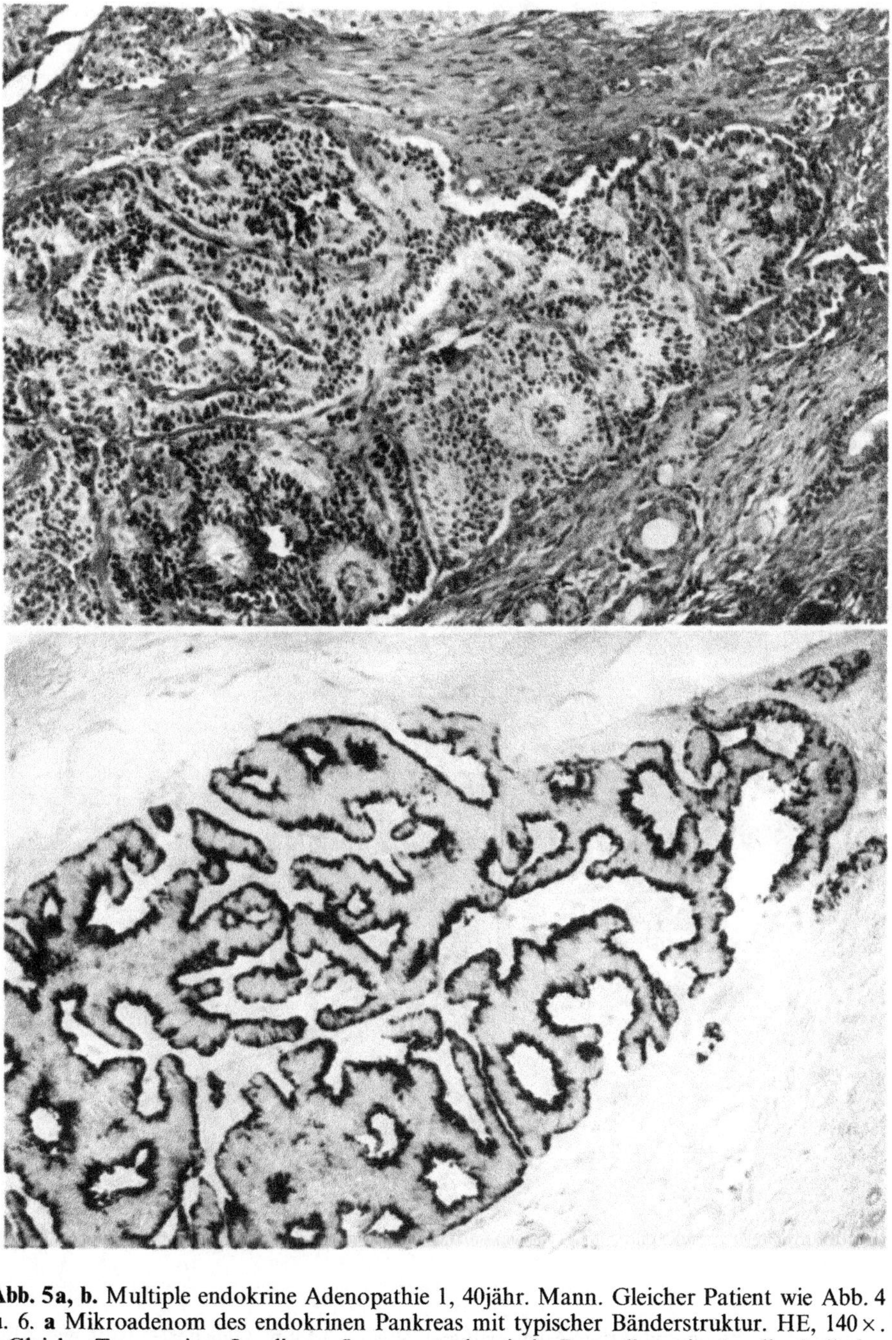

a

b

Abb. 5a, b. Multiple endokrine Adenopathie 1, 40jähr. Mann. Gleicher Patient wie Abb. 4 u. 6. **a** Mikroadenom des endokrinen Pankreas mit typischer Bänderstruktur. HE, 140×. **b** Gleicher Tumor wie **a**: Insulinom. Immunzytochemische Darstellung des Insulin. Indirekte Peroxidase-Methode. 140×

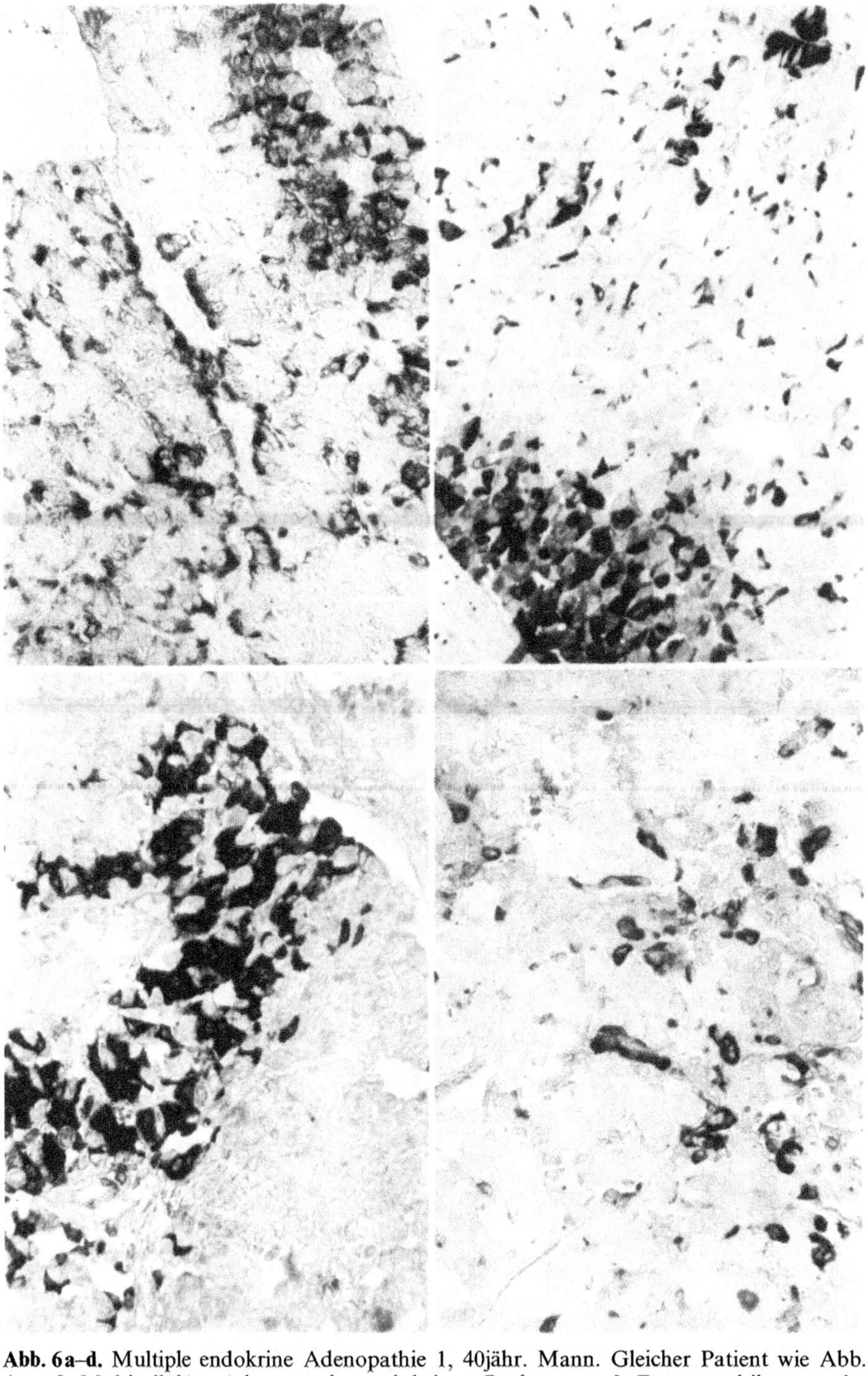

a b c d

Abb. 6a–d. Multiple endokrine Adenopathie 1, 40jähr. Mann. Gleicher Patient wie Abb. 4 u. 5. Multizelluläre Adenome des endokrinen Pankreas. **a, b** Erstes multihormonales Adenom. **a** Glukagon-Zellen. 350 ×. **b** Pancreatic Polypeptide-produzierende Zellen (PP-Zellen) 224 ×, **c, d** Zweites multihormonales Adenom. **c** Insulin-Zellen. 350 ×. **d** Somatostatin-Zellen 350 ×. Peroxidase-anti-Peroxidase-Komplexmethode. Beobachtung gemeinsam mit PD Dr. G. Klöppel Hamburg (auf 75% verkleinert) gischen Unterscheidungsmerkmale zwischen Tumoren bei MEA 1 und sporadisch auftretenden endokrinen Pankreastumoren.

Gastrinome (Abb. 2c, d) finden sich in ca. 50% der Patienten mit Beteiligung des endokrinen Pankreas. Sie sind in über 75% multipel und oft maligne (WILSON 1978). Bei ca. 30% der Patienten bestehen *Insulinome* (Abb. 6), die in über 80% gutartig sind. Sie treten aber ebenfalls häufig multipel auf. *VIPome* (VIP= *V*asoactive *I*ntestinal *P*olypeptide) sind weniger häufig (ca. 12% der Patienten), *Glukagonome* sind selten (HARRISON u. THOMPSON 1972; SNYDER et al. 1972; WILSON 1976). Auch multihormonale Tumoren treten auf (Abb. 6; HARRISON u. THOMPSON 1972; LARSSON et al. 1975; KLOEPPEL et al. 1978). Es können auch Insulinome, Gastrinome und Glukagonome nebeneinander bestehen (Abb. 6; PEURIFOY et al. 1979). So können Jahre nach Exstirpation eines als Einzeltumor aufgefaßten Insulinoms Symptome eines Gastrinoms, VIPoms oder Glukagonoms auftreten (HARRISON u. THOMPSON 1972; FRIESEN u. MCGUIGAN 1975; WILSON 1976). Schließlich sind auch seltene Tumoren mit ektopischer Hormonbildung im Rahmen der MEA 1 beschrieben worden (WILSON 1976).

Die *Magenkorpusmukosa* zeigt oft eine Hyperplasie der Parietalzellen (MIEHER et al. 1962). Diese ist möglicherweise genetisch bedingt oder aber Folge der im Rahmen der MEA 1 oft gesteigerten Gastrinproduktion (SNYDER et al. 1974), welche auftreten kann ohne daß ein Zollinger-Ellison-Syndrom zu bestehen braucht. Es ist denkbar, daß die Gastrinzell-Hyperplasie bei Zollinger-Ellison-Syndrom Typ 1 (POLAK et al. 1972) in Zusammenhang mit der MEA 1 steht.

In der *Adenohypophyse* treten in ca. 70% endokrin inaktive („chromophobe") Adenome auf. Dabei dürfte aber nach heutigen Erkenntnissen eine gesteigerte Prolaktin-Sekretion früher oft übersehen worden sein. In ca. 25% besteht ein Adenom mit gesteigerter Wachstumshormon- und einer Prolaktin-Sekretion („eosinophiles Adenom", Abb. 3b). ACTH- oder TSH-produzierende Tumoren sind selten (LAMBERG et al. 1969) und gehören wahrscheinlich nicht zur MEA 1.

Karzinoide des Bronchus und des Magen-Darm-Traktes sind bei Patienten mit MEA 1 selten beschrieben worden (BALLARD et al. 1964; SCHIMKE 1976). Es ist daher fraglich, ob diese Tumoren dem Syndrom der MEA 1 zuzuordnen sind. Bei Patienten mit MEA 1 gelegentlich auftretende multiple Lipome, Fibrome, Adenome des Magen-Darm-Traktes, Nierentumoren und Meningeome gehören nicht zum eigentlichen Syndrom.

4. Klinisches Bild und Therapie

Die Klinik der MEA 1 ist ungeheuer variabel, da sie vom zeitlichen Verlauf des Befalls verschiedener Organe und von deren Kombination abhängt.

Der *Hyperparathyreoidismus* im Rahmen der MEA 1 manifestiert sich meist vor dem Alter von 40 Jahren, verläuft aber oft auffallend gutartig und kann über Jahre stationär bleiben. Muskelschwäche, Antriebslosigkeit, rasche Ermüdung, Anorexie, Obstipation, Polyurie und Polydypsie sind oft die einzigen Beschwerden. Die Hyperkalzämie ist geringgradig und oft Zufallsbefund. Die Nephrokalzinose tritt wesentlich weniger häufig auf als beim nicht familiären Hyperparathyreoidismus, und eine Fibroosteoklasie ist ausgesprochen selten.

Die Symptomatik des endokrinen Pankreas tritt im allgemeinen später auf als diejenige des Hyperparathyreoidismus. Die Hypergastrinämie bei *Gastrinom* verläuft ebenfalls auffallend oft mild. Treten aber eindeutige Symptome von Seiten des endokrinen Pankreas auf, sind sie schwerwiegend und oft akut lebensgefährlich. Bei ca. 20% der Patienten besteht ein manifestes *Zollinger-Ellison-Syndrom* (Abb. 1). Dabei finden sich meist Duodenalulzera. Ulkusblutung, -perforation oder eine Obstruktion des Duodenum treten dabei praktisch immer auf (Abb. 1b). Ca. 30% der Patienten leiden an *hyperinsulinämischen hypoglykämischen Attacken,* welche durch längeres Fasten oder Anstrengung provoziert werden. Ein manifestes *Verner-Morrison-Syndrom* (Syndrom der wäßrigen Durchfälle, Hypokaliämie und Anämie) wird hingegen bei lediglich ca. 10% der Patienten gefunden.

Das sehr häufige Auftreten einer MEA 1 bei Patienten mit familiärem Zollinger-Ellison-Syndrom (20–50%) weist auf einen besonders engen genetischen Zusammenhang zwischen den beiden Syndromen hin (SCHIMKE 1976; LAMERS et al. 1978). Wahrscheinlich bestehen generell 2 verschiedene Formen von Gastrinom mit Zollinger-Ellison-Syndrom: Einerseits treten Gastrinome familiär auf im Rahmen einer MEA 1 und andererseits nicht familiär, sporadisch ohne andere assoziierte endokrine Störungen (WERMER 1974).

Auch der Zusammenhang zwischen *MEA 1 und peptischem Ulkus,* welches in über 50% der Patienten (auch ohne nachweisbares Zollinger-Ellison-Syndrom) auftritt, ist offensichtlich. Die Pathogenese des Ulkus ist allerdings derzeit nicht geklärt, könnte aber mit der ziemlich häufig festgestellten Hypergastrinämie (ohne nachweisbares Gastrinom), mit konsekutiver Parietalzellhyperplasie der Magenkorpusschleimhaut und gesteigerter Sekretion von Salzsäure und Pepsinogen zusammenhängen. Eine direkte Beziehung zwischen Hyperparathyreoidismus und peptischem Ulkus scheint nicht zu bestehen, da bei großen Untersuchungsreihen der Verlauf der Ulkuskrankheit durch eine Parathyreoidektomie nicht sicher beeinflußt wurde (WILSON 1978), Darüber hinaus existieren keine Hinweise auf eine Gastrinsekretion (oder eines Peptids mit Gastrinwirkung) durch Nebenschilddrüsenadenome (WESDORP et al. 1976).

Entsprechend der Kombination von Hyperplasie, Mikroadenomen und Tumoren, bzw. wegen der oft multipel auftretenden endokrinen Pankreastumoren und deren vielfältiger Hormonproduktion, müssen Kombinationssyndrome von Seiten des Pankreas den Verdacht auf eine MEA 1 lenken. So haben LAROCHE et al. (1968) bei 132 Patienten mit gesichertem Insulin-produzierendem endokrinem Pankreastumor in 16 Fällen peptische Ulzera gefunden. Bei 5 Patienten bestand eine MEA 1.

Hypophysentumoren verlaufen endokrinologisch bei ca. 50% der Patienten stumm, können aber lokal Gesichtsfeldausfälle und/oder eine sekundäre Hypophyseninsuffizienz verursachen. Bei ca. 25% der Patienten tritt eine Akromegalie auf, die sich klinisch nicht von der sporadisch auftretenden Akromegalie unterscheidet. Sie kann mit einer Galaktorrhoe oder Impotenz infolge Prolaktin-Sekretion durch den Tumor kombiniert sein.

Die Hyperplasie der Nebennierenrinde, gutartige Schilddrüsentumoren und die selten auftretenden Karzinoide im Gastrointestinal- oder Respirationstrakt verursachen meist keine Symptome.

Die *Therapie* wird sich selbstverständlich nach dem Schweregrad der einzelnen klinischen Manifestationen richten müssen. Wegen des oft gutartigen Verlaufs des Hyperparathyreoidismus und vor allem wegen der Beteiligung aller Nebenschilddrüsen ist bei der chirurgischen Exstirpation der Drüsen Vorsicht geboten. Bei Beschwerden, drohenden Komplikationen oder bei hyperkalzämischer Krise müssen im allgemeinen die 3 größten Drüsen in toto, die kleinste subtotal (unter Zurücklassung von 100–200 mg Gewebe) reseziert und markiert werden (CASTLEMAN et al. 1976). WELLS et al. (1976) empfehlen eine totale Parathyreoidektomie mit autologer Transplantation einer Drüse in die Vorderarmmuskulatur.

Eine hyperinsulinämische Hypoglykämie, ein Zollinger-Ellison-Syndrom oder ein Verner-Morrison-Syndrom zwingen bei Versagen einer medikamentösen Therapie wegen der Ausdehnung der Erkrankung des endokrinen Pankreas oft zu einer subtotalen Pankreatektomie. Bei Zollinger-Ellison-Syndrom ist primär allerdings eine totale Gastrektomie angezeigt. Die Perforation von Ulzera ist die häufigste Todesursache bei Patienten mit MEA 1.

Chirurgische Therapie oder Röntgenbestrahlung von Hypophysentumoren werden sich nach dem Schweregrad des endokrinen Syndroms oder desjenigen der lokalen Symptome richten.

5. Pathogenetische Aspekte

Die Beobachtung mehrerer Sippen über Generationen ergab, daß die MEA 1 familiär auftritt, ca. 50% der Kinder eines Patienten ebenfalls an MEA 1 erkranken, beide Geschlechter ungefähr gleich häufig betroffen sind und im allgemeinen keine Generation übersprungen wird. Es wird daher ein *autosomal-dominanter Erbgang* mit sehr hoher Penetranz, variabler Expressivität und Pleiotropie angenommen (WERMER 1963, 1974; WILSON 1978). Eine besondere Variante der MEA 1 findet sich oft mehrmals in derselben Familie (JOHNSON et al. 1967). Die verschieden starke Ausprägung des Syndroms ist vermutlich abhängig von Penetranz und Expressivität des Gens. Ein weiteres Argument für ein genetisch determiniertes Leiden ergeben die Befunde eines Markers des Chromosoms 15 und eines identischen Histokompatibilitäts-Antigen-Phänotyps bei zwei Patienten einer Familie (JANSON et al. 1978).

Die pleiotrope Wirkung eines Gens wird im Rahmen des neuroendokrinen Systems verständlich, indem dieses Gen auf verschiedene Komponenten des embryologisch einheitlichen Systems wirken könnte.

Eine alternative Erklärung zum Pleiotropismus wurde durch VANCE et al. (1972) vorgeschlagen. Als genetische Komponente wird dabei die Hyperplasie des endokrinen Pankreas aufgefaßt. Die übrigen Veränderungen im Rahmen des Syndroms wären dann durch die Hypersekretion pankreatischer Hormone induziert. Der Beweis einer derartigen gesteigerten Sekretion mehrerer Hormone fehlt aber in den meisten Fällen, so daß die gegenwärtigen pathophysiologischen Kenntnisse diese Hypothese nicht stützen.

Aus dem oben Gesagten geht hervor, daß ein Patient mit primärer Hyperplasie der Nebenschilddrüsen, mit einem Zollinger-Ellison-Syndrom oder einem Hypophysentumor auf das Vorliegen einer MEA 1 untersucht werden muß (SAMAAN et al. 1974; SCHIMKE 1976; MARX et al. 1977; SCHOLZ et al. 1978). Die Familienanamnese des Patienten ist darüber hinaus von entscheidender Bedeutung. Bei Verdacht auf familiären Befall müssen Mitglieder derselben Familie unbedingt untersucht werden. Die Untersuchung gesunder Probanden kann sich dabei auf die Messung des Serumkalziums, des Serumphosphors und des Serumgastrins beschränken. Ein derartiges Screening kann dem Patienten ein langdauerndes lebensbedrohliches Leiden ersparen.

III. Multiple endokrine Adenopathie Typ 2 (MEA 2)

1. Geschichte

Das Auftreten von Phäochromozytom und Schilddrüsenkarzinom beim gleichen Patienten wurde erstmals durch EISENBERG u. WALLERSTEIN (1932) beschrieben. DECOURCY u. DECOURCY (1952) wiesen darauf hin, daß ein hoher Prozentsatz von Patienten mit diffuser oder knotiger Struma bzw. mit Schilddrüsenkarzinom auch an Phäochromozytom erkrankt. Bei einem 33jährigen, an Hirnblutung verstorbenen, Patienten fand SIPPLE (1961) autoptisch ein Phäochromozytom in beiden Nebennieren, multiple Schilddrüsenkarzinome („wenig differenzierte follikuläre Karzinome") und eine vergrößerte Nebenschilddrüse. In der damaligen Literatur fand er einerseits 5 Patienten mit Schilddrüsenkarzinom und Phäochromozytom und 27/537 Patienten (5%) mit Phäochromozytom, die an einem malignen Tumor in einem anderen Organ als die Nebennieren erkrankt waren; bei 6 dieser 27 Patienten handelte es sich um ein Schilddrüsenkarzinom. Erst nachträglich wurde klar, daß es sich dabei um das 1959 durch HAZARD et al. als eigenständiges Krankheitsbild beschriebene medulläre oder solide Schilddrüsenkarzinom handelte.

Ein familiäres Auftreten von (meist medullärem) Schilddrüsenkarzinom und Phäochromozytom wurde ab 1962 mehrfach mitgeteilt (CUSHMAN 1962; FINEGOLD u. HADDAD 1963; MANNING et al. 1963; NOUROK 1964; WILLIAMS 1965). SCHIMKE u. HARTMAN postulierten 1965 einen autosomal-dominanten Erbgang mit variabler Expressivität aufgrund von Untersuchungen zweier Familien mit medullärem Schilddrüsenkarzinom und Phäochromozytom. Dies wurde durch STEINER et al. (1968) in einer Untersuchung von 186 Patienten über 7 Generationen in einer Familie und von LJUNGBERG (1972: 30/500 Patienten) bestätigt. Außerdem wurde die Hyperplasie der Nebenschilddrüsen als dem Syndrom zugehörig erkannt. Bis jetzt sind über 330 Patienten mit dem familiären Syndrom beschrieben worden. Darunter befindet sich auch ein Bericht über ein konkordantes medulläres Schilddrüsenkarzinom und diskordantes Phäochromozytom bei eineiigen Zwillingen (POHL et al. 1977).

Auch die MEA 2 tritt häufig sporadisch auf.

2. Definition

(Tabelle 2)

Die *MEA 2A* wird autosomal-dominant vererbt und ist charakterisiert durch multiple *medulläre Schilddrüsenkarzinome,* (oft) multiple *Phäochromozytome* und *Nebenschilddrüsenhyperplasie* (STEINER et al. 1968). Das medulläre Schilddrüsenkarzinom ist bei praktisch sämtlichen Patienten vorhanden, das Phäochromozytom tritt bei 20–40%, die Nebenschilddrüsenhyperplasie bei ca. 60% der Patienten mit MEA 2A auf (STEINER et al. 1968; KEISER et al. 1973; SIZEMORE et al. 1977).

Typisch für die *MEA 2B* ist die Kombination von medullärem Schilddrüsenkarzinom, Phäochromozytom und neurogenen Tumoren sowie „marfanoidem" Habitus (WILLIAMS u. POLLOCK 1966; GORLIN et al. 1968; SCHIMKE et al. 1968; CUNLIFFE et al. 1970; BARTLETT et al. 1971; CARNEY u. HAYLES 1977). Die Nebenschilddrüsenhyperplasie fehlt praktisch immer (KHAIRI et al 1975; SIZEMORE et al. 1977).

Die Abgrenzung der Varianten MEA 2A bzw. 2B ist nicht unbestritten. Sie scheint uns aber in Anbetracht des unterschiedlichen biologischen Verhaltens des medullären Schilddrüsenkarzinoms (s.u.) berechtigt. Hingegen ist wegen des engen Zusammenhanges zwischen MEA 2A und B die Bezeichnung MEA 3 anstelle von MEA 2B (KHAIRI et al. 1975) u.E. irreführend.

Tabelle 2. Multiple Endokrine Adenopathie 2 A (MEA 2 A)

Synonyme: Multiple Endokrine Adenomatose 2 A, Multiple Endokrine Neoplasie 2 (MEN 2), Sipple-Syndrom
Erbgang: Autosomal-dominant, sehr hohe Penetranz, variable Expressivität

Schilddrüse (≥ 90%)		
C-Zellhyperplasie		Tumorprogredienz langsam
Medulläre Karzinome (meist bilateral)	Kalzitonin, Serotonin Prostaglandine, Histaminase, Carcino-embryonic antigen	Diarrhoe
Chromaffines System (20–40%)		
Hyperplasie des Nebennierenmarkes 85–90%		
Phäochromozytom des Nebennierenmarkes 85–90%	Adrenalin und Noradrenalin	Hypertonie
Bilateral 70–80%		
Extraadrenal 10–15%		
Nebenschilddrüsen (60%)		
Hauptzellhyperplasie	Parathormon	Hyperparathyreoidismus oft asymptomatisch

3. Morphologie

Das *medulläre Schilddrüsenkarzinom* tritt im Gegensatz zum sporadischen Tumor bei MEA 2 A und B praktisch immer multizentrisch auf (Abb. 7). Histologisch besteht dagegen kein Unterschied zwischen den beiden Tumorformen. Entsprechend der Lage der C-Zellen sind die meisten Tumoren im mittleren und oberen Drittel der Schilddrüsenseitenlappen lokalisiert (Wolfe et al. 1973). Bei genauer Untersuchung findet sich beim medullären Schilddrüsenkarzinom im Rahmen einer MEA 2 immer eine C-Zellhyperplasie (Wolfe et al. 1973, 1978; DeLellis et al. 1977; Schürch et al. 1977; Sizemore et al. 1977; Carney 1978; Lips et al. 1978). Die Befunde am Menschen wurden durch Untersuchungen der Glukose-6-Phosphat-Dehydrogenase (G-6-PD) in medullären Schilddrüsenkarzinomen von Negerinnen, welche ein Mosaik der Isoenzyme G-6-PD-A und B in verschiedenen Zellen bilden (Baylin et al. 1978), bestätigt. Auch Beobachtungen an Rindern und Ratten bestätigen die begleitende Hyperplasie (Capen u. Black 1974; DeLellis et al. 1979).

Die Inzidenz des medullären Schilddrüsenkarzinoms beträgt insgesamt 1,4–10% aller primärer maligner Schilddrüsentumoren (Hazard et al. 1959; Ibanez et al. 1967; Müller 1969; Woolner et al. 1968; Chong et al. 1975; Neracher u. Hedinger 1975; Heitz et al. 1976; Bubenhofer u. Hedinger 1977; Mazzaferri et al. 1977). 10–60% der medullären Schilddrüsenkarzinome treten familiär auf (Sizemore et al. 1977; Lips 1979), bei ca. 20% dieser Patienten besteht eine MEA 2 A oder B (Chong et al. 1975).

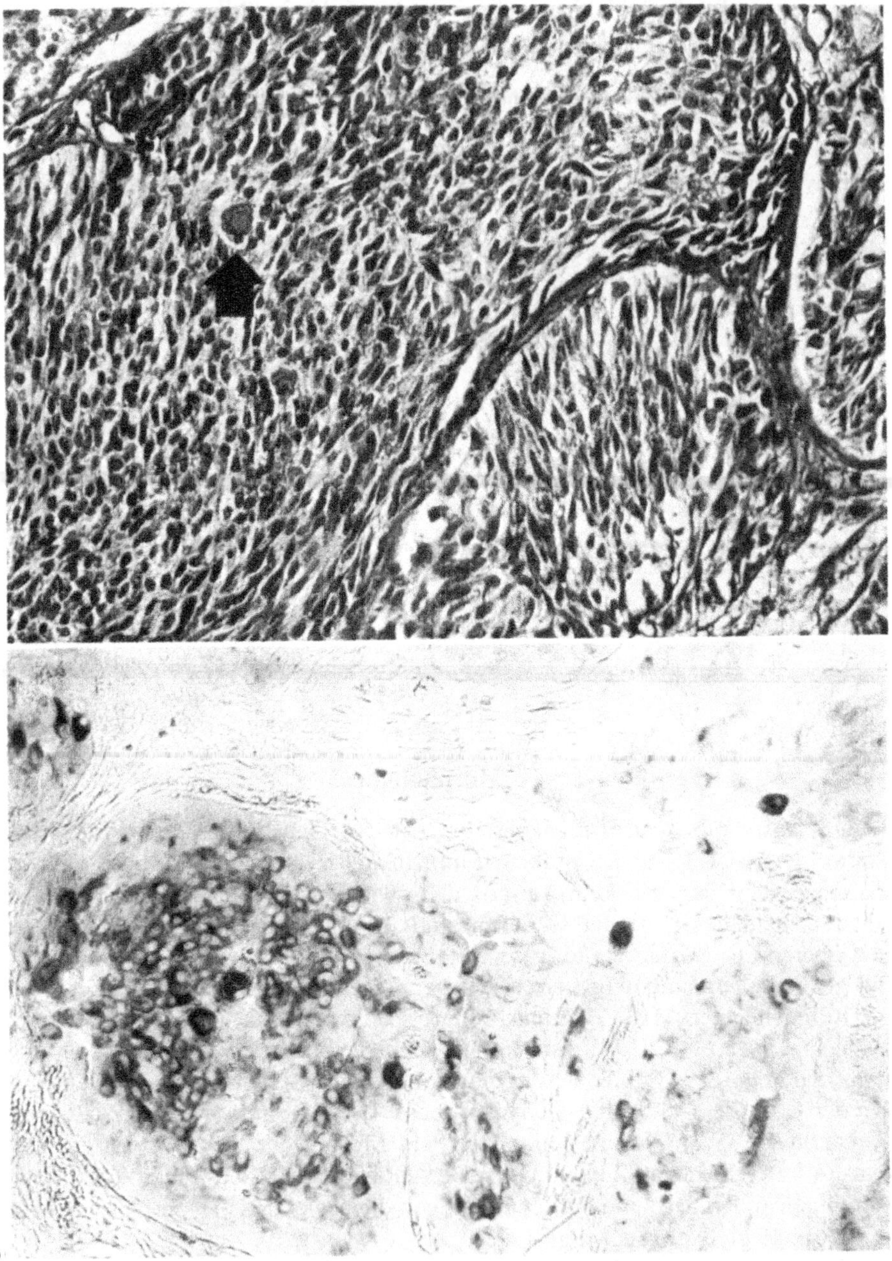

a

b

Abb. 7a–c. Multiple endokrine Adenopathie 2 A. 45jähr. Mann. Medulläres Schilddrüsenkarzinom mit Produktion von Kalzitonin und Serotonin. **a** Medulläres Schilddrüsenkarzinom mit breiten Zellplatten und teils spindeligen Zellen. Spärlich Amyloid (*Pfeil*). HE, 140×. **b** Immunzytochemische Darstellung des Kalzitonin: Deutliche Reaktion im Zytoplasma einer Gruppe von Tumorzellen. Peroxidase-anti-Peroxidase-Komplexmethode. 224×. **c** Formaldehyd-induzierte Fluoreszenz nach Gefriertrocknung des Tumorgewebes: Serotonin im Zytoplasma der Tumorzellen. 140×

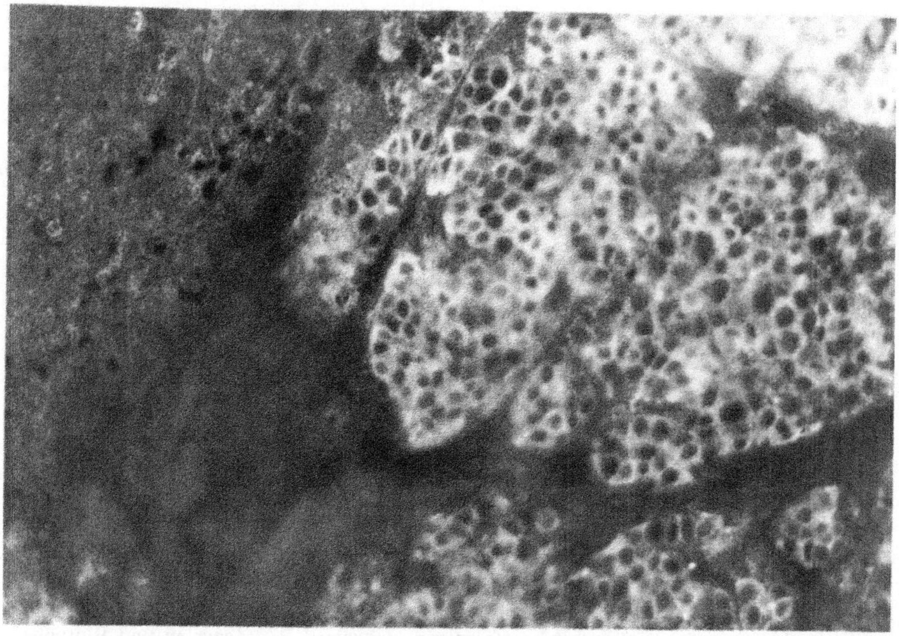

Abb. 7c

Familiäre medulläre Schilddrüsenkarzinome treten allgemein früher in Erscheinung als sporadische (mittleres Alter 29 gegenüber 51 Jahre; CHONG et al. 1975). Es tritt auch oft vor den assoziierten Phäochromozytomen auf (STEINER et al. 1968; KHAIRI et al. 1975; GRACE et al. 1978; RAM et al. 1978). Der Verlauf des medullären Schilddrüsenkarzinoms bei MEA 2A unterscheidet sich nicht wesentlich von demjenigen der sporadisch auftretenden Tumoren. Insgesamt sind bei ca. 25% der Patienten anläßlich der Erstoperation bereits Lymphknotenmetastasen vorhanden. Die Prognose hängt vom Alter des Patienten (je jünger der Patient, desto besser die Prognose: SIZEMORE et al. 1977), von der Radikalität der Thyreoidektomie und von der Präsenz von Metastasen bei der Operation ab.

Eine ausschlaggebende Rolle fällt aber dem Neurom-Phänotyp zu. Das medulläre Schilddrüsenkarzinom tritt bei diesen Patienten oft sehr früh auf und der Verlauf ist, im Gegensatz zu demjenigen der MEA 2A, ausgesprochen bösartig (WELLS u. NORTON 1978). In der Untersuchung von KHAIRI et al. (1975) waren bei 29/38 Patienten im Moment der Diagnose bereits Metastasen vorhanden. Allgemein verstirbt die Mehrzahl der Patienten vor dem Erreichen des 30. Lebensjahres. Der deutliche Unterschied im biologischen Verhalten des medullären Schilddrüsenkarzinoms rechtfertigt u.E. die Abgrenzung der Varianten MEA 2A und B.

Die Inzidenz des *Phäochromozytoms* wird, aufgrund von autoptischen Studien, mit 0,07–0,1% angegeben (MINNO et al. 1954; FOLGER et al. 1964; PUSTERLA u. HEDINGER 1975). Bei insgesamt 7% der Patienten mit Phäochromozytom

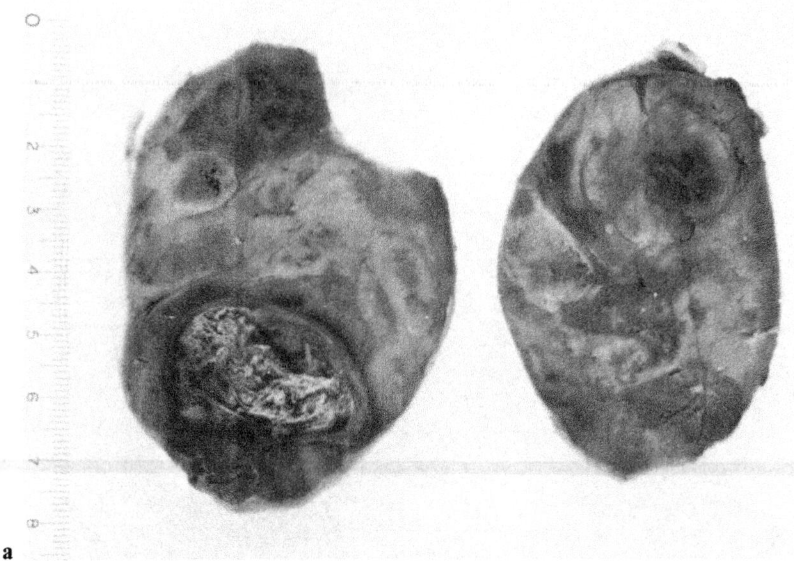

a

Abb. 8a–c. Multiple endokrine Adenopathie 2 A. 45jähr. Mann. **a** Bilaterales Phäochromozytom des Nebennierenmarkes mit herdförmigen Nekrosen, Pseudozysten und Blutungen. **b** Histologie des Phäochromozytoms: Große, alveolär angeordnete Phäochromozyten. HE, 140×. **c** Darstellung der Katecholamine durch Fixation des Tumorgewebes in Glutaraldehyd und Silber-Nitrat-Färbung. 350×

oder extraadrenalem Paragangliom liegt auch ein medulläres Schilddrüsenkarzinom vor (SIZEMORE et al. 1977), bei 6% der Patienten sind die Phäochromozytome hereditär. Davon sollen lediglich ca. 2% maligne sein (STEINER et al. 1968). Das Phäochromozytom ist bei 85–90% der Patienten im Nebennierenmark lokalisiert (Abb. 8). Es kann aber überall im Bereich des sympathischen Grenzstranges, im Plexus soleus, im Zuckerkandl-Organ, in der Harnblasenwand oder an Stellen auftreten, wo während der Embryogenese chromaffines Gewebe liegen bleiben kann. Lediglich ca. 1% aller Phäochromozytome finden sich extraabdominal (MANGER u. GIFFORD 1977; MELICOW 1977). Im Gegensatz zum sporadisch auftretenden Phäochromozytom ist die Mehrzahl der Phäochromozytome des Nebennierenmarks bei Patienten mit MEA 2 bilateral (3% gegenüber 70–80%; STEINER et al. 1968; CATALONA et al. 1971; MANGER u. GIFFORD 1977; MELICOW 1977).

Histologisch besteht kein Unterschied zum sporadisch auftretenden Phäochromozytom (Abb. 8b). Charakteristisch ist aber auch hier die mit Phäochromozytom kombinierte *Hyperplasie* des Nebennierenmarkes (Abb. 9, 10). Sie ist teilweise nodulär und kann auch außerhalb des Nebennierenmarkes gelegenes chromaffines Gewebe betreffen (DELELLIS et al. 1976; LIPS et al. 1978).

Bei MEA 2A zeigen die Nebenschilddrüsen eine teils noduläre Hauptzellhyperplasie.

Die *MEA 2B* (Tabelle 3) ist charakterisiert durch *ein multizentrisches medulläres Schilddrüsenkarzinom, meist bilaterale Nebennierenmarkphäochromozytome*

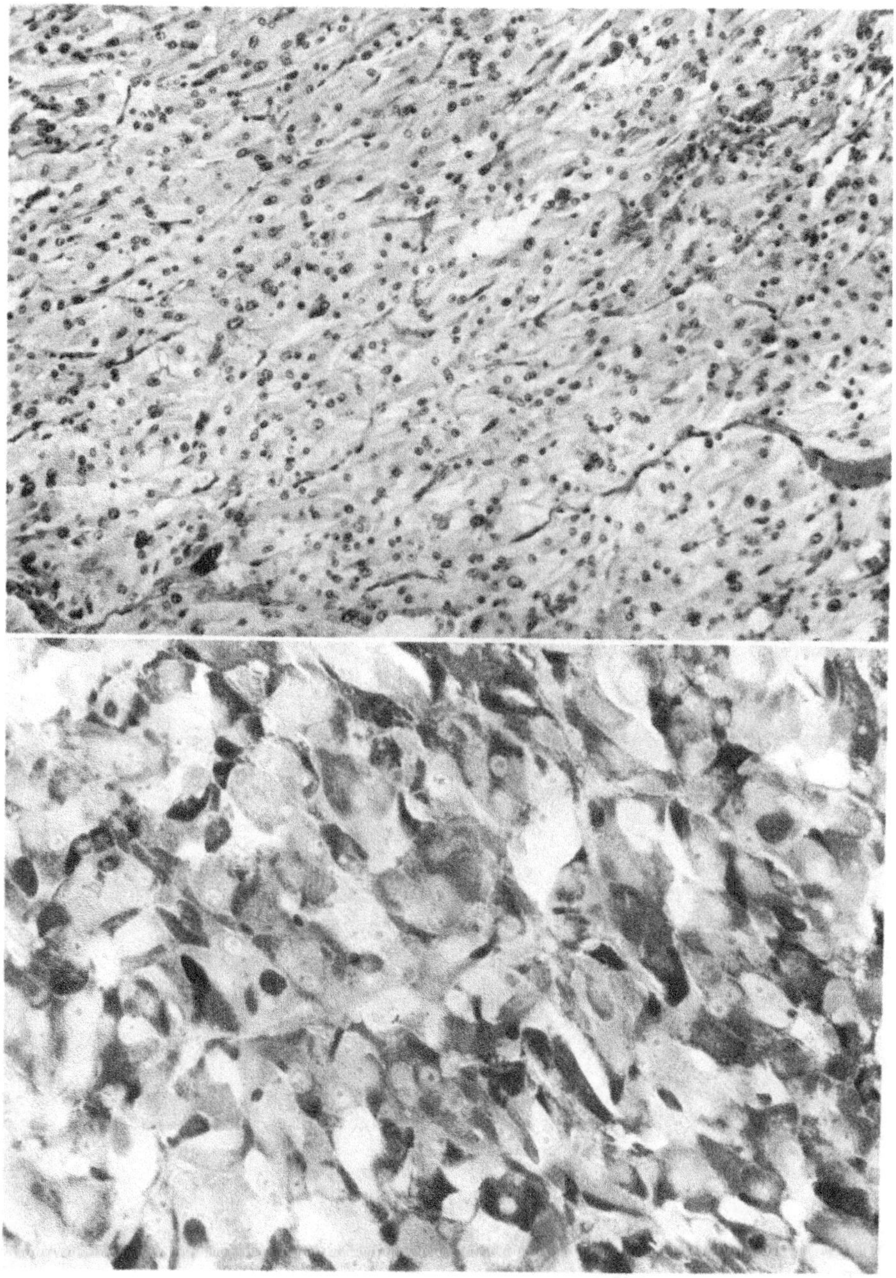

b

c

Abb. 8b und c

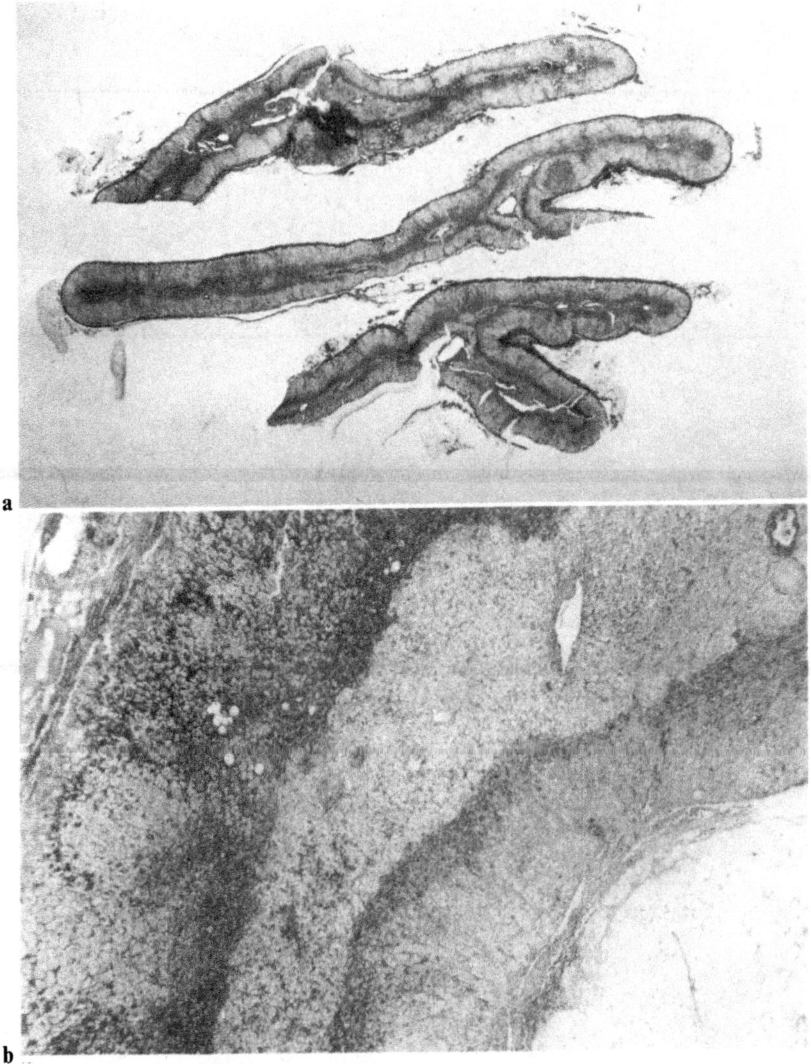

Abb. 9a, b. MEA 2 A. 38jähr. Mann. **a** Linke Nebenniere mit Hyperplasie des Markes. HE, 4×. **b** Ausschnitt aus **a**: Breites Nebennierenmark. HE, 25×

und den sog. *Neurom-Phänotyp* (Übersicht: KHAIRI et al. 1975). Dieser besteht in folgenden Veränderungen:

1. *Neurome*, vor allem von Lippen, Zunge, Mundschleimhaut, Augenlidern, Konjunktiven und Kornea. Seltener treten sie in Nasenschleimhaut und im Larynx auf (GORLIN et al. 1968). Die Tumoren wachsen meist nur bis zum 20. Lebensjahr. Sie sind aufgebaut aus einem Geflecht von Nervenfaserbündeln mit breitem Perineurium. Das Stroma ist spärlich. Elektronenmikroskopisch fallen hypertrophische myelinisierte und nicht myelinisierte Axone und eine

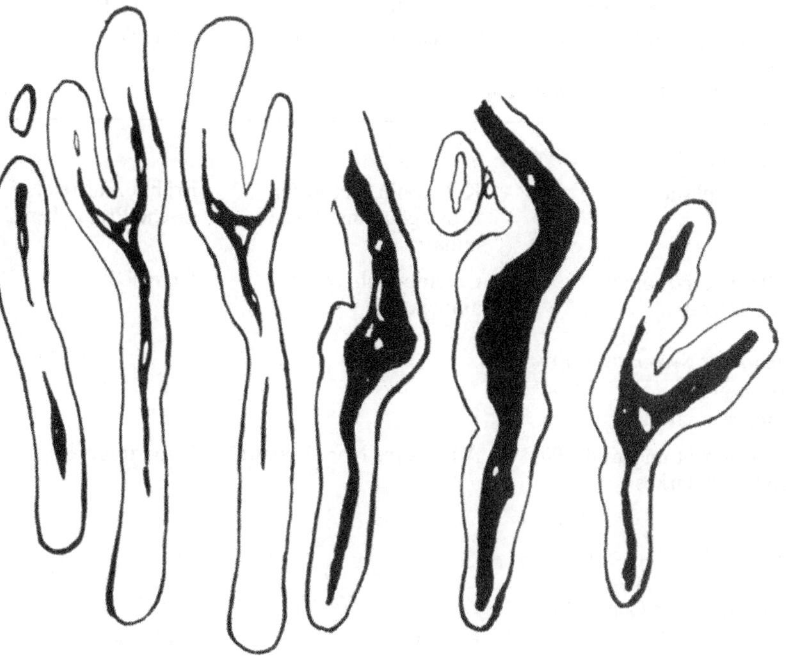

a

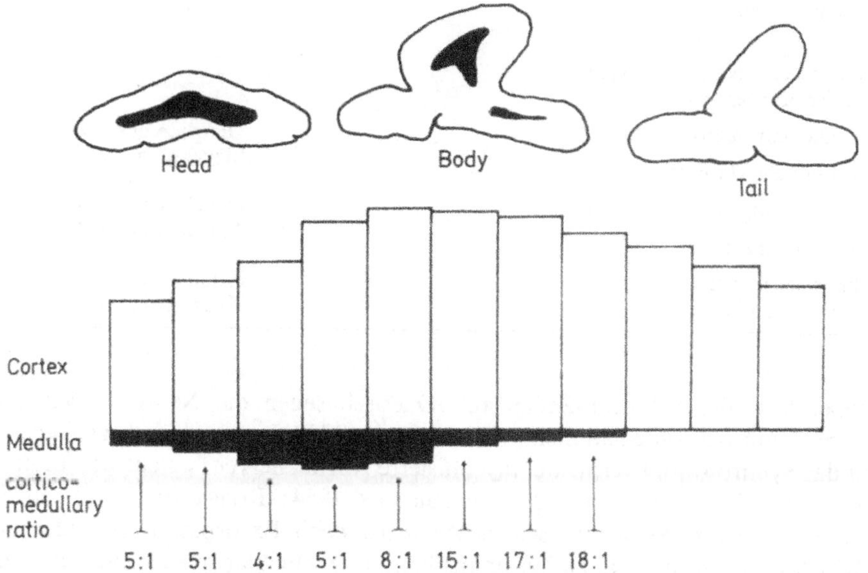

b

Abb. 10a, b. MEA 2 A. 38jähr. Mann. **a** Camera lucida-Zeichnungen der Nebenniere von Abb. 9a: Verschiebung der Rinden-Mark-Relation zugunsten des Markes. **b** Normale Rinden-Mark-Relation. (Nach SYMINGTON 1969)

Tabelle 3. Multiple Endokrine Adenopathie 2B (MEA 2B)

Synonyme: Multiple Endokrine Adenomatose 2B, Multiple Endokrine Neoplasie 2B oder 3

Erbgang: Autosomal dominant

Schilddrüse (≧90%)			
C-Zellhyperplasie		Kalzitonin, Serotonin, Prostaglandine, Histaminase	Frühes Auftreten, rasche Progredienz
Medulläre Karzinome (meist bilateral)		Carcino-embryonic antigen	Diarrhoe
Chromaffines System (20–40%)			
Hyperplasie des Nebennierenmarkes	85–90%		
Phäochromozytom des Nebennierenmarkes	85–90%	Adrenalin, Noradrenalin	Hypertonie
Bilateral	70–80%		
Extraadrenal	10–15%		
Nebenschilddrüsen (sehr selten)			
Hauptzellhyperplasie		Parathormon	Hyperparathyreoidismus, oft asymptomatisch
Peripheres Nervensystem (obligat)			
Neurome von Mundschleimhaut und Zunge	obligat		
Myelinisierte Nerven der Kornea	obligat		
Ganglioneuromatose	40–50%		Diarrhoe oder Obstipation Megakolon
Marfanoider Habitus			
Wulstige Lippen	obligat		Dolichostenomelie, Arachnodaktylie
Muskelatrophie			
Abnormer intradermaler Histamintest			Keine zentrale Abblassung der Quaddel

Hyperplasie der Schwann-Zellen auf. Dadurch sehen die Neurome den sog. Amputationsneuromen ähnlich (MILLER et al. 1977). *Praktisch pathognomonisch* für das Syndrom sind verdickte, myelinisierte Korneanerven, welche den Limbus meist um über 1 mm überschreiten (BRALEY 1954; ROBERTSON et al. 1975). Diese verdickten Nerven verschwinden meist nach Exstirpation des oder der Phäochromozytome. Dieser Zusammenhang ist nicht klar, da die Nerven auch bei Patienten mit MEA 2B ohne Phäochromozytom beobachtet wurden (ROBERTSON et al. 1975).

2. *Wulstige Lippen,* welche durch Neurome bedingt sind.

3. *Gastrointestinale Veränderungen:* Die Patienten leiden oft an chronischer

Diarrhoe oder Obstipation. Es kann ein Megakolon bestehen, welches eine Aganglionose (M. Hirschsprung) vortäuschen kann. Oft ist eine diffuse intestinale Ganglioneuromatose vorhanden (Abb. 12b, c) (CARNEY u. HAYLES 1977: 14/33 Patienten). Diese kann isoliert auftreten oder den gesamten Magen-Darm-Trakt befallen und findet sich in Mukosa, Submukosa oder im Plexus myentericus und besteht histologisch aus großen Agglomeraten von Schwann-Zellen, Neuriten und oft reichlich Ganglienzellen. Die Nervenfaserbündel sind breit, geschlängelt und verzweigt (CARNEY u. HAYLES 1977).

4. *Marfanoider Habitus* mit Dolichostenomelie und Arachnodaktylie, jedoch ohne Ektopie der Linse oder Aortenaneurysma.

5. *Muskelatrophie* (KHAIRI et al. 1975).

6. *Abnormaler intradermaler Histamintest:* Nach Entstehen der klassischen Quaddel tritt keine zentrale Abblassung ein. Dies ist möglicherweise auf die erhöhte Serumkonzentration von Histaminase bei medullärem Schilddrüsenkarzinom zurückzuführen (BAUM 1971).

Zusätzlich wurden bei vereinzelten Patienten mit MEA 2B auch ein Glioblastom, Meningeom (KEYNES u. TILL 1971), Astrozytom (SAMAAN et al. 1977), eine Syringomyelie, zerebelläre oder spinale Hämangioblastome und eine Angiomatosis retinae beschrieben (MANDEVILLE u. SAHYOUN 1949; GLUSHIEN et al. 1953; CHAPMANN u. DIAZ-PEREZ 1962; MELMON u. ROSEN 1964; NIBBELINK et al. 1969; WISE u. GIBSON 1971; ANDERSSON u. BERGDAHL 1976).

4. Klinisches Bild und Therapie

Die Symptome der MEA 2 sind vielfältig und wechselnd. Unter Berücksichtigung der Zahl von Substanzen die mit im Spiele sind, ist dies nicht erstaunlich. Der Patient konsultiert den Arzt oft wegen episodischer Kopfschmerzen, Schweißausbrüchen, Nausea und Erbrechen.

Das *medulläre Schilddrüsenkarzinom* verursacht oft keine Symptome. Der Tumor wird bei nur ca. 30% der Patienten durch Palpation oder Szintigraphie gefunden (SIZEMORE et al. 1977). Auch das hereditär auftretende medulläre Schilddrüsenkarzinom sezerniert sehr oft Kalzitonin, d.h. ein erhöhtes Serumkalzitonin ist für den Tumor praktisch pathognomonisch (Abb. 7b). Trotz der Kalzitoninsekretion entsteht im allgemeinen keine Hypokalzämie, da der Serumkalziumspiegel wahrscheinlich durch eine ebenfalls gesteigerte Parathormonsekretion ausgeglichen wird. Bei ca. 30% der Patienten bestehen schwere Durchfälle (MANGER u. GIFFORD 1977). Diese werden auf die häufige Sekretion von Serotonin (Abb. 7c) und/oder Prostaglandinen A, B und E durch den Tumor zurückgeführt (WILLIAMS et al. 1968a). Die Pathogenese der Diarrhoe ist bisher aber nicht eindeutig geklärt und es wird angenommen, daß sowohl Kalzitonin an sich als auch Serotonin und Prostaglandine bzw. deren Metabolite eine Diarrhoe verursachen können. Durch Aktivierung des Serumbradykinins (durch Tumor-Kallikrein?) kann analog dem Karzinoid-Syndrom auch ein Flush auftreten.

Ein weiterer Marker für das medulläre Schilddrüsenkarzinom ist eine erhöhte Konzentration von Histaminase im Tumorgewebe (BAYLIN et al. 1970) und bei ca. 50% der Patienten im Serum. Eine erhöhte Konzentration der Serumhistaminase ist ein gewichtiger Hinweis auf das Bestehen von Tumormetastasen (WELLS u. NORTON 1978). Auch die Serumkonzentration von Carcino-Embryonic Antigen (CEA) ist bei Patienten mit medullärem Schilddrüsenkarzinom deutlich erhöht (CALMETTES et al. 1977; DELELLIS et al. 1978; KODAMA et al. 1979; TALERMAN et al. 1979).

Es ist außerordentlich wichtig, daß eine gesteigerte Kalzitonin-Sekretion oder eine stark stimulierbare Kalzitonin-Sekretion bereits bei C-Zellhyperplasie auftritt (MELVIN et al. 1971; WOLFE et al. 1973; SIZEMORE et al. 1977). Auf zellulärer Ebene läßt sich die C-Zellhyperplasie vom medullären Karzinom aufgrund der Tatsache abgrenzen, daß CEA immunzytochemisch nur bei medullärem Karzinom, nicht aber in hyperplastischen C-Zellen nachweisbar ist (HAMADA u. HAMADA 1977; WOLFE 1979).

Die postoperative Bestimmung von Kalzitonin, Histaminase und CEA im Serum erlaubt eine zuverlässige Kontrolle der Tumorprogression (HILLYARD et al. 1978).

Die ektopische Sekretion von ACTH oder ACTH-ähnlicher Peptide mit konsekutivem Cushing-Syndrom ist beim hereditären medullären Schilddrüsenkarzinom selten. Bisher sind ca. 20 Patienten beschrieben worden.

Die Wertigkeit einer chronischen Diarrhoe ist bei MEA 2A bzw. B. sehr unterschiedlich. Bei MEA 2A weist ihr Auftreten auf eine massive Tumorausbreitung hin. Bei MEA 2B hingegen sind chronische intermittierende Diarrhoe bzw. Obstipation sehr häufig (KHAIRI et al. 1975: 23/33 Patienten; CARNEY u. HAYLES 1977: 16/17 Patienten) und wahrscheinlich zumindest teilweise Ausdruck einer ausgedehnten, aber nicht tumorösen Ganglioneuromatose des Magen-Darm-Traktes (Abb. 12b, c). Bei 10/17 Patienten traten die Symptome bei der Geburt oder wenig später auf (CARNEY u. HAYLES 1977). Röntgenologisch fallen starke *Haustrierung*, verdickte Mukosafalten, Divertikel und eine Darmdilatation auf (CARNEY u. HAYLES 1977).

Die *Phäochromozytome* sezernieren Adrenalin und Noradrenalin (Abb. 8c), wobei das Verhältnis Adrenalin: Noradrenalin bei Nebennierenmarkphäochromozytom hoch ist. Dies ist möglicherweise auf die Stimulation des Enzyms Phenol-äthanolamin-N-methyltransferase (PNMT) durch Kortikosteroide zu erklären (POHORECKY u. WURTMAN 1971). Im Gegensatz zum sporadischen Phäochromozytom treten bei 40–50% der Patienten keine Beschwerden auf (SIZEMORE et al. 1977). Bei der Untersuchung besteht aber in 65% der Patienten eine permanente, in 30% eine paroxysmale Hypertonie. Sie fehlt nur bei ca. 5% der Patienten (REMINE et al. 1974; MELICOW 1977). Wegen der gesteigerten Adrenalin-Sekretion treten Hyperglykämie, Tachykardie und Arrhythmie relativ häufig auf.

Die Auswirkungen der Katecholamin-Sekretion durch das Phäochromozytom sind für den Patienten unmittelbar lebensgefährlich. An Myokardinfarkt oder hypertonischer Hirnblutung verstarben 5/17 (30%) bzw. 48/149 Patienten (32%) mit MEA 2A (CARNEY et al. 1976b; MANGER u. GIFFORD 1977).

Die *Nebenschilddrüsenhyperplasie* bei MEA 2A verursacht meist keine Symptome. Hyperkalzämie, Nephrolithiasis und radiologische Zeichen einer Knochenresorption sind ausgesprochen selten (MELVIN u. TASHJIAN 1968; SCHIMKE et al. 1968; STEINER et al. 1968; CATALONA et al. 1971). Die Diagnose des Hyperparathyreoidismus ist dementsprechend schwierig (HEATH et al. 1976).

Peptische Ulzera sind bei Patienten mit MEA 2 selten.

Bei der Planung der *Therapie* sollte bei bekanntem medullärem Schilddrüsenkarzinom wegen der akuten Lebensgefahr bei plötzlicher und hoher Katecholamin-Sekretion das Bestehen eines Phäochromozytoms ausgeschlossen werden. Das medulläre Schilddrüsenkarzinom muß durch totale Thyreoidektomie mit Inspektion der regionären Lymphknoten behandelt werden, weil es aufgrund der vorbestehenden C-Zellhyperplasie praktisch immer multizentrisch auftritt.

Die einzige wirksame Therapie des Phäochromozytoms ist dessen Exstirpation. Wegen der sehr oft bestehenden Hyperplasie des Nebennierenmarkes wurde von verschiedenen Chirurgen primär eine bilaterale Adrenalektomie gefordert. Die Mehrzahl führt aber bei einseitigem Phäochromozytom eine unilaterale Adrenalektomie durch und wartet mit der Exstirpation der gegenseitigen Nebenniere bis zur definitiven Diagnose einer funktionell aktiven Hyperplasie bzw. eines Phäochromozytomes zu.

Für die Therapie der Nebenschilddrüsenhyperplasie gilt wie bei MEA 1 die Regel, daß bei Auftreten von Symptomen des Hyperparathyreoidismus bzw. von Komplikationen die drei größten Nebenschilddrüsen total, die vierte subtotal reseziert werden (CASTLEMAN et al. 1976). Andere Autoren empfehlen eine totale Resektion und eine autologe Transplantation einer Nebenschilddrüse in die Vorderarmmuskulatur (WELLS et al. 1976).

5. Pathogenetische Aspekte

Studien großer Sippen mit MEA 2 ergaben einen autosomal-dominanten Erbgang mit variabler Expressivität und sehr hoher Penetranz (WILLIAMS 1965; SCHIMKE u. HARTMAN 1965; STEINER et al. 1968; LIPS 1979). Ein Zusammenhang mit bestimmten HLA-Antigen-Phänotypen ist bisher nicht gesichert. Das medulläre Schilddrüsenkarzinom tritt bei nahezu sämtlichen Patienten einer Sippe auf (TOYODA et al. 1977).

Die Erklärung der Pathogenese des Hyperparathyreoidismus ist sehr schwierig, da die genetische Komponente der Nebenschilddrüsenhyperplasie bisher nicht gesichert ist. Es bestehen prinzipiell folgende Möglichkeiten:

1. Die Hyperplasie der Nebenschilddrüsen ist primär und genetisch determiniert. Als Argument wird die mögliche Zugehörigkeit der Nebenschilddrüsen zum neuroendokrinen System im engeren Sinne angeführt. Dies ist aber gegenwärtig nicht gesichert.

2. Der Hyperparathyreoidismus ist sekundär.

a) Die im Serum gesteigerten Katecholamine können über eine Stimulation von adrenergen Nervenfasern (über Beta-Rezeptoren) die Sekretion von Parathormon stimulieren (FISCHER et al. 1973; KUKREJA et al. 1975; NORBERG et al. 1975). Einige klinische Befunde stützen diese Ergebnisse, indem bei mehreren Patienten mit MEA 2 die Hyperkalzämie und Hypophosphatämie nach Exstirpation des Phäochromozytoms verschwanden (SWINTON et al. 1972; KUKREJA et al. 1973, 1975; WILLIAMS et al. 1974). Andererseits ist die Inzidenz der Hyperkalzämie bei Phäochromozytom-Patienten (ohne MEA 2) aber sehr niedrig: Eine erhöhte Serumkonzentration von Katecholaminen allein führt nicht zur Erhöhung des immunreaktiven Parathormons oder Kalzitonins im Serum (MILLER et al. 1972, 1975). Dieselbe Arbeitsgruppe fand keine Korrelation zwischen immunreaktivem Parathormon, Plasma-Kalzitonin, Serumkalzium und Serumkatecholaminkonzentrationen (HEATH et al. 1976).

b) Kompensatorische Stimulation der Nebenschilddrüsen durch hohes Serumkalzitonin: Es existieren Hinweise dafür, daß Kalzitonin eine direkte stimulatorische Wirkung auf die Nebenschilddrüsen ausübt (FISCHER et al. 1971; DEFTOS u. PARTHEMORE 1974). Andererseits ist es vorstellbar, daß eine kompensatorische Nebenschilddrüsenhyperplasie als Reaktion auf eine Kalzitonin-induzierte Hypokalzämie eintritt (MELVIN et al. 1971; SCHIMKE et al. 1968). Schließlich besteht die Möglichkeit, daß Phäochromozytome Kalzitonin ektopisch sezernieren können (MILHAUD et al. 1977).

Es ist derzeit nicht möglich, die Pathogenese der Nebenschilddrüsenhyperplasie bei Patienten mit MEA 2 allgemein gültig zu erklären. Es ist denkbar, daß die Nebenschilddrüsenhyperplasie bei einem Teil der Patienten genetisch determiniert ist, bei anderen Patienten jedoch kompensatorisch entsteht. Letzteres ist aber wenig wahrscheinlich, weil bei MEA 2B die Nebenschilddrüsenhyperplasie meist fehlt.

Es liegt auf der Hand, daß bei Patienten mit medullärem Schilddrüsenkarzinom nach einem Phäochromozytom, bei Vorliegen eines Phäochromozytoms nach einem medullären Schilddrüsenkarzinom gefahndet werden muß. Familienangehörige von Patienten mit MEA 2 sind in die Untersuchungen einzubeziehen. Die Stimulation der Kalzitonin-Sekretion durch Kalzium, Pentagastrin oder Alkohol ist bereits im Stadium der C-Zellhyperplasie nachweisbar. Auch die Katecholamin-Sekretion bei Nebennierenmarkhyperplasie ist unter Stimulation überschießend. Damit ergibt sich die Möglichkeit, Patienten bereits in einem Vorstadium des Tumors zu erfassen, entsprechend zu behandeln und ihnen ein oft rasch progredientes Tumorleiden bzw. lebensgefährliche Komplikationen einer akuten Katecholamin-Ausschüttung zu ersparen.

IV. Multiple endokrine Adenopathie Typ 3 (MEA 3)

ELLENBERG et al. (1962) stellten fest, daß in 7/93 (7,5%) ihrer Patienten mit Nebenschilddrüsenadenom ein Schilddrüsenkarzinom (6 papilläre, 1 follikuläres Karzinom) bei der Operation zufällig entdeckt wurde. Die angegebene Koinzidenz von Nebenschilddrüsenhyperplasie oder Adenom und nicht-medullärem Schilddrüsenkarzinom schwankt zwischen knapp 2 und 11% und beträgt im Durchschnitt 6%, wobei das papilläre Karzinom bei weitem überwiegt (82% der Schilddrüsentumoren: DRALLE u. ALTENÄHR 1979). Wir haben nur bei 2/110 Patienten, die wegen eines klinisch relevanten Hyperparathyreoidismus operiert wurden, ein papilläres Schilddrüsenkarzinom gefunden.

STEINER et al. (1968) und LIVOLSI u. FEIND (1976) haben für das Syndrom die Bezeichnung MEA 3 vorgeschlagen. Ein familiäres Auftreten der Kombination ist aber nicht gesichert und die Existenz dieses Syndroms daher umstritten.

V. Seltene Syndrome

Es sind bisher ca. 30 Patienten beschrieben worden, bei welchen ungewöhnliche Kombinationen von Hyperplasie und Tumoren des neuroendokrinen

Systems gefunden wurden. Es fällt dabei auf, daß Überschneidungen zwischen MEA 1 und MEA 2 oder (möglicherweise) inkomplett ausgebildete Syndrome auftreten. Sie kommen meist sporadisch vor.

Bei den Patienten fällt auf, daß sehr oft eine Erkrankung des zentralen oder peripheren Nervensystems besteht. Es wurden Neurofibromatose, Neurosarkome, Angiomatosis retinae, Hämangioblastome und Syringomyelie beschrieben (HANSEN et al. 1976; PROBST et al. 1978; CARNEY et al. 1980).

Bei 12 Patienten wurde die Kombination Phäochromozytom (bei 8 Patienten bilateral) mit endokrinem Pankreastumor beschrieben (Abb. 11). Die Tumoren waren oft mit der von Hippel-Lindau-Krankheit vergesellschaftet (ROUSSET u. OLIVIER 1975; ANDERSSON u. BERGDAHL 1976; HEIKKINEN u. ÅKERBLOM 1977; PROBST et al. 1978; TATEISHI et al. 1978). Familiäres Auftreten wurde bei 16 Patienten in 5 Familien nachgewiesen (JANSON et al. 1978; HULL et al. 1979; CARNEY et al. 1980). Bei mindestens 8 Patienten mit Phäochromozytom oder extraadrenalem Paragangliom (1 Patientin) wurde ein Hypophysenadenom nachgewiesen (GERMAN u. FLANIGAN 1964; KHAN u. MULLEN 1964; O'HIGGINS et al. 1967; MILLER u. WYNN 1971; FAHRI et al. 1976; JANSON et al. 1978). Die Tumoren traten alle sporadisch auf, familiäres Vorkommen ist nicht bekannt. Bei 1 Patienten fand sich zusätzlich eine Hyperplasie einer Nebenschilddrüse (CARNEY et al. 1980).

Weitere 7 Patienten wiesen Kombinationen von Phäochromozytom mit Magen-Darm-Karzinoiden (2), Hypophysenadenom, medullärem Schilddrüsenkarzinom, Nebenschilddrüsenhyperplasie und kleinzelligem Bronchuskarzinom (insgesamt 5 Patienten) auf (WILLIAMS 1965; BARNARD u. JACOBSEN 1965; LJUNGBERG et al. 1967; AACH u. KISSANE 1969; LEE u. GARBER 1970; WEICHERT et al. 1971; WOLF et al. 1972; ARNESJÖ et al. 1973; CATTAN et al. 1973; MARKEY et al. 1973; HANSEN et al. 1976).

Die Kombination eines medullären Schilddrüsenkarzinoms und eines Zollinger-Ellison-Syndroms wurde nur bei 1 Patienten mitgeteilt (CAMERON et al. 1978). Bei lediglich 2 Patientinnen ist bisher das Auftreten eines Hypophysenadenoms (davon 1 Patientin mit Akromegalie) mit Nebenschilddrüsenhyperplasie und papillärem bzw. follikulärem Schilddrüsenkarzinom beschrieben worden. Bei 1 Patientin fand sich zusätzlich ein Mikroadenom des endokrinen Pankreas (RIES 1974; DRALLE u. ALTENÄHR 1979). Bei einer eigenen Beobachtung bestanden bei einem 70jährigen Patienten multiple Ileumkarzinoide und ein einzelnes Ganglioneurom des Duodenums (Abb. 12).

Es ist derzeit nicht möglich zu entscheiden, ob derartige Krankheitsbilder durch Regulationsstörungen des neuroendokrinen Systems zustande kommen. Das familiäre Auftreten von Phäochromozytom und endokrinem Pankreastumor spricht aber, zumindest bei dieser Kombination, für ein genetisch determiniertes Leiden, dessen Auftreten mit einem autosomal-dominanten Erbgang mit variabler Expressivität vereinbar ist (CARNEY et al. 1980).

Die MEA ist charakterisiert durch das Auftreten einer Hyperplasie und von Tumoren in verschiedenen Komponenten des neuroendokrinen Systems. Die Erkrankungen sind selten, in allen Varianten aber akut lebensgefährlich. Ihre Kenntnis ist daher notwendig, dies umso mehr, als bekannte und bewährte Tests zur Diagnose einer MEA zur Verfügung stehen. Darüber hinaus erlaubt

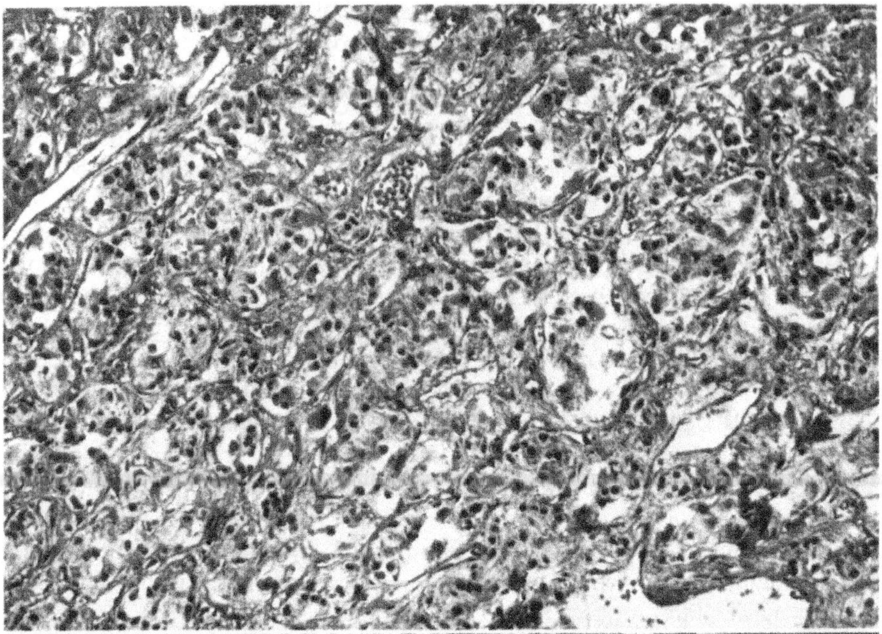

a

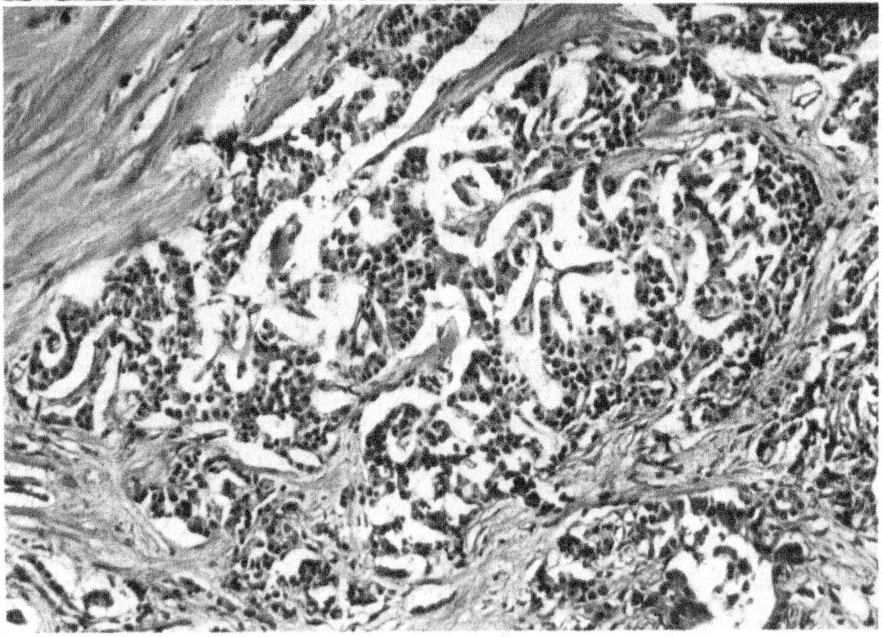

b

Abb. 11 a–c. 41jähriger Mann. Kombination eines bilateralen Phäochromozytoms mit multihormonalem Adenom des endokrinen Pankreas, Syringomyelie, zerebellärem Hämangioblastom und Angiomatosis retinae. **a** Phäochromozytom des linken Nebennierenmarkes. HE, 140 ×. **b** Adenom des endokrinen Pankreas mit deutlicher Fibrose. HE, 140 ×. **c** Immunzytochemische Darstellung des Glukagons im Adenom des endokrinen Pankreas. Peroxidase-anti-Peroxidase-Komplexmethode. 224 ×. Der Tumor enthielt zusätzlich Insulin- und PP-Zellen

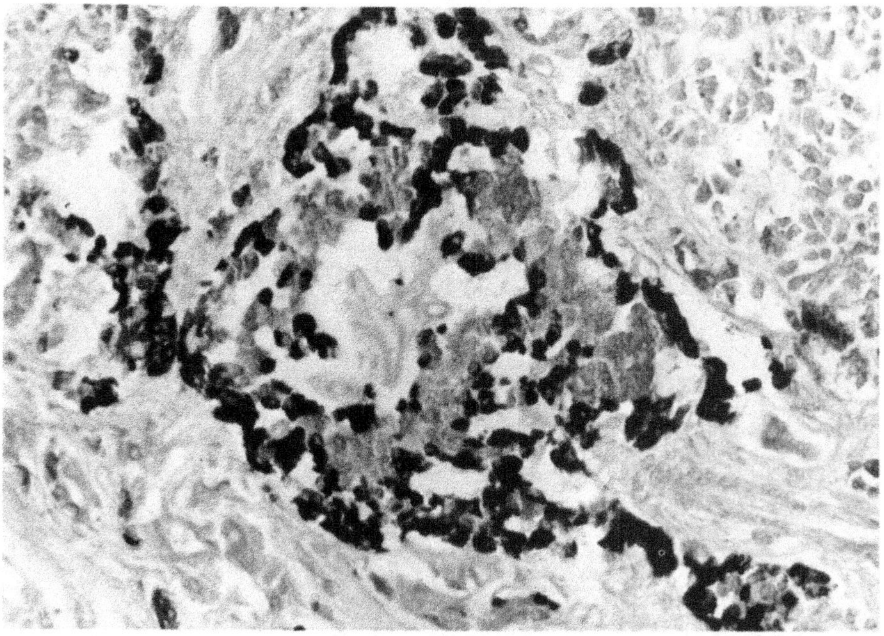

Abb. 11c

eine Reihe von Stimulationstests bereits die Erfassung eines prätumoralen Stadiums – der Hyperplasie – in verschiedenen endokrinen Organen. Damit sind sie auch zur Erfassung gefährdeter Familienangehöriger von Patienten mit MEA geeignet. Diesen potentiellen Patienten kann somit ein lebensgefährliches und langdauerndes Leiden erspart werden.

Die Varianten der MEA sind auf Störungen des neuroendokrinen Systems (Pearse 1978) zurückzuführen. Weichert (1970) spricht von einer Dysplasie des neurektodermalen Systems.

Die polyklonale Hyperplasie endokriner Organe, welche in einen schließlich monoklonalen Tumor übergehen kann, ist mit der Theorie der genetischen Tumorentstehung (Knudson u. Strong 1972; Baylin et al. 1978) vereinbar. Aufgrund dieser Hypothese beruht die Entstehung genetisch bedingter Tumoren auf 2 Mutationen: Die 1. Mutation besteht im vererbten Defekt, durch den die betroffene Zelle oder das betroffene Zellsystem anfällig werden für eine Tumorentstehung. Das 2. Ereignis ist eine somatische Mutation, welche zur eigentlichen Tumorbildung führt. Die vererbte Sequenz der Ereignisse der MEA – funktionelle Hyperplasie, noduläre Hyperplasie, Tumor – scheinen diese Theorie zu bestätigen.

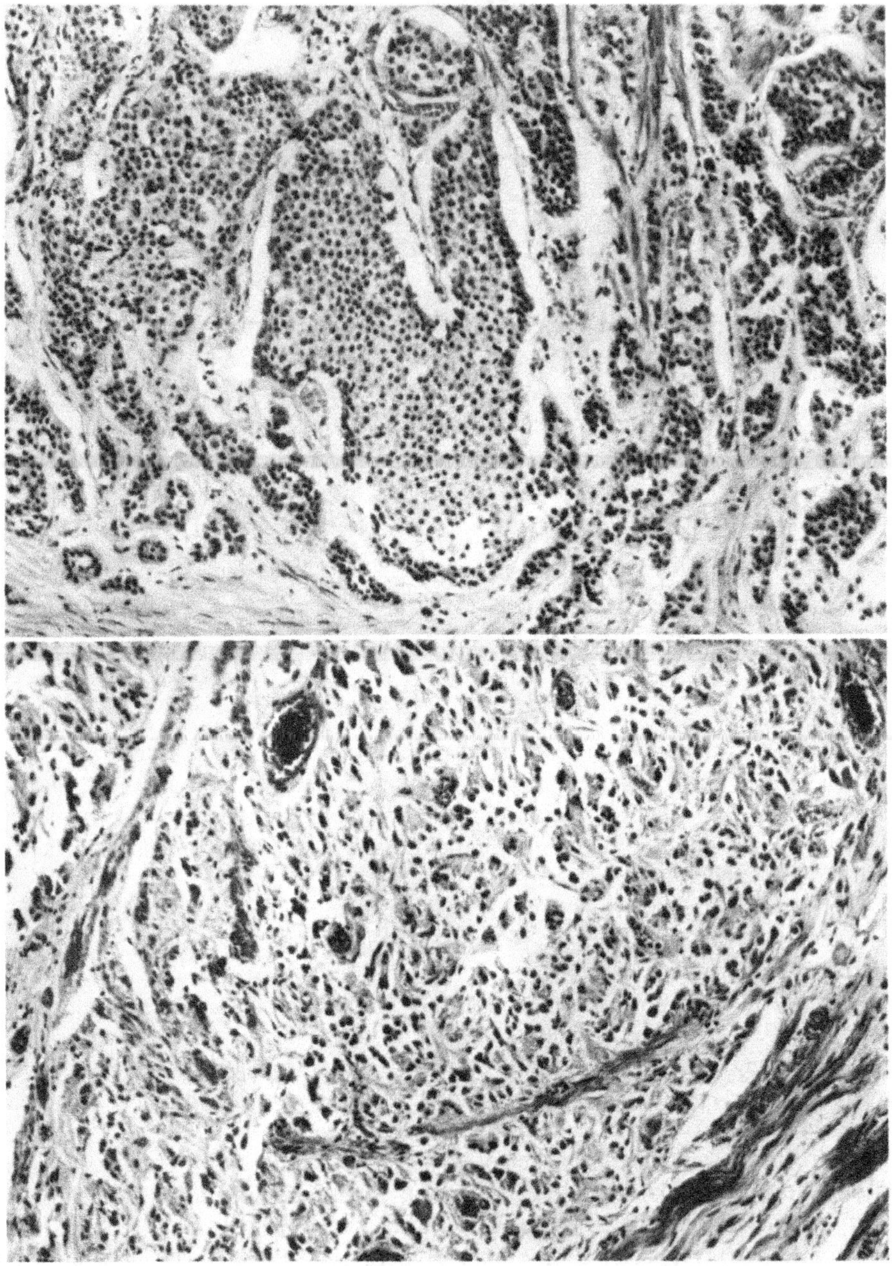

a

b

Abb. 12a–c. 70jähriger Mann mit multizentrischem Karzinoid und Ganglioneurom. **a** Multizentrisches metastasierendes Karzinoid des Ileum. HE, 140×. **b** Ganglioneurom des Duodenum: Proliferation von Nervenfasern in der Submukosa. HE, 140×. **c** Gleicher Tumor wie **b**: Ganglienzellen im Nervenfasergeflecht. HE, 224×

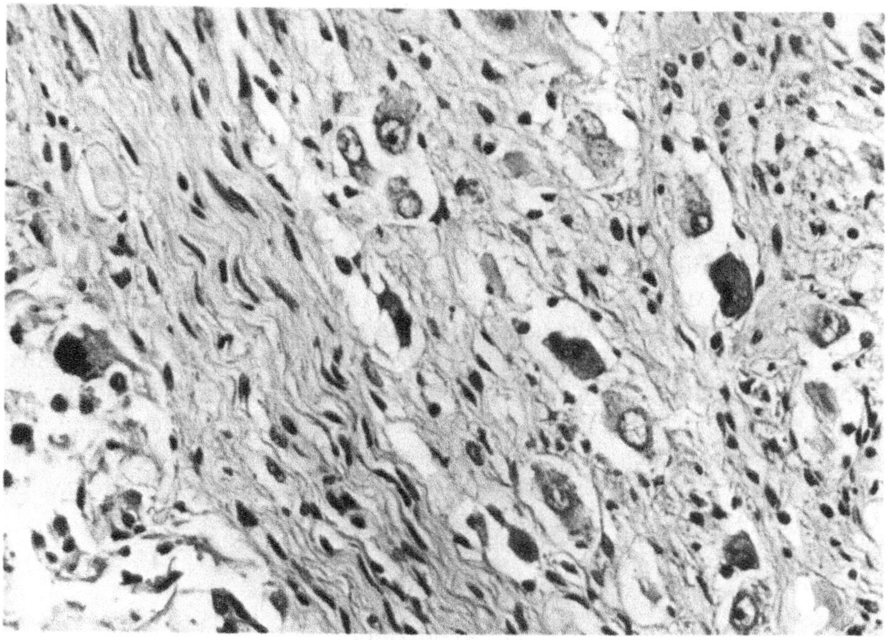

Abb. 12c

C. Autoimmunkrankheiten mit Beteiligung endokriner Drüsen: pluriglanduläre Insuffizienz

Die mono- oder pluriglanduläre Insuffizienz gehört nach heutiger Auffassung zur Gruppe der *organspezifischen Autoimmunkrankheiten*, welche neben dem Befall *endokriner Drüsen* auch die *Myasthenia gravis*, die *perniziöse Anämie* und möglicherweise weitere Krankheitsbilder umfaßt. Diese Störungen weisen eindrücklich auf den engen Zusammenhang zweier großer Steuerungssysteme – des neuroendokrinen und des immunologischen Systems – hin.

I. Definition

Autoimmune endokrine Erkrankungen umfassen eine monoglanduläre oder eine gleichzeitig bzw. zeitlich gestaffelt auftretende bi- oder pluriglanduläre Unterfunktion (evtl. kombiniert mit Überfunktionen) mit gemeinsamer pathogenetischer Grundlage und bei Fehlen einer (derzeit) faßbaren übergeordneten endokrinen Regulations- oder Stoffwechselstörung. Die pluriglanduläre Insuffizienz kann in verschiedenen Kombinationen auftreten. Eine Gesetzmäßigkeit der Reihenfolge des Auftretens der Insuffizienz einzelner Drüsen konnte bisher nicht erfaßt werden.

Eine Insuffizienz mehrerer endokriner Drüsen, beispielsweise bei Hypophysen-Ausfall – sei dieser angeboren, Folge eines protrahierten Schocks, einer intravasalen Gerinnung oder eines Tumors (KERKHOVEN 1965) – entspricht nicht der gegebenen Definition. Auch die bei Diabetikern gehäuft auftretende Hypophysen-Nekrose (STEINER 1965) oder eine sekundäre pluriglanduläre Insuffizienz bei Hämochromatose (HEDINGER 1953) können nicht in diese Krankheitsgruppe eingereiht werden. Die Hypophysitis hingegen gehört u.E. aufgrund ihrer Histologie und Pathogenese sowie tierexperimenteller Befunde dazu.

Das ursprüngliche *Konzept* der pluriglandulären Insuffizienz stammt unseres Wissens von CLAUDE u. GOUGEROT (1908, 1912). Seit deren Einführung durch FALTA (1912, 1913) ist die Bezeichnung *multiple Blutdrüsensklerose* geläufig. Neben pathologisch-anatomischen Befunden haben vor allem klinische und immunologische Kriterien dazu beigetragen, pluriglanduläre Dysfunktionen als Krankheitsgruppe abzugrenzen. Histologische Veränderungen und immunologisch faßbare Störungen sind aber infolge der bedeutenden funktionellen Reserven endokriner Organe wesentlich häufiger als klinisch manifeste Erkrankungen (GASTINEAU u. ARNOLD 1963; GRIFFEL 1974).

II. Syndrome

1. Nebenniere

Die Nebenniere ist häufig betroffen. Es handelt sich dabei praktisch ausnahmslos um die zytotoxische („idiopathische") Epinephritis, nicht um die Nebennierentuberkulose (BRENNER 1928; WELLS 1930; SLOPER 1953). Wohl am besten bekannt ist die Kombination *Nebennierenrindeninsuffizienz – Hypothyreose* (Schmidt-Syndrom; SCHMIDT 1926; IRVINE et al. 1967). Bei bestehender Nebennierenrindeninsuffizienz tritt später eine zusätzliche Schilddrüsenerkrankung ziemlich häufig hinzu, das Umgekehrte ist wesentlich seltener. GASTINEAU u. ARNOLD (1963) stellten bei 538 Addison-Patienten in 7%, TURNER u. BLOOM (1968) bei 130 Addison-Patienten sogar in 24% eine klinisch faßbare Schilddrüsendysfunktion fest.

Auffallenderweise kommt nicht nur die *Hypothyreose*, sondern auch die *Hyperthyreose* mit der Nebennierenrindeninsuffizienz kombiniert vor (BOSHELL et al. 1963; KAPPELER 1965). Die nahe pathogenetische Verwandtschaft von lymphozytärer Thyreoiditis und der Thyreotoxikose (M. Basedow) vermag dies jedoch zu erklären. Beide Erkrankungen gehören nach heutiger Auffassung zur Gruppe der primären auto-immunen Schilddrüsenerkrankungen (DONIACH u. ROITT 1976).

Patienten mit einer zytotoxischen Epinephritis erkranken häufig auch an einem *Diabetes mellitus* (bis 17%; BEAVEN et al. 1959; TZAGOURNIS u. HAMWI 1967; GHARIB u. GASTINEAU 1969). Oft tritt dabei der Diabetes mellitus zuerst in Erscheinung, doch besteht in der Sequenz des Auftretens anscheinend keine Gesetzmäßigkeit (Tabelle 4).

Das Intervall zwischen dem Auftreten der beiden Erkrankungen betrug bei

Tabelle 4

	113 Patienten[a] %	63 Patienten[b] %
Diabetes mellitus primär	63	59
Nebennierenrindeninsuffizienz primär	23	33
Gleichzeitiges Auftreten	10	8
Unbekannt	4	–

[a] SOLOMON et al. (1965)
[b] BEAVEN et al. (1959)

ca. 20% der Patienten weniger als 1 Jahr, bei den übrigen durchschnittlich 6 Jahre.

Bei systematischer Untersuchung können gelegentlich längere Zeit vor dem Auftreten der klinischen Erkrankung bereits organspezifische Antikörper nachgewiesen werden (s.S. 1178). So fanden IRVINE et al. (1976) unter 522 Patienten mit diagnostizierter und 432 mit vermuteter organspezifischer Autoimmunkrankheit 36 mit Antikörpern gegen Inselzellen des Pankreas. Bei 10 dieser Patienten wurde darauf eine pathologische Glukosetoleranz aufgedeckt. Außerdem litten 2 Patienten an einem latenten und bei 2 weiteren trat später ein Insulin-abhängiger Diabetes mellitus auf.

Auch das gemeinsame Auftreten der zytotoxischen Epinephritis mit einer *Gonadendysfunktion* ist – bisher allerdings bei relativ wenigen Patienten – beschrieben worden (CHRISTY et al. 1962; BLIZZARD et al. 1967; TURKINGTON u. LEBOVITZ 1967; BLIZZARD 1976; SCHWARZ et al. 1980). Ebenso ist die Kombination Epinephritis, Thyreoiditis und Oophoritis bekannt (EDMONDS et al. 1973). Patienten mit zytotoxischer Epinephritis leiden darüber hinaus auch oft an weiteren Autoimmunkrankheiten wie *Hypoparathyreoidismus* oder an einer *perniziösen Anämie* (MOWBRAY 1965; PHAIR et al. 1965; SOLOMON et al. 1965; IRVINE et al. 1968, 1969, 1976). Erwähnenswert und vom Gesichtspunkt der Pathogenese aus sehr interessant ist auch die Kombination einer „idiopathischen" Nebennierenrindeninsuffizienz mit einer pluriglandulären Adenomatose in ein und derselben Familie (MERSHON u. DIETRICH 1966).

Pathologisch-anatomisch ist bei (zum Zeitpunkt der histologischen Untersuchung meist stark fortgeschrittener) idiopathischer Insuffizienz besonders die *Atrophie* der Nebennierenrinde stark ausgeprägt (Gesamtgewicht beider Nebennieren z.B. 1 g, Abb. 13a). Die lymphozytären Infiltrate sind klein und herdförmig. Infolge der Zytolyse kann die Nebennierenrinde histologisch bis zur Unkenntlichkeit umgebaut sein (Abb. 13b, c). Die Rinde kann in einzelnen Fällen trotz Stufenschnitten nicht mehr gefunden werden, wobei auch das Mark fehlen kann (GOUDIE u. PINKERTON 1962; HEDINGER 1966).

Im *Ovar* kann bei Ovarialinsuffizienz, kombiniert mit idiopathischer Nebennierenrindeninsuffizienz und positivem Antikörpernachweis eine während der Follikelreifung zunehmende lymphoplasmazelluläre Infiltration in Umgebung der Follikel beobachtet werden. Außerdem sollen reichlich Primärfollikel im Ovarialstroma liegen (IRVINE et al. 1968).

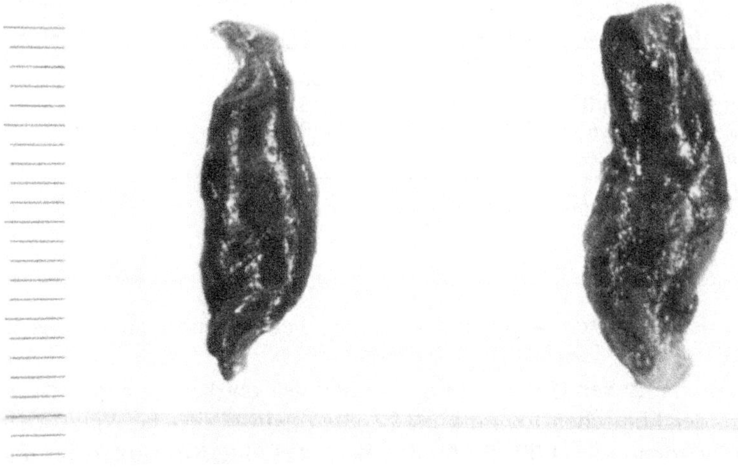

a

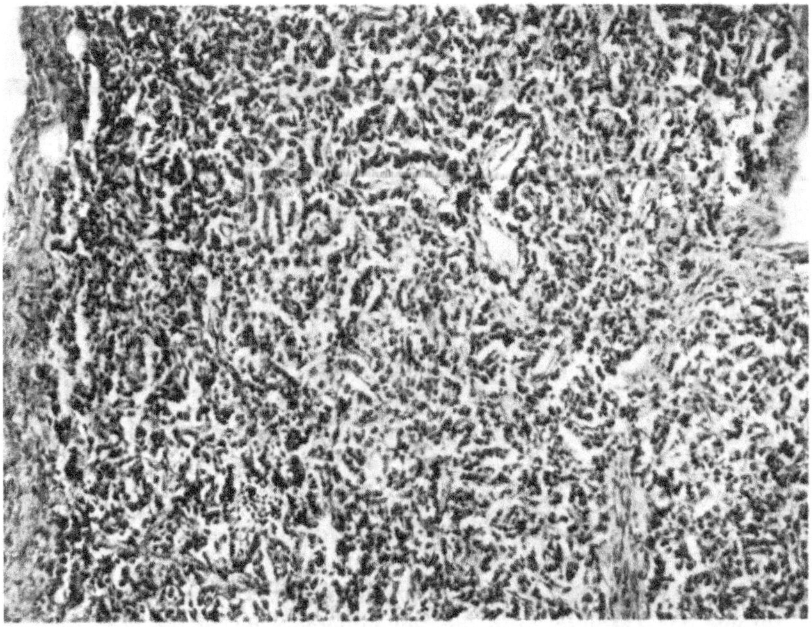

b

Abb. 13a–d. 77jährige Frau. Nebennierenrindeninsuffizienz mit Hypothyreose. **a** Hochgradig atrophische Nebennieren, Gesamtgewicht: 1 g. **b** Zytotoxische Epinephritis. Weitgehender Umbau der Nebennierenrinde, lymphozytäre Infiltrate. HE, 140 × . **c** Zytotoxische Adrenalitis. Weitgehender Umbau der Nebennierenrinde, lymphozytäre Infiltrate. HE, 224 × . **d** Hochgradig fibrosierte Schilddrüse, kleine Restinseln von Parenchym mit lymphozytären Infiltraten. HE, 224 ×

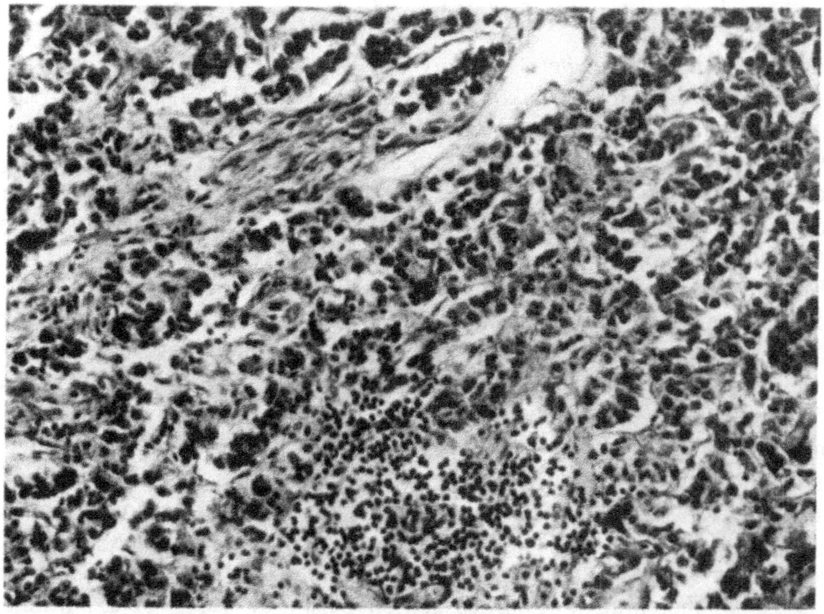

c

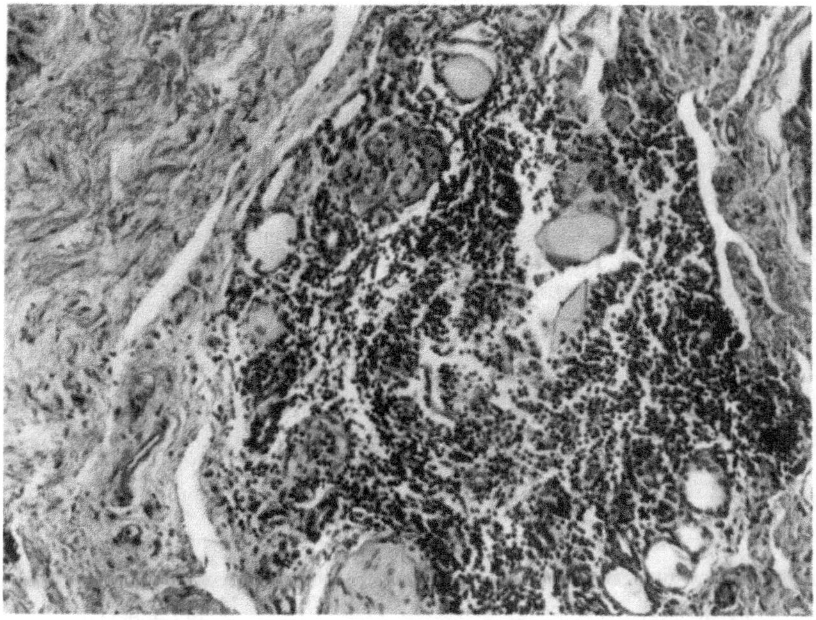

d

Abb. 13c und d

2. Endokrines Pankreas

Bei Bestehen eines *Diabetes mellitus* tritt – wie oben aufgeführt – relativ häufig eine *Schilddrüsendysfunktion* hinzu. Entgegen der Ansicht von DRUBE u. SEUSING (1965) muß heute angenommen werden, daß die beiden Erkrankungen statistisch überzufällig häufig gemeinsam auftreten (IRVINE 1977). Dasselbe gilt für die *perniziöse Anämie*. Aufgrund ausgedehnter Untersuchungen kommen IRVINE et al. (1970) zum Schluß, daß ca. 5% der über 40jährigen Frauen mit Diabetes mellitus eine latente perniziöse Anämie aufweisen.

Pathologisch-anatomisch ist das Pankreas bei *akutem* (meist jugendlichem, Insulin-abhängigem) *Diabetes mellitus* oft unauffällig. Histologisch ist aber die Zahl der Insulin-produzierenden B-Zellen zum Zeitpunkt des Auftretens klinischer Symptome in der Regel sehr stark (oft unter 10% der Norm) reduziert (GEPTS 1965). Eine lymphozytäre Insulitis (VON MEYENBURG 1940), die nur einen Teil der Langerhansschen Inseln erfaßt, soll bei akutem Auftreten und Verlauf (Tod innert Monaten) bei mehr als zwei Drittel der Patienten vorhanden sein (GEPTS 1965). Beim *nicht-Insulin-abhängigen Diabetes* mit chronischem Verlauf ist dieser Befund jedoch ausgesprochen selten (STEINER 1968). Bei chronischer Erkrankung kann das Pankreas atrophisch sein, ohne daß jedoch eine Fibrose zu bestehen braucht (Pankreasgewicht beispielsweise 25–50 g, Normalgewicht 70–90 g, ROESSLE u. ROULET 1932; CARPENTER et al. 1964; HEDINGER 1966; eigene Beobachtung). Eine Reduktion der B-Zell-Zahl besteht dabei nicht.

3. Nebenschilddrüse

Im Gefolge des *„idiopathischen" Hypoparathyreoidismus*, der bei Kindern ca. 10mal häufiger vorkommt als beim Erwachsenen, treten zusätzliche endokrine Störungen ebenfalls häufig auf. Bei einer Serie von 74 Patienten (66 Kinder) stellte BLIZZARD (1976) bei 32 nicht weniger als 60 zusätzliche Erkrankungen fest; 33mal handelte es sich dabei um eine Insuffizienz einer weiteren endokrinen Drüse. Die Krankheiten verteilen sich folgendermaßen (Tabelle 5):

Tabelle 5. Zusätzliche Erkrankungen bei „idiopathischem" Hypoparathyreoidismus.

„Idiopathische" Nebennierenrindeninsuffizienz	18 (16 Kinder)
Perniziöse Anämie	7 (7 Kinder)
Schilddrüsen-Dysfunktion	6 (4 Kinder)
Verfrühte Menopause	2
Moniliasis	21 (21 Kinder)
Alopecia totalis	4 (4 Kinder)
Leberzirrhose	2 (2 Kinder)

Die auffallende Häufung der Moniliasis bei Hypoparathyreoidismus ist bis jetzt nicht befriedigend geklärt. Zumindest bei einigen Patienten scheint ein Defekt der Immunregulation, d.h. der immunregulatorischen T-Lymphozyten die Ursache zu sein (ARULANANTHAM et al. 1979). Bei ausgebildetem Di George-

Syndrom (Thymushypoplasie, fehlende Nebenschilddrüsen und kardiale Mißbildungen) ist sie wahrscheinlich durch die Immundefizienz (bei möglicherweise fehlendem Thymopoietin) zu erklären (LEWIS et al. 1977). Außerordentlich interessant ist die Kombination Hypoparathyreoidismus, Nebennierenrindeninsuffizienz, primäre Ovarialinsuffizienz, Alopezie und progressive Vitiligo mit dem Nachweis komplementbindender Antikörper gegen Melanozyten von Epidermis und Haarfollikeln (HERTZ et al. 1977).

Histologisch sind die Nebenschilddrüsen diffus oder zumindest sehr ausgedehnt lymphozytär infiltriert (VAN DE CASSEYE u. GEPTS 1973). *Herdförmige Lymphozyteninfiltrate* sind für das Vorliegen einer Immunparathyreoiditis diagnostisch aber nicht verwertbar, da sie auch bei bakteriellen Infekten anderer Organe häufig zu beobachten sind (SEEMANN 1967: In 16.9% von 225 unausgewählten Autopsiepräparaten).

4. Hypophyse

Eine Hypophysitis wurde bisher nur bei vereinzelten Patienten beschrieben. Auch sie kann anscheinend gemeinsam mit Entzündungen anderer endokriner Organe auftreten. Bei 2 Patienten waren nicht nur eine schwere lymphozytäre Hypophysitis, sondern auch eine Thyreoiditis Hashimoto, atrophische Nebennieren und eine perniziöse Anämie bzw. eine lymphozytäre atrophische Gastritis nachweisbar (GOUDIE u. PINKERTON 1962; HUME u. ROBERTS 1967). Bei einer 3. Patientin war nur die Hypophysitis nachweisbar (EGLOFF et al. 1969; Abb. 14).

5. Schilddrüse

Die Schilddrüse ist – wie oben angeführt – häufig an Erkrankungen anderer endokriner Drüsen mitbeteiligt. Das im Frühstadium der Erkrankung meist vergrößerte Organ ist von lymphoplasmazellulären Infiltraten mit einer oft ausgesprochenen Lymphfollikelbildung durchsetzt. Das histologische Bild ist typisch für eine *lymphozytäre Thyreoiditis Hashimoto,* deren fibrosierende Variante (Abb. 13d) oder aber für eine *Thyreotoxikose* (Morbus Basedow). Es kommen dabei histologische Mischbilder vor (FATOURECHI et al. 1971; DONIACH u. ROITT 1976). Elektronenmikroskopisch können bei Thyreoiditis Hashimoto in der Follikel-Basalmembran dichte, osmiophile Depots nachgewiesen werden, welche Immunkomplexdepots in der Basalmembran des Nierenglomerulum bei Immunkomplex-Nephritis vergleichbar sind (KALDERON et al. 1973).

Besonders interessant und aufschlußreich ist die auffallend häufige Beteiligung der Schilddrüse an Autoimmunerkrankungen, welche den Rahmen des endokrinen Systems strictu senso sprengen. TUDHOPE u. WILSON (1960, 1962) stellten beispielsweise bei annähernd 10% von 166 Myxödem-Patienten eine *perniziöse Anämie,* bei 46% unter 52 Hypothyreose-Patienten eine *Achlorhydrie* mit reduzierter Vitamin B_{12}-Resorption fest. Auch weitere Studien zeigten das häufige Bestehen einer latenten perniziösen Anämie bei Schilddrüsenerkrankungen auf (ARDEMAN et al. 1966; WANGEL u. SCHILLER 1966). Umgekehrt waren oder wurden 5% der von MCNICOL (1961) untersuchten Patienten mit perniziöser

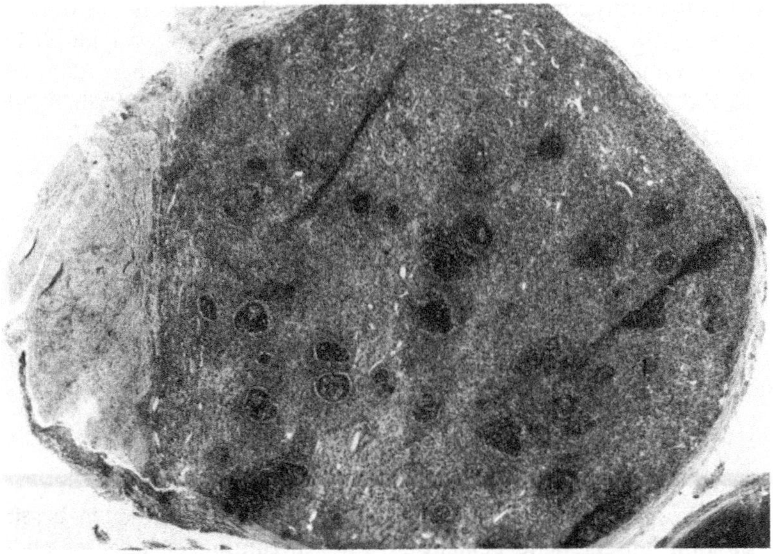

a

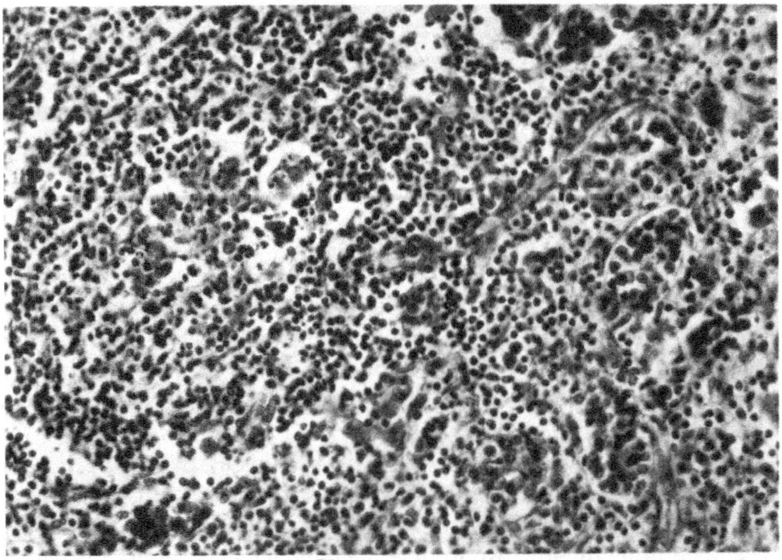

b

Abb. 14a–d. Lymphozytäre Hypophysitis. **a** Weitgehende Parenchymzerstörung der Hypophyse durch lymphoplasmazelluläre Infiltrate. Lymphfollikelbildung. HE, 4×. **b** Dissezierende lymphoplasmazelluläre Infiltrate, fast vollständig zerstörtes Parenchym. HE, 333×. **c** Nicht stimuliertes Schilddrüsengewebe. HE, 133×. **d** Atrophie der Nebennierenrinde. HE, 133×. (Nach EGLOFF et al. 1969)

Anämie thyreotoxisch. Im Magencorpus bestand eine lymphozytäre atrophische Gastritis (sog. chronische atrophische Gastritis A nach STRICKLAND u. MACKAY 1973).

Eine interessante Verbindung autoimmuner endokriner Erkrankungen besteht zur *Myasthenia gravis*. Die Schilddrüsendysfunktion kommt bei Myasthenie

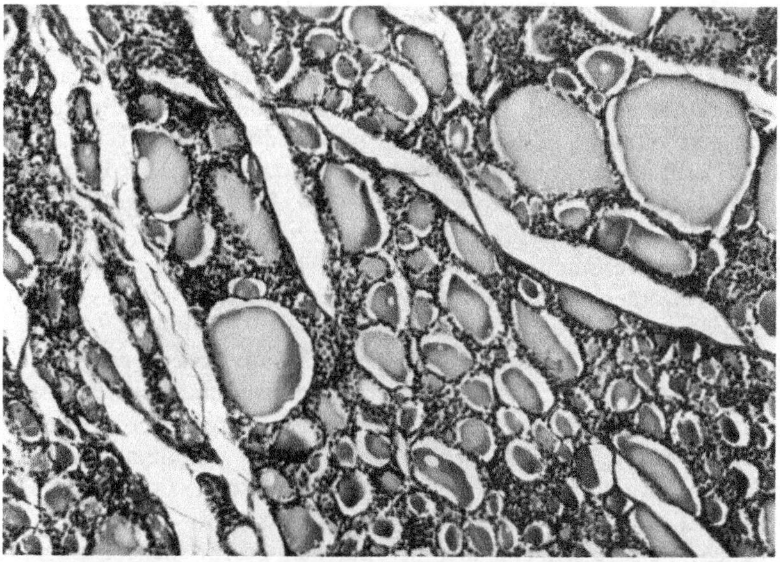

c

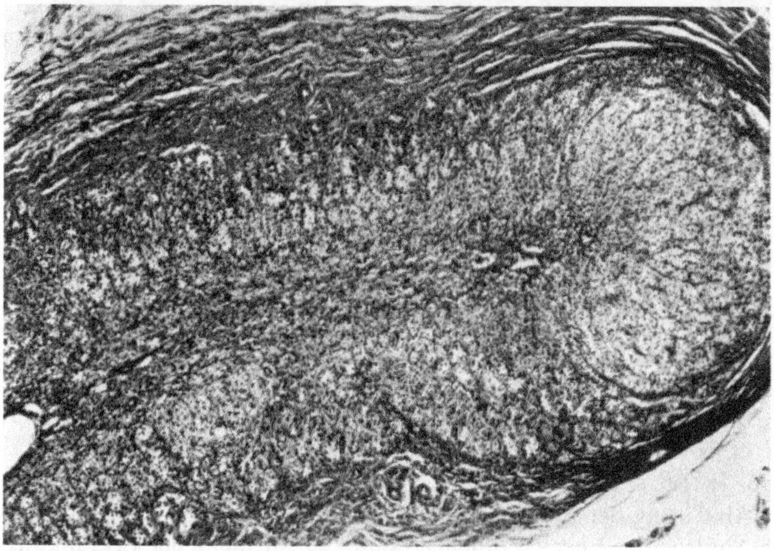

d

Abb. 14c und d

allgemein wesentlich häufiger vor als bei Kontrollpatienten (OSSERMAN et al. 1967; SEGAL u. WEINTRAUB 1976). Darüber hinaus litten in einer Untersuchungsserie 2 von 13 Patienten mit Myasthenie und Thyreoiditis gleichzeitig an einer perniziösen Anämie (BRONSKY et al. 1967; GILBERT et al. 1968). Der Thymus weist bei der Myasthenia gravis in ca. 65% eine Hyperplasie, in 10–15% ein Thymom auf (CASTLEMAN 1955). Andererseits konnte bei 16 von 46 Patienten mit Thymom eine Myasthenia gravis und bei je 1 Patienten eine Nebenniereninsuffizienz, ein Diabetes mellitus bzw. eine Hypothyreose nachgewiesen werden

(LEGOLVAN u. ABELL 1977). Analog den endokrinen Drüsen treten auch bei der Myasthenie in der quergestreiften Muskulatur in ca. 50% der Patienten Lymphorrhagien auf, welche allerdings für die Krankheit nicht pathognomonisch sind (OSSERMAN 1969). Thymuserkrankungen bilden somit eine der Brücken zwischen autoimmunen endokrinen und nicht-endokrinen Störungen. Dies demonstriert deutlich die zunehmend wichtiger einzuschätzende Rolle des Thymus als immun-endokrines Organ (GOLDSTEIN 1974; RULE u. GENKINS 1976; PIERPAOLI et al. 1977).

Eine weitere Verbindung der Autoimmun-Thyreoiditis besteht zur *Ovarialdysgenesie,* besonders bei X-isochromosomalen Defekten (SPARKES u. MOTULSKY 1963; WILLIAMS et al. 1964).

Im Gegensatz zur perniziösen Anämie und zur Myasthenia gravis ist die Assoziation autoimmuner Schilddrüsenerkrankungen und weiterer Krankheiten mit postulierter Autoimmungenese – Lupus erythematodes, progredient-chronische Polyarthritis, Sjögren-Syndrom, Dermatomyositis, hämolytische Anämie, thrombozytopenische Purpura – nicht häufig (BUCHANAN et al. 1961, 1965; EICHNER et al. 1973; SEGAL u. WEINTRAUB 1976).

Möglicherweise erschließt aber der kürzlich beschriebene Zusammenhang zwischen asymptomatischer autoimmuner Thyreoiditis und koronarer Herzkrankheit neue Dimensionen. Dabei ist vorderhand nicht geklärt, ob ein pathogenetischer Zusammenhang besteht, oder ob das erhöhte Risiko einer koronaren Herzkrankheit auf die Schilddrüsendysfunktion zurückzuführen ist (BASTENIE et al. 1977). Eine Wertung dieser Befunde ist gegenwärtig noch nicht möglich.

III. Immunologische Faktoren

1. Untersuchungsmethoden

Die immunologische Untersuchung ist für die Diagnostik endokriner Erkrankungen mit Insuffizienzsymptomen unerläßlich geworden. Sie dient

1. der Erfassung von Antikörperträgern ohne klinische Erkrankung und damit als Basis für eine Prophylaxe der klinischen Krankheit (APPEL u. HOLUB 1976; IRVINE et al. 1976, 1977b),
2. der Abklärung der Pathogenese und
3. der Aufdeckung einer eventuellen familiären Inzidenz der Erkrankungen.

Antikörper können mit Hilfe von Immunfluoreszenz, Komplementbindungsreaktionen, Immunodiffusionsmethoden oder Hämagglutinationstests erfaßt werden (DONIACH u. ROITT 1976; MILGROM u. BIGAZZI 1976). Im allgemeinen handelt es sich um organspezifische oder gegen bestimmte chemische Substanzen bzw. Gruppen gerichtete Antikörper, welche begrenzt artspezifisch sind.

2. Nachweis von Antikörpern gegen Nebennierenrindenzellen

Der Nachweis gelang in ca. 50% der Seren von annähernd 500 Patienten mit zytotoxischer (idiopathischer) Nebennierenrindeninsuffizienz, wobei er bei erkrankten Frauen häufiger als bei Männern positiv ausfiel. Die Antikörper gehören zur IgG-Klasse, ihre Titer sind im allgemeinen niedrig (ANDERSON et al. 1957; BLIZZARD u. KYLE 1963; GOUDIE et al. 1966; BLIZZARD et al. 1967; IRVINE et al. 1967; ANDRADA et al. 1968a; MILGROM u. BIGAZZI 1976). Bei den *Antigenen* handelt es sich um nicht-ribosomale, unlösliche mikrosomale Lipoproteine aus den Zellen aller drei Nebennierenrindenschichten (MEAD 1962; ANDERSON et al. 1968; GOUDIE et al. 1968; MILGROM u. BIGAZZI 1976). Interessanterweise reagieren gegen steroidbildende Zellen von Ovar, Hoden und Plazenta gerichtete Antikörper auch mit Zellen der Nebennierenrinde. Im Gegensatz dazu reagiert nur ein Teil der Nebennierenantikörper auch mit Zellen des Ovars (Theka interna, interstitielle Zellen, Corpus luteum), des Hodens (interstitielle Zellen) oder der Plazenta (Trophoblast) (ANDERSON et al. 1968; IRVINE et al. 1968, 1969). Die Lokalisation der Immunfluoreszenz scheint dabei mit derjenigen der 3β-OH-Steroid-Dehydrogenase übereinzustimmen. Neben der Antikörperbildung konnte mit Hilfe von Leukozyten-Migrations-Inhibitionstests in 46% der Patienten mit zytotoxischer Epinephritis auch eine Beteiligung der zellgebundenen Immunität an der Zerstörung der Nebennierenrinde nachgewiesen werden (NERUP et al. 1969a, b, 1970). Die Nebenniereninsuffizienz kann auch mit erniedrigter IgA-Konzentration einhergehen (SCHWARZ et al. 1980).

Analog dem Auftreten pluriglandulärer Störungen bei Bestehen einer zytotoxischen NN-Entzündung können bei Patienten mit dieser Erkrankung häufig auch Antikörper gegen mikrosomales Schilddrüsenantigen (in annähernd 50%), Thyreoglobulin, endokrine Zellen des Pankreas, Belegzellen des Magens (gegen 20%), Nebenschilddrüsen (bei Kindern gegen 50%) und intrinsic factor erfaßt werden. Klinische Symptome von Seiten der betroffenen Organe fehlen häufig (GOUDIE et al. 1966; NERUP et al. 1966; BLIZZARD et al. 1967; ANDRADA et al. 1968; IRVINE et al. 1967, 1976). Die auffallend große Zahl von Addison-Patienten mit Antikörpern gegen Nebenschilddrüsengewebe in der Serie von BLIZZARD et al. (1967) ist zumindest teilweise auf den hohen Anteil der untersuchten Kinder, bei welchen der Hypoparathyreoidismus wesentlich häufiger als beim Erwachsenen vorkommt (FANCONI 1969), zurückzuführen. Nur bei 2 der 47 untersuchten Kinder gelang der Nachweis von Antikörpern gegen die Nebenschilddrüsen nicht. Obwohl Mädchen häufiger an idiopathischem Hypoparathyreoidismus erkranken als Knaben, besteht hinsichtlich der Häufigkeit des Nachweises von Antikörpern kein Geschlechtsunterschied.

3. Diabetes mellitus

Die Befunde des Auftretens von Antikörpern gegen Insulin bei nicht mit Insulin behandelten Personen sind bisher nicht gesichert (FEDERLIN u. RENOLD 1976). Bei mit Insulin behandelten Patienten treten dagegen in der Regel Antikörper gegen Insulin auf. Dies ist wahrscheinlich darauf zurückzuführen, daß kristallines, aus tierischem Pankreas extrahiertes Insulin eine Reihe von Verunreinigungen enthält, welche durch Gel-Chromatographie aufgetrennt werden können. Porcines und bovines Proinsulin beispielsweise, mit ihrer von der menschlichen Substanz stark abweichenden Aminosäure-Sequenz, das C-Peptid sowie Glukagon wirken ebenfalls immunogen (STEINER et al. 1967; LACY 1970; MELANI et al. 1970; FEDERLIN 1974; immunogene bzw. Hapten-Determinanten des Glukagonmoleküls: SENYK et al. 1971). Nach den Untersuchungen von SCHLICHTKRULL (1970) besteht die Möglichkeit, daß ganz reines („monocomponent") Insulin nicht antigen wirkt. Es bleibt aber vorderhand abzuwarten, ob bei mit hochgereinigtem Insulin behandelten Patienten nicht doch Insulinantikörper auftreten werden (DECKERT et al. 1972; CZYZYK et al. 1974). Es handelt sich dabei um Komplement-bindende IgG-Globuline.

LENDRUM et al. (1976) wiesen bei 38% (319/829) der Patienten mit Insulinabhängigem Diabetes mellitus bzw. in 5% (6/120 Patienten) mit Insulin-unabhängigem Diabetes mellitus mittels Immunfluoreszenz Antikörper gegen zytoplasmatische Bestandteile von Inselzellen (nicht gegen Insulin) nach. Nur 1,7% (3/177) nicht-diabetische Patienten zeigten Antikörper. Unter den Diabetikern mit positivem Antikörpernachweis fanden sich praktisch nur Patienten mit pluriglandulärer Erkrankung und organspezifischer Autoimmunität (BOTTAZZO et al. 1974; MACCUISH et al. 1974). Die Häufigkeit des Antikörpernachweises und die Höhe der Antikörpertiter sind abhängig vom Stadium der Erkrankung (IRVINE et al. 1976, 1977a). Darüber hinaus konnten bei 17 von 962 Diabetikern und bei vereinzelten gesunden Kontrollpersonen (3 von 317) auch Antikörper gegen zytoplasmatische Bestandteile der insulären A- (13) und D-Zellen (4) gefunden werden (BOTTAZZO u. LENDRUM 1976). Von großer Bedeutung ist der Befund des Auftretens von Antikörpern gegen zytoplasmatische Bestandteile mehrerer Zelltypen der Langerhansschen Inseln bei nicht-diabetischen Probanden oder bei Patienten mit gestörter Glukosetoleranz (ohne manifesten Diabetes mellitus), bei welchen später ein Insulin-abhängiger Diabetes mellitus auftrat (IRVINE et al. 1976, 1977b). Er wird, nach ergänzenden Untersuchungen vermutlich erlauben, mit einiger Sicherheit vorauszusagen, bei welchen Patienten ein Risiko besteht, an einem Diabetes mellitus zu erkranken. Damit wäre die Basis für eine Prophylaxe oder zumindest eine frühzeitig einsetzende Behandlung gegeben.

Auch beim Diabetes mellitus ist – wiederum in Analogie zur klinischen Erkrankung – der Prozentsatz nachgewiesener Antikörper gegen das Zytoplasma von Follikelepithelzellen der Schilddrüse (13–20%), gegen Belegzellen des Magens (bis 20%) und gegen den Intrinsicfactor (blocking-type-antibodies; 3–5%) auffallend hoch. Diese Ergebnisse unterscheiden sich statistisch significant von denjenigen untersuchter Kontrollserien. Dies gilt in besonderem Maße für den Insulin-abhängigen (juvenilen) Diabetes mellitus (LANDING et al. 1963; MOORE u. NELSON 1963; UNGAR et al. 1967; IRVINE et al. 1970; GOLDSTEIN et al. 1971; NERUP u. BINDER 1973).

4. Nebenschilddrüse

Die Herkunft der in den Nebenschilddrüsen vorhandenen Antigene ist bisher nicht geklärt (mitochondrial? mikrosomal?). Gesichert ist hingegen, daß es sich dabei nicht um das Parathormon handelt (BLIZZARD 1976). Die nachweisbaren Antikörper (vermutlich IgG) sind sehr wahrscheinlich organspezifisch. In den bisherigen Untersuchungen ist der Antikörpernachweis bei gegen 40% von 42 Patienten mit idiopathischem Hypoparathyreoidismus gelungen (indirekte Coons-Technik; BLIZZARD 1976). Auch bei diesen Patienten wurden Antikörper gegen das mikrosomale Antigen der Schilddrüsenfollikelzellen (4/42 Patienten), Antikörper gegen Belegzellen des Magens (5/38) und gegen Nebennierenrindenzellen (3 auf 42) nachgewiesen (normale Inzidenz: 0,01–2% bei gesunden Kindern: BLIZZARD 1976).

5. Hypophyse

Bei der Hypophysitis ist ein Autoimmunvorgang nicht bewiesen. Es wird vermutet, daß dieser Mechanismus durch die puerperale Hypophyseninvolution ausgelöst werden könnte. Der Nachweis von Serumantikörpern gegen Hypophysenhomogenat bei 23 von 128 Patientinnen (18%) am 5.–7. Tag nach Geburt (ENGELBERTH u. JĚZKOVÁ 1965) ist unseres Wissens bisher nicht bestätigt worden. Ein Hinweis auf die Autoimmunpathogenese ist aber der Nachweis von Antikörpern gegen Schilddrüsenfollikelepithelzellen und Belegzellen des Magens bei 2 Frauen im Gefolge einer ausgetragenen Schwangerschaft, 12 bzw. 14 Jahre nach dem Auftreten eines Morbus Sheehan (JACKSON et al. 1969).

6. Schilddrüse

Die Häufigkeit des Nachweises sowie der Titer von Schilddrüsenantikörpern sind abhängig vom Typ der Erkrankung sowie von deren Stadium. Mit Hilfe sensitiver Nachweismethoden können jedoch bei gegen 90% der Patienten ein oder mehrere Antikörper erfaßt werden (Übersicht: DONIACH u. ROITT 1976; Tabelle 6).

Auch bei autoimmunen Schilddrüsenaffektionen springt die hohe Inzidenz von Antikörpern gegen Belegzellen des Magens (über 30% der Patienten) ins Auge (IRVINE et al. 1965; SCHILLER et al. 1967; ROITT u. DONIACH 1976). Umgekehrt zeigen sogar über 50% der Patienten mit perniziöser Anämie mikrosomale

Tabelle 6[a]

Antigen	Antikörper
Mikrosomales, komplementbindendes Antigen	Überwiegend IgG, komplementbindend, organspezifisch
Oberflächenantigen der Follikelepithelzelle	IgG und IgM
Thyreoglobulin	Alle Ig-Klassen, Präzipitine, nicht komplementbindend, organspezifisch
Second Colloid Antigen (CA2)	Meist IgG, wenig IgA, weder komplementbindend noch präzipitierend, organspezifisch
Antigen(e) der Thyreoidea stimulierenden Antikörper. Wahrscheinlich TSH-Rezeptoren der Zellmembran	Meist IgG. LATS[b]. Human specific thyroid stimulating antibody. Passieren Plazentarschranke.

[a] Vereinfacht nach DONIACH u. ROITT 1976
[b] LATS = *L*ong *a*cting *t*hyroid *s*timulator

Schilddrüsenantikörper (IRVINE et al. 1962, 1970; MARKSON u. MOORE 1962; DONIACH et al. 1963). Oft besteht dabei aber keine klinische Schilddrüsenerkrankung. Bei einer Reihe dieser Patienten sind zusätzlich auch Antikörper gegen endokrine Zellen des Pankreas vorhanden (IRVINE et al. 1976).

7. Perniziöse Anämie und atrophische Gastritis

Das Antigen der Belegzellen des Magens ist wahrscheinlich mikrosomaler (nicht aber ribosomaler) Herkunft und chemisch verwandt (aber nicht kreuzreagierend) mit dem mikrosomalen Antigen der Schilddrüsenfollikelepithelzelle. Antikörper gegen Belegzellen des Magens sind komplementbindend (IRVINE et al. 1962; MARKSON u. MOORE 1962). Außer diesen Antikörpern sind 2 Typen nicht komplementbindender Antikörper gegen den intrinsic factor bekannt (ROITT u. DONIACH 1976):

1. Antikörper, welche die Bindung des „intrinsic factors" mit dem Vitamin B_{12} blockieren („blocking type").
2. Antikörper, die sich an den Komplex „intrinsic factor" – Vitamin B_{12} binden („binding type").

Der „blocking antibody" kann wesentlich häufiger als der „binding type" nachgewiesen werden (Nachweistechnik: ABELS et al. 1963; ARDEMAN u. CHANARIN, 1963; IRVINE 1966b; RAMSEY u. HERBERT 1965).

Bei der autoimmunen perniziösen Anämie sind mit Hilfe der Immunfluoreszenz bei 95% der Patienten Antikörper gegen Belegzellen nachweisbar. Die Häufigkeit des Nachweises sinkt mit zunehmendem Alter der Patienten (30–60 Jahre: 95%, über 60 Jahre ca. 80%). Bei 56–60% der Patienten kommen gleichzeitig auch Antikörper gegen den intrinsic factor vor. Bei jugendlichen Patienten konnten in 100% Antikörper gegen den intrinsic factor gefunden werden, hingegen fehlten Belegzellantikörper praktisch völlig. Die Häufigkeit des Nachweises dieser Antikörper ist bei beiden Geschlechtern gleich. Demgegenüber treten Belegzellantikörper bei Frauen mit atrophischer Gastritis ohne perniziöse Anämie 3–4mal häufiger auf als bei Männern. Bei klinisch gesunden Menschen sind je nach Alter und Geschlecht in 2–19% Belegzellantikörper vorhanden (DONIACH u. ROITT 1976).

Bei bestehender perniziöser Anämie werden in über 50% der Patienten Antikörper gegen mikrosomale Schilddrüsenantigene gefunden (MARKSON u. MOORE 1962; IRVINE et al. 1962, 1970; DONIACH et al. 1963). Oft besteht keine klinische Schilddrüsenerkrankung; durch den TRH-Test können bei diesen Patienten jedoch oft subklinische Hypo- bzw. Hyperthyreosen erfaßt werden (KRASSAS et al. 1977).

8. Myasthenia gravis

Bei dieser – vom pathogenetischen Standpunkt aus – sehr interessanten Erkrankung kommen zirkulierende Antikörper (IgG) gegen quergestreifte Muskulatur und Zellen des Thymusmarkes vor (TOYKA et al. 1977). Außerdem wurden auf licht- und elektronenmikroskopischer Ebene Immunkomplexe (IgG und C_3) an der motorischen Endplatte dargestellt (ENGEL et al. 1977). Die Erkrankung kann durch passive Immunisierung mit Serumfraktionen von Patienten auf Mäuse übertragen werden (GUTMANN 1976; TOYKA et al. 1977). Die Immunglobuline scheinen den Acetylcholinrezeptor der motorischen Endplatte am quergestreiften Muskel zu zerstören (FAGRAEUS et al. 1973; RULE u. GENKINS 1976; BEVAN et al. 1977; KAO u. DRACHMAN 1977).

Myasthenia gravis-Patienten weisen in 17–40% Antikörper gegen Schilddrüsengewebe auf (FELTKAMP 1966; RULE u. GENKINS 1976). Besteht auch klinisch eine Schilddrüsenerkrankung, steigt die Nachweisquote auf über 40% (OSSERMAN 1969).

IV. Häufigkeit

Insgesamt sind Autoimmunkrankheiten endokriner Drüsen häufig. Kombinierte klinische Erkrankungen mehrerer Drüsen sind dagegen wesentlich seltener. Genaue Angaben können nicht geliefert werden, da Statistiken naturgemäß praktisch nicht miteinander zu vergleichen sind. Aus der Anzahl publizierter Beobachtungen können natürlich ebenfalls keinerlei Schlüsse auf die Häufigkeit einer Erkrankung gezogen werden.

Geschlechtsverhältnis: Es steht fest, daß Frauen häufiger erkranken als Männer, Erwachsene häufiger als Kinder. Bei der idiopathischen Nebennierenrindeninsuffizienz beträgt das Verhältnis Frau:Mann ungefähr 2,5:1 (IRVINE 1966a), für die Kombination mit Schilddrüsendysfunktion ca. 3:1 (GUISAN et al. 1969).

V. Familiäre Studien

Eine familiäre Inzidenz scheint bei mehreren Varianten der organspezifischen Autoimmunkrankheiten zu bestehen. Eine Genlokalisation der Störungen ist bisher allerdings nicht einwandfrei gelungen, ebensowenig ist bekannt, was vererbt wird: Ein Organdefekt, ein immunologischer Defekt oder ein sog. zytotoxischer Faktor (BERGMAN 1966). Die Feststellung von Antikörpern in Familienuntersuchungen ist aber wichtig, da sie als „genetic markers" betrachtet werden können und ein Auffinden potentieller klinisch Kranker ermöglichen. Allgemein wird bei der polyglandulären Dysfunktion ein autosomal-rezessiver, beim Hypoparathyreoidismus auch ein autosomal-dominanter Erbgang (BARR et al. 1971) als wahrscheinlich erachtet.

1. Nebennierenrindeninsuffizienz

In großen Untersuchungsserien konnte keine eindeutige familiäre Inzidenz der zytotoxischen Epinephritis bzw. des Auftretens von Anti-Nebennierenrindenantikörpern nachgewiesen werden (IRVINE et al. 1967; WUEPPER et al. 1969; MILGROM u. BIGAZZI 1976). Hingegen wurde durch die Studien aufgezeigt, daß thyreoidale Antikörper bei Verwandten von Patienten mit zytotoxischer Epinephritis statistisch gehäuft auftreten. Eine erhöhte Inzidenz von Antikörpern gegen

Belegzellen des Magens wurde nur bei Verwandten von Patienten mit kombinierter Insuffizienz (unter Beteiligung der Nebenniere) gefunden (SPINNER et al. 1968, 1969).

2. Diabetes mellitus

Beim *Diabetes mellitus,* welcher mit Antikörpern gegen Inselzellen einhergeht (Typ I a: Insulin-abhängig; Typ I b: Behandlung genügend mit oralen Antidiabetika) scheint ein genetischer Faktor gesichert. Dabei wurde – zumindest in gewissen Populationen – ein Zusammenhang mit HLA-Antigenen (HLA-B_8, BW_{15}) gesichert (NERUP et al. 1974; IRVINE et al. 1977; LUDWIG et al. 1977).

3. Hypoparathyreoidismus

Die Kombination Hypoparathyreoidismus – idiopathische Nebennierenrindeninsuffizienz (+ inobligate Moniliasis) tritt in 46% der Fälle bei Geschwistern auf. Mädchen sind doppelt so häufig befallen wie Knaben (FANCONI 1969). BLIZZARD (1976) untersuchte 14 Familien mit mindestens 1 Nachkommen. In 10 Familien kamen Hypoparathyreoidismus und Nebennierenrindeninsuffizienz kombiniert vor, in 6 davon bestand auch eine Moniliasis. In den übrigen 4 Familien bestand ein isolierter Hypoparathyreoidismus (s.a. BARR et al. 1971). Die idiopathische Nebennierenrindeninsuffizienz trat fast durchwegs bereits während der Kindheit auf. Wichtig scheint die Tatsache, daß innerhalb ein und derselben Familie praktisch immer dieselbe Krankheitskombination vorkommt.

4. Schilddrüse

Das kombinierte Auftreten von primärem (adultem) Myxödem, Hashimoto-Thyreoiditis und Thyreotoxikose in einer Familie spricht dafür, daß es sich um teilweise genetisch bedingte Autoimmunerkrankungen handelt. Seit der ersten Beschreibung eines familiären Auftretens der lymphozytären Thyreoiditis Hashimoto durch DUNNING (1959) haben mehrere Untersuchungen ergeben, daß in 32–61% der klinisch gesunden Verwandten ersten Grades von Hashimoto-Patienten Schilddrüsenantikörper nachgewiesen werden können (HALL et al. 1972; DONIACH u. ROITT 1976). Bei eineiigen Zwillingen sind Art und Titer der nachgewiesenen Antikörper beinahe identisch (HENNEN u. DONDIVAL 1965; HASSAN et al. 1966). Weiter besteht bei eineiigen Zwillingen eine Konkordanz von über 50% für die Hyperthyreose (HARVALD u. HAUGE 1956). Im Vergleich dazu beträgt sie bei zweieiigen Zwillingen gleichen Geschlechts nur etwa 9%. EVANS et al. (1967) konnten bei Müttern und Schwestern von 74 Thyreotoxikosepatienten gegenüber einer großen Kontrollserie (320 Personen) statistisch signifikant häufiger mikrosomale und gegen Thyreoglobulin gerichtete Antikörper nachweisen. Bei Vätern und Brüdern bestand dieselbe, statistisch aber nicht signifikante Tendenz (191 Kontrollen). Bei 19,3% der Mütter waren auch Belegzellantikörper vorhanden. Angesichts dieser Zahlen muß eine familiäre Häufung der Schilddrüsenantikörper bzw. autoimmuner Schilddrüsenerkrankungen trotz der Einwände von MASI et al. (1965a, b) angenommen werden.

5. Perniziöse Anämie

Bei Verwandten ersten Grades von Patienten mit perniziöser Anämie und idiopathischer Nebennierenrindeninsuffizienz können 3mal häufiger Belegzellantikörper nachgewiesen werden als bei gesunden Kontrollpersonen. Auch die Achlorhydrie ist bei diesen Verwandten häufig. Demgegenüber konnte eine atrophische Gastritis bioptisch erst bei relativ wenigen Patienten beobachtet werden (TEVELDE et al. 1964; DONIACH et al. 1965; DONIACH u. ROITT 1966). Eine klinisch faßbare perniziöse Anämie wurde dementsprechend nur selten festgestellt (CALLENDER u. DENBOROUGH 1957). Neben Belegzellantikörpern wurden auch Schilddrüsenantikörper sehr häufig gefunden (McINTYRE et al. 1959; ROITT u. DONIACH 1976). Diese Arbeiten unterstreichen demnach wiederum den wahrscheinlich engen pathogenetischen Zusammenhang zwischen autoimmunen Schilddrüsenerkrankungen und perniziöser Anämie.

VI. Untersuchungsgang

Die vorzunehmenden Untersuchungen ergeben sich aus den oben angeführten Feststellungen:

1. Genaue Familien- und gezielte persönliche Anamnese
2. Klinische Untersuchung
3. Klinisch-chemische Untersuchungen
4. Serologische und immunhistologische Untersuchungen mit Nachweis von Auto-Antikörpern. Bestimmung der Histokompatibilitätsantigene
5. Biopsie-Histologie.

VII. Tierexperiment

Die organspezifischen menschlichen Autoimmunerkrankungen können tierexperimentell nachgeahmt werden, jedoch besteht bisher in keinem Fall ein der menschlichen Erkrankung identisches Modell. Die Übertragung experimenteller Daten auf den Menschen ist daher vorderhand problematisch. Tierexperiment und spontane Autoimmunkrankheiten des Tieres liefern jedoch sehr wertvolle Grundlagen für das Verständnis der entsprechenden Krankheiten des Menschen.

Bei der *Epinephritis* bestehen erhebliche Spezies-Differenzen. Allgemein sind histologische Veränderungen organspezifisch und bestehen vor allem aus lymphozytären Infiltraten; sie können sowohl durch aktive Immunisierung als auch durch passive Übertragung von Lymphknotenzellen in histokompatible Tiere ausgelöst werden (MILGROM u. BIGAZZI 1976; WERDELIN 1972; WERDELIN et al. 1971a, b; WERDELIN u. WITEBSKY 1970; HOENIG et al. 1970). Eine positive Korrelation zwischen Bildung von Autoantikörpern und Ausdehnung sowie Art der experimentellen Nebennierenrindenläsionen fehlt aber, und eine Adrenalitis kann mittels passiver Immunisierung durch Serum nicht übertragen werden (MILCOU et al. 1959; TERPLAN et al. 1963; MILGROM u. BIGAZZI 1976). Auch fehlt bisher, ausgenommen bei der Ratte (ANDRADA et al. 1968b; LEVINE u. WENK 1968) eine strenge Organspezifität der Antikörper, wie sie z.B. bei der experimentellen Enzephalomyelitis oder Aspermiogenesis nachgewiesen ist. Es muß schließlich betont werden, daß eine experimentelle Epinephritis mit der für die menschliche zytotoxische Epinephritis charakteristischen Atrophie der Nebennierenrinde bisher nicht erzeugt werden konnte (MILGROM u. BIGAZZI 1976).

Experimentell kann eine *Insulitis* bei Rind, Schaf, Kaninchen, Ratte und Maus erzeugt werden (FEDERLIN u. RENOLD 1976; KLÖPPEL 1976). Beim Meerschweinchen tritt meist eine massive Zellproliferation mit Hyalinose oder Amyloidose der Inseln, nur ganz ausnahmsweise eine Insulitis auf (FEDERLIN 1971; eigene Beobachtung). Dies gilt auch für die Frühveränderungen im Pankreas von Meerschweinchen mit spontanem Diabetes mellitus (MUNGER u. LANG 1973). Bei Kaninchen und Maus besteht schon früh ein Diabetes mellitus. Eine Injektion von heterologem und homologem Insulin führt beim Menschen und vielen Tierarten zu einer Antikörperbildung (DECKERT u. GRUNDAHL 1969; KLÖPPEL et al. 1971; FREYTAG 1972; FEDERLIN u. RENOLD 1976).

Bei CD-1 Mäusen kann ein dem Diabetes mellitus ähnliches Syndrom mit überwiegender Degranulation der B-Zellen (im Gegensatz zum DBA/2-Stamm selten mit B-Zellnekrose) durch Inokulation der M-Variante des Enzephalomyokarditisvirus erzeugt werden (CRAIGHEAD et al. 1974).

Bei der lymphozytären *Parathyreoiditis* mit Atrophie und Zerstörung des Parenchyms konnten bisher nur vereinzelt ein Hypoparathyreoidismus oder komplementbindende, bzw. präzipitierende Antikörper nachgewiesen werden (JANKOVIC et al. 1965; LUPULESCU et al. 1965; ALTENÄHR u. JENKE 1974).

Bei verschiedenen Tierarten ist das Auftreten einer spontanen *Autoimmunthyreoiditis* beschrieben worden, z.B. bei thymektomierten Mäusen (KOJIMA et al. 1976) und Ratten (PENHALE et al. 1976), bei Hühnern (spontane hereditäre Autoimmunthyreoiditis: WICK u. GRAF 1972; selektive IgA-Defizienz: LUSTER et al. 1976) sowie bei Ratten und Affen (BIGAZZI u. ROSE 1975). Nach Injektion von Thyreoglobulin oder Schilddrüsenextrakten (kombiniert mit Freund-Adjuvans) kann in den genannten Tierarten sowie beim Meerschweinchen eine Thyreoiditis erzeugt werden (FLAX 1966; NÈVE 1971). Man ist sich aber bis heute über die Bedeutung der dabei auftretenden humoralen Antikörper und der nachgewiesenen zellgebundenen Immunität nicht im klaren, obwohl bei den meisten Tierarten die Bedeutung der letzteren als höher eingestuft wird (PENHALE et al. 1976; CLINTON u. WEIGLE 1972; BÖCKER u. LIETZ 1973; CLAGETT et al. 1974; ROSE 1976). Bei der Maus scheint ein Zusammenhang zwischen Auftreten und Stärkegrad der Thyreoiditis und dem Histokompatibilitätstyp (H_2-Genotyp) des Stammes zu bestehen (VLADUTIU u. ROSE 1971). Durch Kopplung von Thyreoglobulin an Haptengruppen ist es gelungen, eine experimentelle Thyreoiditis ohne zusätzliche Injektion von Freund-Adjuvans zu erzeugen (WEIGLE 1965, 1975).

Beim Menschen bestehen aber bisher keine Anhaltspunkte für das Vorhandensein eines immunologisch alterierten Thyreoglobulins bei Thyreoiditis Hashimoto (GLYNN u. HOLBOROW 1965; DONIACH 1967; VOLPE 1971). Die experimentelle Situation ist demnach auch bei der Thyreoiditis nur bedingt mit derjenigen der menschlichen Erkrankung vergleichbar. Beim Menschen verursacht Thyreoglobulin, welches in der Lymphe oder im Blut zirkuliert, praktisch nie eine Thyreoiditis (ROITT u. DONIACH 1976). Aufgrund der Versuche scheint bei den meisten Tierarten eine Immunreaktion vom verzögerten Typ eine entscheidende Rolle zu spielen – bei der Erkrankung des Menschen wurde diese aber nicht bewiesen (FELIX-DAVIES u. WAKSMAN 1961; VOLPE 1971). Da auch eine virale Genese der Erkrankung bisher nicht aufgezeigt werden konnte, ist die Pathogenese der autoimmunen Schilddrüsenerkrankungen, trotz großer Anstrengungen, bisher nicht geklärt.

Eine *Hypophysitis* läßt sich tierexperimentell erzeugen (LEVINE 1967), doch können die bisherigen Beobachtungen lediglich als Hinweis auf ein Autoimmun-Phänomen der Hypophysitis beim Menschen gewertet werden.

VIII. Pathogenese

Die überwiegende Mehrzahl der Beobachtungen menschlicher Erkrankungen sowie die Resultate von Tierexperimenten weisen heute auf eine zumindest teilweise genetisch determinierte Autoimmungenese der pluriglandulären Insuffizienz und damit häufig kombinierter Krankheiten hin.

Im weiten Spektrum der Autoimmunerkrankungen gehören die hier besprochenen Krankheiten zur Gruppe der organspezifischen Affektionen mit Nachweis organspezifischer Antikörper, Lokalisation der Schädigung in bestimmten Organen, häufiger Beteiligung mehrerer Organe, Infiltration der betroffenen Organe durch Lymphozyten und Plasmazellen und schließlich Zerstörung mit Fibrose des Parenchyms. Sie unterscheiden sich damit von den nicht organspezifischen Autoimmunerkrankungen (Lupus erythematodes etc.).

Eine Hyperreaktivität des Parenchyms der betroffenen Organe scheint vor allem im Anfangsstadium der Krankheit zu bestehen. In Spätstadien sind Antikörper oft nicht mehr nachweisbar. Die nachgewiesenen zirkulierenden Autoantikörper sind möglicherweise lediglich Epiphänomene, die nicht direkt an der Pathogenese der Erkrankung beteiligt, diagnostisch aber natürlich wertvoll sind.

Das Phänomen der Entstehung der Autoimmunkrankheiten ist bisher unklar (Bankhurst u. Williams 1976). Es muß heute im weitesten Sinn als eine Regulationsstörung der komplexen Immunantwort, des Zusammenspiels von T- (Helper-, Suppressor cells) und B-Lymphozyten, aufgefaßt werden. Es ist vorstellbar, daß sich der Rezeptor antigen-lokalisierender Zellen (T-Lymphozyten) ändert und zum Self-Rezeptor wird oder aber, daß sich die Antigenität des Zielorgans ändert. Beide Vorgänge könnten beispielsweise durch Virusinfekte (slow virus) oder hereditäre Faktoren zustande kommen. Eine andere Möglichkeit wäre, daß die Suppression oder Inaktivierung von B-Lymphozyten, welche fähig sind, mit Self-Antigenen zu reagieren, aufgehoben wird. Es gibt eine Reihe weiterer hypothetischer Vorstellungen, auf die hier im einzelnen nicht eingegangen werden soll. Vorderhand ist noch nicht einmal die Bedeutung der Rolle humoraler Antikörper bzw. der zellgebundenen Immunität geklärt. Deren Bedeutung für die Pathogenese variiert wahrscheinlich von Spezies zu Spezies.

In diesem Zusammenhang ist es aber bemerkenswert, daß organspezifische Autoimmunerkrankungen bei der Frau häufiger als beim Mann auftreten und familiär vorkommen. Es scheint sich heute herauszukristallisieren, daß die Immunantwort vieler Spezies, auch diejenige des Menschen, genetisch im sog. Haupt-Histokompatibilitäts-Gen-Komplex determiniert ist, und daß die sog. Ir-Gene (Ir = immune response) mit diesem Gen-Komplex gekoppelt sind (Poljak 1975; Bertrams 1976; McKusick u. Ruddle 1977). Tatsächlich wurde für eine Reihe von Krankheiten eine statistisch signifikante Assoziation mit HLA-Determinanten nachgewiesen. So scheinen der Insulin abhängige (juvenile) Diabetes mellitus mit den Antigenen HLA-B8, HLA-B15 und HLA-DW3, die Thyreotoxikose und Myasthenia gravis mit dem Antigen HLA-B8 und die zytotoxische Adrenalitis mit den Antigen HLA-DW3 und HLA-B8 signifikant assoziiert zu sein (McDevitt u. Bodmer 1974; Bertrams 1976; Bottazzo u. Doniach 1976; Cudworth et al. 1977; Irvine 1977; Ludwig et al. 1977). Die häufige Assoziation dieser Erkrankungen, besonders mit dem Antigen HLA-B8, rückt die Diskussion über die Pathogenese und das familiär gehäufte Auftreten kombinierter organspezifischer Autoimmunkrankheiten in ein neues Licht.

Das Verständnis für diese pathogenetischen Mechanismen bei organspezifischen Autoimmunkrankheiten wird weitgehend von den in der Immunologie und Immunpathologie erzielten Fortschritten abhängen. Bis auf weiteres dürfte aber die Therapie dieser Erkrankung eine Substitutionstherapie und nicht eine kausale Therapie sein.

Störungen des neuroendokrinen Systems wirken sich auf eine Reihe von Organen und Funktionen aus. Die eingehende Analyse dieser Erkrankungen hat sehr viel zur Erforschung des komplizierten Regulationssystems des Organismus beigetragen. Die in absehbarer Zukunft zu Verfügung stehende Technologie wird entscheidende Fortschritte der Kenntnis von Physiologie und Physiopathologie des neuroendokrinen Systems bringen.

Literatur

Aach, R., Kissane, J.: Multiple endocrine adenomatosis. Amer. J. Med. **47**, 608 (1969)

Abels, J., Bouma, W., Jansz, A., Woldring, M.G., Bakker, A., Nieweg, R.O.: Experiments on the intrinsic factor antibody in serum from patients with pernicious anemia. J. Lab. clin. Med. **61**, 893 (1963)

Altenähr, E., Jenke, W.: Experimental parathyroiditis in the rat by passive immunisation. Virchows Arch. Abt. A **363**, 33 (1974)

Anderson, J.R., Goudie, R.B., Gray, K., Stuart-Smith, D.A.: Immunological features of idiopathic Addison's disease: an antibody to cell producing steroid hormones. Clin. exp. Immunol. **3**, 107 (1968)

Anderson, J.R., Goudie, R.B., Gray, K.G., Timbury, G.C.: Autoantibodies in Addison's disease. Lancet **1957I**, 1123

Andersson, Å., Bergdahl, L.: Insulomas and multiple endocrine neoplasia. Acta chir. scand. **142**, 297 (1976)

Andrada, J.A., Bigazzi, P.E., Andrada, E., Milgrom, F., Witebsky, E.: Serological investigations on Addison's disease. J. Amer. med. Ass. **206**, 1535 (1968a)

Andrada, J.A., Skelton, F.R., Andrada, E.G., Milgrom, F., Witebsky, E.: Experimental autoimmune adrenalitis in rats. Lab. Invest. **19**, 460 (1968b)

Appel, G.B., Holub, D.A.: The syndrome of multiple endocrine gland insufficiency. Amer. J. Med. **61**, 129 (1976)

Ardeman, S., Chanarin, I.: Method for assay of human gastric intrinsic factor and for detection and titration of antibodies against intrinsic factor. Lancet **1963II**, 1350

Ardeman, S., Chanarin, I., Singer, W.: Addisonian pernicious anemia and intrinsic factor antibodies in thyroid disorders. Quart. J. Med. **35**, 421 (1966)

Arnesjö, B., Idvall, I., Ise, I., Telenius, M., Tylen, U.: Concomitant occurrence of neurofibromatosis and carcinoid of the intestine. Scand. J. Gastroent. **8**, 637 (1973)

Arulanantham, K., Dwyer, J.M., Genel, M.: Evidence for defective immunoregulation in the syndrome of familial candidiasis endocrinopathy. New Engl. J. Med. **300**, 164 (1979)

Ballard, H.S., Frame, B., Hartstock, R.J.: Familial multiple endocrine adenoma-peptic ulcer complex. Medicine (Baltimore) **43**, 481 (1964)

Bankhurst, A.D., Williams, R.C., Jr.: Cellular origins of autoantibody – a perplexing question. Amer. J. Med. **61**, 303 (1976)

Barnard, P.J., Jacobsen, L.: Malignant phaeochromocytoma associated with argentaffinoma and hypotensive crises. Report of a case. Cent. Afr. J. Med. **11**, 185 (1965)

Barr, D.G.D., Prader, A., Esper, U., Rampini, S., Marrian, V.J., Forfar, J.O.: Chronic hypoparathyroidism in two generations. Helv. paediat. Acta **26**, 507 (1971)

Bartlett, R.C., Myall, R.W.T., Bean, L.R., Mandelstam, P.: A neuropolyendocrine syndrome: Mucosa neuromas, pheochromocytoma, and medullary thyroid carcinoma. Oral Surg. **31**, 206 (1971)

Bastenie, P.A., van Aelst, L., Goldstein, J., Shmets, Ph., Keys, A., Karvonen, M.J., Punsar, S.: Asymptomatic autoimmune thyroiditis and coronary heart-disease. Lancet **1977II**, 155

Baum, J.L.: Abnormal intradermal histamin reaction in the syndrome of pheochromocytoma, medullary carcinoma of the thyroid gland and multiple mucosa neuromas. New Engl. J. Med. **284**, 963 (1971)
Baylin, S.B., Beaven, M.A., Engelman, K., Sjoerdsma, A.: Elevated histaminase activity in medullary carcinoma of the thyroid gland. New Engl. J. Med. **283**, 1239 (1970)
Baylin, S.B., Hsu, S.H., Gann, D.S., Smallridge, R.C., Wells, S.A., Jr.: Inherited medullary thyroid carcinoma: A final monoclonal mutation in one of multiple clones of susceptible cells. Science **199**, 429 (1978)
Beaven, D.W., Nelson, D.H., Renold, A.E., Thorn, G.W.: Diabetes mellitus and Addison's disease: a report on 8 patients and a review of 55 cases in the literature. New Engl. J. Med. **261**, 443 (1959)
Becker, V., Schneider, H.H.: Das Wermer-Syndrom: Hereditäre endokrine Polyadenomatose. Dtsch. med. Wschr. **93**, 935 (1968)
Berdjis, C.C.: Pluriglandular syndrome. II. Multiple endocrine adenomas in man. Report. Ulcerations and endocrine disease in necropsy material. Lancet **1952 II**, 938
Bergman, S.: Inheritance of the cytotoxic factor of human serum. Nature (Lond.) **212**, 543 (1966)
Bertrams, J.: HLA-Antigene und Krankheitsempfänglichkeit. Dtsch. med. Wschr. **101**, 178 (1976)
Bevan, S., Kullberg, R.W., Heinemann, S.F.: Human myasthenic sera reduce acetylcholine sensitivity of human muscle cells in tissue culture. Nature (Lond.) **267**, 263 (1977)
Bigazzi, P.E., Rose, N.R.: Spontaneous autoimmune thyroiditis in animals as a model of human disease. Progr. Allergy **19**, 245 (1975)
Blizzard, R.M.: Idiopathic hypoparathyroidism: A probable autoimmune disease. In: Textbook of immunopathology, P.A. Miescher, H.J. Müller-Eberhard, Eds., 2nd ed., Vol. II, pp. 751–754. New York-San Francisco-London: Grune and Stratton 1976
Blizzard, R.M., Chee, D., Davis, W.: The incidence of adrenal and other antibodies in the sera of patients with idiopathic adrenal insufficiency (Addison's disease). Clin. exp. Immunol. **2**, 19 (1967)
Blizzard, R.M., Kyle, M.: Studies of the adrenal antigens and antibodies in Addison's disease. J. clin. Invest. **42**, 1953 (1963)
Böcker, W., Lietz, H.: Suppression of experimental allergic thyroiditis in guinea pigs by homologeous and heterologeous thyroglobulin. Virchows Arch. Abt. A **361**, 307 (1973)
Boshell, B.R., Wilson, R.K., Jr., Maxwell, M.E.: Addison's disease complicated by thyrotoxicosis. Med. Times **91**, 107 (1963)
Bottazzo, G.F., Doniach, D.: Pancreatic autoimmunity and HLA antigens. Lancet **1976 II**, 800
Bottazzo, G.F., Florin-Christensen, A., Doniach, D.: Islet-cell antibodies in diabetes mellitus with autoimmune polyendocrine deficiencies. Lancet **1974 II**, 1279
Braley, A.E.: Medullated corneal nerves and plexiform neuroma associated with pheochromocytoma. Trans. Amer. ophthal. Soc. **52**, 189 (1954)
Brenner, O.: Addison's disease with atrophy of the cortex of the suprarenal. Quart. J. Med. **22**, 121 (1928)
Bronsky, D., Meltzer, J.L., Waldstein, S.S.: Idiopathic juvenile myxedema and myasthenia gravis. A case with circulating thyroid and skeletal muscle antibodies. Amer. J. Med. **43**, 956 (1967)
Brown, C.H., Crile, G.: Pancreatic adenoma with intractable diarrhea, hypokaiemia and hypercalcemia. J. Amer. med. Ass. **190**, 30 (1964)
Bubenhofer, R., Hedinger, Chr.: Schilddrüsenmalignome vor und nach Einführung der Jodsalzprophylaxe. Schweiz. med. Wschr. **107**, 733 (1977)
Buchanan, W.W., Beck, J.S., Anderson, J.R., Goudie, R.B., Gray, K.G., Middleton, D.G.: Family studies in autoimmune thyroiditis and connective tissue diseases. Scot. med. J. **10**, 70 (1965)
Buchanan, W.W., Crooks, J., Alexander, W.D., Koutras, D.A., Wayne, E.F., Gray, K.G.: Association of Hashimoto's thyroiditis and rheumatoid arthritis. Lancet **1961 I**, 245
Callender, S.T., Denborough, M.A.: A family study of pernicious anemia. Brit. J. Haemat. **3**, 88 (1957)

Calmettes, C., Moukthar, M.S., Milhaud, G.: Correlation between calcitonin and carcinoembryonic antigen levels in medullary carcinoma of the thyroid. Biomedicine **27**, 52 (1977)

Cameron, D., Spiro, H.M., Landsberg, L.: Zollinger-Ellison syndrome with multiple endocrine adenomatosis type II. New Engl. J. Med. **299**, 152 (1978)

Capen, C.C., Black, H.E.: Ultimobranchial thyroid neoplasm in the bull. Amer. J. Path. **74**, 377 (1974)

Carney, J.A.: C-cell disease of the thyroid in multiple endocrine neoplasia, type 2b (MEN 2b) (abstr.). Lab. Invest. **38**, 337 (1978)

Carney, J.A., Go, V.L.W., Gordon, H., Northcutt, R.C., Pearse, A.G.E., Sheps, S.G.: Familial pheochromocytoma and islet-cell tumor of the pancreas. Amer. J. Med. (1980)

Carney, J.A., Hayles, A.B.: Alimentary tract manifestations of multiple endocrine neoplasia, type 2b. Mayo Clin. Proc. **52**, 543 (1977)

Carney, J.A., Sizemore, G.W., Sheps, S.G.: Adrenal medullary disease in multiple endocrine neoplasia, type 2: pheochromocytoma and its precursors. Amer. J. clin. Path. **66**, 279 (1976b)

Carpenter, C.C.J., Solomon, N., Silverberg, S.G., Bledsoe, T., Northout, R.C., Klinenberg, J.R., Bennett, I.L., Jr., Harvey, A.M.: Schmidt's syndrome (thyroid and adrenal insufficiency). A review of the literature and a report of fifteen new cases including ten instances of coexistent diabetes mellitus. Medicine (Baltimore) **43**, 153 (1964)

Casseye, M. van de, Gepts, W.: Primary (autoimmune?) parathyroiditis. Virchows Arch. Abt. A **361**, 257 (1973)

Castleman, B.: Tumors of the thymus gland. Atlas of tumor pathology, Sect. V, Fasc. 19. Washington, D.C.: A.F.I.P. 1955

Castleman, B., Schantz, A., Roth, S.I.: Parathyroid hyperplasia in primary hyperparathyroidism: Review of 85 cases. Cancer (Philad.) **38**, 1668 (1976)

Catalona, W.J., Engelman, K., Ketcham, A.S., Hammond, W.G.: Familial medullary thyroid carcinoma, pheochromocytoma, and parathyroid adenoma (Sipple's syndrome). Cancer (Philad.) **28**, 1245 (1971)

Cattan, D., Pappo, E., Dervichian, M., Mellière, D., Chelloul, Y., Calmettes, C., Milhaud, G.: Carcinoid tumour of the jejunum with thyrocalcitonin containing liver metastases associated to a benign C-cell adenoma of the thyroid. Arch. Mal. Appar. dig. **62**, 141 (1973)

Chapman, R.C., Diaz-Perez, R.: Pheochromocytoma associated with cerebellar hemangioblastoma. Familial occurrence. J. Amer. med. Ass. **182**, 1014 (1962)

Chong, G.C., Beahrs, O.H., Sizemore, G.W., Woolner, L.H.: Medullary carcinoma of the thyroid gland. Cancer (Philad.) **35**, 695 (1975)

Christy, N.P., Holub, D.A., Tomasi, T.B.: Primary ovarian, thyroidal and adrenocortical deficiencies simulating pituitary insufficiency, associated with diabetes mellitus. J. clin. Endocr. **22**, 155 (1962)

Clagett, J.A., Wilson, C.B., Weigle, W.O.: Interstitial immune complex thyroiditis in mice. The role of autoantibody to thyroglobulin. J. exp. Med. **140**, 1439 (1974)

Claude, H., Baudouin, A.: Etude histologique des glandes à sécrétion interne dans un cas d'acromégalie. C.R. Soc. Biol. (Paris) **71**, 75 (1911)

Claude, H., Gougerot, H.: Sur l'insuffisance simultanée de plusieures glandes à secrétion interne (insuffisance pluriglandulaire). J. Physiol. Path. gén. **10**, 468 (1908)

Claude, H., Gougerot, H.: Délimitation des syndromes d'insuffisance et d'hyperfonctionnement pluriglandulaire. Gaz. Hôp. (Paris) **57**, 849 (1912)

Clinton, B.A., Weigle, W.O.: Cellular events during the induction of experimental thyroiditis in the rabbit. J. exp. Med. **136**, 1605 (1972)

Colover, J., Glynn, L.E.: Experimental isoimmune adrenalitis. Immunology **2**, 172 (1958)

Craighead, J.E., Kanich, R.E., Kessler, J.B.: Lesions of the islets of Langerhans in encephalomyocarditis virus-infected mice with diabetes mellitus-like disease. Amer. J. Path. **74**, 287 (1974)

Croisier, J.L., Azerach, E., Lubetzki, J.: L'adénomatose polyendocrinienne (Syndrome de Wermer). Sem. Hôp. Paris **47**, 494 (1971)

Cudworth, A.G., Gamble, D.R., White, G.B.B., Lendrum, R., Woodrow, J.C., Bloom, A.: Aetiology of juvenile-onset diabetes. A prospective study. Lancet **1977 I**, 385
Cunliffe, W.J., Hudgson, P., Fulthorpe, J.J., Black, M.M., Dall, R., Johnston, J.D.A., Shuster, S.: A calcitonin-secreting medullary thyroid carcinoma associated with mucosal neuromas, marfanoid features, myopathy and pigmentation. Amer. J. Med. **48**, 120 (1970)
Cushing, H., Davidoff, L.M.: The pathological findings in four autopsied cases of acromegaly with a discussion of their significance. Rockefeller Inst. Mon. **22**, 1 (1927)
Cushman, P., Jr.: Familial endocrine tumours: Report of two unrelated kindreds affected with pheochromocytomas, one also with multiple thyroid carcinomas. Amer. J. Med. **32**, 352 (1962)
Cutler, R.E., Reiss, E., Ackerman, L.V.: Familial hyperparathyroidism. A kindred involving 11 cases, with a discussion of primary chief-cell hyperplasia. New Engl. J. Med. **270**, 859 (1964)
Czyzyk, A., Lawecki, J., Rogala, H., Miedzinska, E., Popik-Hankiewicz, A.: Serum levels of insulin-binding antibodies in diabetic patients treated with monocomponent insulin. Diabetologia **10**, 233 (1974)
Danowski, T.S., Matur, F.M., Longebangh, E.E.: Endocrine adenomatosis (polyendocrine disease): Familial occurrences. Acta med. scand. **172**, 559 (1962)
Deckert, T., Andersen, O.O., Grundahl, E., Kerp, L.: Isoimmunization in man by recrystallized human insulin. Diabetologia **8**, 258 (1972)
Deckert, T., Grundahl, E.: 5th annual meeting of Scand. Diabetes Assoc. Kopenhagen, 1969. Diabetologia **5**, 425 (1969) (Abstr.)
DeCourcy, J.L., DeCourcy, C.B.: Pheochromocytomas and the general practitioner. Cincinnati: Barclay Newman 1952
Deftos, L.J., Parthemore, J.G.: Secretion of parathyroid hormone in patients with medullary thyroid carcinoma. J. clin. Invest. **54**, 416 (1974)
DeLellis, R.A., Nunnemacher, G., Bitman, W.R., Gagel, R.F., Tashjian, A.H., Jr., Blount, M., Wolfe, H.J.: C-cell hyperplasia and medullary thyroid carcinoma in the rat. An immunohistochemical and ultrastructural analysis. Lab. Invest. **40**, 140 (1979)
DeLellis, R.A., Nunnemacher, G., Wolfe, H.J.: C-cell hyperplasia. An ultrastructural analysis. Lab. Invest. **36**, 237 (1977)
DeLellis, R.A., Rule, A.H., Spiler, I., Nathanson, L., Tashjian, A.H., Wolfe, H.J.: Calcitonin and carcinoembryonic antigen as tumor markers in medullary thyroid carcinoma. Amer. J. clin. Path. **70**, 587 (1978)
DeLellis, R.A., Wolfe, H.J., Gagel, R.F., Feldman, Z.T., Miller, H.H., Gang, D.L., Reichlin, S.: Adrenal medullary hyperplasia. Amer. J. Path. **83**, 177 (1976)
Dockray, G.F.: Immunochemical evidence of cholecystokinin-like peptides in brain. Nature (Lond.) **264**, 568 (1977)
Doniach, D.: Symposium on the thyroid gland. Thyroid autoimmune disease. J. clin. Path. (Suppl.) **20**, 385 (1967)
Doniach, D., Roitt, I.M.: Family studies on gastric autoimmunity. Proc. roy. Soc. Med. **59**, 691 (1966)
Doniach, D., Roitt, I.M.: Autoimmune thyroid disease. In: Textbook of immunopathology, P.A. Miescher, H.J. Müller-Eberhard, ed., 2nd ed., Vol. II, pp. 715–735. New York-San Francisco-London: Grune and Stratton 1976
Doniach, D., Roitt, I.M., Taylor, K.B.: Autoimmune phenomena in pernicious anemia. Serological overlap with thyroiditis, thyrotoxicosis and systemic lupus erythematosus. Brit. med. J. **1**, 1374 (1963)
Doniach, D., Roitt, I.M., Taylor, K.B.: Autoimmunity in pernicious anemia and thyroiditis: A family study. Ann. N.Y. Acad. Sci. **124**, 605 (1965)
Dralle, H., Altenähr, E.: Pituitary adenoma, primary parathyroid hyperplasia and papillary (non-medullary) thyroid carcinoma. Virchows Arch. Abt. A **381**, 179 (1979)
Drube, H.-Chr., Seusing, J.: Primäre Hypothyreose und Diabetes mellitus. Dtsch. Arch. klin. Med. **210**, 1 (1965)
Dubois, M.: Über das Vorkommen lymphatischer Herde in der Schilddrüse bei Morbus Addisonii. Klin. Wschr. 1178 (1919)

Dunning, E.J.: Struma lymphomatosa: A report of three cases in one family. J. clin. Endocr. **19**, 1121 (1959)
Edmonds, M., Lamki, L., Killinger, D.W., Volpé, R.: Autoimmune thyroiditis, adrenalitis and oophoritis. Amer. J. Med. **54**, 782 (1973)
Egloff, B., Fischbacher, W., Goumoens, E. von: Lymphomatöse Hypophysitis mit Hypophyseninsuffizienz. Schweiz. med. Wschr. **99**, 1499 (1969)
Eichner, H.L., Schambelan, M., Biglieri, E.G.: Systemic lupus erythematosus with adrenal insufficiency. Amer. J. Med. **55**, 700 (1973)
Eisenberg, A.A., Wallerstein, H.: Pheochromocytoma of the suprarenal medulla (paraganglioma): A clinicopathologic study. Arch. Path. **14**, 818 (1932)
Ellenberg, A.L., Goldmann, L., Gordon, G.S., Lindsay, S.: Thyroid carcinoma in patients with hyperparathyroidism. Surgery **51**, 708 (1962)
Engel, A.G., Lambert, E.H., Howard, F.M., Jr.: Immune complexes (IgG and C3) at the motor end-plate in myasthenia gravis. Ultrastructural and light microscopic localization and electrophysiologic correlations. Mayo Clin. Proc. **52**, 267 (1977)
Engelberth, O., Jeźková, Z.: Autoantibodies in Sheehan's syndrome. Lancet **1965I**, 1075
Erdheim, J.: Zur normalen und pathologischen Histologie der Glandula thyreoidea, parathyreoidea und hypophysis. Beitr. path. Anat. **33**, 158 (1903)
Evans, A.W.H., Woodrow, J.C., McDougall, C.D.M., Chew, A.R., Evans, R.W.: Antibodies in the families of thyrotoxic patients. Lancet **1967I**, 636
Fagraeus, A., The, H., Biberfeld, G.: Reaction of human smooth muscle antibody with thymus medullary cells. Nature (Lond.) New Biol. **246**, 113 (1973)
Fahri, F., Dikman, S.H., Lawson, W., Cobin, R.H., Zak, F.G.: Paragangliomatosis associated with multiple endocrine adenomas. Arch. Path. Lab. Med. **100**, 495 (1976)
Falta, W.: Späteunuchoidismus und multiple Blutdrüsensklerose. Klin. Wschr. 1477 (1912)
Falta, W.: Die Erkrankungen der Blutdrüsen. Berlin: Springer 1913
Fanconi, A.: Hypoparathyreoidismus im Kindesalter. Ergebn. inn. Med., N.F. **28**, 54 (1969)
Fatourechi, V., McConahey, W.M., Woolner, L.B.: Hyperthyroidism associated with histologic Hashimoto's thyroiditis. Mayo Clin. Proc. **46**, 682 (1971)
Federlin, K.: Immunopathy of insulin. In: Monographs on endocrinology, Vol. 6, Gross, F., Labhart, A., Mann, T., Samuels, L.T., Zander, J., ed. Berlin-Heidelberg-New York: Springer 1971
Federlin, K.: Insulinallergie. Dtsch. med. Wschr. **99**, 535 (1974)
Federlin, K., Heinemann, G., Gigli, I., Ditschuneit, H.: Antigenbindung durch zirkulierende Leukozyten bei der verzögerten lokalen Insulinallergie. Dtsch. med. Wschr. **91**, 814 (1966)
Federlin, K., Renold, A.E.: Immunopathology of the endocrine pancreas. In: Textbook of immunopathology, P.A. Miescher, H.J. Müller-Eberhard, ed., Vol. II, 2nd ed., pp. 819–830. New York-San Francisco-London: Grune and Stratton 1976
Felix-Davies, D., Waksman, B.H.: Passive transfer of experimental immune thyroiditis in the guinea pig. Arthr. and Rheum. **4**, 416 (1961)
Feltkamp, T.E.W.: Idiopathic autoimmune diseases. Amsterdam: central laboratory of the Red Cross Blood transfusion service 1966
Feyrter, F.: Über diffuse endokrine epitheliale Organe. Leipzig: J.A. Barth 1938
Feyrter, F.: Die peripheren endokrinen (parakrinen) Drüsen. In: Lehrbuch der speziellen pathologischen Anatomie, Bd. 1, S.654, Kaufmann-Staemmler (Hrsg.). Berlin: W. de Gruyter 1969
Finegold, M.J., Haddad, J.R.: Multiple endocrine tumors. Report of an unusual triad in a family. Arch. Path. **76**, 499 (1963)
Fischer, J.A., Blum, J.W., Binswanger, U.: Acute parathyroid hormone response to epinephrine in vivo. J. clin. Invest. **52**, 2434 (1973)
Fischer, J.A., Oldham, S.B., Sizemore, G.W., Arnaud, C.D.: Calcitonin stimulation of parathyroid hormone secretion in vitro. Horm. Metab. Res. **3**, 223 (1971)
Flax, M.H.: Experimental allergic thyroiditis. In: Meth. Achievm. exp. Path., 1, pp. 493–513, Bajusz, E., Jasmin, G., ed. Basel-New York: S. Karger 1966
Folger, G.M., Jr., Roberts, W.C., Mehrizi, A.: Cyanotic malformations of the heart with pheochromocytoma. A report of 5 cases. Circulation **29**, 750 (1964)

Freytag, G.H.: Immunpathologie des Diabetes mellitus. Veröffentlichungen aus der morphologischen Pathologie. Stuttgart: G. Fischer 1972
Friesen, S.R., McGuigan, J.E.: Ectopic apudocarcinomas and associated endocrine hyperplasias of the foregut. Ann. Surg. **182**, 371 (1975)
Friesen, S.R., Schimke, R.N., Pearse, A.G.E.: Genetic aspects of the Z-E syndrome: Prospective studies in two kindreds, antral gastrin cell hyperplasia. Ann. Surg. **176**, 370 (1972)
Gastineau, C.F., Arnold, J.W.: Clinics on endocrine and metabolic diseases. 12. Thyroid disorders in Addison's disease. 1. Myxedema and goiter. Proc. Mayo Clin. **38**, 323 (1963)
Gepts, W.: Pathologic anatomy of the pancreas in juvenile diabetes mellitus. Diabetes **14**, 619 (1965)
German, W.J., Flanigan, S.: Pituitary adenomas: A follow up study of the Cushing's series. Clin. Neurosurg. **10**, 72 (1964)
Gharib, H., Gastineau, C.F.: Coexisting Addison's disease and diabetes mellitus: Report of 24 cases with review of the literature. Mayo Clin. Proc. **44**, 217 (1969)
Gilbert, E.F., Harley, J.B., Anido, V., Mengoli, H.F., Hughes, J.T.: Thymoma, plasma cell myeloma, red cell aplasia and malabsorption syndrome. Amer. J. Med. **44**, 820 (1968)
Glushien, A.S., Monsuy, M.M., Littman, D.S.: Pheochromocytoma. Its relationship to the neurocutaneous syndromes. Amer. J. Med. **14**, 318 (1953)
Glynn, L.E., Holborow, L.J.: Auto-immunity and disease. Oxford: Blackwell 1965
Goldstein, D.E., Drash, A., Gibbs, J., White, P.: Diabetes mellitus: Incidence of circulating antibodies against thyroid, gastric and adrenal tissue. J. Pediat. **77**, 304 (1971)
Goldstein, G.: Isolation of bovine thymin: A polypeptide hormone of the thymus. Nature (Lond.) **247**, 11 (1974)
Gorlin, R.J., Sedano, H.O., Vickers, R.A., Cervenka, J.: Multiple mucosal neuromas, pheochromocytoma and medullary carcinoma of the thyroid – a syndrome. Cancer (Philad.) **22**, 293 (1968)
Goudie, R.B., Anderson, J.R., Gray, K.K., Whyte, W.G.: Autoantibodies in Addison's disease. Lancet **1966I**, 1173
Goudie, R.B., McDonald, E., Anderson, J.R., Gray, K.: Immunological features of idiopathic Addison's disease: Characterization of the adrenocortical antigens. Clin. exp. Immunol. **3**, 119 (1968)
Goudie, R.B., Pinkerton, P.H.: Anterior hypophysitis and Hashimoto's disease in a young woman. J. Path. Bact. **83**, 58 (1962)
Grace, K., Siler, I.J., Tashjian, A.H., Jr., Melvin, K.E.W., Cervi-Skinner, S., Gagel, R.F., Miller, H.H., Wolfe, H.J., DeLellis, R.A., Leape, L., Feldman, Z.T., Reichlin, S.: Natural history of familial medullary thyroid carcinoma. New Engl. J. Med. **299**, 980 (1978)
Griffel, B.: Focal adrenalitis. Its frequency and correlation with similar lesions in the thyroid and kidney. Virchows Arch. Abt. A **364**, 191 (1974)
Guisan, M., Ribas-Mundo, M., Labhart, A.: Syndrome de Schmidt (maladie d'Addison et hypothyroïdie idiopathique) et diabète sucré. Schweiz. med. Wschr. **99**, 1341 (1969)
Gutmann, L.: Myasthenia gravis. Current concepts. Arch. Path. Lab. Med. **100**, 401 (1976)
Hall, R., Dingle, P.R., Roberts, D.F.: Thyroid antibodies: A study of first degree relatives. Clin. Genet. **3**, 319 (1972)
Hamada, S., Hamada, S.: Localization of carcinoembryonic antigen in medullary thyroid carcinoma by immunofluorescent techniques. Brit. J. Cancer **36**, 572 (1977)
Hansen, O.P., Hansen, M., Hansen, H.H., Rose, B.: Multiple endocrine adenomatosis of mixed type. Acta med. scand. **200**, 327 (1976)
Harrison, T.S., Thompson, N.W.: Multiple endocrine adenomatosis, I and II. In: Ravitch, M.E. (ed.), Current problems in surgery. Chicago: Year Book Med. Publishers 1972
Harvald, B., Hauge, M.: A catamnestic investigation of Danish twins. Dan. med. Bull. **3**, 150 (1956)
Hassan, T.H.A., Greig, W.R., Boyle, J.A., Boyle, L.I., Wallace, T.J.: Toxic diffuse goitre in monozygotic twins. Lancet **1966II**, 306
Hazard, J.B., Hawk, W.H., Crile, G., Jr.: Medullary (solid) carcinoma of the thyroid – a clinico-pathologic entity. J. clin. Endocr. **19**, 152 (1959)

Heath, H. III, Sizemore, G.W., Carney, J.A.: Preoperative diagnosis of occult parathyroid hyperplasia by calcium infusion in patients with multiple endocrine neoplasia, type 2a. J. clin. Endocr. **43**, 428 (1976)

Hedinger, Chr.: Zur Pathologie der Hämochromatose als Syndrom. Helv. med. Acta **20**, Suppl. XXXII, 28 (1953)

Hedinger, Chr.: Pers. Mitteilung (1966)

Heikkinen, E.S., Åkerblom, H.K.: Diagnostic and operative problems in multiple pheochromocytomas. J. Pediat. Surg. **12**, 157 (1977)

Heitz, Ph.U.: Endokrines System des Magen-Darm-Traktes und der Respirationsorgane. Verh. dtsch. Ges. Path. **61**, 24 (1977)

Heitz, Ph.U.: Pathology of the neuroendocrine system. J. Histochem. Cytochem. **27**, 1401 (1979a)

Heitz, Ph.U.: The neuroendocrine system of the gastrointestinal tract. Pathology, Res., and Pract. **165**, 333 (1979)

Heitz, Ph.U., Klöppel, G., Haecki, W.H., Polak, J.M., Pearse, A.G.E.: Nesidioblastosis: The pathologic basis of persistent hyperinsulinemic hypoglycemia in infants. Morphologic and quantitative analysis of seven cases based on specific immunostaining and electron microscopy. Diabetes **26**, 632 (1977)

Heitz, Ph.U., Moser, H.R., Staub, J.J.: Thyroid cancer. A study of 573 thyroid tumors and 161 autopsy cases observed over a thirty year period. Cancer (Philad.) **37**, 2329 (1976)

Hennen, G., Dondival, P.: Apparition simultanée d'une insuffisance thyroïdienne primitive chez des jumelles monozygotes. Acta endocr. (Kbh.) **49**, 487 (1965)

Hertz, K.C., Gazze, L.A., Kirkpatrick, H., Katz, S.I.: Autoimmune vitiligo. Detection of antibodies to melanin producing cells. New. Engl. J. Med. **297**, 634 (1977)

Hillyard, C.J., Evans, I.M.A., Hill, P.A., Taylor, S.: Familial medullary thyroid carcinoma. Lancet **1978 I**, 1009

Hoenig, E.M., Hirano, A., Levine, S., Ghatak, N.R.: The early development and fine structure of allergic adrenalitis. Lab. Invest. **22**, 198 (1970)

Huizenga, K.A., Goodrich, W.I.M., Summerskill, W.H.J.: Peptic ulcer with islet cell tumor: A reappraisal. Amer. J. Med. **47**, 564 (1964)

Hull, M.T., Warfel, K.A., Muller, J.: Familial islet cell tumors in von Hippel-Lindau's disease. Cancer (Philad.) **44**, 1523 (1979)

Hume, R., Roberts, G.H.: Hypophysitis and hypopituitarism. Report of a case. Brit. med. J. **1**, 548 (1967)

Ibanez, M.L., Cole, V.W., Russell, W.O., Clark, R.L.: Solid carcinoma of the thyroid gland. Analysis of 53 cases. Cancer (Philad.) **20**, 706 (1967)

Irvine, W.J.: Adrenal disease and autoimmunity. Proc. 9th Internat. Congr. Intern. Med., Amsterdam (1966a)

Irvine, W.J.: Immunoassay of gastric intrinsic factor and the titration of antibody to intrinsic factor. Clin exp. Immunol. **1**, 99 (1966b)

Irvine, W.J.: Autoimmunity in diabetes. Lancet **1977 I**, 189

Irvine, W.J., Chan, M.M.W., Scarth, L.: The further characterization of autoantibodies reactive with extraadrenal steroid-producing cells in patients with adrenal disorders. Clin. exp. Immunol. **4**, 489 (1969)

Irvine, W.J., Chan, M.M.W., Scarth, L., Kolb, F.O., Hartog, M., Bayliss, R.J.S., Drury, M.I.: Immunological aspects of premature ovarian failure associated with idiopathic Addison's disease. Lancet **1968 II**, 883

Irvine, W.J., Clarke, B.F., Scarth, L., Cullen, D.R., Duncan, L.J.P.: Thyroid and gastric autoimmunity in patients with diabetes mellitus. Lancet **1970 II**, 163

Irvine, W.J., Davies, S.H., Delamore, I.W., Williams, A.W.: Immunological relationship between pernicious anemia and thyroid diseases. Brit. med. J. **2**, 454 (1962)

Irvine, W.J., Davies, S.H., Teitelbaum, S., Delamore, I.W., Williams, A.W.: The clinical and pathological significance of gastric parietal cell antibody. Ann. N.Y. Acad. Sci. **124**, 657 (1965)

Irvine, W.J., Gray, R.S., McCallum, C.J.M.: Pancreatic islet-cell antibody as a marker for asymptomatic and latent diabetes and prediabetes. Lancet **1976 II**, 1097

Irvine, W.J., McCallum, C.J., Gray, R.S. Duncan, L.J.P.: Clinical and pathogenic significance of pancreatic isletcell antibodies in diabetics treated with oral hypoglycaemic agents. Lancet **1977a I**, 1025

Irvine, W.J., Stewart, A.G., Scarth, L.: A clinical and immunological study of adrenocortical insufficiency (Addison's disease). Clin. exp. Immunol. **2**, 31 (1967)

Irvine, W.J., Toft, A.D., Holton, D.E., Prescott, R.J., Clarke, B.F., Duncan, L.J.P.: Familial studies of type I and type II idiopathic diabetes mellitus. Lancet **1977b II**, 325

Jackson, I.M.D., White, W.G., Garrey, M.M.: Pituitary function following uncomplicated pregnancy in Sheehan's syndrome. J. clin. Endocr. **29**, 315 (1969)

Jankovic, B.D., Isvaneski, M., Popeskovic, L., Mitrovic, K.: Experimentall allergic thyroiditis (and parathyroiditis) in neonatally thymectomized and bursectomized chickens. Participation of the thymus in the development of disease. Int. Arch. Allergy **26**, 18 (1965)

Janson, K.L., Roberts, J.A., Varela, M.: Multiple endocrine adenomatosis: In support of the common origin theories. J. Urol. (Baltimore) **119**, 161 (1978)

Jeffries, G.H., Hoskins, D.W., Sleisinger, M.H.: Antibody to intrinsic factor in serum from patients with pernicious anemia. J. clin. Invest. **41**, 1106 (1962)

Johnson, G.J., Summerskill, W.H.J., Anderson, V.E., Keating, F.: Clinical and genetic investigation of a large kindred with multiple endocrine adenomatosis. New. Engl. J. Med. **277**, 1379 (1967)

Kahn, M.T., Mullen, D.A.: Pheochromocytoma without hypertension: Report of a case with acromegaly. J. Amer. med. Ass. **188**, 74 (1964)

Kalderon, A.E., Bogaars, H.A., Diamond, I.: Ultrastructural alterations of the follicular basement membrane in Hashimoto's thyroiditis. Report of eight cases with basement membrane deposits. Amer. J. Med. **55**, 485 (1973)

Kao, I., Drachman, D.B.: Myasthenic immunoglobulin accelerates acetylcholine receptor degradation. Science **196**, 527 (1977)

Kappeler, H.J.: Zusammentreffen von Morbus Addison und Hyperthyreose. Helv. med. Acta **32**, 435 (1965)

Karlish, A.J., McGregor, G.A.: Sarcoidosis, thyroiditis and Addison's disease. Lancet **1970 II**, 330

Keiser, H.R., Beaven, M.A., Doppman, J., Wells, S., Jr., Buja, L.M.: Sipple's syndrome: Medullary thyroid carcinoma, pheochromocytoma and parathyroid disease. Ann. intern. Med. **78**, 561 (1973)

Kerkhoven, P.: Hypophysenvorderlappennekrosen bei Verbrennungsschock. Schweiz. med. Wschr. **95**, 1066 (1965)

Keynes, W.M., Till, A.S.: Medullary carcinoma of the thyroid gland. Quart. J. Med. **40**, 443 (1971)

Khairi, M.R.A., Dexter, R.N., Burzynski, N.J., Johnston, C.C., Jr.: Mucosal neuroma, pheochromocytoma, and medullary thyroid carcinoma. Multiple endocrine neoplasia type 3. Medicine (Baltimore) **54**, 89 (1975)

Klöppel, G.: "Insulin" induced insulitis. Acta endocr. (Kbh.) **83**, 107 (1976)

Klöppel, G., Altenähr, E., Freytag, G.: Elektronenmikroskopische Untersuchungen zur experimentellen Insulitis nach Injektion von Anti-Insulin-Serum. Virchows Arch. Abt. A **354**, 324 (1971)

Klöppel, G., Delling, G., Knipper, A., Heitz, Ph.U.: Immunocytochemical mapping of pancreatic APUDomas in multiple endocrine adenomatosis with primary hyperparathyroidism. Acta endocr. (Kbh.) **87**, Suppl. 215, 57 (1978)

Kodama, T., Fujino, M., Endo, Y., Obara, T., Fujimoto, Y., Adachi, I., Abe, K., Oda, T., Wada, T.: Family study of serum carcinoembryonic antigen in inherited medullary carcinoma of the thyroid. Cancer (Philad.) **44**, 661 (1979)

Knudson, A.G., Jr., Strong, L.C.: Mutation and cancer: Neuroblastoma and pheochromocytoma. Amer. J. hum. Genet. **24**, 514 (1972)

Kojima, A., Tanaka-Kojima, Y., Sakakura, T., Nishizuka, Y.: Spontaneous development of autoimmune thyroiditis in neonatally thymectomized mice. Lab. Invest. **34**, 550 (1976)

Krassas, G., McHardy-Young, S., Ramsay, I., Florin-Christensen, A.: Thyroid function and antibody studies in pernicious anemia. Clin. Endocr. **6**, 145 (1977)

Kukreja, S.C., Hargis, G.K., Bowser, E.N., Henderson, W.J., Fisherman, E.W., Williams,

G.A.: Role of adrenergic stimuli in parathyroid hormone secretion in man. J. clin. Endocr. **40**, 478 (1975)

Kukreja, S.C., Hargis, G.K., Rosenthal, I., Williams, G.A.: Pheochromocytoma causing excessive parathyroid hormone production and hypercalcemia. Ann. intern. Med. **79**, 838 (1973)

Lacy, P.E.: Beta cell secretion – from the standpoint of a pathobiologist. Diabetes **19**, 895 (1970)

Lamberg, B.A., Ripatti, J., Gordin, A., Juustila, H., Sivula, A.A.F., Bjoerkesten, G.: Chromophobe pituitary adenoma with acromegaly and TSH-induced hyperthyroidism associated with parathyroid adenoma. Acta endocr. (Kbh.) **60**, 157 (1969)

Lamers, C.B., Stadil, F., van Tongeren, J.H.: Prevalence of endocrine abnormalities in patients with the Zollinger-Ellison syndrome and in their families. Amer. J. Med. **64**, 607 (1978)

Landing, B.H., Pettit, M.D., Wiens, R.L., Knowles, H., Guest, G.M.: Antithyroid antibody and chronic thyroiditis in diabetes. J. clin. Endocr. **23**, 119 (1963)

Laroche, G.P., Ferris, D.O., Priestley, J.T., Scholz, D.A., Dockerty, M.B.: Hyperinsulinism. Arch. Surg. **96**, 763 (1968)

Larsson, L.I., Grimelius, L., Håkanson, R., Rehfeld, J.F., Stadil, F., Holst, J., Angervall, L., Sundler, F.: Mixed endocrine pancreatic tumors producing several peptide hormones. Amer. J. Path. **79**, 271 (1975)

Lee, H.Y., Garber, P.E.: Von Recklinghausen's disease associated with phaeochromocytoma and carcinoid tumour. Ohio med. J. **66**, 583 (1970)

LeGolvan, D.P., Abell, M.R.: Thymomas. Cancer (Philad.) **39**, 2142 (1977)

Lendrum, R., Walker, G., Cudworth, A.G., Theophanides, C., Pyke, D.A., Bloom, A., Gamble, D.R.: Islet-cell antibodies in diabetes mellitus. Lancet **1976II**, 1273

Levine, S.: Allergic adenohypophysitis. Science **158**, 1190 (1967)

Levine, S., Wenk, E.J.: The production and passive transfer of allergic adrenalitis. Amer. J. Path. **52**, 41 (1968)

Lewis, V., Twomey, J.J., Goldstein, G., Smithwick, E., Pahwa, S., O'Reilly, R., Pahwa, R., Good, R.A., Schulte-Wisserman, H., Horowitz, S., Hong, R., Jones, J., Sieber, O., Kirkpatrick, C., Polmar, S., Bealmear, P.: Circulating thymic-hormone activity in congenital immunodeficiency. Lancet **1977II**, 471

Lips, C.J.M.: The multiple endocrine neopasia syndrome type 2A (Sipple's syndrome) in a large family in the Netherlands. Univ. Utrecht (1979)

Lips, C.J.M., Minder, W.H., Leo, J.R., Alleman, A., Hackeng, W.H.L.: Evidence of multicentric origin of the multiple endocrine neoplasia syndrome Type 2a (Sipple's syndrome) in a large family in the Netherlands. Amer. J. Med. **64**, 569 (1978)

LiVolsi, V.A., Feind, C.R.: Parathyroid adenoma and nonmedullary thyroid carcinoma. Cancer (Philad.) **38**, 1391 (1976)

Ljungberg, O.: On medullary carcinoma of the thyroid. Acta path. microbiol. scand. (A), Suppl. **231**, 1 (1972)

Ljungberg, O., Cederquist, E., Studnitz, W. von: Medullary thyroid carcinoma and phaeochromocytoma: A familial chromaffinomatosis. Brit. med. J. **1**, 279 (1967)

Longmire, W.P., Jr., Brown, J., Buckberg, G.D., Cooke, A., Blober, G., Hanafee, W.N., Kautor, G., Matsumoto, K., Plested, G.G., Rochlin, D.B., Wilkerson, J.A.: Islet cell tumors of the pancreas. UCLA interdepartmental conference. Ann. intern. Med. **68**, 203 (1968)

Ludwig, H., Schernthaner, G., Mayr, W.R.: Inselzellantikörper beim juvenilen Diabetes mellitus. Dtsch. med. Wschr. **102**, 1221 (1977)

Lulu, D.J., Corcoran, T.E., Andre, M.: Familial endocrine adenomatosis with associated Zollinger-Ellison syndrome. Wermer's syndrome. Amer. J. Surg. **115**, 695 (1968)

Lupulescu, A., Pop, A., Merculiev, E., Neascu, C., Heitmanek, O.: Experimental isoimmune hypoparathyroidism in rats. Nature (Lond.) **206**, 415 (1965)

Luster, M.I., Leslie, G.A., Cole, R.K.: Selective IgA deficiency in chickens with spontaneous autoimmune thyroiditis. Nature (Lond.) **263**, 331 (1976)

MacCuish, A.C., Barnes, E.W., Irvine, W.J., Duncan, L.J.P.: Antibodies to pancreatic islet cells in insulin-dependent diabetics with coexistent autoimmune disease. Lancet **1974II**, 1529

Makaresz, D.: Familiäres Insulom. Zbl. Chir. **86**, 2116 (1961)
Mancini, A.M., Zampa, G.A., Vecchi, A., Costanzi, G.: Histoimmunological techniques for detecting antiinsulin antibodies in human sera. Lancet **1965 I**, 1189
Mandeville, F.B., Sahyoun, P.F.: Benign and malignant pheochromocytomas with multiple neurofibromatosis and cavernous hemangioma of fourth ventricle: Malignant case with widespread metastasis and bronchiogenic carcinoma. J. Urol. (Baltimore) **62**, 93 (1949)
Manger, W.M., Gifford, R.W., Jr.: Pheochromocytoma. Berlin-Heidelberg-New York: Springer 1977
Manning, P.C., Jr., Molnar, G.D., Black, B.M., Priestley, J.T., Woolner, L.B.: Pheochromocytoma, hyperparathyroidism and thyroid carcinoma occurring coincidentally: Report of a case. New Engl. J. Med. **268**, 68 (1963)
Markey, W.S., Ryan, W.G., Economou, S.G., Sizemore, G., Arnaud, C.D.: Familial medullary carcinoma and parathyroid adenoma without pheochromocytoma. Ann. intern. Med. **78**, 898 (1973)
Markson, J.L., Moore, J.M.: Thyroid autoantibodies in pernicious anemia. Brit. med. J. **2**, 1352 (1962)
Marx, S.J., Spiegel, A.M., Brown, E.M., Aurbach, G.D.: Family studies in patients with primary parathyroid hyperplasia. Amer. J. Med. **62**, 698 (1977)
Masi, A.T., Hartmann, W.H., Hahn, B.H., Abbey, H., Shulman, L.E.: Hashimoto's thyroiditis; clinico-pathological study. Lack of association with other autoimmune conditions. Lancet **1965a I**, 123
Masi, A.T., Hartman, W.H., Shulman, L.E.: Hashimoto's disease, an epidemiological critique. J. chron. Dis. **18**, 1 (1965b)
Mathis, P., Cardi, J., Platteborse, R.: Syndrome de Zollinger-Ellison. A propos de deux observations. Rev. méd.-chir. Mal. Foie **83**, 87 (1958)
Mazzaferri, E.L., Young, R.L., Oertel, J.E., Kemmerer, W.T., Page, C.P.: Papillary thyroid carcinoma: The impact of therapy in 576 patients. Medicine (Baltimore) **56**, 171 (1977)
McDevitt, H.O., Bodmer, W.F.: HL-A, immune-response genes, and disease. Lancet **1974 I**, 1269
McIntyre, P.A., Hahn, R., Couley, C.L., Glass, B.: Genetic factors in predisposition to pernicious anemia. Bull. Johns Hopk. Hosp. **104**, 309 (1959)
McKusick, V.A., Ruddle, F.H.: The status of the gene map of the human chromosomes. Science **196**, 390 (1977)
McNicol, G.P.: Thyrotoxicosis associated with pernicious anemia. Amer. J. med. Sci. **241**, 336 (1961)
Mead, R.K.: Autoimmune Addison's disease. New Engl. J. Med. **266**, 583 (1962)
Melani, F., Ryan, W.G., Rubenstein, A.H., Steiner, D.F.: Proinsulin secretion by a pancreatic beta-cell adenoma. New. Engl. J. Med. **283** 713 (1970)
Melicow, M.M.: One hundred cases of pheochromocytoma (107 tumors) at the Columbia-Presbyterian Medical Center, 1926–1976. A clinicopathological analysis. Cancer (Philad.) **40**, 1987 (1977)
Melmon, K.L., Rosen, S.W.: Lindau's disease. Review of the literature and study of a large kindred. Amer. J. Med. **36**, 595 (1964)
Melvin, K.E.W., Miller, H.H., Tashjian, A.H., Jr.: Early diagnosis of medullary carcinoma of the thyroid by means of calcitonin assay. New Engl. J. Med. **285**, 1115 (1971)
Melvin, K.E.W., Tashjian, A.H., Jr.: The syndrome of excessive thyrocalcitonin produced by medullary carcinoma of the thyroid. Proc. nat. Acad. Sci. (Wash.) **59**, 1216 (1968)
Mershon, J.C., Dietrich, J.G.: Hereditary Addison's disease and multiple endocrine adenomatosis in a kindred. Ann. intern. Med. **65**, 252 (1966)
Meyenburg, H. von: Über Insulitis bei Diabetes. Schweiz. med. Wschr. **70**, 252 (1940)
Mieher, W.C., Hartsock, R.T., Geckas, M.C., Ballard, H.S., Frame, B.: Peptic ulcera as a manifestation of familial polyendocrine disease. J. Amer. med. Ass. **179**, 854 (1962)
Milcou, S.M., Pop, A., Lupulescu, A., Taga, M.: L'auto-immunisation expérimentale de la surrénale chez le lapin. Ann. Endocr. **20**, 799 (1959)
Milgrom, F., Bigazzi, P.: Adrenals. In: Textbook of immunopathology, P.A. Miescher, H.J. Müller-Eberhard, ed., 2nd ed., Vol. II, pp. 831–839. New York-San Francisco-London: Grune and Stratton 1976

Milhaud, G., Calmettes, C., Jullienne, A., Ribeiro, F., Moukhtar, M.S.: Calcitonin. In: Endocrinology, Vol. 2, James, V.H.T., ed., p. 430. Amsterdam-Oxford: Excerpta Medica 1977

Miller, G.L., Wynn, J.: Acromegaly, pheochromocytoma, toxic goiter, diabetes mellitus, and endometriosis. Arch. intern. Med. **127**, 299 (1971)

Miller, H.H., Melvin, K.E.W., Gibson, J.M., Tashjian, A.H., Jr.: Surgical approach to early familial medullary carcinoma of the thyroid gland. Amer. J. Surg. **123**, 438 (1972)

Miller, R.L., Burzynski, N.J., Giammara, B.L.: The ultrastructure of oral neuromas, in multiple mucosal neuromas, pheochromocytoma, medullary thyroid carcinoma syndrome. J. oral Path. **6**, 253 (1977)

Miller, S.S., Sizemore, G.W., Sheps, S.G., Tyce, G.M.: Parathyroid function in patients with pheochromocytomas. Ann. intern. Med. **82**, 372 (1975)

Minno, A.M., Bennet, W.A., Kvale, W.F.: Pheochromocytoma, a study of 15 cases diagnosed at autopsy. New Engl. J. Med. **251**, 959 (1954)

Moore, J.M., Neilson, J. McE.: Gastric antibodies in diabetes mellitus. Lancet **1963II**, 645

Muller, M.: Etude clinique anatomo-pathologique de 31 carcinomes médullaires à stroma amyloïde de la thyroïde. Schweiz. med. Wschr. **99**, 433 (1969)

Munger, B.L., Lang, C.M.: Spontaneous diabetes mellitus in guinea pigs. The acute cytopathology of the islets of Langerhans. Lab. Invest. **29**, 685 (1973)

Neracher, H., Hedinger, Chr.: Klassifizierung der Schilddrüsenmalignome nach der Nomenklatur der WHO 1974. Histologische Nachkontrolle von 327 bösartigen Schilddrüsentumoren. Schweiz. med. Wschr. **105**, 1000 (1975)

Nerup, J., Andersen, V., Bendixen, G.: Anti-adrenal cellular hypersensitivity in Addison's disease. IV. In vivo and in vitro investigations on the mitochondrial fraction. Clin. exp. Immunol. **6**, 733 (1970)

Nerup, J., Bendixen, G.: Anti-adrenal cellular hypersensitivity in Addison's disease. II. Correlation with clinical and serological findings. Clin. exp. Immunol. **5**, 341 (1969a)

Nerup, J., Bendixen, G.: Anti-adrenal cellular hypersensitivity in Addison's disease. III. Species-specificity and subcellular localization of the antigen. Clin. exp. Immunol. **5**, 355 (1969b)

Nerup, J., Binder, C.: Thyroid, gastric and adrenal autoimmunity in diabetes mellitus. Acta endocr. (Kbh.) **72**, 279 (1973)

Nerup, J., Platz, P., Andersen, O.O., Christy, M., Lyngsoe, J., Poulsen, J.E., Ryder, L.P., Nielsen, L.S., Thomsen, M., Svejgard, A.: HL-A antigens and diabetes mellitus. Lancet **1974II**, 864

Nerup, J., Søborg, M., Halberg, P., Brøchner-Mortensen, K.: Organ specific antibodies in Addison's disease. Acta med. scand., Suppl. **445**, 383 (1966)

Nève, P.: Experimental thyroiditis in hypoactive and stimulated guinea pig thyroid glands. Horm. Metab. Res. **3**, 426 (1971)

Nibbelink, D.W., Peters, B.H., McCormick, F.: On the association of pheochromocytoma and cerebellar hemangioblastoma. Neurology (Minneap.) **19**, 455 (1969)

Norberg, K.A., Persson, B., Granberg, P.O.: Adrenergic innervation of the human parathyroid glands. Acta chir. scand. **141**, 319 (1975)

Nourok, D.S.: Familial pheochromocytoma and thyroid carcinoma. Ann. intern. Med. **60**, 1028 (1964)

O'Higgins, N.J., Gullen, M.J., Hefferman, G.A.: A case of acromegaly and pheochromocytoma. J. Irish med. Ass. **60**, 213 (1967)

Osserman, K.E., Tsairis, P., Weiner, L.B.: Myasthenia gravis and thyroid disease: Clinical and immunologic correlation. J. Mt Sinai Hosp. **24**, 469 (1967)

Osserman, K.E.: Muscles (myasthenia gravis). Textbook of immunopathology, Vol. II. New York-London: Grune and Stratton 1969

Pearse, A.G.E.: Common cytochemical properties of cells producing polypeptide hormones, with particular reference to calcitonin and the thyroid C cell. Vet. Rec. **79**, 587 (1966)

Pearse, A.G.E.: Peptides in brain and intestine. Nature (Lond.) **262**, 92 (1976)

Pearse, A.G.E.: The diffuse endocrine (paracrine) system: Feyrter's concept and its modern history. Verh. dtsch. Ges. Path. **61**, 2 (1977)

Pearse, A.G.E.: The APUD concept: Embryology, cytochemistry and ultrastructure of the diffuse neuroendocrine system. In: Friesen, S., Surgical endocrinology, pp. 18–34. Philadelphia-Toronto: Lippincott 1978

Penhale, W.J., Irvine, W.J., Ingels, J.R., Farmer, A.: Thyroiditis in T cell-depleted rats: Suppression of the autoallergic response by reconstitution with normal lymphoid cells. Clin. exp. Immunol. **25**, 6 (1976)

Peurifoy, J.T., Gomez, L.G., Thompson, J.C.: Separate pancreatic gastrin cell and beta-cell adenomas – report of a patient with muliple endocrine adenomatosis type 1. Arch. Surg. **114**, 956 (1979)

Phair, J.P., Bondy, P.K., Abelson, D.M.: Diabetes mellitus, Addison's disease and myxedema. Report of two cases. J. clin. Endocr. **25**, 260 (1965)

Pierpaoli, W., Kopp, H.G., Mueller, J., Keller, M.: Interdependence between neuroendocrine programming and the generation of immune recognition in ontogeny. Cell. Immunol. **29**, 16 (1977)

Pinget, M., Straus, E., Yalow, R.S.: Localization of cholecystokinin-like immunoreactivity in isolated nerve terminals. Proc. nat. Acad. Sci. (Wash.) **75**, 6324 (1978)

Pohl, G., Boeckl, O., Galvan, G., Salis-Samaden, R., Steiner, H., Thurner, J.: Konkordantes medulläres Schilddrüsenkarzinom bei eineiigen Zwillingen mit diskordantem Phäochromozytom (Sipple-Syndrom). Wien. klin. Wschr. **89**(14), 481 (1977)

Pohorecky, L.A., Wurtman, R.J.: Adrenocortical control of epinephrine synthesis. Pharmacol. Rev. **23**, 1 (1971)

Polak, J.M., Stagg, B., Pearse, A.G.E.: Two types of Zollinger-Ellison syndrome: immunofluorescent, cytochemical and ultrastructural studies of the antral and pancreatic gastrin cells in different clinical states. Gut **13**, 501 (1972)

Poljak, R.J.: Three-dimensional structure, function and genetic control of immunoglobulins. Nature (Lond.) **256**, 373 (1975)

Probst, A., Lotz, M., Heitz, Ph.U.: Von Hippel-Lindau's disease, syringomyelia and multiple endocrine tumors: A complex neuroendocrinopathy. Virchows Arch. Abt. A **378**, 265 (1978)

Pusterla, E., Hedinger, Chr.: Die Häufigkeit medullärer Schilddrüsencarcinome bei ein- und doppelseitigen Phäochromocytomen. Schweiz. med. Wschr. **105**, 83 (1975)

Ram, M.D., Kottapalli, N.R., Brown, L.: Hypercalcitoninemia, pheochromocytoma and C-cell hyperplasia. J. Amer. med. Ass. **239**, 2155 (1978)

Ramsey, C., Herbert, V.: Dialysis assay for intrinsic factor and its antibody: Demonstration of species specificity of antibodies to human and hog intrinsic factor. J. Lab. clin. Med. **65**, 143 (1965)

Rehfeld, J.F.: Immunochemical studies on cholecystokinin. Distribution and molecular heterogeneity in the central nervous system and small intestine of man and hog. J. biol. Chem. **253**, 4022 (1978)

Remine, W.H., Chong, G.C., van Heerden, J.A., Sheps, J.A., Harrison, E.G., Jr.: Current management of pheochromocytoma. Ann. Surg. **179**, 740 (1974)

Ries, P.: Eine Kasuistik zum Wermer-Syndrom. Polyadenomatose des Endokriniums. Verh. dtsch. Ges. Path. **58**, 569 (1974)

Robberecht, P., Deschodt-Lanckman, M., Vanderhaeghen, J.J.: Demonstration of biological activity of brain gastrin-like peptidic material in the human: Its relationship with the COOH-terminal octapeptide of cholecystokinin. Proc. nat. Acad. Sci. (Wash.) **75**, 524 (1978)

Robertson, D.M., Sizemore, G.W., Gordon, H.: Thickened corneal nerves as a manifestation of multiple endocrine neoplasia. Trans. Amer. Acad. Ophthal. Otolaryng. **79**, 772 (1975)

Roessle, R., Roulet, F.: Mass und Zahl in der Pathologie. Berlin-Wien: Springer 1932

Roitt, I.M., Doniach, D.: Human autoimmune thyroiditis: serological studies. Lancet **1958 II**, 1027

Roitt, I.M., Doniach, D.: A reassessment of studies on the aggregation of thyroid autoimmunity in families with thyroiditis patients. Clin. exp. Immunol. **2**, 727 (1967)

Roitt, I.M., Doniach, D.: Gastric autoimmunity. In: Textbook of immunopathology, P.A. Miescher, H.J. Müller-Eberhard, ed., 2nd ed., Vol. II, pp. 737–749. New York-San Francisco-London: Grune and Stratton 1976

Rose, N.R.: Experimental autoimmune thyroiditis. In: Textbook of immunopathology, P.A. Miescher, H.J. Müller-Eberhard, ed., 2nd ed., Vol. I, pp. 215–229. New York-San Francisco-London: Grune & Stratton 1976
Rossier, P.H., Dressler, M.: Familiäre Erkrankung innersekretorischer Drüsen kombiniert mit Ulcuskrankheit. Schweiz. med. Wschr. **69**, 985 (1939)
Roth, S.I.: Recent advances in parathyroid gland pathology. Amer. J. Med. **50**, 612 (1971)
Rousset, H., Olivier, J.: Maladie de von Hippel-Lindau et système APUD (letter to the editor). Nouv. Presse méd. **4**, 668 (1975)
Rule, A.H., Genkins, G.: Myasthenia gravis (muscles). In: Textbook of immunopathology, P.A. Miescher, H.J. Müller-Eberhard, ed., 2nd ed., Vol. II, pp. 841–876. New York-San Francisco-London: Grune and Stratton 1976
Saint, E.G., Finlay-Jones, R., Stewart, H.H.: Familial endocrine adenomatosis with ulcerogenic tumor of the pancreas. Aust. Ann. Med. **10**, 308 (1961)
Samaan, N.A., Hickey, R.C., Hill, C.S., Jr., Medellin, H., Gates, R.B.: Parathyroid tumors: Preoperative localization and association with other tumors. Cancer (Philad.) **33**, 933 (1974)
Samaan, N.A., Ibanez, M., Stratton-Hill, C., Jr.: Medullary carcinoma of the thyroid and astrocytoma. Ann. intern. Med. **86**, 585 (1977)
Schiller, K.F.R., Snyder, M., Valloron, M.B.: Gastric, haematological and immunological abnormalities in Hashimoto's thyroiditis. Gut **8**, 582 (1967)
Schimke, R.N.: Multiple endocrine adenomatosis syndromes. Advanc. intern. Med. **21**, 249 (1976)
Schimke, R.N., Hartmann, W.H.: Familial amyloid-producing medullary thyroid carcinoma and pheochromocytoma. A distinct genetic entity. Ann. intern. Med. **63**, 1027 (1965)
Schimke, R.N., Hartman, W.H., Prout, T.E., Rimoin, D.L.: Syndrome of bilateral pheochromocytomas, medullary thyroid carcinoma and multiple neuromas. A possible regulatory defect in the differentiation of chromaffin tissue. New Engl. J. Med. **279**, 1 (1968)
Schlaeger, R., Lemay, M., Wermer, P.: Upper gastro-intestinal tract alterations in adenomatosis of endocrine glands. Radiology **75**, 517 (1960)
Schlichtkrull, J.: Proinsulin und verwandte Proteine – chemische und biologische Untersuchungen. 76. Tagg. Dtsch. Ges. Inn. Med. Wiesbaden, p. 14. München: J.F. Bergmann 1970
Schmechel, D., Marangos, P.J., Brightman, M.: Neurone-specific enolase is a molecular marker for peripheral and central neuroendocrine cells. Nature (Lond.) **276**, 834 (1978a)
Schmechel, D., Marangos, P.J., Zis, A.P., Brightman, M.J., Goodwin, F.K.: The brain enolases as specific markers of neuronal and glial cells. Science **199**, 313 (1978b)
Schmidt, M.B.: Eine biglanduläre Erkrankung (Nebennieren und Schilddrüse) bei Morbus Addisonii. Verh. dtsch. path. Ges. **21**, 212 (1926)
Scholz, D.A., Purnell, D.C., Edis, A.J., van Heerden, J.A., Woolner, L.B.: Primary hyperparathyroidism with multiple parathyroid gland enlargement. Review of 53 cases. Mayo Clin. Proc. **53**, 792 (1978)
Schürch, W., Babai, F., Boivin, Y., Verdy, M.: Light-, electron microscopic and cytochemical studies on the morphogenesis of familial medullary thyroid carcinoma. Virchows Arch. Abt. A **376**, 29 (1977)
Schwarz, U., Laemmle, B., Six, P., Haas, H.G.: Polyendocrine deficiency syndrome in a phenytoin treated patient with depressed Ig A titers. Arch. intern. Med. (im Druck) (1980)
Seemann, N.: Untersuchungen zur Häufigkeit der lymphozytären Parathyreoiditis. Dtsch. med. Wschr. **92**, 106 (1967)
Segal, B.M., Weintraub, M.I.: Hashimoto's thyroiditis, myasthenia gravis, idiopathic thrombocytic purpura. Ann. intern. Med. **85**, 761 (1976)
Senyk, G., Williams, E.B., Nitecki, D.E., Goodman, J.W.: The functional dissection of an antigen molecule: Specificity of humoral and cellular immune responses to glucagon. J. exp. Med. **133**, 1294 (1971)
Shelburne, S.A., McLauglin, C.W.: Coincidental adenomas of islet-cells, parathyroid gland and pituitary gland. J. clin. Endocr. **5**, 232 (1945)

Sipple, J.H.: The association of pheochromocytoma with carcinoma of the thyroid gland. Amer. J. Med. **31**, 163 (1961)
Sizemore, G.W., Carney, J.A., Heath, H. III: Epidemiology of medullary carcinoma of the thyroid gland: A 5-year experience (1971–1976). Surg. Clin. N. Amer. **57**, 633 (1977)
Sloper, J.C.: The pathology of the thyroid in Addison's disease. J. Path. Bact. **66**, 53 (1953)
Snyder, N. III., Scurry, M.T., Deiss, W.T., Jr.: Five families with multiple endocrine adenomatosis. Ann. intern. Med. **76**, 53 (1972)
Snyder, N. III., Scurry, M.T., Hughes, W.: Hypergastrinemia in familial multiple endocrine adenomatosis. Ann. intern. Med. **80**, 231 (1974)
Solomon, N., Carpenter, C.C.J., Bennett, I.L., Jr., Harvey, A.: Schmidt's syndrome (thyroid and adrenal insufficiency) and coexistent diabetes mellitus. Diabetes **14**, 300 (1965)
Spinner, M.W., Blizzard, R.M., Childs, B.: Clinical and genetic heterogeneity in idiopathic Addison's disease and hypoparathyroidism. Clin. Endocr. **28**, 795 (1968)
Spinner, M.W., Blizzard, R.M., Gibbs, J., Abbey, H., Childs, B.: Familial distributions of organ specific antibodies in the blood of patients with Addison's disease and hypoparathyroidism and their relatives. Clin. exp. Immunol. **5**, 461 (1969)
Steiner, A.L., Goodman, A.D., Powers, S.R.: Study of a kindred with pheochromocytoma, medullary thyroid carcinoma, hyperparathyroidism and Cushing's disease: Multiple endocrine neoplasia type 2. Medicine (Baltimore) **47**, 371 (1968)
Steiner, D.F., Cunningham, D., Spigelman, L., Aten, B.: Insulin biosynthesis: Evidence for a precurser. Science **157**, 697 (1967)
Steiner, D.F., Hallund, O., Rubenstein, A., Cho, S., Bayliss, C.: Isolation and properties of proinsulin, intermediate forms, and other minor components from crystalline bovine insulin. Diabetes **17**, 725 (1968)
Steiner, H.: Quantitative and qualitative Veränderungen im Hypophysenvorderlappen bei Diabetes mellitus. Virchows Arch. path. Anat. **339**, 171 (1965)
Steiner, H.: Insulitis beim perakuten Diabetes des Kindes. Klin. Wschr. **98**, 417 (1968)
Strickland, R.G., Mackay, I.R.: A reappraisal of the nature and significance of chronic atrophic gastritis. Dig. Dis. **18**, 426 (1973)
Swinton, N.W., Jr., Clerkin, E.P., Flint, L.D.: Hypercalcemia and familial pheochromocytoma, correction after adrenalectomy. Ann. intern. Med. **76**, 455 (1972)
Talerman, A., van der Pompe, W.B., Lips, C.J.M.: Serum carcinoembryonic antigen (CEA) in patients with medullary carcinoma of the thyroid (MTC) and in subjects with Sipple's syndrome. Carcino-embryonic proteins, Vol. II, ed.: F.G. Lehmann, pp. 791–794. Elsevier/North-Holland Biomedical Press 1979
Tateishi, R., Wada, A., Ishiguro, S., Ehara, M., Sakamoto, H., Miki, T., Mori, Y., Matsui, Y., Ishikawa, O.: Coexistence of bilateral pheochromocytoma and pancreatic islet cell tumor. Report of a case and review of the literature. Cancer (Philad.) **42**, 2928 (1978)
Terplan, K., Witebsky, E., Milgrom, F.: Histopathology of adrenals in animals immunized with tissue antigens. Arch. Path. **76**, 333 (1963)
Tevelde, K., Abels, J., Anders, C.J.P.A., Arends, A., Hoedemaeker, Ph.J., Nieweg, H.O.: A family study of pernicious anemia by an immunologic method. J. Lab. clin. Med. **64**, 177 (1964)
Tischler, S.A., Dichter, M.A., Biales, B., Greene, L.A.: Neuro-endocrine neoplasms and their cells of origin. New Engl. J. Med. **296**, 919 (1977)
Toyka, K.V., Drachman, D.B., Griffin, D.E., Pestronk, A., Winkelstein, J.A., Fischbeck, K.H., Jr., Kao, I.: Myasthenia gravis. Study of humoral immune mechanisms by passive transfer to mice. New Engl. J. Med. **296**, 125 (1977)
Toyoda, H., Kawaguchi, Y., Shirasawa, K., Muramatsu, A.: Familial medullary carcinoma of the thyroid through 3 generations. Acta path. jap. **27**, 111 (1977)
Tudhope, G.R., Wilson, G.M.: Anemia in hypothyroidism: Incidence, pathogenesis and response to treatment. Quart. J. Med. **29**, 513 (1960)
Tudhope, G.R., Wilson, G.M.: Deficiency of vitamin B_{12} in hypothyroidism. Lancet **1962I**, 703

Turkington, R.W., Lebovitz, H.E.: Extra-adrenal endocrine deficiencies in Addison's disease. Amer. J. Med. **43**, 499 (1967)
Turner, R.C., Bloom, A.: Diabetes mellitus, Addison's disease and pernicious anemia. Postgrad. med. J. **44**, 555 (1968)
Tzagournis, M., Hamwi, G.J.: The prevalence of diabetes mellitus in patients with Addison's disease: Measurements of serum insulin levels. Metabolism **16**, 213 (1967)
Underdahl, L.O., Woolner, L.B., Black, B.M.: Multiple endocrine adenomas. Report of 8 cases in which parathyroids, pituitary and pancreatic islets were involved. J. clin. Endocr. **13**, 20 (1953)
Underwood, L.E., Jacobs, N.M.: Familial endocrine adenomatosis: Family with hyperinsulinism as predominant manifestation. Amer. J. Dis. Child. **106**, 218 (1963)
Ungar, B., Stocks, A.E., Martin, F.I.R., Whittingham, S., Mackay, I.R.: Intrinsic factor antibodies in diabetes mellitus. Lancet **1967 II**, 77
Vance, J.E., Stoll, R.W., Kitabchi, A.E., Williams, R.H., Wood, F.C., Jr.: Nesidioblastosis in familial endocrine adenomatosis. J. Amer. med. Ass. **207**, 1679 (1969)
Vance, J.E., Stoll, R.W., Kitabchi, A.E., Buchanan, K.D., Hollander, D., Williams, R.H.: Familial nesidioblastosis as the predominant manifestation of multiple endocrine adenomatosis. Amer. J. Med. **52**, 211 (1972)
Vladutiu, A.O., Rose, N.R.: Autoimmune murine thyroiditis: Relation to histocompatibility (H-2) type. Science **174**, 1137 (1971)
Volpe, R.: Chronic thyroiditis. The thyroid, 3rd ed. New York-Evanston-San Francisco-London: Harper & Row 1971
Wangel, A.G., Schiller, K.F.R.: Diagnostic significance of antibody to intrinsic factor. Brit. med. J. **1**, 1275 (1966)
Weichert, R.F.: The neural ectodermal origin of the peptide-secreting endocrine glands. A unifying concept for the etiology of multiple endocrine adenomatosis and the inappropriate secretion of peptide hormones by non-endocrine tumors. Amer. J. Med. **49**, 232 (1970)
Weichert, R.F., Roth, L.M., Krementz, E.T., Hewitt, R.L., Drapanas, T.: Carcinoid-islet cell tumours of the duodenum. Amer. J. Surg. **121**, 195 (1971)
Weigle, W.O.: Induction of autoimmunity in rabbits following injection of heterologous or altered homologous thyroglobulin. J. exp. Med. **121**, 289 (1965)
Weigle, W.O.: Experimental autoimmune thyroiditis. In: Endocrine pathology decennial, S.C. Sommers, ed., pp. 229–247. New York: Appleton Century-Crofts 1975
Wells, H.G.: Addison's disease with selective destruction of the suprarenal cortex. Arch. Path. **10**, 499 (1930)
Wells, S.A., Jr., Ellis, G.J., Gunnels, J.C.: Parathyroid autotransplantation in primary parathyroid hyperplasia. New Engl. J. Med. **295**, 57 (1976)
Wells, S.A., Jr., Norton, J.J.A.: Medullary carcinoma of the thyroid and multiple endocrine neoplasia-II syndrome. In: Friesen, S., ed., Surgical endocrinology, pp. 287–303. Philadelphia-Toronto: Lippincott 1978
Werdelin, O.: The origin, nature, and specificity of mononuclear cells in experimental autoimmune inflammations. Acta path. microbiol. scand., Suppl. **232**, 1 (1972)
Werdelin, O., Foley, P.S., Rose, N.R., McCluskey, R.T.: The growth of the cell population in the draining popliteal lymph node of rats injected with rat adrenal in Freund's adjuvant. Immunology **21**, 1059 (1971)
Werdelin, O., McCluskey, R.T.: The nature and the specificity of mononuclear cells in experimental autoimmune inflammations and the mechanisms leading to their accumulation. J. exp. Med. **133**, 1242 (1971)
Werdelin, O., Witebsky, E.: Experimental allergic rat adrenalitis. A study on its elicitation and lymphokinetics. Lab. Invest. **23**, 136 (1970)
Wermer, P.: Genetic aspects of adenomatosis of endocrine glands. Amer. J. Med. **16**, 363 (1954)
Wermer, P.: Endocrine adenomatosis and peptic ulcer in a large kindred. Inherited multiple tumors and mosaic pleiotropism in man. Amer. J. Surg. **105**, 205 (1963)
Wermer, P.: Multiple endocrine adenomatosis: Multiple hormone-producing tumors, a

familial syndrome. In: Bonfils, S., ed., Endocrine-secreting tumors of the GI tract. Clin. Gastroenterol. **3**, 671 (1974)

Wesdorp, R.I.C., Wang, C.A., Hirsch, H., Fischer, J.E.: Plasma and parathyroid tumor tissue gastrin and hyperparathyroidism. Amer. J. Surg. **131**, 60 (1976)

Wick, G., Graf, J.: Electron microscopic studies in chickens of the obese strain with spontaneous hereditary autoimmune thyroiditis. Lab. Invest. **27**, 400 (1972)

Williams, E.D.: A review of 17 cases of carcinoma of the thyroid and pheochromocytoma. J. clin. Path. **18**, 288 (1965)

Williams, E.D., Engel, E., Forbes, A.P.: Thyroiditis and gonadal dysgenesis. New Engl J. Med. **270**, 805 (1964)

Williams, E.D., Morales, A.M., Horn, R.C.: Thyroid carcinoma and Cushing's syndrome. A report of two cases with a review of the common features of "non-endocrine" tumors associated with Cushing's syndrome. J. clin. Path. **21**, 129 (1968)

Williams, E.D., Pollock, D.J.: Multiple mucosal neuromata with endocrine tumours, a syndrome allied to von Recklinghausen's disease. J. Path. Bact. **91**, 71 (1966)

Williams, G.A., Peterson, W.C., Borser, E.N.: Interrelationship of parathyroid and adrenocortical function calcium homeostasis in the rat. Endocrinol. **95**, 707 (1974)

Wilson, S.D.: Zollinger-Ellison tumor registry. Milwaukee: the medical college of Wisconsin 1976

Wilson, S.D.: Wermer's syndrome: Multiple endocrine adenopathy, type I. In: Friesen, S.R. (ed.), Surgical endocrinology. Clinical syndromes, pp. 265–286. Philadelphia-Toronto: Lippincott 1978

Wise, K.S., Gibson, J.A.: Von Hippel-Lindau's disease and phaeochromocytoma. Brit. med. J. **1**, 441 (1971)

Wolf, L.M., Dubuisson, M., Schrub, J.Cl., Metayer, J., Laumonier, R.: Syndrome de Sipple associé à des adénomes hypophysaires et parathyroidiens. Ann. Endocr. **33**, 455 (1972)

Wolfe, H.J.: C-cell hyperplasia and medullary thyroid carcinoma: Heterogeneity of tumor marker expression in neoplastic progression (abstr.). Tumour markers, 1979, VIIth meeting internat. Soc. for onco-developmental biology and medicine, Guildford, England (1979)

Wolfe, H.J., DeLellis, R.A., Miller, H.H., Reichlin, S., Gagel, R.F., Tashjian, A.H., Jr.: C-cell hyperplasia and medullary thyroid carcinoma: Pathologic criteria and clinical correlates. Lab. Invest. **38**, 373 (1978) (abstr.)

Wolfe, H.J., Melvin, K.E.W., Cervi-Skinner, S.J., Al Saadi, A.A., Juliar, J.F., Jackson, C.E., Tashjian, A.H., Jr.: C-cell hyperplasia preceding medullary thyroid carcinoma. New Engl. J. Med. **289**, 437 (1973)

Woolner, L.B., Beahrs, O.H., Black, M.B., McConahey, W.M., Keating, F.R., Jr.: Thyroid carcinoma – General considerations and follow-up data on 1181 cases. In: Thyroid neoplasia, pp. 51–79. New York: Academic Press 1968

Wuepper, K.D., Fudenberg, H.H.: Moniliasis, "autoimmune" polyendocrinopathy, and immunologic family study. Clin. exp. Immunol. **2**, 71 (1967)

Wuepper, K.D., Wegienka, L.C., Fudenberg, H.H.: Immunologic aspects of adrenocortical insufficiency. Amer. J. Med. **46**, 206 (1969)

I. Historischer Rückblick

Bereits Ende des 19. Jahrhunderts wurden vorwiegend neurologische Symptome, die im Verlaufe eines Tumorleidens auftraten, beschrieben (OPPENHEIM 1888; NONNE 1900). Die Dokumentation des Hyperkortisolismus erfolgte bereits 1928 durch BROWN, 4 Jahre bevor CUSHING (1932) das durch Hypophysenadenome bedingte Syndrom beschrieb. Bei den Patienten von BROWN verursachten vermutlich ein kleinzelliges Bronchuskarzinom bzw. ein Thymom das Syndrom. Die Pathogenese der ektopischen Hormonbildung konnte erst nach 1960 aufgedeckt werden: Es wurde eine Substanz im Plasma und Tumorgewebe nachgewiesen, welche die biologische Aktivität des ACTH besitzt (CHRISTY 1961; LIDDLE et al. 1962; MEADOR et al. 1962). Der eindeutige Beweis der ektopischen Hormonbildung durch Tumorgewebe wurde schließlich durch den Nachweis einer ACTH-Produktion durch Thymomzellen in der Gewebekultur erbracht (LIDDLE et al. 1969). Weiterhin konnten Sekretgranula, die denjenigen peptidhormonproduzierender Zellen sehr ähnlich sind, in Thymomen, kleinzelligen Bronchuskarzinomen sowie Bronchuskarzinoiden nachgewiesen werden (MACADAM u. VETTERS 1969; KAY u. WILSON 1970; PIMSTONE et al. 1972).

Diese fragmentarische Darstellung durchgeführter Untersuchungen veranschaulicht bereits die Komplexität des Problems sowie die Schwierigkeiten bei der Beweisführung für die Diagnose eines paraneoplastischen Syndroms.

II. Definition der Paraneoplasie

Der Begriff „paraneoplastisches Syndrom" wurde durch DENNY-BROWN (1948) eingeführt. Generell versteht man darunter jede Auswirkung eines Tu-

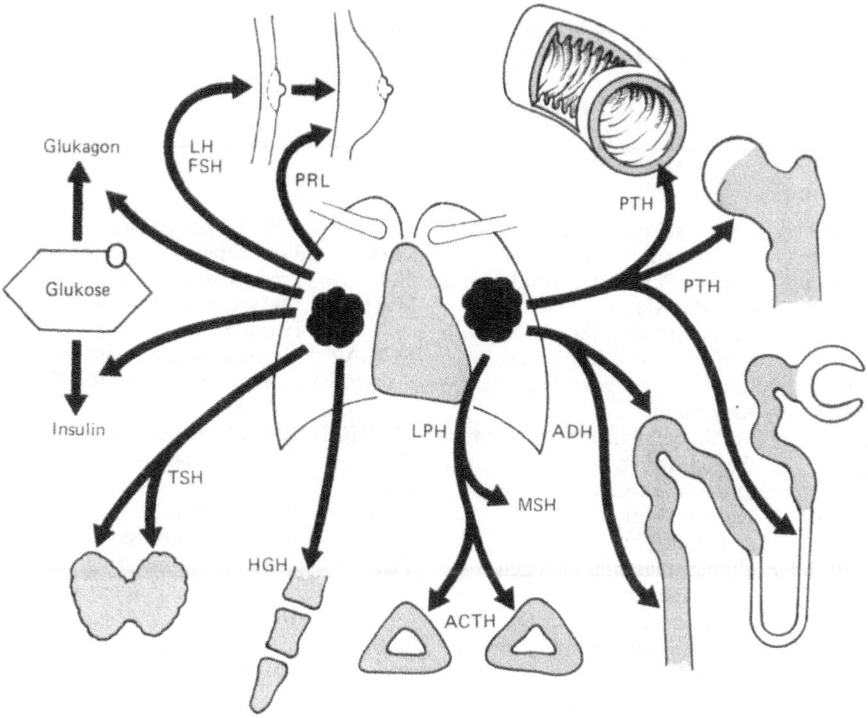

Abb. 1. Schematische Darstellung der wichtigsten durch das Bronchuskarzinom gebildeten Hormone

Elftes Kapitel

Paraneoplastische endokrine Syndrome

PH.U. HEITZ u. J.-J. STAUB, Basel

A. Einleitung

Die Erkennung klinischer Syndrome, welche auf die Sekretion von Hormonen durch „nicht endokrine“ Tumoren zurückgeführt werden können, gehört zu den markantesten, während der letzten Jahre erzielten Fortschritten der Endokrinologie. Es ist heute bekannt, daß metabolische Auswirkungen derartiger Tumoren gefährlicher sein können als das Tumorwachstum selbst. Andererseits können Messungen von Hormonen als „Marker“ für bestimmte Tumoren Hinweise auf den Sitz des Primärtumors geben und das Fortschreiten der Erkrankung bzw. den Erfolg der Therapie anzeigen. Diese Erkenntnisse haben zur Entstehung eines neuen interdisziplinären Arbeitsfeldes zwischen Endokrinologie und Onkologie geführt. Die Analyse dieser Phänomene ermöglicht es, Rückschlüsse auf ontogenetische Zusammenhänge und die Differenzierung verschiedener Gewebe zu ziehen. Sie erlaubt zudem fundamentale Einblicke in die Tumorbiologie und deren Regulationsmechanismen.

Abkürzungen

ACTH	Adrenokortikotropes Hormon
ADH	Antidiuretisches Hormon
APUD	*A*mine *P*recursor *U*ptake and *D*ecarboxylation
CLIP	Corticotrophin-like intermediate lobe peptide
CRF	Corticotropin-releasing factor
CT	Kalzitonin
FSH	Follikel-stimulierendes Hormon
GHRH	Gonadotropic hormone-releasing hormone
HCG	Human chorionic gonadotropin
HPL oder HCS	Human placental lactogen (=Human chorionic somatomammotropin)
HGH (=STH)	Wachstumshormon (=Somatotropes Hormon)
ILA	Insulin-like activity
LH	Luteotropes Hormon
LPH	Lipotropin
LVP	Lysin-Vasopressin
MSH	Melanozyten-stimulierendes Hormon
NSILA (=IGF)	Non-suppressible insulin-like activity (=Insulin-like Growth Factor)
17-OHCS	17-Hydroxysteroide
PP	Pancreatic polypeptide
PRL	Prolaktin
PTH	Parathormon
RIA	Radioimmunoassay
TRH	Thyrotropin-releasing hormone
TSH	Thyreoidea-stimulierendes Hormon
VIP	Vasoactive intestinal polypeptide

Tabelle 1. Übersicht der wichtigsten paraneoplastischen endokrinen Syndrome. (Aus STAUB 1978)

Endokrines Organ	Hormon	Endokrines Syndrom	Lokalisation der häufigsten Tumoren
Hypophysen-vorderlappen	ACTH, MSH	Cushing-Syndrom mit Pigmentierung	Bronchus (Kleinzelliges Karzinom, Karzinoid), Pankreas, Thymus, medulläres Schilddrüsenkarzinom
	LH FSH	Pubertas praecox, Gynäkomastie	Bronchus, Leber, Nebenniere
	HGH	Akromegaloid	Bronchus
	TSH	Hyperthyreose	Choriokarzinom, Blasenmole, Hoden, Bronchus
	Prolactin	Galaktorrhoe	Bronchus, hypernephroides Karzinom
Hypophysen-hinterlappen	ADH	Schwartz-Bartter-Syndrom	Bronchus, Pankreas, Duodenum
	Oxytozin	–	Bronchus, Pankreas
	Neurophysin	–	Bronchus
Hypothalamus	CRF	Cushing-Syndrom	Bronchus
	Somatostatin	HGH-Mangel, Diabetes	Bronchus
Parathyreoidea	PTH	Pseudohyperparathyreoidismus	Bronchus (Plattenepithel-Karzinom)
	Prostaglandine		hypernephroides Karzinom, Pankreas
C-Zellen der Schilddrüse	Kalzitonin	–	Bronchus, Mamma
Pankreas	Insulin, NSILA	Hypoglykämie	Bronchus, mesenchymale Tumoren
Magen-Darm	Gastrin	Zollinger-Ellison Syndrom	Pankreas
Niere	Erythropoietin	Erythrozytose	Uterus, Kleinhirn, Ovar

mors, welche nicht lokal durch den Tumor oder durch dessen Metastasen bedingt ist. Die „ektopische (oder paraneoplastische) Hormonbildung" (Abb. 1) umfaßt die Wirkungen von Hormonen (bzw. von Substanzen mit hormonähnlicher Aktivität), welche durch einen Tumor synthetisiert werden, der von einem Gewebe ausgeht, welches normalerweise das betreffende Hormon nicht zu produzieren vermag (LIDDLE et al. 1969; Tabelle 1) oder welches weder örtliche, strukturelle noch ontogenetische Beziehungen zum physiologischen Bildungsort des Hormons besitzt (KRACHT 1968; Abb. 2). Diese Definition setzt die Kenntnis der normalen Bildungsstätten von Hormonen und anderen Substanzen sowie der

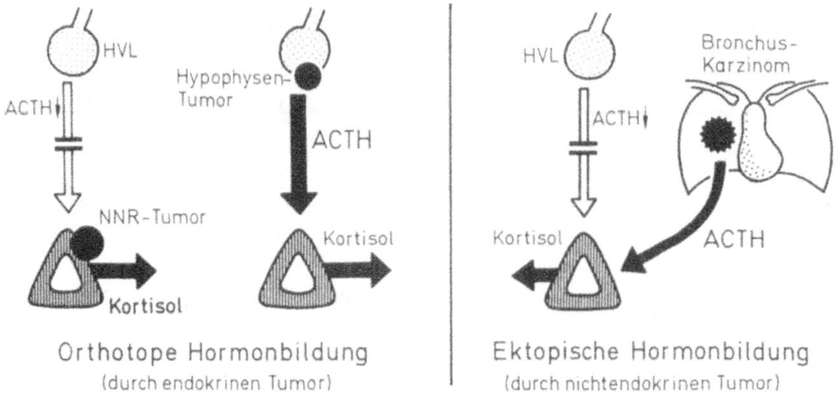

Abb. 2. Prinzipieller Unterschied zwischen orthotoper und ektopischer Hormonbildung am Beispiel des Cushing-Syndroms

ontogenetischen Zusammenhänge voraus. Gerade diese Kriterien sind aber keineswegs immer erfüllt.

III. Allgemeine klinische und biochemische Bedeutung

1. Klinische Bedeutung

Die klinische Bedeutung paraneoplastischer Syndrome besteht darin, daß Tumoren bereits im Frühstadium ein metabolisches Syndrom bewirken und auf die Diagnose bis 8 Jahre vor der Entdeckung des Tumors hinweisen können (Bower u. Gordan 1965; Liddle et al. 1969; Mason et al. 1972; Sherwood 1976). Diese metabolischen Auswirkungen sind nicht selten Ursache einer hohen Morbidität und Letalität von Tumorpatienten, können aber durch eine geeignete Therapie weitgehend behoben werden. Besonders häufig sind Hypokaliämie bei ektopischer ACTH-Sekretion, Wasserintoxikation durch ADH-Sekretion sowie Hyperkalzämie.

2. Biochemische Bedeutung

Von biochemischer Bedeutung sind Bestimmungen hormonaler „Tumormarker".

Ein für ektopische Hormonbildung *idealer Marker* sollte folgende Bedingungen erfüllen:

1. Er sollte ausschließlich durch Tumoren produziert werden.
2. Sein Blutspiegel sollte in direkter Beziehung zur Tumormasse stehen.
3. Für ein breites Screening sollte ein Marker bei verschiedenen Tumortypen vorkommen; für die präzise Diagnose sollten andere Tumormarker aber möglichst gewebsspezifisch sein.
4. Der Marker sollte leicht meßbar sein und die Meßmethode sollte in großen Serien (mit Automatisation) eingesetzt werden können.

Bisher wurden diese Kriterien in idealer Weise durch keinen Marker erfüllt. Gute, wenn auch nicht ideale Marker sind aber HPL und HCG, bzw. dessen Untereinheiten (s. Kap. C I 3). Wahrscheinlich wird man gezwungen sein, ein *Tumormarkerprofil* mit Hilfe einer Multivarianzanalyse herauszuarbeiten. Dabei könnten sich typische Muster für bestimmte Tumoren ergeben (Cooper u. Kenny 1977).

3. Ziele der Bestimmungen

Die Ziele derartiger Bestimmungen liegen auf folgenden Gebieten:

a) Früherfassung von Tumoren

Nebst der klinischen Beurteilung kann die Entdeckung hoher Hormonkonzentrationen im Serum, welche durch normale Kontrollmechanismen kaum oder nicht beeinflußt werden, wertvolle Hinweise liefern. Dabei ist aber zu bedenken, daß die Konzentration des normalen Hormons miterfaßt wird. Die gemessene Konzentration muß daher die normale weit übersteigen, um diagnostisch verwertbar zu sein. Es darf überdies nicht vergessen werden, daß Einzelmessungen oft irrelevant sind, da eine intermittierende Sekretion sowohl bei Normalpersonen als auch bei Tumoren bekannt ist. Auch exogene Einflüsse (z.B. Streß) können Einzelmessungen verfälschen. Schließlich können Tumoren auch mehrere Marker zu verschiedenen Zeiten sezernieren (REES u. RATCLIFFE 1974; REES 1975).

Eine größere Bedeutung als quantitative Messungen gewinnt zusehends die qualitative Differenzierung der Tumorprodukte. Tumoren sind imstande, Substanzen zu sezernieren, welche mit den physiologischen Hormonen verwandt, jedoch nicht identisch sind. So treten z.B. CLIP (entspricht den Aminosäuren 18–39 des ACTH) und das N-terminale Fragment des ACTH (Aminosäuren 1–16) praktisch nur bei Tumoren mit ektopischem ACTH-Syndrom auf (vgl. Abb. 8b). Sie sind in der normalen Hypophyse nicht oder in nur sehr niedriger Konzentration nachweisbar (RATCLIFFE et al. 1972; ORTH et al. 1973; SCOTT et al. 1973). Weitere qualitative Marker sind HCG, bzw. dessen Untereinheiten (z.B. β-HCG) welche im Serum einer Reihe von Patienten mit nicht trophoblastischem, nicht gonadalem Tumor gefunden wurden (BRAUNSTEIN et al. 1973a, b; KAHN et al. 1977; s. Kap. C I 3).

b) Lokalisation von Tumoren

Eine eindeutige Tumorlokalisation ist durch selektive Venenkatheterisierung möglich. Diese Methode ist zwar aufwendig und technisch schwierig, sie konnte aber neuerdings mit Erfolg eingesetzt werden (SCHTEINGART et al. 1972; REES 1975; CORRIGAN et al. 1977; KLEY et al. 1978) und dürfte durch vermehrten Einsatz angiographischer Methoden weiter Verbreitung finden.

c) Erfassung von Rezidiven oder Metastasen

Rezidive oder Metastasen orthotop hormonproduzierender Tumoren können derzeit bereits oft durch Bestimmung der Hormonkonzentration im Serum früh erfaßt werden (z.B. Blasenmole oder Choriokarzinom mit HCG-Sekretion bzw. medulläres Schilddrüsenkarzinom mit Kalzitonin-Produktion). Bei bekannter paraneoplastischer Hormonbildung konnte wiederholt durch den Wiederanstieg des ektopisch gebildeten Hormons (nach vorgängiger Normalisation) oder anhand des fehlenden Abfalls nach Therapie ein Rezidiv oder das Vorliegen von Metastasen bestätigt werden (MUGGIA et al. 1975).

d) Kontrolle der Wirksamkeit der Therapie (Operation, Radiotherapie, Zytostatika)

Für derartige Verlaufskontrollen gelten dieselben Charakteristika wie bei der Erfassung von Rezidiven bzw. von Metastasen (vgl. Abb. 3).

4. Häufigkeit

Die Häufigkeit paraneoplastischer Syndrome ist gegenwärtig nur schwer abzuschätzen. Dies rührt daher, daß die Syndrome oft übersehen werden, weil

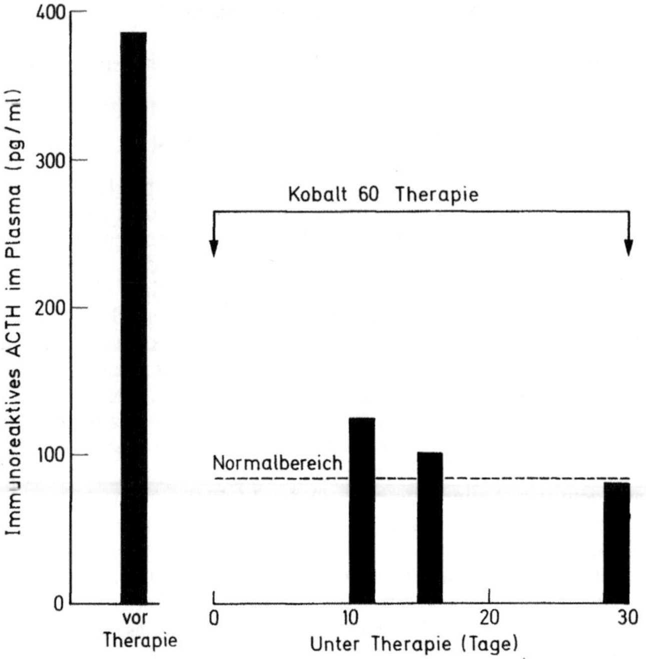

Abb. 3. ACTH als Tumormarker: Normalisation der Plasmawerte nach Bestrahlung eines malignen Thymoms. (STAUB et al. 1978)

Tabelle 2. Paraneoplastische Syndrome bei Lungentumoren. (Nach REES u. RATCLIFFE 1974)

Syndrome	Häufigkeit (%)	Tumor
Cushing Syndrom	0–2,0 2,8	Bronchuskarzinom, kleinzelliges Bronchuskarzinom
ADH Überproduktion	0,9–2,0 8	Bronchuskarzinom, kleinzelliges Bronchuskarzinom
Hyperkalzämie ohne Knochenmetastasen	1,0–7,5 14 15	Bronchuskarzinom, verschiedene Karzinome, Pflasterzellkarzinom des Bronchus
Gynäkomastie	0,5–0,9	Bronchuskarzinom

sie durch andere Erscheinungen bei den oft schwerkranken Patienten maskiert sind. Auch werden moribunde Patienten mit bekannter Tumordiagnose aus verständlichen Gründen oft nicht mehr gründlich durchuntersucht.

Allgemein ergibt sich, daß mindestens ca. 10% aller Lungentumoren mit einem paraneoplastischen Syndrom einhergehen dürften. REES u. RATCLIFFE (1974) stellten folgende Sammelstatistik zusammen (Tabelle 2):

Das Vorkommen der ebenfalls in der Originaltabelle aufgeführten Hyperthyreose bei bis 0,9% der Bronchuskarzinome konnte in neueren Arbeiten nicht bestätigt werden (RATCLIFFE et al. 1978; s. Kap. C I 7).

Tabelle 3. Hormonale paraneoplastische Syndrome

Hormone	Syndrome
1. Adrenokortikotropes Hormon Lipotropin	Cushing-Syndrom (oft atypisch)
Melanozyten-stimulierendes Hormon und/oder Lipotropin	Pigmentierung
Kortikotropin-Releasing Faktor	Cushing-Syndrom
2. Antidiuretisches Hormon	Schwartz-Bartter-Syndrom
Oxytozin, Neurophysin	Keine klinische Symptome
3. Gonadotropine	Pubertas praecox, Gynäkomastie
4. Prolaktin	Galaktorrhö, Amenorrhö, Impotenz
5. Human placental lactogen	Gynäkomastie
6. Wachstumshormon	Akromegaloid
7. Thyreoidea-stimulierendes Hormon	Hyperthyreose
8. Insulin Non-suppressible insulin-like activity	Hypoglykämie
9. Gastrointestinale Hormone	
Gastrin	Zollinger-Ellison-Syndrom
Vasoactive intestinal peptide	Verner-Morrison-Syndrom
10. Hyperkalzämisierende Substanzen Parathormon Prostaglandine Osteolytische Sterole Osteoclast activating factor	Hyperkalzämie
11. Kalzitonin	Keine klinischen Symptome
12. Erythropoietin	Polyglobulie
13. Aldosteron	Hyperaldosteronismus

Die Bestimmung der Inzidenz aufgrund biochemischer Kriterien ergibt wesentlich höhere Zahlen. So fanden GILBY et al. (zit. REES 1975) bei der systematischen Untersuchung von 50 Patienten mit kleinzelligem Bronchuskarzinom erhöhte ADH-Werte in 35% und eine vermehrte ACTH-Produktion in 22%.

Die definitive Bestimmung der Häufigkeit wird von der genauen klinischen Beobachtung und vom präzisen Nachweis einer großen Zahl von Tumormarkern bei größeren Patientenserien abhängen. Die Bedeutung derartiger systematischer Bestimmungen liegt auf der Hand.

Tabelle 4. Nicht-hormonale paraneoplastische Syndrome

Organ	Syndrom
1. Allgemeine Tumorsymptome	Kachexie Unspezifische Stoffwechselsteigerung Fieber
2. Haut	Acanthosis nigricans Herpes zoster Anhidrose
3. Blut	Leukozytose Eosinophilie Aplastische Anämie Hämolytische Anämie Thrombozytose Thrombozytopenie Panzytopenie
4. Herz- und Gefäßsystem	Thrombophlebitis migrans Abakterielle marantische polypöse Endokarditis
5. Nervensystem	Progressive multifokale Leukoenzephalopathie Kleinhirnrindendegeneration Amyotrophische Lateralsklerose Subakute nekrotisierende Myelopathie Sensorische Neuropathie Sensori-motorische Neuropathie Polymyositis Demenz
6. Stoffwechsel	Hyperkaliämie Paraproteinämie (Amyloidose) Nephrotisches Syndrom
7. Sonstige Organe	Pulmonale Osteoarthropathie

B. Klassifikation der paraneoplastischen Syndrome

Bei den paraneoplastischen Syndromen lassen sich *hormonale Syndrome* (Tabelle 3) und *nicht-hormonale Syndrome* (Tabelle 4) unterscheiden.

Im folgenden werden nur die *hormonalen Syndrome* besprochen. Da sie klinisch am besten erfaßt und die Hormone präzis bestimmt werden können, sind sie die bekanntesten paraneoplastischen Syndrome. In Zukunft dürfte aber die Sekretion nicht hormonaler Substanzen durch Tumoren an Bedeutung gewinnen. So wurde die Sekretion von *Enzymen* (z.B. Isoenzyme der alkalischen Phosphatase der Plazenta, sog. Regan-Enzym, Amylase) oder anderer *Proteine* (Kasein, α-Feotoprotein, karzinoembryonales Antigen, α_1-Antitrypsin) bei einer Reihe von Tumoren beobachtet (Rudman et al. 1969; Stolbach et al. 1969; Lo Gerfo et al. 1971; Studer et al. 1971; Tappeiner et al. 1973; Gassner u. Grob, 1974; Yokoyama et al. 1977; Palmer et al. 1978; Übersicht: Hall 1974; v. Kleist u.

BURTIN 1977). Außerordentlich interessant sind auch *immunologische Störungen*, welche mit Tumoren einhergehen (BAGSHAWE 1974) und oft zu Glomerulopathien (mit nephrotischem Syndrom) führen können (LOUGHRIDGE u. LEWIS 1971; LEWIS et al. 1971; Übersicht: EAGEN u. LEWIS 1977). Überdies können sie das Tumorwachstum selbst beeinflussen.

C. Hormonale paraneoplastische Syndrome

I. Systematik der Syndrome

1. Adrenokortikotropes Hormon (ACTH), Melanozytenstimulierendes Hormon (MSH), Lipotropin (LPH), Corticotropin-releasing factor (CRF)

Das ektopische ACTH-Syndrom ist das am längsten bekannte und bisher am besten charakterisierte Syndrom ektopischer Hormonbildung. Die klinische Manifestation durch das gut bekannte Cushing-Syndrom einerseits sowie die Entwicklung empfindlicher und spezifischer radioimmunologischer und biologischer Nachweismethoden andererseits haben zu dessen frühzeitiger Entdeckung und sehr tiefgehenden Erforschung geführt.

Bis 1960 wurden in der Literatur etwa 40 gut dokumentierte Fälle von Cushing-Syndrom mit Nebennierenrindenhyperplasie und nicht endokrinem Tumor beschrieben, doch die Pathogenese dieser Form des Cushing-Syndroms blieb weiterhin ungeklärt. Das Jahr 1961 kann als Geburtsstunde des neuen Konzeptes der ektopischen Hormonbildung bezeichnet werden. In diesem Jahr teilten MEADOR et al. (1961) ihre Studien über den biologischen ACTH-Nachweis im Tumor bei einem Patienten mit paraneoplastischem Cushing-Syndrom mit; im gleichen Jahr wurde bei 2 Patienten eine ACTH-Aktivität im Plasma charakterisiert (CHRISTY 1961) und eine ACTH-ähnliche Substanz im Lungentumor bei einem der beiden Patienten nachgewiesen (HOLUB u. KATZ 1961). Ebenfalls 1961 prägte LIDDLE den Begriff der ektopischen Hormonbildung und beschrieb die ACTH-Studien bei 5 Patienten mit diesem Syndrom mit Nachweis einer ACTH-ähnlichen Substanz in den Tumoren, deren Metastasen und im Blut bei gleichzeitig vermindertem ACTH-Gehalt der Hypophyse (LIDDLE et al. 1962; MEADOR et al. 1962). Seither (STAND 1978) konnte ACTH in mindestens 200 Tumoren mit ektopischem ACTH-Syndrom nachgewiesen werden. Das ektopische ACTH-Syndrom stellt heute die häufigste Ursache des Cushing-Syndroms beim Mann dar.

Die *klinischen Erscheinungen* (Tabelle 5) können sich schon vor dem eigentlichen Tumorleiden manifestieren und zur Entdeckung des letzteren führen. Das Vollbild des Cushing-Syndroms mit Stammfettsucht, Mondgesicht, Hirsutismus und Akne ist selten und findet sich vor allem bei langsam wachsenden oder semimalignen Tumoren, z.B. beim Bronchuskarzinoid, beim Thymom sowie bei endokrinen Pankreastumoren.

Wir konnten beispielsweise eine Patientin beobachten, bei welcher sich mindestens $1^1/_2$ Jahre vor dem radiologischen Nachweis eines Thymoms das Vollbild eines Cushing-Syndroms mit einer ausgeprägten Pigmentierung ausgebildet hat. Die Patientin wurde in der Folge andernorts bilateral adrenalektomiert. Erst später führte eine Lymphknotenmetastase zur Entdeckung des Thymoms (STAUB et al. 1978).

Bei einem anderen Patienten manifestierte sich das Cushing-Syndrom $4^1/_2$ Jahre vor dem Exitus. Der Patient wurde 1962 unter der Annahme eines zentral-bedingten Morbus

Tabelle 5. Diagnose des ektopischen ACTH-Syndroms und Differentialdiagnose gegenüber dem Morbus Cushing

Klinische Symptomatik	Ektopisches ACTH-Syndrom	Morbus Cushing
Trias		
1. Hyperpigmentation	++/+++ (in 30%)	(+), sehr selten
2. Myopathie (Myasthenie, Muskelatrophie)	+++	+
3. Hypokaliämische Alkalose	+++ (K < 3,0 mmol/l)	(+) (K > 3,0 mmol/l)
4. Vollmondgesicht, Stammesfettsucht	(+) (Ausnahmen: Tumoren mit langsamen Wachstum, z.B. Karzinoide und Thymome)	++ ++
Gewichtszunahme	(+)	++
Osteoporose	(+)	
5. Diabetes mellitus	++	+
6. Hypertonie	++	+
7. Ödeme	++	(+)
8. Krankheitsdauer	kurz (Wochen, Monate)	lang (Jahre)
9. Geschlecht	Männer > Frauen	Frauen > Männer
10. Alter	> 50 Jahre	< 40 Jahre
11. Nicht endokriner Tumor	kleinzelliges Bronchuskarzinom ca. 50%	–
	Pankreas-, Thymus-, Schilddrüsentumoren: ca. 30%	–

Cushing beidseitig adrenalektomiert, worauf das Cushing-Syndrom verschwand. 17 Monate nach Adrenalektomie erfolgte ein Rezidiv des Cushing-Syndroms mit auffallend starker Pigmentierung, schwerer Hypokaliämie und Myopathie ohne nachweisbaren Tumor. Zwei stereotaktische Yttrium-Implantationen führten zur Hypophyseninsuffizienz und zum Diabetes insipidus, blieben aber ohne Einfluß auf das Cushing-Syndrom. Der Patient verstarb schließlich 1965 unter den Zeichen eines irreversiblen Kreislaufkollapses. Bei der Autopsie fanden sich eine vollständige Nekrose der Hypophyse, ausgedehnte Regenerate von Nebennierenrindengewebe (Abb. 7) sowie ein faustgroßes endokrines Pankreaskarzinom. Obwohl in vivo keine ACTH-Werte erhalten werden konnten, muß bei völlig zerstörter Hypophyse angenommen werden, daß das Pankreaskarzinom durch ektopische ACTH-Bildung zu diesen ausgedehnten Nebennierenrinden-Regeneraten und zum schweren, letalen Cushing-Syndrom geführt haben muß (Staub 1967).

Bei rasch wachsenden Tumoren stehen kataboler Effekt und Tumorkachexie im Vordergrund, so daß die charakteristische Fettverteilung kaum auftritt und Muskelschwund und -schwäche, Hypertonie, Ödeme und Diabetes mellitus im Vordergrund stehen. Der ausgesprochen schwere Hyperkortisolismus wird bei derartigen malignen Tumoren für die starke Verkürzung der Lebenserwartung auf weniger als 3 Monate verantwortlich gemacht (Rees u. Ratcliffe 1974). Die *Hautpigmentierung* ist oft sehr ausgesprochen und verleitet zur Diagnose eines Morbus Addison oder eines ACTH-bildenden Hypophysentumors. Sie wird durch die gleichzeitige Produktion von LPH oder MSH verursacht (s.

Tabelle 6. Hormonbefunde und Funktionsteste beim ektopischen ACTH-Syndrom im Vergleich zum Morbus Cushing

Hormonbefunde	Ektopisches ACTH-Syndrom	Morbus Cushing
1. Plasmakortisol	↑↑↑	↑/↑↑
2. Freies Kortisol im Urin 17-OHCS	↑↑↑	↑/↑↑
3. 2 mg Dexamethasontest, 1 mg Dexamethasonkurztest	negativ	negativ
4. 8 mg Dexamethasontest	negativ (selten positiv)	positiv
5. Plasma-ACTH	↑↑↑ (meist >44 pmol/l)	(↑)/↑ (meist <44 pmol/l)
6. Tagesrhythmik	fehlend	fehlend
7. Metopirontest	negativ	positiv
8. Lysin-Vasopressin-Test	negativ (selten positiv)	positiv

unten). Weiterhin ist die *hypokaliämische Alkalose* sehr typisch; sie bildet zusammen mit der *Myopathie* und der *Hyperpigmentation* eine charakteristische *Trias*, welche immer den Verdacht auf ein ektopisches ACTH-Syndrom erwecken sollte. Das Serum-Kalium liegt meist unter 3,0 mmol/l und verstärkt zusammen mit dem Muskelschwund die Myopathie. Sie wird auf eine gesteigerte Produktion von Deoxykortikosteron und Kortikosteron zurückgeführt (SCHAMBELAN et al. 1971).

Biochemisch weisen neben der hypokaliämischen Alkalose massiv erhöhte Kortisolwerte im Plasma oder im Urin auf ein ektopisches ACTH-Syndrom hin. Das Plasmakortisol übersteigt vielfach 1380 nmol/l und im Urin werden oft Werte von über 276 µmol/24 h gefunden (oberer Normbereich 690 nmol/l Plasma, bzw. 552 nmol/24 h).

Die Diagnose kann durch die *ACTH-Bestimmung im Plasma* meist weitgehend gesichert werden, obwohl ein erhöhter ACTH-Wert per se noch keinen definitiven Beweis für ein ektopisches ACTH-Syndrom liefert. Während aber beim M. Cushing meist ACTH-Werte unter 44 pmol/l gefunden werden, sind diese beim manifesten ektopischen ACTH-Syndrom im allgemeinen massiv erhöht (oft über 110 pmol/l) und übersteigen diese Grenze meistens (Hormonbefunde s. Tabelle 6). Die Höhe des ACTH-Wertes liefert aber keine Hinweise auf den histologischen Typ des Tumors (RATCLIFFE et al. 1972). Da das ACTH auch bei Streß und bei ACTH-produzierenden Hypophysentumoren sowie bei ektopischer CRF-Bildung (s. unten) erhöht sein kann, muß die ektopische ACTH-Bildung durch den Nachweis des Hormons im Tumorgewebe oder in der Gewebekultur bestätigt werden (s. Kap. C VI). Als weiterer Beweis der ektopischen Hormonbildung dient die Normalisation der Hormonsekretion nach Behandlung des Tumors (Abb. 3). Der Abfall des ACTH nach erfolgreicher Operation eines Tumors konnte auch von RATCLIFFE et al. (1972) bei 6 Patienten sowie von YALOW (1977) bei 14 Patienten dokumentiert werden. In ausgewählten Fällen, bei welchen der für die ektopische Hormonbildung verantwortliche Tumor nicht identifiziert werden kann, gelingt es, den Tumor durch *selektive Katheterisierung* mit ACTH-Bestimmungen zu lokalisieren (CORRIGAN et al. 1977; REES 1977; KLEY et al. 1978).

Zahlreiche Tumoren wurden als mögliche Quelle für die ektopische ACTH-Bildung beschrieben. Da eine Koinzidenz mit einem Cushing-Syndrom durchaus möglich ist, muß die Liste auf diejenigen Tumoren beschränkt werden, bei welchen das ACTH durch zuverlässige Bestimmungsmethoden im Tumor nachgewiesen werden konnte. In drei größeren Sammelstatistiken (LIDDLE et al. 1969; RATCLIFFE et al. 1972; IMURA et al. 1975) werden insgesamt 150 Tumoren mit ACTH-Nachweis beschrieben. Dabei entfallen insgesamt über 80% auf folgende Tumoren:

Bronchus-Karzinom (vorwiegend kleinzelliges Karzinom	80 Patienten (53%)
Thymome	16 Patienten (10,5%)
Pankreas-Tumoren	13 Patienten (9%)
Karzinoide (vorwiegend Bronchus)	11 Patienten (7%)
Phäochromozytom, Ganglioneurom	5 Patienten (3,5%)
Medulläres Schilddrüsen-Karzinom	3 Patienten (2%)

Bei den restlichen Fällen handelt es sich um Tumoren der folgenden Organe: Leber, Prostata, Mamma, Parotis, Ösophagus (histologisch vom kleinzelligen oder „Karzinoid"-Typ) und Larynx (AZZOPARDI u. WILLIAMS 1968). In jüngster Zeit sind weitere Tumoren detailliert beschrieben worden: Adeno-Karzinom der *Parotis* (COX et al. 1970), *kleinzelliges Karzinom* des Pankreas (endokrines Karzinom? CORRIN et al. 1973), kleinzelliges Karzinom der *Cervix uteri* (JONES et al. 1976) sowie der *Prostata* (WENK et al. 1977), *malignes Melanom* (CAREY et al. 1973), „Karzinoid-ähnliches" *Kolonkarzinom* (MIURA et al. 1970; Übersicht: REES u. RATCLIFFE 1974; ULDRY u. JENNY 1977). Weitere Untersuchungen ergaben, daß ein ektopisches ACTH-Syndrom auch bei 2–4% der medullären Schilddrüsenkarzinome auftritt (KEUSCH et al. 1977).

Es fällt auf, daß die meisten dieser Tumoren als *„kleinzellig", „Karzinoid-ähnlich"* oder als typische Karzinoide bezeichnet werden. In mehreren Tumoren wurden argyrophile Zellen (TATEISHI et al. 1975; ALBORES-SAAVEDRA et al. 1976) und in Tumorzellen von kleinzelligen Bronchuskarzinomen, Bronchuskarzinoiden, endokrinen Pankreastumoren und Prostatakarzinomen elektronenmikroskopisch Sekretgranula beobachtet (BENSCH et al. 1968, 1976; BONIKOS et al. 1976; JONES et al. 1976; WENK et al. 1977; Abb. 4).

Immunhistochemisch ist es bisher nur bei wenigen Tumoren gelungen ACTH nachzuweisen. WENK et al. (1977) zeigten ACTH in einem Prostatakarzinom. Überdies konnte das Peptid in medullären Schilddrüsenkarzinomen, sowie in Thymomen und endokrinen Pankreastumoren dargestellt werden (eigene Beobachtungen, Abb. 5a, b).

Die *Nebennieren* weisen beim ektopischen ACTH-Syndrom oft eine weit über die beim Morbus Cushing hinausgehende Vergrößerung auf (oft weit über 20 g pro Nebenniere: BURMEISTER et al. 1968; SYMINGTON 1969). Histologisch besteht das Bild einer schweren Hyperplasie der Zonae fasciculata und reticularis mit allen Zeichen einer hochgradigen Stimulation (lipoidarme kompakte granuläre Zellen; Abb. 6a, b). Nach unvollständiger Nebennierenresektion kann das Restgewebe unter der ektopischen ACTH-Stimulation große hyperplastische Knoten bilden, welche nur unter großen Schwierigkeiten exstirpiert werden können (STAUB 1967; Abb. 7).

Bei allen aufgeführten Tumoren konnte der *ACTH-Nachweis im Tumorgewebe* durch biologische und radioimmunologische Bestimmungsmethoden erbracht werden (MEADOR et al. 1962; LIDDLE et al. 1965; RATCLIFFE et al. 1972; ORTH et al. 1973; IMURA et al. 1975;

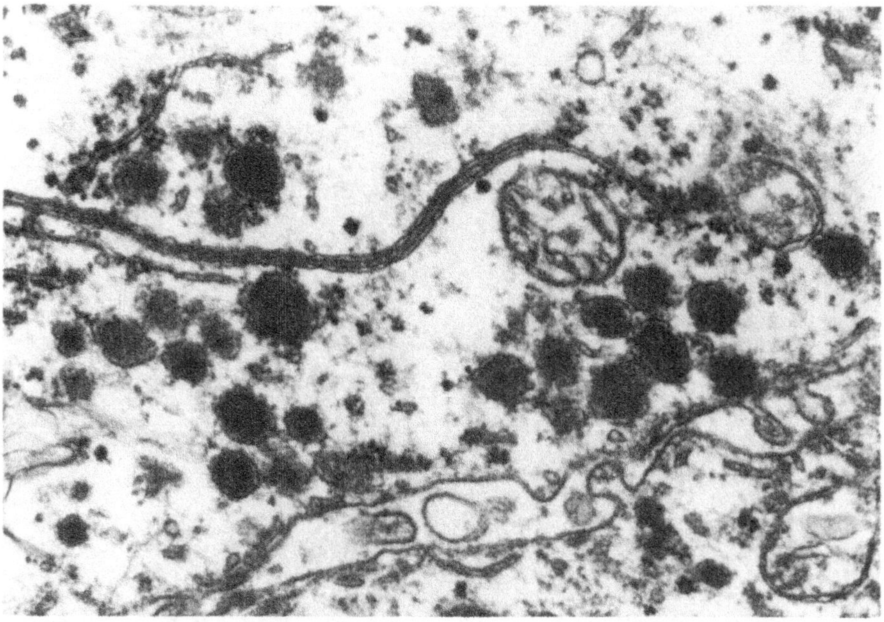

Abb. 4. Elektronenmikroskopisches Bild von Sekretgranula in einem sekretorisch inaktiven Bronchuskarzinoid (Durchmesser der Granula 120–140 nm). Glutaraldehyd-Osmiumtetroxyd. 38000×

BLOOMFIELD et al. 1977). Die nachgewiesene ACTH-Menge in den Tumoren zeigt sehr große Schwankungen; die höchsten Werte betragen über 220 nmol/g Tumorgewebe und liegen damit um das Millionenfache höher als in anderen Tumoren mit geringem ACTH-Gehalt. Die erwähnte Hormonmenge von 220 nmol entspricht dem gesamten hypophysären ACTH-Gehalt (Abb. 8a). Dabei muß berücksichtigt werden, daß die Masse dieser Tumoren die Hypophysengröße bei weitem überschreitet; dadurch kann die gesamte, im Tumor produzierte Hormonmenge sehr groß sein und die oft exzessiven zirkulierenden ACTH- und Kortisolwerte erklären. Die Bronchuskarzinoide, die Thymome und das medulläre Schilddrüsenkarzinom zeigen im allgemeinen den höchsten ACTH-Gehalt (Werte über 0,2 nmol/g); das kleinzellige Bronchuskarzinom weist meist einen tieferen Hormongehalt auf (KNIGHT et al. 1972; RATCLIFFE et al. 1972). Bei den tiefen Werten (0,2 pmol bis 2 pmol/g) ist die Abgrenzung von den Tumoren ohne ektopisches ACTH-Syndrom schwierig, da solche ACTH-Mengen bereits im Plasma nach Streß (z.B. bei Operation) nachgewiesen werden können. Aus diesem Grunde ist die vergleichende Untersuchung von nicht tumorösem *Kontrollgewebe* entscheidend (vgl. Kap. C VI).

Die *Höhe der gemessenen ACTH-Werte* hängt weitgehend von der verwendeten Methodik ab; die absoluten Werte verschiedener Autoren sind deshalb nur teilweise vergleichbar. Durch Radioimmunoassay (RIA) werden im allgemeinen höhere Werte als durch biologische Meßmethoden erzielt. RATCLIFFE et al. (1972) fanden mit einem N-terminalen Antikörper 1,6mal höhere Werte und ORTH et al. (1973) sogar 2,9mal mehr ACTH im Vergleich zum biologischen Nachweis. Der gemessene Wert hängt davon ab, welche Aminosäuresequenz bzw. welches Fragment der RIA zu erkennen vermag (Abb. 8b).

a
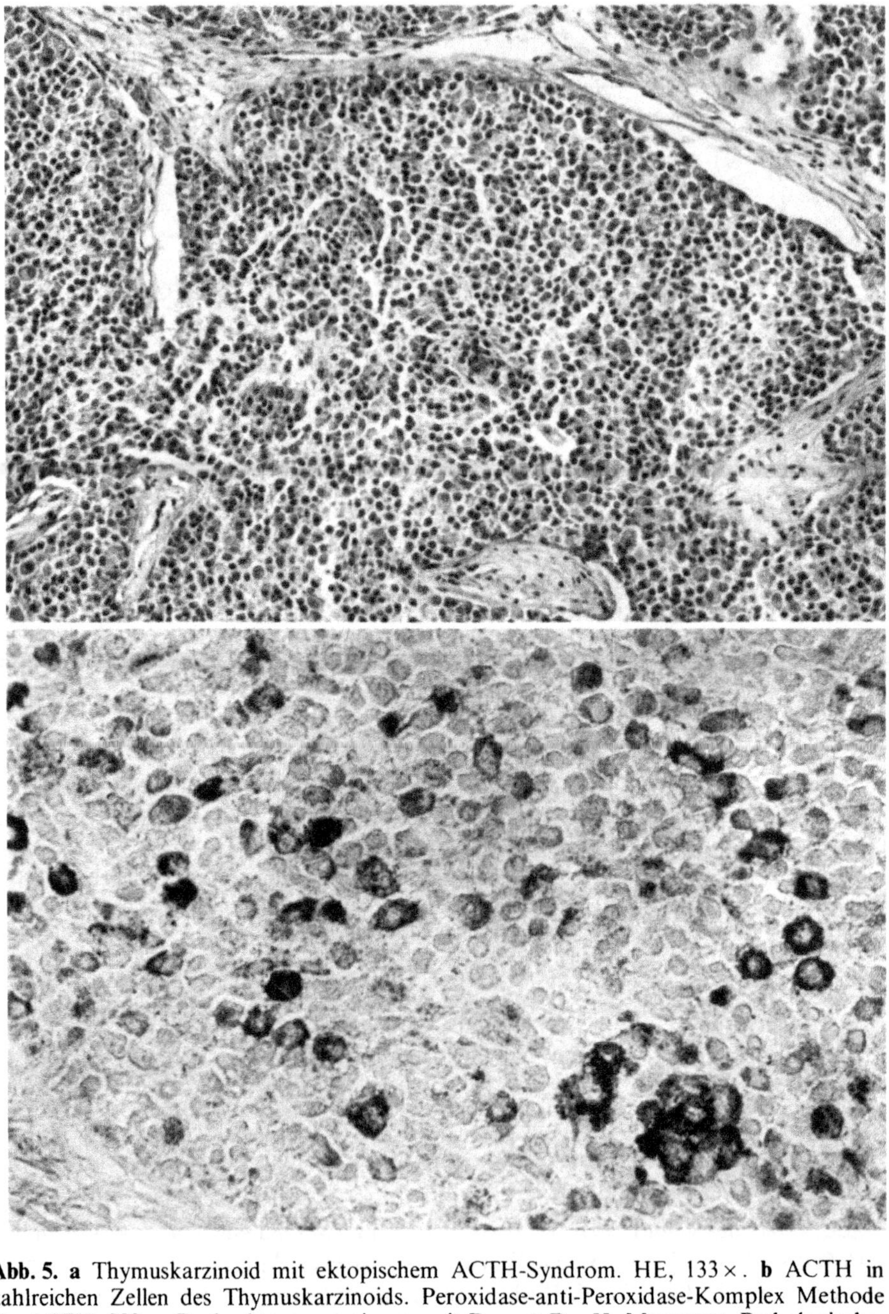
b

Abb. 5. a Thymuskarzinoid mit ektopischem ACTH-Syndrom. HE, 133×. **b** ACTH in zahlreichen Zellen des Thymuskarzinoids. Peroxidase-anti-Peroxidase-Komplex Methode für ACTH. 333×. Beobachtung gemeinsam mit Dozent Dr. H. MITSCHKE, Pathologisches Institut der Universität Hamburg

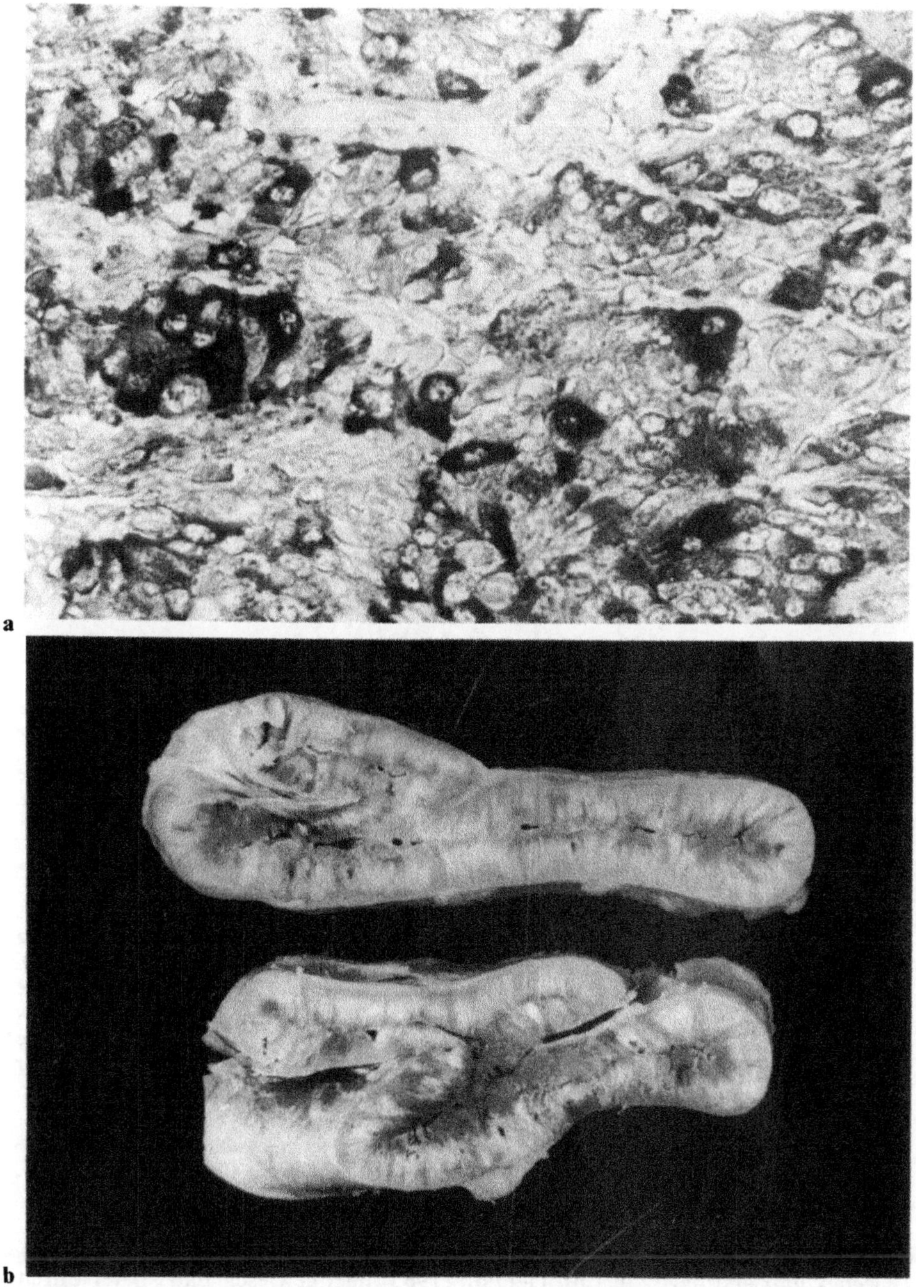

Abb. 6. a Endokrines Pankreasadenom mit ektopischem ACTH-Syndrom. Darstellung von ACTH durch die Peroxidase-anti-Peroxidase-Komplex Methode. 333 ×. Der Tumor enthielt auch Insulin, Glukagon, Somatostatin, Pancreatic Polypeptide und Lipotropin (vgl. Abb. 10). **b** Hyperplastische Nebenniere beim Patienten mit ektopischem ACTH-Syndrom bei endokrinem Pankreastumor. Gesamtgewicht der Nebennieren: 14 g. Beobachtung gemeinsam mit Dozent Dr. G. Klöppel, Pathologisches Institut der Universität Hamburg

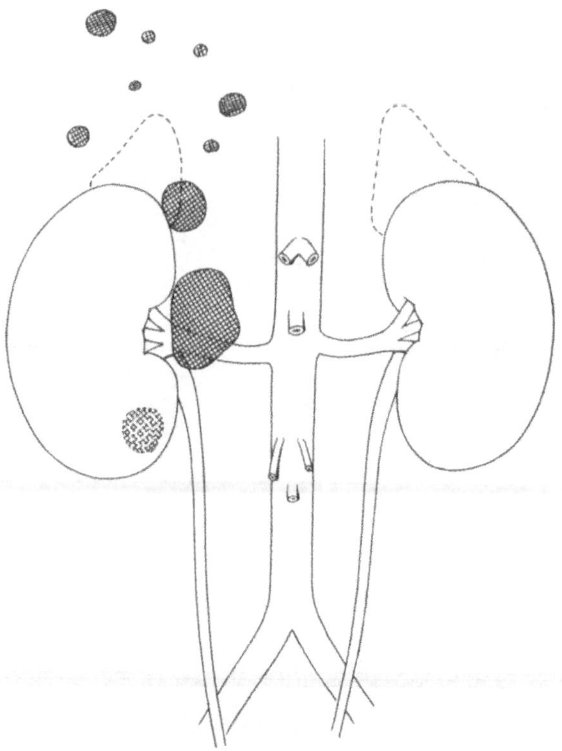

Abb. 7. Multiple Nebennierenrinden-Regenerationsherde nach „totaler" Adrenalektomie bei einem Patienten mit ektopischem ACTH-Syndrom bei endokrinem Pankreaskarzinom. (Aus STAUB 1967)

Zahlreiche *chemische, immunologische und biologische Charakteristika* zeigen, daß das Tumor-ACTH dem hypophysären ACTH sehr ähnlich sein muß (LIDDLE et al. 1965). So vermag das Tumor-ACTH im Tierversuch das Nebennierenrindenwachstum, die Kortisol- und Kortikosteronsynthese sowie die Bildung von adrenalem zyklischem AMP und die Freisetzung freier Fettsäuren aus dem Fettgewebe zu stimulieren. AMATRUDA u. UPTON (1974) vermochten aber die Aminosäuresequenz des ACTH aus 3 Tumoren (Karzinome von Bronchus, Pankreas, Thymom) zu analysieren und fanden dabei zwar kleine, aber doch deutliche Unterschiede im Vergleich zum hypophysären ACTH. Durch neuere Studien konnte gezeigt werden, daß neben ACTH auch Fragmente des ACTH-Moleküls (N-terminales Fragment und C-terminales Fragment, CLIP) sowie ein hochmolekulares ACTH („Big-ACTH") gebildet werden (ORTH et al. 1973; SCOTT et al. 1973; YALOW u. BERSON 1971, 1973; YALOW 1976; s. Kap. C IV).

Eine ACTH-Bildung während 2 Wochen durch ein Thymom konnte in der *Gewebekultur* erstmals von LIDDLE et al. (1965) nachgewiesen und später durch HIRATA et al. (1975) an drei Bronchuskarzinoiden und einem Magenkarzinoid bestätigt werden. Dabei vermochte ein Extrakt aus der Eminentia mediana der Ratte mit CRF-Aktivität die ACTH-Bildung in der Gewebekultur zu stimulieren (s. Kap. C V). Radioaktiv markierte Aminosäuren wurden vom Tumorgewebe aufgenommen und erschienen vorwiegend in der großmolekularen Form des ACTH, dem „*Big-ACTH*".

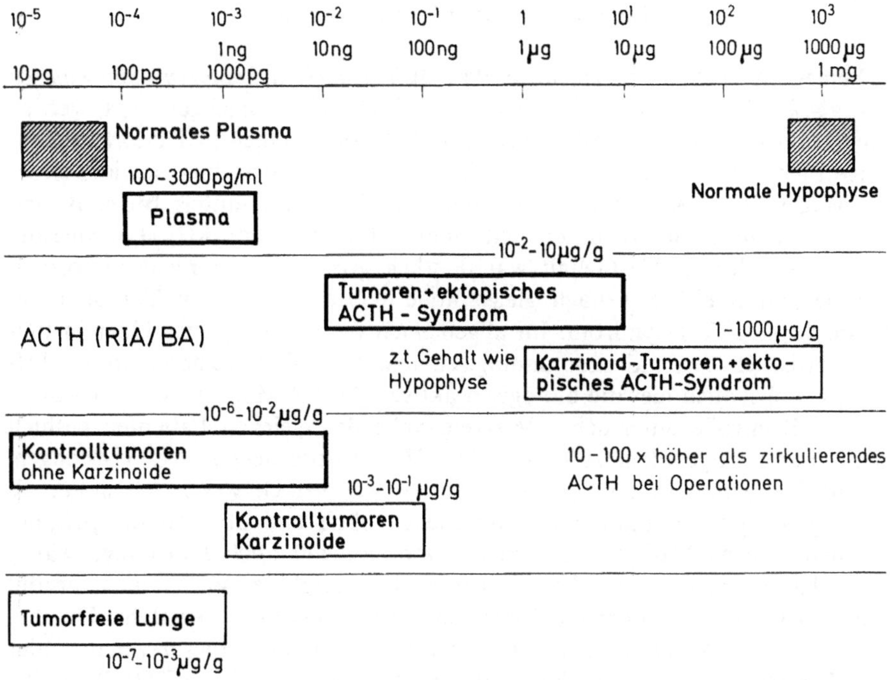

a

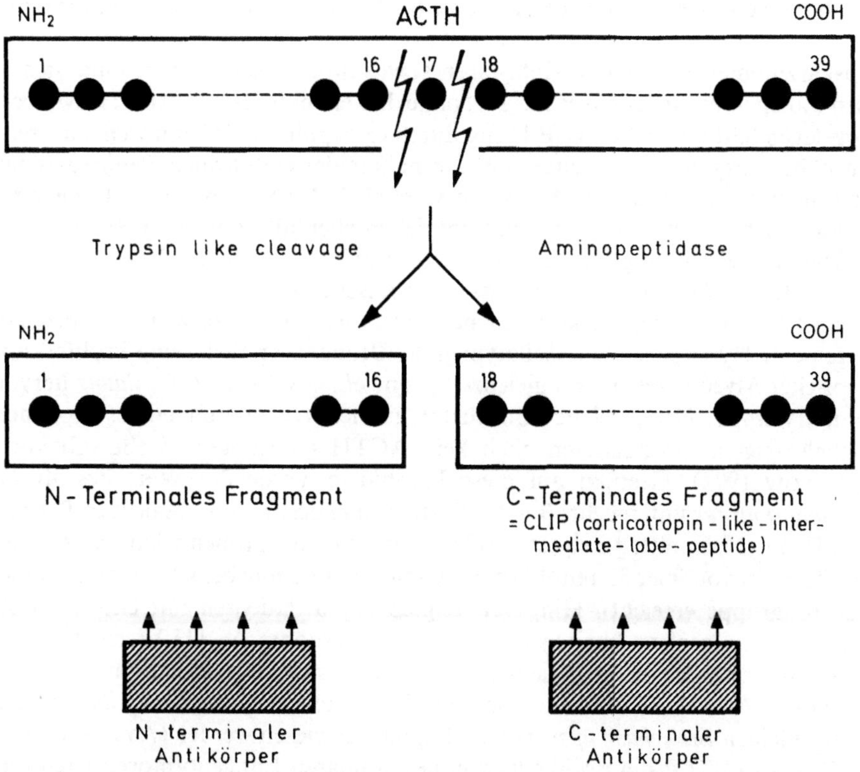

b

Abb. 8. a Vergleichende Darstellung des ACTH-Gehaltes in Tumoren mit und ohne ektopisches ACTH-Syndrom im Vergleich zum Hormongehalt der Hypophyse und des normalen Plasma. *RIA* Radioimmunoassay, *BA* Bioassay. **b** Bildung eines N- und C-terminalen Fragmentes beim ektopischen ACTH-Syndrom und Messung derselben durch N- bzw. C-terminalen Radioimmunoassay

Bemerkenswert ist die Tatsache, daß *ACTH auch in Tumoren ohne klinisch oder biochemisch faßbares ektopisches ACTH-Syndrom* nachgewiesen werden kann (HAUGER-KLEVENE 1968). RATCLIFFE et al. (1972) haben 14 Tumoren (kleinzellige Bronchuskarzinome, Pflasterzellkarzinome des Bronchus, sowie Nieren- und Magen-Darm-Karzinome) auf ihren ACTH-Gehalt mittels Bioassay und N- und C-terminalem RIA untersucht. In allen Fällen konnte ACTH nachgewiesen werden; der ACTH-Gehalt war deutlich größer als im nicht tumorösen Gewebe und erreichte vielfach gleich hohe Werte wie bei den Tumoren mit ektopischem ACTH-Syndrom. Im allgemeinen bestand eine gute Übereinstimmung zwischen den radioimmunologisch und biologisch gemessenen ACTH-Werten, wobei auch hier die biologisch aktiven ACTH-Mengen geringer waren. Das zur Kontrolle untersuchte Muskelgewebe der gleichen Patienten enthielt jeweils nur geringe (dem zirkulierenden Blut entsprechende) ACTH-Mengen. Der ACTH-Gehalt in den Kontrolltumoren war jedoch wesentlich höher als der eingeschlossenen Blutmenge entsprochen hätte und übertraf die peripher zirkulierenden ACTH-Werte um einen Faktor von 440–6000. Es ist gegenwärtig nicht klar, weshalb bei solchen Patienten das periphere ACTH nicht erhöht ist und kein klinisches oder biochemisches Cushing-Syndrom entsteht. Die Tumoren scheinen ACTH zwar zu synthetisieren, aber nicht zu sezernieren oder aber sie bilden ein biologisch kaum aktives ACTH (z.B. "Big-ACTH").

Die Ergebnisse von RATCLIFFE et al. (1972) wurden durch sehr interessante Befunde der Gruppe von YALOW bestätigt: Bei der Untersuchung von 29 Bronchuskarzinomen und deren Metastasen sowie Bronchusadenomen fand sich in allen Fällen immunoreaktives ACTH, ohne daß ein ektopisches ACTH-Syndrom vorgelegen hätte. Die ACTH-Bildung durch extrapulmonale Tumoren war demgegenüber ausgesprochen selten, mit Ausnahme der endokrinen Pankreastumoren (GEWIRTZ u. YALOW 1974; AYVAZIAN et al. 1975; YALOW 1977). Lungenmetastasen nicht-pulmonaler Tumoren enthielten ebenfalls kein ACTH.

Die ACTH-Bildung im Lungengewebe scheint ein biologisches Charakteristikum der *Präkanzerose* und gewisser chronischer Erkrankungen zu sein (YALOW 1976). Experimentell konnten bei 100 *„rauchenden Hunden"* in einzelnen Tieren eine Hyperplasie und Zellatypien des Bronchusepithels, eine Proliferation atypischer Alveolarzellen und gleichzeitig eine *ektopische ACTH-Bildung* hervorgerufen werden; Tiere, welche keine histologischen Veränderungen des Bronchusepithels zeigten, produzierten auch kein ACTH im Lungengewebe (GEWIRTZ u. YALOW 1974). Gestützt auf diese Ergebnisse wurde der Wert des *ACTH als Tumormarker* untersucht. Bei der Bestimmung des immunoreaktiven Plasma-ACTH am Nachmittag zeigten 21/24 Patienten mit Bronchuskarzinom einen ACTH-Wert von über 33 pmol/l (diese Grenze wurde nur bei 6% einer gesunden Kontrollgruppe erreicht). Hingegen zeigten 10/36 Patienten mit chronisch-obstruktiven Lungenkrankheiten ebenfalls mäßig erhöhte ACTH-Werte oberhalb dieser Grenze. Bei 3 dieser Patienten manifestierte sich in der Folge ein Bronchuskarzinom. ACTH konnte auch in der Flüssigkeit nach *Bronchiallavage* und in sehr kleinen *Bronchusbiopsien* (ca. 0,1 g) nachgewiesen werden (AYVAZIAN et al. 1975). Da ACTH fast ausschließlich in den primären Lungentumoren nachweisbar ist, kann die ACTH-Bestimmung in Biopsien zur Differenzierung zwischen primärem Bronchuskarzinom und Lungenmetastasen entscheidend beitragen.

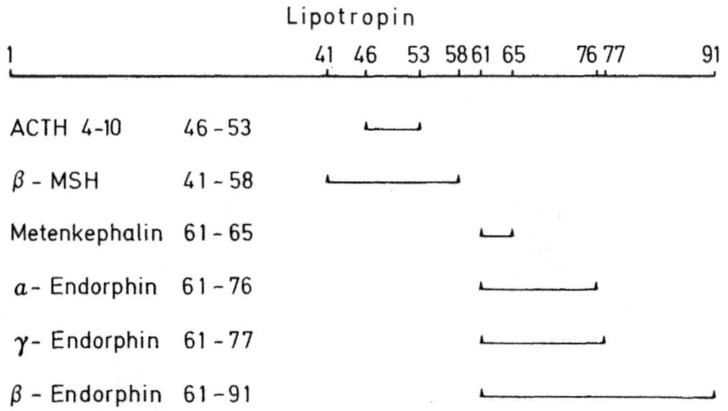

Abb. 9. Lipotropin als „Prohormon". Eine Reihe von Peptiden besitzt eine gemeinsame Teilsequenz mit LPH oder ist als ganzes Molekül im LPH-Mokekül enthalten

MSH und LPH (Abb. 9): Das ACTH selbst besitzt eine geringe biologische MSH-Wirkung. Die Tumoren bilden aber nicht nur ACTH, sondern auch α- und β-MSH (Island et al. 1965; Shimizu et al. 1965; Abe et al. 1967). Die biologische MSH-Aktivität von Tumorextrakten kann aber nicht durch deren Gehalt an ACTH und MSH allein erklärt werden. Die stärkere MSH-Wirkung, welche sich klinisch durch Pigmentation äußert, muß entweder durch N-terminale ACTH-Fragmente, durch LPH (Gilkes et al. 1975) oder aber zusätzlich durch eine noch nicht identifizierte, MSH-ähnliche Substanz erklärt werden (Shapiro et al. 1971). Bloomfield et al. (1973) fanden bei der Untersuchung durch einen spezifischen RIA von 6 Extrakten von Tumoren mit ektopischer ACTH-Bildung sowohl β- und γ-LPH. Beide LPH-Formen zeigten eine starke MSH-Immunoreaktivität im β-MSH-RIA; letzterer ist daher nicht für β-MSH spezifisch, sondern mißt ebenfalls die Lipotropine. Dies beruht darauf, daß eine Teilsequenz des β-MSH im LPH-Molekül enthalten ist (Abb. 9). Es wird deshalb vermutet, daß das früher in Tumoren nachgewiesene „β-MSH" mindestens zum Teil dem lipotropen Hormon entsprechen muß. LPH kann auch immunhistochemisch erfaßt werden (Abb. 10). Das kleine β-MSH-Molekül mit 22 Aminosäuren konnte mit den neuesten spezifischen Methoden in 2 Tumoren nachgewiesen werden (Bloomfield et al. 1974; Bloomfield u. Scott 1974); währenddem β-MSH beim Menschen normalerweise nicht vorkommt, scheint es im Tumor durch enzymatischen Abbau des β-LPH (91 Aminosäuren) gebildet zu werden. LPH ist auch ein Prohormon für *Endorphine* und *Enkephaline* (Lazarus et al. 1976; Abb. 9). In Zukunft werden daher auch diese Peptide als mögliche „Tumormarker" zu beachten sein.

Bildung des Kortikotropin-Realeasing Faktors, CRF: Upton u. Amatruda (1971) konnten in den Extrakten eines Pankreas- und eines Bronchuskarzinoms je 2 separate Peptide mit CRF-ähnlicher Aktivität nachweisen. Der CRF-Nachweis erfolgte durch klassischen Tierversuch an der Ratte mit pharmakologisch blockierter CRF-Produktion. Keines der 4 Peptide zeigte ACTH-Aktivität im ACTH-Bioassay. Weiterhin zeigten diese CRF-ähnlichen Peptide auch eine andere Aminosäurenzusammensetzung als das ACTH. Die Dosis-Wirkungskurve

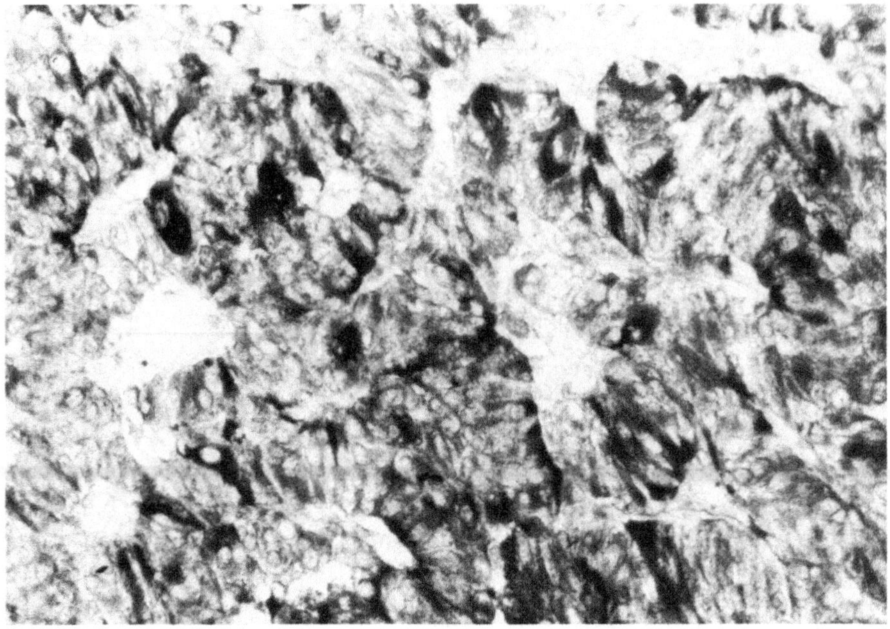

Abb. 10. Lipotropin in einem endokrinen Pankreastumor. Peroxidase-anti-Peroxidase-Komplex Methode für LPH. 213 ×. Vgl. Abb. 6a u. 13

des Tumor-CRF wurde mit dem CRF-ähnlichen Lysin-Vasopressin (LVP) verglichen; dabei zeigte das Tumor-CRF ungefähr 5% der Aktivität von LVP. Im Gegensatz zum letzteren ließ sich jedoch keine ADH-Wirkung nachweisen. Diese Ergebnisse weisen darauf hin, daß ektopische Tumoren entweder ausschließlich CRF oder simultan CRF und ACTH bilden und somit die endogene ACTH-Bildung des Hypophysenvorderlappens stimulieren können (Abb. 15a, b; s. Kap. C V).

2. Antidiuretisches Hormon (ADH), Oxytozin und Neurophysin

Eine Hyponatriämie mit hoher Natriumausscheidung im Urin wurde erstmals von Winkler u. Crankshaw (1938) bei einem Lungentumor beschrieben. Eine Störung der ADH-Sekretion beim Bronchuskarzinom wurde von der Gruppe Schwartz u. Bartter postuliert (Schwartz et al. 1957; Bartter u. Schwartz 1967). Der direkte ADH-Nachweis durch Bio- und Radioimmunoassay wurde aber erst in den letzten 10 Jahren möglich.

Klinisch vermag die ektopische ADH-Bildung – je nach Ausmaß und Dauer der Hyponatriämie – ein breites *Spektrum zentral-nervöser Symptome* zu bewirken. Im allgemeinen werden klinische Erscheinungen erst bei einem Serum-Natrium unter 120 mmol/l manifest. *Biochemisch* sind *Hyponatriämie* mit verminderter Serumosmolarität und *Hypernatriurie* charakteristisch, wobei die *Urin-*

Tabelle 7. Ektopisches ADH-Syndrom

1. *Zerebrale Symptomatik* (Na < 120 mmol/l) – Appetitlosigkeit, Nausea, Erbrechen – Somnolenz, Lethargie, Reizbarkeit – Verwirrung, Desorientierung, Koma.
2. *Neurologische Störungen* (Na < 110 mmol/l) – Reflexausfälle, Babinski, Muskelschwäche – Bulbärparalyse, Epileptische Anfälle
Lebensbedrohung (Na < 100 mmol/l)
3. *Kein Volumendefizit* (Turgor, Blutdruck)
4. *Bekannter Tumor* (meist kleinzelliges Bronchuskarzinom)
5. *Hyponatriaemie, Serumosmolarität* ↓
6. *Hypernatriurie, Urinosmolarität* ↑ (Urinosmolarität > Serumosmolarität)
7. Pathologischer *Wasserbelastungstest*
8. Clearance des freien Wassers negativ
9. Normale Nieren- und Nebennierenrinden-Funktion

osmolarität die *Serumosmolarität* übersteigt (Dehydrierung, Nieren- und Nebenniereninsuffizienz müssen ausgeschlossen werden; Tabelle 7).

Normalerweise hemmt eine niedrige Plasmaosmolarität die ADH-Sekretion; die *ADH-Produktion* im Tumor hingegen kann nicht gedrosselt werden, was zu einer positiven Wasserbilanz führt (negative Clearance des freien Wassers). Diese gestörte ADH-Regulation wird auch als „*SIADH*" (syndrome of inappropriate ADH secretion) bezeichnet.

Trotz Hyponatriämie kommt es zum Salzverlust durch die Niere, was auf eine Suppression der Aldosteronsekretion über die Volumenrezeptoren erklärt wird (Bower u. Gordan 1965). Beim *Suppressionstest durch Wasserbelastung* kann das ADH im Urin oder im Plasma nicht gebremst werden; der physiologische Abfall der Urinosmolarität bleibt aus, und die Wasserausscheidung wird stark verzögert. Bei einigen Patienten konnten auch *erhöhte ADH-Werte im Plasma* (Bower et al. 1964) und im *Urin* (Lee et al. 1964; Barraclough et al. 1965) mit fehlender Suppression nach Wasserbelastung nachgewiesen werden.

Die ektopische ADH-Bildung wird fast ausschließlich beim *kleinzelligen Bronchuskarzinom* beobachtet, selten bei Bronchuskarzinoiden und beim Adenokarzinom des Pankreas (Amatruda et al. 1963; Bower et al. 1964; Marks et al. 1968; Vorherr et al. 1968; Hamilton et al. 1971, 1972; Padfield et al. 1976). Es wurden auch ein anaplastisches riesenzelliges Karzinom des Bronchus, ein papilläres Karzinom des Duodenum und ein Ewing-Sarkom mit ADH-Nachweis im Tumor mitgeteilt (Vorherr et al. 1968; Lebacq u. Delaere 1965; Zimbler et al. 1975). ADH wurde dabei durch Bioassay und RIA bestimmt. Wie bei anderen Hormonen (z.B. ACTH) sind die gemessenen Hormonkonzentrationen im Tumorgewebe sehr unterschiedlich; sie reichen von wenigen mcU/mg bis zu 380000 mcU/mg Gewebe (Rees 1975). Der letztgenannte Wert entspricht dem ADH-Gehalt des Hypophysenhinterlappens. In Kontrolltumoren ohne ADH-Syndrom und in normalem Lungengewebe konnte bisher kein ADH gefunden werden. *Chemisch, immunologisch* und *biologisch* läßt sich das Tumor-ADH vom menschlichen Arginin-Vasopressin (AVP) nicht unterscheiden (SAWYER 1967; LIPSCOMBE et al. 1968). Bei einem Bronchuskarzinom konnte auch gezeigt werden, daß das Tumorgewebe in vitro ADH synthetisieren und *radioaktive Aminosäuren* in das AVP-Molekül einbauen kann (GEORGE et al. 1972). Das auf diese Weise radioaktiv markierte H^3-ADH verhielt sich bei der Chromatographie mit Sephadex G25 und im RIA wie AVP.

Bei systematischer Untersuchung können *Oxytozin* und *Neurophysin* in den ADH-bildenden Tumoren ebenfalls radioimmunologisch nachgewiesen werden. Diese beiden Peptide verursachen keine Symptome und werden deshalb auch selten bestimmt. Oxytozin konnte in mindestens 5 Lungentumoren und 2 Pankreasadenomen mit ADH-Bildung, Neurophysin in 7 Bronchuskarzinomen und einem Pankreaskarzinom nachgewiesen werden (HAMILTON et al. 1972; REES u. RATCLIFFE 1974). Weiterhin konnten in solchen Tumoren ACTH, MSH und weitere Peptide identifiziert werden. Es handelt sich hier um ein typisches Beispiel der *multiplen Peptidbildung* (s. Kap. C II).

Bei der Gelfiltration mit Sephadex erscheint das radioimmunologisch nachweisbare AVP (HAMILTON et al. 1971; MARTIN et al. 1974) und auch Oxytozin (MARTIN et al. 1974) nicht nur in der erwarteten kleinmolekularen, sondern auch in einer *großmolekularen Form*. Durch gleichzeitige Bestimmung des Neurophysins ließ sich zeigen, daß AVP bzw. Oxytozin – wie im Hypophysenhinterlappen – *an das Neurophysin gebunden* sein müssen.

3. Gonadotropine: Follikelstimulierendes Hormon (FSH), Luteotropes Hormon (LH), Human chorionic gonadotrophin (HCG)

Trophoblastische Tumoren, wie das Choriokarzinom des Uterus oder Teratome mit Trophoblastanteilen von Hoden und Ovar können HCG bilden. Dabei handelt es sich um eine *orthotope Hormonbildung*.

Eine *echte ektopische Gonadotropinbildung* wird speziell bei *Lebertumoren, Lungen-, Magen- und Nierenkarzinomen, Phäochromozytomen, Dünndarmkarzinoiden, malignen endokrinen Pankreastumoren und nicht trophoblastischen Tumoren des Ovars* beobachtet (VAITUKAITIS 1976; KAHN et al. 1977; SEIF et al. 1968). Die Inzidenz soll, je nach Tumortyp, zwischen 17 und 40% betragen (VAITUKAITIS 1976). *Histologisch* handelt es sich bei den Lungentumoren mehrheitlich um wenig differenzierte Pflasterzell- und Adenokarzinome. In der Leber kommen Hepatoblastome und hepatozelluläre Karzinome vor. Die Tumoren dürfen keine trophoblastische Ausdifferenzierung zeigen und müssen dementsprechend histologisch genau untersucht werden. SEIF et al. (1978) konnten in 2 Phäochromozytomen, 2 Dünndarmkarzinoiden und einem Vipom des Pankreas immunzytochemisch HCG nachweisen. In Zellen aller 5 Tumoren wurden elektronenmikroskopisch charakteristische, elektronendichte Sekretgranula gefunden.

Klinisch manifestiert sich die ektopische Gonadotropinbildung durch *Pubertas praecox* beim Kind bzw. durch *Gynäkomastie* beim erwachsenen Mann. Diese ist meist bilateral, oft schmerzhaft, es findet sich keine Galaktorrhoe.

HCG ist im Plasma oder im Urin vermehrt und führt am Hoden zu einer Hyperplasie der Leydig-Zellen (FUSCO u. ROSEN 1966). Typischerweise sind die Östrogene und das Testosteron erhöht: Östrogenvermehrung und Leydig-Zell-Hyperplasie können aber auch fehlen, was auf eine verminderte Ansprechbarkeit des Hodens auf die dauernde Gonadotropinstimulation zurückgeführt wird. Eine *isosexuelle Pubertas praecox* mit fortgeschrittenem Skelettalter und Prostatahyperplasie wurde bei 9 Knaben mit Hepatoblastom oder hepatozellulärem Karzinom beschrieben (ROOT et al. 1968; MCARTHUR et al. 1973). Bei 6 dieser Patienten konnten erhöhte Gonadotropine im Blut und bei 4 in den Lebertumoren nachgewiesen werden. Auch hier führte die ektopische Gonadotropinbildung zur Leydig-Zell-Hyperplasie und zu einem Anstieg des Testosteron in den Erwachsenenbereich. Bei bestimmten Patienten kann *jegliche Symptomaik fehlen*. Weiter findet sich manchmal eine *hypertrophe pulmonale Osteoarthropathie* (Pierre-Marie) mit Trommelschlegelfingern und Uhrglasnägeln, deren Pathogenese noch ungeklärt ist.

Die ektopische Gonadotropinbildung konnte durch den *Hormonnachweis in Lebertumoren* (REEVES et al. 1959; ROOT et al. 1968) und *Bronchuskarzinomen* (FUSCO u. ROSEN 1966; FAIMAN et al. 1967; BECKER et al. 1968; DAILEY u. MARCUSE 1969; VAITUKAITIS 1973) bestätigt werden. In früheren Studien wurde die Gonadotropinbildung nur durch *Bioassay* nachgewiesen; dadurch konnten die verschiedenen Gonadotropine wegen ihrer gleichen biologischen Aktivität nicht voneinander unterschieden werden. Durch die Entwicklung spezifischer *Radioimmunoassays*, welche *HCG, LH oder FSH selektiv* messen, ließ sich zeigen, daß *vor allem HCG*, evtl. auch LH, nicht aber FSH gebildet werden (FUSCO u. ROSEN 1966; VAITUKAITIS 1973; ODELL 1977; SEIF et al. 1978). In der *Gewebekultur* eines undifferenzierten Bronchuskarzinoms konnte die ektopische Bildung eines biologisch aktiven Gonadotropins nachgewiesen werden, welches immunchemisch nicht von HCG zu unterscheiden war. Gleichzeitig wurden freie *α- und β-HCG-Ketten* gebildet (RABSON et al. 1973). Bei der Gewebekultur eines Adenokarzinoms des Ovars wurde ausschließlich komplettes HCG ohne freie α- oder β-Ketten produziert; das Hormon zeigte bei der biologischen und radioimmunologischen Bestimmung und im *Radiorezeptorassay* (KAMDAR et al. 1977) gleiche Eigenschaften wie das plazentare HCG. Die genaue chemische Untersuchung von hochgereinigtem Tumorgonadotropin (einschließlich der Aminosäurenanalyse) aus einem Bronchuskarzinom und einem Karzinoidtumor des Magens ergab aber deutliche Unterschiede im Vergleich zum physiologischen HCG (vgl. Kap. C IV; WEINTRAUB et al. 1975). Bei 2 Lungen- und Nierentumoren konnten neben HCG auch *HPL* und *plazentare alkalische Phosphatase* nachgewiesen werden, was auf eine funktionelle Verwandtschaft dieser Tumoren mit trophoblastischem Gewebe hinzuweisen scheint (GOLDE et al. 1974). Aus einem Hepatom mit Pubertas praecox konnte in der Gewebekultur neben HCG *α-Fötoprotein* nachgewiesen werden (BRAUNSTEIN et al. 1972).

Bei der systematischen Suche nach einem *Tumormarker* wurden bei 186 Patienten mit Bronchus- bzw. Kolonkarzinom im Plasma in 25% erhöhte Werte der *freien α-Kette des HCG*, in 6% des kompletten HCG gefunden (ODELL 1977). Bei der Untersuchung von 76 Patienten mit endokrinen Pankreastumoren fanden sich in 17/27 Patienten (63%) mit endokrin aktiven, malignen Tumoren erhöhte Plasmawerte von HCG oder dessen α- bzw.

β-Kette. Unter diesen Patienten zeigten 8/14 (57%) eine Vermehrung von α-HCG im Serum. Im Gegensatz dazu konnte bei 43 Patienten mit benignen *endokrinen Pankreastumoren* und bei 6 Patienten mit inaktivem endokrinem Pankreaskarzinom kein HCG gefunden werden (Kahn et al. 1977). Beim Massenscreening einer unausgewählten Gruppe von 1 500 Tumorkranken wurden radioimmunologisch erhöhte HCG-Spiegel in 15% festgestellt; bei den folgenden Tumoren ergab sich eine deutliche Häufung: Choriokarzinome des Hodens (100%), übrige Hodentumoren (58%), Adenokarzinome des Ovars (40%), Pankreastumoren (33%), Magentumoren (22%), Leber- und Mammatumoren (21%) (Vaitukaitis 1976). Auch in weiteren Arbeiten wurde eine wesentlich höhere Serumkonzentration von β-HCG bei 414 Patienten mit malignen Tumoren als bei 99 Patienten mit benignen Tumoren gefunden (Dosogne-Guerin et al. 1978).

Neue Ergebnisse von Yoshimoto et al. (1977) haben ergeben, daß in allen untersuchten Karzinomen aus Kolon, Lunge, Pankreas und Magen ein HCG-ähnliches Material nachgewiesen werden kann, welches durch RIA für β-HCG und im Gonadotropin-Radiorezeptorassay nachweisbar ist. Erstaunlicherweise fand sich autoptisch mit den gleichen Methoden eine HCG-ähnliche Substanz auch in Leber und Kolon von *Patienten ohne Tumorleiden.* Dieses Material enthält im Gegensatz zum HCG und den anderen Glykoproteinhormonen sehr wenig oder keine Kohlehydrate. Der Peptidanteil des HCG wird aber offensichtlich sehr häufig (vielleicht sogar immer) durch maligne und wahrscheinlich auch benigne Zellen gebildet, aber nicht in das Plasma abgegeben oder aber sehr rasch zerstört. So konnte im Serum von 440 Patienten ohne Tumor kein HCG oder β-HCG nachgewiesen werden (Braunstein et al. 1973a).

4. Prolaktin (PRL)

Zuverlässige Bestimmungsmethoden für PRL stehen erst seit wenigen Jahren zu Verfügung. Daher ist die Existenz des Hormons beim Menschen erst seit kurzer Zeit gesichert. Dementsprechend ist auch die ektopische PRL-Bildung noch wenig untersucht. Eine gesteigerte PRL-Bildung führt typischerweise bei der Frau aber auch beim Mann zur Galaktorrhoe. Die Ausbildung derselben kann aber auch bei stark erhöhtem PRL fehlen. Weiterhin bewirkt die Hyperprolaktinämie eine gestörte Gonadenfunktion mit Amenorrhoe, Zyklusstörungen und Infertilität bei der Frau bzw. Impotenz beim Mann.

Eine ektopische Prolaktinbildung wurde erstmals durch Turkington (1971) bei 2 Patienten beschrieben. PRL wurde durch einen *in vitro Bioassay* nachgewiesen. Bei einem Mann mit *undifferenziertem Bronchuskarzinom ohne Galaktorrhoe* war das Serum-PRL bei der Bestimmung an 4 verschiedenen Tagen über das 20fache des Normbereichs erhöht (über 4350 pmol/l). Nach der Bestrahlung des Tumors sanken die PRL-Werte auf 869 pmol/l. Bei einer Frau mit *hellzelligem (hypernephroiden) Nierenkarzinom* wurde eine *Galaktorrhoe* und eine Hyperprolaktinämie nachgewiesen. PRL lag bei dreimaliger Bestimmung bei 6520 pmol/l. Nach Exstirpation des Tumors sank dessen Konzentration auf normale Werte. In der *Gewebekultur* vermochte der Tumor biologisch aktives Prolaktin zu bilden. Die biologische Wirkung des PRL aus dem Kulturmedium und aus dem Plasma der Patientin konnte *durch ein spezifisches PRL-Antiserum neutralisiert* werden; demgegenüber zeigten ein anti-HGH- und ein anti-HPL-Antiserum keinen Effekt auf die biologische Wirkung. Rees et al. (1974) fanden in einem *kleinzelligen Bronchuskarzinom* mit ektopischem ACTH-Syndrom und gleichzeitiger Bildung von insgesamt 8 Peptiden einen hohen PRL-Gehalt im *Tumor* bei der Operation (8 pmol/g) und autoptisch in einer *Lebermetastase*

(4 pmol/g). *Kontrollgewebe* (Lunge, Leber und Milz) wiesen nur einen geringen PRL-Gehalt auf (unter 0,1 pmol/g).

Es muß betont werden, daß ein erhöhter PRL-Wert im Plasma bei Tumorpatienten keineswegs für eine ektopische Prolaktinbildung beweisend ist. Erhöhte PRL-Werte werden relativ häufig bei hypothalamisch-hypophysärer Dysregulation mit oder ohne Hypophysentumor beobachtet. Weiterhin können Streß und eine Reihe von Medikamenten einen PRL-Anstieg bewirken. Erst nach Ausschluß dieser Ursachen muß bei normaler Sella, stark erhöhten PRL-Werten und fehlendem Ansprechen auf die medikamentöse Therapie durch Prolaktinhemmer (z.B. Bromocriptin) eine ektopische PRL-Bildung in Betracht gezogen werden.

5. Human placental lactogen (HPL) = Human chorionic somatomammotropin (HCS)

Das plazentare Hormon HPL ist erst seit 1962 bekannt und spielt heute eine wichtige Rolle in der geburtshilflichen Endokrinologie. HPL zeigt bezüglich seiner chemischen Struktur und seiner biologischen Wirkung Ähnlichkeiten mit Wachstumshormon und Prolaktin. Das Hormon gehört zur Gruppe der *fötoplazentaren Proteine,* zu welchen das α_1-Fötoglobulin, das karzinoembryonale Antigen und die plazentare alkalische Phosphatase gehören. Da es beim Mann und bei der nicht schwangeren Frau nicht produziert wird, besitzt dieses Hormon speziell günstige *Voraussetzungen für einen Tumormarker.*

1966 haben FUSCO und ROSEN erstmals die ektopische Bildung von HPL bei einem Mann mit *großzelligem anaplastischem Bronchuskarzinom* entdeckt. Mit einem sehr empfindlichen RIA gelang es der gleichen Gruppe bei 11/128 bzw. 20/295 Patienten mit nicht trophoplastischem Tumor HPL im Serum nachzuweisen (WEINTRAUB u. ROSEN 1971; ROSEN u. WEINTRAUB 1977). In 80 *Kontrollseren* konnte HPL auch nach einem speziellen Anreicherungsverfahren nicht nachgewiesen werden. Bei 4 Patienten mit undifferenziertem großzelligem Bronchuskarzinom war HPL auch im *Tumorgewebe* nachweisbar. Bei 4/9 Patienten mit Bronchuskarzinom konnten durch *Affinitätschromatographie* das HPL nach 500facher *Anreicherung* nachgewiesen werden (Nachweisgrenze 0,05 pmol/l), währenddem im unkonzentrierten Plasma HPL nicht bestimmt werden konnte (Empfindlichkeit 260 pmol/l).

Patienten mit ektopischer HPL-Bildung zeigen mehrheitlich eine *Gynäkomastie* oder eine *präpubertäre Brustentwicklung* sowie eine *erhöhte Serumkonzentration der Östrogene.* Da die HPL-Werte im Serum meist wenig erhöht sind (unter 1300 pmol/l) und bei diesen Hormonkonzentrationen kein laktogener oder somatotroper Effekt im Bioassay zu erwarten ist (FLORINI et al. 1966), kann die Ausbildung einer Gynäkomastie kaum auf die ektopische HPL-Bildung zurückgeführt werden. Bei solchen Patienten wurden aber gleichzeitig *erhöhte HCG-Werte* nachgewiesen, welche für die vermehrte Östrogenbildung verantwortlich gemacht werden. Andererseits wurde auch eine ektopische HPL-Bildung bei einem Patienten mit Gynäkomastie, unmeßbaren HCG-Werten und normalem Östradiol festgestellt.

Insgesamt wurde die ektopische HPL-Bildung bis heute bei mindestens 27 Patienten dokumentiert. Sie wurde am häufigsten beim *Bronchuskarzinom* (11) gefunden. Weiterhin wurde sie aber bei ganz verschiedenen Tumoren wie *Phäochromozytom, Karzinoiden, Karzinomen von Leber, Magen, Schilddrüse, Niere und Mamma* sowie bei *Leukämie und Lymphosarkom* festgestellt. Die Häufigkeit der ektopischen HPL-Bildung bei Tumorpatienten beträgt bei der Untersuchung von Plasmen ohne Anreicherung in einer retrospektiven Studie 2,7%, bei einer prospektiven Untersuchung 1,7%. Diese Daten dürften wesentlich höher liegen, wenn das Plasma durch ein Konzentrationsverfahren oder in Zukunft durch empfindlichere Bestimmungsmethoden untersucht werden kann.

Durch die neueste Entwicklung empfindlicher *Rezeptorassays für HPL* wird auch die biologische Wirkung des ektopischen Hormons in nächster Zukunft genauer abgeklärt werden können. *Immunchemisch* scheint sich das ektopische HPL von dem aus der Plazenta gebildeten Hormon nicht zu unterscheiden. Bei der Chromatographie mit Sephadex G 100 konnten *unterschiedliche Molekulargrößen* des Hormons nachgewiesen werden, wie dies auch für das plazentare HPL gezeigt worden ist (ROSEN u. WEINTRAUB 1977).

Das HPL scheint tatsächlich als *Tumormarker* verwendet werden zu können: MUGGIA et al. (1975) haben *zur Therapiekontrolle* regelmäßige HPL-Bestimmungen eingesetzt. Während der zytostatischen Therapie verliefen HPL-Werte und klinische Parameter (z.B. Größe der Lebermetastasen) mehrheitlich parallel.

6. Wachstumshormon (HGH = STH)

Die Kombination einer Akromegalie mit einem Bronchuskarzinoid oder -karzinom ist bekannt. Sie darf selbstverständlich nur nach Ausschluß eines Hypophysentumors anerkannt werden. Es ist bisher aber unklar, ob eine ektopische HGH-Sekretion überhaupt zu einem klinischen Syndrom führt. Da HGH unter physischen oder psychischen Streßbedingungen und auch als Folge der Tagesrhythmik im zirkulierenden Blut massiv ansteigen kann, sind erhöhte HGH-Werte keineswegs für eine pathologische Hormonbildung beweisend. So haben wir wiederholt HGH-Werte bei „Normalpersonen" beobachtet, die weit höher lagen als bei gewissen Akromegalen (Werte von 2400 und 3800 pmol/l, bei oberer Normgrenze von 240 pmol/l). Nur sorgfältige Studien unter Streßausschaltung mit Verweilkanülen nach Glukosesuppression vermögen eine vermehrte HGH-Produktion zu beweisen. Diese Kriterien sind bei den meisten bisherigen Studien nicht erfüllt.

Von verschiedenen Autoren wurde ein Zusammenhang zwischen ektopischer HGH-Sekretion und der hypertrophischen pulmonalen Osteoarthropathie (PIERRE-MARIE-BAMBERGER) vermutet (STEINER et al. 1968). Sie beobachteten bei 1/12 Patienten mit *Bronchuskarzinom* und Osteoarthropathie erhöhte Plasmakonzentrationen von HGH (1800 bzw. 1000 pmol/l; Normbereich: 0–420 pmol/l). Nach Resektion des Adenokarzinoms gingen sowohl die Plasmakonzentration von HGH auf 163 pmol/l sowie die Knie- und Fußknöchelschmerzen zurück. Bei einem anderen Patienten mit Adenokarzinom des Bronchus und Trommelschlegelfingern enthielt das Tumorgewebe hohe Mengen von HGH (9 pmol/g gegenüber weniger als 0,15 pmol/g nicht tumorösen Lungengewebes; SPARAGANA et al. 1971). Andererseits wurden bei 5 *Magenkarzinom-Patienten* (BECK u. BURGER 1972), sowie bei Patienten mit *Bronchuskarzinom* oder *Adenokarzinom des Corpus uteri* hohe, nicht supprimierbare Serumkonzentrationen von HGH gefunden, ohne daß die Patienten eine Osteoarthropathie gezeigt hätten (Benjamin et al. 1969; Rees u. Ratcliffe 1974). Das Fehlen einer konstanten Beziehung zwischen der HGH-Sekretion und der Osteoarthropathie spricht gegen einen kausalen Zusammenhang.

Demgegenüber scheint jedoch heute eine ektopische HGH-Sekretion durch Lungen- und Magentumoren gesichert. Das ektopische HGH ist dem hypophysären HGH immunologisch und chemisch ähnlich (Greenberg et al. 1972). Bei einer weiteren Untersuchung mehrerer Patienten mit Akromegalie und Bronchuskarzinoid bestand eine stark erhöhte Serumkonzentration von HGH im Nüchternzustand, welche durch einen oralen Glukosesuppressionstest (100 g Glukose) nicht supprimiert wurde. Nach Tumorexstirpation normalisierten sich die HGH-Werte. Weder im Tumorgewebe noch in der Tumorzellkultur konnte HGH gefunden werden. Diese Befunde lassen annehmen, daß die Tumoren eine Substanz sezernieren (biogene Amine?), welche die hypophysäre HGH-Sekretion zu stimulieren vermögen. Diese Situation wäre derjenigen der CRF-Sekretion durch Tumoren analog (s. Kap. C I 1). Die hypothetische Substanz konnte allerdings im Bioassay bisher nicht nachgewiesen werden (Beck et al. 1973; Dabek 1974; Soenksen et al. 1976).

7. Thyreoidea-stimulierendes Hormon (TSH)

Eine TSH-Bildung durch trophoblastische Tumoren (Blasenmole, Choriokarzinom des Uterus, Teratome des Hodens) ist orthotop, da die normale Plazenta Chorion-Thyreotropin (HCT) produzieren kann. Hyperthyreosen bei Blasenmole wurde bei 21/25 untersuchten Patientinnen biochemisch nachgewiesen, wobei die klinische Symptomatik diskret war oder fehlte. Die Hyperthyreose kann mit Behandlung des Tumorleidens verschwinden, wie dies auch bei Männern mit Choriokarzinom des Hodens nachgewiesen wurde (Editorial 1976).

Die Existenz einer echten ektopischen TSH-Bildung durch nicht trophoblastische Tumoren ist umstritten. De Gennes et al. (1962), Codaccioni u. Jaquet (1971) sowie Rassam u. Anderson (1975) haben Hyperthyreosen bei *Bronchus- und Mammakarzinomen* beschrieben. Hyperthyreosen werden nach Anderson (1973) bei 1,4% der Bronchuskarzinome gefunden. Andere Autoren betrachten die paraneoplastische Hyperthyreose als extrem selten. In einer neuen Studie von Ratcliffe et al. (1978) fand sich bei der Untersuchung von 204 Patienten mit Bronchuskarzinom kein einziger mit einer biochemischen oder klinisch manifesten Hyperthyreose. Das klinische Erscheinungsbild der bisher beschriebenen paraneoplastischen Hyperthyreose unterscheidet sich von der echten Thyreotoxikose dadurch, daß Struma und Zeichen einer endokrinen Ophthalmopathie fehlen; weiter werden vorwiegend Männer in mittlerem oder fortgeschrittenem Lebensalter betroffen.

Von besonderer Bedeutung sind die Untersuchungen von Hennen (1967): Nach vorausgehender Extraktion und Ionenaustauschchromatographie konnte in einem wenig differenzierten Pflasterzellkarzinom des Bronchus eine hohe Konzentration von TSH-Aktivität nachgewiesen werden (Bioassay nach McKenzie). Klinisch bestanden keine Anhaltspunkte für eine Schilddrüsendysfunktion; die Dosiswirkungskurve des Tumor-„TSH“ verlief parallel zu einem bovinen und humanen TSH-Standard. Dieses Tumor-„TSH“ zeigte die gleichen physikochemischen Eigenschaften wie das humane TSH. Durch Antikörper gegen humanes TSH konnte die biologische Aktivität des Tumorextraktes und des humanen TSH vollständig neutralisiert werden. Vier weitere *Bronchuskarzinome* zeigten keine Aktivität; auch bei der Untersuchung von normalem Kontrollgewebe aus Leber, Niere und Lunge konnte kein TSH entdeckt werden. GREENSPAN et al. (1972) fanden hohe Werte einer TSH-ähnlichen Substanz im Plasma bei 30% euthyreoter Patienten mit Schilddrüsenkarzinomen. Bei der erwähnten Studie von RATCLIFFE et al. (1978) wurden aber mit RIA in keinem Fall erhöhte TSH-Werte mit gleichzeitig erhöhten Schilddrüsenhormonen nachgewiesen; das TSH war lediglich bei 7 hypothyreoten Patienten erhöht. Diese Resultate stehen im Gegensatz zu denjenigen der anderen Autoren. Die widersprüchlichen Ergebnisse sind wahrscheinlich auf die unterschiedlichen Methoden (Bioassay und RIA) zurückzuführen und bedürfen der weiteren Klärung durch systematische Untersuchungen, speziell auch im Tumorgewebe und nach Möglichkeit in der Gewebekultur.

Prinzipiell kann eine Stimulation der Schilddrüse wohl durch ektopisches TSH zustandekommen. Anderseits darf aber nicht übersehen werden, daß ein kleines Protein wie z.B. das Tripeptid TRH (Thyreotropin Releasing Hormone) sehr wohl auch ektopisch sezerniert werden könnte. Schließlich besteht theoretisch auch die Möglichkeit des Auftretens von Immunglobulinen mit schilddrüsenstimulierender Wirkung bei Tumorpatienten, analog etwa den Thyreoidea-stimulierenden Immunglobulinen bei Morbus Basedow. Weder die ektopische Bildung von TRH noch von schilddrüsenstimulierenden Globulinen ist bis heute beschrieben worden, doch wäre deren Entdeckung durchaus zu erwarten.

8. Hypoglykämie, Insulin, Non-suppressible insulin-like activity (NSILA)

Eine Hypoglykämie bei malignen Tumoren ist nicht selten. Das klinische Bild ist auf die Neuroglykopenie zurückzuführen: Der Patient ist verwirrt, klagt über Kopfschmerzen und halluziniert. Die Hypoglykämie ist nicht kontrollierbar durch Glukagon, Diazoxyd oder Kortikosteroide. Die einzige effektive Therapie scheint die Tumorexstirpation oder die Röntgenbestrahlung zu sein.

Die hyperinsulinämische Hypoglykämie bei pankreatischen endokrinen Tumoren bleibt hier unberücksichtigt, da es sich dabei um eine orthotope Hormonbildung handelt. Im weiteren Sinn ist sie aber auch als paraneoplastisches Syndrom zu bezeichnen.

Das Hypoglykämiesyndrom kann bei einer ganzen Reihe extrapankreatischer Tumoren auftreten (Übersicht: LAURENT et al. 1971). Die hauptsächlich assoziierten Tumoren sind:

Große mesenchymale (retroperitoneale und pleurale) Tumoren	ca. 40%
Hepatozelluläre Karzinome	ca. 20%
Nebennierenrindenkarzinome, Karzinome des Magendarmtraktes	ca. 10%
Hämangioperizytome (BOMMER et al. 1976) und andere Tumoren	ca. 30%

Die Pathogenese der Hypoglykämie ist bisher ungeklärt. Vermutlich wird sie auch nicht bei allen Varianten auf einen gemeinsamen Faktor zurückgeführt werden können.

Folgende pathogenetische Mechanismen stehen im Vordergrund:

a) Störung des Glukosestoffwechsels

1. Massiver Glukoseumsatz durch den (großen) Tumor. Dieser Mechanismus kommt als ausschließliche Ursache einer Tumorhypoglykämie wohl nur selten in Frage, da die Kapazität der Leber, Glukose abzugeben, sehr hoch ist (CRYER u. KISSANE 1977).

2. Hemmung der hepatischen Glukose-6-Phosphatase und dadurch reduzierte Glukoseabgabe durch die Leber.

Bei einer Patientin mit retroperitonealem Fibrosarkom konnten JAKOB et al. (1967) eine Unfähigkeit nachweisen, bei normaler Serum-ILA und normalem NSILA auf den Blutzuckerabfall mit vermehrter Abgabe von Fettsäuren aus dem Fettgewebe in das Plasma zu reagieren. Das Serum der Patientin hemmte die Lipolyse des Fettgewebes stärker als Kontrollseren. Ausschlaggebend für die Hypoglykämie war die Hemmung der Glukoseabgabe durch die Leber, da die Hemmung der Lipolyse alleine keine Hypoglykämie verursacht, diese jedoch durch Beschleunigung der Glukoseassimilation und -oxydation verstärkt.

Ein Spezialfall ist vermutlich die Hypoglykämie bei ausgedehnten Lebermetastasen, wobei die Glukoseabgabe der Leber bei normalem Seruminsulin gestört ist. Es konnte aber bisher kein pathogenetischer Faktor erfaßt werden (YOUNUS et al. 1977).

3. Eine Kombination der unter 1. und 2. aufgeführten Mechanismen scheint ebenfalls auftreten zu können.

KREISBERG et al. (1970) fanden bei einem Patienten mit Nebennierenrindenkarzinom und Hypoglykämie einen stark erhöhten Glukoseumsatz, eine erhöhte Konversion zu Laktat und eine erhöhte Glukoseoxydation (der Patient benötigte 400 g/24 h Glukose für die Erhaltung der Normoglykämie; normal ca. 144 g/24 h). Die Hypoglykämie konnte demnach auf einen erhöhten Glukoseverbrauch und eine verminderte Glukoseproduktion zurückgeführt werden.

b) Sekretion von Insulin oder von Substanzen mit insulin-ähnlicher Wirkung durch den Tumor

1. Sekretion von Insulin. Vereinzelt wurden eine Hyperinsulinämie bei gleichzeitiger Hypoglykämie sowie eine hohe Insulinkonzentration im Tumorgewebe nachgewiesen (KIANG et al. 1973; LYALL 1975). Die Sekretion eines mit dem pankreatischen Insulin identischen Peptids dürfte aber insgesamt ebenfalls sehr selten sein.

2. Sekretion einer Substanz mit insulinähnlicher Wirkung. Es wurde berichtet, daß *NSILA-S* (welches in vivo eine Hypoglykämie erzeugt) bei 8/15 Patienten mit extrapankreatischen Tumoren und Hypoglykämie 4–9fach über die Norm erhöht war (MEGYESI et al. 1974). Diese Autoren zeigten auch die Existenz eines vom Insulin unabhängigen Rezeptors für NSILA-S auf der Leberzellmembran (ROTH et al. 1975).

NSILA (non-suppressible insulin-like activity) gehört zur Gruppe der *Somatomedine* (VAN WYK et al. 1974; RECHLER u. NISSLEY 1977). Diese Stoffgruppe umfaßt Proteine, deren Sekretion durch Wachstumshormon stimuliert wird. Sie sind Mediatoren einiger Wirkungen des HGH auf den Intermediärstoffwechsel (frühere Bezeichnung: "Sulfation factor"). NSILA-S ist eine Form des NSILA, welches in Säure-Äthanol löslich ist (Molekulargewicht 7400 Dalton). Die Hauptwirkung des NSILA oder IGF (insulin-like growth factor) besteht in einer Wachstumsförderung. Dessen Strukturaufklärung gelang kürzlich. Es zeigte sich, daß zwei molekulare Formen bestehen (IGF I bzw. II) und daß IGF eine eindeutige Strukturhomologie zum Proinsulin aufweist (RINDERKNECHT u. HUMBEL 1978).

Die Resultate einer Erhöhung des Serum-NSILA bei Tumorhypoglykämie sind nicht unwidersprochen geblieben. In anderen Untersuchungen wurde keine Erhöhung der Serum-IGF-Konzentration gefunden (ZAPF et al. 1978). Es besteht aber die Möglichkeit, daß eine großmolekulare Form des IGF im Serum erhöht ist und als Ursache der Hypoglykämie in Frage kommt (POFFENBARGER 1975; GANDA et al. 1978; PLOVNICK et al. 1978).

c) Weitere pathogenetische Mechanismen der Tumorhypoglykämie

Für die folgenden Hypothesen fehlt bisher eine experimentelle Evidenz weitgehend:

1. Sekretion einer Substanz, welche die Insulinsekretion stimuliert.
2. Hemmung der Insulinase.
3. Sekretion hypoglykämieinduzierender Tryptophan-Metaboliten.
4. Sekretion von Glukagoninhibitoren durch den Tumor (CHOWDHURI u. BLEICHER 1973; SILBERT et al. 1976).

Die aufgeführten Thesen stützen sich weitgehend auf Einzelbeobachtungen. Erst die Untersuchung größerer Patientenserien mit spezifischen Methoden wird eine weitere Klärung der pathogenetischen Mechanismen ermöglichen. Es erscheint gegenwärtig offensichtlich, daß das Krankheitsbild der Hypoglykämie bei extrapankreatischen Tumoren sehr komplex und sehr wahrscheinlich heterogen ist.

9. Gastrointestinale Hormone: Enteroglukagon, Gastrin, Vasoactive intestinal polypeptide (VIP)

Es ist bei der gegenwärtigen Flut neuer Entdeckungen auf diesem Gebiet sehr schwierig, Syndrome einer ektopischen Produktion von denjenigen einer orthotopen Sekretion abzugrenzen. Dies beruht auf der Tatsache, daß eine große Anzahl der Peptide sowohl in endokrinen Zellen als auch im zentralen und peripheren Nervensystem vorkommen (HUGHES u. IVERSEN 1978). Überdies ist die genaue Lokalisation einer Reihe von Peptiden noch keineswegs bekannt (GEPTS 1977; HEITZ 1977; BLOOM 1978).

Bei einem Patienten mit Nierenkarzinom ist die ektopische Bildung von *Enteroglukagon* sehr wahrscheinlich: Immunhistochemisch und im Tumorextrakt konnte eine mit dem Enteroglukagon immunologisch kreuzreagierende Substanz nachgewiesen werden. Der Patient zeigte eine schwere Obstipation, Malabsorption und eine Hyperplasie der Dünndarmschleimhaut (GLEESON et al. 1971; BLOOM 1972).

Wesentlich umstrittener sind die ektopische *Gastrin*- bzw. *VIP-Produktion*. In drei Publikationen wurde bisher „Gastrin" immunzytochemisch im normalen Pankreas dargestellt (LOMSKY et al. 1969; GREIDER u. MCGUIGAN 1971; ERLANDSEN et al. 1976); alle anderen Autoren waren nicht in der Lage, Gastrin zu demonstrieren. Aus diesem Grunde muß man annehmen, daß das Pankreasgewebe des Erwachsenen normalerweise nicht die Fähigkeit zur Gastrinbildung besitzt (Diskussion: ERLANDSEN et al. 1976). Daher muß unseres Erachtens gegenwärtig die Gastrinsekretion durch einen endokrinen Pankreastumor mit konsekutivem Zollinger-Ellison-Syndrom (ELLISON u. WILSON 1964) als ektopische Hormonbildung bezeichnet werden. Das dabei sezernierte Gastrin ist dem im Magenantrum produzierten sehr ähnlich oder sogar identisch (GREGORY et al. 1969).

Beim *Vasoactive intestinal polypeptide (VIP)* ist die Situation nicht übersichtlicher. Die Lokalisation von VIP in Zellen des endokrinen Pankreas des erwachsenen Menschen ist bisher nicht gesichert. Es muß daher gegenwärtig ebenfalls angenommen werden, daß die VIP-Sekretion durch endokrine, oft maligne, Pankreastumoren (BLOOM u. POLAK 1977) mit konsekutivem Verner-Morrison-Syndrom (VERNER u. MORRISON 1974) ektopisch ist. Nach neuen Arbeiten soll das Verner-Morrison-Syndrom in einigen Fällen (in Analogie zur Hyperkalzämie) auch durch eine hohe Sekretion von Prostaglandin E_2 bedingt sein (JAFFE et al. 1977).

Sollte der Gastrin- und VIP-Nachweis im normalen Pankreasgewebe in Zukunft doch eindeutig belegt werden können, müßte diese Ansicht revidiert und die Bildung dieser beiden Hormone durch Pankreastumoren nicht mehr als ektopisch sondern als orthotop bezeichnet werden.

VIP ist auch im Nervensystem (zentral und in peripheren Nerven) nachgewiesen (BLOOM u. POLAK 1977). Die Sekretion dieses Peptids durch Ganglioneuroblastome ist daher wahrscheinlich nicht als ektopisch zu bezeichnen (SWIFT et al. 1975).

10. Hyperkalzämie

Die nicht durch Knochenmetastasen bedingte und mit tiefer oder normaler Serumphosphorkonzentration einhergehende Hyperkalzämie ist das am häufigsten erkannte paraneoplastische Syndrom. Die Patienten fühlen sich dabei müde, abgeschlagen, krank und können depressiv verstimmt sein. Sie zeigen ferner eine Polyurie und Polydipsie sowie Anorexie, Nausea, Erbrechen und Obstipation. Der Tumor kann in diesem Stadium – trotz ausgeprägter Hyperkalzämie – noch sehr klein sein.

Die paraneoplastische Hyperkalzämie tritt vor allem bei *Bronchus-, Mamma-, Nieren-, Pankreas- und Ovarialkarzinomen* (SEIFERT u. SEEMANN 1967), *Tumoren der Kopf- und Nackenregion* (ARIYAN et al. 1974), *malignen Lymphomen und Leukämien* (NEIMAN u. LI 1972; SCHOLZ et al. 1973) sowie gelegentlich bei anderen Tumoren auf.

Nebst den allgemeinen Voraussetzungen für die Diagnose eines paraneoplastischen Syndroms (s. Kap. C VI) müssen folgende Bedingungen für eine als paraneoplastisch zu bezeichnende Hyperkalzämie erfüllt sein:

Tabelle 8. Differentialdiagnose der paraneoplastischen Hyperkalzämie und des primären Hyperparathyreoidismus. (Mod. nach BUCKLE 1974)

	Paraneoplastische Hyperkalzämie	Primärer Hyperparathyreoidismus
Anamnese	Kurz, rasch progredient Dauer: 2–6 Monate	Lang, langsam progredient Dauer: meist über 1 Jahr
Leitsymptome	Gewichtsverlust, keine Nierensteine, keine Pankreatitis	Minimaler oder kein Gewichtsverlust, oft Nierensteine, oft Pankreatitis, peptisches Ulkus
Serum Kalzium	Oft sehr hoch, >3,5 mmol/l	Mäßig erhöht, in weniger als 25%, >3,5 mmol/l
Serum Phosphat	Oft normal, selten erniedrigt	Oft erniedrigt
Serum Chlorid	Erniedrigt, oft <102 mmol/l	Hoch, >102 mmol/l
Serum Bikarbonat	Hoch	Normal/tief

1. Hyperkalzämie und Hypo- oder Normophosphatämie
2. Ausschluß von Knochenmetastasen (radiologisch *und* szintigraphisch)
3. Ausschluß eines primären Hyperparathyreoidismus (Differentialdiagnose s. Tabelle 8)

Es sind bisher 4 Substanzgruppen beschrieben worden, welche für die paraneoplastische Hyperkalzämie verantwortlich gemacht werden: Parathormon, Prostaglandine, osteolytische Sterole und der sog. osteoclast activating factor.

a) Parathormon (PTH) oder PTH-ähnliche Peptide

Substanzen, welche immunologisch mit PTH kreuzreagieren, wurden in einer Reihe von Tumoren nachgewiesen (TASHJIAN et al. 1964; MUNSON et al. 1965; SHERWOOD et al. 1967; OMENN et al. 1969; BLAIR et al. 1973; REES u. RATCLIFFE 1974). Dabei handelt es sich um folgende Tumoren (BUCKLE 1974):

Pflasterzellkarzinome des Bronchus und Nierenkarzinome	ca. 60%
Hepatozelluläre Karzinome, Pankreas-, Ösophagus-, Ovarial-, Parotiskarzinome, maligne Lymphome	ca. 40%

Sowohl eine Sekretion PTH-ähnlicher Peptide in vitro (MARTIN et al. 1972; HARTMANN et al. 1975) als auch eine arteriovenöse Differenz wurden demonstriert (BUCKLE et al. 1970; KNILL-JONES et al. 1970).

Wahrscheinlich zirkulieren sowohl beim orthotopen wie beim ektopischen PTH-Syndrom verschiedene molekulare Formen des Peptids (BENSON et al. 1974a, b). Überdies wird der Metabolismus des PTH wahrscheinlich durch die Höhe der Hyperkalzämie beeinflußt (CANTERBURY et al. 1975). Es fiel bei den Untersuchungen vor allem auf, daß ektopisch sezerniertes PTH weniger stark immunoreaktiv ist als das Nebenschilddrüsenhormon (RIGGS et al. 1971). Dies ist nach Untersuchungen an 6 Patienten auf die kleinere

Menge zirkulierender C-terminaler PTH-Fragmente beim ektopischen Syndrom gegenüber dem primären Hyperparathyreoidismus zurückzuführen (BENSON et al. 1974a, b). C-terminale PTH-Fragmente sind biologisch inaktiv (SEGRE et al. 1972). Mit Hilfe eines RIA mit Antiseren, welche für verschiedene molekulare Formen bzw. Fragmente des PTH spezifisch sind, wird das ektopische PTH-Syndrom einerseits genauer abgeklärt werden können, anderseits wird auch eine bessere Differenzierung gegenüber dem primären Hyperparathyreoidismus möglich werden.

Bei ungefähr 50% aller Tumoren mit paraneoplastischer Hyperkalzämie wurden osteolytische Substanzen nachgewiesen, die keine immunologische Kreuzreaktion mit PTH aufweisen (GASSER u. BURCKHARDT 1978). Darüber hinaus wird bei einer Reihe von Patienten mit paraneoplastischer Hyperkalzämie keine erhöhte Ausscheidung von renalem zyklischem Adenosin-Monophosphat (zAMP) gefunden (DREZNER u. LEBOVITZ 1978). Dies führte zum Schluß, daß bei einem Teil der Tumoren andere Substanzen als PTH-ähnliche Peptide mit im Spiele sein müssen. Es handelt sich dabei um Prostaglandine, osteolytische Sterole und den sog. osteoclast activating factor (DOWSETT 1978).

b) Prostaglandine

KLEIN u. RAISZ (1970) fanden eine Stimulation der Knochenresorption in vitro durch Prostaglandin E_1 und E_2. POWELL et al. (1973) berichteten über 9 Patienten mit paraneoplastischer Hyperkalzämie bei verschiedenen Tumoren, bei welchen keine PTH-ähnlichen Substanzen im RIA gefunden wurden. Dieselbe Arbeitsgruppe (SEYBERTH et al. 1975) fand später bei 14 Patienten mit *Bronchus-* oder *Pankreaskarzinom* und 2 nicht definierten Adenokarzinomen mit Hyperkalzämie eine stark erhöhte Ausscheidung von Prostaglandin E-Metaboliten im Urin. Auf Indomethazin- oder Aspirintherapie (Prostaglandinsynthetase-Hemmer) gingen sowohl die Hyperkalzämie als auch die Urinausscheidung der Prostaglandin-Metaboliten bei 6 Patienten zurück. Die Serumkonzentration des immunoreaktiven PTH war immer unmeßbar. Bei 15 Kontrollpatienten (6 mit primärem Hyperparathyreoidismus, 3 mit Plasmozytom und 3 mit malignen Lymphomen) konnten keine Prostaglandin-Metaboliten gefunden werden.

Die Argumente, welche für eine Prostaglandin-Sekretion durch Tumoren sprechen, sind gewichtig. Da Prostaglandine aber praktisch in jedem Gewebe vorkommen, handelt es sich bei einer Prostaglandin-bedingten Hyperkalzämie wohl um ein paraneoplastisches Syndrom, jedoch wahrscheinlich kaum um eine echte ektopische Prostaglandin-Sekretion.

c) Osteolytische Sterole

GORDAN et al. (1966) fanden in Extrakten aus Mammakarzinomen von 11/12 Patientinnen Aceton-lösliche Substanzen, welche an Ratten eine Osteolyse auslösten. Die Substanzen wurden später im Plasma von 25 Mammakarzinom-Patientinnen nachgewiesen. Es handelte sich dabei um kurzkettige Fettsäureester von Stigmasterol und 7-Dehydrositosterol. Diese Sterole waren bisher nur in Pflanzen nachgewiesen und wurden daher als Phytosterole bezeichnet (GORDAN et al. 1967). Weitere Arbeitsgruppen stellten eine Konversion von Sterolvorläufern durch Mammakarzinomgewebe fest (GLEAVE et al. 1970; JENKINS u. ASH 1972).

Weitere Untersuchungen ergaben jedoch keinen direkten Zusammenhang zwischen dem Mammakarzinom und dem Auftreten der genannten Sterole (DAY et al. 1969; HADDAD et al. 1970; WHITNEY et al. 1973) so daß ihnen nach dem gegenwärtigen Stand der Kenntnisse keine entscheidende Rolle bei der paraneoplastischen Hyperkalzämie zukommen dürfte.

d) Osteoclast activating factor

Lymphoide Zellen von Patienten mit verschiedenen malignen Lymphomen oder Leukämien sezernieren in Kultur ein Material mit osteolytischer Aktivität in vitro (Molekulargewicht ca. 18000 Dalton; RAISZ et al. 1974, 1975; MUNDY et al. 1974a, b). Für die Produktion des Materials scheint ein direkter Kontakt zwischen Makrophagen und Lymphozyten des Patienten Voraussetzung zu sein (MERGENHAGEN et al. 1975).

Die Existenz dieses osteoclast activating factor ist heute aber umstritten, da gezeigt wurde, daß das Material nach Denaturierung unter milden Bedingungen (1 M NaCl oder 2 M Harnstoff) bei Elution über Sephadex-Säulen in derselben Region erscheint wie ^{3}H-Prolin (MUNDY et al. 1975).

Die Pathogenese der paraneoplastischen Hyperkalzämie ist daher, analog derjenigen der Hypoglykämie, wahrscheinlich heterogen und gegenwärtig keineswegs geklärt (TASHJIAN et al. 1974; TASHJIAN 1975). Weitgehend ausgeschlossen erscheint aber die Sekretion einer Substanz durch Tumoren, welche die Nebenschilddrüsen stimuliert, da bei einer Serie von 34 Autopsien keine sichere Hyperplasie der Nebenschilddrüsen nachweisbar war (KOHOUT 1966).

11. Kalzitonin (CT)

In einer prospektiven Untersuchung normokalzämischer Patienten mit *Bronchuskarzinom* fanden SILVA et al. (1976) im RIA Plasmakonzentrationen von über 90 pmol/l (Norm: unter 6 pmol/l) bei 16/26 (62%) Patienten. Bei einem Patienten mit *kleinzelligem Bronchuskarzinom* beobachteten diese Autoren einen starken Rückgang des Plasmakalzitonins unter Chemotherapie, bei einem zweiten konnten Kalzitonin aus dem Tumor extrahiert werden (45 pmol/g Feuchtgewebe; Schilddrüse: 0,2 pmol/g; SILVA et al. 1974). Zwei weitere Patienten mit ektopischer Sekretion von immunoreaktivem Kalzitonin durch ein kleinzelliges Bronchuskarzinom wurden beschrieben (CATTAN et al. 1974). Das Spektrum der Tumoren, welche mit einem erhöhten Serum-CT einhergehen können, wurde durch die Beobachtung von *Pankreas-, Nebenhöhlen-, Prostata-, Uterus-, Harnblasen- und Mammakarzinomen* beträchtlich erweitert (COOMBES et al. 1974).

Eine erhöhte Konzentration von CT im Gewebe konnte aber bisher nur bei kleinzelligen Bronchuskarzinomen, VIPomen, bei einem (wahrscheinlichen) hepatozellulären Karzinom sowie beim Mammakarzinom nachgewiesen werden (HILLYARD et al. 1976; HIMSWORTH et al. 1977; MILHAUD et al. 1977; RAMBAUD et al. 1978). Bei allen anderen Tumoren mit hohem Serum-CT ist die Pathogenese der CT-Sekretion bisher nicht geklärt. Nach MILHAUD et al. (1977) gilt die Regel, daß stark erhöhte Serum-CT-Konzentrationen (über 2000 pmol/l) praktisch nur beim medullären Schilddrüsenkarzinom auftreten. Werte zwischen 60 und 2000 pmol/l weisen bei Fehlen eines kalten Schilddrüsenknotens auf das Bestehen anderer Tumoren hin.

Eine eigene Beobachtung zeigt aber, daß auch bei ektopischer Hormonbildung das Serum-CT sehr stark erhöht sein kann. Bei einer Patientin, welche wegen Verdacht auf Hyperparathyreoidismus bei massiver Hyperkalzämie auswärts total thyreoidektomiert wurde, fand sich wenig später ein endokriner Pankreastumor mit bewiesener ektopischer Kalzitoninproduktion (Abb. 11a–c). Die Serum-CT-Konzentration betrug präoperativ 6400 pmol/l und war postoperativ vollständig unmeßbar (HEITZ et al. unveröffentlicht).

Die Bestimmung des Serum-CT ist daher nicht nur für die Sicherung der Diagnose eines medullären Schilddrüsenkarzinoms notwendig, sondern vermag auch Aufschlüsse über das Vorliegen anderer Tumoren zu geben. Es muß betont werden, daß in vielen Fällen das CT wahrscheinlich nicht ektopisch sezerniert, sondern aus gegenwärtig nicht bekannten Gründen im Serum erhöht ist (s. Kap. C VI). Die Weiterentwicklung spezifischer Radioimmunoassays wird wahrscheinlich molekulare Unterschiede aufzeigen können. So wurde bereits demonstriert, daß das Serum-CT bei medullärem Schilddrüsenkarzinom immunochemisch und in Bezug auf das Molekulargewicht heterogen ist (SIZEMORE u. HEATH 1975; MILHAUD et al. 1977).

12. Erythropoietin

Eine Erythrozytose als Folge von Tumoren wurde zwar oft beschrieben (über 200 Tumoren), leider wurde aber nur bei einem einzigen Patienten mit einem Nierentumor Erythropoietin zuverlässig bestimmt (MALPAS et al. 1967). Erythropoietinsekretion durch Nieren- oder Leberzelltumoren muß unseres Erachtens als orthotop bezeichnet werden, da die Niere die hauptsächliche (SHERWOOD u. GOLDWASSER 1967), die Leber wahrscheinlich eine zweite Produktionsstätte dieses Hormons sind.

Verschiedentlich wurde eine Erythropoietinproduktion durch Fibroleiomyome des Uterus, Ovarial- und Nebennierenrindenkarzinome beobachtet. Die Patienten waren nach Tumorexstirpation geheilt (HERTKO 1968; WRIGLEY et al. 1971; OSSIAS et al. 1973). Schließlich ist auch die Gegenwart von Erythropoietin im Zysteninhalt zerebellärer Hämangioblastome bei Patienten mit Erythrozytose bekannt (WRIGLEY 1970). Das „Erythropoietin" verhält sich dabei analog dem orthotopen Erythropoietin wie ein α_2-Globulin. Seine biologische Aktivität konnte durch Exposition mit Trypsin, Neuraminidase oder Kaninchen-Anti-Erythropoietinserum blockiert werden (LIDDLE et al. 1969).

13. Steroide: Aldosteron

Eine ektopische Steroidproduktion scheint sehr selten aufzutreten. Dies ist vom zellbiologischen Standpunkt aus verständlich, da eine Steroidsynthese die Präsenz der spezialisierten Enzymsysteme in einer Zelle zur Voraussetzung hat.

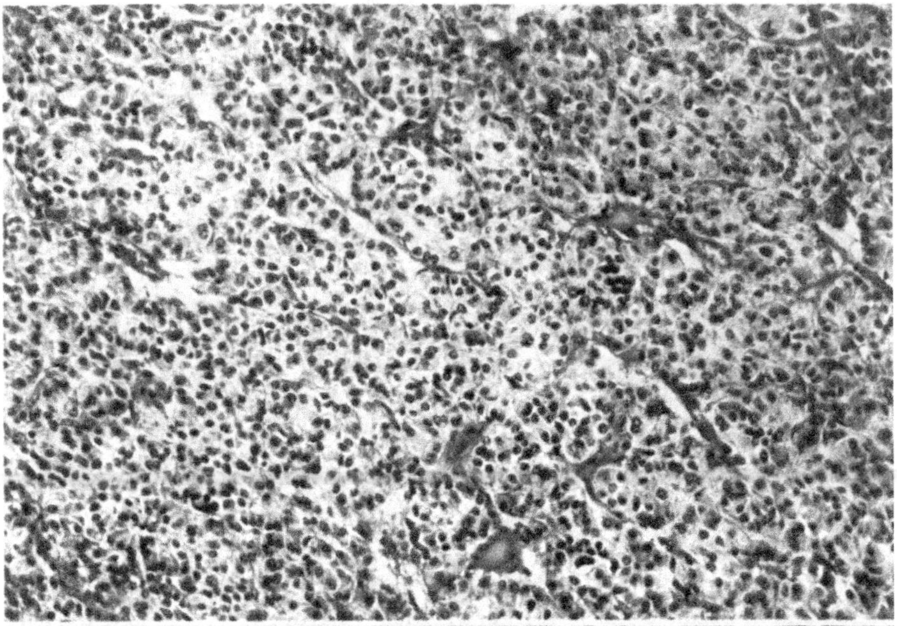

a

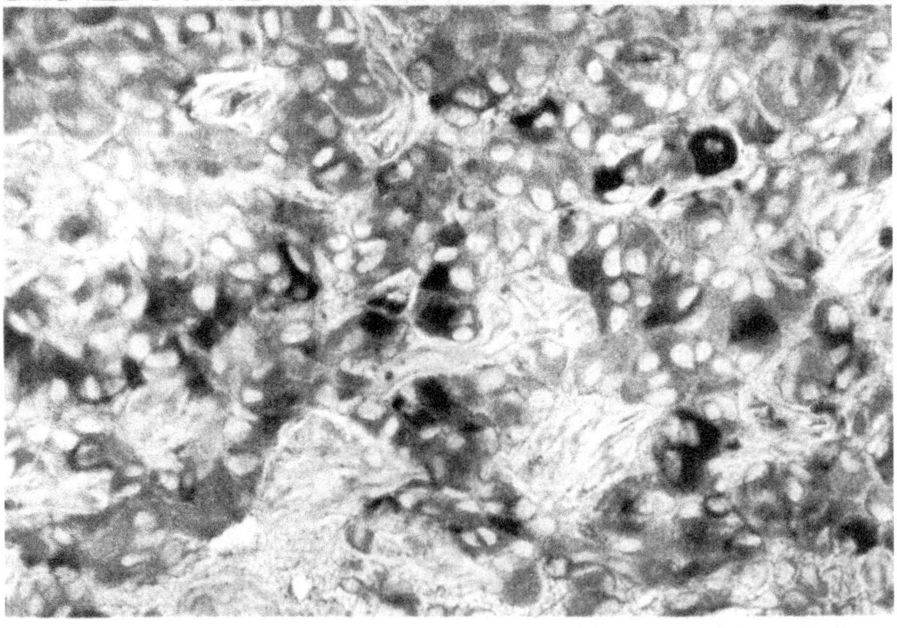

b

Abb. 11. a Endokrines Pankreasadenom. HE, 133×. **b** Kalzitonin im Zytoplasma von Zellen des endokrinen Pankreasadenoms. Peroxidase-anti-Peroxidase-Komplex Methode für Kalzitonin. 333×. **c** Sekretgranula im Zytoplasma von Zellen des endokrinen Pankreasadenoms mit ektopischer Kalzitoninproduktion. Durchmesser der Granula 200–300 nm. Glutaraldehyd-Osmiumtetroxyd. 24650×

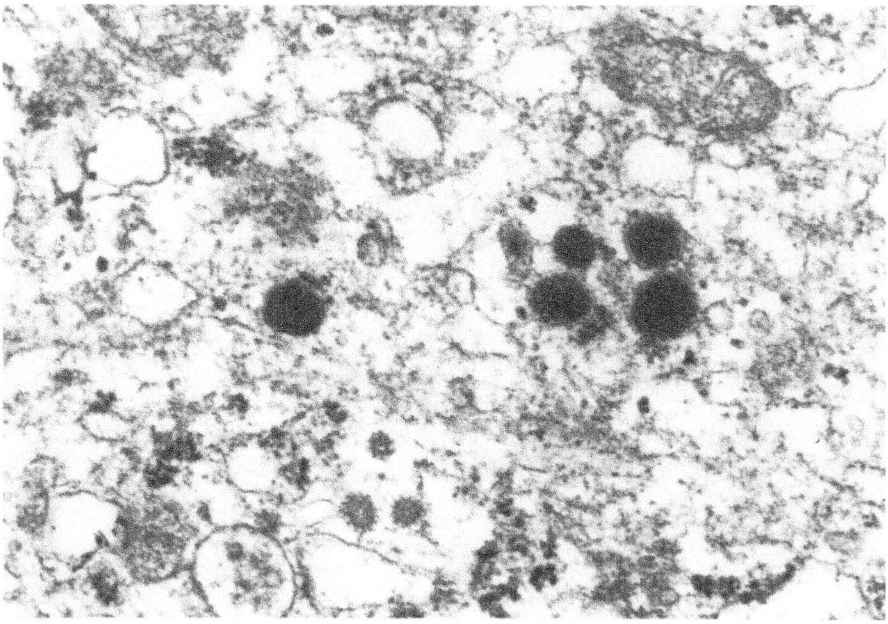

Abb. 11c

Es sind Nebennierenrindenkarzinome mit Östrogensekretion und Feminisierung bekannt. Da das Nebennierenrindengewebe aber physiologischerweise Östrogene zu bilden vermag, handelt es sich dabei nicht um eine ektopische Hormonbildung. Umgekehrt beschrieben TODESCO et al. (1973) ein Ovarialkarzinom mit Aldosteron-Sekretion. Gestützt auf eine strenge Definition kann die Aldosteronproduktion durch gonadales Gewebe als ektopisch betrachtet werden. Die sehr nahe verwandten enzymatischen Schritte der Steroidsynthese lassen allerdings diese Aberration als verständlich erscheinen. Bei der ektopischen Steroidbildung in Gonaden muß sehr sorgfältig das Vorkommen versprengten Nebennierenrindengewebes ausgeschlossen werden.

II. Bildung multipler Hormone

Die Mitteilungen über multiple ektopische Hormonbildungen werden immer häufiger. Dies hängt teilweise mit der Verbesserung der Bestimmungsmethoden zusammen. Am häufigsten treten die Kombinationen ACTH-MSH und ACTH-AVP, Oxytozin und Neurophysin auf (HIRATA et al. 1976; COSCIA et al. 1977). Auch Kombinationen von Gonadotropinen, HPL und plazentarer alkalischer Phosphatase (GOLDE et al. 1974), von PTH und Erythropoietin (SALAMA et al. 1971), von PTH, Kalzitonin und α-HCG (ROSEN u. WEINTRAUB 1974), von HCG (bzw. seiner Untereinheiten) und Pankreashormonen (KAHN et al. 1977) sowie von Pankreashormonen und Gastrin, ACTH oder AVP und Oxytozin

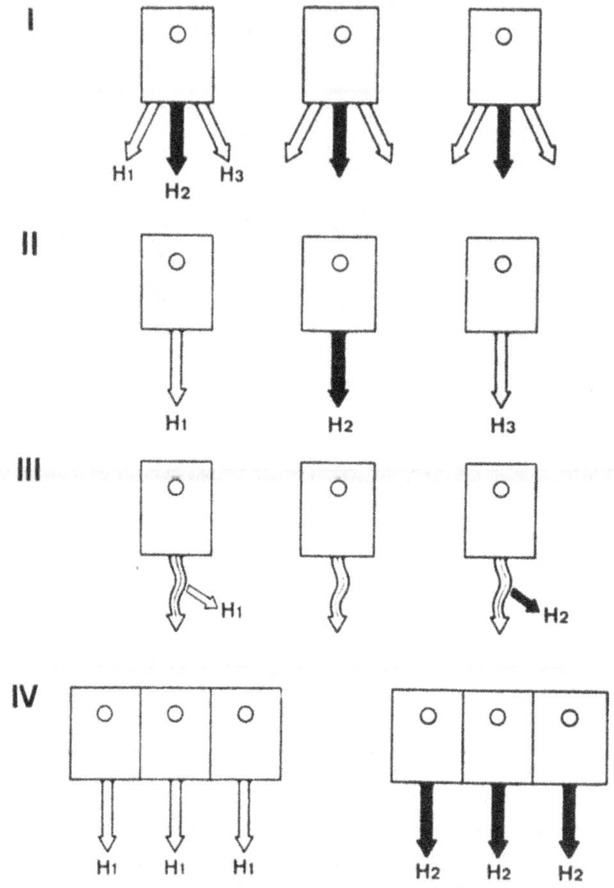

Abb. 12. Pathogenetische Mechanismen der multiplen Hormonbildung (vgl. Text)

sind mitgeteilt worden (HEITZ et al. 1971; MURRAY-LYON et al. 1971). Es wurden bis zu 8 verschiedene Peptide in einem Tumor nachgewiesen (O'NEAL et al. 1968; Übersicht: REES u. RATCLIFFE 1974).

Schon die ektopische Produktion eines einzigen Hormons durch einen Tumor ist ein bemerkenswertes Phänomen. Die gleichzeitige Sekretion eines bunten Spektrums verschiedenartiger, biologisch aktiver Peptidhormone ist noch viel erstaunlicher und eine ganz bemerkenswerte Leistung, welche nur annähernd durch die Hypophyse, den Hypothalamus oder einzelne Abschnitte des Magendarmtraktes erzielt werden kann.

Als pathogenetische Machanismen kommen mehrere Möglichkeiten in Frage (STUDER et al. 1971; Abb. 12; s.a. Kap. C VII):

1. Jede Tumorzelle bildet mehrere Hormone. Dies trifft z.B. für das kleinzellige Bronchuskarzinom zu. Die Biosynthese mehrerer Polypeptide mit biologisch ganz verschiedenen Aktivitäten durch eine *einzige* Tumorzelle ist vom Standpunkt der Zellbiologie und Molekularendokrinologie aus ein besonders spannen-

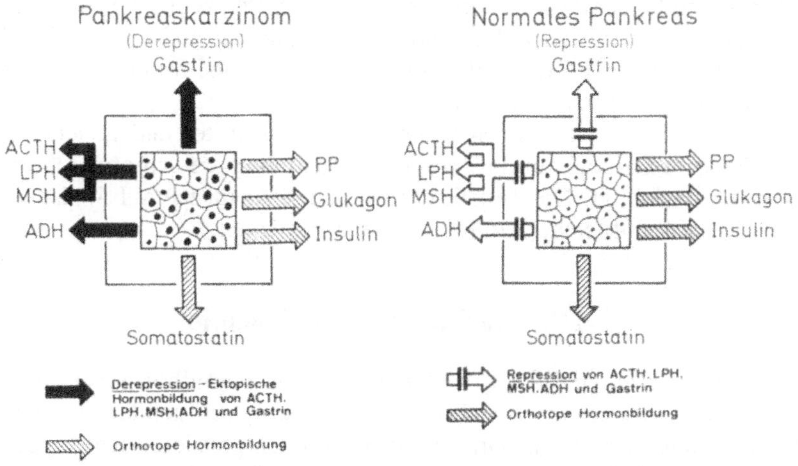

Abb. 13. Simultane orthotope und ektopische Hormonbildung am Beispiel eines Pankreastumors (vgl. Abb. 6a, b u. 10)

des Phänomen. Wenn man der Derepressionstheorie folgen will, müssen ganz verschiedene Repressoren (z.B. verantwortliche Repressoren für insgesamt 8 Hormone) dereprimiert werden. Bei der Theorie des gemeinsamen Prohormons müßte das Vorläufermolekül eine enorme biochemische Potenz und Komplexität besitzen, um durch Translation so zahlreiche und verschiedenartige Hormone bilden zu können.

2. Andere Tumoren (z.B. endokrine Pankreastumoren) bestehen aus mehreren Zelltypen, von denen jeder für sich ein Hormon produzieren kann. Dabei können auch orthotope und eigentliche ektopische Hormonbildung untereinander kombiniert sein (Abb. 13). Dies sind besonders interessante Beispiele, welche einen Schlüssel zum Verständnis der Pathogenese der ektopischen Hormonbildung liefern können.

3. Schließlich können die Tumorzellen als Spalt- oder Begleitprodukte mehrere anormale Polypeptide mit biologischer Hormonwirkung abgeben oder aber

4. es könnten Mischtumoren aus verschiedenen Geweben entstehen.

III. Assoziation bestimmter Hormone mit bestimmten Tumortypen

Bei der Zusammenstellung paraneoplastischer endokriner Syndrome fällt die Vielschichtigkeit des Problems auf. Daher können gegenwärtig noch keine allgemeingültigen, zuverlässigen Regeln aufgestellt werden. Die häufigsten Syndrome überhaupt sind die Hyperkalzämie und das ektopische ACTH-Syndrom, der häufigste Tumor mit ektopischer Hormonbildung ist das Bronchuskarzinom. Dabei sind aber bestimmte Zelltypen auf bestimmte Hormone „spezialisiert“ (s. Kap. C VII 1). So produziert das kleinzellige Bronchuskarzinom vor allem ACTH, ADH und LPH, hingegen nur selten PTH oder Gonadotropine. Umgekehrt tritt eine Hyperkalzämie praktisch nie beim kleinzelligen Karzinom, wohl aber häufig beim Pflasterzellkarzinom des Bronchus auf. Schließlich bilden häufige Tumoren wie Pflasterzellkarzinom des Bronchus, Mamma-, Kolon- und Prostatakarzinome praktisch nie ACTH.

Tabelle 9 ist eine Zusammenstellung bisher bekannter und gesicherter Syndrome. Es wurden dabei nur die ektopische, nicht aber die orthotope Hormonsekretion berücksichtigt. Die Tabelle erhebt keinen Anspruch auf Vollständigkeit und wird in Zukunft sicher modifiziert werden müssen.

IV. Aspekte der Peptidchemie

Moderne Verfahren zur Charakterisierung von Peptidhormonen haben wesentliche Erkenntnisse über die Eigenschaften ektopisch gebildeter Tumorhormone vermittelt. Wir wissen heute, daß diese mit den physiologischen Hormonen nicht identisch sein müssen, und daß auch Bruchstücke dieser Hormone (Fragmente, Subunits) und daneben großmolekulare Formen ("big hormones", Prohormone?) gebildet werden.

Der *Radioimmunoassay* (RIA) wird am häufigsten zum Nachweis einer ektopischen Hormonbildung eingesetzt. Die Empfindlichkeit der Methode ist im allgemeinen hoch. Ein durch RIA gewonnenes Resultat ergibt aber noch keinen Beweis für eine entsprechende biologische Wirkung; der RIA kann Peptide nachweisen, welche strukturelle Ähnlichkeiten mit dem biologisch aktiven Hormon aufweisen, selbst aber keinerlei biologische Aktivität besitzen. Der spezifische Antikörper bindet sich nur an eine beschränkte Zahl von Bindungsstellen für das zu messende Hormon (es genügen z.B. 3–5 Aminosäuren), der übrige Anteil des Peptidhormons wird vom Antikörper nicht erkannt. So wird es verständlich, daß der gleiche RIA sehr verschiedene Peptide messen kann, welche am einen Ende eine gemeinsame Struktur aufweisen, sich aber bei den übrigen Aminosäuren unterscheiden (z.B. MSH/LPH oder ACTH/CLIP/N-terminales Fragment/„Big ACTH", vgl. Kap. C I1, Abb. 8b u. 9).

Die *biologischen Bestimmungsmethoden* beruhen auf Versuchen am lebendigen Tier (im allgemeinen Ratten), am isolierten Organ oder an Zellhomogenaten bzw. -suspensionen. Die Nachteile aller biologischen Bestimmungsmethoden sind der große finanzielle und zeitliche Aufwand, die im allgemeinen geringe Empfindlichkeit und die große methodische Variationsbreite. Eine neue Form des Bioassay, der sog. *Redox-Bioassay,* ist ganz besonders empfindlich, erlaubt den Nachweis von Femtogramm ($fg = 10^{-15}$ g) und eröffnet für Forschungszwecke neue Dimensionen (z.B. Hormonnachweis in sog. Kontrolltumoren, vgl. Kap. C I1), ist aber sehr aufwendig. Auch der Bioassay vermag unterschiedliche Peptide mit der gleichen biologischen Wirkung nicht voneinander zu unterscheiden. Die Spezifität des RIA und Bioassay kann aber durch Zusatzmethoden erreicht werden: durch Extraktionsverfahren oder durch die Anwendung zweier, sich ergänzender Bestimmungsmethoden (N-terminaler und C-terminaler RIA, oder Bioassay und RIA) sowie durch Anwendung eines Antikörpers gegen das zu messende Hormon, welcher die Wirkung im Bioassay blockieren kann.

Durch vorherige *Konzentrations-* oder *Extraktionsverfahren* kann auch die Empfindlichkeit für RIA und Bioassay wesentlich gesteigert werden (z.B. um das 500fache für HPL, s. Kap. C I 5). Durch eine Verbesserung der Empfindlichkeit der Bestimmungsmethoden – ergänzt durch Konzentrationsverfahren – wird die Inzidenz der ektopischen Hormonbildung bei systematischen Untersuchungen in Zukunft sicher wesentlich ansteigen.

Einen entscheidenden Beitrag zur Charakterisierung der Tumorpeptide liefert die *Chromatographie mit Sephadex oder Biogel.* Durch diese Methoden konnten z.B. die C- und N-terminalen Fragmente des ACTH und das LPH bzw. „Big ACTH" (vgl. Kap. C I 1) sowie Fragmente des PTH und das großmolekulare Pro-PTH (vgl. Kap. C I 10.a.) nachgewiesen werden.

Tabelle 9. Tumoren mit gesicherter ektopischer Hormonbildung

	ACTH	β-MSH, LPH	CRF	ADH, Oxytozin, Neurophysin	Gonadotropine	PRL	HPL	HGH	TSH	Insulin, NSILA	Gastrin, VIP	PTH, Prostaglandine	Kalzitonin	Erythropoietin
Bronchus														
Adenom	×			×				×						
Pflasterzellkarzinom				×	×				×			×		
Adenokarzinom					×									
Kleinzelliges Karzinom	×	×	×	×		×							×	
Anaplastisches großzelliges Karzinom							×							
Thymom	×	×												
Mammakarzinom	×								?	×			×	
Magen-Darm-Trakt-Karzinome	×			×	×			×				×		
Hepatozelluläres Karzinom	×				×					×		×	×	
Adenokarzinom des Pankreas				×								×		
Speicheldrüsenkarzinome	×											×		
Hellzelliges Nierenkarzinom					×	×						×		
Retroperitoneale Tumoren										×				
Zerebelläres Hämangioblastom														×
Kleinzelliges Prostatakarzinom	×													
Kleinzelliges Portiokarzinom	×													
Fibroleiomyom des Corpus uteri														×
Ovarialkarzinome					×							×		
Melanom	×													
Hämangioperizytom										×				
Maligne Lymphome												×		
Endokrine Tumoren														
Medulläres Schilddrüsenkarzinom	×													
Pankreastumoren	×	×	×	×							×		×	
Nebennierenrindenkarzinom										×				
Phäochromozytom	×													
Neuroblastom	×										×			
Karzinoide des Magen-Darm-Trakts					×									

Bisher war es nur sehr selten möglich, ein ektopisches Hormon in genügender Menge zu extrahieren und zu reinigen, um im Tumormaterial eine *Aminosäuren-Analyse* durchzuführen. Erst 1973 konnten RATCLIFFE et al. die genaue Aminosäurezusammensetzung des C-terminalen ACTH-Fragments CLIP (mit 22 Aminosäuren) ermitteln; weiterhin gelang den Gruppen von AMATRUDA aus

USA (1974) und LOWRY in England (1976) erstmals die Aminosäuren-Analyse des gesamten Tumor-ACTH-Moleküls (total 39–44 Aminosäuren). Die Tumorpeptide waren zwar dem hypophysären ACTH außerordentlich ähnlich, zeigten aber doch gewisse Differenzen: 1. die geschätzte Totalzahl der Aminosäuren war meist größer, z.T. auch kleiner als bei physiologischem Hormon. 2. Es fanden sich zwei Aminosäuren, welche im hypophysären ACTH fehlen (Threonin und Isoleucin). 3. Einzelne Aminosäuren waren quantitativ verschieden vertreten. In einem Fall wurde beim Tumor-ACTH nur die 2–38 Sequenz des 1–39 hypophysären ACTH gefunden, und es wird vermutet, daß der Tumor – im Gegensatz zur Hypophyse – peptidspaltende Enzyme *(ektopisch gebildete Endopeptidasen)* besitzt, welche die endständigen Aminosäuren abspalten können.

Durch den *Einbau radioaktiv markierter Aminosäuren* in das ektopisch gebildete Hormon *in der Gewebekultur* kann die ektopische Hormonbildung eindeutig bewiesen werden (Einbau von radioaktivem Tyrosin oder Phenylalanin in *ADH*: KLEIN et al. (1969), GEORGE et al. (1972), MARTIN et al. (1974), von markiertem Leukin in *HGH* und in die Hormone *HCG* und *HPL* (GREENBERG et al. 1972) sowie in das *PTH* (GREENBERG et al. 1973)). HIRATA et al. (1975) untersuchten den Einbau von markiertem Phenylalanin in das ACTH von zwei malignen Karzinoiden. Dabei zeigte sich bei der anschließenden Chromatographie, daß die radioaktive Aminosäure fast ausschließlich in ein *großmolekulares ACTH* ("Big ACTH") und nicht in das authentische ACTH eingebaut wurde. Daraus konnte geschlossen werden, daß diese beiden Tumoren über sehr wenige oder überhaupt keine Enzyme verfügen, welche das Prohormon "Big ACTH" in das biologisch aktive, kleinmolekulare ACTH überführen können.

Durch zahlreiche physikalisch-chemische, radioimmunologische und biologische Methoden konnte demnach gezeigt werden, daß die ektopisch gebildeten Hormone den orthotop produzierten Peptidhormonen sehr ähnlich, aber – mindestens teilweise – nicht identisch sind. Die genaue Aminosäuren-Sequenzanalyse eines ektopisch gebildeten Hormons steht zur Zeit noch aus. Durch den Einsatz derartiger moderner biochemischer Methoden in größerem Umfang sind für die Zukunft wesentliche Entdeckungen und Fortschritte zu erwarten.

V. Regulation der ektopischen Hormonsekretion

Die Hormonsekretion eines Tumors mit ektopischer Hormonbildung kann durch *endogene* und *exogene Faktoren* gesteuert werden. Bei den letzteren handelt es sich vorwiegend um endokrin aktive Substanzen (Funktionsteste), welche u.U. die Hormonbildung eines Tumors beeinflussen können. Solche Stoffe können selten auch endogen produziert werden (z.B. Releasing-Hormone).

Die eigentlichen *endogenen Faktoren,* welche die Hormonproduktion eines Tumors regulieren, betreffen Hormonsynthese, -Speicherung, -Sekretion (Release), -Degradation (Fragmentbildung) und -Exkretion. Die zu einer bestimmten Zeit im Tumorgewebe und vor allem im Plasma gemessene Hormonkonzentration wird dadurch bestimmt. So kann z.B. trotz hohen Hormongehaltes im

Tumor der Plasmahormonwert sehr tief sein, wenn die Sekretion in die Blutbahn gering oder die Degradation und Ausscheidung (metabolischer Turnover) gesteigert sind. Bei der Degradation ist speziell die Fragmentbildung von Bedeutung. Die Hormone können in biologisch aktive und – häufiger – biologisch inaktive Fragmente unterschiedlicher Molekulargröße abgebaut werden. Die Fragmentbildung kann bereits im Tumorgewebe, wahrscheinlich durch spezielle *„ektopische" Enzyme*, im Blut oder in peripheren Geweben stattfinden.

Eine sehr bemerkenswerte Manifestation einer endogenen Regulation ist die *periodische Hormonproduktion* durch bestimmte Tumoren. Dieses neue Phänomen wurde erstmals von BAILEY (1971) und später von CHAJEK u. ROMANOFF (1976) beschrieben.

Bei einen Patienten entstand innerhalb von 6 Jahren ein langsam progredientes Cushing-Syndrom bei einem Karzinoid des Bronchus, und es wurde eine periodische, intermittierende Hypokaliämie mit gleichzeitiger Hypertonie festgestellt. Während einer Gesamtdauer von 45 Tagen konnte die periodische Hormonproduktion der 17-Hydroxysteroide und 17-Ketosteroide beobachtet werden. Bei einer Zyklusdauer von etwa 18 Tagen stiegen die 17-OHCS stufenweise vom Normbereich bis auf exzessive Werte von 150 mg/24 Std. an und sanken regelmäßig wieder zur Norm zurück. Die Plasma-ACTH-Werte ließen ebenfalls eine Rhythmik vermuten, so daß eine periodische ACTH-Sekretion für dieses interessante Phänomen verantwortlich gemacht werden konnte. Der zweite Patient zeigte periodische Gewichtsschwankungen mit typischen Ödemen und gleichzeitiger Hypertonie mit variablen und kürzeren Phasen von etwa 5–10 Tagen mit periodischer Ausscheidung der 17-OHCS. Die klinischen und biochemischen Befunde normalisierten sich bei beiden Patienten nach der Tumorentfernung.

Die möglichen, endogenen *Regulationsmechanismen* für eine solche periodische Hormonbildung bleiben hypothetisch: zyklische Produktion einer ACTH-stimulierenden Substanz (CRF?), periodisches Wachstum der Tumorzellen oder vermindertes und verzögertes Ansprechen des Tumors auf den Feedback-Mechanismus können diskutiert werden.

Die Regulationsmöglichkeit der ektopischen Hormonbildung durch *exogene Faktoren* kann durch *Hemm- und Stimulationsteste* geprüft werden. Typischerweise ist die Hormonproduktion eines Tumors weitgehend autonom und läßt sich durch die entsprechenden Hemmteste nicht unterdrücken: z.B. fehlende Suppression des ACTH durch Dexamethason, des ADH durch Wasserbelastung, des PTH durch Kalziuminfusion und der Gonadotropine durch Sexualsteroide. Die *fehlende Suppression* der ektopischen Hormonbildung beim entsprechenden Hemmtest wird zum Beweis der Diagnose verwendet.

Sehr erstaunlich ist aber die Tatsache, daß bestimmte Tumoren mit ektopischer Hormonbildung nicht autonom sind, sondern den physiologischen Regulationsmechanismen gehorchen.

So fand LIDDLE in einer größeren Serie in 6% der Patienten eine *reproduzierbare Suppression* des Kortisols beim ektopischen ACTH-Syndrom. Die supprimierbare ACTH-Bildung fand sich vorwiegend bei „Bronchusadenomen" oder Thymomen (LIDDLE et al. 1969). In einer Zusammenstellung fanden MASON et al. (1972) eine positive Dexamethason-Suppression bei 7/14 Patienten mit ACTH-produzierenden *Bronchuskarzinoiden*. Bei zwei Patienten mit malignem Thymom konnten wir einen wahrscheinlichen, *paradoxen ACTH-Anstieg auf Dexamethason* feststellen, wie er auch beim zentralen Morbus Cushing seltenerweise beobachtet werden kann (STAUB et al. 1978). Eine paradoxe Dexamethason-Stimulation beim ektopischen ACTH-Syndrom ist uns aus der Literatur bisher nicht bekannt.

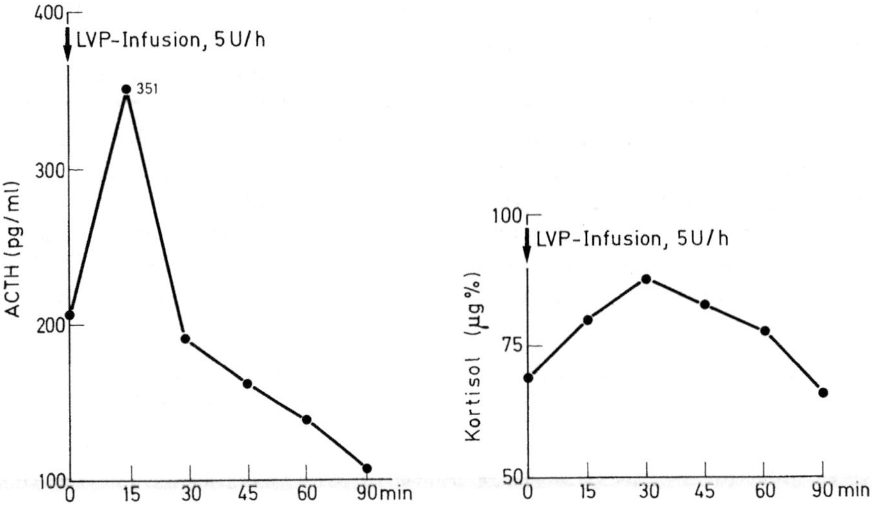

Abb. 14. Simultane Stimulation des ACTH und des Kortisols im Plasma durch Lysinvasopressin bei einem Thymom mit ektopischer ACTH-Bildung. (Staub et al. 1978)

Ebenfalls sehr erstaunlich ist die *positive Stimulation* des ACTH durch *Metopiron oder Lysin-Vasopressin.*

Mason et al. fanden bei 11 Patienten mit Bronchialkarzinoid in fünf Fällen eine *Stimulation durch Metopiron.* Bei einem malignen Thymom fanden wir eine deutliche Stimulation des ACTH mit parallellem Anstieg des Kortisols nach Lysin-Vasopressin (Staub 1974; Staub et al. 1978; vgl. Abb. 14). Die Freisetzung von ACTH durch Metopiron und LVP ist von beachtlichem, pathophysiologischem Interesse. Sie kann am ehesten dadurch erklärt werden, daß entweder der Tumor selbst auf die Stimulation reagiert oder das Tumorgewebe eine dem Releasinghormon CRF ähnliche Substanz bildet und die Hypophyse stimuliert (vgl. Abb. 15a, b). Die zweite Hypothese wird durch den *Nachweis von „CRF" im Tumorgewebe* in bisher sieben Fällen unterstützt: Upton u. Amatruda (1971) konnten in einem Pankreas- und Lungenkarzinom im Bioassay an der Ratte CRF nachweisen und den Aminosäurengehalt dieser beiden Peptide analysieren. Imura et al. (1975) fanden bei der Untersuchung von vier kleinzelligen Bronchuskarzinomen und eines Pankreaskarzinoms CRF-Aktivität in allen Fällen bei Verwendung einer Hypophyseninkubationsmethode in vitro. Diese Studien lassen vermuten, daß die CRF-Bildung bei ektopischen Tumoren gar nicht selten ist. Ob dabei CRF allein oder gleichzeitig CRF und ACTH gebildet werden, sollte durch zukünftige Studien abgeklärt werden. Die Produktion von Releasinghormonen scheint auch für andere Hormonsysteme möglich zu sein. So konnten bisher auch die *hypothalamischen Regulationshormone* LH-RH, GH-RH und Somatostatin in Tumoren mit ektopischer Hormonbildung nachgewiesen werden (Beck et al. 1973; Rees 1978).

Neue Wege zum *Studium der ektopischen Hormonregulation* werden durch Untersuchungen *an der Gewebekultur* ermöglicht. So konnten Hirata et al. (1975) ein undifferenziertes Bronchuskarzinom und zwei maligne Karzinoidtumoren in der Gewebekultur züchten und die mögliche Regulation durch verschiedene Faktoren untersuchen: ein *Hypothalamusextrakt* (CRF-Aktivität), *Noradrenalin* und *zyklisches AMP* vermochten ACTH und/oder „β-MSH" zu stimulieren; *Serotonin, Lysin-Vasopressin* und *Dexamethason* zeigten keinen Einfluß. Die Stimulation durch CRF scheint somit – wie bei der Hypophyse – über

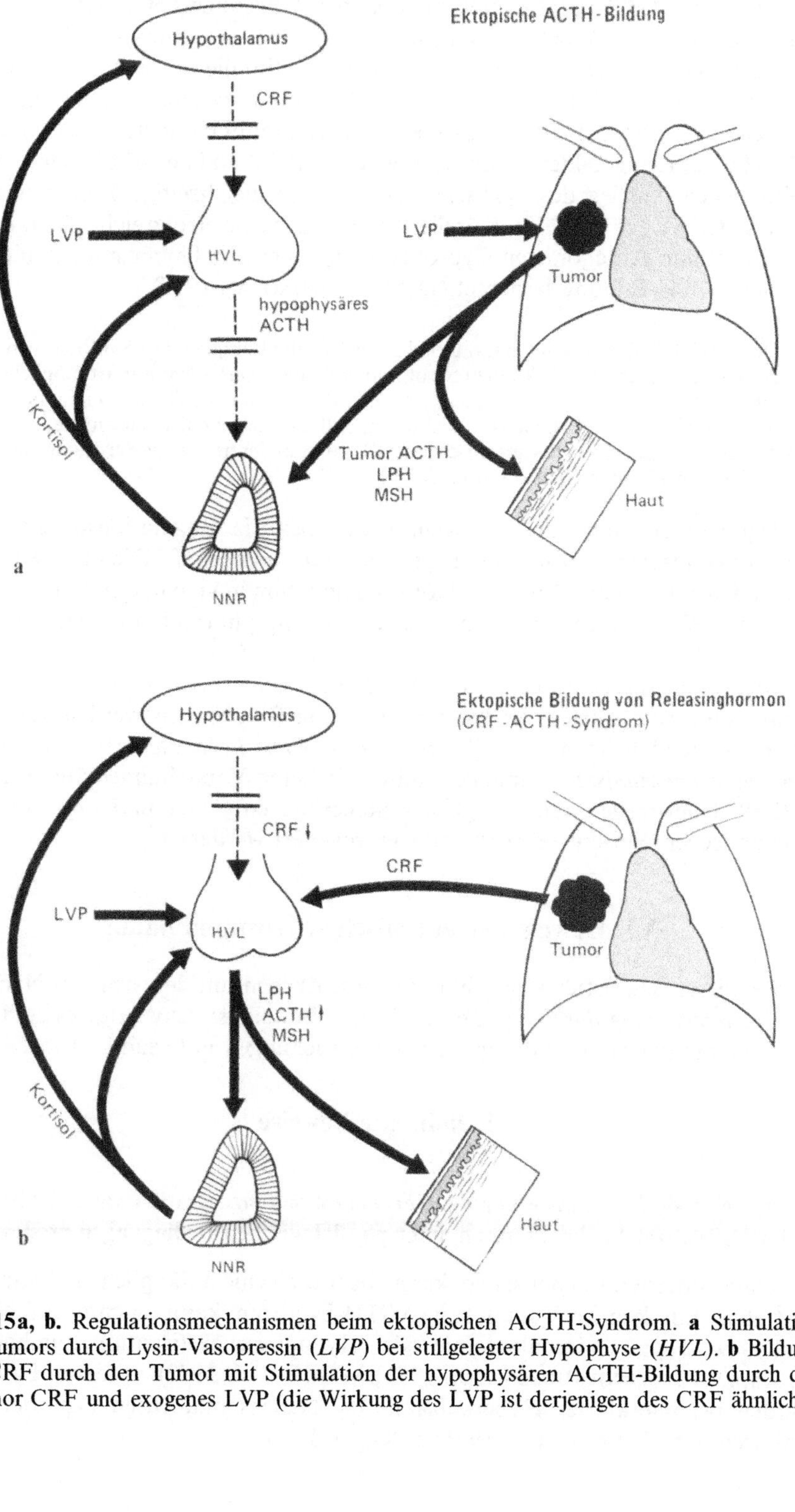

Abb. 15a, b. Regulationsmechanismen beim ektopischen ACTH-Syndrom. **a** Stimulation des Tumors durch Lysin-Vasopressin (*LVP*) bei stillgelegter Hypophyse (*HVL*). **b** Bildung von CRF durch den Tumor mit Stimulation der hypophysären ACTH-Bildung durch das Tumor CRF und exogenes LVP (die Wirkung des LVP ist derjenigen des CRF ähnlich)

das *zyklische AMP als Mediator* zu verlaufen. GREENBERG et al. (1972) konnten die Produktion von Wachstumshormon bei einem Lungentumor in der Gewebekultur durch *zyklisches AMP* und *Theophyllin* stimulieren. Bei der Regulation der ektopischen ACTH-Bildung scheint das *Serotonin* eine – allerdings noch schlecht definierte – Bedeutung zu besitzen. Serotonin kann gleichzeitig mit dem ACTH ektopisch gebildet werden (IMURA et al. 1975) und bewirkt in der Gewebekultur einen Anstieg des zyklischen AMP ohne gleichzeitige Freisetzung von ACTH (HIRATA et al. 1975). Kürzlich wurde über eine erfolgreiche Therapie mit dem Serotonin-Antagonisten Cyproheptadin bei einem Thymustumor mit ektopischer ACTH-Bildung berichtet (DOYLE u. DONOVAN 1977).

Die APUD-Zellen zeigen Charakteristika, welche die Fähigkeit zur Synthese von biogenen Aminen anzeigen und sie können Serotonin enthalten. Das Serotonin ist möglicherweise auf subzellulärer Ebene für die Synthese oder den Release des ACTH notwendig (s. Kap. C-VII 3). Es wird auch die Möglichkeit diskutiert, daß die Tumorzellen verschiedene Rezeptoren besitzen, welche einerseits spezifisch für CRF und andererseits für Serotonin und Katecholamine sein könnten (HIRATA et al. 1975).

Der heutige Stand unserer Kenntnisse über die Regulationsmechanismen bei der ektopischen Hormonbildung ist noch sehr lückenhaft. Die obengenannten Methoden zur Untersuchung der Hormonregulation in vivo und in vitro eröffnen aber neue Wege. Durch die vermehrte Anwendung pharmakologischer Untersuchungsmethoden an der Gewebekultur sind in Zukunft neue Erkenntnisse über die *molekulare Endokrinologie* und die *Zellregulation* bei der ektopischen Hormonbildung zu erwarten. Es kann heute schon festgehalten werden, daß diese hormonbildenden Tumoren *differenzierte, biologische Systeme mit komplexen Regulationsmechanismen* darstellen; unsere früheren Vorstellungen über die „primitive" Tumorzelle, welche jeglicher Steuerung entgleitet und ihre Hormone in chaotischer Weise produziert, müssen revidiert werden.

VI. Beweis der ektopischen Hormonbildung

Bei dieser Beweisführung geht es im wesentlichen um den sicheren Nachweis der *Hormonbildung durch den Tumor*. Dieser Beweis ist schwierig; es sind dazu meist umfangreiche multidisziplinäre Untersuchungen notwendig (Tabelle 10).

1. Indirekte Beweise

a) Fehlende Normalisierung der Serumhormonkonzentration nach Exzision der Drüse, welche das Hormon unter physiologischen Bedingungen produziert

Diese Situation ist eher selten, kann aber durch eine anfängliche Fehldiagnose eintreten. Ein kleiner Tumor mit ACTH-Syndrom kann unentdeckt bleiben und es wird eine Adrenalektomie oder Hypophysenexstirpation durchgeführt (s. Kap. CI 1; VINGERHOEDS et al. 1971; MASON et al. 1972). Anderen Patienten werden bei unerklärter Hyperkalzämie die Nebenschilddrüsen exploriert und evtl. exzidiert (SCHOLZ et al. 1973; s. Kap. CI 11).

Tabelle 10. Indirekte und direkte Beweise der ektopischen Hormonbildung

Indirekte Beweise

Fehlende Normalisierung der Serumhormon-Konzentration nach Exzision der Drüse, welche das Hormon unter physiologischen Bedingungen produziert.

Klinisches Syndrom in Gegenwart eines Tumors

Hohe Hormonkonzentration im Serum bei Bestehen eines Tumors

Histologie und Elektronenmikroskopie

Direkte Beweise

Nachweis des Hormons im Tumorgewebe durch
- Extraktion und Radioimmunoassay und/oder Bioassay
- Immunhistochemie und Immunelektronenmikroskopie
  - Geeignetes *Kontrollgewebe* darf im Vergleich zum Tumorgewebe nur eine sehr niedrige oder keine nachweisbare Konzentration des Hormons enthalten.

Nachweis einer arterio-venösen Differenz der Serumhormon-Konzentration zwischen Tumorarterie und -vene

Absinken der Serumhormon-Konzentration und Abklingen des klinischen Syndroms nach Behandlung des Tumors (Operation, Bestrahlung, Zytostatica)

Synthese des Hormons durch Tumorgewebe oder Tumorzellen *in vitro*

Durch ein analoges Vorgehen konnte die ADH-Produktion durch ein Bronchuskarzinom praktisch bewiesen werden: bei den beschriebenen Patienten wurde bei der Hypophysektomie eine durch Metastasen vollständig zerstörte Neurohypophyse gefunden (Bower et al. 1964).

b) Klinisches Syndrom in Gegenwart eines Tumors

Es muß betont werden, daß ein klinisches Syndrom zwar *vor* dem Erscheinen des Tumors entstehen *kann*, daß es aber *gleichzeitig* mit dem Tumor ausgebildet sein *muß*, um als paraneoplastisches Syndrom eingestuft werden zu können. Dabei muß das Syndrom genau abgeklärt werden. So kann beispielsweise eine hypokaliämische Alkalose bei paraneoplastischem Syndrom nicht nur durch eine inadequate ACTH-Sekretion, sondern auch durch eine tumorinduzierte Hyperkalzämie verursacht werden (Azzopardi u. Whittaker 1969; Azzopardi et al. 1970; Rees u. Ratcliffe 1974).

c) Hohe Serumhormonkonzentration bei Bestehen eines Tumors

Der Nachweis dieser Assoziation setzt die Verfügbarkeit einer Reihe empfindlicher Meßmethoden voraus. Bei dieser Beweisführung gilt es zu bedenken, daß die Sekretion vieler Hormone (besonders ACTH, HGH und PRL) außerordentlich labil ist (z.B. abhängig vom Streß) und darüber hinaus einem zirkadianen Rhythmus unterliegt. So kann die Serumkonzentration von ACTH oder Kortisol bei Schmerz, Infekten oder bei einer Tumorkrankheit stark erhöht sein, ohne daß der Tumor Hormone zu produzieren braucht. Weiter ist abzuklären, ob nicht Metastasen oder andere Erkrankungen die Dysregulation der Hormonsekretion bedingen (z.B. des ADH bei Hirnmetastasen oder chronischen Lungenkrankheiten: BARTTER u. SCHWARTZ 1967). Daraus folgt, daß eine genaue klinische Abklärung des Patienten sowie mehrere Bestimmungen der Serumhormonkonzentrationen vorgenommen werden müssen.

Besonders nützlich wären Bestimmungen von *Hormonen, welche exklusiv* durch ein Gewebe *sezerniert werden*. Ein erhöhter Serumspiegel von HPL ist z.B. ein starker Hinweis auf das Vorliegen eines trophoblastischen Tumors (WEINTRAUB u. ROSEN 1971). Anderseits wird aber nach neueren Befunden HPL möglicherweise auch durch den menschlichen Hoden synthetisiert (PAYNE u. RYAN 1972). Vor der endgültigen Sicherung der exklusiven Produktion eines Peptids durch *ein* Gewebe darf demnach selbst bei erhöhten Serumkonzentrationen bisher für ein bestimmtes Gewebe als spezifisch betrachteter Hormone nicht ohne weiteres auf das Vorliegen eines Tumors geschlossen werden.

d) Histologie und Elektronenmikroskopie

Die präzise lichtmikroskopische Diagnose des Tumors mit ektopischer Hormonproduktion ist von ausschlaggebender Bedeutung. Nur mit Hilfe einer sehr präzisen histologischen Klassifizierung lassen sich bestimmte Assoziationen der Sekretionen bestimmter Hormone durch bestimmte Tumortypen sichern (s. Kap. C III). Ein direkter Beweis der Hormonproduktion durch Tumorgewebe ist rein histologisch nicht möglich.

Die *elektronenmikroskopische Demonstration* von *Sekretgranula* im Zytoplasma der Tumorzellen ist generell für den Beweis eines Syndroms einer ektopischen Hormonbildung notwendig. Sekretgranula können aber im Einzelfall durchaus fehlen. Kleine Sekretgranula (∅ 110–140 nm; Abb. 4) konnten in sekretorisch aktiven und inaktiven Bronchuskarzinoiden oder kleinzelligen Karzinomen nachgewiesen werden (BONIKOS u. BENSCH 1977). Die Granula sind demgegenüber relativ groß in Thymomen (∅ 400–500 nm, KAY u. WILSON 1970). Vor allem in kleinzelligen Bronchuskarzinomen sind sie außerordentlich heterogen (CORRIN u. MCMILLAN 1970; VANHAEVERBEEK et al. 1974).

Die Gegenwart von Sekretgranula sagt weder über deren Hormongehalt noch über die Sekretionsleistung der Zelle etwas aus. Der Befund stützt also die Diagnose eines Tumors mit ektopischer Hormonproduktion indirekt. Mit Hilfe genauer Beobachtungen wurde aber die Zuordnung charakteristischer Sekretgranula zu bestimmten Hormonen teilweise erarbeitet (vgl. Abb. 11c). Es muß dabei aber berücksichtigt werden, daß Sekretgranula in Tumoren eine wesentlich größere Variabilität als diejenigen in Normalgewebe aufweisen.

2. Direkte Beweise

a) Nachweis des Hormons im Tumorgewebe

1. Extraktion und Radioimmunoassay und/oder Bioassay. Der *biochemische Nachweis* eines Hormons im Tumorgewebe ist besonders wichtig. Die bisher gemessenen Konzentrationen variieren sehr stark; sie sind zum Teil sehr hoch, häufiger aber niedrig und nur wenig höher als in nicht tumorösem Gewebe (z.B. ACTH-Konzentrationen von 0,2–2 pmol/g Feuchtgewebe: HOLDAWAY et al. 1974; REES u. RATCLIFFE 1974). Aufgrund eines nachweisbaren Hormongehaltes darf aber noch nicht auf die sekretorische Aktivität des Tumors geschlossen werden, weil in Tumoren ohne klinisches Syndrom ähnliche Hormonkonzentrationen wie in aktiv sezernierenden Neoplasien gemessen werden können (s. Kap. CI 1 u. CI 3; RATCLIFFE et al. 1972; YOSHIMOTO et al. 1977). Schließlich ist, wie bei Messungen von Serumhormonen zu bedenken, daß immunologisch bestimmte Peptide nicht unbedingt biologisch aktiv sind. So besitzt z.B. das "Big ACTH" nur 3% der biologischen Aktivität von ACTH, hingegen die volle Immunoreaktivität. Der Tumorextrakt sollte daher, wenn immer möglich, in einem Bioassay auf seine biologische Aktivität geprüft werden. Jeder in einem Tumor gemessene Hormongehalt muß zudem mit demjenigen eines geeigneten *Kontrollgewebes* verglichen werden.

2. Immunhistochemie und Immunelektronenmikroskopie. Die derzeitigen immunhistochemischen Methoden – indirekte Immunfluoreszenz, indirekte Immunperoxidase und Peroxidase-Anti-Peroxidase-Komplexmethode (STERNBERGER 1974) sind hoch spezifisch, so daß auch sehr kleine Mengen von Peptiden intrazellulär lokalisiert werden können. So konnten ACTH (PFOTENHAUER u. KRACHT 1967; O'NEAL et al. 1968; WENK et al. 1977), HCG (BECKER et al. 1968; COTTRELL et al. 1968), HGH, HPL (BECK u. BURGER 1972) und Kalzitonin und LPH in Tumorzellen lokalisiert werden (Abb. 5a, b, 6a, b, 10, 11b).

Das Problem bei diesen Methoden liegt bei der *Spezifität der Reaktion.* Für deren Nachweis müssen strenge Kontrollen der Reaktionen mitgeführt werden (STERNBERGER 1974; HEITZ et al. 1978a, b). Die Spezifität der Reaktion hängt einerseits von der Qualität des primären Antiserums, anderseits von dessen Verdünnung ab. Das Antiserum muß dementsprechend ausgetestet und möglichst hoch verdünnt werden (Austestung durch RIA und an Normalgewebe). Die Verwendung der Peroxidase-Anti-Peroxidase-Komplexmethode (STERNBERGER 1974) erlaubt aufgrund ihrer hohen Sensitivität viel höhere Verdünnungen des primären Antiserums und ist daher wesentlich spezifischer und empfindlicher als die Immunfluoreszenz oder die indirekte Immunperoxidasemethode (NAKANE u. PIERCE 1966; NAKANE u. KAWAOI 1974; STERNBERGER u. PETRALI 1977). Ein Nachteil der hohen Spezifität liegt darin, daß Peptidsequenzen mit ähnlicher aber nicht identischer Immunoreaktivität durch die Immunhistochemie nicht unbedingt erfaßt werden.

b) Nachweis einer arterio-venösen Differenz der Serumhormonkonzentration zwischen Tumorarterie und -vene

Dieser Nachweis ist schwierig zu erbringen. Einerseits kann die Punktion der Tumorgefäße sehr schwierig und anderseits die arterio-venöse Differenz sehr gering sein. Darüber hinaus ist Vorsicht geboten bei der Interpretation der Hormonkonzentration speziell bei ACTH, ADH, HGH, PRL und Oxytozin, da deren Sekretion aus der Hypophyse durch den Operationsstreß gesteigert werden kann, wodurch arterio-venöse Unterschiede zwischen Tumorarterie und -vene maskiert werden. Die Demonstration der arterio-venösen Differenz ist dementsprechend bisher nur bei wenigen Patienten einwandfrei gelungen: beim ektopischen ACTH-Syndrom (RATCLIFFE et al. 1972; KLEY et al. 1978), bei einem Adenokarzinom des Kolon (BALSAM et al. 1972), bei einem Paragangliom des Nebennierenmarks (SCHTEINGART et al. 1972), für PTH bei hellzelligem Nierenkarzinom (BUCKLE et al. 1970; BLAIR et al. 1973), bei einem intrahepatischen Gallengangskarzinom (KNILL-JONES et al. 1970) und für Gonadotropine bei einem Adenokarzinom der Lunge (RAIMAN et al. 1967).

c) Absinken der Serumhormonkonzentration und Abklingen des klinischen Syndroms nach Behandlung des Tumors (Operation, Bestrahlung, Zytostatika)

Diese Befunde sind ein sehr guter Hinweis auf das Bestehen eines paraneoplastischen Syndroms und können gleichzeitig als Indiz für die totale Tumorentfernung dienen. Es bestehen gut dokumentierte Berichte darüber für ACTH bei Bronchuskarzinoid (RATCLIFFE et al. 1972), Thymom (LIDDLE et al. 1965) und medullärem Schilddrüsenkarzinom (DONAHOWER et al. 1966), für PTH bei Pflasterzellkarzinom des Bronchus (GRIMES et al. 1967), für Gonadotropine bei Adenokarzinom der Lunge (FAIMAN et al. 1967) sowie PRL bei Bronchus- und Nierenkarzinomen (TURKINGTON 1971).

Es gilt aber zu bedenken, daß derartige Befunde die Produktion von Substanzen mit Releasing-Faktor Eigenschaften nicht ausschließen (CRF: UPTON u. AMATRUDA 1971; GHRH: BECK et al. 1973; Abb. 15a, b).

d) Synthese des Hormons durch Tumorgewebe oder Tumorzellen in vitro

Der Nachweis der Hormonsekretion durch Tumorzellen in der Gewebekultur ist schwierig. Optimale Kulturbedingungen sind schwierig zu schaffen, die Konzentration der sezernierten Hormone ist oft sehr tief und die Fähigkeit der Zellen zur Hormonsynthese und -sekretion geht in Langzeitkulturen oft verloren. Bisherige Befunde ergaben aber eine ACTH-Sekretion durch Zellen eines Melanoms bzw. eines kleinzelligen Bronchuskarzinoms in vitro (ORTH 1973; REES et al. 1974). Auch die Sekretion von HCG durch Zellen eines undifferenzierten Bronchuskarzinoms (RABSON et al. 1973) und eine PTH-Sekretion durch Zellen eines Nierenkarzinoms (GREENBERG et al. 1973) wurden beschrieben.

Der Nachweis der Hormonsynthese in vitro ist sehr aussagekräftig, die Probleme liegen aber in der zu kleinen Zahl kultivierter aktiver Zellen bzw. in der sehr geringen Menge sezernierter Hormone, mit welchen der Beweis ihrer biologischen Aktivität nur schwierig zu erbringen ist. Ein Ausweg besteht im Nachweis des Einbaus markierter Aminosäuren in Hormone in vitro (s. Kap. C IV).

Die praktische Durchführung der Beweisführung des Vorliegens eines endokrinen paraneoplastischen Syndroms bei einem Patienten setzt neben einer genauen klinischen Beobachtung eine präzise Organisation der diagnostischen Maßnahmen voraus. Es ist klar, daß nur durch eine Kombination einer ganzen Reihe verschiedener Methoden der Beweis erbracht werden kann.

Falls bei Bestehen eines endokrinen Syndroms der Nachweis eines Tumors gelingt, müssen die in Frage kommenden Peptide im Serum *vor und nach* einer eventuellen Operation oder Radiotherapie radioimmunologisch bestimmt werden. Im allgemeinen genügt es, Serum des Patienten möglichst rasch nach Entnahme zu gefrieren (mindestens −30° C, besser bei −70° C).

Die Behandlung des exstirpierten Tumorgewebes ist außerordentlich wichtig. Ein möglichst großer Anteil sollte so rasch wie möglich tiefgefroren werden, um die Bestimmung der Hormonkonzentration im *Tumorextrakt* sicherzustellen.

Oft gelingt zwar der *immunhistochemische Nachweis* von Peptiden an Formalin-fixiertem, Paraffin-eingebettetem Tumorgewebe (HEITZ 1978) und auch *Sekretgranula* können elektronenmikroskopisch nach Umbettung des Materials in Epon bzw. Araldit noch beobachtet werden. Wenn immer möglich, sollte Tumorgewebe aber unmittelbar nach Entnahme in *flüssigem Stickstoff tiefgefroren* werden. Dieses Gewebe kann nach Gefriertrocknung und Dampffixation auf APUD-Eigenschaften untersucht und immunhistochemisch wesentlich genauer als nach Fixation in flüssigem Formalin analysiert werden. Die Fixation von Tumorgewebe in Paraformaldehyd oder in einem Gemisch von Paraformaldehyd und gereinigtem Glutaraldehyd ermöglicht im allgemeinen auch die *immunelektronenmikroskopische Darstellung* von Peptiden (Methodik: VAN NOORDEN et al. 1977a; HEITZ et al. 1978a, b).

Die Fixation kleiner Gewebsblöcke (Kantenlänge max. 1 mm) in Glutaraldehyd und die Postfixation in Osmiumtetroxid wird eine optimale Erhaltung der Struktur auf *elektronenmikroskopischer Ebene* gewährleisten.

Schließlich sollte Tumorgewebe in *Zellkultur* gebracht werden (BENSCH et al. 1976).

Nur die genaue Beweisführung einer ektopischen Hormonbildung bei einer großen Zahl von Patienten wird die präzise Definition paraneoplastischer endokriner Syndrome erlauben. Dabei kommt der *genauen histologischen Klassifizierung* der beteiligten Tumoren eine entscheidende Bedeutung zu. Nur eine genaue histologische Diagnose wird die Erkennung der Assoziation bestimmter Tumoren mit bestimmten Syndromen erlauben.

VII. Pathogenese der ektopischen Hormonbildung

1. Umfassende und aktuelle Theorien

a) Hypothese der zufälligen Derepression („random derepression“)

Ausgangspunkt dieser Hypothese ist die Feststellung, daß jede diploide Zelle eines Organismus dieselbe genetische Information besitzt. Im differenzierten Gewebe sind die meisten Gene reprimiert mit Ausnahme derjenigen, welche die genetisch-spezifischen Funktionen steuern. Bei Tumoren soll nun eine zufällige Derepression von Teilen des Genoms auftreten und, nebst anderen Tumorcharakteristika, die ektopische Hormonsekretion steuern können (Abb. 16; GELLHORN 1963).

Dies bedeutet, daß ektopische Hormone die gleiche Primärstruktur besitzen müßten wie ihr physiologisches Vorbild. Darüber hinaus müßte irgendein Tumor irgendein Hormon produzieren können. Die häufige Assoziation des kleinzelligen Bronchuskarzinoms mit ektopischer Hormonbildung und das seltene Auftreten derartiger Syndrome bei häufigen Tumoren wie Mamma-, Kolon- oder Prostatakarzinom und die ähnliche oft aber sehr wahrscheinlich nicht mit den normalen Hormonen identische Aminosäuresequenz der ektopischen Peptide (REES 1977) sprechen gegen eine zufällige Derepression in Tumoren (vgl. Tabelle 9). Auch wäre es unter Berücksichtigung der Zahl der Gene in einer Zelle ($1–5 \times 10^4$) erstaunlich, wenn aus einer zufälligen Derepression derartig häufig hormonähnliche Produkte resultieren würden. Weiter ist die ektopische Protein-

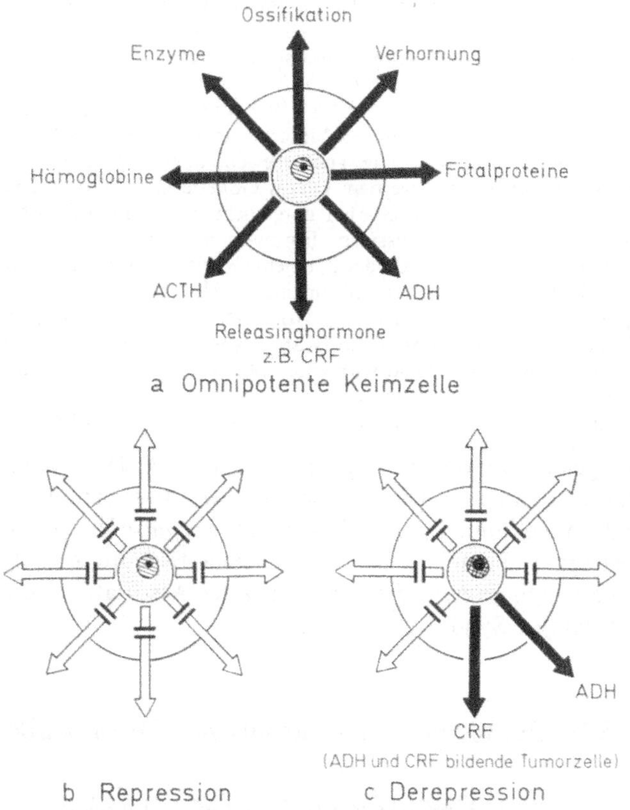

Abb. 16. Schematische Darstellung der Derepressionstheorie (vgl. Text; aus STAUB 1978)

sekretion nicht auf Tumoren beschränkt, denn das β-Fragment von HCG wurde auch im Lebergewebe und im Kolon normaler Personen nachgewiesen (SHIELDS 1977). Schließlich wird in durch SV 40 virustransformierten Tumorzellen gegenüber normalen Fibroblasten nur ca. 3% neue Messenger-RNS gefunden. Es besteht demnach die Möglichkeit, daß bei ektopischer Hormonbildung vielmehr eine Modulation bereits vorhandener Messenger-RNS-Sequenzen als die Bildung neuer Sequenzen zum Tragen kommt (SHIELDS 1977).

b) Synthese eines gemeinsamen „Prohormons" (Abb. 17)

Diese neueste Theorie beruht auf folgendem Experiment: Messenger-RNS menschlicher Insulinome, Gastrinome, Nierenkarzinome und Nebenschilddrüsenkarzinome sowie medullärer Schilddrüsenkarzinome der Wag/Rij-Ratte wurde in Eier der afrikanischen Kröte Xenopus laevis injiziert. Überraschenderweise wurde in allen Fällen als Translationsprodukt ein Protein mit einem Molekulargewicht um 65000 Dalton gebildet, welches infolge Fehlens entsprechender Enzyme nicht abgebaut wurde. Dieses Protein konnte in allen Fällen sowohl

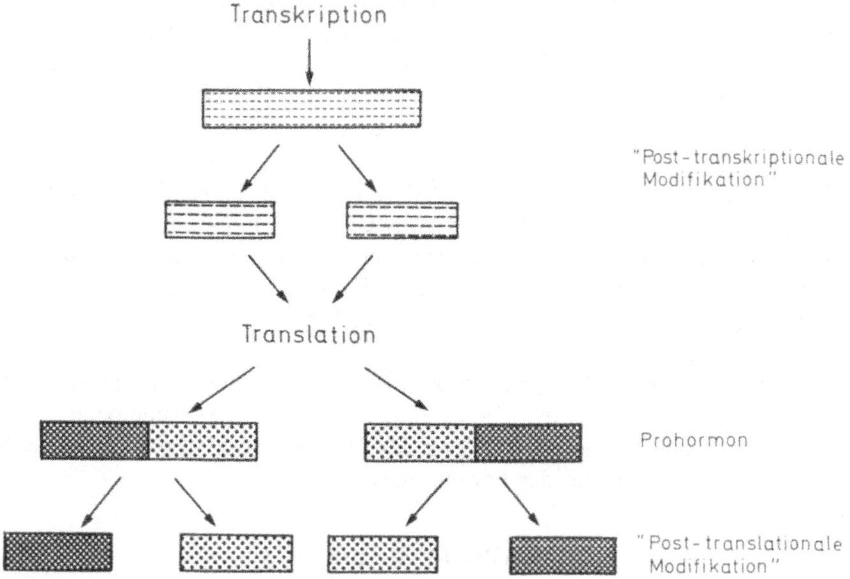

Abb. 17. Schematische Darstellung der Proteinsynthese. Infolge einer in der Tumorzelle gestörten „post-transcriptional modification“ und/oder „post-translational modification“ können abnorme Prohormone bzw. Hormone entstehen

mit dem spezifischen Antikörper gegen das vorhandene bekannte Hormon (z.B. Insulin oder Gastrin), als auch mit einem Anti-Kalzitonin-Antikörper präzipitiert werden. Darüber hinaus konnte das Translationsprodukt („Prohormon“) aller Tumoren durch mikrosomale Enzyme des differenzierten medullären Schilddrüsenkarzinoms der Ratte in verschiedene niedermolekulare Peptide gespalten werden (“post-translational modification”), nicht aber durch die mikrosomale Fraktion eines nach mehreren Transplantationen entdifferenzierten medullären Schilddrüsenkarzinoms (LIPS et al. 1978). Daraus wurde der Schluß gezogen, daß die Prohormone der verschiedenen Peptidhormone dasselbe Molekulargewicht und eine gemeinsame immunologisch reaktive Aminosäuresequenz aufweisen.

Die daraus abgeleitete Hypothese lautet, daß neurektodermale Zellen ein gemeinsames primäres Gen-Produkt, d.h. ein großes Protein („Prohormon“) mit verschiedenen potentiellen Spezifitäten synthetisieren. Die Bildung eines bestimmten Hormons würde dann vom spezifischen Enzymsystem der normalen Zelle bzw. der Tumorzelle abhängen. Der Sprung von einem Hormon zu einem andern würde dann nicht von einer Derepression des entsprechenden Gens mit Änderung der Transkription, sondern vom Sprung von einem hormonbildenden Enzymsystem zu einem anderen abhängen (Änderung der “post-translational modification”; Abb. 17).

Eine Erweiterung dieser Theorie bringt die Vorstellung, daß in einer Tumorzelle nicht nur eine abnorme *“post-translational modification”* sondern auch eine abnorme *“post-transcriptional modification”* ablaufen könnte (Abb. 17).

Es ist heute z.B. bekannt, daß bei der Synthese von Parathormon durch die Transkription ein Vorläufermolekül der Messenger-RNS entsteht, das durch die "post-transcriptional modification" zur Messenger-RNS umgewandelt wird, und die Translation einleitet (HABENER u. POTTS 1978). Die "post-translational modification" umfaßt dann die Umwandlung des Proteinvorläufers (Prohormon) zum eigentlichen Protein.

Die Derepressionstheorie könnte daher in abgeänderter Form Gültigkeit besitzen. Nach der Hypothese der Synthese eines gemeinsamen Prohormons würden nicht die Operatorgene sondern spezifische mikrosomale Enzyme in der Tumorzelle dereprimiert. Dieses Modell wäre sehr geeignet, die multiple Hormonbildung durch einen Tumor infolge Aktivierung mehrerer Enzymsysteme zu erklären.

Eine Bestätigung der Befunde, die zu dieser sehr interessanten Theorie führten, steht zur Zeit noch aus. Dieses faszinierende tierexperimentelle Modell eröffnet aber mit Sicherheit ein breites Feld für neue Methoden in der Grundlagenforschung zum Problem der Paraneoplasie.

c) APUD-Zell-Theorie

Das APUD-System umfaßt Zellen mit Peptidproduktion, welche die Fähigkeit besitzen, in vivo oder in vitro Vorläufer biogener Amine (Dopamin, Serotonin) aufzunehmen und diese zu dekarboxylieren (PEARSE 1969, 1977). Zellen mit APUD-Eigenschaften finden sich in sämtlichen endokrinen Drüsen mit Peptidhormonsekretion (mögliche Ausnahme: Nebenschilddrüsen) sowie im Magen-Darm-Trakt, im Bronchial- und im Zentralnervensystem (PEARSE 1976). Das APUD-System entspricht teilweise dem „parakrinen" System der „Hellen Zellen" FEYRTERS (1969), erweitert dieses aber sehr stark.

Die Hypothese der ektopischen Hormonbildung durch APUD-Zellen geht von der Überlegung aus, daß sämtliche Zellen dieses System bereits die Fähigkeit besitzen, Peptidhormone zu synthetisieren. Die Synthese eines ektopischen Hormons würde demnach lediglich eine Umschaltung der Peptidsynthese von einem Hormon zu einem anderen bedingen.

Die Hypothese ist zwar einleuchtend, sehr wahrscheinlich aber zu einfach formuliert. Einerseits wird eineACTH-Produktion durch Thymome oder kleinzellige Bronchuskarzinome, in welchen endokrine Zellen nachgewiesen werden können, plausibel (GMELICH et al. 1967; BONIKOS u. BENSCH 1977), anderseits ist aber die Sekretion dieses Peptids durch Adeno- oder Pflasterzellkarzinome des Bronchus nur schwerlich zu verstehen. Eine derartige ACTH-Produktion könnte allenfalls noch durch die Präsenz endokriner Zellen in diesen Tumoren erklärt werden (HOLDAWAY 1974).

Eine Erklärung der ektopischen Hormonproduktion durch (nach heutigen Kriterien) nicht endokrine Tumoren, d.h. Tumoren, die eindeutig keine APUD-Eigenschaften zeigen, durch die APUD-Theorie fällt aber außer Betracht. Darüber hinaus haftet dieser Hypothese der Mangel an, daß sie analog der Theorie der zufälligen Derepression die Produktion ektopischer Hormone mit einer vom normalen Hormon leicht abweichenden Aminosäurenzusammensetzung nicht zu erklären vermag.

Der hauptsächliche Nachteil der APUD-Theorie liegt gegenwärtig aber darin, daß noch keineswegs eindeutig geklärt ist, welche Organe endokrine Zellen mit Peptidproduktion enthalten. Diese Abklärung ist außerordentlich schwierig, da ein fließender Übergang zwischen der Bildung eines „Hormons" mit Fernwirkung durch den Transport im Serum („endokrine Wirkung"), der Funktion als Neurotransmitter und der lokalen Wirkung eines Peptids (der bisher ungeklärten „parakrinen Funktion") besteht (PEARSE 1977; BLOOM 1978; HUGHES u. IVERSEN 1978).

2. Ältere und möglicherweise für Einzelsyndrome gültige Theorien

a) Vorliegen eines abnormen Genoms: „Chaotische Proteinsynthese"

Die in jeder diploiden Zelle vorhandene genetische Information für die Proteinsynthese könnte durch Veränderungen des Regulator-, Operator- oder Strukturgens eine chaotische Proteinsynthese induzieren (GURDON 1962). Einige der Proteine würden dann hormonähnliche Eigenschaften besitzen. Diese Hypothese würde erklären, daß irgendein Tumor irgendein Protein zu synthetisieren im Stande wäre. Die Struktur der hormonähnlichen Peptide müßte dabei wahrscheinlich von derjenigen des normalen Hormons abweichen. Gegen diese Hypothese spricht aber die Tatsache, daß gewisse Tumoren mit bestimmten paraneoplastischen Syndromen gekoppelt sind, die Verhältnisse sind in diesem Sinn nicht chaotisch. Auch ist es mit den gegenwärtigen sensiblen analytischen Methoden möglich zu zeigen, daß ektopische Hormone Originalhormonen sehr ähnlich sind und identische Teilsequenzen bestehen (REES u. RATCLIFFE 1974; REES 1977).

b) „Schwamm"-Hypothese

Die Idee dieser alten Hypothese (UNGER et al. 1964) besteht darin, daß nicht endokrine Tumoren Hormone nicht selbst produzieren, sondern lediglich abfangen, speichern und bei Zelltod wieder abgeben.

Es ist zwar wahrscheinlich, daß Tumorgewebe Hormone binden kann („ektopische Rezeptoren"?; REES 1975), jedoch ist die Hypothese für eine Reihe von Tumoren widerlegt, da die Produktion von Peptiden durch die Tumorzelle bewiesen werden konnte (s. Kap. C VI).

c) Zellhybridisierung

Diese Hypothese betrifft vor allem die heterogene Tumorgruppe II, welche alle Tumoren einschließt, die paraneoplastische Syndrome verursachen aber nach dem heutigen Stand der Kenntnisse nicht zum APUD-System (Tumorgruppe I) gehören (LEVINE u. METZ 1974).

Die Fusion von Zellmembranen ist ein oft auftretendes physiologisches Phänomen. Die „luxuriöse Funktion" der Hormonproduktion durch Tumorzellen der Gruppe II soll durch Hybridisierung unter pathologischen Bedingungen zustande kommen (WARNER 1974). Die Zellfusion könnte beispielsweise durch onkogene Viren oder virale Gene eingeleitet werden. So konnten z.B. Hybridklone experimentell erzeugt werden. Es wurde gezeigt, daß Hybridklone aus Maus-Myelom-Zellen und normalen menschlichen Lymphozyten entstehen und Immunglobuline beider Spezies sezernieren können. Ein anderes Beispiel ist die Produktion von Ratten- und Maus-Albumin durch somatische Hybriden von Ratten-Hepatom-Zellen und leukämischen Maus-Lymphoblasten. Derartige Hybridzellen vermögen demnach Produkte der Gene beider Elternzellen zu synthetisieren und Funktionen auszuführen, welche bei den Elternzellen nicht vorhanden sind. Die Gen-Aktivatoren bzw. -Repressoren sind nicht bekannt. Diese Theorie könnte beispielsweise für die Erklärung des Auftretens schleimsezernierender Karzinoide oder peptidproduzierender Adenokarzinome des Magen-Darm-Traktes herangezogen werden.

Eine gültige Theorie der ektopischen Hormonbildung muß folgende Tatsachen erklären können:

1. Nicht endokrine Tumoren synthetisieren Peptide mit hormonaler Aktivität
2. Die Peptide sind strukturell ähnlich normalen Hormonen, wahrscheinlich aber nicht immer identisch
3. Gewisse Tumoren produzieren mehrere Hormone gleichzeitig
4. Hormonale ektopische Syndrome sind mit bestimmten Tumortypen assoziiert, finden sich aber ausnahmsweise auch bei anderen Tumoren
5. Tumoren ohne klinisches Syndrom enthalten oft hormonähnliche Peptide
6. „Sekretgranula" sind in aktiven und inaktiven Tumoren oft nachweisbar.

Keine der aufgeführten Theorien vermag allein all diese paraneoplastischen Phänomene zu erklären (vgl. auch Wyss et al. 1971).

Eine Klärung wird erst möglich sein, wenn alle endokrinen Zellen definiert sind und damit Tumorhormone eindeutig als orthotop bzw. ektopisch bezeichnet werden können. Auch bleibt abzuwarten, welchen endokrinen Zellen Doppelfunktionen zukommen. So wurde z.B. gezeigt, daß verschiedene Typen enterochromaffiner Zellen nebst Serotonin auch Substanz P bzw. Motilin (Heitz et al. 1976, 1978a) produzieren und daß Somatostatin wahrscheinlich in C-Zellen der Schilddrüse vorkommt (van Noorden et al. 1977b; Sundler et al. 1977; Yamada et al. 1977). Tatsächlich wurde Substanz P auch bereits in Darmkarzinoiden nachgewiesen (Alumets et al. 1977; Håkanson et al. 1977). Der Fortschritt ist auch abhängig von der Entwicklung der Technologie in der Molekularbiologie (z.B. ultrastrukturelle Darstellung von Derepressionsstellen: Frenster u. Herstein 1973) sowie von der Erarbeitung sensitiverer und spezifischerer Bestimmungsmethoden von Peptiden. Erst dann wird eine neue Beweisführung möglich werden. Es wäre nicht erstaunlich, wenn bei verschiedenen Tumoren mit paraneoplastischer Hormonbildung verschiedene pathogenetische Mechanismen – sei es auf der Ebene der Reparation von DNS-Schäden in Tumoren (Setlow 1978), Transkription, Translation oder der Enzymregulation – wirksam sind.

Nach dem derzeitigen Stand der Kenntnisse dürfte die Erklärung der Mehrzahl paraneoplastischer Phänomene in der Kombination der Theorien der zufälligen Derepression mit derjenigen der Synthese eines gemeinsamen Prohormons und der APUD-Zelltheorie zu suchen sein. Eine Derepression von Operatorgenen, welche zur Synthese hormonähnlicher oder sogar -identischer Peptide und eines gemeinsamen Prohormons führt, ist am ehesten in APUD-Zellen zu suchen, welche bereits im Normalzustand die Fähigkeit der Peptidhormonsynthese besitzen. Anderseits sind lediglich die Thesen der zufälligen Derepression und der Zellhybridisierung imstande, die seltenere Peptidproduktion durch nicht endokrine Tumoren verständlich zu machen.

Literatur

Abe, K., Nicholson, W.E., Liddle, G.W., Island, D.P., Orth, D.N.: Radioimmunoassay for β-MSH in human plasma and tissues. J. clin. Invest. **46**, 1609 (1967)

Albores-Saavedra, J., Larraza, O., Poucell, S., Rodriguez-Martinez, H.A.: Carcinoid of the uterine cervix. Additional observations on a new tumour entity. Cancer (Philad.) **38**, 2328 (1976)

Alumets, J., Håkanson, R., Ingemansson, S., Sundler, F.: Substance P and 5-HT in granules isolated from an intestinal argentaffin carcinoid. Histochemistry **52**, 217 (1977)

Amatruda, T.T., Mulrow, P.J., Gallagher, J.C., Sawyer, W.H.: Carcinoma of the lung with inappropriate antidiuresis. New Engl. J. Med. **269**, 544 (1963)

Amatruda, T.T., Upton G.V.: Hyperadrenocorticism and ACTH-Releasing Factor. Ann. N.Y. Acad. Sci. **230**, 168 (1974)

Anderson, G.: The incidence of paramalignant syndromes. In: Paramalignant syndromes in lung cancer, p. 1. London: W. Heinemann 1973

Ariyan, S., Farber, L.R., Hamilton, B.P., Papac, R.J.: Pseudohyperparathyroidism in head and neck tumours. Cancer (Philad.) **33**, 159 (1974)

Ayvazian, L., Schneider, B., Gewirtz, G., Yalow, R.S.: Ectopic production of big ACTH in carcinoma of the lung: Its clinical usefulness as biologic marker. Amer. Rev. resp. Dis. **3**, 279 (1975)

Azzopardi, J.G., Freeman, E., Poole, G.: Endocrine and metabolic disorders in bronchial carcinoma. Brit. med. J. **iv**, 528 (1970)

Azzopardi, J.G., Whittaker, R.S.: Bronchial carcinoma and hypercalcaemia. J. clin. Path. **22**, 718 (1969)

Azzopardi, J.G., Williams, E.D.: Pathology of "nonendocrine" tumours associated with Cushing's syndrome. Cancer (Philad.) **22**, 274 (1968)

Bagshawe, K.D.: Tumour associated antigens. Brit. med. Bull. **30**, 68 (1974)

Bailey, R.E.: Periodic Hormonogenesis – A new Phenomenon. Periodicity in function of a hormone-producing tumour in man. J. clin. Endocr. **32**, 317 (1971)

Balsam, A., Bernstein, G., Goldman, J., Sachs, B.A., Rifkin, H.: Ectopic ACTH syndrome associated with carcinoma of the colon. Gastroenterology **62**, 636 (1972)

Barraclough, M.A., Jones, J.J., Lee, J.: Secretion of a vasopressin-like substance by patients with carcinoma of the bronchus. J. Endocr. **32**, vii (1965)

Bartter, F.C., Schwartz, W.B.: The syndrome of inappropriate secretion of antidiuretic hormone. Amer. J. Med. **42**, 790 (1967)

Beck, C., Burger, H.G.: Evidence for the presence of immunoreactive growth hormone in cancers of the lung and stomach. Cancer (Philad.) **30**, 75 (1972)

Beck, C., Larkins, R.G., Martin, T.J., Burger, H.G.: Stimulation of growth hormone release from superfused rat pituitary by extracts of hypothalamus and of human lung tumours. J. Endocr. **59**, 325 (1973)

Becker, K.L., Cottrell, J., Moore, C.F., Winnacher, J.L., Matthews, M.J., Katz, S.: Endocrine studies in a patient with a gonadotropin-secreting bronchogenic carcinoma. J. clin. Endocr. **28**, 809 (1968)

Benjamin, F., Casper, D.J., Lawrence, S., Kolodny, H.D.: Growth hormone secretion in patients with endometrial carcinoma. New Engl. J. Med. **281**, 1969 (1969)

Bensch, K.G., Bonikos, D.S., Hockberger, P.E.: Pulmonary carcinoid tumours in tissue and organ culture. Cancer (Philad.) **38**, 2006 (1976)

Bensch, K.G., Corrin, B., Pariente, R., Spencer, H.: Oat-cell carcinoma of the lung. Its origin and relationship to bronchial carcinoid. Cancer (Philad.) **22**, 1163 (1968)

Benson, R.C., Riggs, B.L., Pickard, B.M., Arnaud, C.D.: Radioimmunoassay of parathyroid hormone in hypercalcemic patients with malignant disease. Amer. J. Med. **56**, 821 (1974a)

Benson, R.C., Riggs, B.L., Pickard, B.M., Arnaud, C.D.: Immunoreactive forms of circulating parathyroid hormone in primary and ectopic hyperparathyroidism. J. clin. Invest. **54**, 175 (1974b)

Blair, A.J., Hawker, C.D., Utiger, R.D.: Ectopic hyperparathyroidism in a patient with metastatic hypernephroma. Metabolism. **22**, 147 (1973)

Bloom, S.R.: An enteroglucagon tumour. Gut **13**, 520 (1972)

Bloom, S.R. (Hrsg.): Gut hormones. Edinburgh-London-New York: Churchill Livingstone 1978

Bloom, S.R., Polak, J.M.: The new hormones of the gut. In: Progress in gastroenterology, Glass, G.B.J., ed., Vol. III, p. 109. New York-San Francisco-London: Grune and Stratton 1977

Bloomfield, G.A., Holdaway, I.M., Corrin, B., Ratcliffe, J.G., Rees, G.M., Ellison, M., Rees, L.H.: Lung tumours and ACTH production. Clin. Endocr. **6**, 95 (1977)

Bloomfield, G.A., Scott, A.P.: β-Melanocyte-stimulating hormone. Proc. roy. Soc. Med. **46**, 748 (1974)

Bloomfield, G.A., Scott, A.P., Lowry, P.J., Gilkes, J.J.H., Rees, L.H.: A reappraisal of human β-MSH. Nature (Lond.) **252**, 492 (1974)

Bloomfield, G.A., Scott, A.P., Rees, L.H., Lowry, P.J., Ratcliffe, J.G.: ACTH and β-MSH related peptides in tumours associated with the ectopic ACTH syndrome. Acta endocr. Suppl. **177**, 148 (1973)

Bommer, G., Altenaehr, E., Kuehnau, J., Jr., Kloeppel, G.: Ultrastructure of hemangiopericytoma associated with paraneoplastic hypoglycemia. Z. Krebsforsch. **85**, 231 (1976)

Bonikos, D.S., Bensch, K.G.: Endocrine cells of bronchial and bronchiolar epithelium. Amer. J. Med. **63**, 765 (1977)

Bonikos, D.S., Bensch, K.G., Jamplis, R.W.: Peripheral pulmonary carcinoid tumours. Cancer (Philad.) **37**, 1977 (1976)

Bower, B.F., Gordan, G.S.: Hormonal effects of nonendocrine tumours. Ann. Rev. Med. **16**, 83 (1965)

Bower, B.F., Mason, D.M.: Measurement of antidiuretic activity (ADA) in plasma and tumour in carcinoma of lung and inappropriate antidiuresis. Clin. Res. **12**, 121 (1964)

Bower, B.F., Mason, D.M., Forsham, P.H.: Bronchogenic carcinoma with inappropriate antidiuretic activity in plasma and tumour. New Engl. J. Med. **271**, 934 (1964)

Braunstein, G.D., Bridson, W.E., Glass, A., Hull, E.W., McIntire, K.R.: In vivo and in vitro production of human chorionic gonadotropin and α-fetoprotein by a virilizing hepatoblastoma. J. clin. Endocr. **35**, 857 (1972)

Braunstein, G., Vaitukaitis, J.L., Carbone, P.P., Ross, G.T.: Ectopic production of human chorionic gonadotropin by neoplasms. Ann. intern. Med. **78**, 39 (1973a)

Braunstein, G.D., Vogel, C.L., Vaitukaitis, J.L., Ross, G.T.: Ectopic production of human chorionic gonadotropin in Ugandan patients with hepatocellular carcinoma. Cancer (Philad.) **32**, 223 (1973b)

Brown, W.H.: A case of pluriglandular syndrome: "Diabetes of bearded women". Lancet **1928II**, 1022

Buckle, R.: Ectopic PTH syndrome, pseudohyperparathyroidism; Hypercalcaemia of malignancy. Clin. Endocr. Metab. **3**, 237 (1974)

Buckle, R.M., McMillan, M., Mallinson, C.: Ectopic secretion of parathyroid hormone by a renal adenocarcinoma in a patient with hypercalcaemia. Brit. med. J. **iv**, 724 (1970)

Burmeister, P., Bianchi, L., Klietmann, W., Torhorst, J.: Paraneoplastisches Cushing-Syndrom bei primärem Lebercarcinom. Dtsch. med. Wschr. **93**, 164 (1968)

Canterbury, J.M., Bricker, L.A., Levey, G.S., Kozlovskis, P.L., Ruiz, E., Zull, J.E., Reiss, E.: Metabolism of bovine parathyroid hormone: Immunological and biological characteristics of fragments generated by liver perfusion. J. clin. Invest. **55**, 1245 (1975)

Carey, R.M., Orth, D.N., Hartmann, W.H.: Malignant melanoma with ectopic production of adrenocorticotropic hormone: palliative treatment with inhibitors of adrenal steroid biosynthesis. J. clin. Endocr. **36**, 482 (1973)

Cattan, D., Vesin, P., Rougier, P.H., Kalifat, R., Belaiche, J., Parrot, M., Milhaud, G., Heardwell, C.G.: Hyperthyrocalcitoninaemia, Schwartz-Bartter syndrome, and oat-cell carcinoma. Lancet **1974I**, 938

Chajek, T., Romanoff, H.: Cushing syndrome with cyclical edema and periodic secretion of corticosteroids. Arch. intern. Med. **136**, 441 (1976)

Chowdhury, F., Bleicher, S.J.: Studies of tumor hypoglycemia. Metabolism **22**, 663 (1973)

Christy, N.P.: Adrenocorticotrophic activity in the plasma of patients with Cushing's syndrome associated with pulmonary neoplasm. Lancet **1961I**, 85

Codaccioni, J.L., Jaquet, Ph.: Hyperthyroidie para-néoplasique avec T.S.H. plasmatique élevée. Ann. Endocr. (Paris) **32**, 553 (1971)

Coombes, R.C., Hillyard, C., Greenberg, P.B., MacIntyre, I.: Plasma-immunoreactive-calcitonin in patients with nonthyroid tumours. Lancet **1974I**, 1080

Cooper, E.H., Kenny, T.E.: Tumour markers. Proc. roy. Soc. Med. **70**, 840 (1977)

Corrigan, D.F., Schaaf, M., Whaley, R.A., Czerwinski, C.L., Earll, J.M.: Selective venous sampling to differentiate ectopic ACTH secretion from pituitary Cushing's syndrome. New Engl. J. Med. **296**, 861 (1977)

Corrin, B., Gilby, E.D., Jones, N.F., Patrick, J.: Oat cell carcinoma of the pancreas with ectopic ACTH secretion. Cancer (Philad.) **31**, 1523 (1973)

Corrin, B., McMillan, M.: Fine structure of an oat-cell carcinoma of the lung associated with ectopic ACTH syndrome. Brit. J. Cancer **24**, 755 (1970)

Coscia, M., Brown, R.D., Miller, M., Tanaka, K., Nicholson, W.E., Parks, K.R., Orth, D.N.: Ectopic production of antidiuretic hormone (ADH), adrenocorticotrophic hormone (ACTH) and β-melanocyte stimulating hormone (β-MSH) by an oat cell carcinoma of the lung. Amer. J. Med. **62**, 303 (1977)

Cottrell, J.C., Becker, K.L., Moore, C.F.: Immunofluorescent studies in gonadotropin-secreting bronchogenic carcinoma. Amer. J. clin. Path. **50**, 422 (1968)

Cox, M.L., Gourley, R.D., Kitabchi, A.E.: Acinic cell adenocarcinoma of the parotid with ectopic production of adrenocorticotropic hormone. Amer. J. Med. **49**, 529 (1970)

Cryer, Ph.E., Kissane, J.M.: Metastatic carcinoma of the prostate and hypoglycemia. Clinicopathologic conference. Amer. J. Med. **63**, 979 (1977)

Cushing, H.: The basophil adenomas of the pituitary body and their clinical manifestations (pituitary basophilism). Bull. Johns Hopk. Hosp. **50**, 137 (1932)

Dabek, J.T.: Bronchial carcinoid tumour with acromegaly in two patients. J. clin. Endocr. **38**, 329 (1974)

Dailey, J.E., Marcuse, P.M.: Gonadotrophin-secreting giant cell carcinoma of the lung. Cancer (Philad.) **21**, 388 (1969)

Day, E.A., Malcolm, G.T., Beeler, M.F.: Tumor sterols. Metabolism **18**, 646 (1969)

Denny-Brown, D.: Primary sensory neuropathy with muscular changes associated with carcinoma. J. Neurol. Neurosurg. Psychiat. **11**, 73 (1948)

Donahower, G., Schumacher, O.P., Hazard, J.B.: Two cases of medullary thyroid carcinoma causing Cushing's syndrome. Clin. Res. **14**, 430 (1966)

Dosogne-Guérin, M., Stolarczyk, A., Borkowski, A.: Prospective study of the α and β subunits of human chorionic gonadotrophin in the blood of patients with various benign and malignant conditions. Europ. J. Cancer **14**, 525 (1978)

Dowsett, M.: The mechanisms of human tumour-induced osteolysis and hypercalcaemia. Invest. Cell. Pathol. **1**, 159 (1978)

Doyle, D., O'Donovan, D.K.: More on cyproheptadine in Cushing's disease. New Engl. J. Med. **296**, 576 (1977)

Drezner, M.K., Lebovitz, H.E.: Primary hyperparathyroidism in paraneoplastic hypercalcaemia. Lancet **1978 I**, 1004

Eagen, J.W., Lewis, E.J.: Glomerulopathies of neoplasia. Kidney Internat. **11**, 297 (1977)

Editorial: Hyperthyroidism of hydatiform mole. Brit. med. J. **I**, 179 (1976)

Ellison, E.H., Wilson, S.D.: The Zollinger-Ellison syndrome: re-appraisal and evaluation of 260 registered cases. Ann. Surg. **160**, 512 (1964)

Erlandsen, S.L., Hegre, O.D., Parsons, J.A., McEvoy, R.C., Elde, R.P.: Pancreatic islet cell hormones. Distribution of cell types in the islet and evidence for the presence of somatostatin and gastrin within the D cell. J. Histochem. Cytochem. **24**, 883 (1976)

Faiman, C., Colwell, J.A., Ryan, R.J., Hershman, J.M., Shields, T.W.: Gonadotropin secretion from a bronchogenic carcinoma. New Engl. J. Med. **277**, 1392 (1967)

Feyrter, F.: Die peripheren endokrinen (parakrinen) Drüsen. In: Lehrbuch der speziellen pathologischen Anatomie, Bd. 1, S. 654, Kaufmann-Staemmler (Hrsg.). Berlin: W. de Gruyter 1969

Florini, J.R., Tonelli, G., Breuer, C.B., Coppola, J., Ringler, I., Bell, P.H.: Characterisation and biological effects of purified placental protein (human). Endocrin. **79**, 692 (1966)

Frenster, J.H., Herstein, P.R.: Gene de-repression. New Engl. J. Med. **288**, 1224 (1973)

Fusco, F.D., Rosen, S.W.: Gonadotrophin-producing anaplastic large-cell carcinomas of lung. New Engl. J. Med. **275**, 507 (1966)

Ganda, O.P., Soeldner, J.S., Rhie, F.H., Prince, M.J., Legg, M.A., Poffenbarger, P.L.: Hypoglycemia secondary to nonsuppressible insulin-like protein (NSLIP) secreted by a fibrosarcoma. Diabetes **27**, Suppl. 2, 433 (1978) abstract

Gasser, A.B., Burckhardt, P.: Le dosage de la parathormone plasmatique dans le diagnostic différentiel des hypercalcémies accompagnant les tumeurs malignes. Schweiz. med. Wschr. **108**, 1031 (1978)

Gassner, M., Grob, P.J.: α_1-Foetoprotein – diagnostische Bedeutung. Schweiz. med. Wschr. **104**, 557 (1974)

Gellhorn, A.: The unifying thread. Cancer Res. **23**, 961 (1963)

Gennes, L. De, Bricaire, H., Leprat, J.: Les syndromes endocriniens paranéoplasiques II. Hyperthyroidïes et endocrinopathies diverses. Presse méd. **70**, 2137 (1962)

George, J.M., Capen, C.C., Phillips, A.S.: Biosynthesis of vasopressin in vitro and ultrastructure of a bronchogenic carcinoma. J. clin. Invest. **51**, 141 (1972)

Gepts, W.: Endokrines Zellsystem des Pancreas. Verh. dtsch. Ges. Path. **61**, 55 (1977)

Gewirtz, G., Yalow, S.: Ectopic ACTH production in carcinoma of the lung. J. clin. Invest. **53**, 1022 (1974)

Gilkes, J.J.H., Bloomfield, G.A., Scott, A.P., Lowry, P.J., Landon, J., Rees, L.H.: Development and validation of a radioimmunoassay for peptides related to β-melanocyte stimulating hormone in human plasma: the lipotrophins. J. clin. Endocr. **40**, 450 (1975)

Gleave, E.N., Jones, D., Cameron, E.H.D., Griffiths, K., Forest, A.P.M.: Steroid metabolism by human breast tumours. Brit. J. Surg. **57**, 859 (1970)

Gleeson, M.H., Bloom, S.R., Polak, J.M., Henry, K., Dowling, R.H.: Endocrine tumour of the kidney affecting small bowel structure, motility, and absorptive function. Gut **12**, 773 (1971)

Gmelich, J.T., Bensch, K.G., Liebow, A.A.: Cells of Kultschitzky type in bronchioles and their relation to the origin of peripheral carcinoid tumour. Lab. Invest. **17**, 88 (1967)

Golde, D.W., Schambelan, M., Weintraub, B.D., Rosen, S.W.: Gonadotropin-secreting renal carcinoma. Cancer (Philad.) **33**, 1048 (1974)

Gordan, G.S., Cantino, T.J., Erhardt, L., Hansen, J., Lubich, W.: Osteolytic sterol in human breast cancer. Science **151**, 1226 (1966)

Gordan, G.S., Fitzpatrick, M.E., Lubich, W.P.: Identification of osteolytic sterols in human breast cancer. Trans. Amer. Ass. Phys. **80**, 183 (1967)

Greenberg, P.B., Beck, C., Martin, T.J., Burger, H.G.: Synthesis and release of human growth hormone from lung carcinoma in cell culture. Lancet **1972I**, 350

Greenberg, P.B., Martin, T.J., Sutcliffe, H.S.: Synthesis and release of parathyroid hormone by a renal carcinoma in cell culture. Clin. Sci. **45**, 183 (1973)

Greenspan, F.S., Lowenstein, J.M., West, M.N., Okerlund, M.D.: Immunoreactive material to bovine TSH in plasma from patients with thyroid cancer. J. clin. Endocr. Metab. **35**, 795 (1972)

Gregory, R.A., Tracy, H.J., Agarwal, K.L., Grossman, M.I.: Aminoacid constitution of two gastrins isolated from Zollinger-Ellison tumour tissue. Gut **10**, 603 (1969)

Greider, M.H., McGuigan, J.E.: Cellular localization of gastrin in the human pancreas. Diabetes **20**, 389 (1971)

Grimes, B.J., Fisher, B., Finn, F., Danowski, T.S.: Steroid-resistant hypercalcaemia and parathyroid hyperplasia in non-osseous cancer. Acta endocr. (Kbh.) **56**, 510 (1967)

Gurdon, J.B.: Adult frogs derived from the nuclei of single somatic cells. Develop. Biol. **4**, 256 (1962)

Habener, J.F., Potts, J.T., Jr.: Biosynthesis of parathyroid hormone. 1. New Engl. J. Med. **299**, 580 (1978). 2. New Engl. J. Med. **299**, 635 (1978)

Haddad, J.G., Jr., Couranz, S.J., Avioli, L.V.: Circulating phytosterols in normal females, lactating mothers and breast cancer patients. J. clin. Endocr. **30**, 174 (1970)

Håkanson, R., Bengmark, S., Brodin, E., Ingemansson, S., Larsson, L.-I., Nilsson, G., Sundler, F.: Substance P-like immunoreactivity in intestinal carcinoid tumours. In: Substance P, von Euler U.S. and Pernow B., ed., p. 55. New York: Raven Press 1977

Hall, T.C. (ed.): Paraneoplastic syndromes. Ann. N.Y. Acad. Sci. **230** (1974)

Hamilton, B.P.M., Upton, G.V., Amatruda, T.T.: Peptides with ADH-like activity in tumors producing the syndrome of inappropriate antidiuresis. Program of the 53rd meeting of the Endocrine Society, Abstract 205 (1971)

Hamilton, B.P.M., Upton, G.V., Amatruda, T.T.: Evidence for the presence of neurophysin in tumours producing the syndrome of inappropriate antidiuresis. J. clin. Endocr. **35**, 764 (1972)

Hartmann, C.R., MacGregor, R.R., Chu, L.L.H., McGregor, D.H., Cohn, D.D., Hamilton,

J.N.: Evidence for the biosynthesis of PTH-like peptides by a human squamous cell carcinoma. Abstract of the Endocrine Society, 57th Meeting, New York, No. 2 (1975)
Hauger-Klevene, J.H.: Asymptomatic production of ACTH. Radio-immunoassay in squamous cell, oat cell and adenocarcinoma of the lung. Cancer (Philad.) **22**, 1262 (1968)
Heitz, Ph.: Endokrines System des Magendarmtraktes und der Respirationsorgane. Verh. dtsch. Ges. Path. **61**, 24 (1977)
Heitz, Ph.: Immunhistochemie endokriner Tumoren. Schweiz. Z. med.-techn. Lab. pers. **5**, 113 (1978)
Heitz, Ph.U., Kasper, M., Krey, G., Polak, J.M., Pearse, A.G.E.: Immunoelectron cytochemical localization of motilin in human duodenal enterochromaffin cells. Gastroenterology **74**, 713 (1978a)
Heitz, Ph.U., Kasper, M., Noorden van S., Polak, J.M., Gregory, H., Pearse, A.G.E.: Immunohistochemical localisation of Urogastrone to human duodenal and submandibular glands. Gut **19**, 408 (1978b)
Heitz, Ph., Polak, J.M., Timson, C.M., Pearse, A.G.E.: Enterochromaffin cells as the endocrine source of gastrointestinal substance P. Histochemistry **49**, 343 (1976)
Heitz, Ph.U., Staub, J.J., Dambacher, M., Harder, F.: Unveröffentlichte Ergebnisse
Heitz, Ph., Steiner, H., Halter, F., Egli, F., Kapp, J.P.: Multihormonal amyloid-producing tumour of the islets of Langerhans in a twelve year old boy. Virchows Arch. Abt. A **353**, 312 (1971)
Hennen, G.: Characterization of a thyroid-stimulating factor in a human cancer tissue. J. clin. Endocrin. **27**, 610 (1967)
Hertko, E.J.: Polycythaemia (erythrocytosis) associated with uterine fibroids. A case report with erythropoietic activity demonstrated in the tumour. Ann. intern. Med. **68**, 1169 (1968)
Hillyard, C.J., Coombes, R.C., Greenberg, P.B., Galante, L.S., MacIntyre, I.: Calcitonin in breast and lung cancer. Clin. Endocr. **5**, 1 (1976)
Himsworth, R.L., Bloomfield, G.A., Coombes, R.C., Ellison, M., Gilkes, J.J.H., Lowry, P.J., Setchell, K.D.R., Slavin, G., Rees, L.H.: "Big ACTH" and calcitonin in an ectopic hormone secreting tumour of the liver. Clin. Endocr. **7**, 45 (1977)
Hirata, Y., Matsukura, S., Imura, H., Yakura, T., Ihjima, S., Nagase, C., Itoh, M.: Two cases of multiple hormone-producing small cell carcinoma of the lung. Coexistence of tumor ADH, ACTH, and β-MSH. Cancer (Philad.) **38**, 2575 (1976)
Hirata, Y., Yamamoto, H., Matsukura, S., Imura, H.: In vitro Release and Biosynthesis of Tumor ACTH in Ectopic ACTH producing tumors. J. clin. Endocr. **41**, 106 (1975)
Holdaway, I.M., Bloomfield, G.A., Ratcliffe, J.G., Hinson, K.W.F., Rees, G.M., Rees, L.H.: Adrenocorticotrophin levels in normal and neoplastic lung tissue. In: Endocrinology 1973 (ed. by S. Taylor). London: W. Heinemann 1974
Holub, D.A., Katz, F.H.: Abstract. Clin. Res. **9**, 194 (1961)
Hughes, J., Iversen, L.: Ubiquitous neuronal peptides. Nature (Lond.) **271**, 706 (1978)
Imura, H., Matsukura, S., Yamamoto, H., Hirata, Y., Nakai, Y., Endo, J., Tanaka, A., Nakamura, M.: Studies on ectopic ACTH-producing tumors: II. Clinical and biochemical features of 30 cases. Cancer (Philad.) **35**, 1430 (1975)
Island, D.P., Shimizu, N., Nicholson, W.E., Abe, K., Ogata, E., Liddle, G.W.: A method of separating small quantities of MSH and ACTH with good recovery for each. J. clin. Endocr. **25**, 975 (1965)
Jaffe, B.M., Kopen, D.F., Deschryver-Kecskemeti, K., Gingerich, R.L., Greider, M.: Indomethacin-responsive pancreatic cholera. New Engl. J. Med. **297**, 817 (1977)
Jakob, A., Meyer, U.A., Flury, R., Ziegler, W.H., Labhart, A., Froesch, E.R.: The pathogenesis of tumour hypoglycaemia: Blocks of hepatic glucose release and of adipose tissue lipolysis. Diabetologia **3**, 506 (1967)
Jeffcoate, W.J., Gilkes, J.J.H., Rees, L.H., Lowry, P.J., Besser, G.M.: The use of radioimmunoassays for human β-lipotropin. Program of the 59th meeting of the Endocrine Society, Abstract 318, p. 215 (1977)
Jenkins, J.S., Ash, S.: Metabolism of testosterone by human breast tumours. Lancet **1972 II**, 513

Jones, H.W., Plymate, S., Gluck, F.B., Miles, P.A., Greene, J.R. Jr.: Small cell nonkeratinizing carcinoma of the cervix associated with ACTH production. Cancer (Philad.) **38**, 1629 (1976)
Kahn, C.R., Rosen, S.W., Weintraub, B.D., Fajans, S.S., Gorden, Ph.: Ectopic production of chorionic gonadotropin and its subunits by islet-cell tumors. New Engl. J. Med. **297**, 565 (1977)
Kamdar, V.V., Braunstein, G.D., Kanabus, J.: Studies on an ectopically produced human chorionic gonadotropin. Program of the 59th meeting of the Endocrine Society, Abstract 392, p. 252 (1977)
Kay, S., Wilson, M.A.: Ultrastructural studies of an ACTH-secreting thymic tumour. Cancer (Philad.) **26**, 445 (1970)
Keusch, G., Binswanger, U., Dambacher, M.A., Fischer, J.A.: Ectopic ACTH syndrome and medullary thyroid carcinoma. Acta endocr. (Kbh.) **86**, 306 (1977)
Kiang, D.T., Bauer, G.E., Kennedy, B.J.: Immunoassayable insulin in carcinoma of the cervix associated with hypoglycemia. Cancer (Philad.) **31**, 801 (1973)
Klein, D.C., Rabson, A.S., Worksman, J.: In vitro synthesis of vasopressin by lung tumour cells. Surg. Forum **20**, 231 (1969)
Klein, D.C., Raisz, L.G.: Prostaglandins: Stimulation of bone resorption in tissue culture. Endocrin. **86**, 1436 (1970)
Kleist, S. von, Burtin, P.: The carcinoembryonic antigen (CEA) and other carcinofetal antigens in gastrointestinal cancers and benign diseases. In: Progress in gastroenterology, Vol. III, Glass, G.B.J., ed., p. 595. New York-San Francisco-London: Grune and Stratton 1977
Kley, H.K., Betzholz, R., Stolze, Th., Koerfer, R., Krueskemper, H.L.: Differentialdiagnose zwischen dem hypothalamisch-hypophysären Cushing-Syndrom und dem ektopischen ACTH-Syndrom. Dtsch. med. Wschr. **103**, 783 (1978)
Knight, R.A., Ratcliffe, J.G., Besser, G.M.: Tumour ACTH concentrations in ectopic ACTH syndrome and in control tissues. Proc. roy. Soc. Med. **64**, 1266 (1972)
Knill-Jones, R.P., Buckle, R.M., Parsons, V., Calne, R.Y., Williams, R.: Hypercalcaemia and increased parathyroid hormone activity in a primary hepatoma. New Engl. J. Med. **282**, 704 (1970)
Kohout, E.: Serum calcium levels and parathyroid glands in malignant disorders. Cancer (Philad.) **19**, 925 (1966)
Kracht, J.: Pathologie der ektopisch hormonbildenden Geschwülste. Med. Klin. **63**, 41 (1968)
Kreisberg, R.A., Hershman, J.M., Spenney, J.G., Boshell, B.R., Pennington, L.F.: Biochemistry of extrapancreatic tumor hypoglycemia. Diabetes **19**, 248 (1970)
Laurent, J., Debry, G., Floquet, J.: Hypoglycaemic tumours. Amsterdam: Excerpta Medica 1971
Lazarus, L.H., Ling, N., Guillemin, R.: β-Lipotropin as a prohormone for the morphinomimetic peptides endorphins and enkephalins. Proc. nat. Acad. Sci. (Wash.) **73**, 2156 (1976)
Lebacq, E., Delaere, J.: Origine des substances antidiurétiques et explication de l'hypernatriurie dans le syndrome de Schwartz-Bartter. Ann. Endocr. **26**, 375 (1965)
Lee, J., Jones, J.J., Barraclough, M.A.: Inappropriate secretion of vasopressin. Lancet **1964 II**, 792
Levine, R.J., Metz, S.A.: A classification of ectopic hormone-producing tumours. Ann. N.Y. Acad. Sci. **230**, 533 (1974)
Lewis, M.G., Loughridge, L.W., Phillips, T.M.: Immunological studies in nephrotic syndrome associated with extrarenal malignant disease. Lancet **1971 II**, 134
Liddle, G.W., Givens, J.R., Nicholson, W.E., Island, D.P.: The ectopic ACTH syndrome. Cancer Res. **25**, 1057 (1965)
Liddle, G.W., Island, D., Meador, C.K.: Normal and abnormal regulation of corticotropin secretion in man. Recent Progr. Hormone Res. **18**, 125 (1962)
Liddle, G.W., Nicholson, W.E., Island, D.P., Orth, D.N., Abe, K., Lowder, S.C.: Clinical and laboratory studies of ectopic humoral syndromes. Recent Progr. Hormone Res. **25**, 283 (1969)
Lips, C.J.M., van der Sluys Veer, J., van der Donk, J.A., van Dam, R.H., Hackeng,

W.H.L.: Common precursor molecule as origin for the ectopic-hormone-producing-tumour syndrome. Lancet **1978 I**, 16

Lipscombe, H.S., Wilson, C., Retiene, K., Matsen, F., Ward, D.N.: The syndrome of inappropriate secretion of antidiuretic hormone. A case report and characterization of an antidiuretic hormone-like material isolated from an oat cell carcinoma of the lung. Cancer Res. **28**, 378 (1968)

Lo Gerfo, P., Krupey, J., Hansen, H.J.: Demonstration of an antigen common to several varieties of neoplasia. Assay using zirconyl phosphate gel. New Engl. J. Med. **285**, 138 (1971)

Lomsky, R., Langr, F., Vortel, V.: Immunochemical demonstration of gastrin in mammalian islets of Langerhans. Nature (Lond.) **223**, 618 (1969)

Loughridge, L.W., Lewis, M.G.: Nephrotic syndrome in malignant disease of non-renal origin. Lancet **1971 I**, 256

Lowry, P.J., Rees, L.H., Tomlin, S., Gillies, G., Landon, J.: Chemical characterization of ectopic ACTH purified from a malignant thymic carcinoid tumour. J. clin. Endocr. **43**, 831 (1976)

Lyall, S.S., Marieb, N.J., Wise, J.K., Cornog, J.L., Neville, E.C., Felig, P.: Hyperinsulinemic hypoglycemia associated with a neurofibrosarcoma. Arch. intern. Med. **135**, 865 (1975)

MacAdam, R.F., Vetters, J.M.: Fine structural evidence for hormone secreting by a human thymic tumour. J. clin. Path. **22**, 407 (1969)

Malpas, J.S., Blandford, G., White, R.J., Wrigley, P.F.M.: Some remote effects of non-endocrine cancer. Proc. roy. Soc. Med. **61**, 463 (1967)

Marks, L.J., Berde, B., Klein, L.A., Roth, J., Goonan, S.R., Blumen, D., Nasbeth, D.C.: Inappropriate vasopressin secretion and carcinoma of the pancreas. Amer. J. Med. **45**, 967 (1968)

Martin, T.J., Greenberg, P.B., Beck, C., Burger, H.G., Johnston, C.I.: Synthesis of peptide hormones by endocrine and non-endocrine tumours. In: Endocrinology 1973, p. 332, ed. S. Taylor. London: W. Heinemann 1974

Martin, T.J., Greenberg, P.B., Beck, C., Johnston, C.I.: Peptide hormone synthesis by human tumours in cell culture. In: Proc. 4th Internat. Congr. Endocrin. Amsterdam: Excerpta Medica 1972

Mason, A.M.S., Ratcliffe, J.G., Buckle, R.M., Mason, A.S.: ACTH secretion by bronchial carcinoid tumours. Clin. Endocr. **1**, 3 (1972)

McArthur, J.W., Toll, G.D., Russfield, A.B., Reiss, A.M., Quinby, W.C., Baker, W.H.: Sexual precocity attributable to ectopic gonadotropin secretion by hepatoblastoma. Amer. J. Med. **54**, 390 (1973)

Meador, C., Island, D., Nicholson, W., Nuckton, J., Lucas, C., Luetscher, J., Liddle, G.W.: Program 43rd Meeting Am. Endocrine Soc., New York, Abstract p. 162 (1961)

Meador, C.K., Liddle, G.W., Island, D.P., Nicholson, W.E., Lucas, C.P., Nuckton, J.G., Luetscher, J.A.: Cause of Cushing's syndrome in patients with tumors arising from "nonendocrine" tissue. J. clin. Endocr. **22**, 693 (1962)

Megyesi, K., Kahn, C.R., Roth, J.C., Gorden, P.: Hypoglycemia in association with extra-pancreatic tumours: Demonstration of elevated plasma NSILA-s by a new radioreceptor assay. J. clin. Endocr. **38**, 931 (1974)

Mergenhagen, S.E., Wahl, S.M., Wahl, L.M., Horton, J.E., Raisz, L.G.: The role of lymphocytes and macrophages in the destruction of bone and collagen. Ann. N. Y. Acad. Sci. **256**, 132 (1975)

Milhaud, G., Calmettes, C., Jullienne, A., Ribeiro, F., Moukhtar, M.S.: Calcitonin. In: Endocrinology, Vol. 2, James, V.H.T., ed., p. 430. Amsterdam-Oxford: Excerpta Medica 1977

Miura, K., Demura, H., Sato, E., Sasano, N., Shimizu, N.: A case of ACTH-secreting cancer of the colon. J. clin. Endocr. **31**, 591 (1970)

Muggia, F.M., Rosen, S.W., Weintraub, B.D., Hansen, H.H.: Ectopic placental proteins in nontrophoblastic tumours. (Serial Measurements Following Chemotherapy). Cancer (Philad.) **36**, 1327 (1975)

Mundy, G.R., Luben, R.A., Raisz, L.G., Oppenheim, J.J., Buell, D.N.: Bone-resorbing activity in supernatants from lymphoid cell lines. New Engl. J. Med. **290**, 867 (1974a)

Mundy, G.R., Raisz, L.G., Cooper, R.A., Schechter, G.P., Salmon, S.E.: Evidence for

the secretion of an osteoclast stimulating factor in myeloma. New Engl. J. Med. **291**, 1041 (1974b)
Mundy, G.R., Shapiro, J.L., Raisz, L.G.: Big and little OAF – evidence for the heterogeneity of osteoclast activating factor. Clin. Res. **23**, 592A (1975)
Munson, T.L., Tashijan, A.H., Jr., Levine, L.: Evidence of parathyroid hormone in nonparathyroid tumours associated with hypercalcemia. Cancer Res. **25**, 1062 (1965)
Murray-Lyon, I.M., Cassar, J., Coulson, R., Williams, R., Ganguli, P.C., Edwards, J.C., Taylor, K.W.: Further studies on streptozotocin therapy for a multiple-hormone-producing islet cell carcinoma. Gut **12**, 717 (1971)
Nakane, P.K., Kawaoi, A.: Peroxidase-antibody. A new method of conjugation. J. Histochem. Cytochem. **22**, 1084 (1974)
Nakane, P,K., Pierce, G.D., Jr.: Enzyme-labeled antibodies: Preparation and application for the localization of antigens. J. Histochem. Cytochem. **14**, 929 (1966)
Neiman, R.S., Li, H.C.: Hypercalcemia in undifferentiated leukemia. Possible production of a parathormone-like substance by leukemic cells. Cancer (Philad.) **30**, 942 (1972)
Nonne, M.: Diskussion des Falles von Saenger: Über Hirnsymptome bei Carcinomatose. Neurol. Zbl. **19**, 187 (1900)
Noorden van, S., Heitz, Ph., Kasper, M., Pearse, A.G.E.: Mouse Epidermal Growth Factor: Light and Electron Microscopical Localisation by Immunocytochemical Staining. Histochemistry **52**, 329 (1977a)
Noorden van, S., Polak, J.M., Pearse, A.G.E.: Single cellular origin of somatostatin and calcitonin in the rat thyroid gland. Histochemistry **53**, 243 (1977b)
Odell, W.D.: Glycopeptide Hormones and Neoplasms (Editorial) New Engl. J. Med. **297**, 609 (1977)
Omenn, G.S., Roth, S.I., Baker, W.H.: Hyperparathyroidism associated with malignant tumors of nonparathyroid origin. Cancer (Philad.) **24**, 1004 (1969)
O'Neal, L.W., Kipnis, D.M., Luse, S.A., Lacy, P.E., Jarett, L.: Secretion of various endocrine substances by ACTH-secreting tumors – gastrin, melanotropin, norepinephrine, serotonin, parathormone, vasopressin, glucagon. Cancer (Philad.) **21**, 1219 (1968)
Oppenheim, H.: Über Hirnsymptome bei Carcinose ohne nachweisbare Veränderungen am Gehirn. Charité-Ann. **13**, 344 (1888)
Orth, D.N.: Establishment of human malignant melanoma clonal cell lines that secrete ectopic ACTH. Nature (Lond.) **242**, 26 (1973)
Orth, D.N., Nicholson, W.E., Mitchell, W.M., Island, D.P., Liddle, G.W.: Biologic and immunologic characterisation and physical separation of ACTH and ACTH fragments in the ectopic ACTH syndrome. J. clin. Invest. **52**, 1756 (1973)
Ossias, A.L., Zanjani, E.D., Zalusky, R., Estren, S., Wasserman, L.R.: Case report: Studies on the mechanism of erythrocytosis associated with a uterine fibromyoma. Brit. J. Haemat. **25**, 179 (1973)
Padfield, P.L., Morton, J.J., Brown, J.J., Lever, A.F., Robertson, J.I.S., Wood, M., Fox, R.: Plasma arginine vasopressin in the syndrome of antidiuretic hormone excess associated with bronchogenic carcinoma. Amer. J. Med. **61**, 825 (1976)
Palmer, P.H.E., Christopherson, W.M., Wolfe, H.J.: α_1-antitrypsin, protein marker in oral contraceptive-associated hepatic tumours. Amer. J. clin. Path. **68**, 736 (1978)
Payne, R.A., Ryan, R.J.: Human placental lactogen in a male subject. J. Urol. (Baltimore) **107**, 99 (1972)
Pearse, A.G.E.: The cytochemistry and ultrastructure of polypeptide hormone-producing cells of the APUD series and the embryologic, physiologic and pathologic implications of the concept. J. Histochem. Cytochem. **17**, 303 (1969)
Pearse, A.G.E.: Peptides in brain and intestine. Nature (Lond.) **262**, 92 (1976)
Pearse, A.G.E.: The diffuse endocrine (paracrine) system: Feyrter's concept and its modern history. Verh. dtsch. Ges. Path. **61**, 2 (1977)
Pfotenhauer, R., Kracht, J.: Die extrahypophysären corticotropen Geschwülste. Endokrinologie **51**, 23 (1967)
Pimstone, B.L., Uys, C.J., Vogelpoel, L.: Studies in a case of Cushing's syndrome due to an ACTH-producing thymic tumor. Amer. J. Med. **53**, 521 (1972)
Plovnick, H., Chideckel, E., Poffenbarger, P.L.: Non β-cell tumor hypoglycemia associated with increased NSILP. Diabetes **27**, Suppl. 2, 498 (1978) abstract

Poffenbarger, P.L.: The purification and partial characterization of an insulin-like protein from human serum. J. clin. Invest. **56**, 1455 (1975)
Powell, D., Singer, F.R., Murray, T.M., Minkin, C., Potts, J.T., Jr.: Nonparathyroid humoral hypercalcemia in patients with neoplastic diseases. New Engl. J. Med. **289**, 176 (1973)
Rabson, A.S., Rosen, S.W., Tashjian, A.H., Weintraub, B.D.: Production of human chorionic gonadotrophin in vitro by a cell line derived from a carcinoma of the lung. J. nat. Cancer Inst. **50**, 669 (1973)
Raisz, L.G., Luben, R.A., Mundy, G.R., Dietrich, J.W., Horton, J.E., Trummel, C.L.: Effect of osteoclast activating factor from human leukocytes on bone metabolism. J. clin. Invest. **56**, 408 (1975)
Raisz, L.G., Sandberg, A.L., Goodson, J.M., Simmons, G.A., Mergenhagen, S.E.: Complement-dependent stimulation of prostaglandin synthesis and bone resorption. Science **185**, 789 (1974)
Rambaud, J.C., Nisard, A., Modigliani, R., Calmettes, C., Moukhtar, M.S., Hill, P.A., Besterman, H.: Hypercalcitoninaemia in Vipomas. Lancet **1978 I**, 220
Rassam, J.W., Anderson, G.: Incidence of paramalignant disorders in bronchogenic carcinoma. Thorax **30**, 86 (1975)
Ratcliffe, J.G., Knight, R.A., Besser, G.M., Landon, J., Stansfeld, A.G.: Tumour and plasma ACTH concentrations in patients with and without the ectopic ACTH syndrome. Clin. Endocr. **1**, 27 (1972)
Ratcliffe, J.G., Scott, A.P., Bennett, H.P.J., Lowry, P.J., McMartin, C., Strong, J.A., Walbaum, P.R.: Production of corticotrophin-like intermediate lobe peptide by a bronchial carcinoid tumour. Clin. Endocr. **2**, 51 (1973)
Ratcliffe, J.G., Stack, B.H.R., Burt, R.W., Ratcliffe, W.A., Spilg, W.G.S., Cuthbert, J., Kennedy, R.S.: Thyroid function in lung cancer. Brit. med. J. **1**, 210 (1978)
Rechler, M.M., Nissley, S.P.: Somatomedins and related growth factors. Nature (Lond.) **270**, 665 (1977)
Rees, L.H.: The biosynthesis of hormones by non-endocrine tumours – a review. J. Endocr. **67**, 143 (1975)
Rees, L.H.: ACTH, lipotrophin and MSH in health and disease. Clin. in Endocrin. Metab. **6**, 137 (1977)
Rees, L.H.: Persönliche Mitteilung (1978)
Rees, L.H., Bloomfield, G.A., Rees, G.M., Corrin, B., Franks, L.M., Ratcliffe, J.G.: Multiple hormones in a bronchial tumor. J. clin. Endocr. **38**, 1090 (1974)
Rees, L.H., Ratcliffe, J.G.: Ectopic hormone production by non-endocrine tumours. Clin. Endocrin. **3**, 263 (1974)
Reeves, R.L., Teslick, H., Harrison, C.E.: Precocious puberty associated with hepatoma. J. clin. Endocr. **19**, 1651 (1959)
Riggs, B.L., Arnaud, D.C., Reynolds, J.C., Smith, L.H.: Immunological differentiation of primary hyperparathyroidism from hyperparathyroidism due to non parathyroid cancer. J. clin. Invest. **50**, 2079 (1971)
Rinderknecht, E., Humbel, E.R.: The amino acid sequence of human insulin-like growth factor I and its structural homology with proinsulin. J. biol. Chem. **253**, 2769 (1978)
Root, A.W., Bongiovanni, A.M., Eberlein, W.R.: A testicular-interstitial-cell stimulating gonadotrophin in a child with hepatoblastoma and sexual precocity. J. clin. Endocr. **28**, 1317 (1968)
Rosen, S.W., Weintraub, B.D.: Ectopic production of the isolated alpha subunit of the glycoprotein hormones. A quantitative marker in certain cases of cancer. New Engl. J. Med. **290**, 1441 (1974)
Rosen, S.W., Weintraub, B.D.: Ectopic Prolactin and Placental Lactogen. In: Endocrinology, Vol. 2, ed. V.H.T. James, p. 425. Amsterdam-Oxford: Excerpta Medica 1977
Roth, J.C., Kahn, R., Lesniak, M.A., Gordon, Ph., De Meyts, P., Megyesi, K., Neville, D.M., Jr., Gavin, J.R., III, Soll, A.H., Freychet, P., Goldfine, I.D., Bar, R.S., Archer, J.A.: Receptors for insulin, NSILA-s, and growth hormone: Applications to disease states in man. Recent Progr. Hormone Res. **31**, 95 (1975)
Rudman, D., Del Rio, A., Akgun, S., Frumin, E.: Novel proteins and peptides in the urine of patients with advanced neoplastic disease. Amer. J. Med. **46**, 174 (1969)

Salama, F., Luke, R.G., Hellebusch, A.A.: Carcinoma of the kidney producing multiple hormones. J. Urol. (Baltimore) **106**, 820 (1971)
Sawyer, W.H.: Pharmalogical characteristics of the antidiuretic principle in a bronchogenic carcinoma from a patient with hyponatremia. J. clin. Endocr. **27**, 1497 (1967)
Schambelan, M., Slaton, P.E., Biglieri, E.G.: Mineralocorticoid production in hyperadrenocorticism. Amer. J. Med. **51**, 299 (1971)
Scholz, D.A., Riggs, B.L., Purnell, D.C., Goldsmith, R.S., Arnaud, C.D.: Ectopic hyperparathyroidism with renal calculi and subperiostal bone resorption. Mayo Clin. Proc. **48**, 124 (1973)
Schteingart, D.E., Conn, J.W., Orth, D.N., Harrison, T.S., Fox, J.E., Bookstein, J.J.: Secretion of ACTH and β-MSH by an adrenal medullary paraganglioma. J. clin. Endocr. **34**, 676 (1972)
Schwartz, W.B., Bennett, W., Curelop, S., Bartter, F.C.: Syndrome of renal sodium loss and hyponatraemia probably resulting from inappropriate secretion of antidiuretic hormone. Amer. J. Med. **23**, 529 (1957)
Scott, A.P., Lowry, P.J., Ratcliffe, J.G.: Corticotrophin and β-MSH related peptides in human pituitary glands. Acta endocr. Suppl. **177**, 147 (1973)
Segre, G.V., Habener, J.F., Powell, D., Tregear, G.W., Potts, J.T., Jr.: Parathyroid hormone in human plasma: Immunochemical characterization and biological implications. J. clin. Invest. **51**, 3163 (1972)
Seif, F.J., Scherbaum, W., Sadowski, P., Heni, F., Kurzisler, G.: Ektopische Choriongonadotropinbildung in Apudomen. Dtsch. med. Wschr. **103**, 253 (1978)
Seifert, G., Seemann, N.: Paraneoplastisches Hypercalcämie-Syndrom bei Ovarialcarcinom. Dtsch. med. Wschr. **92**, 1104 (1967)
Setlow, R.B.: Repair deficient human disorders and cancer. Nature (Lond.) **271**, 713 (1978)
Seyberth, H.W., Segre, G.V., Morgan, J.L., Sweetman, B.J., Potts, J.T., Jr., Oates, J.A.: Prostaglandins as mediators of hypercalcemia associated with certain types of cancer. New Engl. J. Med. **293**, 1278 (1975)
Shapiro, M., Nicholson, W.E., Orth, D.N., Mitchell, W.M., Liddle, G.W.: Differences between ectopic MSH and pituitary MSH. J. clin. Endocr. **33**, 377 (1971)
Sherwood, J.B., Goldwasser, E.: Erythropoietic production by human renal tumor cells in culture. Endocrin. **99**, 504 (1976)
Sherwood, L.M.: Ectopic hormone syndromes. In: The year in endocrinology 1975–1976, Ingbar, S.H., ed., p. 249. New York and London: Plenum 1976
Sherwood, L.M., O'Riordan, J.L.H., Aurbach, J.T., Potts, J.T., Jr.: Production of parathyroid hormone by non-parathyroid tumors. J. clin. Endocr. **27**, 140 (1967)
Shields, R.: Gene derepression in tumours. Nature (Lond.) **269**, 752 (1977)
Shimizu, N., Ogata, E., Nicholson, W.E., Island, D.P., Ney, R.L., Liddle, G.W.: Studies on melanotrophic activity of human plasma and tissue. J. clin. Endocr. **25**, 984 (1965)
Silbert, C.K., Rossini, A.A., Ghazvinian, S., Widrich, W.C., Marks, L.J., Sawin, C.T.: Tumor hypoglycemia: Deficient splanchnic glucose output and deficient glucagon secretion. Diabetes **25**, 202 (1976)
Silva, O.L., Becker, K.L., Primack, A., Doppman, J.L., Snider, R.H.: Ectopic secretion of calcitonin by oat-cell carcinoma. New Engl. J. Med. **290**, 1122 (1974)
Silva, O.L., Becker, K.L., Primack, A., Doppman, J.L., Snider, R.H.: Increased serum calcitonin levels in bronchogenic cancer. Chest **69**, 495 (1976)
Sizemore, G.H., Heath H., III: Immunochemical heterogeneity of calcitonin in plasma of patients with medullary carcinoma. J. clin. Invest. **55**, 1111 (1975)
Soenksen, P.H., Ayres, A.B., Braimbridge, M., Corrin, B., Davies, D.R., Jeremiah, G.M., Oaten, S.W., Lowy, C., West, T.E.T.: Acromegaly caused by pulmonary carcinoid tumours. Clin. Endocrin. **5**, 503 (1976)
Sparagana, M., Phillips, G., Hoffman, C., Kucera, L.: Ectopic growth hormone syndrome associated with lung cancer. Metabolism **20**, 730 (1971)
Staub, J.J.: Rezidiv eines Cushing-Syndroms nach totaler Adrenalektomie und Hypophysenausschaltung. Ektopische Hormonbildung durch Pancreasadenom. Dissertation Basel 1966. Zürich: Juris Verlag 1967
Staub, J.J.: In Rees, L.H., Ratcliffe, J.G. (1974)

Staub, J.J.: Ektopische Hormonbildung: ausgefallenes Kuriosum oder Manifestation eines grundlegenden Mechanismus der Tumorentstehung? Schweiz. Z. med.-techn. Lab. pers. 5, 107 (1978)
Staub, J.J.: Hormonbildung durch nicht endokrine Tumoren. Schweiz. Rundschau Med. (Praxis), im Druck
Staub, J.J., Ratcliffe, J.G., Bethge, H., Studer, H.: Unveröffentliche Ergebnisse (1978)
Steiner, H., Dahlbaeck, O., Waldenstroem, J.: Ectopic growth-hormone production and osteoarthropathy in carcinoma of the bronchus. Lancet **1968 I**, 783
Sternberger, L.A.: Immunocytochemistry. Englewood Cliffs, N.Y.: Prentice-Hall, Inc. 1974
Sternberger, L.A., Petrali, J.P.: The unlabeled antibody enzyme method. Attempted use of peroxidase-conjugated antigen as the third layer in the technique. J. Histochem. Cytochem. **25**, 1036 (1977)
Stolbach, L.L., Krant, M.J., Fishman, W.H.: Ectopic production of an alkaline phosphatase isoenzyme in patients with cancer. New Engl. J. Med. **281**, 757 (1969)
Studer, H., Staub, J.J., Wyss, F.: Klinische und metabolische Fernwirkungen maligner Tumoren. Schweiz, med. Wschr. **101**, 446 (1971)
Sundler, F., Alumets, J., Håkanson, R., Bjoerklund, L., Ljungberg, O.: Somatostatin-immunoreactive cells in medullary carcinoma of the thyroid. Amer. J. Path. **88**, 381 (1977)
Swift, P.G.F., Bloom, S.R., Harris, F.: Watery diarrhea and ganglioneuroma with secretion of vasoactive intestinal peptide. Arch. Dis. Childh. **50**, 896 (1975)
Symington, T.: Functional Pathology of the human adrenal gland, p. 120. Edinburgh-London: Livingstone 1969
Tappeiner, G., Denk, H., Eckerstorfer, R., Holzner, J.H.: Vergleichende Untersuchungen über Auftreten und Lokalisation des carcinoembryonalen Antigens (CEA) und eines normalen perchlorsäureextrahierbaren Dickdarmschleimhaut-Antigens (NC) in Carcinomen und Polypen des Dickdarmes. Virchows Arch. Abt. A **360**, 129 (1973)
Tashjian, A.H., Jr.: Prostaglandins, hypercalcemia and cancer. New Engl. J. Med. **293**, 1317 (1975)
Tashjian, A.H., Levine, L., Munson, P.L.: Immunochemical identification of parathyroid hormone in non-parathyroid neoplasms associated with hypercalcemia. J. exp. Med. **119**, 467 (1964)
Tashjian, A.H., Voelkel, E.F., Goldhaber, P., Levine, L.: Prostaglandins, calcium metabolism and cancer. Fed. Proc. **33**, 81 (1974)
Tateishi, R., Wade, A., Hayakawa, K., Hongo, J., Ishii, S., Terakawa, N.: Argyrophil cell carcinomas (apudomas) of the uterine cervix. Light and electron microscopic observations on 5 cases. Virchows Arch. Abt. A **366**, 257 (1975)
Todesco, S., Mantero, F., Terrible, V., Guarnieri, G.F., Borsatti, A.: Ectopic aldosterone production. Lancet **1973 II**, 443
Turkington, R.W.: Ectopic production of prolactin. New Engl. J. Med. **285**, 1455 (1971)
Uldry, P.Y., Jenny, M.: Sécrétion inappropriée d'ACTH dans des cas de carcinomes bronchiques. Schweiz. med. Wschr. **107**, 845 (1977)
Unger, R.H., Lochner, J.D., Eisentraut, A.M.: Identification of insulin and glucagon in a bronchogenic metastasis. J. clin. Endocr. **24**, 823 (1964)
Upton, G.V., Amatruda, T.T., Jr.: Evidence for the presence of tumor peptides with corticotropin-releasing-factor-like activity in the ectopic ACTH syndrome. New Engl. J. Med. **285**, 419 (1971)
Vaitukaitis, J.L.: Immunological and physical characterisation of human chorionic gonadotropin (hCG) secreted by tumours. J. clin. Endocr. **37**, 505 (1973)
Vaitukaitis, J.L.: Peptide Hormones as tumor markers. Cancer (Philad.) **37**, 567 (1976)
Vaitukaitis, J.L., Ross, G.T., Braunstein, G.D., Rayford, P.L.: Gonadotropins and their subunits. Basic and clinical studies. Recent Progr. Hormone Res. **32**, 289 (1976)
Vanhaeverbeek, M., De Troyer, A., Balasse, P., Sergysels, R., Rutsaert, J., Demanet, J.C.: Coma hyponatrémique, manifestation inaugurale du carcinome pulmonaire à petites cellules. Schweiz. med. Wschr. **104**, 912 (1974)
Verner, J.V., Morrison, A.B.: Endocrine pancreatic islet disease with diarrhea. Arch. intern. Med. **133**, 492 (1974)

Vingerhoeds, A.C.M., Der Kinderen, P.J., Thijssen, J.H.H., Schwarz, F.: Detection of an ACTH-secreting bronchial carcinoid tumour eighteen months after adrenalectomy for Cushing's syndrome. Acta endocr. (Kbh.) **67**, 625 (1971)

Vorherr, H., Massry, S.G., Utiger, R.D., Kleeman, C.R.: Antidiuretic principle in malignant tumor extracts from patients with inappropriate ADH syndrome. J. clin. Endocr. **28**, 162 (1968)

Warner, T.F.C.S.: Cell hybridisation in the genesis of ectopic hormone-secreting tumours. Lancet **1974 I**, 1259

Weintraub, B.D., Krauth, G., Rosen, S.W., Rabson, A.S.: Differences between purified ectopic and normal alpha subunits of human glycoprotein hormones. J. clin. Invest. **56**, 1043 (1975)

Weintraub, B.D., Rosen, S.W.: Ectopic production of human chrorionic somatomammotropin by nontrophoblastic cancers. J. clin. Endocr. **32**, 94 (1971)

Wenk, R.E., Bhagavan, B.S., Levy, R., Miller, D., Weisburger, W.: Ectopic ACTH, prostatic oat cell carcinoma, and marked hypernatremia. Cancer (Philad.) **40**, 773 (1977)

Whitney, J.O., Horn, H., Gordan, G.S.: Quantitation of osteolytic phytosterol acetates in human serum. Proc. Soc. exp. Biol. (N.Y.) **143**, 1000 (1973)

Winkler, W.A., Crankshaw, O.F.: Chloride depletion in conditions other than Addison's disease. J. clin. Invest. **17**, 1 (1938)

Wrigley, P.F.M.: Erythropoietin in health and disease. Ph. D. thesis, University of London (1970)

Wrigley, P.F.M., Malpas, J.S., Turnbull, A.L., Jenkins, G.C., McCart, A.: Secondary polycythaemia due to a uterine fibromyoma-producing erythropoietin. Brit. J. Haemat. **21**, 551 (1971)

Wyk, J.J. van, Underwood, L.E., Hintz, R.L., Clemmons, D.R., Voina, S.J., Weaver, R.P.: The somatomedins: A family of insulinlike hormones under growth hormone control. Recent Progr. Hormone Res. **30**, 259 (1974)

Wyss, F., Studer, H., Staub, J.J.: Ektopische Hormonbildung. Internist (Berl.) **12**, 215 (1971)

Yalow, R.S.: Multiple forms of corticotropin (adrenocorticotropic hormone, ACTH) and their significance. In: Polypeptide hormones, molecular and cellular aspects. Ciba Foundation Symp. 41, p. 159. Amsterdam-Oxford-New York: Elsevier-Excerpta Medica-North Holland 1976

Yalow, R.S.: Ectopic ACTH in carcinoma of the lung. In: Endocrinology, Vol. 2, ed. V.H.T. James, p. 419. Amsterdam-Oxford: Excerpta Medica 1977

Yalow, R.S., Berson, S.A.: Size heterogeneity of immunoreactive human ACTH in plasma and in extracts of pituitary glands and ACTH-producing thymoma. Biochem. biophys. Res. Commun. **44**, 439 (1971)

Yalow, R.S., Berson, S.A.: Characteristics of "big ACTH" in human plasma and pituitary extracts. J. clin. Endocr. **36**, 415 (1973)

Yamada, Y., Ito, S., Matsubara, Y., Kobayashi, S.: Immunohistochemical demonstration of somatostatin-containing cells in the human, dog and rat thyroids. Tohoku J. exp. Med. **122**, 87 (1977)

Yokoyama, M., Natsuizaka, T., Ishii, Y., Ohshima, S., Kasagi, A., Tateno, S.: Amylase-producing lung cancer. Ultrastructural and biochemical studies. Cancer (Philad.) **40**, 766 (1977)

Yoshimoto, Y., Wolfsen, A.R., Odell, W.D.: Human chorionic gonadotropin-like substance in nonendocrine tissues of normal subjects. Science **197**, 575 (1977)

Younus, S., Soterakis, J., Sossi, A.J., Chawla, S.K., Lopresti, P.A.: Hypoglycemia secondary to metastases to the liver. A case report and review of the literature. Gastroenterology **72**, 334 (1977)

Zapf, J., Rinderknecht, E., Humbel, E.R., Froesch, E.R.: Non-suppressible insulin-like activity from human serum: Recent accomplishments and physiological implications. Metabolism, im Druck (1978)

Zimbler, H., Robertson, G.L., Bartter, F.C., Delea, C.S., Pomeroy, T.: Ewing's sarcoma as a cause of the syndrome of inappropriate secretion of antidiuretic hormone. J. clin. Endocr. **41**, 390 (1975)

Sachverzeichnis

Die *kursiven* Seitenzahlen verweisen auf die Seiten, auf denen das betreffende Stichwort ausführlich behandelt wird

GPSR Compliance

The European Union's (EU) General Product Safety Regulation (GPSR) is a set of rules that requires consumer products to be safe and our obligations to ensure this.

If you have any concerns about our products, you can contact us on ProductSafety@springernature.com

In case Publisher is established outside the EU, the EU authorized representative is:

Springer Nature Customer Service Center GmbH
Europaplatz 3
69115 Heidelberg, Germany

Batch number: 10106238

Printed by Printforce, the Netherlands